麻醉与舒适医疗

主　　编：杨承祥
副 主 编：王汉兵　闫　哲　梁　桦
编　　者：李晓宏　李渭敏　梁幸甜　张亚军
　　　　　文先杰　周　俊　周桥灵　赵伟成
　　　　　熊艳峰　黄振兴　黄　腾　刘洪珍

北京大学医学出版社

MAZUI YU SHUSHI YILIAO

图书在版编目（CIP）数据

麻醉与舒适医疗/杨承祥主编.—北京：北京大学医学出版社，2011.6
ISBN 978-7-5659-0161-4

Ⅰ.①麻… Ⅱ.①杨… Ⅲ.①疗法 Ⅳ.①R45

中国版本图书馆 CIP 数据核字（2011）第 061192 号

麻醉与舒适医疗

主　　编：杨承祥
出版发行：北京大学医学出版社（电话：010-82802230）
地　　址：(100191)北京市海淀区学院路 38 号　北京大学医学部院内
网　　址：http://www.pumpress.com.cn
E - mail：booksale@bjmu.edu.cn
印　　刷：北京画中画印刷有限公司
经　　销：新华书店
责任编辑：王智敏　高　瑾　　责任校对：金彤文　　责任印制：苗　旺
开　　本：787mm×1092mm　1/16　　印张：40　　字数：990 千字
版　　次：2011 年 6 月第 1 版　2011 年 12 月第 2 次印刷
书　　号：ISBN 978-7-5659-0161-4
定　　价：128.00 元

版权所有，违者必究
（凡属质量问题请与本社发行部联系退换）

开展舒适医疗
建设无痛医院
塑造医院品牌
促进学科发展

彭健

2011.2.23

序

改革开放三十多年，中国经济发展取得了令世人瞩目的成就。随着人民生活水平的不断提高和社会文明的发展，人民群众对医疗保健提出了更高的要求，他们不仅要求在医院就医过程中避免各种检查和治疗时导致的急性疼痛，而且要求消除慢性疼痛的困扰。如何使患者在愉快、无痛、舒适的环境下完成就医过程，无疑对广大医务工作者提出了新的挑战。舒适医疗的概念正是在此背景下应运而生，实施舒适医疗是医学发展的必然趋势，是人类文明进程不可阻挡的潮流。

现代麻醉学的发展已历经160余年，麻醉临床工作已拓展至手术室外，深入到众多领域，如：危重医学、急救复苏、疼痛治疗及围术期对机体病理生理的监测和调控等。中华医学会麻醉学分会也已明确提出要将麻醉科建设成为："推动舒适化医疗的主导学科，保障医疗安全的关键学科，提高医院工作效率的枢纽学科，协调各科关系的中心学科，为社会所熟知和认可的重点学科"。麻醉科医师在实施舒适医疗中具备许多先天的优势，他们熟悉各种急、慢性疼痛的生理及病理知识，精通各种监测技术和方法，擅长各种临床镇痛技术，能够为危急重症和发生麻醉意外的患者提供及时有效的生命支持。开展舒适医疗，麻醉科医师可以充分利用自己的核心技术和专业知识为患者服务，进一步拓展业务领域，对提高学科地位具有重要意义。因此，麻醉科医师应勇于担当时代赋予的神圣而光荣的职责，责无旁贷地成为实施舒适医疗的主力军。

佛山市第一人民医院是全国最早大规模、系统化、全方位实施舒适医疗，推进无痛医院建设的单位之一。其舒适医疗的范围涉及术后镇痛、分娩镇痛、各种无痛内镜检查和治疗、无痛烧伤换药、无痛牙科、慢性疼痛以及无痛介入治疗等领域，迄今已积累了近三十万例患者的临床经验，难能可贵的是未发生一例与麻醉相关的严重并发症。杨承祥教授组织本科业务骨干编写《麻醉与舒适医疗》，将他们多年来实施舒适医疗的探索历程、临床经验和管理理念进行概括和总结，并提出了许多独到的观点和见解，可以说是凝结了全科的智慧和心血。

现代医学的快速发展已使实施舒适医疗无技术壁垒，但在医院范围内全方位实施舒适医疗涉及的领域广阔，沟通合作的科室众多，如何进行高效、有序、科学、艺术化的管理是开展舒适医疗工作的难点，也是麻醉科成为"协调各科关系的中心学科"价值所在。《麻醉与舒适医疗》编写章节条理清晰，基础结合临床，理论联系实际，全面、系统、深入地阐述了实施各种舒适医疗技术，尤其是详细介绍了实施舒适医疗的管理经验和各种规章制度，这是本书的一个鲜明特点；另外，该书详细介绍了实施无痛纤维支气管镜检查和无痛逆行胰胆管造影检查的靶控输注技术，并附有临床病例报告和分析，体现出了很强的新颖性、科学性和实用性。

相信《麻醉与舒适医疗》的问世，必然会全面推动舒适医疗事业的快速发展。

前　　言

舒适医疗已离我们很近！

无论是创建无痛医院或者是实施舒适医疗，都是近几年提出来的新的医学名词，它不仅是医院提供给病人的新型服务理念和服务模式，也是社会进步和麻醉学科发展的必然结果。

随着社会的发展和人民生活水平的不断提高，人民群众对医务工作者提出新的要求，他们希望能解决在就医过程中遭遇的各种痛苦，这些痛苦包括诊断和治疗时的躯体疼痛和心理恐惧。2010年"两会"期间，温家宝总理在政府工作报告中明确提出："要让人民生活得更加幸福、更有尊严。"这是总理代表政府对中国亿万人民庄严的承诺。剧烈的疼痛可以使人丧失尊严，使患者在舒适、轻松、无痛的环境下完成就医过程是医务人员的神圣职责。顺应时代潮流，实施舒适医疗，是社会发展的必然趋势，也是广大人民群众生活得更幸福、更有尊严的有力保证。

麻醉学科的发展是舒适医疗实施和开展的前提和条件。试想，在硫喷妥钠和氯胺酮作为主要静脉麻醉药的年代，在门诊的一些检查项目中实行无痛检查或舒适医疗是不可能的，因为门诊病人需要更快的麻醉和清醒时间，需要更好的麻醉苏醒质量，需要尽快能离开医院且离院后不影响生活和工作。显然，硫喷妥钠或者氯胺酮都是不可能做到的。丙泊酚、依托咪酯和瑞芬太尼等都是近十几年来用于临床的新型静脉麻醉药，它们的共同特点是诱导和清醒很快且体内少有蓄积。它们的问世，是静脉麻醉的一次革命，是麻醉学科取得里程碑式进步的标志，舒适医疗的实现也因此成为可能。

麻醉学科的发展促进了舒适医疗实施的另外一个原因是：麻醉学科的发展需要不断拓宽业务范围。麻醉医师不能只是拘囿于手术室内，仅仅辅助外科医生保障患者的生命安危和手术无痛。我们要走出手术室，既负责术中无痛，又要为患者提供完善的术后和术前的无痛服务。术后的无痛是指手术后对病人切口或手术刺激所致疼痛的镇痛，术前的无痛是解决病人在术前做一些检查时的疼痛。由于受客观条件和传统观念的限制，一直以来，人们在做这些检查时都是忍受着痛苦，而这些痛苦甚至是导致一些病人拒绝就医的原因。作为一名麻醉医学工作者，无论从我们的工作性质还是从我们的学科发展的要求出发，都应该责无旁贷地承担起这项神圣职责。我们的工作性质就是为病人"除痛"，为病人术前、术中、术后除痛，解除疼痛是我们的核心技术。麻醉学科拓展任何新的业务都必须紧紧依靠我们的核心技术，否则，业务发展或学科建设就会事倍功半，甚至是"短命"的。利用我们的核心技术，在实施舒适医疗或创建无痛医院的进程中，发挥我们学科的优势和作用，真正使我们麻醉学科成为实施舒适医疗或创建无痛医院的主力军，麻醉学科的地位就一定会提高。

佛山市第一人民医院近十年来陆续开展了各种无痛诊疗项目，建立了无痛内镜中心和慢性疼痛诊疗中心，在开展舒适医疗的进程中积累了大量的宝贵经验。这些无痛诊疗项目，尤其是无痛胃镜检查、无痛肠镜检查、无痛纤维支气管镜检查和无痛逆行胰胆管造影技术，造福了数以万计的患者。也促进了我院不断向建设无痛医院的方向发展。为了与广大同行分享经验、促进舒适医疗和无痛医院理念的传播，我们组织科内业务骨干在查阅大量文献资料的基础上充分结合实施舒适医疗的临床经验，编写《麻醉与舒适医疗》一书，详细介绍了舒适医疗实施的过程、规范化管理制度及各种无痛诊疗技术等内容。希望此书能起到抛砖引玉的作用，为祖国舒适医疗的开展和无痛医院建设事业略尽绵薄之力。

由于时间仓促和条件与水平所限，由于我们没有邀请院外其他学者参与，更由于医学发展日新月异，在此书编写过程中，我们虽然付出了大量心血，翻阅了浩瀚文献，但难免挂一漏万。书中有不尽完善甚或错漏之处，敬请各位专家及同行不吝指正。

特别感谢中华医学会麻醉学分会主委、上海瑞金医院麻醉科主任于布为教授为本书作序！感谢佛山市第一人民医院院长王跃建教授为本书题词！

杨承祥

目　　录

第一章　疼痛认识的发展史 …………………………………………………………… (1)
　　第一节　古代对疼痛的认识 ……………………………………………………… (1)
　　第二节　中世纪时代对疼痛的认识 ……………………………………………… (4)
　　第三节　文艺复兴时期对疼痛的认识 …………………………………………… (5)
　　第四节　启蒙时代对疼痛的认识 ………………………………………………… (8)
　　第五节　19世纪至20世纪对疼痛的认识 ……………………………………… (10)
　　第六节　现代对疼痛的认识 ……………………………………………………… (14)
第二章　开展舒适医疗的必要性和意义 ……………………………………………… (17)
　　第一节　开展舒适医疗的必要性 ………………………………………………… (17)
　　第二节　开展舒适医疗的意义 …………………………………………………… (22)
第三章　疼痛机制的研究进展 ………………………………………………………… (34)
　　第一节　疼痛的形成 ……………………………………………………………… (35)
　　第二节　介导疼痛的生物活性物质及其受体 …………………………………… (42)
　　第三节　疼痛的外周机制 ………………………………………………………… (61)
　　第四节　疼痛的中枢机制 ………………………………………………………… (78)
第四章　舒适医疗的实施及规范化管理 ……………………………………………… (101)
　　第一节　实施舒适医疗的基本步骤 ……………………………………………… (101)
　　第二节　术后镇痛规范化管理 …………………………………………………… (106)
　　第三节　疼痛专科的规范化管理 ………………………………………………… (112)
　　第四节　分娩镇痛规范化管理 …………………………………………………… (118)
　　第五节　无痛内镜中心规范化管理 ……………………………………………… (123)
　　第六节　护理工作中实施无痛项目的管理制度 ………………………………… (129)
　　第七节　无痛牙科管理制度 ……………………………………………………… (131)
第五章　舒适医疗常用药物 …………………………………………………………… (134)
　　第一节　静脉麻醉药 ……………………………………………………………… (134)
　　第二节　麻醉性镇痛药 …………………………………………………………… (144)
　　第三节　非甾体类抗炎药 ………………………………………………………… (157)
　　第四节　局部麻醉药 ……………………………………………………………… (162)
　　第五节　七氟烷和氧化亚氮 ……………………………………………………… (171)
　　第六节　抗惊厥、抗抑郁药与神经安定药 ……………………………………… (174)
　　第七节　糖皮质激素 ……………………………………………………………… (181)
　　第八节　止吐药 …………………………………………………………………… (186)
　　第九节　α_2肾上腺素能受体激动剂 …………………………………………… (190)

第六章 静脉麻醉技术 (196)
- 第一节 静脉麻醉的发展史 (196)
- 第二节 静脉麻醉的优缺点 (197)
- 第三节 静脉麻醉相关的药理学概念 (198)
- 第四节 静脉麻醉药的药动学 (206)
- 第五节 静脉麻醉方法的分类 (209)
- 第六节 靶控输注存在的问题和挑战 (214)
- 第七节 静脉麻醉在发展舒适医疗中的应用 (224)

第七章 其他无痛技术 (231)
- 第一节 吸入麻醉技术 (231)
- 第二节 椎管内阻滞技术 (246)
- 第三节 神经阻滞 (259)
- 第四节 局部麻醉技术 (278)

第八章 舒适内镜诊疗的麻醉技术 (289)
- 第一节 舒适内镜检查的一般流程 (289)
- 第二节 无痛胃镜 (301)
- 第三节 无痛结肠镜 (310)
- 第四节 无痛支气管镜 (315)
- 第五节 无痛宫腔镜 (329)
- 第六节 无痛逆行胰胆管造影（ERCP） (337)
- 第七节 无痛膀胱镜 (345)
- 第八节 无痛人流 (352)
- 第九节 其他舒适内镜检查 (360)
- 第十节 小儿舒适内镜检查 (372)
- 第十一节 特殊患者的门诊舒适内镜的麻醉处理 (382)

第九章 术后镇痛 (391)
- 第一节 术后镇痛的意义 (391)
- 第二节 术后疼痛的机制及其影响因素 (394)
- 第三节 术后疼痛的评估 (397)
- 第四节 术后疼痛的治疗原则 (405)
- 第五节 术后镇痛的常用途径 (409)
- 第六节 术后镇痛的常用方法 (418)
- 第七节 常见手术的术后镇痛 (425)
- 第八节 特殊患者术后镇痛 (431)
- 第九节 术后镇痛的不良反应及防治 (439)
- 第十节 总结 (447)

第十章 分娩镇痛 (449)
- 第一节 分娩疼痛的机制及其不良影响 (450)
- 第二节 分娩镇痛的历史和现状 (453)

第三节　分娩镇痛对产妇、胎儿和新生儿的影响……………………………(457)
　　第四节　非药物性分娩镇痛……………………………………………………(460)
　　第五节　椎管内阻滞分娩镇痛…………………………………………………(463)
　　第六节　吸入麻醉分娩镇痛……………………………………………………(470)
　　第七节　其他分娩镇痛方法……………………………………………………(473)
　　第八节　特殊病人的分娩镇痛…………………………………………………(476)
第十一章　其他临床诊疗中无痛技术的应用………………………………………(489)
　　第一节　牙科诊疗的无痛技术…………………………………………………(489)
　　第二节　烧伤患者的无痛诊疗技术……………………………………………(498)
　　第三节　肿瘤消融治疗的无痛技术……………………………………………(504)
　　第四节　介入放射学治疗的无痛技术…………………………………………(507)
　　第五节　创伤后疼痛治疗………………………………………………………(514)
　　第六节　不配合患者的无痛诊疗………………………………………………(519)
　　第七节　无痛皮肤科诊疗………………………………………………………(527)
第十二章　慢性疼痛的治疗……………………………………………………………(532)
　　第一节　慢性疼痛诊断的技巧…………………………………………………(532)
　　第二节　慢性疼痛的治疗方法…………………………………………………(541)
　　第三节　疼痛治疗效果的评估…………………………………………………(573)
第十三章　癌痛的治疗…………………………………………………………………(575)
　　第一节　癌痛的概述……………………………………………………………(575)
　　第二节　癌痛的原因与类型……………………………………………………(578)
　　第三节　癌痛的评估……………………………………………………………(586)
　　第四节　癌痛的药物治疗………………………………………………………(589)
　　第五节　癌痛的非药物治疗……………………………………………………(604)
　　第六节　癌性爆发痛的诊疗……………………………………………………(617)

第一章 疼痛认识的发展史

人类自诞生那一刻起就伴随着疼痛。疼痛是医学与社会、文化因素的结合体，它在不同的时代或不同的文化中有着不同的意义，并且一直都是人们关注的问题。人类对疼痛的认识在一定程度上受到宗教、迷信、哲学以及生活经验的影响，忍受疼痛的能力也会因社会背景或所处环境的不同而存在差异。例如：拿破仑的士兵在俄国战争中，被截肢后骑上战马重返战场；18世纪法国圣梅达地区的"痉挛者"用燃烧的木炭、烧红的烙铁折磨自己；《三国演义》中记载，关云长将军"刮骨疗伤"的同时，还可与人谈笑对弈。所有这些例子都表明，人类和疼痛的关系受到人类信仰的影响，也受到不同文化背景或宗教背景的影响。因此，想要完整地描述出人们对疼痛认识的历史发展过程，不仅需要研究疼痛本身，还需要了解各个历史时期的文化和风俗背景。

随着医学的进步，人们对疼痛的认识也逐渐深入。疼痛作为医学研究的一个主题，直到近代才得到比较科学的解释。如今，研究者们通过建立各种疼痛模型，综合运用生理学、心理学方面的知识以及现代实验技术来探究疼痛的本质，取得了一定成果。鉴于东、西方国家医学的历史发展差异，本章重点回顾了西方国家的人们在不同历史阶段对疼痛这一普遍体验的认识和理解（包括宗教、医学和社会），以及人们如何应对疼痛。随着人类社会不断向前发展，人类对疼痛的认识不但越来越趋向医学层面，而且也越来越趋向社会层面。考察疼痛的历史，人们得到的启示是：疼痛被认识的历史就是医学和宗教边界逐渐厘清的历史、是现代医学体系逐渐建立的历史、是病人的个人意志逐渐得到彰显的历史。

第一节 古代对疼痛的认识

古代医学在揭示人体知识方面起了很大作用，但是古代的人们对医学的"作用"却没有明确结论，这显然不能阻止人们把医学从宗教或神学中完全分开。

一、古埃及

由于受到宗教、迷信和神学的负面影响，古埃及人对疼痛的认识很大程度上与其早期社会的信仰有关。古埃及人认为，疼痛与创伤不同，它是上帝驱使恶灵和其他黑暗力量降临，并通过人体的孔隙（鼻孔、耳朵）进入体内，破坏正常功能，从而引起疼痛。古埃及人还认为，赛克美特神和塞斯神是主管疼痛的神。

在对疼痛进行着带有神秘色彩的释义的同时，埃及人也在努力探索解剖和生理方面的知识。

埃及人将心脏视为首要的器官，心脏发出错综复杂的血管分支到达全身各处，因此被认为是感觉和运动产生的中枢。那时候完全没有"神经系统"的概念，心脏和血管被认为执行着神经系统的功能，包括对外伤引起疼痛的感知。

二、古印度

印度最古老的宗教书籍《Rig-Veda》，号称记载了远至公元 4000 年以前的内容，其中涉及数百种止痛的药方，这些药物分别取材于植物、动物、矿物质等，有些药物至今仍广为沿用。实用性的医术和丰富多样的医疗手段被当时享誉最高的医生 Susruta 发挥到了极限。Susruta 生活在公元前 600 年，那个时代对于疾病已经有了解剖学和生理学方面的认识，这些认识有助于正确诊断疾病。虽然人们对神经系统也有了一些模糊的认识，但他们仍然认为心脏是神经系统的中枢，它发出血管支配所有的感觉器官和可兴奋性组织。Susruta 对痛觉传导通路也有描述，他认为该通路与心脏相联系，并且以心脏为核心。直到公元 100 年印度著名医学家查雷卡也都认为，所有快乐和疼痛都是心脏的体验，心脏是意识存在的部位。

公元前 5 世纪，佛陀把生命中普遍存在的疼痛归因于欲望的受挫。这个时期，佛教的诞生掩盖了很多科学发现。佛教指导人们从精神的角度思考医学，更加注重疼痛体验的情感方面。

三、古希腊

古希腊将止痛的药物和方法编入希腊神话和荷马诗史之中，而古希腊的医学也正是从这些神话中发展起来的，并且为其他国家医学的兴起奠定了基础。公元前 5 世纪希腊人已经把疼痛作为日常生活中的一部分来看待，所以英雄也绝不会因为疼痛而感到耻辱。在当时的希腊社会，舞台剧是各个阶层的人都狂热痴迷的东西，人们通过悲剧的宣泄方式来揭示疼痛的实质内容和残酷情形，并且相信疼痛像吃饭、穿衣一样不可或缺。

通常认为，古希腊荷马的作品中 odunè 这个词是描述某种可以确定位置的强烈刺痛。与 odunè 相反，algos 及其衍生词表示一种更普遍的疼痛，它可以遍及全身。尽管在现代医学中表示痛苦的词汇多数都用 algos 词根，但在荷马的作品中，odunè 才是专业医学词汇表示疼痛的技术用语。

公元前 4 世纪的著名哲学家、经验主义者德谟克利特（Democritus，公元前 460—362 年）主张所有事物都是由水、火、土、气四种元素组成，并且处在不断变化之中。德谟克利特用该理论解释感觉和疼痛。他认为感觉是一种灵魂觉醒状态，是由元素粒子进入身体的孔道和管腔形成，粒子的大小、形状和运动情况决定了人体产生何种感觉。疼痛是由于情绪的波动破坏了灵魂原子的平静状态，随后尖钩形粒子乘虚而入，导致疼痛。

希腊著名医生希波克拉底（约公元前 460—377 年）大部分作品写于公元前 430—380 年间，很多作品对疼痛都有一定的描述和认识。《论医术》（Of Art）这部作品界定了医师的职责，并指出了"缓解疼痛是医师的职责"。

希波克拉底认为疼痛是健康机体自然状态失衡的一种表现。希波克拉底一直积极寻找治疗疼痛的有效方法。为了获得术中镇痛，他甚至通过压迫颈动脉来造成患者意识消失。希波克拉底认为疼痛并不是一种孤立的症状，而是病人全身状况的部分体现。他还发现，当机体有两处部位疼痛时，其中更为剧烈的疼痛会掩盖住另外一处疼痛。希波克拉底时期的人们都认为疼痛无法避免，不管是病人还是健康人都会把疼痛看作是生活中的一部分。

柏拉图（公元前427—347年）提出了一种大脑和思维的模型，即能够感知事物的灵魂分散于体内的各个器官，凡人的肉体与不朽灵魂的结合会引起灵魂粒子和元素的复杂运动，但四种元素侵入体内的时候，就会被侵入部位的灵魂所感知，形成疼痛，然后悄悄地渗透到身体各处。

亚里士多德（公元前384—322年）认为：心脏主管思维、情绪和感觉，大脑是温度调节器，它可以使心脏降温，防止心脏过热；心脏内血液的热量决定了机体对疼痛的敏感性；肉体是器官的终末部分，器官受到伤害后，通过血管传达给心脏，然后形成疼痛，心脏活动对疼痛具有调节作用。亚里士多德将心脏和大脑的功能混为一谈，并创造了"sensorium commune"（感觉中枢）一词。亚里士多德对疼痛发生的部位和机制的认识过于简单化，他的理论影响了罗马人，包括名医盖伦（Galen），以及中世纪信奉宗教的哲学家们。

四、古罗马

古罗马时期的医学观点已经比较先进。与之前人们对疼痛采取的忍耐和漠然态度不同，古罗马人把曼得拉草、天仙子和罂粟混合调制成麻醉剂，对一些疼痛进行处理。此外，这个时期的人们还会用冷敷和热敷的方法来治疗关节疼痛。

公元1世纪提比略时代的瑟尔苏（公元？—100年）提出的科学观点与《希波克拉底全集》中的观点非常接近，他将疼痛视为诊断疾病的重要线索，而且还详述了各种可能的治疗手段。他认为，疼痛的作用不仅对疾病的过程有意义，它还能更加准确地预示病情的发展。例如，手脚疼痛是痛风的早期标志，分娩后剧痛预示可能会出现感染或鼻出血。瑟尔苏还认为：对疼痛要采取适当的措施，医生从来都不会认为自己对疼痛无能为力。十分剧烈的疼痛可以进行放血，手脚痛风可以通过运动和冷敷来治疗。此外，这个时期的阿勒特奥斯传世作品《论急性病和慢性病的起因和征兆》对某些疼痛进行了很详尽的描述和分类。阿勒特奥斯认为疼痛不是体液因素的结果，而是人体内部出现反常现象的结果。

古罗马医学史上著名的医生盖伦（130—200年）在他的著作中强调了疼痛的重要性，认为疼痛不仅要作为一种症状来分析，还要从感觉和功能上来分析。盖伦在脊髓和周围神经方面的实验性研究为理解感觉和运动的形成提供了新的思路。他指出，疼痛是意识知觉的最低级形式，其原因在于组织结构的破坏（如切伤、烧伤、对中空脏器的过度牵拉等）和心理因素的突然波动（如紧张和应激等）。他根据自己大量的解剖经验认为：每种感觉都有其对应的软神经，感觉传输需要软神经，因为感觉需要借助外物才能传送出去，软神经倾向于感觉，硬神经倾向于运动。他认为疼痛只是一种触觉，当外部感应或刺激不强烈时，触觉主要表现为触感和热感，当外部感应或刺激非常强烈时，触觉就表现为痛感，即"最强烈的疼痛源自触觉。"他还认为疼痛的起因有两种：一种与个人"气质"有关。气质不同，人体对冷、热、干、湿的平衡调和作用也不同；另一种起因就是牵拉、切割。盖伦对"疼痛"一词的定义被后人沿用了几个世纪。

五、亚历山大城

公元前332年，希腊马其顿国王亚历山大一世统治时，在尼罗河三角洲建立了亚历山大城，并以他的名字命名，定为首都。

人体解剖学研究在亚历山大城时期取得了非常大的进展。希罗菲勒斯（Herophilus，公元前315—280年）和埃拉西斯特拉图斯（Erasistratus，公元前304—?）两人进行了大规模的尸体解剖工作，他们对脑的解剖和功能做了初步描述。

罗马帝国早期的百科全书编纂者塞尔苏斯（Celsus）对希罗菲勒斯和埃拉西斯特拉图斯在疼痛医学领域的贡献进行了整理和记述："……当体内产生疼痛或其他各种形式的不适时，如果对身体结构不了解，就无法针对这些不适进行治疗，因此必须借助解剖死者的尸体来研究内脏器官的构成……身体内部的疼痛源于何处是无从知道的，除非熟悉每个器官的位置。一个不懂得解剖知识的人是不可能针对病变部位进行治疗的……因此，有必要解剖尸体，查明人体的内部结构"。

六、古中国

中国医学典藏——《黄帝内经》中记述了人们维持阴、阳平衡的办法。在自然界有五种元素——金、木、水、火、土，对应着身体的五种器官——心、肝、脾、肺、肾，以及动脉内的五风。大自然的法则在调节宇宙万物的同时也调节着人体的生理功能，并通过"阴"和"阳"来反映。中医还认为，人体包含365个组成部分，每一部分各有一个穴位，是针灸治疗的有效靶点，选择一个或多个穴位进行针刺治疗可纠正阴阳不平衡的状态，从而起到治疗疾病或消除疼痛的作用。《黄帝内经》对针灸做了比较详细和系统的论述，包括了针刺治疗头痛、牙痛、关节痛等。

中医认为，痛觉的产生没有特殊的中枢，其原因在于阴和阳的平衡被破坏，冷、热失调，通常与心血管功能有关。情绪过度波动也会影响阴阳平衡，引起某些器官的疼痛。中医的传统理论认为："怒伤肝，喜伤心，忧伤肺，思伤脾"。在古代中国的理论中，疼痛的产生是由多个穴位参与的，因此也就产生了许多流传至今的特色治疗方法。

中国的麻醉镇痛已有3000多年的历史。3000年前，《列子·汤问》有记载："鲁公扈、赵齐婴二人有疾，同请扁鹊求治……扁鹊遂饮二人毒酒，迷死三日，剖胸探心，易而置之，投以神药，既悟同初，二人辞归"。虽不知毒酒具体成分，但我们可以得知：扁鹊使用了"毒酒"作为麻醉止痛药物，为扈婴二人进行剖胸换心手术，术后用解药使二人"既悟如初"。公元前2世纪的《五十二病方》有明确记载："入温酒一杯中而饮之……至不痛而止"，"醇酒盈一衷杯，入药中……已饮之……有顷不痛。复痛，饮药如数"。其中，止痛还使用了有麻醉作用的药物——乌头。这是医学书籍用酒及乌头止痛的最早记载。公元2世纪，后汉名医华佗发明了一种全身麻醉药——麻沸散。《后汉书》中有记载，"酒服麻沸散，即醉无所觉，因刳腹破背，抽割积聚"、"断肠湔洗，缝腹膏摩，四五日创愈，一月之间皆平复"。麻沸散虽已失传，但在外科麻醉学上是一次突破，说明此时已有中药麻醉方。在公元1—2世纪，《神龙本草经》记载的药物有365种，其中镇痛药就有不少，如大麻、乌头、附子、莨菪子、椒等。

第二节 中世纪时代对疼痛的认识

中世纪（约公元476—1453年），是欧洲历史上的一个时代，西罗马帝国灭亡数百年后，在世界范围内，封建制度占统治地位的时期。中世纪或者中世纪的早期在欧美普遍称作"黑暗时代",传统上认为这是欧洲文明史上发展比较缓慢的时期。

基督教关于疼痛的信仰在中世纪时期统治了整个西方社会,其影响极其深远。君士坦丁堡从330年建立到1453年沦陷,其间它成为了希腊和东罗马在文化发展和文明进步方面相联系的纽带,这个时期基督教对于疼痛的认识取代了西方的观点。

经历了野蛮部落入侵、饥荒、瘟疫和经济混乱的时期之后,西欧人开始相信耶稣基督的力量。基督教教义禁止开展生理学实验,因为他们不允许提出质疑和反驳。基督教认为疼痛是净化灵魂和赎罪的方式,基督徒视遭受痛苦的时刻为正在接受上帝的抚摸。基督教对疼痛的这种态度促使人们崇尚殉教,认为甘愿受苦是灵魂高尚的表现,认为自然界的奥秘不可置疑。基督教还认为:疼痛是神赐予人类的礼物,是一种使忠实信徒能更接近救世主的献祭品,也是赎罪的一种方式。然而,除了这些解释,现代人并不知道中世纪的人们在遭受痛苦时的所作所为。

在12世纪之前,也就是宗教地位发生改变之前,很少有关于人类如何应对疼痛的记载。后来,人们才逐渐关注耶稣在十字架上的痛苦,开始关注肉体痛苦。在禁欲形式被取缔之前,基督教通过宗教信仰及祈祷把自己描述成一个能够进行超度和治疗的宗教。基督教认为,无论疼痛何时来临,它终究会消失。此外,在起源于12世纪的"炼狱"中,有忍受肉体疼痛的象征性场景,人们可以从中看到极大痛苦的存在,彩色玻璃画窗上也描绘了圣徒们遭受痛苦时那种自我满足的状态。

阿尔瑞兹(公元860—932年)撰写了大量介绍古代医学思想的书籍,给世人以新的启迪。阿维森那是这个时期非常有声望的医生,他的医学著作《Canon》对此后几个世纪的医疗实践都产生了相当大的指导作用。阿维森那根据希波克拉底、亚里士多德、盖伦和尼美赛斯等人的理论,对疼痛进行了解释。他总结了15种因体液变化破坏了人体的自然状态而导致的疼痛。他认为盖伦关于大脑是感觉中枢的说法过于含糊,更推崇海希罗非勒斯的第四脑室理论。阿维森那发展了第四脑室理论,认为感觉中枢分布于包括脑室在内的更广泛的范围,这与尼美赛斯的观点相一致。从阿拉伯世界众多的药物书籍中,阿维森那总结出三类用于镇痛的药物:对因治疗的药物、镇静类药物、麻醉药。

中世纪的欧洲医学处于较为落后的黑暗时期,而当时的中国医学正处于唐、宋、元、明时代,是中国医学辉煌、普及、发展的时期,其医学水平远远领先于世界医学。这个时期的中国医学有大量关于疼痛治疗的记载。公元652年孙思邈的著作《备急千金要方》和公元752年王焘的著作《外台秘要》都记载了大麻镇痛的方法。1337年,元代危亦林的著作《世医得效方》中有草乌散镇痛的记载。1381年,明代朱棣在其著作《普济方》也记载了草乌散的制法和用法。总之,与中世纪西欧落后的医学相比,中国医学却正处于辉煌璀璨的时期,对疼痛的治疗也达到了一定水平,为后人留下了宝贵的医学知识财富。

第三节　文艺复兴时期对疼痛的认识

文艺复兴时期起始于14世纪,在16世纪中叶达到鼎盛阶段。这段时期是西方文明发展的关键期,其标志是文学和艺术呈现出一派繁荣景象。

一、疼痛解剖学与生理学的进展

里昂那多·达芬奇（Leonardo da Vinci，1452—1519年）在解剖学领域和生理学方面做了大量研究，他认为疼痛只是一种强度较大的特殊触觉而已。他根据动物实验的研究结果推测，疼痛是一种保护重要生命结构的选择性保护行为。

安德烈·维萨里（Andreas van Wesel，1514—1564年）根据自己所做的大量人体解剖结果，对早期盖伦的动物实验结果提出了质疑，纠正了其中一些较为荒谬的理论。1543年，维萨里在巴塞尔完成了的伟大著作《人体的构造》（De Humani Corporis Fabrica）。在这部伟大的著作中，维萨里冲破了以盖伦为代表的旧权威们臆测的解剖学理论，以大量、丰富的人体解剖实践资料，对人体的结构进行了精确的描述。

1628年，英国著名医生威廉·哈维（William Harvey，1578—1657年）出版了他的著作《心与血液的运动》（De Motu Cordis）。《心与血液的运动》是一本重要的生理学著作，在该书中，他首次发现了人体的血液循环，并提供了形态学、动物实验以及数学方面的证据。该书对生理科学也产生了极大的推动作用，人们开始有了动态科学的概念。然而，哈维的推理天赋并不意味着他总是能得出正确的结论，当他试图解释感觉形成机制的时候，不幸受到了亚里士多德哲学思想的误导，他认为血液循环是灵魂的基石，心脏是感觉和运动中枢。

中世纪的一些荒谬理论一直牵绊着科学的发展，长达一个多世纪。期间主张化学疗法的人对生理学做出了一定的贡献，加深了人们对于疼痛的理解。但同时他们也引入了一些令人费解的理论，例如精神力量对人体功能的控制等。Von Helmont对胃的结构和功能非常感兴趣。他认为胃是人体最重要的器官，是灵魂所在的部位，掌管着人的意识、情绪以及痛觉。

托马斯·威利斯（Thomas Willis，1621—1675年），于1664年发表了《脑解剖》（Cerebri anatome），奠定了人类中枢神经与周围神经系统结构的基础，使人类对大脑的认识提升到一个崭新的高度，证实了疼痛有着物质基础。威利斯使疼痛的观点摆脱了宗教神学的束缚，使人们开始认识到疼痛机制的解剖学基础。他在研究反射运动时谈到了疼痛问题，认为疼痛能警告机体处在危险之中，进而会做出反应，让人体免遭伤害，最终起到了保护人体的作用。他认为神经系统的起源部分决定了有意识大脑活动与无意识小脑活动之间的关系。疼痛的感受就是这两种"系统"互动的例子：不舒服的感觉达到人脑中的纹状体后，小脑会做出反应，调整脉搏、呼吸以及内脏的运动等。

西德纳姆（Thomas Sydenham，1624—1689年）被人誉为英国的希波克拉底。17世纪60年代，他制作了一种酒精鸦片制剂，并广为流传。西德纳姆对医疗实践做出了重要贡献，主要著作有：《热病治疗法》、《痛风浮肿论集》等。西德纳姆对痛风发作时的疼痛做了非常经典的描述，他认为疼痛是因为紊乱的动物精气进入人体而产生的。西德纳姆指出："与医生最有直接关系的既不是解剖学的实习，也不是生理学实验。而是遭受疾病痛苦的患者。医生的首要任务是要查明疼痛的原因，也就是应多观察同样病种患者的情况，然后再研究解剖、生理等知识，以得出对疾病的解释和治疗方法。"

二、麻醉与镇痛

16世纪由于外科手术时没有麻醉镇痛，人们都宁愿忍受痛苦，或者情愿去死，也不愿接受做切除、截肢或烧灼手术。毫无疑问，那时的人们忍受疼痛的极限和今天没有什么区别，也没有什么能证明那时的人们比今天的人们更坚强。由于对手术疼痛的极度恐惧，很多人都将外科医生视为刽子手，极力逃避外科手术。昂布鲁瓦兹·帕雷（Ambroise Paré，1509—1590年）是战争外科手术的创始人。他在《外科学教程》的序言中写道："只要一提起疼痛，人们就面无血色，垂头丧气，为了使柔弱之躯免受疼痛，人们不择手段，无所不用其极。当疼痛厉害时，如果不是害怕被诅咒，人们情愿跳进窗外的水沟，淹死自己，以一死了之的方式来逃避疼痛。"在此书中，帕雷提到了一些关于手术的细节：手术开始前，医生用绳子将患者的颈部、脚踝、大腿绑住，然后将手和膝盖捆在一起，使患者完全不能动弹，以便完成手术。手术过程中，必须要有四个人按住患者，这四个人必须要"强壮、胆大"。做手术时患者还是能感觉到疼痛，但是能忍受住。可想而知，在那个时代，手术是多么恐怖的一件事情。但帕雷认为，外科医生应该尽力缓解患者的疼痛。

尽管文艺复兴时期的文学作品中有一些关于使用镇痛药的零星记载，但当时宗教教会的迫害使镇痛药的开发进入了一个黯淡时期。那时候，外科医生通常采用药棉或纱布蘸取麻醉剂来缓解手术带来的疼痛，内科医生则会用阿片类麻醉药来实施止痛。但是这些行为在当时都被认为是反宗教的，是冒险的举动。因为宗教认为疼痛是上帝的意志，行医者要时刻提防被冠以邪恶或异端的头衔。尽管如此，有人仍然在坚持用颈动脉压迫的方法实施麻醉，或者利用雪块或其他冷的物品进行局部镇痛。另外，有一小部分反抗宗教的人士仿效帕拉塞尔苏斯（Paracelsus，1493—1541年，医药化学运动的始祖）的做法，用阿托品、莨菪碱、曼德拉草以及其他一些有类似效能的药物进行止痛。与欧洲文艺复兴时期相比，这个时候的中国医学亦有不少麻醉镇痛方法。1578年，李时珍在《本草纲目》中介绍了曼陀罗花的麻醉作用："用热酒调服三，少顷昏昏欲醉，割疮灸火，宜先服此则不苦也。"1642年，明代张景岳《资蒙医经》记有蒙汗药，用闹羊花、川乌、草乌、乳香、没药等磨制成极细的粉末，用热酒调服。1662年，王肯堂的《证治准绳》、1743年清代祁坤的《外科大成》及赵学敏所著的《串雅内编》介绍了由草乌、川乌、天南星、蟾蜍、番木鳖等组成的开刀药方。

三、疼痛的哲学观

蒙田（Michel de Montaigne，1533—1592年）是法国文艺复兴后期、16世纪的人文主义思想家，代表作有《蒙田随笔集》。他在《蒙田随笔集》一书的开始就提到"死亡是疼痛的解脱方式"。他认为，疼痛是人类最不幸的事情，如果不能治愈疼痛，至少要缓解疼痛。蒙田在著作的很多地方都提到，"人们最希望自己能免除病痛的折磨"。蒙田对疼痛的观点与禁欲主义者的观点不一致。禁欲主义者认为：当人在遭受病痛折磨时，应该咬紧牙关，忍受疼痛。蒙田则认为，人们疼痛时发出的任何声音、做出的任何动作都不是丢脸的事情。他认为：疼痛发作时，人们可以呻吟、哀叹、哭泣、颤抖、面色苍白，只要自己不感到恐惧，没有绝望，这一切都可以让人得到暂时的缓解。

1644年，法国科学家勒奈·笛卡尔（Rene Descartes，1596—1650年）在《哲学原理》一书中对人体感觉做了更加细致的描述，尤其是疼痛。他认为感觉是连接肉体和精神的桥梁。人的肉体和精神都会产生疼痛。疼痛的感觉可以由外部物体产生，也可以由肉体本身产生。

笛卡尔认为疼痛并不是一种特别的感觉，而是动物精气的一种行为模式，与触觉神经有关。笛卡尔举了一个将火焰放在脚边的例子。他认为：火焰或火焰产生的热量将控制精气运动的孔道、决定精气的传输过程。动物精气传输的过程长短不同，产生的感觉和强度也会不同。当火焰足够大时，产生的热量能烧伤人，疼痛的感觉就会传递到大脑，大脑不但会将精气传送到四肢，做出逃避反应，而且会将精气传送到神经。笛卡尔由此提出了一个对痛觉较为科学的解释，成为经典的痛觉理论。

四、宗教与疼痛

17世纪，宗教给疼痛赋予了明显的神学涵义。宗教认为，疼痛意味着罪恶。当时很多医学研究者反对这个观点："善良无辜的人也会遭受疼痛，尤其是小孩，难道上帝认为他们也有罪、应该受苦吗？"当时的医学界人士认为，不管疼痛与宗教有什么关系，它只是人体的一种反应。在任何情况下，即使不能治愈疾病，医师也要尽力缓解人们的疼痛。但是在当时，宗教思想统治了整个社会的方方面面，包括教育和社会生活的规范。因此，医生和病人的思想模式、态度不免要受到宗教思想的影响。宗教总是赋予痛苦一种含义，它的教义和仪式总是带有疾病和死亡色彩。在当时医学欠发达的情况下，绝大多数人无法摆脱疼痛。在这种情况下，宗教就起了安慰作用，不会让人产生绝望的心理。当时的教堂教义认为，人类的最终目的是要服务于上帝、关爱上帝，因此，健康和其他东西一样只是身外之物。教堂教义还认为：疾病和疼痛是上帝赐予人们的恩惠；疼痛是一种超脱尘世的方式，它拉近了人和上帝之间的距离。

第四节 启蒙时代对疼痛的认识

在18世纪，特别是其后期，人们对疼痛的认识和定义逐渐明朗起来。与此相应，随着社会的非基督化、思想领域的世俗化以及科学与玄学分离，人们的思维方式也发生了变化。

一、疼痛的作用

启蒙时代人们对疼痛价值和作用有了新的认识。无论疼痛是疾病的症状还是结果，医生们面对的主要问题是：当一种特定的疼痛出现时，是否可以据此来判断身体的某一部分受到侵害，和（或）这个人已患上了某种疾病。在疼痛做出分类以前，疼痛已被看做是一种警示信号，是自我存在的一种表达，提醒人们注意自己的身体可能存在危险。疼痛作为一种有益和有意义的警示，使人们远离不良生活方式，提醒人们防备疾病入侵的途径，警示人们要进行应对，以免为时过晚。当时的医学文献中反复出现了关于疼痛有益的观点：疼痛是一种第六感，是内在的警觉，有时甚至能告诉医生下一步治疗该怎么做；疼痛是人类真诚的朋友，它带来创伤是因为它在为人类效力；疼痛是自然本能的声音，是一种"危机"的体现；疼痛扮演了一种"预防性"的角色。在启蒙时代之前，有很多医生会去刻意模仿和制造出类似的疼痛。他们错误地认为：手术过程越痛苦，手术成功的概率越高；孕妇分娩时，强烈的疼痛绝对必要，人们不但不应该去试图缓解这种疼痛，而且在这种疼痛不够强烈时，要去激发它，必须让它们爆发出来；大多数的手术结束后都会有疼痛的感觉，这反映了一种本能的过程，疼痛本身也是一种疗伤的手段。直至 1805 年，还有人认同上述这种古老的医学思想观点。然而到了启蒙时代，很多人认为这是一个落后和有很大争议的观点。

霍夫曼（E. T. A Hoffmann）认为：一个人如果患病，就要公开地表达出来，否则憋闷太久会加重病情。他认为，为表达出不舒适感觉，应采用呼叫或呻吟的方式。启蒙时代的大多数医生建议人们注意对疼痛的报告，特别是在当时，大部分人只有在疼痛使他们无法工作时才上床休息或就医。18 世纪末 19 世纪初，医生的职业道德可以用瓦伦奈（Voulonne）的话来概括，"人类需要增强对疼痛重要性的认识，因为疼痛是致病因素存在的一个表现。不要让我们的同类为了免受暂时的痛苦而死去"。

二、疼痛的分类

启蒙时代的医学家们对疼痛做了一些分类，主要有四个类型：①张力痛，是一种伴随着纤维拉伸的疼痛，例如受绞刑的罪犯或脱臼的人所感受到的疼痛；②重力痛，典型的感觉是感受到重量，这种疼痛发生在当体腔中的液体异常增加（例如水肿），或有异物存在时；③搏动痛，有一种与动脉跳动有对应节奏的疼痛，神经分布丰富的区域发生炎症时，通常会产生此类疼痛（当疼痛的搏动给人的感觉是好像受患部位要破裂时，则会变成刺痛）；④刺痛，伴随着由坚硬锋利的物体产生的感觉，仿佛穿透了受损伤的部位（例如锥子刺破皮肤、尖锐物割伤皮肤）。针扎的痛和痒痛没有被单独分类，只是作为刺痛的另一种形式。那时候有人就提出，无论是司空见惯的痒痛，还是无法忍受的刺痛，疼痛程度是可以测量的。疼痛的这四种分类法不断经历着变化和改进，构成了对疼痛描述的体系，对医生的诊断带来很大帮助。

三、医生与病人的交流

启蒙时代已经开始注重与病人的交流，通过交流来衡量疼痛的程度。当时的医生们采取了两种谨慎的诊疗方法：①当疼痛部位被触动或按压时，病人会产生退缩的动作，通过观察病人的这种肢体语言或自然反射行为，医生可以作出独立于病人自述之外的判断；②医生在病人自述的基础上，重新让病人简要自述，以控制其描述的真实性，甚至可以纠正一些不正确的地方。

科默（Chomel）在分析诊断的难度时，提出了疼痛在诊断中的作用和医师们必须使用的交流策略。他认为，医生第一个问题应该是问病人有没有疼痛的感觉。如果病人回答是，那就再问是哪个部位痛。为了避免口语表达的错误，应要求病人把手放在患处，指出患处的范围或指出大概在什么位置。

兰德博瓦斯认为：医生衡量疼痛的标准随病人不同而存在差异。他认为，疼痛是常常伴随疾病出现的症状。为了从疼痛中看出一些问题，必须综合考虑病人的年龄、性格、兴奋度和敏感度。问诊中，最难判断的是病人陈述的可信度。兰德博瓦斯提出，不要根据病人的陈述来判断疼痛的程度，因为有抱怨习惯的人对很小的疼痛都会大叫不止，而有些人则会默默忍受着剧烈疼痛。但医生应该凭借其经验和学识一眼判断出病人的痛苦程度。

第五节 19世纪至20世纪对疼痛的认识

19世纪至20世纪，人们对疼痛的认识有了越来越多的突破。这个时期，未知的领域如同隐藏在人们视野之外的梯田，一级又一级地显露了出来。人们能够更深入地了解疼痛，对疼痛有了更多的处理办法。

一、麻醉与镇痛的进展

19世纪初，巴龙拉雷在《军事外科学和战争回忆录》中写到：快速而高超的外科技术常常是减轻疼痛的唯一方法。那时候的手术常在大庭广众下进行，医生敏捷、快速的技术给观看手术的人们留下深刻印象。

随着时代发展，很多外科医生逐渐开始采用一些办法来控制、缩短或减轻病人的痛苦。其中一种方法就是"燃烧艾"，具体做法是：将艾扎成一小捧或一小束，放置在离患处尽可能近的皮肤点燃。"燃烧艾"这种疗法贯穿了整个19世纪，其理论依据建立于希波克拉底的"以痛止痛"的观点。但这种方法让很多患者感到恐惧。

英国化学家约瑟夫·普里斯特里（Joseph Priestley，1773—1804年）于1799年4月成功制造出了氧化亚氮。19世纪初，在法国的拉瓦锡革命和前人所取得的研究成果推动下，人们对气体的化学实验和分析方面有了很大进步。工作于托马斯·贝多斯气体医学学会的著名化学家汉弗莱·戴维（Humphry Davy，1778—1829年）发现氧化亚氮有镇痛和产生愉悦感的作用。19世纪在美国经常有巡回化学演示集会，集会上会让人们吸氧化亚氮。牙医霍勒斯·维尔斯（Horace Wells，1815—1848年）从演示中得到启示，成功地将氧化亚氮应用于拔牙。

1806年，德国化学家泽尔蒂纳（Friedrich Serturner，1783—1841年）首次从鸦片中分离出吗啡。他用分离得到的白色粉末吗啡在狗和自己身上进行实验，结果狗食用后很快昏昏睡去，用强刺激也无法使其苏醒。他本人食用这些粉末后也久睡不醒。因此，他用希腊神话中的睡眠之神吗啡斯（Morpheus）的名字将这些物质命名为"吗啡"。随着药物提纯技术的提高，人们学会了从天然混合物中提取纯的药物晶体，并于1832年分离出了可待因。1852年，格哈德（C. F Gerhardt）合成了阿司匹林（主要成分是乙酰水杨酸），但他的研究成果却没有得到拿破仑三世的宠儿——化学家迪马的认可。1874年，伦敦圣玛丽医院的英国化学家怀特（C. R Wright）在吗啡中加入醋酸，制成了海洛因。德国拜耳公司的化学家费利克斯·霍夫曼（Felix Hoffmann）发现海洛因镇痛作用远强于吗啡，而且服用后会产生强烈的迷幻极乐感。1898年，在没有经过彻底的临床检验的情况下，拜尔公司将它作为非上瘾性吗啡大批量生产投入市场，目的是为了治疗吗啡成瘾者，并且作为强度麻醉剂推销。1897年，霍夫曼在柳树皮和牧草中提取出一种稳定的化合物，命名为乙酰水杨酸，于1899年投入到市场，为无数人解除或减轻了疼痛。

具有划时代意义的乙醚麻醉在这个年代产生了。乙醚由硫磺酸和酒精混合制成，长期以来一直作为镇静剂用于治疗肺结核、哮喘、百日咳等疾病，也用于缓解牙痛。乙醚最初是在1540年由普鲁士植物学家Valerius Cordus制成的，但直到1842年Crawford W Long和William E Clark分别将其用于患者，乙醚才作为麻醉药在人类使用，但当时他们没有公开这一发现。美国波士顿麻省总医院的牙科医生莫顿（William T. G. Morton，1819—1868年）于1846年用乙醚麻醉病人进行手术，成为世界上第一个在临床和外科手术中使用乙醚作为麻醉剂的人。乙醚在美国得到第一次公开演示使用之后，迅速传到英国。被公认为麻醉学之父的John Snow成为第一位专门研究这一新型麻醉药的医生，并且为此设计了一个乙醚吸入器。他是对乙醚和全身麻醉生理学进行科学研究的第一人。1847年，Snow出版了第一部关于全身麻醉的专著——《乙醚吸入麻醉》。乙醚开创了现代麻醉学的新纪元，为无数手术患者解除了痛苦。

苏格兰爱丁堡医院妇产科医生辛普森（J. Y Simpson，1811—1870年）发现，用氯仿进行麻醉效果好，安全性也相对更高。他于1847年11月8日第一次用氯仿接生了一个婴儿，接下来氯仿麻醉在爱丁堡的各个医院展开，在不到1年的时间里，辛普森用氯仿麻醉为150多个产妇接生。1853年和1857年，维多利亚女王在氯仿麻醉下先后产下了利奥波德王子和比阿特丽斯公主，从此，这一麻醉方式在社会上流阶层变得非常普及。19世纪50年代，法国外科医生普拉瓦斯·查尔斯·加布里埃尔（1791—1853年）和爱丁堡医院的伍德·亚历山大（1817—1884年）分别独立发明了注射器，从此开始了用吗啡注射来进行局部镇痛。

19世纪至20世纪合成化学有了很大进展，使得全身性镇痛药物的合成取得了很大进步。对乙酰氨基酚、非那西汀、对氨基苯酚、氨基比林等各种非甾体类抗炎镇痛药都在这个时期合成。而麻醉性镇痛药，氢吗啡酮、氧吗啡酮、哌替啶也相继合成。人们也开始尝试着将不同类型或不同作用机制的镇痛药物联合使用，发现较单独使用某一种药物效果更佳，副作用更少。

这个时期各种局麻药物和神经阻滞方法也层出不穷，并且逐步完善。1860年Nieman发现了可卡因。1885年，Halstead开始将可卡因用于下颌神经阻滞，这是神经阻滞的开端。同年Corning用狗进行了脊麻的实验，在未抽出脑脊液的情况下，注射可卡因，意外地产生了下肢麻痹的现象，这成为了硬膜外阻滞麻醉的开端。1891年英国Wynter和德国Quincke介绍了腰椎穿刺术。1898年Bier在动物及人做蛛网膜下腔阻滞成功。1901年Sicard和Cathelin分别成功地进行了骶管阻滞，并于1903年报告了80例可卡因硬膜外阻滞的经验。1905年Einhorn合成普鲁卡因，次年Braum将其应用于临床。1924年Buluhebckuu使用肾周围阻滞封闭，为封闭阻滞的开端。1928年Firsleb合成了丁卡因。1932年Cleland首先经硬膜外腔插入细导管行连续硬膜外阻滞。1943年Lofgren和Lundguist合成了利多卡因，1948年用于临床。由于新的局麻药不断涌现，使用方法不断改进，局部和神经阻滞麻醉，包括椎管内阻滞，成为临床上应用较多的外科手术麻醉方法或治疗急、慢性疼痛的方法。

二、疼痛机制

（一）疼痛的特异性

早在19世纪早期，苏格兰解剖学家Charles Bell（1774—1842年）和法国生理学家Francois Magendie（1783—1855年）就证实，脊神经后根与感觉传导有关，而前根与运动反应有关。Charles Bell在1811年提出感觉神经元与运动神经元功能不同的理论。Francois Magendie在1822年也提出了类似的理论。两人的理论合在一起，即成为生理学上的贝尔-马戎第定律（Bell-Magendie law）。贝尔-马戎第定律的基本内容是，负责传导神经冲动的神经元，按其不同性质分为两种：一种是感觉神经元，其功能是负责将感觉器官接受外界刺激时所引起的神经冲动，传至中枢神经系中的脊髓背根，脊髓背根就是中枢神经中首先接受感觉神经传来神经冲动的神经组织；另一种神经元是运动神经元，其功能是负责肌肉或腺体的活动反应，控制运动神经元的神经组织是脊髓腹根。德国生理学家缪勒（Johannes Peter Müller，1801—1858 年）在 1838 年出版的《人类生理学手册》一书中，阐述了神经特殊能量（doctrine of specific Helveenergies）的理论，旨在解释特定的痛觉传导通路。根据实验研究，缪勒认为：①每一感官均有其相对应的刺激；②同一刺激作用于不同感官时，将引起不同的感觉经验；③不同刺激作用于同一感官时，可引起同一感觉经验。最初缪勒不太确定感觉的产生究竟与感觉神经本身内在的能量有关，还是与这些神经在脑内的投射部位有关。但缪勒最终得出结论，感觉的性质由神经在脑内的终止区域决定。每一根感觉神经都被认为投射到大脑的特定部位。在 1894—1895 年间，Max von Frey 出版了一系列关于皮肤感觉理论的文章，奠定了现代感觉特异性理论的基础。他发展了 Müller 对于感觉的概念，提出有四种主要的皮肤感觉形式，分别为触觉、冷觉、热觉和痛觉。

（二）疼痛的总和理论

1874 年，尔伯继痛觉特异性理论之后，提出了另一个观点——加强（总和）理论。他认为，任何一种感觉刺激只要达到足够的强度，都能够导致疼痛。这一理论得到很多人支持，其中就包括 Goldsheider。Goldsheider 最初支持痛觉特异性理论，后来到了 1894 年，他开始认为刺激强度和中枢总和是疼痛产生的决定因素。当外界的非伤害性（温度的、触觉的）刺激过强，造成细胞的总传出活动达到临界水平时，或在病理条件下神经系统对正常非伤害刺激产生的冲动总和增强时，就会产生疼痛。在病理性疼痛状态下观察到的持续性疼痛可能与神经冲动总和效应的持续时间过长有关。将疼痛信号传至大脑的通路主要由传导速度慢、多突触连接的小直径纤维构成，那些走行于脊髓脊柱的大直径纤维主要携带皮肤的触觉信息。

Goldsheider 的总和模式强调了痛觉发生的外周和中枢机制。根据外周机制，过量的外周刺激导致神经冲动模式改变，而中枢将这种模式释义为疼痛。1955 年，有学者在 1934 年内夫理论的基础上提出，所有皮肤感觉的性质都是由神经冲动的时间总和和空间总和模式决定的，而不是孤立的、模态特异的传导通路。该理论假定所有神经末梢结构都是相同的，因此疼痛的产生是强刺激引起的。

疼痛的外周机制理论无法用于解释病理性疼痛的状态，这提示病理性疼痛的发生很可能与中枢神经系统有关。利文斯顿是第一个用中枢机制来解释神经病理性疼痛的人。他提出，当外周神经受到损伤时，刺激受损的感觉神经会导致脊髓相应的神经环路产生回旋活动。在这种情况下，非伤害刺激可以触发神经的异常活动，使得中枢产生爆发性神经冲动，从而导致持久疼痛。

1949 年，Hebb 提出了中枢总和机制，即疼痛信号的形成在于皮层-丘脑神经环路的同步放电。感觉神经元的同步活动因丧失了控制而引起大脑神经细胞的过度放电，因此影响了正常的感知和认知模式，造成疼痛。1951 年，Gerard 提出了另外一种机制，即外周神经损伤会导致脊髓感觉控制神经元的电活动短暂丧失，致使神经元的同步放电增强，产生大范围的电场，从而牵连更多的神经元一起放电。

（三）疼痛与心理

随着神经生理学的不断发展，神经病学家、精神病学家以及心理学家都加入了哲学家的行列，共同来探讨疼痛的情绪和认知成分。弗洛伊德（Sigmund Freud，1856—1939年）创立了精神分析理论，其中融入了19世纪的科学术语（如本能、驱动力、能量等）。弗洛伊德提出了一个"快乐"原则，认为获取快感是人的行为的驱动力。

俄国的巴甫洛夫和Skinner根据动物实验的结果相继提出条件反射理论，即痛觉产生的同时伴随着一定的行为和思想，这些行为和思想能增强疼痛。由于这些行为都是学习得来的，因此可以通过指导患者的行为来达到控制疼痛的目的。

1900年，英国生理学家Sherrington也认为疼痛具有感觉和情绪两种成分的观点。他认为疼痛是一种初期的感觉，随之而来的是认知和情绪反应。20世纪40年代，Hardy、Wolff和Goodell将这一模型称之为疼痛的第四级理论。人对疼痛的感知和其他感觉一样，是通过"相对简单和原始"的神经感受和传导机制，而"痛反应阈"则体现了一个复杂的生理心理过程，它涉及个体的认知功能，并且受到经验、文化背景和心理素质的影响。

（四）感觉交互作用理论

与中枢总和理论相类似的是感觉交互作用理论。该理论认为，通常情况下存在一个特化的传入控制机制，可以防止总和效应出现，如果这一机制受到破坏，则会导致病理性疼痛。该理论由Melzack和Wall在1965年提出，它从Goldsheider的原创理论中衍生而来，主要内容是：中枢内存在一个快速放电系统，它能够抑制传递疼痛信号的慢传导系统的活动。这两个系统有许多别名：精细觉和粗略感觉系统（Head，1920），快传导和慢传导纤维系统（Bishop，1946），有髓和无髓纤维系统（Noordenbos，1959）。Noordenbos提出，细的慢传导躯体传入纤维和细的内脏传入纤维投射到脊髓后角细胞，对细纤维传入信息的总和作用可产生能够被传导至大脑并引起疼痛的神经冲动传导模式。粗的快反应纤维可抑制细纤维神经冲动的传导，并阻止其总和过程的发生。选择性破坏粗纤维功能的疾病可使此种抑制作用消失，从而增加发生总和作用和异常疼痛现象的可能。

（五）闸门理论

1965年，Melzack和Wall提出了闸门控制理论，该理论是对疼痛传导通路的特异性、中枢总和效应、传入信号调制以及心理因素影响的综合体现。脊髓背角存在一个门控机制，它调节着神经冲动由外周向脊髓投射神经元的传入。粗纤维的活动能够抑制信息上传而关闭闸门，细纤维则使闸门开放。存在一个中枢控制开关，它能够激活特异的认知通路，该通路通过上行纤维影响脊髓的门控机制。该控制系统能够准确、快速地传递信息，因此不仅影响皮层神经元对传入冲动的感受特性，而且能够通过下行纤维影响脊髓不同节段以及其他中枢水平的感觉传入。信息的快速上传使得大脑能够在运动系统被激活之前对感觉信息做出准确的编码。当脊髓投射神经元的传出信息过多时，运动系统便被激活了。运动系统对疼痛感觉做出的行为反应具有复杂的循序性。

Melzack和Wall在三年之后对闸门控制理论进行了部分修正，这一次他们考虑了闸门系统之外的神经系统的其他部分。他们提出，新脊髓丘脑束投射系统负责感觉特性的辨别，包括刺激的位置、强度和时程，而旧脊髓丘脑束和内侧上行系统则通过激活网状结构和大脑边缘结构引起厌恶和不愉快的情绪，继而触发行为上的反应。新皮层中枢神经系统执行感觉分辨功能和控制机动系统。闸门控制理论是一个复杂的理论模型，它体现了牛顿物理学的原则，但也只能部分地解释疼痛的形成机制。

（六）吗啡的作用部位与机制

吗啡于1806年问世，为无数患者解除了疼痛。但吗啡的作用部位与作用机制直到20世纪60年代才得以初步阐明。1959年药理学教授胥彬和周金熙发现在小鼠脑内注射微量吗啡后可产生明显的镇痛作用，说明吗啡直接作用于脑中枢。但是，这项研究并未确定吗啡究竟作用于脑内什么部位。邹冈（1932—1999年）在药理学家张昌绍教授指导下，对吗啡、内源性阿片肽作用机制进行了深入研究。邹冈和技术人员吴时祥改用大动物家兔进行脑内微量注射吗啡。他们发现将微量的吗啡注入家兔的侧脑室，可以产生明显而持久的镇痛作用。在后面更深入的研究中，邹冈发现吗啡最有效的镇痛部位位于第三脑室和导水管周围灰质。1962年，邹冈和张昌绍在中国《生理学报》报道了这个重大发现，他们是世界上首先找到吗啡镇痛部位的中国科学家。1963年，邹冈在《生理学报》继续发表研究结果，指出吗啡在这些中枢位点的作用能被阿片受体拮抗剂纳洛酮阻断。邹冈和张昌绍的这一发现改变了科学家有关疼痛和镇痛的观念，为20世纪70年代发现内源性镇痛系统奠定了基础。

第六节　现代对疼痛的认识

随着医学分子生物学发展、高科技诊疗设备的出现，现代医学对疼痛机制及其有效治疗手段的认识已经达到了前所未有的高度，有关疼痛学领域的研究论文浩如烟海。令人倍感欣慰的是，越来越多的人认识到疼痛的意义不仅局限于医学层面，更是一个关乎人类和社会发展的问题。

一、疼痛的涵义

疼痛的涵义因历史阶段而异，一定时期人们关于疼痛病因和机制的理论反映了该阶段的医学发展水平和社会文化。近几十年来，人们在生理解剖实验研究的基础上，对疼痛的认识逐渐提出了比较科学的概念。1952年，Wollf认为疼痛是一种复杂的，不仅是感知觉而且是一种不愉快的情感状态。1969年，Soulairac在巴黎召开的疼痛会议上强调，疼痛不是一般简单的感觉，而是一种能增加内外感受信息的情感反应。1970年Wilson明确主张疼痛包括情绪和感受两种成分。1979年国际疼痛学会专业名词委员会主席Merskey写道："疼痛是一种不愉快的感觉和情绪体验，它与组织损伤同时发生，但有时实际上并无组织损伤，而是用组织损伤加以描述"。1994年国际疼痛研究学会对疼痛作出定义："疼痛是一种与组织损伤或潜在组织损伤相关的不愉快的主观感觉和情感体验"。该定义总结和指导了20世纪的疼痛研究工作。21世纪以来，随着医学进一步发展，人们对疼痛有了更深层次的认识，关于疼痛的定义仍在完善之中。近年来，人们通过应用先进的科技手段进行的疼痛基础和临床研究，取得了很大的成果。在此基础上，有学者提出：疼痛是一种与组织损伤或潜在组织损伤相关的不愉快的主观感觉和情感体验以及保护性或病理性反应。

总的来说，疼痛有三大生物学意义：①疼痛可使人或动物躲避伤害、远离危险，避免遭受更大程度的伤害；②反复的、长时间和剧烈的疼痛，常常是某种疾病的症状，或者本身就是一种疾病，即疼痛是一种警告，提醒人们及时就医，或采取措施解除疼痛的原因，使机体康复；③疼痛的表达也是一种社会信号，警示同类不要步其后尘。

二、疼痛的分类

为了便于临床诊断、治疗和研究，疼痛的分类方法有多种不同标准。目前，被人们认可的疼痛分类方法是根据神经生理学机制、时间、病因学或受累部位进行的分类。

（一）按神经生理学分类

神经生理学分类是以所推测的疼痛机制为基础进行的疼痛分类。主要有两种疼痛类型：伤害反应性疼痛和非伤害性反应性疼痛。伤害反应性疼痛可进一步被分为躯体性疼痛和内脏性疼痛，通过疼痛的性质和伴随的临床特征能加以区分。非伤害性反应疼痛可被分为神经病理性疼痛和特发性疼痛。神经病理性疼痛的典型描述为"锐痛或灼痛"。神经病理性疼痛又可分为三类，即外周神经病理性疼痛、中枢神经病理性疼痛和交感神经维持性疼痛。特发性疼痛又称之为心因性疼痛，表示一种广泛的、机制尚不清楚的疼痛状态。在一些病人中，找不到相关器质性病变的证据。

（二）按时间分类

以疼痛持续时间为基础，疼痛通常被分为急性和慢性疼痛。但此种分类的主要缺点是急性和慢性疼痛之间的分界不准确。一些学者提倡将癌痛归为第三类，以区别于急性和慢性疼痛。

（三）按机制分类

1998年，Woolf等建议采用以机制为基础的疼痛分类。他们认为这一分类方法具有深远的含义：可以开发出靶向于不同机制的药物，基础科学也可获得实验设计的指南，并且医生可以得到更为可靠和有效的诊断工具以进行治疗和临床研究。

（四）按病因分类

病因分类更注重疼痛所发生的原发疾病过程，而不是神经生理学基础。对于治疗上来说，病因分类不如神经生理学分类有用。

（五）按部位分类

按部位分类即严格按照解剖部位分类，无任何病理生理学或病因学含义。它是根据疼痛的部位来定义。

（六）按多轴方法分类

多维方法是一种替代单维方法的分类方法。国际疼痛学会（IASP）已经发表了根据专家意见制定的慢性疼痛多轴分类，目的是将疼痛分类标准化并提供一个参考点。根据5个轴，对慢性疼痛患者进行分类。轴Ⅰ：受累的身体部位；轴Ⅱ：其功能异常可能产生疼痛的系统；轴Ⅲ：疼痛的时间特征以及发生的模式；轴Ⅳ：自从疼痛发作后，患者对疼痛强度与时间的陈述；轴Ⅴ：推测的病因。

三、我国疼痛学发展的现状

20世纪90年代，我国的疼痛学得到了更加迅猛的发展。尤其是进入21世纪，随着大量疼痛介入治疗技术的引入，使我国的疼痛学有了突飞猛进的发展。在疼痛基础研究方面,针刺镇痛的神经化学机制研究居世界领先地位,中枢阿片肽与抗阿片肽相互作用机制研究处于国际前沿,取得了举世瞩目的成就。正是基于这种疼痛医学基础研究的背景,使得我国在世界疼痛医学领域,占有非常重要的位置。

随着疼痛医学的发展,自20世纪90年代起,人们逐渐认识到疼痛不仅仅是一种症状。很多疼痛,尤其是慢性疼痛,本质上就是疾病,这已经成为国际疼痛医学界的共识。疼痛已被当今医学列为继呼吸、脉搏、血压、体温之后的第五大生命体征。疼痛给个体带来很大的危害和负面影响,可导致不同程度的恐惧、惊慌、焦虑和悲伤等不良情绪,进而引起机体各个系统功能失调,诱发各种并发症。著名疼痛学专家韩济生院士曾表示,疼痛已经成为危害人类健康的主要杀手之一,也是降低人们劳动能力和减少工作日的最普通、最直接的因素,给家庭、社会带来巨大的经济负担和损失。

2005年世界镇痛日,IASP提出的主题是:"免除疼痛——患者的基本权利,医生的神圣职责"。为了响应IASP号召,更好地为人民服务,我国疼痛学者团结一致,多方呼吁,得到了吴阶平院士和韩启德院士在内的18位院士亲笔签名支持。卫生部经过近3年的缜密调研,于2007年7月发出了《医卫发2007年227号》文件,确定在《医疗机构诊疗科目名录》中增加一级诊疗科目"疼痛科",将在我国二级以上医院开展"疼痛科"诊疗服务。疼痛科的建立彰显我国医学发展以人为本。无论如何,从关心广大疼痛病人的人权上来说,中国已经明显走在世界前列。

近年来,人们生活水平明显提高,对待疼痛的态度也发生了改变。多数人不再默默忍受疼痛,而是主动要求或消除疼痛。社会各个阶层、各方面的有识之士都认识到,疼痛不仅是关系个人健康的问题,更是关系到国民经济建设和社会发展的问题。在此背景下,整个社会对疼痛的诊治有了更高要求,"舒适医疗"和"无痛医院"也应运而生。随着疼痛科的建立、各疼痛有关学科和麻醉学科的不断发展,以及广大医务工作者对疼痛认识程度的提高,各种慢性疼痛和急性疼痛将会得到更为合理的诊治,这也为"舒适医疗"的广泛开展奠定了坚实的物质基础。在不久的将来,随着"舒适医疗"的普及,人们在医院的诊疗过程将是一个轻松、愉快和享受"无痛舒适"的过程。开展"舒适医疗"也将为人类和社会的发展做出新贡献。

(梁 桦)

参考文献

1. Carol A. Warfield. 疼痛医学原理与实践. 樊碧发,译. 2版. 北京:人民卫生出版社,2009.
2. 李经纬,程之范. 中国医学百科全书·医学史. 上海:上海科学技术出版社,1987:47-269.
3. 程之范. 中世纪医学. 中华医史杂志,1994,24(2):115-121.
4. 孙畅译. 疼痛的历史. 北京:中信出版社,2005.
5. 宋文阁,王春亭,傅志俭,等. 实用临床疼痛学. 郑州:河南科学技术出版社,2008.
6. 樊碧发. 建立疼痛科彰显我国医学发展以人为本. 实用疼痛学杂志,2008,4(1):5-6.
7. 谢荣. 中国医学百科全书·麻醉学. 上海:上海科学技术出版社,1986:1-2.
8. Finger S. Minds Behind the Brain: A history of the pioneers and their discoveries. [M] New York: OxfordUniversity Press, 2000.
9. Harding A. S. Milestones in health and medicine. [M] Phoenix (Arizona): Oryx Press, 2000.

第二章 开展舒适医疗的必要性和意义

进入21世纪以来，医学技术日新月异、经济高速发展，我国人民生活水平日益提高。与此相应，人们对医院提供的诊疗服务提出了更高的要求，越来越多患者要求整个诊疗过程中舒适无痛。目前医疗市场竞争日趋激烈，人们对医院有了更多的选择空间。医院不但要有一支技术精、素质高、特色强的医学专家队伍，更要形成自己的服务特色和服务品牌。只有营造自己的服务品牌，确立自己的服务特色，提高患者满意度，培养更多的忠诚患者，才能为医院的快速发展赢得广阔的市场。

疼痛是患者就医时最常见的不舒适症状。在整个医疗诊断和治疗过程中，很多诊断和治疗方法都不可避免地会引发机体产生不同程度的疼痛和不适。20世纪90年代后期，国内一些三甲医院或专科医院，逐渐开展了某些无痛舒适项目，如无痛人流、无痛分娩、术后镇痛等。最近几年来，一些医院提出了"舒适医疗"或"无痛医院"的概念。舒适医疗就是要让患者在没有痛苦和恐惧的环境下就诊、检查及治疗，使就医成为一个愉快和舒适的过程。舒适医疗是医院提供给患者全新的管理理念和服务模式。开展舒适医疗，既要对以疼痛来就诊的患者进行疼痛治疗，而且还要免除那些不是以疼痛来就诊的患者在诊疗过程中的疼痛以及焦虑、紧张、恐惧等不适，为患者提供无痛、舒适的诊疗过程。

目前，我国的疼痛治疗现状不容乐观，各种急、慢性痛的发病率很高，给家庭和社会带来沉重的负担。随着人们对疼痛所产生的危害认识程度增高，在国际疼痛学会的倡导下，中华医学会疼痛学分会提出了"免除疼痛，是患者的基本权利"的口号，开展无痛医疗、舒适医疗已经势在必行。开展舒适医疗是我国医学发展的一大进步，是顺应时代发展的产物。大力开展舒适医疗、塑造舒适医疗品牌文化将为我国广大的人民群众提供更优质的服务，对我国卫生事业和社会发展有着十分积极的意义。

第一节 开展舒适医疗的必要性

疼痛对机体和社会可造成很多的不利影响，而当前医务人员对疼痛的认识程度普遍不足，疼痛治疗的现状也极不乐观。随着越来越多的患者要求在就医过程中无痛舒适，各国医学组织号召开展舒适医疗，以及法律法规的介入，开展舒适医疗已十分必要。

一、疼痛对机体和社会的不利影响

疼痛是患者就医时最常见的症状。在整个医疗诊断和治疗过程中，很多检查和治疗方法都不可避免地会导致机体产生不同程度的疼痛。疼痛是机体受到伤害性刺激时产生的一种复杂感觉，并且伴有情绪反应，常引起机体的心理和全身各个器官系统的病理生理改变，主要表现为以下几个方面：①疼痛刺激引起交感神经末梢和肾上腺髓质释放儿茶酚胺，使心率增快，外周血管阻力增加，血压升高，增加心脏负荷和心肌耗氧量，导致心肌缺血。这些变化对于正常人可能无危险，但对于有心脑血管方面基础疾病的患者可能产生严重的后果，如心肌梗死、卒中。疼痛刺激还可导致血管加压素分泌增加，促进肾脏对水的重吸收，增加血容量和前负荷，甚至由此导致充血性心力衰竭；②疼痛可使呼吸变浅、变快，呼吸肌僵硬，通气量减少，常延缓术后呼吸功能的恢复。疼痛限制病人的咳嗽，使呼吸道分泌物的排出受限，增加肺部感染和肺不张发生的风险；③疼痛对患者的精神和心理状态产生不良影响，可使患者心情烦躁、忧虑、情绪低落，长期慢性疼痛还可致患者精神抑郁、情绪过度紧张和烦躁，后者又可加重疼痛，导致恶性循环。疼痛所导致的应激反应，可引起一系列神经-内分泌激素释放，如儿茶酚胺、皮质醇、血管紧张素Ⅱ、抗利尿激素、肾上腺皮质激素、促肾上腺皮质激素、生长激素和胰高血糖素等的释放；④疼痛时交感神经兴奋，反射性抑制内脏平滑肌与胃肠道功能，使平滑肌张力降低，肠蠕动减慢，而胃肠道功能的恢复延迟可明显延长住院日，浪费医疗资源；⑤疼痛可致淋巴细胞减少，白细胞增多，使网状内皮细胞处于抑制状态以及单核细胞的活性下降，从而抑制细胞及体液免疫功能，增加感染的概率。术后疼痛可引起血清免疫抑制性激素增高，免疫增强性激素、淋巴细胞、CD3、CD4减少；⑥疼痛应激激素的分泌，使机体处于高凝状态，凝血酶原、纤维蛋白原增高，血小板的黏附和聚集功能增强，纤溶功能降低，这可能导致深静脉血栓形成或肺栓塞，甚至危及生命。

疼痛引起的各个器官和系统改变对机体的自身保护有着一定意义，但持续剧烈的疼痛会对患者的生活质量和工作能力产生严重不利影响和伤害，导致残障发生率和死亡率增高。由此造成工人旷工和工作效率下降，医疗费用增加，家庭内部生产力缺失，以及产生工人劳保和福利待遇问题等。据不完全统计，目前世界疼痛的发病率大约为35%～45%。美国每年有超过5千万的人由于慢性疼痛变为部分或严重的功能障碍，导致数以千万计的人无法正常工作，未缓解的慢性疼痛每年耗费超过500亿美元。因慢性疼痛每年损失的工作日超过5.5亿，每年由于慢性疼痛导致的生产总值损失为650亿美元。美国的调查显示：偏头痛的患者数由1989年的2360万人上升为2001年的2800万人，90%以上的人经历过至少1次头痛，头痛延误的工作时间约1亿5千万日，直接和间接经济损失达170亿美元。来自澳大利亚的一份研究显示：每年因慢性痛造成的旷工达990万天，相当于每年损失14亿澳元。慢性痛还可导致工作效率低下，相当于每年损失3650万个工作日，造成的经济损失达51亿澳元。类似的情况也发生在欧洲，Breivik等对15个欧洲国家人们疼痛状况的研究表明，有19%人口遭受着中、重度慢性痛，严重影响了人们的工作和生活，给家庭和社会带来巨大的经济损失。国内情况严重程度不亚于国外，据估计，中国至少有一亿以上的疼痛患者。在对中国六大城市的慢性疼痛调查中发现：成人慢性疼痛的发病率为40%，就诊率为35%，老年人慢性疼痛的发病率为65%～80%。这对我国经济建设造成的不利影响不容忽视。

二、疼痛治疗与疼痛认知的现状不容乐观

免除患者疼痛是医学最大的目标之一。疼痛是患者向医务人员报告的最常见的不舒适

症状。在所有患者中，超过80%是由于疼痛就诊。自从有文字记载开始，疼痛就成为了人类的主要困扰。急性痛是一项重大的全球性挑战，慢性痛则是一种造成沉重负担的疾病，它侵袭了全球大约20%的中年人和高达50%的老龄人口，影响全世界数千万的患者，改变了人们机体和情感功能。全世界每年有1000万人被诊断为癌症，其中70%的人被疼痛困扰。晚期癌症患者中，40%~50%遭受着中、重度疼痛，25%~30%遭受着非常严重的疼痛。预计到2020年，癌症患者数量还会增加2倍。数千万的艾滋病患者中，60%~100%在其病程中将遭受疼痛折磨。

目前，疼痛的治疗现状不容乐观。据统计，在急、慢性痛和癌痛患者中，有半数人得不到合理的镇痛治疗。众多慢性痛患者中，仅少部分人能得到疼痛专家的处理。有研究表明：约四分之一的美国成人在过去三个月内遭受过腰背痛，但得到医生处理的比例不到2.5%。Gianni等对意大利8家老年医院的367例老年患者进行了疼痛调查，发现老年患者遭受疼痛的比例为67.3%，其中74.5%患者的疼痛未得到充分或有效治疗。Salomon等对法国一家教学医院998例患者进行了调查，结果发现，调查前24小时内疼痛患者的比例为55%，仅有16%的患者在调查时疼痛缓解。Sawyer等调查结果显示，加拿大一家教学医院内114名内、外科患者遭受疼痛的比例为71%，其中31.5%患者为中度疼痛，11.4%为重度疼痛。

国内疼痛治疗现状的同样不容乐观。由于我国人口众多，医疗条件与西方发达国家相比还存在一定差距。群众的传统观念认为疼痛与生俱来、诊疗带来的疼痛是天经地义和不可避免，导致很多患者还在默默忍受着疼痛。另外，很多人因为对诊断、治疗的恐惧而逃避就医，仍然在遭受着疼痛。沈曲等随机抽取北京地区5家综合性三级甲等医院，采用休斯顿疼痛情况量表及疼痛治疗指数评估表，对304例手术后第2天的住院病人进行调查发现：疼痛治疗指数显示有60.19%的病人存在疼痛治疗不足，对疼痛控制教育的满意程度评分较低。

患者遭受的疼痛现状与广大医护人员对疼痛的认知度不足有很大关系。有学者对90名来自浙江省内外各医学院校本科实习护生进行疼痛管理知识及培训状况的调查发现，本科实习护生对疼痛管理知识的认知存在错误，其中在对镇痛药物知识和相信病人疼痛主诉上尤为明显。本科实习护生存在着对镇痛药物成瘾性的过度担心。研究认为，目前国内学校对疼痛管理教育还缺乏系统规范的课程设置，建议学校改进规范疼痛管理知识的课程学习，同时对毕业后的护士需要设计有效的疼痛培训项目来提高护士对疼痛管理的认知水平。张春华等采用护士疼痛知识与态度调查问卷及疼痛管理现状调查表对411名护士进行了调查，结果显示：66.91%护士没有接受过有关疼痛知识的培训，73.97%护士未进行疼痛评估。作者认为医护人员缺乏疼痛知识、过度担心镇痛药物的不良反应、医疗体系不重视是有效疼痛管理的主要障碍因素。

医护人员对疼痛的认知度不足与现阶段的学校医学教育和毕业后的后续教育密切相关。由于大部分从事医学教育的人士对急性疼痛、慢性痛、癌痛等疼痛缺乏认识和关注，目前本科在校生和住院医师规范化培训的计划课程中以及研究生继续教育课程中，关于疼痛知识技能方面的教育极度匮乏。有调查发现，1985年美国出版的10本内科学和外科学教科书以及11本肿瘤学教科书（这些教科书均为医学生、家庭医师和执业医师的标准教材）中，仅有0.6%的内容介绍了急性和慢性疼痛的对症治疗。目前，我国的医学教材也缺乏疼痛学教育方面的内容。要提高医护人员对疼痛的认知度，改善疼痛的治疗现状，必须开展无痛舒适医疗。通过塑造舒适医疗的品牌文化，加强对医护人员毕业后的疼痛知识后续教育、唤起医务人员对疼痛等不适的关注，使医护人员担负起为患者消除疼痛的职责。同时，开展无痛舒适医疗还可搭建起向广大群众宣传疼痛知识的平台，提高患者对疼痛的认知度。

三、各国医学组织倡导"舒适医疗"

1992年，加拿大蒙特利尔的St. Luc医院率先开展了营造无痛医疗或舒适医疗的医院环境，并推出一项改善医院患者疼痛控制的计划（"Toward a Pain Free Hospital"），此计划在WHO泛太平洋分支机构的官方支持和国际镇痛协会的协调下向全球其他国家不断拓展。1995年美国疼痛学会首先提出了"疼痛：第五大生命体征"的概念，希望借此提高医护工作者对疼痛治疗的认知度。美国疼痛学会主席James Campbell博士指出："如果将疼痛与其他的生命体征提高到同等的位置，它将会有更多的机会得到合适的治疗。我们需要培训医师和护士将其作为生命体征进行治疗。"1997年4月国际镇痛协会在瑞士日内瓦创建。该协会旨在缓解患者疼痛，改善患者生活质量，鼓励各个国家和地区的疼痛缓解运动，积极交流，广泛宣传和推广这些运动。该协会还鼓励，通过有效的培训提高医务人员的认知和业务水平，提高患者及其家属对缓解疼痛的认知度，并积极评估这些运动的有效性。

2001年在悉尼召开的第二届亚太地区疼痛控制学术研讨会提出：消除疼痛是基本的人权。2003年，欧洲各国疼痛学会联盟发起"欧洲镇痛周"，旨在提高人民对及时防治疼痛之必要性的科学意识。这一活动受到国际疼痛学会（IASP）的高度评价，决定在全球推广。2004年，IASP将2004年10月11日定为首个"世界镇痛日"，主题为"缓解疼痛是人的一项权利"，并建议根据各国情况，可以把10月中旬的一周定为"镇痛周"。中华疼痛学会积极响应IASP号召，将2004年10月11日至17日（10月的第3周）定为第一个"中国镇痛周"，并在"世界镇痛日"提出了"免除疼痛，是患者的基本权利"的宣传主题，以唤起人们对疼痛的关注。2005年世界镇痛日提出的主题是："免除疼痛——患者的基本权利，医生的神圣职责"。与此同时，各国舒适医疗的开展、无痛医院的建设也在进行之中。

四、越来越多患者要求舒适医疗

以往很多老百姓由于对一些会引起疼痛或不舒适的诊疗（如胃肠镜、纤维支气管镜检查）存在极大的恐惧心理，或者害怕外科手术后的剧烈疼痛而拒绝手术，疾病往往得不到及时的诊断和治疗。自改革开放以来，中国发生了翻天覆地的变化。人民的生活实现了由贫穷到温饱，再到整体小康的跨越式转变。近年来，在人们生活水平整体提高的基础上，老百姓的就医观念已经发生了很大的变化。很多患者不仅仅是要求"看好病"，还希望在疾病的治疗过程中得到更为人性化或高质量的医疗服务，人们对诊疗过程中的无痛舒适要求也越来越普遍。根据2009年佛山市第一人民医院门诊内镜中心调查发现（见表2-1），接受胃镜、肠镜、宫腔镜、支气管镜、内镜胰胆管造影（ERCP）检查的患者要求实施无痛舒适技术的比例分别为92.3%、94.4%、87.2%、89.8%、98.7%。

近年来，现代医学特别是疼痛学和麻醉学的发展有了长足的进步，有关疼痛机制的新发现、新的镇痛与麻醉药物、新的疼痛治疗方法如雨后春笋般出现，给开展舒适医疗创造了良好的条件。例如，丙泊酚麻醉诱导迅速、苏醒快以及苏醒后无明显不良反应的特点，使门诊患者接受各种无痛内镜检查后能够及时离院；罗哌卡因的运动、感觉阻滞分离的药理学特点，使"可行走的术后镇痛"成为可能、使无痛分娩开展更为广泛；随着靶控输注技术的应用，麻醉用药更为精确，麻醉深度的调控更为客观，使舒适医疗技术的安全性得到进一步提高，为更多舒适医疗技术的开展创造了良好的条件；在高科技影像学的帮助下，疼痛的介入治疗更为微创和有效，为很多疼痛患者（如慢性顽固性疼痛，神经源性疼痛，癌痛）缓解或消除了痛苦。医学上的进步、经济的发展为舒适医疗的开展提供了可行性、奠定了坚实的物质基础。在此基础上，发展无痛、舒适医疗是民心所向，是广大人民群众的迫切需求和社会发展的必然趋势。

表 2-1 佛山市第一人民医院无痛舒适内镜检查比例（%）

	胃镜	肠镜	宫腔镜	支气管镜	ERCP
2005 年	31.2	35.3	42.4	52.5	0
2006 年	47.8	51.4	67.5	21.2	72.8
2007 年	65.7	76.6	72.3	56.9	36.8
2008 年	87.5	85.2	74.8	71.2	93.2
2009 年	92.3	94.4	87.2	89.8	98.7

五、免除疼痛已上升到法律层次

在国外，患者要求减轻或消除疼痛已成为一项法律权利。医务人员应向患者提供合理的镇痛治疗。违反合理的镇痛治疗原则包括：①没有充分采集疼痛病史；②没有充分合理地治疗疼痛；③医务人员在不能控制疼痛的情况下，没有请疼痛专家会诊。如果医务人员不能合理地为患者提供镇痛治疗将构成渎职罪。在美国，因患者疼痛没有得到合理治疗而将医院或医务人员诉诸法律已有数个案例，因此而导致的经济赔偿高达数百万美元。美国最高法院在 Washington 对 Glucksburg 案（1996）和 Vacco 对 Quill 案（1997）中，认为公民有权接受足够的缓解性治疗和疼痛治疗，并建议将这项权利列入宪法。法院还认为，各个州不应该对从事姑息医疗单位的疼痛治疗措施实施限制。欧洲 IASP 宪章联盟（EFIC）已经向欧洲议会提出一项宣言：免除疼痛是患者的自身权利，应该受到法律保护。1994 年，澳大利亚首都辖区的医疗救治法案（Medical Treatment Act）规定，免除疼痛是公民的法定权利。1995 年，在南部澳大利亚依据"医疗救治和缓解性治疗法案（Medical Treatment and Palliative Care Act）"，为濒死患者提供疼痛治疗的医生免于受到起诉。2000 年 10 月，第 106 届美国议会通过了"HR3 244"案，并被签署进入法律，题名Ⅵ，Sec.1603，规定从 2001 年 1 月开始进入"疼痛控制和研究十年"。这个"十年"是在"脑研究十年"之后，第二次由议会宣布，与医学有关的十年。

疼痛在美国已经被认定为国家级公共健康问题。2001 年 1 月 1 日执行疼痛管理的新标准，对患者在诊治过程中的疼痛控制提高到人权的高度。新标准规定，所有医疗保健机构,包括康复中心、门诊患者手术中心、医院和疗养院,必须承认患者接受疼痛评估和治疗的权利。患者就医过程中有以下权力:①获得有关疼痛和止痛手段的信息;②由熟练医护人员预防和控制疼痛;③患者有疼痛主述时,医护人员应相信患者的疼痛主述,迅速采取措施;④接受疼痛管理专家的治疗。已有几个州的医疗委员会也为医生提供保护:医生在治疗顽固性疼痛的时候,对麻醉性镇痛药品的使用不受法律限制。为了鼓励医生更积极地治疗疼痛,消除不必要的顾虑,最近有了更详细的规定。还有一些法令涵盖内容更为广泛,在最近颁布的加州法令和2004年纽约州立法机关的新法令中,对医学本科生和疼痛治疗相关的医学继续教育也提出了新的要求。

总之,正在形成的共识认为,未能适当地解除患者的疼痛和不适是一种不合格医疗,可能造成患者预后不良,而且违反职业道德,应当受到法律和职业规则的制裁。为此,IASP 和 EFIC 共同发起一个号召:"免除疼痛是全人类的权力"。

第二节 开展舒适医疗的意义

2010年"两会"期间,温家宝总理在政府工作报告中明确提出:"要让人民生活得更加幸福、更有尊严。"开展舒适医疗,以优质的无痛舒适技术解决人们在就医过程中的各种疼痛与不适,这对改善患者的生活质量及提高患者的满意度、节约资源、构建和谐的医患关系、培养忠诚患者、塑造舒适医疗品牌文化、拓展麻醉学科建设有着积极的意义,也体现了社会文明程度的进步。

一、开展舒适医疗有利于提高患者满意度

患者在接受医疗服务的过程中会形成各种不同的感知,或是满意,或是不满意。患者的满意程度与医院所提供的服务水平有很大的关系,还与医疗患者的个体特征等其他因素相关。满意,原意是消费心理学中的一个普通术语,是对需求是否满足的一种界定尺度。当患者需求被满足时,患者便体验到的一种积极的情绪反应。否则,患者会体验到一种消极的情绪反应,称之为不满意。

医疗患者对医疗质量和医疗服务是否满意,是医院能否长期发展的决定性因素,而在医疗服务市场上需求的最佳层次是满意,医疗患者的满意就是医院产生效益的源泉。因而医院在强调"以医疗为中心"的同时,也应该同样树立"以患者满意为中心"的管理理念。

(一)提高患者满意度是医疗服务的目的

满意医疗服务是医院先进的服务理念、丰富科学的医学知识、良好的服务技能、高尚的医德等服务要素在医疗服务活动中的客观反映和综合体现。医疗过程中的服务满意包括了医疗技术的服务满意与生活服务满意,也就是一般所说的精神享受满意、医疗服务满意和物质生活服务满意。

1. 精神层次的满意 在医疗服务过程中,精神享受的满意体现在服务活动中的医患之间人格的对等和情感的互融及经济利益的互惠,使医疗服务患者对整个医疗服务活动过程感受到一种自然的亲情和人性的关爱。作为一种特殊的心理、生理体验,就医过程是人在精神、情绪和生理、体能最脆弱时的一段人生经历。同时,从经济学观点出发,就医疗

服务这一消费过程而言，医疗服务患者在追求医疗服务的有效、便捷、安全的同时，也将追求服务的安逸、舒适、欢乐与畅快以及服务消费价格的合理性。在医疗活动中，医院强调以患者为中心，同时医疗服务患者也希望医疗活动及整个服务过程能充分满足自己的医疗需求，能享受到个性化的医疗服务，服务更具人性、人伦和人情。换而言之，患者在医疗服务过程中的精神满意包括了对医疗服务的内涵和外延的满意。如对医疗服务的环境、服务的方法、态度、程序、范围、医疗技术等方面产生的满意以及在享受医疗服务过程中与医务人员的接触和情感交流等方面的满意。

2. 医疗服务的满意 随着医疗技术服务中科技含量越来越高，对医务人员的知识要求也越来越高。不仅要求具备较深的专业技术造诣，而且还必须掌握相关学科的知识，诸如：法律学、医学哲学、医学心理学、医学伦理学、逻辑学、医学人文知识和一定的语言交谈艺术、与人相处的艺术等相关的知识。可以这样讲，医疗服务本质就是知识服务，医疗服务的满意，就是医疗服务患者对在医疗服务过程中所涉及的服务的文化内涵和外延、医疗服务技术技艺的科学性、服务的层次和文化品位等等，以及在整个医疗服务活动中所表现出来的特定的维护社会整体利益和个体利益的道德价值、生态价值和经济价值的满意。医疗服务满意是对医院提供的在医疗服务的具体的服务过程、内容、方法、手段、程序、态度、水平和解决医疗问题的能力以及相应的服务细节的满意，是对医院综合医疗服务能力的整体满意。

（二）减轻或消除疼痛能提高患者就医满意度

疼痛引起患者的不适是影响患者就医满意度的主要因素之一。当前医务人员对疼痛的认知普遍不足，除某些专科外，很多医务人员缺乏一定的疼痛学知识，经常忽略了患者就诊和治疗过程中的躯体疼痛、焦虑、恐惧等不适。这也反映了我们传统医学教育和社会文化方面的错误认识态度（认为疼痛总是在所难免）。因此，给广大医务人员普及疼痛学知识和进行舒适医疗技术的宣传十分重要。

疼痛是很多患者就医的首要原因，而在整个诊断和治疗过程中疼痛、焦虑、恐惧几乎无处不在。本身的疼痛和医疗附加的疼痛不断恶化、折磨着患者的心境。此时，患者对精神和情感的满足比任何其他时间更加迫切和敏感，依赖性也更强。但很多医务人员认为患者在诊疗过程中所经受的疼痛是天经地义和理所当然。有很多患者常常是"闻镜色变"，惧怕内镜检查，从而延误疾病诊断。国内有研究显示：首次在清醒状态下接受过胃镜、肠镜检查的患者，愿意再次检查者仅分别为 8%、18%。而美国、英国、法国等国家的内镜检查中普遍使用镇静/镇痛药物以减轻内镜操作带给患者的痛苦和恐惧感，因此患者满意度普遍较高，复诊率也相应大幅度增加。加拿大学者 Singh 对近二十余年的文献进行的分析报告显示，在结肠镜检查中，对于一般状况健康的受检者，采用丙泊酚行"舒适医疗"可缩短受检者的恢复时间和出院时间，安全性也较好。该报告发表在《科克伦系统综述数据库》上。Singh 等搜索了 1980 年 1 月到 2007 年 7 月期间的 Medline、EMBASE 等七大数据库以及 Cochrane 对照试验注册库，还搜索了 1990—2007 年间的美国消化病周、欧洲消化疾病周和美国胃肠病学学会年会的文摘。共 20 项随机对照试验研究符合纳入标准，分析结果显示，与传统镇静剂相比，使用丙泊酚"舒适医疗"可显著缩短患者的恢复时间和出院时间，提高患者满意度。

20 世纪 80 年代美国学者奥利弗提出了满意度模型（见图 2-1）。从满意度模型可以看出，患者对医院的评价是患者到医院所接受服务与患者到医院之前期望得到的服务，二者之差，也就是满意度。如果患者到医院之前的期望值越高，实际得到的服务离期望值越远，出现不满意的可能性就越大；而如果患者之前没有抱太大期望，却在医院得到超出想象的优质服务，就会给患者带来意外的惊喜，使患者满意度明显增加。例如，甲和乙的职业和教育背景相同，年龄相仿，性别相同。两人因结肠息肉到不同的医院接受结肠镜下息肉切除，手术都取得成功，痊愈出院。甲是在"舒适医疗"下完成的诊疗，而乙在手术过程中经历了疼痛。虽然两者结果相同，但就医过程中的不同的体验，会导致甲、乙对医院的评价不同。显然，甲的满意度明显高于乙。

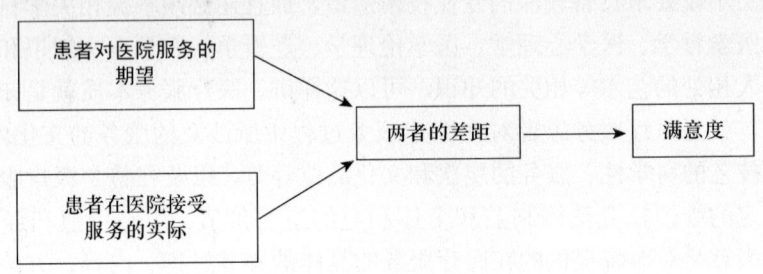

图 2-1 奥利弗的满意度模型

患者在诊疗过程中最关心的问题之一仍是疼痛能否得到有效处理。医务人员应倡导人道主义精神，努力消除和减轻患者的疼痛，提高患者就医满意度。这也是患者的基本权利，是一项基本人权认识。大部分患者认为医生对控制诊疗过程中的疼痛起着主导作用，影响其对疼痛控制总体评价的关键因素仍然聚焦在医疗层面。有研究发现有47%的患者认为应该由医务人员负责处理诊疗过程中的疼痛。另有研究证实医护人员对患者的疼痛经历有很大的影响：通过与患者的互动交流，相信患者疼痛的主诉，运用专业知识和技术来控制疼痛，反应及时，关心体贴患者的疼痛感受，患者就会感觉满意。但在临床中，医护人员更注重疾病的治疗和康复，对诊疗过程中产生的疼痛没有引起足够的重视。患者也不了解就医过程的疼痛控制知识，不知道疼痛可以减轻到什么程度。医护人员对于疼痛的处理常限于在患者主诉疼痛或患者要求使用镇痛药时才给予处理，甚至不做处理。如果医护人员向患者解释他们会尽量帮助患者控制疼痛，他们觉得医护人员在全心全意处理他们的疼痛，患者也会满意。因此，考虑到医护人员在疼痛处理中非常重要的地位，很有必要对临床医生和护士进行相关疼痛处理知识的培训，加强各学科之间的合作，才能有效改善或消除患者疼痛，提高患者在就医过程中的满意度。

总之，开展舒适医疗体现了人文关怀，能使患者在就医过程中因疼痛导致的不适在最大程度上得到缓解或消除，在心理和精神层次上获得巨大满足，明显提高患者的就医满意度。

二、开展舒适医疗有利于节约资源

（一）减少社会劳动力资源的浪费

众所周知，不管是急、慢性痛还是癌痛，都会对患者的身体、心理产生严重不良影响。未得到有效控制的疼痛会严重影响患者的劳动能力，甚至可造成残障和死亡。疼痛已被认为是一个不容忽视的全球性公共健康问题，给社会和经济带来无法估量的损失，导致了极大的社会劳动力资源浪费。开展无痛舒适医疗能促进疼痛的诊断和治疗水平，提高各种急、慢性疼痛的治愈率，降低疼痛导致的残障率和死亡率。这对广大遭受各种急、慢性疼痛的患者是极大的福音，对减少社会劳动力资源浪费而导致的经济损失有十分积极的意义。

（二）减少医疗卫生资源浪费

长期以来，我国住院难现象一直没有得到有效解决，平均住院日过长是其主要原因之一。医院在保证医疗质量的前提下，缩短平均住院日，加快病床周转次数，可有效地利用卫生资源，提高医院效益。有关资料表明，1991年我国县以上医院入院人数为3 218万人次，如果每个患者缩短一天住院时间，则可多收治210万人次，相当于年收治1万人次的210所大型医院所收治的患者。即在不增加投入的情况下，通过缩短住院床日，相当于增加了210所医院，为国家节省床位投资费2.4亿元。住院日一般分为高效住院日、低效住院日和无效住院日。高效住院日是患者入院后检查诊断、治疗的集中时间，其时间为入院后的1~10天。患者的住院费用多发生在这一时间段，因为这一阶段为患者的有效诊断、治疗时间，这个时期医院收费高、消耗低；而低效住院日和无效住院日期间则是费用少、消耗高。所以，缩短平均住院日可降低医院的运作成本，降低患者的住院费用，使卫生资源得到合理利用。卫生经济学分析也证明，缩短住院天数，增加床位周转次数，所产生的经济效益大于延长住院天数所得到的经济效益。医院在不增加任何投入的情况下，可多收治患者，其社会效益是显而易见的。缩短住院天数、减少总的住院日还可减少患者经费总额，大大减轻患者经济负担；同时也可减少患者的心理负担。

有研究表明采用持续外周神经阻滞有效地控制术后疼痛能缩短住院时间近1日。Chelly等分析1527例患者的住院情况，包括在2001年7月至2002年8月495例和2004年7月至2005年8月期间1032例手术患者。手术的种类有全髋、全膝关节置换，胸科和前列腺手术。结果发现接受术后镇痛的患者平均住院时间为3~5日，每位患者平均住院日缩短了0.675日。另有研究表明，术后胃肠道功能恢复延迟是住院日增加的重要原因，术后镇痛能促进胃肠道功能的恢复，减少住院日。因此，开展无痛舒适医疗，广泛实施术后镇痛技术，有利于缩短住院时间，充分有效利用医疗资源，避免浪费。

三、开展舒适医疗有利于构建和谐医患关系

党的十六届四中全会提出了构建社会主义和谐社会的重要战略任务。构建社会主义和谐社会，包括民主法治、公平正义、诚信友爱、充满活力、安定有序、人与自然和谐相处六个基本方面，与建设中国特色社会主义的经济、政治、文化有机统一。和谐的医患关系是和谐社会的重要组成部分，开展舒适医疗有利于构建和谐医患关系。

（一）和谐的医患关系是和谐社会的重要组成部分

医疗卫生工作与人民的身体健康和生命安全密切相关。党中央提出建立社会主义和谐社会，医疗卫生行业担负着繁重任务。构建和谐的医患关系，是医疗卫生行业学习、贯彻"三个代表"重要思想的具体体现，也是构建和谐社会的重要组成部分。近年来，随着经济的高速发展，人们的物质生活水平有了很大提高，对医疗服务有了更高的要求。近30年来，医患关系在总体上是和谐的，但是随着自改革开放以来一些不良思想的涌入，给我

国医疗界的医德医风建设带来很大的不利影响。

融洽的医患关系会造就良好的心理气氛和情绪反应，关系到社会的和谐。和谐融洽的医患关系本身是一种治疗的手段，它不仅可以促进病人的康复，而且也有利于医务人员的心理健康。人是和谐社会组成的基本元素，健康是人的基本权利，建设和谐社会，必须以人民群众的身心健康为重要前提。和谐融洽的医患关系在发展和谐社会的过程中，扮演着非常重要的角色，是构建和发展和谐社会的一个重要组成部分。

（二）开展舒适医疗有利于构建和谐医患关系

和谐医患关系与医疗质量水平、医务人员的职业道德以及正确的社会舆论导向密切相关。开展舒适医疗能提高诊疗水平、医务人员职业道德以及引导好的社会舆论，在构建和谐的医患关系、促进和谐社会的发展中有着积极意义。

1. 开展舒适医疗能提高诊疗水平　诊疗水平的高低很大程度上决定了医疗质量的优劣，而医疗质量的优劣是决定是否引发医患纠纷的重要原因。出于对疼痛的恐惧，很多患者拒绝接受各种有创性检查，这在一定程度上造成了诊断的困难，甚至导致漏诊。建设无痛医院，广泛实施舒适医疗技术，消除患者对诊疗疼痛的恐惧心理，使患者"乐于"接受那些有可能带来疼痛和不适的诊疗，能明显提高诊断率，降低漏诊率。再者，麻醉医师的监测与急救复苏能力，在为患者实施无痛舒适医疗技术的同时，也为很多有危险性的诊疗检查提供了安全保障。另外，在诊疗过程中患者享受的"无痛与舒适"，能明显提高患者满意度。总之，开展舒适医疗在一定程度上可提高对疾病的诊疗水平，对保障医疗安全、提高患者满意度、降低医疗纠纷的发生、改善医患关系有着积极意义。

2. 开展舒适医疗有利于医德建设　医务人员的职业道德是其立身、立业之本。要解决现阶段的医患冲突问题，必须加强医德医风建设。开展舒适医疗体现了医疗观念的改变，即变"以病为中心"为"以人为中心"；体现了医疗活动中把人的价值放在第一位和以人为本的人道主义；体现了医务人员的良好职业道德，有利于营造和谐的医患关系。

3. 开展舒适医疗能引导良好的社会舆论　新闻媒体是医院与社会沟通的桥梁和平台。媒体在正确引导医患关系向健康方向发展方面以及引导社会舆论方面有着举足轻重的作用。开展舒适医疗，打造"舒适医疗文化"品牌，可引起良好的社会舆论。佛山市第一人民医院打造舒适医疗品牌以来取得了良好的社会效应，不仅吸引了众多患者前来就诊，还引起了新闻媒体的关注。通过新闻媒体报道开展舒适医疗和建设无痛医院所取得的成果，产生了良好的社会效应，对构建和谐融洽的医患关系起了一定作用。

四、开展舒适医疗有利于培养忠诚患者

（一）顾客忠诚度概述

1. 顾客忠诚的内涵　在现代医疗市场环境下，开发一个新患者的成本远远高于维持一个老患者的成本，开发一个新患者的费用远远高于维持一个现有患者的费用。患者忠诚的主要作用在于：当新的竞争者出现时，患者忠诚能够保证市场份额不至于显著减少。如果一家医院仅仅占有大量的市场份额而没有忠诚的消费群，这些患者很容易被竞争对手"夺走"。顾客忠诚是一个多维的概念，是顾客长期以来所形成的对某企业的产品和服务的一种消费偏好，是顾客认知忠诚、情感忠诚、意向忠诚和行为忠诚的有机结合，是指那些

能拒绝企业同行竞争者提供的价格优惠，持续地购买本企业的产品或服务，甚至为企业义务宣传的顾客。

2. 顾客忠诚度的功能 企业经营实践表明：买方市场条件下，顾客忠诚才是现代企业最宝贵、最可靠、最稳定的资产。高度忠诚的顾客不仅是企业竞争获胜的关键，也是企业长治久安的根本保证。其功能主要表现为四大效应：

（1）广告效应：忠诚的顾客往往会把自己愉快的消费经历和体验直接或间接传达给周围的人，无形中他们成了企业免费的广告宣传员，这远比狂轰滥炸的巨额广告投资促销效果更好。正所谓"最好的广告是忠诚的顾客。"

（2）示范效应：忠诚顾客一经形成，不仅对企业的现有顾客与潜在顾客的消费心理、消费行为和消费方式提供可供选择的模式，而且可以激发其仿效欲望，并有可能使其消费行为趋于一致，甚至引发流行现象。

（3）降低成本效应：忠诚的顾客通过重复购买、宣传介绍、称赞推荐等方式可以使企业减少诸如广告、公关、宣传等促销费用开支，降低其经营与管理成本。

（4）竞争优势效应：忠诚的顾客，不仅为其他企业进入市场设置了现实壁垒，也为本企业进入新市场提供了扩张利器，这使得企业在市场竞争中具有领先于对手的相对优势。

（二）开展舒适医疗有利于培养忠诚患者

医院患者忠诚是医院服务价格、质量、品质或其他要素引力的作用，患者长久地忠诚某医疗机构医疗服务的行为。衡量患者忠诚的重要尺度就是看其是否重复接受同一医疗机构的医疗服务。因此，忠诚患者就是患者高度认同医疗机构的医疗服务，并且不再进行相关医疗服务信息搜索的患者。

患者要从"普通患者"成为"忠诚患者"主要取决于医疗服务的顾客满意度。医疗服务的顾客满意度可表述为患者的种种愿望得到满足或者患者所接受的医疗服务超过他们的期望。医疗服务的市场化使患者更愿意将自己看成是顾客，但患者与顾客的区别不仅是字面意义的不同，更在于其行为和期望的改变。患者对于医疗服务的满意度和对医院的生存发展有着重要影响。只有患者满意才能使患者成为医院的忠诚顾客。与传统医院不同，患者在就医过程中享受的"无痛、舒适"医疗能最大限度满足患者的期望。因此开展舒适医疗能明显提高患者在整个就医诊疗过程中的满意度，使患者在罹患疾病过程中的脆弱心理和情感得到明显抚慰，成为医院的忠诚患者。

但满意度是患者忠诚的必要条件而非充分条件。在医院经营过程中，很多人认为：如果患者满意，就会频繁地接受医院的医疗服务，从而形成患者忠诚。实际上，顾客满意是顾客需求被满足后的愉悦感，是一种心理活动，它源于顾客期望与其感觉中的服务实绩的比较。而忠诚顾客所表现出来的却是具有免疫力的持续购买行为。顾客满意度是评价过去的交易中满足顾客原先期望的程度，而顾客忠诚度则是评价顾客再购及参与活动意愿。一位顾客对企业产品或服务表示满意，并不一定意味着他下次仍会购买该企业的产品。据《哈佛商业评论》报告显示，在满意于商品的顾客中，仍有 $65\%\sim85\%$ 的顾客会选择新的替代品。因此提升患者转换医院的"门槛"也是培养忠诚患者的重要策略。开展舒适医疗，用一流的无痛技术和无痛、舒适的人文思想对患者进行医疗服务，形成自己独特的服务方式，削弱竞争对手对患者的吸引力，有利于培养忠诚患者。

（三）培养忠诚患者对医院的积极效应

培养忠诚患者是扩大医院社会效应和影响力的重要因素之一。开展舒适医疗有助于培养忠诚顾客，从而扩大医院的经济效益和社会效应。

通过忠诚患者的口碑传播"舒适医疗"，可以提升医院形象，对其他患者产生积极影响。医院拥有忠诚患者的数量越多，就能吸引更多患者来医院就诊，最终结果是患者复诊率和就诊率的上升，明显提高医院的经济效益和社会效应。因此，忠诚患者是医院竞争力的重要决定因素，这主要体现在以下几方面：①对当前的医院而言，营销上的成功已不仅仅是统计意义上的市场占有率，更应体现在拥有多少忠诚的患者。忠诚的患者能向其他患者推荐医院的服务，并乐意于接受医院提供的技术和服务；②医院为老患者提供服务的成本更低，争取一位新患者的成本约比维持老顾客的成本高5倍。有研究表明，挽留一位患者，可以避免9~20个人对组织的服务质量产生不良印象，而发展一名忠诚患者，至少会让5位患者为你做免费的口头宣传；③忠诚患者会成为医院的"宣传者"，老患者会推荐其他患者购买医院的医疗服务，从而增加新患者。一个满意度高、被治愈的患者能由衷、潜移默化地为医院做宣传。通过"老患者"的宣传，医院可以节省昂贵的广告宣传成本，降低医院的硬性广告费用，提高医院经济效应；④大部分人都认为从"熟人"（老患者）处获得的信息比从其他途径获得的信息更具可信度和说服力。"新患者"在"老患者"的推荐下，对医院也格外"信任"，这种信任有利于建立和谐的医患关系，减少医患冲突的发生；⑤患者满意和医院经济效益提高有利于改善员工的工作条件，提高员工的忠诚度和工作效率，从而降低招聘和培训费用，减少医疗精英的流失。从友好营销角度来说，医院每位员工都有一批忠诚患者，医院员工的流失会导致忠诚患者的流失。减少医疗员工的流失就等于减少忠诚患者的流失。

五、开展舒适医疗有利于医院的品牌建设

（一）品牌的定义和内涵

品牌俗称为"口碑"，发源于西方，英文单词Brand，源出古挪威文Brandr，意思是"烧灼"。人们用这种方式来标记家畜等需要与其他人相区别的私有财产。20世纪50年代美国的大卫·奥格威首次提出品牌一词，是现代市场营销学的一个重要概念。我国医院大多是在计划经济体制下建立和发展起来的。多年来，许多医院、特别是大型综合性医院，由于在学科、人才、设备及病源等方面的优势，使医院管理者缺乏忧患意识和竞争观念。从卫生主管部门到医疗机构、从院长到普通员工，缺少积极参与市场竞争的紧迫感，多数医院尚未建立有效的经营策略和管理方法。近年来，随着我国卫生体制改革的不断深入和市场竞争的日益激烈，要求医院必须面对新形势和市场竞争的现实、医院必须推向市场，树立起经营意识和品牌意识。尤其是在医院硬件建设上已有一定基础并规模发展到一定阶段后，医院的品牌建设及形象设计问题逐渐受到了我国医院管理者的广泛关注。可以认为在市场竞争日益激烈的今天，医院如同企业一样，依靠品牌制胜、开展诚信服务、树立社会及患者一致认可的品牌医院是当今医院经营管理的法宝之一。

（二）开展舒适医疗对医院品牌的影响

对于提供医疗服务的医院而言，医院品牌是多因素的共同组合，其本身没有物质实体，是一种无形资产。它必须通过文字、符号、标记等载录下医院的个性、功能特点及相

关的价值、品质等，以识别于其他医院。医院品牌是患者对一所医院、一个专科或名医的价值取向的总结，也是一种品质和放心求治的担保，它具有排他性、专有性、持续性等特点。医院的品牌包含医院的名称、标志、口碑和形象以及医院的技术水平、服务质量、科研能力和社会地位等多方面因素。具体来看，医院品牌包括了两方面的内涵：一是知名度，指公众对医院的知晓程度，知名度有好坏之分，已有的知名度并不一定是美誉度，只有好的知名度才会成为医院的美誉度；二是美誉度，指公众对医院的赞誉程度，是对医院服务好的评价与认可。

尽管医疗服务市场存在垄断，但它依然存在供求关系，存在竞争。并且这种竞争日趋激烈，人们对医院有了更多的选择空间，对医疗单位也提出了更高的要求。这种竞争已经不局限于医院的质量和价格，如何提供最好的服务并使之有别于其他竞争对手将成为重要的竞争因素。国内外成功企业和成功品牌的营销策略给了我们极好的启示。建设好的医院品牌就是要创出一个符合经济规律和医院工作实际，满足广大患者需求的医院管理和经营模式。如今，品牌的重要意义已被许多医院管理者所认识，并将品牌建设作为推动医院发展的重要策略。一般而言，医疗技术和服务手段很容易被竞争对手仿效和超越，即使是高新技术和优质服务，在竞争中也难以维持长久或独占。因此，医院不但要有一支技术精、素质高、特色强的医学专家队伍，更要形成自己的服务特色和服务品牌，只有营造自己的服务品牌，确立自己的服务特色，才能够得到广大群众的认可，才能为医院的快速发展赢得广阔的市场。

1. 开展舒适医疗能增加医院品牌的知名度和美誉度　在医疗市场日趋同质化的今天而品牌作为医院的无形资产，其产生的影响力不会被轻易取代。医院可以利用品牌的知名度、美誉度来保持和扩大市场份额，从而推动医院的持续性发展。就某种意义而言，品牌也是生产力。无痛、舒适品牌在载体方面表现较为突出，可以区别于其他医院，如"无痛、舒适"的文字，可以改变人们就医时需遭受痛苦的传统观念，容易联想到就医后舒适无痛的效果。因此，医院管理层如果以打造"舒适医疗"为优质服务品牌的核心，重视用"舒适医疗"文化来锻造的服务理念，提高对患者优质舒适服务意识，使医院的服务有所创新，才能树立自身的服务品牌。依靠舒适医疗服务品牌，能使医院文化得到最充分的展示，不断提高医院核心竞争力。

2. 开展舒适医疗能使医院品牌更具亲和力和影响力　开展舒适医疗能使人们对医院产生一定程度的忠诚度、信任度和追随度，使医院品牌更具亲和力和影响力。品牌亲和力是指患者和社会对医院品牌产生的亲近感，并愿意接受医院服务的一种感情衡量度。当患者把某医院视为自己疾病治疗过程的首选医院，对其产生熟悉感、亲切感和信赖感，并认同其存在的重要性和必要性时，这个品牌就具备了品牌亲和力。提升医院品牌亲和力需要以先进的技术和优质服务为基础，与患者建立良好的沟通关系，让患者更多地了解医院的文化和价值取向。通过舒适医疗品牌文化参与竞争，赢得患者和社会认同，是一种深层次、高水平、智慧型的现代医院竞争。借助舒适医疗品牌文化，使医院品牌具有了独特的魅力，能形成更为深蕴的文化内涵，对提高医院核心竞争力有很大帮助。因为一旦患者对医院的舒适医疗品牌忠诚时，就很难为其他医院的服务所吸引，甚至对其他的服务采取排斥或抵制态度。根据企业营销理论，医院如果能做到吸引患者、保留患者、升级患者，就为医院提高竞争力提供了强有力的保证。这类患者对自己忠诚的医院所发生的医疗差错等不可预知的风险大多会采取宽容和理解态度,为医院的安全发展"保驾护航"。

总之,舒适医疗品牌形象能改变人们对医院传统看法,减少或消除人们就医对疼痛的恐惧和逃避心理。开展舒适医疗,人们到医院就诊时处处能体会到"以人为本"的无痛、舒适关怀,使医院能在最大程度上得到患者和社会认可,有利于舒适医疗品牌传播。精心策划的舒适医疗品牌一定能提高医院的知名度、美誉度,增加医院在市场的核心竞争力。

六、开展舒适医疗有利于麻醉学科建设

(一)麻醉医师是开展舒适医疗的主力军

作为对疼痛具有独特认识和调控能力的麻醉医生已经在多项疼痛诊疗领域发挥了作用并取得了积极的成果。因此,开展舒适医疗,麻醉科责无旁贷。麻醉医师在开展舒适医疗过程中有着三大优势:①麻醉医师的专业技术擅长处理手术引起的急性痛和各种慢性痛,精通于各种神经阻滞。与影像学引导技术结合,可以在较短时间内熟练掌握和运用各种疼痛介入治疗技术。这对治疗各种急、慢性疼痛,特别是慢性疼痛有着十分重要的意义;②无痛、舒适医疗技术常伴随一定风险。很多舒适医疗技术必须应用麻醉镇痛、镇静药物和局麻药,这类药物不可避免地会对患者的循环、呼吸功能产生一定抑制作用,严重时可导致呼吸、心搏骤停。麻醉医师每天都与各种镇痛、镇静药物打交道,对它们的药理特性十分熟悉。麻醉医师熟练掌握监测、气道管理和急救复苏技术,能从容应对患者在接受各种舒适医疗技术时发生的"险情",为生命保驾护航。例如,麻醉医师可以应用气管插管、喉罩、面罩通气等气道管理技术解决丙泊酚或瑞芬太尼产生的呼吸抑制问题。实施三叉神经半月节毁损术时,当射频针进入半月节和卵圆孔,患者可因强烈疼痛刺激发生心搏骤停。但有麻醉医师的监测和急救复苏技术可使患者转危为安;③麻醉医师长期在手术室内工作,与骨科、神经外科等科室团结协作、关系良好,更容易向其他科室学习有关的疼痛专业知识。

上述优势使麻醉医师成为开展舒适医疗中义不容辞的主力军,这对麻醉学科建设和麻醉学发展有着十分重要和积极的意义。

(二)开展舒适医疗对麻醉科发展的意义

1. 拓宽麻醉医师知识面 麻醉医师在成为开展舒适医疗的中坚力量过程中,必须放弃过去单独在熟悉的手术室麻醉的单调模式,必须适应新的挑战。开展舒适医疗对麻醉医师有着更高的要求。麻醉医师必须熟悉和掌握各种慢性痛治疗、癌痛治疗、分娩镇痛、术后镇痛、"快通道麻醉"、门诊腔镜诊疗麻醉、靶控输注等各方面的医学知识。这些都将促使麻醉医师不断学习,调整原有的知识结构。因此开展舒适医疗有利于拓宽麻醉医师知识和技能。

2. 拓宽麻醉科业务范畴 我国麻醉医师地位普遍偏低。首先,这和麻醉科的历史发展不无关系。在中国大多数医院,麻醉科从大外科分离出来成为独立科室也就二十年左右的历史。最早它只被当作一个辅助科室,而当时从事具体麻醉工作的很多是低学历的医生、护士或其他技术工种人员,麻醉科医师"亦医、亦护、亦工",学历和专业技能的欠缺直接影响了他们在医院当中的地位。据资料统计,2005年国家麻醉学主治医师考试中,

3032名考生中本科学历约占36.3%，大专学历约占43.8%，中专学历约占19.6%，硕士以上学历仅占0.03%，目前在三级医院中符合二级学科内涵的麻醉科只占20%。其次，麻醉医师常年局限于手术室内工作，与患者关系松散或疏远。至今在不少人眼中，麻醉医师就是给患者注射一针麻醉剂后，让患者睡去，然后交给主刀医生手术。不但患者存在这种误解很多年，即便在医院内部，很多医务人员直到今天也并不了解麻醉医师的工作内容和重要性。

麻醉科的业务范畴是决定麻醉科地位的关键因素之一，要提高麻醉科地位必须拓宽麻醉科的业务范围。开展舒适医疗能拓宽麻醉科业务范围，提高麻醉科地位。开展舒适医疗要求麻醉医师辐射到医院各个部门、门诊各个诊疗科室。开展舒适医疗，麻醉医师为患者解除痛苦的同时，也是麻醉医师主动宣传自己的过程，主要集中在以下几个方面：①患者与麻醉医生之间畅通的交流；②麻醉医师用适当的方式提供高质量的舒适医疗服务的信息；③舒适医疗服务是可以负担得起的；④舒适医疗的服务公平，即不受地理、文化、贫富和性别的影响；⑤麻醉医生具有较高的技术资质，所实施的舒适医疗技术有充分的安全保障；⑥让患者了解麻醉不仅仅是"一针麻倒"。这些都有利于增进患者和社会对麻醉医师的了解。

麻醉医师在为患者提供舒适医疗服务时与患者直接交流、关系密切，能较为主动地完成整个疾病治疗过程，直接为患者解除痛苦，提高患者生活质量，工作成果易于被患者和其他科室医师接受。例如，患者常常因为惧怕消化内镜或纤维支气管镜检查带来的痛苦而逃避就医，而无痛、舒适技术的开展给广大患者带来了福音，麻醉医师也因此经常受到患者的由衷感谢。又如，胃镜检查的患者剧烈呛咳和呕吐给诊疗医师的操作带来一定难度。强烈的应激对合并心血管疾患的患者还带来一定安全隐患。麻醉医师为患者实施无痛技术后，减轻患者过度的咽喉反射，降低应激反应，给临床医师提供一个安静、安全和平稳的诊疗过程。因此临床医师也乐于麻醉医师为患者实施各种无痛技术，从内心认可麻醉医师的工作。

七、开展舒适医疗体现了社会文明程度的进步性

长期以来，社会和文化方面的态度导致人们对疼痛的认识存在误区。因为世俗观点，人们总是认为疼痛在所难免；人们经常延误报告自己的疼痛状况，一直被动等待直到疼痛加重至难以忍受；希望自己做一个"听话"的患者等。这些认识都是横跨多种社会文化。人们对疼痛的主流认识以及疼痛对于个人和社会的意义会影响疼痛治疗的社会态度。在较早期的社会中，疼痛与体内邪恶的灵魂或魔鬼联系在一起。古代流行了几个世纪的禁欲主义要求人们对待的疼痛要忍耐到底，即"咬紧牙关，无动于衷"，认为疼痛不是罪恶。这种对疼痛默默忍受或漠视疼痛的态度在西方中世纪时期大为盛行。享乐主义则认为：有时候忍受某些痛苦是为了避免遭受更多的痛苦。基督教在中世纪时期十分盛行。基督教徒认为疼痛是一种神的惩罚形式。在禁欲主义被取缔之前，基督教通过宗教信仰及祈祷把自己描述成一个能够进行超度和治疗的宗教。它认为疼痛总会自动消失，疼痛是神赐予人类的礼物，是一种是忠实信徒更接近救世主的献祭品，是赎罪的一种方式。12世纪的"炼狱"中有忍受肉体疼痛的场景，圣徒们在忍受极大痛苦的同时也要表现出自我满足的状态。甚至在今天的一些社会文化形态意识中，疼痛依然被理解为是对个人的惩罚，并且一些社

或其成员经常轻视或嘲笑疼痛患者。

　　人们对疼痛的态度和认识正确与否体现社会文明和道德的进步程度。在希伯克拉底誓言（"我将使他们远离伤害"）和《日内瓦宣言》中都有明确记载：治疗疼痛是一个道德问题，提供疼痛治疗是医生的责任。越来越多的医学组织对于治疗疼痛发布道德方面的声明，例如美国医学会发布的"医生有义务为患者解除伤痛和痛苦"。疼痛学专家 Carr 认为，医务人员在条件允许时，却未能给患者提供镇痛治疗是一种遗弃行为。在较极端的例子中，这可以被认为是"医务人员对疼痛的疏忽给患者造成的苦难"。正如 Somerville 所言，"many persons would rather be dead than unloved, abandoned and, too often, left in pain"。解除疼痛也是慈善事业中生物伦理方面的原则，未得到缓解的剧烈疼痛可能会导致进一步伤害。疼痛如果不能被及时控制，将会破坏个体正常思考或社交的能力，违背患者自我决定医疗救治的权利，使其自主性受到破坏。司法中的生物伦理原则将免除疼痛列为人道主义问题和作为社会中的高级优先权。社会主义的道德规范也应当将免除疼痛作为社会优先权。但由于目前尚未将这些原则有效地用于疼痛治疗中，致使当前医疗活动的伦理基础存在着严重问题。

　　开展无痛、舒适医疗意味着医务人员对患者的人文关怀提高到了一个新的层次，是对医学伦理学的补充，是整个社会道德和医务人员职业道德的升华，体现了社会文明程度的进步性。

（梁　桦）

参考文献

1. Brennan F, Carr DB, Cousins M. Pain management: a fundamental human right. Anesth Analg, 2007, 105 (1): 205-21.
2. Breivik H, Collett B, Ventafridda V, et al. Survey of chronic pain in Europe: prevalence, impact on daily life, and treatment. Eur J Pain, 2006, 10 (4): 287-333.
3. Gerbershagen K, Gerbershagen HJ, Lutz J, et al. Pain prevalence and risk distribution among inpatients in a German teaching hospital. Clin J Pain, 2009, 25 (5): 431-437.
4. Sawyer J, Haslam L, Robinson S, et al. Pain prevalence study in a large Canadian teaching hospital. Pain Manag Nurs, 2008, 9 (3): 104-112.
5. Salomon L, Tcherny-Lessenot S, Collin E, et al. Pain prevalence in a French teaching hospital. J Pain Symptom Manage, 2002, 24 (6): 586-592.
6. Cousins MJ, Brennan F, Carr DB. Pain relief: a universal human right. Pain, 2004, 112 (1-2): 1-4.
7. Shen Q, Sherwood GD, McNeill JA, et al. Postoperative pain management outcome in Chinese inpatients. West J Nurs Res, 2008, 30 (8): 975-990.
8. Deyo RA, Mirza SK, Martin BI. Back pain prevalence and visit rates: estimates from U. S. national surveys, 2002. Spine (Phila Pa 1976). 2006, 31 (23): 2724-2727.
9. Van Leeuwen MT, Blyth FM, March LM, et al. Chronic pain and reduced work effectiveness: the hidden cost to Australian employers. Eur J Pain 2006, 2 (2): 161-166.
10. 何志成，郑南南. 满意医疗服务的基本原则. 中华医院管理杂志，2003，19 (12): 709-712.
11. 曹志辉，郑贺英，陆广春. 浅谈顾客忠诚度在医院管理中的应用. 中华医院管理杂志，2004，20 (3): 169-170.

12. 朱士俊，刘翔. 医院品牌建设理论与实践. 中华医院管理杂志, 2006, 22 (1): 11-13.
13. 陈素娟，冯金娥. 本科实习护生疼痛管理知识认知现状调查. 护理学报, 2009, 16 (12): 16-18.
14. 沈曲，李峥. 手术后病人疼痛控制状况的调查研究. 护理研究, 2006, 20 (11): 2245-2848.
15. 张春华，徐丽华，邹碧荣. 临床护士疼痛管理现状调查. 护理学杂志, 2006, 21 (10): 6-9.
16. Strassels SA, Chen C, Carr DB. Postoperative analgesia: economics, resource use, and patient satisfaction in an urban teaching hospital. Anesth Analg, 2002, 94 (1): 130-137.
17. 潘习龙，徐冬尽，张红. 医院品牌与营销管理. 北京：中国人民大学出版社, 2006.

第三章　疼痛机制的研究进展

　　心理学家 Melzack 和生理学家 Wall 曾指出"解决疼痛是头等重要的事情,几乎没有比解除疼痛更值得人们去奋斗的事情了。"疼痛是一种自身保护机制,但过度的痛反应能使机体产生一系列生理病理反应,重者甚至导致休克、死亡。人类对疼痛机制的探索已有漫长的历史,它涉及神经生物、生理、生化、病理学、药理学、骨科学、神经科学、心理学、伦理学等基础和临床学科。

　　国际疼痛研究学会采用5轴分类法,即按部位、系统、类型及特征、时间和强度、病因将疼痛分为急性疼痛和慢性疼痛。

　　急性疼痛指近期产生且持续时间较短的疼痛,一般来说,急性疼痛的时间不超过3个月。常见的急性疼痛主要包括术后痛、分娩痛、外伤痛或运动伤痛、烧伤痛、烫伤痛、晚期癌痛、急性神经痛等。手术或创伤等组织损伤导致炎性介质释放,从而激活外周伤害感受器,伤害性信号经脊髓上行传导束传导至丘脑和大脑皮质,这些信号在中枢进行整合后使人产生疼痛感觉。急性疼痛发生的机制主要包括外周神经机制和中枢神经机制两个方面:①局部组织损伤和炎症导致细胞炎性介质大量产生和聚集,可导致疼痛阈值降低和对阈上刺激反应增强(痛觉过敏);②在组织损伤和炎症反应时,脊髓神经元敏感性也增高,表现为兴奋性感受野扩大,使脊髓神经元对伤害性区域之外的刺激发生反应;对阈上刺激反应增强,持续时间延长;神经元兴奋阈值降低,致使正常时无伤害性刺激激活传递伤害性信息的神经元。

　　慢性疼痛是指疼痛持续1个月,超过急性病的一般进程或者超过原发损伤愈合所需的正常时间,或与引起持续性疼痛的慢性病程有关,或者经数月至数年的间隔时间疼痛复发。慢性痛按其起因又分为炎性痛和神经病理性痛,它们在躯体和内脏组织均可产生。炎性痛是由创伤、细菌或病毒感染以及外科手术等引起的外周组织损伤导致的炎症引起的疼痛,表现为局部红、肿、灼热感和功能障碍,在损伤区域有"原发痛"和"自发痛",损伤区周围有继发痛。神经病理性痛是由创伤、感染或代谢病引起的神经损伤所造成的,也伴有自发痛。近年来的神经生物学研究表明,长期存在的疼痛刺激可直接损伤神经系统,形成慢性神经源性疼痛,这是慢性疼痛性疾病的主要发病机制。

　　20世纪60年代以来,疼痛研究有了蓬勃发展,但大都围绕着疼痛感觉的传递及其机制进行研究,包括神经通路、化学递质等。随着系统神经生物学、行为分析学、分子遗传学、细胞分子生物技术的迅猛发展,人们对各种理化因素所致的疼痛产生的分子机制有了深入了解,一方面从细胞分子水平相继鉴定出许多新的介导相关疼痛的特异性受体和离子通道,初步了解了一些伤害刺激如何引发特异性受体发生构型改变,信息如何在多个相关蛋白分子间进行信号转导,最终产生痛觉信息;另一方面从整个中枢神经系统和个体在不同环境下的行为这个角度对痛觉调控和相关行为进行分析,得出了中枢内源性疼痛调控机制的形成是个体适应环境的进化结果；另外，应用动态功能影像技术对疼痛状态下大脑活动（包括皮层和皮层下诸结构的活动）进行研究，直接地揭示了疼痛与意识的关系。对于痛觉情绪的研究进展比较缓慢，主要原因是情绪反应属于主观体验，在动物实验中较难研究，而在人体上观察又缺乏客观方法。近年来不断出现的新技术，如无创的脑影像技术，多通道的电、磁、光记录技术，以及与大量数据的采集和加工有关的计算机技术等等，使得从感觉分辨研究向着情绪反应研究、甚至认知水平的研究进行战略转移成为可能。从疼痛的感知功能研究发展到疼痛的情绪反应研究，正如从一般的神经科学研究发展到认知科学研究，都是历史的必然。从方法学而论，将细胞和分子水平的分析性研究，与整体的影像学以致行为学等综合性研究互相结合，也是今后的必然趋势。这样的结合有相当大的难度，但也只有这样，疼痛医学才能得到突破性的发展。

21世纪的头十年被定为"疼痛研究"的十年。新的研究手段和技术应用尤其是分子生物学、细胞生物学技术的应用，使得有关疼痛的基础研究的数量和水平迅速增长。随着人类基因组研究的不断突破，疼痛医学中许多以前未知领域通过科学的途径也将逐渐明朗化，疼痛机制研究将为疼痛临床实践提供必需的理论基础，不仅可以为困扰临床很久的神经损伤后神经病理性疼痛的治疗提供新思路，而且可以帮助我们设计出更优化的药物治疗和基因治疗靶点来治疗各种急慢性疼痛，推动无痛医院的建设。

第一节 疼痛的形成

疼痛与其他感觉一样，由一种适宜的刺激（伤害性刺激，如机械、温度和化学刺激）作用于外周感受器（伤害性感受器），换能后转变为神经冲动（伤害性信息），循相应的感觉传入通路（伤害性传入通路），进入中枢神经系统，经脊髓、脑干、间脑中继后直到大脑边缘系统和大脑皮质，通过各级中枢整合后产生疼痛感觉和疼痛反应。在感觉形成过程中有4个独立的步骤：换能（transduction）、传递（transmission）、整合（interpretation）和调控（modulation），每一步骤都可能是疼痛治疗的潜在靶点。

一、伤害性感受器及其换能

伤害性刺激（nociception）是对正常组织有害的刺激，当机械、电、温度或化学的刺激强度增加到一定程度时，都会刺激伤害性感受器引起疼痛。伤害性感受器是伤害性感觉神经元的游离末梢，是伤害性刺激信号的换能装置，广泛分布于机体的皮肤、肌肉、关节和内脏等不同组织。不同的伤害性感受器传导不同性质的伤害性信息，可分为 A_δ 和 C 类两大类，其胞体均位于背根神经节。A_δ 纤维为细的有髓鞘的神经纤维，传导速度快，传导快痛（如锐痛、刺痛），对机械的、化学的、温度的刺激起反应。此外，还对许多致痛物质敏感，如乙酰胆碱、缓激肽、组胺、钾离子、辣椒素和强酸等。C 类纤维为无髓鞘的神经纤维，传导速度慢，传导慢痛（如钝痛、内脏痛），对许多伤害性刺激起反应，又被称为"多觉性伤害性感受器（polymodal nociceptive fiber）"。A_δ 型和 C 型伤害性感受器的特征对比见表3-1。Mendell 将伤害性感受器按功能分为广动力范围型（wide dynamic range，WDR）神经元、高阈伤害特异性（high threshold，HT）神经元和低阈伤害特异性（low threshold，LT）神经元。WDR神经元感受外周有害及无害刺激；HT神经元仅能感受有害刺激；LT神经元仅能感受无害刺激。

表3-1 A_δ型和C型伤害性感受器的特征对比

	A_δ型伤害性感受器	C型伤害性感受器
种类	A-机械热伤害性感受器*	C-多觉性伤害性感受器
大小	较粗大（有髓），直径<5μm	较细（无髓），直径<1.5μm
数量	较少	多
传导	较快（<30 m/s）	较慢（<2 m/s）
内含物	神经肽+/−	神经肽+++
功能	尖锐、针刺样快痛，定位清楚	钝痛、烧灼样慢痛，模糊不清
反射反应	缩回	限动和不能动的状态

*化学刺激的反应弱一些。

不同组织的伤害性感受器在结构上没有明显的不同，但反应特性迥异，如皮肤"机械伤害性感受器"仅对机械刺激发生反应，而"多觉伤害性感受器"则对多种不同性质的伤害性刺激（化学、机械、灼热等）产生反应。由于伤害性感受器细胞的游离末梢无特化结构，且过于细小，目前尚无理想的方法在感受器水平直接研究感受器如何将刺激转换成电能。从已有的资料来看，伤害性感受器的换能，是将不同理化性质的伤害性刺激转换成神经冲动，其机制涉及离子的跨膜转运，例如热伤害性刺激是引起细胞内Ca^{2+}水平升高而激活非选择性阳离子通道，机械伤害性刺激通过细胞骨架变形而激活机械门控的特异性离子通道。

当伤害性感受器感受到短暂强烈的刺激，仅有少许组织损伤，这种疼痛被视为机体的生理性预警。当伤害性感受器感受到有害刺激，并伴有组织损伤、炎症或感染，在局部形成伤害性反应，损伤组织向细胞外液中释放一些能引起疼痛的内源性化学物质，直接兴奋伤害性感受器，还能通过改变局部生化微环境，间接地提高伤害性感受器的兴奋性，降低其兴奋阈值，使伤害性感受器敏感化。损伤组织释放的致痛物质也能改变毛细血管的舒缩状态，提高其通透性，影响疼痛的产生和发展。机体对外周伤害性信号的处理，会导致疼痛强度增加和时间延长，并影响中枢神经系统对疼痛信号的处理。

最近研究报道，在大鼠、猫和猴的皮肤、肌肉、关节和内脏中普遍存在一类伤害性感受器，在通常情况下对机械伤害性或温度伤害性刺激不引起反应，但在炎症状态时能出现明显的放电反应，称为"寂静伤害性感受器"或"睡眠伤害性感受器"（silent or sleeping nociceptors），该类感受器约占C类传入纤维总数的1/3。炎症灶中释放的致痛物质能激活寂静伤害性感受器，产生更多的空间总和，这种不断产生的新冲动可能参与促进脊髓痛敏神经元的可塑性变化。

二、伤害性信息的传递

痛觉传递系统包括三个主要部分：外周感觉神经、脊髓到脑干和丘脑的神经元网络以及丘脑和大脑皮层的相互联系。

背根神经节（dorsal root ganglion，DRG）细胞是初级感觉传入神经元，是感觉传入的第一级神经元，属于假单极初级感觉神经元，其胞体位于背根神经节内，发出单个轴突在节内延伸一段长度后分为两支：一支为外周神经轴突，伸向外周组织，接受感觉信息；另一支为中枢轴突，终止在脊髓背角。这些初级传入末梢与背角伤害性感受神经元形成突触联系，通过释放P物质（substance P，SP）和谷氨酸等兴奋性氨基酸（excitatory amino acid，EAA），作用于突触后受体（如NK-1、NMDA受体等），激活脊髓神经元，将外周传入信息送至脊髓背角，传递痛觉冲动，完成痛信号进入中枢的第一级信息传递。背根神经节作为痛觉传入的第一级神经元在痛觉的外周机制中起着极为重要的作用。

脊髓背角按其细胞结构不同可分为10层。特异性伤害性感受神经元主要位于第Ⅰ层；非特异性伤害性感受神经元主要位于第Ⅴ层。伤害性感受器感受到伤害性刺激后产生神经冲动，经A_δ和C纤维传入脊髓背角，在同侧与脊髓背角投射神经元（二级神经元）发生突触联系，然后交叉到对侧，组成前外侧系统上行。另外，部分脊髓背角投射神经元不形成交叉，而在同侧脊髓束中上行。脊髓丘脑束、脊网束和脊中脑束是主要的痛觉传导通路，将躯体的伤害性信息传至大脑（图3-1）。

脊髓丘脑束中的外侧部分在人类特别发达，远比灵长类和其他哺乳动物发达，称为新脊髓丘脑束（neospinothalamic tract）。组成新脊髓丘脑束的神经元胞体位于脊髓背角Ⅰ层和Ⅴ层，其发出有髓鞘的轴突向头端行走，直到丘脑腹后外侧核（VPL）。在这里，这些轴突和三级神经元发生突触联系，后者再投射到大脑皮质的躯体感觉区，感知疼痛的有无及部位。脊髓丘脑束中的内侧部分在种族进化上比较古老，称为旧脊髓丘脑束（paleospinothalamic tract），与脊髓网状束和脊髓中脑束一起，称为旁中央上行系统（paracentral ascending system）。它起源于背角的深层，发出的纤维较细，有长有短，投射到网状结构、导水管周围灰质、下丘脑、丘脑的内侧和髓板内核群，经过多突触传递，最后弥散地投射到大脑边缘系统以及大脑皮质的许多部位，引起对疼痛刺激的情绪反应及自主神经系统的反应。

脊髓网状束（spinoreticular tract）起源于后角灰质Ⅳ、Ⅴ、Ⅵ板层，为多突的短纤维，从各脊节的腹侧上行，多数纤维进入脑干的同侧网状结构，少数纤维向对侧穿行，达丘脑以前又分为两条行径，一条沿腹侧走向边缘脑与下丘脑联系，一条则进入丘脑髓板的束旁核。脊髓伤害性传入通过延脑网状结构转换神经元传至丘脑非特异核群。

脊髓中脑束（spinomesencephalic tract）是指脊髓伤害性神经元传入在脊髓交叉至对侧，通过中脑网状结构核团转换神经元传至丘脑非特异核群。

三叉神经系统具有相似的解剖学和生理学特点：新三叉丘脑束投射到丘脑的腹后内侧核（VPM），旧三叉丘脑束和三叉网状中脑束投射到丘脑内侧和髓板内核群，同样也弥散地投射到大脑边缘系统和大脑皮质的其他部位。

以上这些上行通路除了传递伤害性信息以外，还传递其他感觉信息（如冷觉和热觉）。反过来，那些传递其他感觉信息的通路，如背柱束、背柱突触后系统、脊髓颈核束（简称：脊颈束）和脊髓旁臂下丘脑束（简称：脊臂旁束）也在伤害性感受中起一定的作用。所有传递痛觉的上行通路可归结为两大系统：外侧的丘系系统（lemniscal system）和内侧的非丘系系统（nonlemniscal system）。

外侧的丘系系统包括新脊髓丘脑束、新三叉丘脑束、背柱束、背柱突触后系统和脊颈束（图3-1A）。这些通路的纤维较长、较粗，传导速度较快，有比较明确的躯体定位，它们直接与腹侧基底丘脑相联系，从而投射到躯体感觉皮质。外侧系统能对伤害性刺激的开始、部位、强度以及持续时间进行分辨。一般认为，这些快速的伤害性通路传递机体状态的时相性（phasic）信息，并能很快地引起防御反应，以避免组织进一步受损。

内侧的非丘系系统（图 3-1）包括传递躯干四肢伤害性信息的旧脊髓丘脑束、脊髓网状束、脊髓中脑束和传递头面部伤害性信息的旧三叉丘脑束和三叉网状中脑束。由于此系统的纤维较细，传导速度较慢，而且是多突触的，又缺乏躯体定位等原因，传递信息较慢，到达大脑皮质也迟。一般认为，这些通路向大脑皮质传递的是机体状态的紧张性（tonic）信息，例如关于外周损伤和创口的病理状态。其功能意义可能在于引起机体的行为改变，去保护受损部位，从而加速愈合和康复过程。

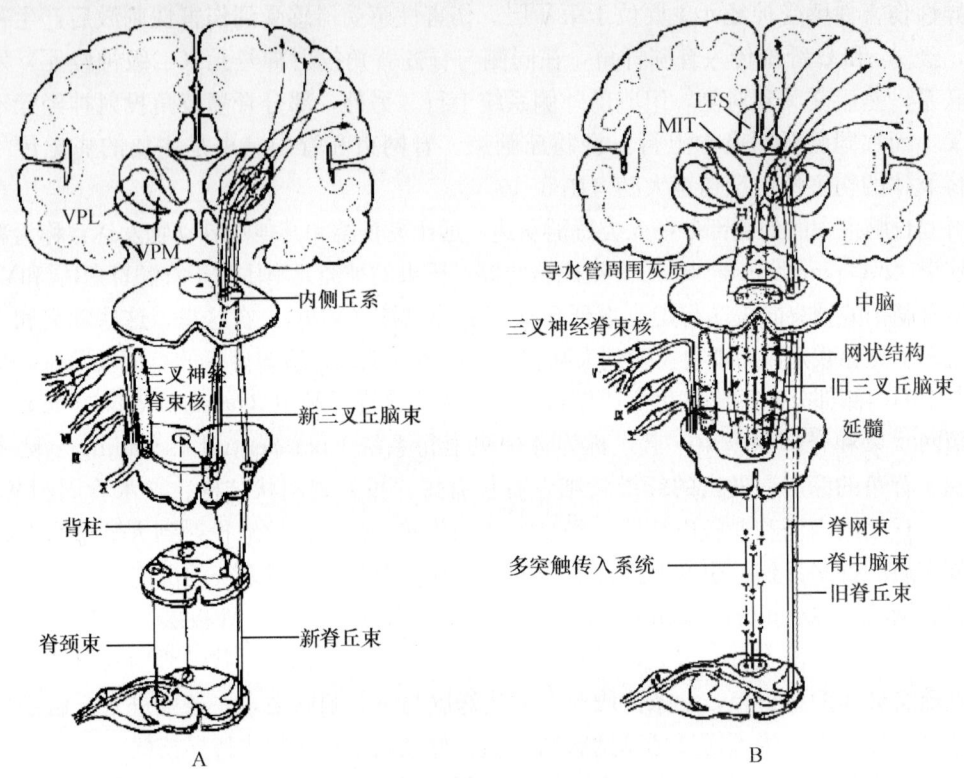

图 3-1　痛觉的上行传导通路
A，外侧的丘系系统；B，内侧的非丘系系统。
VPL，腹后外侧核；VPM，腹后内侧核；MIT，丘脑内侧和髓板内核群；
LFS，边缘前脑结构；H，下丘脑。

三、伤害性信息的整合

（一）背根神经节的整合作用

痛觉信息在背根神经节（DRG）神经元的神经纤维末梢形成，经过 DRG 神经元胞体向上级神经元传递。DRG 神经元胞体上分布着多种离子通道和多种受体，包括电压门控的离子通道、配体门控的离子通道、G 蛋白偶联受体、辣椒素受体（VR-1）和酸敏感离子通道等。DRG 神经元胞体不仅是痛觉信息的中继站，同时对痛觉信息也有某种程度的加工作用。各种伤害性刺激引起 Na^+ 及 Ca^{2+} 通道的开放、K^+ 通道的关闭和受体的激活，使神经纤维膜去极化,达到阈值产生传入冲动。神经冲动的发放依赖电压门控离子通道的性质,而离子通道的主要氨基酸残基的磷酸化对神经冲动的发放起着主要的调节作用。神经递质和炎症介质不仅引起DRG纤维的去极化,而且通过调节电压门控的Na^+、K^+通道影响外周神经冲动的产生。

损伤DRG胞体或轴突改变其细胞膜的物理及电化学特性,使DRG细胞异常兴奋。异常兴奋的神经元不断地向上一级中枢——脊髓背角神经元发出冲动。另外,异常的神经冲动导致背根神经节内的胶质细胞、肥大细胞等合成释放新的神经递质或对现存递质,如降钙素基因相关肽(CGRP)、P物质(SP)、血管活性肠肽(VIP)、神经肽Y(NPY)等进行调制,从而对神经信息在脊髓背角的整合产生重要影响。

(二)脊髓的整合作用

脊髓对伤害性传入信息的整合作用主要集中在脊髓背角,以Ⅰ～Ⅶ板层最突出,是机体对于伤害性信息进行自身调制或整合的最重要位点之一。脊髓背角是伤害性信息向中枢传递的第一个中继站,脊髓背角不仅接受和传递伤害性传入信息,而且还对伤害性信息进行加工处理,疼痛信号在进入高位中枢以前已在脊髓受到调控,即对疼痛信息的量、性质和时速进行调节、转换或控制。脊髓背角由初级感觉传入末梢、脊髓背角局部中间神经元、来自脑干和大脑皮质的下行投射纤维和脊髓结构上的下行纤维组成,构成复杂的神经网络,是感觉信息传入的门户和整合的初级中枢。此外,脊髓背角含有非常丰富的生物活性物质。这些结构基础和生化成分将多方面来的信息通过兴奋和抑制之间的汇聚、综合,对伤害性信息进行整合。伤害性信息在脊髓背角神经元初步整合后,上行进入中枢的高级部位。

(三)脊髓以上的痛觉整合中枢

痛觉是一种多维性体验,具有感觉类型、强度、时间和空间的特征,还有动机和情感以及认知方面的表现。这些复杂的表现,是脊髓以上的高位中枢,包括大脑皮质将多方面获得的信息进行整合的结果(图3-2)。

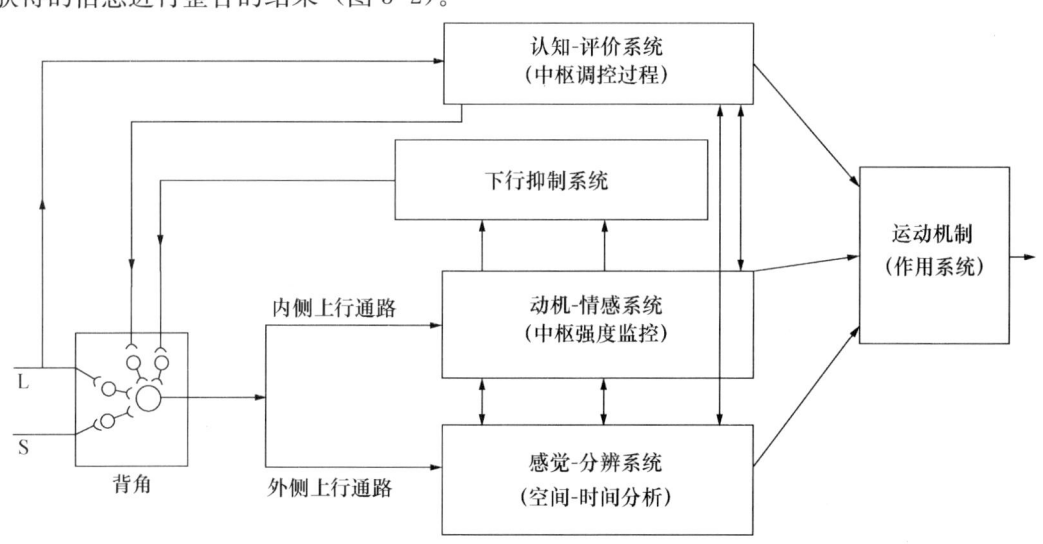

图3-2 疼痛感觉、情感和认知的调控

L,粗纤维;S,细纤维。

(引自 Raj PP. A Comprehensive Review. Pain Medicine, 1996; 20)

感觉-分辨维度（sensory-discriminative dimension）是由痛觉传导通路中的外侧丘系系统来实现的。由于这条通路与外周保持着躯体定位关系，着重对疼痛的性质、强度、时间和空间进行精细的调节。

动机-情感维度（motivational-affective dimension）是由内侧的非丘系系统来实现的。有实验表明，刺激脑干网状结构的某些区域（如中脑中央灰质的背侧）能引出明显的厌恶反应和疼痛所伴有的行为；刺激髓板内核群可激起动物的恐惧样反应，并伴随有逃跑行为；大脑边缘系统更与情绪有密切的关系。因此，这些结构是强大的行为内驱力和不愉快情绪的基础。

认知-评价维度（cognitive-evaluative dimension）临床资料表明，相关的文化价值、经验的记忆以及注意、暗示等认知活动，对复杂的疼痛体验发生深刻的影响。痛觉传入的鉴别和定位也涉及以往的经验。认知功能还能选择性地作用于痛觉的分辨系统和动机系统。例如人在战斗中负伤，可能并不感到伤口的疼痛，但对静脉注射反而感到非常痛苦。这些认知和评判活动无疑都是大脑皮质的高级神经活动，通过皮质和皮质下结构的下行通路去影响疼痛的感觉，分辨维度和动机、情感维度。额叶皮质接受来自几乎所有感觉皮质和联络皮质的信息，并投射到网状结构和边缘系统的结构，通过这些联系，把以往的经验、判断、情绪等全部动员起来，对疼痛作出评价，因此额叶皮质在疼痛的认知活动和动机情感活动的相互联系上发挥着特别重要的作用。除此之外，有些下行性抑制甚至可以直接影响脊髓背角神经元对伤害性信息的传递，也就是在伤害性信息到达分辨系统和动机系统以前就已经受到调节。在实现这种调节的过程中，外侧的丘系系统能以很快的速度将外周信息传到大脑皮质并激发中枢控制过程，从而有可能根据当时的认知活动和心理因素，参照早期经验和文化背景对引起损伤的环境和意义作出判断。因此，心理过程能对疼痛的性质和强度发挥巨大的调制作用。

上述感觉、情绪和认知三个维度的相互作用、经过整合机制，作用于运动系统和自主神经系统，决定了疼痛的一系列病理生理反应。

四、疼痛的调制

痛觉调制通路主要指各级中枢行使对痛觉信息的选择性抑制的神经网络系统。来自外界的信息经初级感觉传入神经进入中枢神经系统以后，从脊髓到大脑各个水平会受到各级中枢的调节。神经系统中不仅有痛觉的传导系统，在中枢神经系统不同水平上也存在着调制痛觉的神经机构，痛信号传导与疼痛调控系统之间的平衡被打破了则产生疼痛。

调制系统较痛觉传递通路更为复杂，也不像痛觉上行传导通路那样有明确的命名，主要指以脑干的中脑导水管周围灰质、蓝斑复合体和中缝核群为中心，形成一个对脊髓背角神经元的复杂的下行控制的神经网络。

（一）传出途径对痛觉信息的调控

20世纪初，Sherrington提出了脑在处理传入感觉信息过程中兴奋性和抑制性神经元交互作用的重要性。目前认为，传出途径也对传入的痛觉信息有调控作用：①皮质脊髓束起于运动皮质区，在Ⅲ、Ⅳ板层换神经元；②下丘脑传出纤维起于丘脑下部，在中脑、脑桥、延髓及Ⅰ板层换神经元；③中脑水管边缘灰质、延髓中缝大核发出的传出纤维至脊髓后角。传出途径也可通过在外周或脊髓后角释放神经递质或激活抑制途径而调控痛觉信息传导：①脊髓后角释放的去甲肾上腺素、5-羟色胺（5-HT）、类阿片物质（内啡肽）在脑干抑制通路中起作用；②γ-氨基丁酸和氨基乙酸是作用于脊髓后角的两种重要的抑制性神经递质，阻断脊髓γ-氨基丁酸或氨基乙酸可消除对NMDA受体的抑制，导致痛觉过敏。

（二）内源性痛觉调制系统

20世纪60年代末，Basbaum和Fields提出的内源性痛觉调制系统的概念，是本世纪痛觉研究领域的主要发现之一。从中脑导水管周围灰质发出一个下行通路到达脊髓，抑制脊髓后角的伤害感受，这个下行抑制系统被称为"内源性痛觉调制系统"。它们的主要结构基础是脊髓后角、延脑中缝核群、中脑导水管周围灰质以及边缘系统的某些区域。内源性阿片肽、5-HT、去甲肾上腺素是下行抑制系统中的抗伤害感受的递质。现已分离出数种具有吗啡样性质的内源性阿片肽。已知的阿片肽分为五大类，与不同的受体选择性地亲和，见表3-2。阿片肽的作用是阻断伤害性感受器传入末梢的递质释放，也阻断突触后递质的作用。

表3-2 不同阿片肽与受体的亲和力

阿片肽	发现时间	μ	δ	κ
脑啡肽（enkephalin）	1973（Hughes）	++	+++	0
β内啡肽（β-endorphin）	1973（Morris）	+++	++	0
强啡肽（dynorphin）	1981（Goldstein）	+++	++	+++
孤啡肽（orphanin）	1994（Mollereau）	Opiatereceptor-like receptor ORL1		
内吗啡肽（endomorphin）	1997（Zadina）	+++	0	0

（三）高位中枢对痛觉信息的调控

1. 大脑皮层的调控 皮层的感觉区可选择性抑制伤害性刺激的投射效应，在慢性疼痛中尤为显著。大脑皮层的第一躯体感觉区（SⅠ）、第二躯体感觉区（SⅡ）对皮质下中枢的痛神经元活动有抑制作用，亦可经皮质脊髓束的下行调控而改变疼痛的认知过程。边缘系统（古皮质和旧皮质）在痛反应机制中也有调制信息传入的功能，并通过其下行传导经隔区—海马—中缝核—脊髓后角呈现下行抑制效应。

2. 间脑的调控 位于皮质下的许多核团对疼痛有着显著的调制作用。有研究表明，刺激下丘脑的前部、中部和后部，可提高痛阈，刺激视上核的效应更显著。丘脑的中央中核通过抑制大脑皮质而减弱束旁核的紧张性兴奋作用，也可通过对尾核和对束旁核的调控而产生抑制疼痛的作用。

3. 脑干的调控 中脑的中央灰质核、延脑的中缝大核被认为是特异的抑制疼痛系统。该系统既接受来自高位中枢的下行冲动，也接受来自脊髓的上行冲动，因此，它既可选择性地抑制痛冲动向上传导，也受高位中枢的镇痛调控，其下行的痛调制纤维主要是中央灰质、中缝大核的纤维和网状巨细胞核的纤维，这些纤维至脊髓背角参与脊髓的痛调控。

第二节 介导疼痛的生物活性物质及其受体

炎症或损伤使组织释放化学因子,导致外周伤害性感受器暴露于大量的活性物质中,这些活性物质通过直接或间接的作用,使传入神经末梢兴奋性、对其他刺激的反应性及传入神经的表现型、结构发生复杂的变化,激活不同受体,使伤害性感受器去极化,产生传入冲动引起疼痛。

组织释放的化学物质是疼痛产生的始动因素,这些化学物质称为致痛物质。少数致痛物质(如 H^+,5-HT)能直接作用于膜离子通道蛋白,改变通道通透性和细胞兴奋性,多数致痛物质通过与中间调节物质(如 G 蛋白和第二信使)相结合,激活特异的激酶,使细胞蛋白(离子通道和酶)磷酸化,从而改变膜离子通道的通透性和膜兴奋性。在外周组织中,参与激活和调制伤害性传入感受器的致痛物质(表3-3)可分为几大类:组织损伤产物如缓激肽(BK)、前列腺素(PG)、5-HT、组织胺、ATP 等;感觉神经末梢释放物如 P 物质(SP)、降钙素基因相关肽(CGRP)、兴奋性氨基酸(AA)、甘丙肽(GALN)、胆囊收缩素(CCK)等;神经营养因子(NGF);舒血管因子一氧化氮(NO)等;免疫细胞产物如白细胞介素(IL-1,IL-8)、肿瘤坏死因子 α(TNFα)等;趋化因子等。

表 3-3 外周损伤部位释放的致痛物质及作用

致痛物质	释放来源/合成酶	对初级传入末梢的作用
BK	血浆激肽原/激肽释放酶	激活
PG	花生四烯酸代谢产物/环氧酶	降低阈值
5-HT	血小板/色氨酸羟化酶	激活
ATP	损伤细胞	激活
SP	初级传入末梢	降低阈值
组织胺	肥大细胞	激活
NGF	神经膜细胞	降低阈值
IL-1,IL-8,TNFα	免疫细胞	降低阈值

一、组织损伤后释放的致痛物质

(一)激肽

激肽为一族小分子肽,产生于受损组织,研究最多的是缓激肽(bradykinin,BK)。缓激肽是一种炎性介质,在局部组织损伤、炎症、缺氧及 pH 降低时,由组织及血浆中的激肽释放酶分解激肽原(kininogen)产生。缓激肽是最强的致痛物质,在组织损伤区特别是炎症部位,缓激肽浓度高达 8 μmol/L,有很强的致痛作用,局部给予 10 nmol/L 的外源性缓激肽即可引起强烈的疼痛。BK 通过直接作用于感觉神经纤维使其对其他刺激的敏感性提高,也可与 PGs、5-HT 等其他致痛物质协同作用,间接提高神经系统对痛觉刺激的敏感性。BK 除了直接介导所有的炎症特性外,也是诱导中枢神经系统神经组织、神经胶质组织中前列腺素类等其他前炎症介质及细胞因子、自由基和 NO 等细胞毒性物合成和释放的强烈刺激物。

缓激肽有 B_1 和 B_2 两个受体亚型，属 G 蛋白偶联受体（G-protein-coupled receptor，GPCR）家族，缓激肽通过由伤害性感受神经元表达的缓激肽 B_1 和缓激肽 B_2 受体与 G 蛋白偶联受体结合传导信号。B_1 受体仅在炎症部位表达，B_2 受体主要介导损伤引起的缓激肽急性作用。近年的研究发现缓激肽介导的去极化是其作用的主要机制。许多伤害性感受神经元表达瞬时受体电位野香草受体1（transient receptor potential vanilloid receptor 1，$TRPV_1$），正常情况下，$TRPV_1$ 通道被磷脂酰肌醇4,5二磷酸盐（phosphatidylinositol 4,5-bisphosphate，PIP_2）张力性阻断。缓激肽受体活化后，激活磷脂酶 C，水解 PIP_2 成为肌醇三磷酸盐和二酰基甘油（DAG）。PIP_2 的水解可解除对 $TRPV_1$ 的阻断，允许 Na^+ 沿着 Na^+ 的电化学梯度进入细胞，并使神经元去极化。

B_1 受体在正常情况下很少表达，除了在有些血管外，在其他正常的组织未发现 B_1 受体的表达，但在炎症组织中 B_1 表达增加，主要介导炎性痛，它对缓激肽的一种代谢产物（des-ARG^9）BK 更敏感，在炎症持续发展阶段，（des-ARG^9）BK 作于 B_1 受体，参与痛觉过敏的形成，对痛觉过敏的维持起重要的作用。B_1 受体的研究远不如 B_2 受体，从现有资料看，其信号转导机制与 B_2 受体相似。

B_2 受体在背根神经节初级伤害性感受神经元表达，BK 作用于 B_2 受体，在炎症痛的初级阶段起重要的作用。B_2 受体的激活依赖于对百日咳毒素不敏感的 G 蛋白。BK 可直接作用初级伤害性感受神经元的 B_2 受体，也可激活神经纤维周围的非神经细胞的 B_2 受体，从而引起致痛物质的释放，间接地作用于感觉神经。缓激肽作用于 B_2 受体，激活初级感觉神经元膜上的 G 蛋白连接的磷脂酶 C（PLC），生成三磷酸肌醇（IP_3）和二酰基甘油（DAG），这两个重要的胞内第二信使触发细胞内一系列的信号转导机制。IP_3 促使钙从细胞内贮库释放；DAG 激活磷酸激酶 C（PKC），触发 PKC 移位，使膜受体和离子通道蛋白磷酸化，最终使单价阳离子通道开放，伤害性感受器去极化，细胞膜对 Na^+ 的通透性增加，引起疼痛反应。另外，缓激肽作用于 B_2 受体，使电压敏感钙离子通道（VSCCs）开放，细胞外钙离子流入细胞内，同时 IP_3 刺激细胞内钙库释放钙离子，使胞内钙离子浓度升高。

（二）前列腺素（prostaglandins，PGs）

PGs 是一类多不饱和脂肪酸的代谢产物，主要包括 PGI_2、PGE_1、PGE_2、PGF_2、PGD_2 和血栓素 A_2（TXA_2），均系 G 蛋白偶联受体，含有 7 个跨膜结构的视紫红质分子，广泛存在于动物和人体内。PGs 受体的激活引起细胞内信号转导的变化，即胞内第二信使 Ca^{2+}、cAMP 和磷酸肌醇（PI）浓度的改变。培养的背根神经节细胞中加入 PGE_2 可引起细胞内 cAMP 和 PI 的轻度升高。PGE_2 在这类化合物中致痛作用最强。PGE_1 受体通过开放一种新型的 Ca^{2+} 通道介导细胞外 Ca^{2+} 内流，从而使细胞内 Ca^{2+} 浓度升高，使神经递质的释放更加容易。PGE_2 受体通过激活腺苷环化酶引起细胞内 cAMP 浓度升高。在脊髓水平 PGE_2 主要通过抑制肾上腺素能下行抑制系统的突触末端引起脊髓痛觉传递的去抑制状态。PGF_2 受体介导激活 PLC 引起的细胞内 Ca^{2+} 浓度的升高和磷酸肌醇反应。

1. PGs 对膜电流的影响　在对背根神经节培养细胞的研究显示，PGE_2 可使河豚毒素（TTX）不敏感 Na^+ 电流增强，对 TTX 敏感 Na^+ 电流没有影响。PGE_2 使 Na^+ 通道激活的阈值下降，激活/失活的比率升高，TTX 不敏感 Na^+ 电流的幅度增高；PGE_2 也通过抑制

电压门控性的 K^+ 电流使小直径辣椒素敏感的初级传入神经元敏感化，PGI_2 也有类似的作用；PGE_2 使电压门控性的 Ca^{2+} 内流增多，但不改变这种通道的激活特性；PGE_2 可以引起 AMPA 型谷氨酸受体介导的兴奋性突触后电流（EPSCs）频率增高，这种 EPSCs 表示谷氨酸从突触前自发性释放增多。

2. PGs 对神经递质释放的影响 PGs 能引起多种介质的释放。PGE_2 通过增加细胞外的 Ca^{2+} 浓度使谷氨酸和精氨酸从脊髓突触小体释放增多；在背根神经节培养细胞和脊髓片，PGD_2、PGE_2 和 PGI_2 引起 SP 和（或）CGRP 释放增多，这也依赖于细胞外的 Ca^{2+} 浓度的增加；PGE_1、PGE_2 或 PGF_2（非 PGD_2）可引起脊髓碎片中 NO 释放增多。

3. PGs 对细胞的易化作用 缓激肽通过激活背根神经节细胞上的 B_2 受体引起 Ca^{2+} 内流，引起背根神经节神经元去极化和放电，PGE_2 使缓激肽引起的放电频率增快而不改变缓激肽引起的内向电流；辣椒素与伤害性初级传入的 VR 受体结合，引起阳离子（如 Ca^{2+}）活动的内向电流，这种内向电流使细胞去极化并引起放电，PGE_2 使辣椒素依赖的离子通道和内向电流增加；细胞外 K^+ 浓度的升高使背根神经节神经元去极化，P 物质和 CGRP 释放增加，PGE_2 和 PGI_2 可引起它们的释放进一步增多。

（三）5-羟色胺（5-HT）

5-HT 是一种伤害性化学因子，可兴奋传导伤害性冲动的 C 纤维，在中枢神经系统和外周均能对痛信息发挥调制作用。5-HT 因作用位点不同或组织所含的受体亚基不同表现出致痛和镇痛双重作用。在中枢，鞘内注射 5-HT 有镇痛作用，并且这种作用可以被其受体的拮抗剂所阻断。而在外周，腹腔或皮下注射 5-HT 有致痛作用。5-HT 是一种很重要的外周致痛物质，它可通过细胞内信号转导的级联机制使伤害性感受器的受体或离子通道磷酸化，进一步使伤害性感受器的感觉阈值降低，神经元发生可塑性变化，从而参与痛觉过敏的形成。

1. 5-HT 受体亚型 根据 5-HT 对特异激动剂、拮抗剂的选择性不同，5-HT 受体至少可分为 $5-HT_1$ 受体、$5-HT_2$ 受体、$5-HT_3$ 受体、$5-HT_4$ 受体、$5-HT_5$ 受体、$5-HT_6$ 受体和 $5-HT_7$ 受体 7 种类型。根据这 7 种受体的分子结构及其亚基的不同，又可细分为 14 种亚型，其中 $5-HT_2$ 受体可分为 $5-HT_{2A}$ 受体、$5-HT_{2B}$ 受体、$5-HT_{2C}$ 受体。目前认为与疼痛有关的受体主要是 $5-HT_{1A}$ 受体、$5-HT_{2A}$ 受体、$5-HT_3$ 受体、$5-HT_4$ 受体和 $5-HT_7$ 受体。

2. 5-HT 受体对痛信息的调制 损伤引起血小板和肥大细胞释放 5-HT，使 DRG 初级感觉神经元的离子通道开放，并激活腺苷环化酶（AC）连接的 G 蛋白偶联的 5-HT 受体。$5-HT_1$ 的受体的激活对 AC 呈负调节，减少胞内环腺苷酸（cAMP）的水平。$5-HT_2$ 和 $5-HT_3$ 受体的激活使 PLC 产生 DAG 和 IP_3，引起辣椒素敏感的 DRG 细胞去极化。$5-HT_4$ 受体激活增加 cAMP 水平，引起 K^+ 通道关闭。在周围组织，组织损伤释放的血栓、胶原、肾上腺素可能诱发 5-HT 释放，激活初级感觉传入神经元，产生伤害性神经冲动传入。

越来越多的证据表明，$5-HT_{2A}$ 受体在疼痛传导中起重要作用。$5-HT_{2A}$ 受体广泛存在外周组织（包括血小板），在中枢神经系统也有分布。$5-HT_{2A}$ 受体有 7 个跨越细胞膜的结构，细胞膜的内侧和外侧各有 3 个跨膜结构与跨膜区相连，与其他 $5-HT_2$ 受体具有结构同源性。$5-HT_{2A}$ 受体与 G 蛋白偶联，激活磷脂酶 C，使其水解为 IP_3 和二酰基甘油

（DAG），促进细胞 Ca^{2+} 内流，激活胞内 Ca^{2+} 依赖的 PKC，使 PKC 转位（从胞浆到胞膜），从而引起细胞膜通透性改变，PKC 调节离子通道通透性，持续性增加 Ca^{2+} 的内流，以致引起神经元兴奋性增加。$5-HT_{2A}$ 受体在疼痛信号转导和调控的多个环节均起非常重要的作用，它不仅是致痛物质发生作用的重要环节，而且与伤害性神经递质相互调节，在外周敏感化形成中起关键性作用。

3. DRG 表达的 5-HT 受体 DRG 内含许多初级感觉神经元的胞体，其中小、中型细胞与疼痛的传递有关，属于感受伤害性刺激的神经元，具有将伤害性信号从外周传到中枢的特殊功能。DRG 表达 $5-HT_{2A}$ 受体的神经元主要为小、中型细胞，这些细胞大多同时表达与疼痛有关的降钙素基因相关肽，这些神经元约占 DRG 神经元总数的 1/10，在炎症状态下，数量可增加 1 倍。

4. 脊髓表达的 5-HT 受体 脊髓背角存在多种 5-HT 受体亚型，它们在脊髓伤害性感受调制中起着重要作用。脊髓中的 5-HT 主要来源于起自脑干的 5-HT 能下行投射纤维，这些纤维终止于脊髓背角，释放 5-HT，作用于脊髓背角的受体，发挥其痛调节作用。在脊髓背角胶质区存在大量的 GABA 能中间神经元，其轴突及含囊泡的树突与传入神经 C 纤维末梢形成突触连接，5-HT 能够时间和剂量依赖性地增强脊髓背角 GABA 能神经元合成抑制性神经递质 GABA，产生突触后抑制作用，同时 5-HT 也能抑制兴奋性氨基酸的作用。Murase 等运用全细胞膜片钳记录技术，观察到 5-HT 通过激活 $5-HT_1$ 受体抑制大鼠脊髓背角神经元对 N-甲基-D-天门冬氨酸（NMDA）的反应，抑制伤害性信息传递，$5-HT_{2A}$ 受体可能也具有相同作用。

5. 中枢神经系统表达的 5-HT 受体 在中枢神经系统 5-HT 受体分布较为广泛，主要集中在脑干的中缝核。武胜昔等证明 $5-HT_{2A}$ 受体阳性胞体主要分布于嗅球的小球层和僧帽细胞层、海马始层、外侧缰核、丘脑被外侧核、下丘脑室旁核、中脑中央灰质、脑干运动核和感觉神经节等。5-HT 上行部分的神经元位于中缝核上部，向上投射至纹状体、丘脑、下丘脑、边缘前脑和大脑皮层的其他区域。下行部分神经元位于中缝核下部，其纤维下达脊髓胶质区、侧角和前角，尤其是从中缝核至脊髓后侧角的 5-HT 神经通路，系参与下行性疼痛调节系统的组成部分。5-HT 下行性镇痛系统激活时，促使 5-HT 释放至脊髓的背侧角，当电刺激延髓腹外侧至脊髓的 5-HT 神经细胞时，由于电刺激抑制了 5-HT 的释放，并通过突触前抑制，抑制了脊髓的主要感觉神经元，明显地提高疼痛的阈值。5-HT 的部分上行神经元也参与疼痛的调节。Kumar 等以微泵将吗啡、可乐定和 5-HT 注入鼠的前顶核，通过甩尾试验发现可产生显著的较长时间的镇痛作用，此作用可分别被预先给予纳洛酮、育亨宾和 5-HT 拮抗剂美西麦角所减弱，表明 5-HT 能神经元参与了前顶核的镇痛作用。

（四）组胺（HA）

HA 由损伤部位的肥大细胞合成和释放。与痛觉调节有关的中脑中央灰质和脊髓背角都有组胺能纤维和组胺受体的分布。组胺在中枢神经系统中含量极高，集中于下丘脑后部的结节乳头区，主要接受来自边缘系统的神经传入，其神经纤维则广泛地投射到几乎各个脑区，提示组胺在中枢神经系统的重要作用。目前已知，组胺与睡眠、觉醒循环、自主运动、应激反应、调节食欲、情绪、体温调节、神经内分泌、惊厥和癫痫等有着密切的联系。近来越来越多的研究发现，中枢神经系统中的组胺参与了痛觉的传导过程，在痛觉调制中起着重要的作用。

组胺有 H_1、H_2、H_3 三种受体，组胺的作用主要由 H_1 介导。H_1 受体的激活引起 DRG 感觉神经元胞内的 IP_3 和 DAG 的增加，导致胞内钙的释放，在这个信号转导过程中与缓激肽的信号转导发生相互作用。H_1 受体拮抗剂可阻断组胺诱导的去极化和胞内钙的增高，H_2 受体拮抗剂对这种反应无阻断作用。小剂量组胺具有镇痛作用，而大剂量则具有致痛作用。组胺兴奋少量外周感觉神经，感觉神经元的轴突分支产生"轴突反射"，引起疼痛的级联反应。组胺在外周可兴奋多种类型的伤害性感受器，引起疼痛，而在中枢组胺能系统具有镇痛效应，即组胺可能从外周和中枢两方面参与痛觉过程。

（五）三磷酸腺苷（ATP）

ATP 不仅是一种贮能、供能物质，还是一种重要的神经调质，与伤害性刺激的感受及传递关系密切。ATP 既作用于外周也作用于中枢，ATP 门控的离子通道受体（P2X 受体）广泛分布于与伤害性信息传递有关的外周或中枢神经细胞中。外周神经损伤可以调节 P2X 受体的表达，其变化程度取决于损伤的类型。

外周伤害性感受器上有大量的 P2X 受体通道表达，其中的一种 ATP 受体 $P2X_3$ 已被克隆。$P2X_3$ 受体只在感觉神经元表达，与其他 P2X 受体不同，$P2X_3$ 受体很少在 CGRP 和 SP 能的 NGF 敏感的细胞上表达，通常高度表达在与植物凝集素 IB4 结合并对 GDNF 敏感的伤害性感受器上，因此，两类伤害性感受器对 ATP 的反应不同。在 DRG-背角神经元共培养的标本上，突触前的 $P2X_3$ 受体调节谷氨酸从伤害性感受器的释放，从而影响痛觉在脊髓的传递。

ATP 受体还是一种重要的机械换能感受器，$P2X_3$ 介导伤害性机械刺激，$P2Y_1$ 介导非伤害性刺激。

最新研究表明损伤后脑源性神经营养因子（BDNF）的诱导效应是由 ATP 来实现的。实验发现外周神经受损将诱导脊髓 ATP 的生成增加，产生的 ATP 随后作用于小胶质细胞上的特异性受体 $P2X_4$，这种作用一方面可以激活 $P2X_4$，另一方面还诱导了 $P2X_4$ 的蛋白表达增加从而强化 ATP 和 $P2X_4$ 的相互作用，两者的结合可激活有丝分裂原激活的蛋白激酶 p38MAPK，该激酶再通过激活下游特定的转录因子而使 BDNF 在小胶质细胞中的表达增加，当使用特异的抑制剂使 $P2X_4$ 或 p38MAPK 的活性下降而阻断 ATP 的信号传递则可明显减弱疼痛感觉的程度。研究还发现神经损伤模型大鼠脊髓小胶质细胞中 ATP 的受体 $P2X_4$ 表达确实增加，而且这种增加只在小胶质细胞而没有在其他神经元和星形胶质细胞中观察到。反义 RNA 技术降低 $P2X_4$ 表达使神经损伤引起的疼痛强度降低，相反在未发生神经损伤的情况下诱导小胶质细胞 $P2X_4$ 的表达则使大鼠出现了疼痛感，说明 $P2X_4$ 在神经病理性疼痛发生过程中发挥着关键性的作用。此外神经损伤前用 p38MAPK 的抑制剂处理，神经损伤后引起的疼痛强度明显降低，并且发现这种影响效应只发生在小胶质细胞中。

二、感觉神经末梢释放物

（一）P 物质（substance P，SP）

SP 是第一个发现的神经肽，是一种重要的参与痛觉调节的神经递质，与神经激肽 A 和神经激肽 B 均属于速激肽（tachykinin），分布于中枢、外周神经系统、平滑肌、血管内皮细胞、外分泌腺细胞、巨噬细胞和各种免疫细胞，可引起广泛的生理效应。速激肽有 NK-1、NK-2、NK-3 三种受体。P 物质与这 3 种速激肽受体都能结合，但与 NK-1 受体亲和力最大，故称 NK-1 受体为 P 物质受体。SP 神经元和神经纤维广泛分布于中枢神经系统，尤其是中脑和间脑，其次为中脑导水管周围灰质、脚间核、区缝核、副臂核、蓝斑、迷走背侧运动核、网状旁巨细胞核。在脊髓，SP 神经元见于脊髓背角，而其神经纤维分布于全脊髓灰质。脊髓 SP 主要有三个来源：①伤害性初级传入末梢释放（背根神经节至脊髓通路），持续电、热、化学等外周伤害性刺激均可引起释放到脊髓背角的 SP 明显增多。②脑干下行途径释放（高位下行到脊髓的通路），脊髓背角有来自延髓中缝核的 SP 能下行纤维。脑干下行途径释放的 SP 具有镇痛作用。③脊髓浅层固有的 SP 神经元的释放，这些神经元参与对运动功能的调控。伤害性初级传入神经末梢释放的 SP 作用于突触后神经元 NK-1 受体，使突触后膜发生离子通透性变化及电位变化，从而改变突触后神经元的功能状态，激活伤害感受神经元，完成传递信息的功能。

（二）降钙素基因相关肽（calcitonin gene-related peptide，CGRP）

CGRP 是体内一种重要的生物活性肽，广泛分布于机体多个部位，对心脏、血管、消化系统以及神经系统功能有重要的调节作用。近年来研究表明，中枢和外周神经系统中的 CGRP 在伤害性信息传递过程中起重要作用。降钙素基因相关肽与速激肽共存于感觉神经元中，是伤害性刺激作用于背根传入纤维所释放的兴奋性神经肽。目前已知 CGRP 有 2 种类型，即 α-CGRP 和 β-CGRP。α-CGRP 是上述的神经组织内降钙素基因转录 RNA 时拼接改变而产生的肽类物质，而 β-CGRP 是由独立基因编码的肽类物质。降钙素基因相关肽在周围神经损伤时其合成上调，有抑制背根神经传导的作用。可以增强 SP 的去极化作用和产生背根神经元的慢去极化反应

1. CGRP 在脊髓痛觉传导通路中的特异性分布 CGRP 广泛分布于中枢及外周神经系统，DRG、三叉神经节内初级小型感觉神经元以及它们在脊髓和脑干的投射纤维中密度较高。在脊髓以上水平，CGRP 及其受体出现在多个与痛觉密切相关的脑区，如中脑导水管周围灰质（PAG）、伏核（NAc）、大脑皮质、隔核、海马、丘脑各核团、杏仁核室周灰质、桥旁核、蜗神经核、孤束核、薄束核、小脑皮质、脑干诸运动核团、杏仁核等。应用免疫荧光技术检测发现，DRG 的小型细胞内 CGRP 的含量较高，而一些中等大小的细胞内 CGRP 的含量较少；在脊髓背角浅层即 I、II 层可见到浓染的纤维，而在深层、腹角和中央管周围只能见到弱或中等染色深度的纤维。应用免疫组织化学技术证明，CGRP 是由 DRG 内发出无髓纤维（C 纤维）和细的有髓纤维（$A_δ$ 纤维）的小型假单极细胞产生的。CGRP 在脊髓伤害性传导通路中的这种特异性分布为其参与痛觉信息的传递奠定了物质基础。

2. CGRP 在伤害性信息传递中的作用 痛觉过敏的形成与脊髓伤害性信息传递通路中 CGRP 的释放及其受体的激活有关。来自外周损伤部位的伤害性神经冲动（痛觉信息）不断上传，脊髓 DRG 感觉神经元内 CGRP-mRNA 表达上调，使神经元中 CGRP 生物合成增加，向神经纤维转运增加，并在脊髓内释放增多。

CGRP 高度多样的生物活性是通过 G 蛋白偶联受体调节的，在疼痛信息与兴奋性神经肽的共同作用下，G 蛋白介导的信号转导途径被激活。膜磷脂在磷脂酶 C（phospholipase C，PLC）催化下，被分解成二酰基甘油（diacylglycerol，DAG）和三磷酸肌醇

(trisphateinositol，IP_3）。IP_3 可促进细胞肌浆网内 Ca^{2+} 外流，提高胞内 Ca^{2+} 浓度，进而活化 CaM 蛋白，激活一氧化氮合酶（NOS），促进 NO 合成，后者逆行扩散至突触前，即初级传入神经末梢，促进 CGRP 以及 SP 的继续释放，诱发疼痛加剧。同时，停留于胞膜的 DAG 与 Ca^{2+} 和 IP_3 共同激活蛋白激酶 C。另外，CGRP 与受体特异性结合后，可激活腺苷酸环化酶（adenylateeyelase，AC），分解三磷酸腺苷（adenosine triphosphate，ATP），产生环磷酸腺苷（cAMP），进而表现出高度多样的生物学活性。

（三）兴奋性氨基酸（EAAs）

EAAs 参与慢性疼痛形成与发展的神经递质有许多，谷氨酸（Glu）作为兴奋性神经递质介导痛觉信息传递是目前疼痛研究领域中一个新的具有重要意义的进展。兴奋性氨基酸是中枢神经系统中一类主要的兴奋性神经递质，广泛存在于中枢神经系统中，在学习、记忆等生理过程及痛觉信息的传递方面起关键性作用。与疼痛信息传递有关的 EAAs 主要是谷氨酸和天门冬氨酸（Asp）。根据药理学及分子生物学方法可将谷氨酸受体分为离子型受体、代谢型受体两大类。离子型受体（ionotropic glutamate receptors，iGluRs），包括 NMDA 受体、AMPA 受体和海人藻酸（kainate，KA）受体，这些受体直接与离子通道偶联，是配体门控通道受体，介导快信号传递；代谢型受体（metabotropic glutamate receptors，mGluRs），已克隆出 8 个亚型，根据序列同源性、信号转导机制及受体药理学特性分为 3 组：Ⅰ组包括 $mGluR_1$ 和 $mGluR_5$，Ⅱ组包括 $mGluR_2$ 和 $mGluR_3$，Ⅲ组包括 mGluR4、6、7、8。mGluRs 直接与 G 蛋白偶联，通过激活细胞内第二信使发挥作用。

1. 谷氨酸生理功能 生理状态下，谷氨酸主要功能有三方面：中枢兴奋性神经递质；是 γ-氨基丁酸合成的前身物质；具有解氨毒作用。还有学者认为低浓度谷氨酸具有营养神经、促使神经元生长的作用。谷氨酸作为兴奋性氨基酸对神经细胞既有兴奋作用又有毒性作用。通常情况下，细胞外的谷氨酸浓度仅有 1 μmol/L，如细胞外谷氨酸浓度持续过高，神经元将过度兴奋。从超微结构看，早期表现为神经细胞水肿，细胞器轻度肿胀。随时间延长，细胞发生不可逆性的破坏，表现为细胞固缩。

2. 谷氨酸的分布 谷氨酸在脊髓中的分布具有特异性，其中背侧浓度是腹侧浓度的 12～19 倍，特别是脊髓背角Ⅰ～Ⅲ板层伤害性信息传递通路中含有大量的谷氨酸。伤害性刺激可直接或间接地引起传入神经末梢释放谷氨酸等神经递质，谷氨酸与脊髓背角的 NMDA 受体和非 NMDA 受体结合，引起脊髓后角神经元兴奋阈值降低。兴奋性增高（即发生了中枢敏感化）是慢性疼痛形成的重要起始因素。

3. 离子型谷氨酸受体介导的胞内机制 当外周伤害性信息沿初级传入纤维 $A_δ$ 和（或）C 纤维不断传入脊髓背角时，初级传入神经元（即背根节神经元）中枢突末梢释放 EAAs，EAAs 作用于突触后 AMPA/KA 受体引起神经元去极化。正常情况下谷氨酸受体在 −70mV 的静息膜电位下被 Mg^{2+} 所阻断而不起作用。当膜电位去极化至 −30～−50mV 时，安静时阻挡在 NMDA 受体通道中的 Mg^{2+} 被移开，继而引起 NMDA 受体的激活，阳离子通道开放，导致细胞外 Ca^{2+} 大量内流。进一步激活胞内 Ca^{2+} 依赖的 PKC，使 PKC 转位（从胞浆到胞膜），从而引起细胞膜通透性改变。PKC 调节离子通道通透性、磷酸化大量不同的钙调蛋白结合蛋白，导致中枢神经系统兴奋性增加和中枢敏感化。另一方面 PKC 可降低 Mg^{2+} 对 NMDA 受体的通道阻滞作用，增加 NMDA 受体通道开放，从而使更多

Ca^{2+}内流。胞内Ca^{2+}浓度的升高反过来又可促进PKC的活化与转位,进而引起脊髓背角神经元"上发条"效应。PKC的转位与活化增加Ca^{2+}内流,提高神经元兴奋性并可减少Ca^{2+}依赖的K^+内流。

同时胞内Ca^{2+}增加,亦可引起Ca^{2+}与钙调蛋白结合形成钙-钙调蛋白复合物,使一氧化氮合酶(nitrous oxide synthetase,NOS)活化导致精氨酸分解合成NO。当NO从胞体释出后,很快作用于伤害性感觉神经元促进传入纤维化学递质的释放(正反馈),同时激活鸟苷酸环化酶使cGMP生成增加,诱导新的蛋白质的合成。

AMPA受体被激活后,可使钠离子内流和钾离子外流,对钙离子的通透性影响不大,这一变化与许多兴奋性突触中的快速去极化作用有关。

4. mGluRs在痛觉过敏形成中的作用及胞内信号转导机制 以前曾认为,iGluRs激活对热痛觉过敏和机械性痛觉过敏的形成和维持至关重要的作用,而mGluRs只与机械性痛觉过敏的形成有关,与热痛觉过敏的关系不大。但新近的研究发现,对mGluRs的作用不可一概而论,不同亚型的mGluRs在热痛觉过敏和机械性痛觉过敏形成中的作用存在差异。mGluRs激活后,可通过G蛋白的介导使细胞胞质内钙离子增多,从而参与细胞内的信息传导。

Ⅰ组mGluRs在机械性痛觉过敏和热痛觉过敏的形成中均发挥重要作用。更深入的研究分别观察了Ⅰ组mGluRs 2种亚型的作用,发现这2种亚型的作用不尽相同。$mGluR_1$激活对热痛觉过敏和机械性痛觉过敏的形成均发挥作用;$mGluR_5$激活主要与热痛觉过敏的形成有关,而对机械性痛觉过敏的形成影响不大。提示Ⅰ组mGluRs对机械性痛觉过敏形成的促进作用主要依赖于$mGluR_1$。Ⅰ组mGluRs激活后可通过两条胞内信号转导途径介导痛觉过敏的产生。①磷酸肌醇水解途径:mGluRs是G蛋白偶联受体,当初级传入纤维末梢释放的EAAs与脊髓后角Ⅰ、Ⅱ和Ⅴ板层内神经元的胞体、树突构成的突触后膜上的$mGluR_{1/5}$结合后,经G蛋白偶联激活膜磷脂酶C,水解膜上PIP_2生成IP_3和DAG;IP_3进入胞浆与肌浆网膜上受体结合,促使Ca^{2+}通道开放,肌浆网内Ca^{2+}释放,细胞内Ca^{2+}含量升高;同时DAG作用于胞浆中的PKC,使PKC激活并向膜转位;Ca^{2+}含量升高也可促进PKC活化和转位,同时经Ca^{2+}/CaM激活NOS产生NO。因此,Ⅰ组mGluR激活及相继引起的PKC活化和NO生成增多构成了痛觉过敏的中枢机制。②ERKs/MAPK途径:新近的研究证实,外周伤害性刺激,可导致脊髓后角神经元$mGluR_{1/5}$被激活,通过ERKs/MAPK途径,进一步介导ERK_1和ERK_2活化,引起痛觉过敏等病理性疼痛的产生。研究发现,炎症诱导的ERK活化是脊髓伤害性感受可塑性改变的必需环节。

大量实验表明,Ⅱ组、Ⅲ组mGluRs也参与了痛觉调制过程。在各种疼痛模型中,Ⅱ组mGluRs活化均可以对痛反应和机械性痛觉过敏产生负性调制作用。新近的研究证实,Ⅲ组mGluRs活化也可减轻机械性痛觉过敏程度,提示Ⅱ组和Ⅲ组mGluRs活化主要参与镇痛过程及抑制机械性痛觉过敏的产生。研究发现,Ⅱ组、Ⅲ组mGluRs激活并与G蛋白偶联后,可抑制腺苷酸环化酶的活性,从而使胞内cAMP生成减少,并由此介导镇痛作用。有研究证实,当$mGluR_2$被激活后,细胞内cAMP生成明显受到抑制。也有学者用仓鼠卵巢细胞研究$mGluR_3$和$mGluR_4$的功能,发现这2种受体激活后也可抑制cAMP的生成。随着$mGluR_6$、$mGluR_7$和$mGluR_8$的克隆成功,人们发现这3种受体激活,同样可抑制cAMP的生成。由此可见,Ⅱ组、Ⅲ组mGluRs各亚型的功能和胞内机制具有相似性，均通过抑制 cAMP 的生成而发挥镇痛作用。

NMDA 受体、AMPA/KA 受体和 mGluRs 均参与伤害性信息传递和痛觉过敏的形成，它们在痛觉过敏形成中可能存在相互影响。形态学研究发现，NMDA 受体、AMPA 受体和 mGluRs 共存于大鼠脊髓后角神经细胞膜上，并且 mGluRs 通过 homer、shank 和 PSD-95 等蛋白与 NMDA 受体偶联，这为它们之间相互影响提供了结构基础。关于 NMDA 受体对 mGluRs 作用的研究资料较少，有报道应用 NMDA 受体拮抗剂 D-AP5 可减弱 I 组 mGluRs 激活诱导的伤害性感受，提示 NMDA 受体激活对 mGluRs 的功能具有促进作用。药理学研究证实，I 组 mGluRs 激活后能够增强 NMDA 受体的功能。应用 I 组 mGluRs 拮抗剂可阻断炎症诱导的 NMDA 受体 NR2B 亚单位的酪氨酸磷酸化过程而降低 NMDA 受体的功能；II 组和（或）III 组 mGluRs 活化可以抑制 NMDA 受体的功能。这些结果说明，在脊髓伤害性感受神经元可塑性变化中，mGluRs 可能具有调节 iGluRs 功能的作用。

此外另有报道，AMPA/KA 受体的激活可减弱细胞外 Mg^{2+} 对 NMDA 受体的阻断作用，从而加强 NMDA 受体通道开放的程度，提示 iGluRs 之间也存在相互影响。当伤害性信息传入时，各种类型 GluRs 均可被激活，而各种受体激活后又可通过复杂的方式相互影响，其综合作用的结果使机体产生痛感觉和痛觉过敏。

（四）甘丙肽（galanin，Gal）

Gal 是由 29 个（人类 30 个）氨基酸残基组成的神经肽，是一种以抑制作用为主的神经递质，广泛分布于中枢和外周神经系统内，常与 P 物质和 CGRP 共表达于同一细胞，在摄食、学习记忆、内分泌等多种生理和病理过程中发挥重要作用。正常大鼠，甘丙肽只在少数背根神经节小型感觉神经元中表达，在感觉神经元中合成并形成高密度囊泡，然后被运输到脊髓背角的浅层。脊髓背角中也有甘丙肽免疫阳性神经元，主要分布于第 II 层，在中央管周围（第 VII 和 X 层）也有少量甘丙肽免疫活性神经元。最近发现在人的 DRG 中也有甘丙肽表达。脊髓背角内许多神经元含有 $GalR_1$ mRNA，而仅少数背角神经元中能检测到 $GalR_2$ mRNA。甘丙肽及其受体也广泛分布于中枢神经系统各个脑区。在大鼠脑内，甘丙肽分布于扣带回、纹状体、下丘脑、基底巨细胞核、蓝斑、中缝核、孤束核、三叉神经核等部位。在脑干，Gal 定位在延髓腹侧表面，三叉神经尾核、孤束核、迷走背核、脑桥的蓝斑和中脑导水管中央灰质。在间脑，以下丘脑正中隆起含量最高，密集分布于下丘脑外侧区、视上核、室旁核、结节核、弓状核和丘脑室周区。在前脑，Gal 主要分布于杏仁核、尾核、海马、中隔-基底前脑结构和梨状皮层。此外，中枢神经系统 Gal 不仅有种属分布差异，而且呈雌雄异型性分布，在青春期大鼠正中隆起等部位，Gal 浓度雌性较雄性为高。

外周伤害性刺激可使脊髓背角、背根神经节 Gal 发生明显的变化。行脊髓背角神经根切除术后，背角 Gal 含量减少；新生大鼠注射辣椒素，可导致全脊髓各个水平背角浅层 I～II 区 Gal 样免疫反应纤维明显减少；而横断脊髓后，断面以下背角 Gal 含量增加，提示 Gal 纤维来源于无髓初级传入，并有它的上行通路。外周神经损伤或切断后，一些初级传入神经元从中枢端释放 Gal，使脊髓背角、感觉神经纤维近端 Gal 免疫反应物增多。但是不同的外周伤害性模型和不同的作用时间，对 Gal 的影响不同。在大鼠足底皮下注射完全弗氏佐剂 5 天后，脊髓背根神经节 Gal 免疫反应物降低，21 天恢复，以后有所提高，同时脊髓背角神经元 Gal mRNA 表达增高，而慢性缩窄性损伤（CCI）三天后，脊髓背根神经节 Gal mRNA 迅速升高，Gal 在脊髓背根神经节的提高可能与神经纤维结构的损毁有关。利用 Gal 抗体微探针技术研究发现，完全弗氏佐剂引起的关节炎大鼠，弯曲其炎症的关节，可在同侧的脊髓背角释放 Gal 样免疫活性物质。Duggan 等刺激外周神经，也观察到脊髓内在神经元释放 Gal 样免疫活性物质。以上实验说明 Gal 可能在初级感觉传入中起神经递质作用。

目前已经克隆了三种甘丙肽受体（$GalR_1$，$GalR_2$ 和 $GalR_3$），它们都属于 G 蛋白偶联受体。在大鼠和猴脊髓的第 Ⅰ、Ⅱ、X 层以及腹角中分布有大量甘丙肽结合位点。背根切除或新生时注射辣椒素对大鼠脊髓背角甘丙肽结合位点的数量没有明显的影响，或仅轻微增加，说明脊髓内大部分甘丙肽受体由脊髓神经元表达。最近有实验证实在三叉神经节和中缝背核中有 $GalR_1$ 受体表达。研究表明，在脊髓水平 $GalR_1$ 受体介导甘丙肽的镇痛作用，而 $GalR_2$ 受体介导甘丙肽的痛敏作用。甘丙肽受体被激活后可以抑制 cAMP 合成，通过开放 ATP 依赖的 K^+ 通道和直接关闭 L 型 Ca^{2+} 通道使神经元超级化，并能激活磷脂酶 C。甘丙肽与 GABA 共存，甘丙肽受体通过突触前抑制的方式，调节 GABA 的释放，从而改变突触后神经元的兴奋性发挥镇痛作用。另外，甘丙肽作用于突触前受体调节兴奋性氨基酸的释放，并通过胞内信号系统调节 NMDA 受体的功能发挥镇痛作用。

（五）胆囊收缩素（cholecystokinin，CCK）

CCK 既是一个重要的胃肠道激素，也是脑内含量较高的神经肽之一，参与多种中枢神经功能的调节。CCK 在中枢神经系统的分布十分广泛，含量十分丰富，其生理、药理及病理生理作用非常复杂。外源性和内源性的 CCK 均在调节摄食、情绪、疼痛、学习和记忆中有着重要的作用。

1. CCK 的抗阿片作用 CCK 在中枢神经系统具有抗阿片作用，是目前已知的作用最强的内源性抗阿片肽。在大鼠脑室或脊髓鞘内注射极微量的 CCK（1～4 pM）即能剂量依赖性地对抗吗啡镇痛或电针镇痛，CCK-8 抗阿片所需剂量仅为纳洛酮的 1/3000～1/10 000。脑内转入 CCK cDNA 表达质粒可使电针镇痛有效鼠转为电针镇痛无效，而脑内转入 CCK 的反义 RNA 可使电针镇痛无效鼠转为电针镇痛有效。外源性和内源性阿片物质均可促进中枢胆囊收缩素基因表达和生物合成，连续注射吗啡 6 天，使大鼠多数脑区 CCK 含量升高，CCK mRNA 含量显著升高，表达合成加速；当体内阿片物质过多时，将引起抗阿片肽 CCK 的生成和释放增多，引起负反馈调节作用，阿片与抗阿片之间的相对平衡在决定机体对疼痛的反应中起着重要作用。

CCK 的镇痛作用是通过 CCK-A 和 CCK-B 受体介导的，选择性的 CCK-A 拮抗剂 MK-329 和 CCK-B 受体的拮抗剂 L-365、260 降低了 CCK 的抗伤害性感受作用。一些学者的研究表明，CCK 的阿片样的作用主要是刺激 CCK-A 受体实现的。CCK 拮抗吗啡镇痛和电针镇痛的作用部位在中脑导水管周围灰质、杏仁核、伏核等核团，而这些核团正是吗啡引起镇痛的主要作用部位。CCK 激活这些核团的 CCK-B 受体下调阿片的镇痛作用，发挥抗阿片效应。CCK-B 受体基因敲除的大鼠，吗啡的镇痛作用增强。微量的 CCK 作用于脑和脊髓的特定部位，激活 CCK-B 型受体，对抗 μ 和 κ 阿片受体介导的镇痛作用，但不能对抗 δ 激动剂的镇痛作用。受体结合实验也表明，CCK 可降低 μ 受体数目和 κ 受体亲和力，但不影响 δ 受体的结合。对 CCK 的抗阿片（吗啡）镇痛和本身镇痛作用这种矛盾现象，Faris 认为，小剂量使用可对抗阿片镇痛，属生理效应，大剂量使用则产生镇痛效应，属药理效应。

2. CCK 参与调节疼痛的作用机制 CCK 的作用与阿片拮抗剂不同，它不是直接阻断阿片受体，而是激活 CCK 受体，从而通过多种机制减弱阿片受体激动剂的作用。CCK 受体的信号转导通路是激活百日咳毒素非敏感性 G 蛋白，G 蛋白偶联使 IP_3 和 DAG 生成增加。IP_3 从钙库中动员出游离钙，升高细胞内钙离子浓度，因此逆转了 μ 阿片受体激动剂对胞内 Ca^{2+} 升高的抑制效应，而这正是阿片减少递质释放的基础。DAG 促进胞浆内 PKC 转移至胞膜上，从而使 PKC 被激活。PKC 激活后引起不同蛋白质磷酸化产生效应，如预先通过局部给予特异性 PKC 抑制剂 calphostine 能有效反转 CCK 的抗阿片肽镇痛效应。

三、神经营养因子（neurotrophic factors，NF）

神经营养因子为神经元的增殖、分化、存活和功能维持以及神经损伤后的修复和再生所必需，并且在生理性和病理性疼痛的传导中起重要作用。20世纪90年代中期以后，越来越多的实验证明，神经生长因子（NGF）、脑源性神经生长因子（BDNGF）、神经生长因子-3（NT-3）和神经生长因子-4/5（NT-4/5）等均参与神经痛的发病机制。例如神经损伤后 NGF、BDNF 的 mRNA 表达升高，外源性注入 NGF、BDNF 后可诱发和强化神经痛的发作。使用 NGF 的抗体或 NT-3 反义寡核苷酸后可缓解神经痛，并阻抑 A_β 神经纤维或交感神经纤维向背角浅层处生长等。神经营养因子有多种，各与其酪氨酸激酶（TrK）受体结合，其中 NGF 与 TrKA 受体进行高亲和力结合，还能与 P75 受体进行低亲和力结合。NGF 基因敲除的小鼠，对夹尾巴不出现嘶叫，也不挣扎扭动，说明缺乏 NGF 的小鼠对痛刺激不敏感。同样，缺乏 TrKA 受体或 P75 受体的小鼠，对机械伤害性刺激（针刺）和热伤害性刺激（热板）的敏感性也都大大降低。此外，用加进正义（sense）NGF 核苷酸的方法使 NGF 过度表达，动物对伤害性刺激的阈值降低，出现痛觉过敏和痛觉超敏。相反，用反义（antisense）NGF 核苷酸的方法使 NGF 表达不足，动物便出现痛觉敏感性降低。这些资料说明，NGF 参与痛觉的形成和痛觉过敏的发生。

周围神经损伤后，在神经元与靶细胞建立正确的联系过程中，必须获得足够的营养支持才能保持神经元存活和轴突延伸，促使神经再生。目前发现促进运动神经生长的运动神经营养因子（MNTFs）有：睫状神经营养因子（CNTF）、脑源性神经营养因子（BDNF）、碱性成纤维细胞生长因子（bFGF）、NT-3、NT-4/5 以及胰岛素样生长因子（IGF）等。近年来又发现，在血细胞生成、炎性和免疫反应中的几种被称为细胞因子（cytokines）的多肽因子还具有明显的神经营养潜力，这些因子称为神经营养细胞因子或神经因子（neurokines）。在正常情况下，神经元与其微环境中的 NFs 之间保持"稳定状态"，但当神经损伤后，这种状态被打破，神经细胞发生巨大的形态和生化改变，大量轴浆与神经元分离，因此神经元必须及早向外周发出更多突起而尽量获得原来的轴浆量，以保持神经元存活和再生。在周围神经损伤的远端，如果缺乏细胞营养支持，对神经再生会产生远期影响，而在神经再生的早期，缺乏细胞营养支持对感觉神经元的恢复无明显影响，多数再生的感觉神经元并不主要依赖远端细胞的营养支持。然而，如果损伤远端有髓神经元缺乏15%，神经感受器缺乏25%，即使提供足够的神经再生营养物质，损伤区域也必定会出现感觉缺失。在组织炎症和神经损伤时，神经生长因子（NGF）可以促使炎症反应产生痛敏，外周神经纤维周围的成纤维细胞和神经膜细胞释放 NGF，刺激肥大细胞释放组胺，直接作用于外周感觉神经末梢，增加其兴奋性。在神经损伤引起的痛敏中，一方面由于 NGF 促进 DRG 外周轴突长芽，使外周感受野扩大，同时也由于 NGF 促进 SP、BK、5-HT 等释放，维持对感受器的刺激。此外，组织损伤和炎症激活免疫细胞释放细胞因子，IL-1β、TNFα 刺激 NGF 的合成，调节 SP 的释放。

NGF 可增加某些神经肽如神经激肽和 cGRP 的合成，调节许多蛋白质如辣椒素受体、膜 Na^+ 通道和质子激活的离子通道等的合成，因此 NGF 能增加感觉神经感受外源性刺激的敏感性。抗 NGF 抗体能减轻痛觉过敏，减轻 NGF 和炎症所引起的神经化学变化。

四、一氧化氮（NO）

NO 作为一种神经递质在脊髓水平的痛觉传递和调制中发挥着重要作用，NO 参与神经系统、免疫系统等众多生理病理过程，已证明 NO 可直接作用于伤害性感受器，从而介导炎症和神经病变引起的伤害感受传导过程。NO 是存在于细胞内及细胞间的小分子量的生物活性气体信使分子，可自由通过神经元细胞膜，半衰期只有数秒（3~5秒），广泛分布于血管内皮细胞、神经细胞、白细胞、髓母细胞、肝细胞、肾上腺和成纤维细胞，可产生于多种神经组织或非神经组织。NO 的生成物合成主要受 NOS 影响，细胞可以在多级水平上对 NOS 的表达及活性进行调节。NO 合成前体是 L-精氨酸，经一氧化氮合酶（nitric oxide synthase，NOS）催化生成。NOS 分为神经元性 NOS（nNOS）、诱导性 NOS（iNOS）和内皮性 NOS（eNOS）三种亚型。不同亚型 NOS 的选择性抑制剂均可有效抑制热痛觉过敏的产生，iNOS 不是体内组成性表达，是通过脂多糖（LPS）或细胞因子的诱导才能产生，与其他两种 NOS 不同的是其可诱导产生高浓度的 NO 且水平持续不变。可溶性鸟苷酸环化酶抑制剂美蓝可阻断 NO 的作用，证明 NO 可活化靶细胞可溶性鸟嘌呤环化酶而使环单磷酸鸟苷生成增多。

NO 的作用效果依 NO 的来源与含量、作用靶位和机体的生理（或病理）状态等不同而异，表现为生理和（或）毒性的双重作用。nmol 水平的 NO 可能主要引起细胞毒作用，而 pmol 或 fmol 水平的 NO 则可能主要发挥细胞信息传递作用。NMDA 或其他受体激活导致突触后神经元产生 NO，NO 迅速弥散，作用到突触前的神经元，调节突触前神经元的兴奋性和增加突触联系，行使"逆行性信使"的功能。神经损伤早期，大量的一氧化氮可介导细胞毒性，导致氧自由基清除障碍，裂解神经细胞内的 DNA，使细胞能量迅速耗竭而死亡。

在外周炎症疼痛模型实验中发现正常或 iNOS 基因敲除的大鼠均产生痛觉过敏，在正常大鼠腰段 iNOS mRNA 表达 24 h 明显上调。iNOS 选择性抑制剂对早期反应没有效果，但可明显减轻晚期效应，用 nNOS 选择性抑制剂处理的 iNOS 基因敲除的大鼠不仅可以延迟痛觉过敏的产生，还可减轻晚期痛觉过敏效应，说明 iNOS 在伤害感受传导后期起作用，而 nNOS 参与了疼痛发展的整个过程，两者作用时程有所不同。在激活与 NO 释放之间存在几小时的延迟期，提示过程中包含 mRNA 和蛋白质合成，诱导期的长短与刺激物的特性相关，如 iNOS mRNA 在角叉菜胶注射后 24 h 可被检测到，皮内辣椒素注射 20 min 即出现 iNOS 表达增多，鞘内注射 IL-1β 4 h 后即可上调 iNOS 蛋白。

即刻早期基因（IEGs）如 c-fos、c-myc 等编码蛋白具转录因子功能，与多种疼痛相关物质的基因表达有密切联系，可触发长时程改变。伤害性刺激或神经损伤产生的 NO 诱导脊髓经突触 IEGs 表达，可增加神经元兴奋性和长时程痛敏的形成。最近 Wu 等报道皮下给角叉菜胶致大鼠炎性痛时，Fos 蛋白表达的增加（主要在注射侧后角浅层和Ⅴ层）；鞘内给予 NO 亦能使脊髓 Fos 蛋白表达明显增加，而二者又均可被 L-NAME 抑制。可见内、外源性 NO 都会诱导 c-fos 表达，NO 与中枢敏感性形成和神经可塑性的长时程改变有关。

五、免疫细胞产物

（一）白细胞介素（IL）-1β

炎性细胞因子白细胞介素-1β 为 IL-1 家族的成员之一，主要由活化的单核/巨噬细胞产生。另外，成纤维细胞、表皮细胞、滑膜细胞、肥大细胞、神经胶质细胞、神经元细胞等都可以产生 IL-1β，在外周和中枢神经系统的免疫反应、信号转导中发挥重要作用，并参与了神经病性疼痛的产生和调节过程。IL-1β 是疼痛病理反应的早期促发物，其通过轴突或非轴突运输至中枢，可直接增加脊髓对神经伤害刺激的敏感性或间接诱导痛觉传导介质如 P 物质、TNF-α、IL-6、前列腺素、一氧化氮的释放。高浓度的 IL-1β 在中枢可引起致炎和致痛反应。

IL-1β 诱导神经病理性疼痛感受信号传导的细胞内机制主要有以下三条途径：

1. NO/NOS 途径 在大鼠基底神经核注射 IL-1 可激活 iNOS 免疫阳性的胶质细胞，促使 NO 合成，另外在多种外周病理性疼痛模型中均能观察到 iNOS 和 NO 水平上调，同样给予 iNOS 抑制剂可阻止痛觉过敏和促诱发痛。在外周注射完全弗氏佐剂炎症模型研究中发现，鞘内 IL-1β 注射 4 h 后可引起热痛觉过敏，持续 24 h 并呈剂量依赖性诱导大鼠脊髓 iNOS 蛋白表达和随后的 NO 释放，IL-1β 注射 4 h 后可见 iNOS 蛋白诱导和活化，6 h 后达到高峰，然后缓慢下降，24 h 后消失，这个过程伴有脑脊液 NO 水平上调。结果显示 IL-1β 可以通过激活 NO/NOS 信号转导途径，参与调节神经性疼痛的过程。

2. p38MAPK 途径 丝裂素活化蛋白激酶（mitogen-activated protein kinase, MAPK）是一组广泛分布于细胞质内具有丝氨酸和酪氨酸双重磷酸化能力的蛋白激酶，p38 亚族是 MAPK 的重要成员。当细胞受到应激性刺激时，如炎性细胞因子（IL-1 和 TNF 等）、缺血缺氧、热休克等情况下，存在于胞浆内的 p38 MAPK 被迅速激活，随后激活细胞内多种转录因子，调节参与细胞反应基因的转录表达。Milligan 等在坐骨神经炎症性神经病变（sciatic inflammatory neuropathy, SIN）模型中发现，低剂量的免疫激活剂可以导致与坐骨神经炎症同侧的单边发生痛觉过敏；而高剂量则可导致双边即炎症发生的同侧及对侧均产生痛觉过敏。而当鞘内应用氟代柠檬酸（胶质代谢的拮抗剂）或 CNI-1493（p38 MAPK 抑制剂），或使用促炎症细胞因子拮抗剂如 IL-1、TNF 抑制剂等，可翻转 SIN 导致的损伤神经同侧或对侧痛觉过敏，甚至可以抑制两周以前损伤引发的触诱发痛。Bernd 等在体外培养的神经母细胞瘤细胞中加入 IL-1β，10 min 后 Western blot 结果显示，出现 p38MAPK 特异抗体带，在 IL-1β 刺激 120 min 后仍能检测出相同的条带，但在不同的时间点均不能检测出 p42/44 特异性条带；在培养基中加入 p38MAPK 抑制剂 SB202190 可抑制 IL-1β 诱导的环氧化酶-2（cyclooxygenase-2, COX-2）和前列腺素（Prostaglandins, PGs）的表达；而给予 COX-2 抑制剂美洛昔康可抑制 PGs 的产生。PGs 可增强伤害性感受器对伤害性刺激的反应，使伤害性感受器敏感化，从而产生痛觉过敏；

而 COX-2 是催化 PGs 生成的关键酶，当细胞受到 IL-1$_\beta$ 等因子刺激后，通过激活 p38MAPK，产生大量的 COX-2，继而使 PGs 水平上调，从而参与调节痛觉信息的传递。由此推断 IL-1$_\beta$ 通过 IL-1$_\beta$-p38MAPK-COX-2-PGs 依赖途径，增强感觉神经元对有害刺激的敏感性。IL-1$_\beta$ 刺激神经母细胞瘤细胞 15 min，持续观察 2 h 显示，p38MAPK 或 p42/44MAPK 抑制剂均对核因子 κB（NF-κB）的表达无影响，可见 IL-1$_\beta$ 对 p38MAPK 的激活和 NF-κB 无关，据此推测可能存在 NF-κB 和 p38MAPK 两条独立的信号转导级联反应系统参与了 IL-1$_\beta$ 对 COX-2 合成的调节过程。

3. NF-κB 途径 NF-κB 是普遍存在于细胞质中以 p50/p65 异二聚体为形式的一种快反应转录因子，与 NF-κB 的抑制性蛋白 IκB 结合而呈非活性状态。目前有研究证实，IL-1$_\beta$ 直接激活 NF-κB，激活的 NF-κB 与 IκB 解离后转位入核与靶基因启动子/增强子上的 κB 位点结合，从而增强靶基因的表达。而 NF-κB 调节的靶基因编码蛋白包括细胞因子（IL-1、IL-3、IL-6）、趋化因子、生长因子等，它们大多参与了神经病理性疼痛发生的级联反应，从而诱导出现痛觉过敏和触诱发痛现象。Laughlin 等在鞘内给予强啡肽制作的中枢性疼痛动物模型中发现，给予 NF-κB 抑制剂二硫代氨基甲酸吡咯烷（PDTC）0.001～1000 pmol 可呈剂量依赖性抑制强啡肽诱导的触诱发痛。

IκB 磷酸化后才能活化 NF-κB，而 IκB 激酶（IκK）是 IκB 磷酸化的关键酶。Tegeder 等在体外实验中发现 IκK 抑制剂 S1627 可抑制 IL-1$_\beta$ 对核因子易位的刺激作用，阻止 NF-κB 与 DNA 的结合。他们还在慢性坐骨神经缩窄性损伤的动物实验中发现 S1627 可减轻促诱发痛感受，并可阻止 NF-κB 下位活化基因如 IL-1$_\beta$、COX-2、TNF 等基因的上调。可以推测 IκK 参与了伤害感受的诱导和传导过程，且这个过程依赖于 IL-1$_\beta$ 等活性介质的作用。由静息细胞纯化的能磷酸化 IκB 的激酶复合体 IκK 信号体，它除了包含两个催化亚基 IκKα 和 IκKβ、调节亚基 IκKγ/IκKAP1 和 IKAP 以外，还有 NIK 和 NF-κB/RelA 等亚基。当细胞遭受细胞因子如 TNF-α 和 IL-1$_\beta$ 刺激时，IKAP 迅即与 IκK 和 NIK 解离，从而调节 IκK 的活性，IL-1$_\beta$ 还可能通过这一间接途径调节 NF-κB 活性，继而引发一系列级联反应。

除了以上三种主要作用途径以外，IL-1$_\beta$ 还可能通过腺苷酸环化酶（cAMP）系统和活化的 Ca^{2+} 等途径影响神经性疼痛的发生、发展过程，其具体作用机制还需要进一步研究。

（二）肿瘤坏死因子-α（TNF-α）

正常情况下 TNF-α 在中枢神经系统与外周神经系统中的表达很低，分布亦较局限。脊髓损伤时，TNF-α 的表达上调，主要分布于神经元及神经胶质细胞，邻近病变的血管内皮细胞亦有表达，作用于外周及中枢神经组织，引起后者的结构与功能的改变，介导神经细胞的死亡，参与疼痛的持续性发展。

Sorkin 等研究发现 TNF-α 作用于轴突可导致异常的电生理活动，经过导管注射 TNF-α 可增强脊髓背角神经元的活性，包括对 C 纤维刺激的急性反应、信号的放大及后放电等。TNF-α 注射至轴突可导致异常的电活动，此过程与外周受体的参与无关，而伤害性轴突异常放电可能引起脊髓背角神经元的兴奋性的增高。超极化激活电流（Ih）通道对神经元动作电位的爆发起重要作用。国内王学庆等，利用完全弗氏佐剂诱发关节炎模型，发现 DRG 中 Ih 通道活性增加，加速细纤维传入神经递质的释放，从而放大了伤害性感觉信号，引起炎症痛敏的状态。TNF-α 作为主要的炎症因子之一，也有可能对 Ih 通道产生激活，引起伤害性信息的放大。另外，经 TNF-α 处理的 DRG 神经元有 70% 出现短暂的 Ca^{2+} 内流。这种 TNF-α 引起的内流可被兰尼碱明显抑制。

交感神经系统（SNS）被认为是神经组织中参与炎症和痛觉过敏的主要成分。外周神经损伤后，交感神经系统可能与传入神经元互相影响，交感纤维的活性可诱导已致敏的伤害性感受器的活性进一步增强，交感神经纤维的末梢释放去甲肾上腺素，交感神经节后纤维向 DRG 内发芽，另外传入神经元细胞膜上表达新的 α 受体及出现可塑性变化，从而增加疼痛及痛觉超敏的程度（交感维持源性疼痛）。在此过程中 TNF-α 也发挥了重要的作用。

六、趋化因子

DRG 中的初级传入感觉神经元可表达多种类型的趋化因子受体，其活化可引起强烈的神经元兴奋和疼痛，因而这种受体对应的趋化因子配体在这个过程中起着关键作用。趋化因子可由伤害性感受神经元和其他细胞合成，并可活化巨噬细胞和小胶质细胞上的受体，导致其迁移并促进其活化。现有的假说认为，参与调控炎症反应的趋化因子可直接刺激相应的受体引起疼痛发生。更重要的是，趋化因子 RANTES、SDF-1α、MCP_1 和 fractalkine 可直接作用于伤害性感受神经元而引起疼痛。

最初的细胞培养研究发现，趋化因子对感觉神经元具调节钙流的作用。对腰 DRG 慢性压迫（chronic compression of lumbar DRG，CCD）大鼠的研究显示，趋化因子 MCP_1 及其受体的异常表达对神经病理性疼痛具关键作用，CCD 可引起神经炎症和皮肤痛觉过敏。进一步的研究发现，在这种脊柱狭窄模型中趋化因子受体 CCR_2 在破坏的 DRG 和邻近未破坏的 DRG 中其表达水平均上调。在体外检测 DRG 神经元中 MCP_1 信号的电生理作用时发现，MCP_1 对正常感觉神经元无作用，但对 CCD 大鼠的感觉神经元具较强兴奋作用。

外周神经损伤后产生的 MCP_1 具多种功能：其一是吸引表达 CCR_2 的白细胞进入外周神经和（或）神经节损伤部位；其二，如 MCP_1 由神经元释放，它可通过自分泌或旁分泌方式减低神经元兴奋膜阈值或直接刺激表达 CCR_2 的伤害性感受神经元引起疼痛的发生。抑制 MCP_1/CCR_2 可改善神经病理性疼痛，CCR_2 基因敲除小鼠在募集白细胞到受损的外周神经的作用减弱。

体内外研究结果显示，DRG 神经元可表达多种型的趋化因子受体，且在 HIV 相关的神经病理性疼痛中趋化因子受体 CCR_4 和 CCR_5 受体具极其重要的作用。局部使用溶血磷脂胆碱可引起局灶节段性脱髓鞘（一种 Guillain-Barre 综合模型）。除神经元性 CCR_2 水平上调外，CCR_5、CCR_3 受体在腰神经节中的表达水平也上调，这些受体的配体，如 RANTES 和干扰素诱导蛋白 IP-10 的水平在神经炎症过程中也上调，对伤害性感受神经元具直接兴奋作用。事实上，各种趋化因子可刺激经过培养的伤害性感受神经元而引起细胞内 Ca^{2+} 浓度增加、降低动作电位阈值和延长动作电位时间等，并可使足底注射了这些趋化因子的炎症大鼠出现异常疼痛。

此外，一种独特类型的趋化因子 fractalkine 及其受体 C_3CR_1 可以以其他方式引起神经病理性疼痛。正常情况下 fractalkine 由神经（包括 DRG 中的感觉神经元）表达，其受体由多种细胞（星形胶质细胞和小胶质细胞等）表达，fractalkine 可以以膜结合的构象活化其受体。但对神经元的活化方面，fractalkine 可被基质金属蛋白酶切割，产生的可溶性 fractalkine，能远离其发源地而发挥作用。fractalkine 可诱导局部小胶质细胞的迁移和活化，同时提高神经的病理性反应，引起神经病理性疼痛的发生。在大鼠鞘内注射 fractalkine 可引起异常疼痛，而注射 C_3CR_1 阻断性抗体可预防神经病理性疼痛，提示 fractalkine 信号途径参与了神经病理性疼痛的发生。

七、血小板活化因子

血小板活化因子（platelet activating factor，PAF）是一种重要的炎症介质，也是一种具有广泛生物学活性的内源性磷脂类介质，通过与其受体结合产生细胞效应，参与中枢神经的一系列病理生理过程。PAF 细胞膜表面受体是一类 G 蛋白偶联受体，存在三个 PAF 结合位点，即一个突触膜位点和两个细胞内位点。PAF 受体激活后调节多个细胞内信号传导级联反应，包括细胞内钙离子浓度、环磷酸腺苷（cAMP）、二酰甘油（DAG）和三磷酸肌醇（IP_3）水平。体外研究表明，PAF 促进谷氨酸的释放，诱导长时程增强效应，调节 NMDA 的活性，正向调节 NMDA 受体电流。PAF 还是一种细胞内调质，通过与微粒体位点结合诱导神经元和胶质细胞内某些基因的表达。研究表明，PAF 增加星形胶质细胞 PGE_2 的释放，诱导共培养的神经元和胶质细胞 COX-2 和 TNF-α 的表达上调，PAF 参与诱导脊髓损伤后促炎性细胞因子 IL-1_β 和 IL-6 的表达。BN52021 是一种银杏叶提取物，是 PAF 受体的非竞争性拮抗剂，对细胞内外结合位点均产生作用，但对细胞膜表面位点结合力强。研究表明，BN52021 能有效减轻甲醛诱发的炎性疼痛反应。脊髓是调节痛觉信号传导的重要中枢，脊髓水平内源性 PAF 及其受体在神经病理性疼痛中的作用尚无相关的研究。

八、蛋白激酶 C

蛋白激酶 C（PKC）为丝氨酸/苏氨酸激酶大家族成员，1977 年被 Nishizuka 首次发现，很快引起生物界和医学界的广泛兴趣。PKC 是一单体蛋白多肽链，分子量为 80～90 kD，以无活性的形式存在于细胞质中。分子中存在 4 个相对保守的区域（C_1～C_4 结构域），C_1 为 DAG 的结合位点，C_2 是 Ca^{2+} 的结合位点，C_1 和 C_2 合称 PKC 的调节区。C_3 存在一个 ATP 结合基序（提供能量和磷酸基团），C_4 区为识别磷酸化底物所必需，C_3 和 C_4 合称为 PKC 的催化区。

根据其所含的结构域及激活剂的不同，一般将 PKC 分为以下几类：①传统型 PKC（classical PKC isoenzymes），包括 PKC_α、$PKC_{\beta1}$、$PKC_{\beta2}$、PKC_γ；②新型 PKC（novel PKC isoenzymes），包括 PKC_δ、PKC_ε、PKC_η、PKC_θ；③非典型 PKC（atypical PKC isoenzymes），包括 PKC_ζ、PKC_λ/PKC_ι；④PKC_μ/PKD、PKC_ν 新亚型；⑤蛋白激酶 C 相关激酶（PKC-Related-Kinase，PRKs），目前克隆出了 PKN_α/PRK_1，PKN_β/PRK_2 两种亚型。PKC_γ 亚型主要参与脊髓水平伤害性信息的传递，PKC_ε 亚型广泛分布于中枢和外周神经系统，它能够增强神经细胞的兴奋性，参与伤害性信息在中枢和外周的传递。

（一）PKC 参与病理性疼痛的过程

损伤或炎症引起痛觉过敏（hyperalgesia）、痛觉超敏（allodynia）以及自发性痛（spontaneous pain），神经系统中的 PKC 在这一过程中起着重要的作用。研究表明，脊髓背角神经元内 PKC 的激活可以增高神经元的兴奋性，由此对外周传入信号的反应增强，导致痛觉异常，是炎性疼痛和神经病理性痛发生的主要机制之一。结扎坐骨神经后，大鼠表现出痛觉过敏，脊髓背角浅层 PKC 在 mRNA 和蛋白质水平都有显著的持续性升高。

作为一种胞内第二信使，PKC 在神经元兴奋性的调制、信号传导、神经递质的释放、突触可塑性等过程中起重要作用。大量研究表明，PKC 主要通过活性或含量的变化参与伤害性信息的编码。PKC 活化的胞外信号主要通过磷脂酶系统传入胞内。磷脂酶 C（PLC）催化磷脂酰肌醇二磷酸（PIP_2）分解产生的 DAG 可直接激活 PKC，产生的 IP_3 则可通过促使 Ca^{2+} 的释放间接促进 PKC 活化。DAG 进一步代谢以及磷脂酶催化 PIP_2 分解产生的花生四烯酸也可激活某些 PKC 亚型。二酰基甘油（DAG）可增加 PKC 对 Ca^{2+} 的亲和力，使生理浓度的 Ca^{2+} 即可激活该酶。Ca^{2+} 和磷脂对维持 PKC 最大活性都是必要的。

PKC 的激活对伤害性感受器的调控有多种途径：①它既可通过磷酸化与痛觉传递相关的通道蛋白，又可以直接刺激神经肽（如降钙素基因相关肽，CGRP）的释放，引起伤害性反应的发生；②有研究发现 PKC 的活化可引起 μ 受体的去敏感化，而对 ε 阿片受体却无此作用。Narita 等进一步证实，PKC 可通过降低 μ 受体转录水平、磷酸化阿片肽受体、影响与 μ 受体偶联的 K^+ 通道从而减少 K^+ 内流等多种途径影响 μ 受体的功能及痛觉信息调制；③PKC 被激活后，可刺激外周传入纤维迅速诱导大鼠脊髓神经元内 c-fos 基因的表达，从而影响脊髓背角神经元兴奋性的长时程增强；④也可以使脊髓背角广泛动力型神经元兴奋性氨基酸受体磷酸化，进而清除了 Mg^{2+} 对 NMDA 受体通道的阻断作用，允许 NMDA 通道在低电位的条件下开放和通道的离子流量增加；⑤此外 PKC 激活后还可以通过对细胞内 Ca^{2+} 调节作用，延长 Ca^{2+} 依赖性的 K^+ 电流的灭活，缩短 Na^+ 通道灭活时间来增加神经元的兴奋性；⑥PKC 激活后磷酸化 γ-氨基丁酸能受体，抑制短暂及持续的抑制性 Cl^- 电流，使神经元敏感化和痛觉感受增强。

PKC 信号通路在致炎物质（如 5-HT，完全弗氏佐剂 CFA，甲醛）引起的炎症和痛觉过敏的维持和发展中也起重要作用。炎性因子通过影响 PKC 上游的通路激活 PKC，PKC 的激活引起细胞受体、离子通道、胞内靶酶活化，进一步导致内源性炎性因子的释放，加速伤害性信息的产生，增强神经病理性痛引起的神经元的敏感性，造成痛觉过敏、痛觉超敏以及自发性痛的产生和发展。足底注射 CFA 后，注射部位出现炎症和痛觉超敏，同侧脊髓背角浅层的神经胶质细胞 PKC 膜结合蛋白活性明显升高。应用 PKC 转位和激活的抑制剂神经节苷脂，能够明显减轻由 CFA 诱导的热痛觉过敏。在大鼠甲醛足底注射及甲醛内脏炎症痛模型中，脊髓背角浅层 PKC 的活性均出现明显增强。在外周神经组织，PKC 也参与痛觉的形成。足底注射 PKC 激动剂 PMA（phorbol 12-myristate 13-acetate），能引起小鼠长时间出现伤害性反应。选择性地抑制 PKC 上游的传导通路或 PKC 及阻断 PKC 下游信号的传递都是减轻或消除疼痛的重要手段。

（二）PKC 调制 $TRPV_1$

$TRPV_1$ 是一种对伤害性刺激敏感的阳离子通道受体，它表达于感受并传递疼痛信息的 DRG 小直径神经元中，在外周组织，$TRPV_1$ 是 PKC 信号通路对疼痛调节的重要调节因子。PKC 对 $TRPV_1$ 的活化，是外周痛觉信息传递调控的一条重要信号通路。PKC 通过直接或间接增强 $TRPV_1$ 活性引起伤害性感受器的敏感化，进一步导致痛觉异常，发挥其在外周痛觉信息传递中的重要作用。

足底注射 PKC 激动剂 PMA 引起小鼠的痛行为,而不引起 TRPV$_1$ 基因敲除小鼠的痛行为,显示外周 PKC 激活引起的痛行为是通过 TRPV$_1$ 受体的激活或敏感化引起。

TRPV$_1$ 被 PKC 激活后,能导致感觉神经元 Ca^{2+} 内流增加,使感觉神经元初级传入末梢释放炎性介质(如谷氨酸、前列腺素)或其前体,它们与相应受体结合后能引起疼痛的产生。PKC 可通过直接磷酸化 TRPV$_1$ 而将其激活,增加该受体对辣椒素和低 pH 等的敏感性,兴奋伤害性感受器,加剧痛觉信息的传递。PKC 除直接磷酸化 TRPV$_1$ 受体外,还可间接地增强其在信息传递中的作用。体外记录非洲爪蟾卵母细胞辣椒素受体离子通道电流,发现 PKC 的活化可以增强由炎性因子、pH、热等引起的 TRPV$_1$ 离子通道电流。在体外培养的 DRG 细胞中,PKC 的活化导致 TRPV$_1$ 离子通道更快地活化,更慢地失活,从而延长了其在伤害性信息传递的时间,表现为伤害性行为的加剧。此外,PKC 还可通过增加神经细胞表面 TRPV$_1$ 的表达参与炎性痛的发展。

(三) PKC 上调 NMDA 受体

研究发现,NMDA 受体 NR$_1$ 亚基上存在两个 PKC 磷酸化的丝氨酸活化位点(serine-896 和 serine-890),而外周伤害性刺激引起脊髓背角 NMDA 受体 PKC 依赖位点 serine-896 的磷酸化,说明了 PKC 对 NMDA 受体活性的上调在伤害性信息的传递中发挥了重要作用。此外,PKC 通过间接地磷酸化相关的靶蛋白或信号蛋白调制 NMDA 受体的活性。伤害性刺激显著增强脊髓谷氨酸和天门冬氨酸的释放量,它们与 NMDA 受体结合后能够增加 Ca^{2+} 通透性,导致胞内 Ca^{2+} 浓度增加,进一步激活 Ca^{2+} 依赖的 PKC,促进其由胞浆到胞膜的转位。而 PKC 活性增强,能减少 Mg^{2+} 对 NMDA 受体的阻滞,促进 NMDA 受体通道的打开。PKC 还能改变 NMDA 受体相关的电流,增强 NMDA 受体敏感性,导致脊髓背角突触传递的增强,加剧病理性痛的发展。

(四) 不同 PKC 亚型对痛觉信息的调制

PKC 有多种亚型,均在痛觉信息的调制过程中起重要作用,不同 PKC 亚型在此过程的作用机制不同。目前研究最多的为 PKC$_\gamma$ 和 PKC$_\varepsilon$ 两种亚型在痛觉调制中的作用。

1. PKC$_\gamma$ 在痛觉信息调制中的作用 脊髓背角浅层(Ⅰ、Ⅱ层)是外周伤害性信息处理及调制的初级中枢,是伤害性信息传递、整合过程的重要部位。一般认为传递伤害性信息的 A$_\delta$ 纤维和 C 纤维多终止于此处。PKC$_\gamma$ 主要分布于脊髓背角浅层的兴奋性中间神经元,92% PKC$_\gamma$ 神经元不含 GABA,仅 5% 的 PKC$_\gamma$ 神经元含 μ 阿片受体,但 PKC$_\gamma$ 神经元含有许多兴奋性受体,提示脊髓背角浅层的 PKC$_\gamma$ 兴奋性中间神经元可能在痛觉信息的传导中起作用。

外周组织损伤或炎症后,脊髓背角 PKC$_\gamma$ 的表达和活性,尤其是 PKC$_\gamma$ 膜结合蛋白的表达和活性明显增强。鞘内注射 PKC$_\gamma$ 反义寡核苷酸或其特异性抑制剂,能抑制 PKC$_\gamma$ 活性,并明显抑制慢性神经痛大鼠的痛觉过敏,显示 PKC$_\gamma$ 在伤害性信息传递中起着不可缺少的作用。

PKC$_\gamma$ 参与痛觉异常的发展和维持过程,在脊髓背角发生可塑性变化。结扎大鼠坐骨神经后,脊髓 L$_5$ 节段背角浅层神经元胞膜 PKC$_\gamma$ 表达比对照升高 40%。大鼠足底注射 CFA 后,同侧脊髓 L$_4$ 和 L$_5$ 节段背角浅层 PKC$_\gamma$ 活性增强 75%~100%。电镜观察显示,大量 PKC$_\gamma$ 从胞浆转位到胞膜。芥子油(mustard oil)足底注射引起大鼠脊髓背角Ⅴ层伤害性神经元兴奋性的升高,电生理研究发现,维持脊髓背角Ⅴ层伤害性神经元的兴奋性必

须有 PKC_γ 的参与。

PKC_γ 作为一种胞内信使通过调制相关靶蛋白或酶从而发挥其在信息传递中的作用，阿片受体就是 PKC_γ 重要的作用靶点。如烫伤引起大鼠出现机械痛觉超敏和热痛觉过敏，损伤同侧脊髓背角 PKC_γ 表达上升，而 μ 阿片受体表达下降，提示可能是 PKC_γ 下调了 μ 阿片受体的表达。PKC_γ 基因敲除小鼠 μ 阿片受体介导的抗伤害/止痛效应明显强于正常小鼠，显示 PKC_γ 的存在可能会拮抗 μ 阿片受体的作用。PKC_γ 的激活能导致 μ 阿片受体偶联的 G 蛋白活性下降，从而抑制 μ 阿片受体的信息传递。

最近研究发现，PKC_γ 参与神经性病理性痛的调节还可能与神经元肾上腺糖皮质激素受体（GRs）有关，大鼠坐骨神经损伤后，损伤同侧脊髓背角 GRs 表达明显增加，应用 PKC 抑制剂 cheryrithrine 则抑制其表达增加；PKC_γ 基因敲除大鼠中，GRs 的表达减少，神经病理性痛行为明显减弱。

2. PKC_ε 在痛觉信息调制中的作用　PKC_ε 分布广泛，90% 以上的 DRG 小直径神经元表达 PKC_ε。PKC_ε 磷酸化是 PKC_ε 被激活的重要标志，磷酸化的 PKC_ε 和介导疼痛的辣椒素受体在 DRG 小直径神经元中共存。各种调节因子的存在，使得痛觉信息能够逐级向上传递，而 PKC_ε 在痛觉信息传递通路中起着重要作用。无论是在中枢还是在外周，PKC_ε 激活后均能够导致痛觉异常。最近 PKC_ε 被确认是导致机械痛觉过敏的一种重要的胞内信使，它参与炎症因子（如内皮素-1、缓激肽、肾上腺素等）和外周神经病变（如糖尿病、慢性酒精中毒、癌症化疗等）引起的伤害性感受器的敏感化，并介导炎性痛由急性向慢性的发展。

炎性因子（如内皮素-1）与神经肽（如缓激肽）被激活后，能够引起 DRG $TRVP_1$ 阳性神经元 PKC_ε 从胞浆到胞膜的转位，参与痛觉信息的传递。PKC_ε 通过活化 $TRPV_1$ 传递痛觉信息。研究发现，PKC_ε 通过磷酸化 $TRPV_1$ Ser502 和 Ser800 位点直接磷酸化 $TRPV_1$ 而增强其活性，内皮素-1、胞外缓激肽及 ATP 通过激活 PKC_ε 间接增强 $TRPV_1$ 活性。PKC 激动剂 PMA 足底注射引起小鼠出现伤害性反应，处理部位皮肤 PKC_ε 活性显著增强，给予 $TRPV_1$ 选择性拮抗剂 SB-366791，能部分削弱 PMA 诱导的伤害性反应，提示 PKC_ε 通过调制 $TRPV_1$ 而参与伤害性信息的传递。

PKC_ε 参与痛觉信息的传递受激素的影响，雌性激素能影响 PKC_ε 上游的一些激活因子（如 cAMP），从而阻断 PKC_ε 信号通路。最近发现 PKC_ε 能延长急性炎症痛后炎症因子诱导的痛觉过敏发生的时间，而短暂的抑制 PKC_ε 活性能够恢复痛觉过敏发生的时程。PKC_ε 还参与阿片受体传递的信号通路。虽然有证据表明，PKC 能直接磷酸化阿片受体，但 PKC_ε 被认为是 μ 阿片受体的作用靶点。PKC_ε 抑制吗啡效应通过活化 N 型 Ca^{2+} 通道，而在 PKC_ε 基因敲除小鼠中，这种负反馈效应消失，故吗啡效应得到增强。

3. 其他 PKC 亚型在痛觉信息调制中的作用　除以上两种 PKC 亚型参与疼痛的调制外，其他经典和非经典的 PKC 亚型也参与痛觉的调制。如 PKC_α 能通过激活 $TRPV_1$ 受体增强炎症引起的痛反应，PKC_α 还参与吗啡耐受后痛觉过敏的形成；$PKC_{\beta II}$ 参与炎症和神经损伤后痛觉过敏的产生；PKC_δ 通过磷酸化大鼠脊髓背角浅层神经元 NR_1 serine896 参与热痛觉过敏的调制；PKC_μ 能通过调制 $TRPV_1$ 参与慢性痛的发展。

第三节 疼痛的外周机制

外周神经损伤可引起神经功能、生化和形态学特性的变化，常见的病理生理变化包括异位放电、离子通道表达改变、初级传入末梢长芽、交感神经长入背根神经节，以及前炎症介质对伤害性感受器的敏化。

一、异位放电（ectopic discharge）

外周神经损伤后，多种离子通道在损伤区及胞体膜大量聚集造成膜重塑，引起初级传入神经元电活性和（或）表型的变化，神经损伤区及相应的感觉神经元胞体产生大量的自发性放电，导致神经元兴奋性增高。这些来自损伤区的自发性放电与来自正常感觉神经末梢的具有编码刺激作用的放电不同，不能反映外周的刺激性质和强度，这些自发电活动被称为异位放电。异位放电无序的、持续的、无编码性质的传入活动长期刺激脊髓背角神经元，引起脊髓水平的中枢神经系统兴奋性增高及感觉功能异常，进而导致局部致痛神经递质及调质的释放增加，引起自发性疼痛（spontaneous pain）、痛觉过敏（hyperalgesia）及痛性感觉异常（allodynia）等慢性神经痛症状。局部麻醉药阻断异位放电或背根切断阻断异位放电传入中枢可减轻慢性痛表现。重复的额外放电也是损伤纤维的放电特征，正常的神经轴突在受到单脉冲电刺激时通常只诱发出一个单脉冲放电。神经轴突损伤改变神经轴突处的兴奋性，表现为对单刺激产生额外多个反复放电，这种带有多脉冲的后放电性质是神经元的兴奋性增高的表现，有髓纤维的这种重复的后放电与感觉异常有密切的联系，来自C类纤维的后放电导致痛觉过敏。

（一）损伤的初级感觉神经元轴突、胞体异位放电

正常初级感觉神经元不产生自发电活动，神经元受到损伤后，该神经纤维的生理功能就会发生明显的改变，表现为兴奋性过高，机体内微小的物理或化学变化都可诱发神经纤维损伤区或神经纤维胞体产生大量的传入放电，损伤的轴突或胞体成为异位电活动的起搏点。初级传入神经元异位放电的产生，它不仅引起临床上持续的神经病理性疼痛症状，而且引起与痛觉过敏和痛性感觉异常密切相关的中枢敏化。该异位放电在神经损伤术后1～3天迅速产生，而在随后的几周内缓慢衰减。Liu等观察到这种异位放电与触诱发痛（tactial allodynia）症状的发生时间极为吻合，且发现它主要由DRG细胞胞体产生，而外周轴

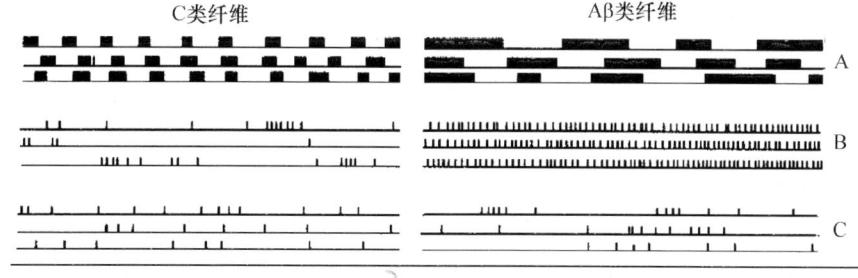

图3-3　神经损伤诱发A/C类纤维不同形式的自发放电活动

A，有规则安静间隙期的高频簇状放电，在正常的C类纤维从没有见到类似的电活动；B，无规则的单次放电并偶尔带有簇状放电；C，单次的无规则自发放电。

突只占这种异位放电的 25%。

在正常状态下，DRG 胞体对感觉轴突提供营养而不直接传递电活动，更不直接产生自发电活动。从不同类型的外周神经损伤模型中发现，除了轴突损伤区产生异位放电外，相关的 DRG 胞体也产生大量的自发放电。神经损伤诱发 DRG 神经元产生急剧的功能改变，DRG 神经元的重复性放电是 DRG 神经元修复自身和功能代偿的应激表现。CCI 模型大鼠在术后的第 2～3 天 DRG 便出现大量的 A_β 神经元自发电活动，早于轴突损伤区产生的异位放电，神经损伤引起的 DRG 神经元自发电活动在慢性痛中具有更重要、更持久的作用。用阻断剂阻断神经的损伤残端可轻度减少异位放电，只有在 DRG 处的阻断才能完全消除电活动，说明 DRG 在轴突损伤后的痛觉过敏及感觉异常中产生更重要的作用。正常的 A_β 纤维的传入通过闸门机制能够抑制 C 类纤维对痛觉投射神经元的兴奋作用，但如果损伤 A_β 有髓纤维，其传递的触觉传入冲动则诱发疼痛，说明损伤神经的非编码传入（异位放电）干扰了正常的中枢活动，从而也改变了中枢的感觉功能特性，初级感觉神经元的异位传入电活动最终诱发中枢神经系统感觉活动的异常。

（二）神经元交互混传（cross-talk）诱发的异位放电

在神经损伤区及 DRG 内还存在交互应答现象，从神经电生理学的角度来说，cross-talk 可以定义为神经元之间的电活动发生"混传"现象。神经元的交互混传是指一个神经元的电活动，通过非突触的相互作用影响邻近神经元的电活动。正常生理状态下，神经轴突髓鞘有良好的绝缘作用，神经纤维之间的电活动并不相互影响，神经传入能准确地投射到高级中枢。神经损伤后，轴突受到损伤而脱髓鞘或形成神经瘤，神经纤维之间的绝缘作用减弱。当某一纤维被激活时，去极化电位便扩散到邻近静息的神经纤维，诱发其放电，形成反复发放的神经环路，从而激活静息的神经纤维。除电位性的扩散诱发"混传"现象外，细胞外离子浓度的改变也可引起神经元的"混传"现象。某些神经元反复放电，增加细胞外的 K^+ 浓度，K^+ 扩散到邻近的神经元导致邻近的神经元去极化，形成细胞之间的混传现象。通过神经元交互混传，参与放电神经元的数目和发放的频率在神经损伤区和 DRG 之间被放大，形成痛觉过敏、感觉异常。这种混传现象可发生在不同种类的神经纤维之间，也可发生在不同种类的 DRG 胞体之间（如低阈值的 A_β 纤维激活高阈值的 C 纤维，低阈值的 DRG 的大细胞激活高阈值的 DRG 的小细胞）。在一些患幻肢痛的病人，在神经瘤局部给予麻醉剂，不能完全缓解幻肢痛，与 DRG 细胞之间存在这种异位电活动的传入有关。

（三）阈下膜电位震荡

神经损伤后阈下膜电位的震荡在异位放电的产生中起重要作用。Study 等最先报道神经损伤后 DRG 神经细胞膜产生电位震荡，其后 Amir 等在胞内记录 DRG 膜电位时也发现，重复的异位放电并不遵循经典的 Hodgkin-Huxley 的重复放电机制，即持续性的去极化使膜电位达阈电位水平，而是 DRG 中某些神经元的膜电位存在一定频率的阈下震荡，当去极相的震荡幅度达到阈电位时即爆发重复的异位放电（单个不规则的或簇状的）。只有具有膜震荡的神经元才会产生异位自发放电，无震荡电位的神经元不产生异位放电，神经损伤后具有膜震荡神经元的数量增加，相应的异位自发放电也增加，因而提出，阈下膜电位震荡为慢性痛症状产生的原因。

膜震荡现象不仅存在于 DRG 神经元，在三叉神经节、三叉神经中脑核的神经元及其他某些中枢神经元的膜电位也存在震荡现象。在新生大鼠背根神经节大胞体神经元的膜震荡出现率高于成年鼠，而小胞体神经元则低于成年鼠。Amir 等认为在有髓鞘的 A 类背根神经节与无髓鞘的 C 类背根神经节中，膜电位表现为低阈值的振荡。低阈值振荡具有电压依赖性，在静息电位时膜电位震荡出现率很低，膜去极化时，具有阈下膜震荡的神经元明显增多，同时使原有阈下膜震荡的幅度增加，当达阈电位时爆发动作电位，但当进一步去极化时，震荡幅度反而降低。外周神经损伤后，在静息膜电位时的震荡神经元及膜去极化后产生阈下膜震荡的神经元的数量明显增加，相应的异位放电也增加。

Amir 等进一步研究了膜震荡电位的产生机制，发现当以胆碱替代 Na^+ 时膜震荡消失，1 μmol/L TTX（能区分 TTX-S 与 TTX-R Na^+ 通道）使震荡消失，而加入 Co^+（一种广谱的 Ca^{2+} 通道阻断剂）对膜震荡无明显影响，说明震荡的去极相由 TTX-S Na^+ 通道形成，与 Ca^{2+} 通道无关。在研究复极相的机制时发现，应用 K^+ 通道阻断剂四乙胺（TEA）、4-甲基吡啶（4-AP）阻断 K^+ 电导时，膜震荡不但不消失，反而具有易化作用，但当改变 K^+ 的反转电位以中和电压非敏感性的 K^+ 漏电流时，膜震荡消失，因而认为膜震荡复极相的产生由电压非依赖性的 K^+ 漏电流形成。因此 Amir 认为在慢性疼痛的状态下，神经元钠结构的变化可导致钠电流发生变化，并进一步导致振荡膜电位发生变化，从而使神经元兴奋性发生改变，导致慢性疼痛的发生。

二、离子通道和受体表达的改变

异位电活动是离子通道和受体异位堆积的结果。DRG 神经元细胞膜上存在多种离子通道，它们对感觉信号起放大和微调作用。在神经病理性疼痛中神经元细胞膜上离子通道表达和（或）分布发生变化，离子通道的电流也表现出不同的变化，这种改变是 DRG 异位放电的电化学基础。随着分子生物学与电生理，尤其是膜片钳技术的发展，已有报道初级感觉神经元背根神经节神经元钠通道、钙通道与慢性疼痛的发生、发展密切相关，有关钾通道在慢性疼痛中的改变亦有学者在近年作了研究。

多数神经纤维都有电压依赖性的 Na^+ 通道，它们可被炎性介质所调节。研究表明神经生长因子（NGF）能促进 PN 型钠通道（仅见于外周传入神经和交感神经）的基因表达，从而增强传入兴奋性和痛觉过敏。感觉神经还有钙激活的钾通道，它可被某些炎性介质所阻滞，从而使感觉神经兴奋性增强，引起痛觉过敏。电压依赖性 T 型、N 型和 L 型钙通道可增强感觉神经元的兴奋性。

(一) 神经损伤诱发多种离子通道的表达增加

神经电活动的产生决定于跨膜离子通道的组成和分布特性。生理状态下，大量 Na^+ 通道聚集在神经纤维轴突朗飞结处，少量 K^+ 通道分布在结旁区，神经纤维髓鞘包绕部分的轴突几乎没有离子通道分布。虽然多种离子通道分布在朗飞结区，但它只传导神经冲动，而不生成自发的动作电位。

神经末梢细胞膜上分布着多种与产生传入冲动有关的电压敏感通道和受体，如电压敏感 Na^+、K^+ 和 Ca^{2+} 通道及各种受体等。这些蛋白质分子是在胞体内合成并通过轴浆运输转运到特定的细胞膜上，这一过程受到机体严格的控制并处于代谢动态平衡中。神经轴突损伤后，由胞体合成的组成离子通道的蛋白质成分、膜受体物质的运输、分布及代谢途径受到破坏，大量新合成的膜受体及离子通道堆积在轴突的损伤区及胞体膜上，使这些部位的离子通道及受体组成类似末梢区的结构，成为产生电活动的起搏点。神经损伤后，背根神经节生成的超极化激活环核苷酸门控的阳离子通道（hyperpolarization-activated cyclic nucleotide gated cation channel，HCN）蛋白向外周端输送时，在神经受损伤的部位不能向下正常输送而发生堆积，这些堆积的通道形成一个类似窦房结一样的结构，不断产生自发放电，形成异位放电。

神经轴突损伤区离子通道的形成有一个动态变化过程，机械敏感通道在损伤后第2天出现并达顶峰，随后逐步减弱，第7天几乎消失。相反，K^+通道则在第2天开始形成，在第7天达顶峰。当K^+通道减弱时，动物的痛觉过敏的程度也相应地减弱。因此，离子通道的表达和异位分布、异位自发传入放电与行为的痛觉过敏和感觉异常是互为因果关系的。近年实验研究发现，DRG胞体形成K^+通道早于神经元轴突处。在神经轴突损伤2～3天，DRG处局部应用K^+通道的阻断剂4-AP，可诱发强烈的神经元放电，而在轴突处给予TEA或4-AP，神经元没有任何放电反应。该实验提示，胞体合成的离子通道蛋白或受体物质可能有就近插入胞体膜的特性。以下分别叙述各种离子通道亚型及亚单位在病理性疼痛中的作用。

1. 电压门控Na^+离子通道

电压门控Na^+通道在初级传入神经元上表达，对神经元细胞膜动作电位的产生和维持非常重要。电压门控Na^+通道（VGSC/VDSC）由α单位和一个或若干个β亚单位构成。目前，已经克隆出9个VGSC的α亚单位和3个β亚单位，此外，还有一个胶质细胞源性VGSC亚单位，命名为Nax通道。其中，α-亚单位形成有孔的功能性离子通道，决定通道的电压依赖、离子选择、激活开放和失活关闭的门控过程，β亚单位调节通道的开放和膜上通道的表达水平，而β-亚单位通过与α-亚单位各种方式的结合，对离子通道起着主要的调控作用。

DRG神经元上至少存在6种钠通道亚单位：Nav1.1、Nav1.6、Nav1.7、Nav1.8（PN3，peripheral nerve type3或称SNS）、Nav1.9（NaN/SNS）和Nax。根据钠通道对河豚毒素（TTX）的敏感性分为TTX-S（TTX敏感）和TTX-R（TTX不敏感）钠通道两类。属于TTX-S的钠通道有Nav1.1、Nav1.6、Nav1.7及Nav1.3（α-Ⅲ型），主要表达在有髓鞘A纤维、背根神经节的各型细胞上。TTX不敏感的电压门控Na^+离子通道包括Nav1.8及Nav1.9，主要存在于伤害性感觉神经元C-纤维、背根神经节和三叉神经节中的中、小型细胞上，在其他外周或者中枢的神经元或者非神经组织中不存在。

最近的研究发现，电压门控Na^+通道在神经病理性痛情况下表达上调，但有趣的是，不同亚型的电压门控Na^+通道在不同类型的神经病理性痛中的表达不一样，其中Nav1.8和Nav1.9的上调主要在周围神经损害中出现，而Nav1.7主要在交感神经元中上调。PGE_2、5-HT等致痛物质都可以增加TTX-R的钠电流。缓激肽也可作用于这类Na^+离子通道，增加伤害性传入的敏感性。神经生长因子（NGF）、胶质细胞源性神经营养因子（glial-cell-line-derived neurotrophic factor，GDNF）等改变神经元损伤部位及附近的钠通道亚基构型，钠通道功能发生变化，产生异位放电。

（1）Nav1.7：主要表达在外周感觉神经元如DRG和交感神经节神经元，特别是与伤害性感受器有关的小直径C类神经纤维，产生快激活、快失活的TTX-S钠电流。此电流与小 DRG 细胞表达的 TTX-S 电流特性非常相似,推测 Nav1.7 介导的就是小 DRG 细胞表达的 TTX-S 钠电流。然而与其他 TTX-S 钠电流,如 Nav1.4 和 Nav1.6 等相比,Nav1.7 失活的时间明显延长,且从失活态的恢复也较慢,这种相对慢失活的动力学特征被认为是 Nav1.7 被小的去极化斜坡电流(如感觉发生器电位所产生的电流)激活的原因。Nav1.7 分布及电生理特征提示其可能在传递疼痛刺激中起重要作用。目前已明确,Nav1.7 与炎性疼痛关系密切。在大鼠后爪注射角叉菜胶后,Nav1.7 在 DRG 表达上调。特异性地敲除伤害性感受器上 Nav1.7 基因,所有由一系列刺激包括甲醛、辣椒素、完全弗氏佐剂或神经生长因子等引起的炎性痛都得到显著缓解或消除。而 Nav1.7 在感受痛觉方面最有突破性的进展在于 Cox 等对 6 名患先天无痛症(痛感缺失对各种疼痛刺激无反应但机体其他功能完全正常)儿童的基因检测发现,编码 Nav1.7 的基因 SCN9A 功能缺失性突变是导致痛觉完全消失的原因所在。此外,有研究发现,原发性红斑肢痛症(一种常染色体显性遗传病,以四肢末端烧灼样疼痛为特征)患者的 SCN9A 基因氨基酸序列出现了至少 9 种功能增强型突变。进一步研究发现,与野生型通道相比,突变型钠通道易被激活,而不易失活,并对微小的刺激也能持续发放冲动。这些研究结果表明,Nav1.7 在与人痛觉有关的神经纤维上起关键作用。然而,Nav1.7 在神经病理性疼痛动物模型上的研究结果大不相同。特异性去除伤害性感受器上的 Nav1.7 基因并不能消除小鼠的神经性疼痛,提示 Nav1.7 在神经性疼痛中可能并不重要。这一研究结果与人类 Nav1.7 功能缺失时所观察到的无痛症表型不一致。目前还不清楚导致这种差异的原因。

(2) Nav1.8:该通道专一表达在外周感觉神经元上,即 DRG 小直径的 C 类纤维和 10% 的 A 类纤维。目前已知,DRG 有 2 种不同的 TTX-R 钠通道(Nav1.8 和 Nav1.9),使用标准的全细胞膜片钳记录方法,由于 Nav1.9 电流幅度较小,难以记录,因此很可能大多数研究中所记录的 TTX-R 钠通道实际上是 Nav1.8 通道电流。在爪蟾卵母细胞上表达 Nav1.8 提示该通道在膜电位去极化至 $-40\,\text{mV}$ 时激活,这种电流呈现缓慢激活、缓慢失活的动力学特性。Nav1.8 不参与神经元膜静息电位的形成,相对于其他钠通道,Nav1.8 具有较高的激活电压阈值与稳态失活电压阈值,这与伤害性感觉传入神经元需要较高阈值的刺激才能激活的特征相符。此外,由于 Nav1.8 构成细胞动作电位上升阶段内向电流的主要部分(80%~90%),因而 Nav1.8 明显影响细胞动作电位的产生,进而影响钠电流和细胞兴奋性。

由于 Nav1.8 钠通道专一表达在外周感觉神经元上,并且对神经元动作电位有显著的调节作用,因此,NaV1.8 的改变在异位放电及慢性痛的产生中的作用备受关注,并被认为最有可能成为高效特异性新型镇痛药物的作用靶点。研究发现,用反义寡核苷酸技术降低 Nav1.8 基因在 DRG 的表达后,可逆转脊神经损伤以及慢性缩窄性损伤所致的神经病理性疼痛。敲除 Nav1.8 基因也可将神经病理性疼痛模型大鼠对温度和触觉刺激的阈值逆转为与对照组等同的水平。Dong 等的研究发现,用小干扰 RNA 的方法选择性消减 Nav1.8 亚型的表达可显著减少神经病理性和炎症性疼痛模型动物的疼痛反应。这些研究为 Nav1.8 基因在神经病理性疼痛中的作用提供了直接的依据。

但也有提出相反结论的研究。Kerr 等比较了去 Nav1.8 的大鼠与野生型大鼠在部分神经损伤后表现出的对机械和温度的敏感性,结果发现两者等同,从而认为 Nav1.8 对于神经病理性疼痛的发生并不是必需的。也有人认为在去 Nav1.8 的大鼠上可能存在其他钠通道代偿性表达增加。但进一步的研究并不支持这一假设,基因敲除 Nav1.7 或 Nav1.7、Nav1.8 共同敲除并没有改变神经病理性疼痛模型动物的疼痛行为。

还有研究发现,神经损伤后,在粗纤维去髓鞘处、神经出芽部位及损伤神经封闭形成终末肿胀区"终末球"有大量的 Na^+ 通道积聚,感觉神经元特异的 Nav1.8 在 DRG 胞体内含量减少,由胞体转移至外周神经损伤区聚集。这种异常积聚引起 DRG 钠通道兴奋性变化并有助于神经自发活动的发生,而自发活动是神经损伤后神经病理性疼痛发病的机制之一。因此认为非损伤神经纤维的异常活动对机械性异常疼痛的产生和维持可能起关键作用。Nav1.8 亚型作为一种可能的新型疼痛治疗靶点,值得进一步深入研究。

(3) Nav1.9:主要表达于小直径 DRG 神经元和三叉神经节的伤害性感受神经元,该亚型在异源性表达系统上难以表达。但在野生型 DRG 感觉神经细胞上记录到该通道具有明显不同于其他钠通道亚型的特点。即产生持续性的 TTX-R 钠电流,并且在激活和稳态失活之间有广泛的重叠,并似乎能够调节静息电位和去极化。这些独特的性质表明 Nav1.9 对初级伤害性感受神经元的电生理性质有重要的影响。用反义寡核苷酸技术降低 Nav1.9 表达或直接敲除 Nav1.9 基因均不能降低神经病理性疼痛大鼠的异常神经痛和热痛敏等症状。然而,Amaya 等在去 Nav1.9 的转基因小鼠实验中,发现小鼠对甲醛、角叉菜胶、完全弗氏佐剂、PGE_2 等炎性痛觉增敏的反应下降。提示 Nav1.9 与 Nav1.7 和 Nav1.8 一样,对炎性疼痛有重要作用,但 Nav1.9 在神经损伤引起的神经疼痛中作用有限。

(4) Nav1.3:主要存在于中型及大胞体 DRG 神经元,可快速复活,为快激活和快失活 TTX-S 钠通道,能从失活态迅速恢复,利于快速放电的产生。正常情况下 Nav1.3 在大鼠胚 DRG 中表达较高,发育过程中表达逐渐下降,而在成年大鼠 DRG 中表达显著下调。然而,在大鼠神经性疼痛模型中,如慢性缩窄性损伤、脊神经结扎、糖尿病性神经病变后,可观察到 DRG 神经元上 Nav1.3 mRNA 及蛋白的表达明显上调,提示 Nav1.3 再表达可能促使 DRG 神经元兴奋性改变。此外,Nav1.3 能迅速从失活态复活,有利于增加发放频率,从而提高神经兴奋性。异位放电是神经元兴奋性增高的机制之一,通常情况下,异位放电多发生在大直径的 A_β 和 A_δ 神经纤维上,而在几种神经病理性疼痛模型上观察到的 Nav1.3 mRNA 及蛋白的表达上调也主要发生在中到大神经元上。另外,上调的 Nav1.3 mRNA 表达在损伤后 16 h 增加明显,此后维持高水平,这与异位自发放电最早出现的时间及维持时间相符,也与神经痛的行为学改变一致。这些研究结果结合 Nav1.3 独特的电生理特点,提示 Nav1.3 与异位放电引起的神经病理性疼痛的发生有密切关联。

在脊髓损伤和外周神经慢性缩窄性损伤模型中,鞘内给予 Nav1.3 反义核酸可减少神经元的超兴奋性并且减弱疼痛相关性反应。然而,也有相反的实验结果,Lindia 等使用该技术并不能使坐骨神经分支选择性损伤模型(SNI)引起的神经疼痛减轻。Nassar 等也报道去 Nav1.3 转基因小鼠对急性疼痛、炎性以及神经性疼痛的反应与野生型相比似乎并没有区别。目前尚未发现 Nav1.3 特异性通道阻断剂,研究 Nav1.3 对于人炎性或神经病理性疼痛的作用还存在许多困难。

目前,以钠通道亚型,尤其是 Nav1.8、Nav1.7 为靶点的药物研发方兴未艾。虽然尚没有该通道的特异性阻断药物问世,但是芋螺毒素 A-803467 和 ProTx-Ⅱ 提供了达到此目标的可能性。此外,在神经损伤模型中表达显著上调的 Nav1.3 也值得深入研究,尽管在疼痛动物模型上该亚型的作用还存在诸多争议。感觉神经元上多个钠通道亚型与神经病理性疼痛的发生存在密切的联系。通过对这些通道的深入研究,有助于探讨疼痛的机制并为疼痛药物靶点的选择提供新的思路。

2. 感觉神经元上 β-亚单位对神经病理性疼痛的影响

β-亚单位选择性表达于 DRG 以及脊髓的感觉神经元,对电压门控性钠通道 α-亚单位具有显著的调节作用,如调节通道的门控、电压依赖性、激活和失活等,因而其在神经病理性疼痛形成中的作用也受到广泛关注。尤其 $β_3$ 亚单位,其分布、调控功能和在神经损伤后的基因表达变化上与神经性疼痛的相应特征有着广泛的一致性,显示 $β_3$ 亚单位在神经性疼痛的发生中也可能有着较为重要的地位。

研究发现,$β_1$ 亚单位主要表达于 DRG 中到大 $A_β$ 神经纤维以及脊髓的腹侧和背侧角。轴突横断或链脲酶素诱导的糖尿病性神经病变模型中,DRG 中 $β_1$ 亚单位 mRNA 水平没有变化,而人类脊髓损伤患者感觉神经元 $β_1$ 亚单位蛋白表达水平下降。

$β_2$ 亚单位在 DRG 中的表达水平较低,但其广泛分布于脊髓的灰质和中枢神经。Lopez-Santiago 等在大鼠的神经病理性疼痛模型,如 SNI 或脊神经结扎中发现,尽管 $β_2$ 亚单位 mRNA 在损伤神经纤维中的表达水平没有变化,但其蛋白水平在损伤以及邻近非损伤神经纤维上的表达均升高,且这种变化具有功能意义,因为特异性敲除 $β_2$ 亚单位后,SNI 模型大鼠的机械性异常疼痛减轻,提示 $β_2$ 亚单位在损伤和非损伤感觉神经纤维上异位电活动的产生方面可能发挥一定作用。

$β_3$ 亚单位主要在小直径的 C 类神经元中表达。在脊髓中,$β_3$ 亚单位分布于背角的 I、II 和 X 层,并贯穿于传导伤害性刺激的 C 类纤维终末。不同于 $β_1$ 和 $β_2$ 亚单位,在各种神经病理性疼痛模型的感觉神经节中,$β_3$ 亚单位的 mRNA 以及蛋白表达水平均显著上调。Casula 等在大鼠 SNI 模型中利用双标记方法观察到 Nav1.3 与 $β_3$ 亚单位的 mRNA 共表达,约 83% 表达 $β_3$ 亚单位 mRNA 的神经元表达 Nav1.3,而约 70% 的 Nav1.3 神经元表达 $β_3$ 亚单位 mRNA。这一研究提示 $β_3$ 亚单位可能与 α 亚单位(尤其是 Nav1.3 亚型)一起参与了外周神经损伤后病理性疼痛的发生。

$β_4$ 亚单位是新发现的一种 β 亚单位。用定量 RT-PCR 技术,对大鼠不同组织进行分析发现,$β_4$ 亚单位在 DRG 的分布最高,大脑、脊髓、骨骼肌和心脏的分布相对较少。目前对该亚单位功能特性的研究还比较少。

3. Ca^{2+} 离子通道的表达改变

与钠通道相同,电压依赖性钙通道(voltage-dependent calcium channels,VDCCs)也是神经系统信息传递的重要的通道蛋白。中枢和外周神经系统神经元上电压依赖性 Ca^{2+} 通道根据电压激活特性及药理学特性分为高电压激活的(HVA)及低电压激活(LVA)两型。根据电压依赖性、动力学特性及药理学特性的不同,HVA 又区分为多种亚型如 T、L、N、P/Q、R 型。T 型钙通道属于 LVA 型,在膜去极化时失活较快,与细胞产生簇状放电有关;最初 L 型钙通道因其具有较大单通道传导力,而且开放时间长而得名;N 型钙通道是指既不是 L 型也不是 T 型的通道,N 型钙通道主要分布于突触末梢,其功能主要为触发神经递质释放;P 型钙通道因为在小脑浦肯野神经细胞中表达而得名。

钙通道主要由 $α_1$ 亚单位和至少两个辅助亚单位 β 和 $α_{2/δ}$ 构成,骨骼还有额外的 γ 亚基。其中 α_1 亚单位是构成钙通道孔道结构的主要单位，它是钙通道中最大的膜蛋白，由 4 条同源链组成，每条链都是螺旋式的六次跨膜，在第五和第六次跨膜之间有一小孔区，该区域是电压的感受器，决定了钙通道的电生理特性、亚型功能、通道特性和分布。不同类型的神经表达不同类型的 Ca^{2+} 通道。

钙通道是神经元上的重要调控分子，在神经肌肉兴奋收缩偶联中起关键作用，尤其是对损伤神经元的发育、分化、存活、生长锥的迁移塑形、神经突起生长及再生微环境有显著的影响，因此钙通道结构的变化也会影响到神经系统兴奋性的改变。周围神经损伤后，由于缺血、缺氧，内膜管微环境逐渐发生变化，外部钙离子内流激活轴索中的蛋白酶，参与瓦勒变性。Ca^{2+} 内流可以触发细胞内 Ca^{2+} 依赖的一系列生理反应，包括神经元兴奋性的调节、神经递质释放、激活第二信使和基因转录等。以下分别介绍不同钙通道亚型在疼痛形成过程中的改变。

(1) N型钙通道：是一种异三聚体复合物，主要由形成孔道的亚单位 α_1 成，含有 4 个保守的结构域，在细胞内由亲水性基团连接，亚单位 β 在细胞内与亚单位 α_1 的 I～II 区结合，含有一个跨膜域的 $\alpha_{2/\delta}$ 亚单位在细胞外与 α_1 亚单位的高度糖基化部分共价结合。异源表达实验表明，与不同的 β-亚单位基因共同表达后，N型钙通道的电压依赖性和动力学性质均不相同。说明 β-亚单位对 N 型钙通道具有重要作用，这种作用主要通过蛋白及蛋白激酶依赖的调节机制完成。

N型钙通道主要分布于疼痛传递与调控通路的神经元突触末梢。分子生物学及放射性配体结合实验研究表明，颈上神经节、背根神经节、脊髓、延髓、中脑、小脑、丘脑、黑质、豆状核尾侧、海马、辐射层、大脑皮质浅层等突触分布密集区域均有 N 型钙通道分布，但在背根神经细胞以及脊髓背角神经的突触末梢分布最为密集。这些初级传入神经（主要是C纤维和 A_δ 纤维）在感受各种伤害性疼痛刺激包括热伤害、机械伤害以及炎性疼痛刺激中具有重要作用。缺乏 N 型电压敏感性钙通道的小鼠，神经病理性疼痛的症状受到抑制。在神经病理性疼痛大鼠模型中，向神经损伤部位注射 N 型钙通道阻滞剂，可以缓解热痛敏的程度。有研究显示外周神经损伤后脊髓背角 $\alpha_{2/\delta}$ 明显上调，鞘内给予 $\alpha_{2/\delta}$ 反义寡核苷酸可以明显减轻异常痛敏。

N型钙通道的活性可以被一系列 G 蛋白偶联受体（GPCR）调节。N型钙通道的电流可以被疼痛相关的 GPCR 抑制，包括阿片、大麻生物碱、神经肽 Y 及 P 物质等。在脊髓，主要通过两种机制产生镇痛，而且这两种机制均依赖于 G 蛋白。一种机制是阿片受体活化后，$G_{\beta\gamma}$ 离开 $G_{\alpha\beta\gamma}$ 三聚体，然后与钾离子通道结合，上调通道活性，使细胞膜超极化，降低突触的兴奋性。另一种机制是阿片受体-G 蛋白依赖通路引起分子直接与 N 型钙通道结合，稳定关闭态，使离子通道开启的一级反应时间增加 10 倍。

突触前 N 型钙通道活性的降低能减少因动作电位改变而引起的神经递质的释放。突触前 N 型钙通道的活性还与神经递质的释放机制有关，如可溶性 N-乙基马来酰亚胺敏感因子连接蛋白受体蛋白，syntaxin-1A 和 SNAP-25，这些蛋白主要与 N 型钙通道 α_{1B} 亚单位的 I～II 域的连接部位相结合，阻断它们的结合能抑制神经递质的释放。当缺乏外源性 G 蛋白活化作用时，syntaxin-1A 可以强烈抑制 N 型钙通道的活性，而且 syntaxin-1A 自身也可以与 $G_{\beta\gamma}$ 结合。一系列能调节蛋白信号蛋白的分子也能干预 G_β 对 N 型钙通道的作用。这些调节通路相互重叠，共同参与 N 型钙通道的调节。

(2) T型钙通道：T型钙通道由Cav311（A1G）、Cav312（A1H）、Cav313（A1I）三种亚型组成，另外，$\alpha_{2/\gamma}$，β和γ亚单位是调节钙通道功能的辅助单位。

在中枢神经系统，许多脑区同时表达多种亚型的T型钙通道，如嗅脑颗粒细胞和海马锥体细胞都同时表达上述三种亚型。有些神经元如嗅球、杏仁核、大脑皮质、海马、下丘脑、小脑和脑干等区域大量表达Cav3.1mRNA。在嗅球、纹状体、大脑皮质、海马、丘脑网状核上有Cav3.2及Cav3.3表达。脊髓及背根节神经元主要表达Cav3.2和Cav3.3，并且仅限于那些小的或中等大小的神经元中才有表达。但也有研究表明Cav3.3在大的背根节神经元中也有少量的表达。

T型钙通道通过调节细胞的兴奋性和神经递质如谷氨酸、P物质和钙基因相关肽的释放，参与中枢敏感化和上发条（windup）现象的形成。脊髓背角T型钙通道参与疼痛中枢敏感化的形成。痛敏时，伤害性纤维和相应的脊髓背角神经元突触间形成长时程增强（long-term potentiation，LTP）。Ikeda和他的同事报道，脊髓背角在高频刺激下，NMDA受体、SP受体和T型电流的活化能增强突触间的LTP，T型钙通道有助于疼痛中枢敏感化的形成。

4. 钾通道的变化

钾通道分布相当广泛，在绝大多数细胞包括植物甚至单细胞的原核生物都有钾通道，可兴奋细胞的电生理信号在很大程度上是由细胞的不同钾通道决定的。钾通道主要调节膜的去极化、静息膜电位、神经冲动发放频率以及感觉神经元神经递质的释放。K^+在细胞内的浓度（150 nmol/L）远大于细胞外浓度（4 nmol/L），当K^+通道阻滞时，K^+不能外流，使膜电位负值变小，膜去极化，动作电位时程和有效不应期延长，细胞兴奋性增加。当K^+通道开放时，K^+外流增加，膜超极化，缩短动作电位时程，使膜上Ca^{2+}、Na^+等通道开放概率下降，膜兴奋性降低，细胞兴奋性降低。K^+通道调控剂包括K^+通道阻滞剂和K^+通道开放剂，它们通过阻滞或促进细胞内K^+外流而产生各种作用。

钾通道有很多类型，每一种都有独特的电生理学和药理学特性，它们的共同之处是把膜电位稳定在钾的平衡电位。根据生物与药理学特性，钾通道一般分为4种类型：①电压门控钾通道；②钙激活钾通道；③配体门控钾通道；④第二信使/细胞内代谢产物钾通道。

感觉神经元至少表达6种电压门控性钾通道，其中I_{af}、I_{aht}、I_{as}是瞬时电流（transient），是神经元超极化后，小的去极化所激活的一群钾通道引起的瞬时电流；另3种I_{ki}、I_{klt}、I_{kn}是持续电流（sustain），是在动作电位复极化中钾通道引起的延迟外向电流，称延迟外向整流电流。Ia与Ik通道药理学特性不同，Ik可被钾通道阻断剂阻断，而Ia不受影响；Ia可被4-甲基吡啶（4-AP）阻断，降低神经冲动发放的间隔时间。生理状态下，Ia通道延长神经冲动发放的间隔时间，降低神经冲动发放频率，为神经元提供足够的时间在更大的范围内对所受刺激的信号进行编码。I_{aht}优先表达在小直径神经元的细胞体上、动作电位的"肩膀"上以及对辣椒素敏感的神经元上；I_{ki}表达在动作电位的"肩膀"上；I_{aht}、I_{as}选择性共表达在对辣椒素敏感的神经元上；I_{af}选择性表达在大直径神经元上，是唯一不表达在动作电位上的钾电流；I_{klt}、I_{kn}在DRG神经元的分布没有差异。

钙激活钾通道广泛存在于中枢神经系统内，是一类特殊的超家族电压门控性钾通道，根据其动力学特征分为小电导（$SK_{(ca)}$）、中电导（$IK_{(ca)}$）、大电导（$BK_{(ca)}$）3种。$BK_{(ca)}$

通道介导的电流主要参与动作电位的复极化及快速超极化电位的形成；$SK_{(ca)}$参与峰电位后的后超极化电位的形成。钙激活钾通道通过影响膜电位超极化而降低神经元的兴奋性，在神经元兴奋性以及重复放电的调节中具有重要作用。

与Na^+通道相比，神经损伤区K^+通道密度的改变还无确切的组织学证据，其改变主要来自于使用通道阻断剂的推测，损伤区局部应用K^+通道阻断剂TEA及4-AP使异位自发放电增加，说明此处K^+电导增加。膜片钳显示，DRG内感觉神经元胞体表达多种K^+电流，持续性K^+电流I_k（占K^+电流的多数），两种瞬时K^+电流I_A、I_D，Ca^{2+}离子依赖的K^+电流$I_{k,ca}$，每种电流各具不同的电生理和药理学特性。以全细胞膜片钳方法证实，轴突切断后背根神经节大胞体神经元（发出$A_β$纤维）总的K^+电流降低，其中I_A降低了60%，I_k降低了50%，I_D无明显变化。Abdulla等发现，上述变化在背根神经节所有细胞都存在，即I_k在小、大、中型细胞都降低，与上述结果相似。另外由于Ca^{2+}电流降低导致$I_{k,ca}$也降低，以小细胞降低较明显，中型次之，大型最少。正常情况下I_k可通过使静息电位维持在K^+的平衡电位水平降低神经的放电频率，因而I_k的降低使损伤神经放电频率增加。I_A具有调节动作电位复极化过程及去极化达阈值产生动作电位的时间，影响重复放电频率的作用。I_A降低将影响损伤神经元的放电。总之，I_k、I_A及$I_{k,ca}$的降低使损伤细胞的兴奋性增高。上述K^+电流的改变由相应的基因表达的变化引起。

5. 肽类表达的改变 初级感觉神经元表达多种肽类，肽类作为神经递质或神经调质发挥作用。外周神经损伤后感觉神经元中P物质、降钙素基因相关肽、生长抑素下调，而在正常感觉神经元低表达的血管活性肠肽、甘丙肽、神经肽Y和缩胆囊素上调。尽管外周神经损伤引起感觉神经神经肽表达的改变可能是一种适应性变化，但是有研究显示这些神经肽在调节痛敏中起重要作用。在神经病理性疼痛模型中发现神经肽Y在中、大直径DRG神经元、脊髓背角的表达上调，给予大鼠神经肽Y抗血清或其受体拮抗剂治疗可缓解异常痛敏。

三、解剖重构

初级感觉神经元外周感受器的功能特性、轴突大小、有无髓鞘及其中枢末梢在脊髓背角内的分布等是相对高度有序的。例如，无髓鞘C类传入纤维多是多觉伤害性感受器，其中枢末梢终止于背角Ⅱ层。细的有髓鞘$A_δ$纤维主要是高阈值机械感受器和机械-热感受器，其末梢分布在背角第Ⅰ、Ⅴ和Ⅹ层。粗的有髓鞘$A_β$纤维主要传递非伤害性信息，其末梢分布于Ⅲ～Ⅴ层。$A_β$和$A_δ$的中枢末梢均不到第Ⅱ层。Woolf等提出外周神经损伤触发了一系列和突触重塑密切相关的变化，包括低阈值的$A_β$末梢异常地进入背角第Ⅱ层并和该层原本与C纤维构成突触的神经元建立突触联系，激活原本只对高阈值C纤维传入反应的神经元，从而改变了背角神经元对感觉信息的传递和整合。然而，随后有研究表明$A_β$末梢仅少量地进入背角第Ⅱ层腹侧，并未如早期研究的那样进入脊髓浅层，但是在脊髓中异常分布的$A_β$纤维大量表达神经肽Y（NPY），且投射到脊髓第Ⅱ层含丰富Y1受体区域，因此，其数量虽少但仍不能排除其在神经病理性疼痛中发挥作用。另外，有大量研究表明P物质（SP）、降钙素基因相关肽（CGRP）和神经肽Y（NPY）等异常地表达在$A_β$类纤维中。

（一）A_β 神经元的可塑性变化

正常情况下，低阈值的 A_β 纤维投射到脊髓的Ⅲ、Ⅳ板层，与非伤害性感受神经元和抑制性中间神经元发生突触联系，在传递非伤害性感受（如触觉）和抑制伤害感受中起着重要作用。外周神经损伤后，A_β 纤维向脊髓背角浅层（特别是Ⅱ板层的内层）长芽，并且 A_β 纤维的细胞表型发生改变，原本不含 SP 的 A_β 神经元转变为合成兴奋性神经递质 SP、VIP、和 EAAs 的神经元。有学者认为，位于脊髓背角浅层受损伤的 TRK_A（酪氨酸激酶受体）阳性 C 纤维释放 GDNF，吸引 TRK_B 阳性的 A_β 神经纤维长入脊髓背角浅层。A_β 纤维占据 C 纤维的突触部位和原本与 C 纤维构成突触的神经元发生新的突触联系，这样正常接收高阈值感觉传入的神经元，开始接收来自于 A_β 纤维低阈值受体传来的感觉传入，从而导致痛觉过敏和异常性疼痛。

动物实验中观察到，炎症侧背根节 A_β 神经元自发放电神经元的比例显著高于对侧正常的 A_β 神经元，自发放电形式呈多样化，频率明显升高。胞内电流刺激易引起炎症侧 DRG 神经元紧张性高频发放，而在正常动物 A_β 神经元主要引起单个发放，表明炎症使 A_β 神经元被动和主动膜特性都发生变化。在正常动物上，SP 局部灌流背根节，对 A_β 神经元的电特性无明显影响，但形成明显对照的是，SP 灌流致炎动物的背根节时，引起 A_β 神经元明显去极化，并爆发动作电位，对重复给 SP 有很好的反应性，不易产生脱敏，神经元处于高度敏感和持续激活状态。免疫组织化学显示有些 A_β 神经元表达 SP，从而提示不仅有新的 SP 合成，而且也出现 SP 受体的表达，这些 SP 自身受体的激活可能正反馈加强 A_β 神经元的活动，增加向脊髓背角的冲动，参与触诱发痛的产生。

神经损伤后，外周感受野明显扩大，DRG 中低阈值、高阈值和多觉三类神经元的构成比发生变化，多觉神经元比例数明显增加，这可能是炎症激活了该神经元的多个外周游离神经末梢，另一方面炎症使得原本只对高阈值刺激起反应的神经元变为对低阈值刺激也发生反应，调整了外周信息的传入量，从而有利于机体处于警觉状态。因此，DRG 神经元外周末梢的这种可塑性变化对外周信息的整合可能具有重要作用。A_β 神经纤维向脊髓背角浅层长芽及其细胞表型的变化为神经源性痛的痛觉超敏和痛觉过敏提供了解剖结构和化学基础。

（二）交感神经可塑性变化及其介质在诱发慢性痛中的作用

临床上早已发现，慢性痛的出现或加剧与生理状态有关，情绪激动、缺氧等与交感活动增加有关的因素都易诱发疼痛的产生。过去二十余年，通过对 CPRS 患者的系统性研究和实验性疼痛模型的研究已经确认了交感神经系统在疼痛产生中的作用。

外周神经损伤后，交感去甲肾上腺素能神经元可能在若干方面影响传入神经。从在体复制的动物模型的神经损伤表明，交感-初级传入神经元的偶联可能在神经损伤区及其附近，也可能在远离损伤区的地方出现。交感神经在疼痛的发生上不起作用，但交感神经纤维的活化可导致伤害感受器敏感，从而加重疼痛和产生痛性感觉异常。这种病理交互作用是通过交感神经末梢释放的去甲肾上腺素选择性作用于肾上腺素能 α_2 受体实现的。近年来应用药物阻断肾上腺素能 α_2 受体或使用交感神经阻滞术（包括腰交感神经射频）均可达到缓解疼痛的作用。应用手术或化学性的交感神经切除术来缓解一些顽固的慢性痛，特别是烧灼痛，已获得明显的治疗效果。在脊神经结扎（SNL）、部分坐骨神经损伤（PNI）、坐骨神经压迫性损伤（CCI）和坐骨神经全结扎的神经瘤等多种疼痛模型上，化学损毁或切除交感神经可明显减轻疼痛，提示神经损伤引起的交感传出和感觉传入之间有密切的功能关系。

1. 交感-感觉偶联 正常情况下，DRG 内有少量沿血管走行的交感神经节后纤维，起着控制血流的作用，但不传入 DRG 神经元的簇集区，沿着交感纤维的长轴有串珠状的曲张体。交感神经节后神经元和外周传入感觉神经元之间没有功能上的联系。因此，从躯体组织到脊髓的传入途径和从脊髓到外周组织的交感神经传出途径在功能上是相互独立的。结扎大鼠脊神经后，其 DRG 内交感神经节后纤维的数量增加，显示脊神经结扎后，其 DRG 内有交感神经节后纤维的发芽。光镜下可见，发芽的交感神经节后纤维侵入 DRG 神经元簇集区，一些 DRG 神经元特别是大细胞，被数层交感神经节后纤维所包绕，形成所谓交感神经节后纤维包绕神经元的酪氨酸羟化酶免疫阳性的篮状结构。随时间的延长，被交感纤维包绕的大 DRG 神经元逐渐增多。新生交感神经节后纤维沿其长轴具有串珠状的曲张体，曲张体内有囊泡颗粒，称之为突触性囊泡。多种疼痛模型的研究均表明，神经损伤性的慢性痛的发生及持续均与 DRG 的交感芽生有密切的关系，篮状结构可能是交感依赖性疼痛 DRG 水平的解剖学基础。

应用乙醛酸法显示去甲肾上腺素（NE）能神经末梢，发现神经损伤可导致交感节后神经元的末梢对损伤神经 DRG 细胞表面的异常密集支配，损伤早期通常在大神经元胞体的周围形成篮状的 NE 阳性末梢网。电镜观察发现，芽生的交感神经末梢和 DRG 神经元之间形成直接或间接的对合，形成与突触相似的功能性结构，但未形成典型的突触结构，可引起传入感觉神经元的敏感化和兴奋。同样在神经损伤处，也发现交感神经纤维的数量明显增加。

神经生长因子（NGF）和白细胞抑制因子（LIF）是交感神经的营养因子，能诱发交感神经长芽。最近的研究表明，外周神经损伤能诱发损伤的传入神经纤维的胞体、神经膜细胞和成纤维细胞释放 NGF 和 LIF。LIF 逆轴突沿感觉纤维转运至 DRG 细胞，并富集于此。DRG 神经元内的 NGF 是来自损伤部位的 NGF 的摄取和逆行传送，这个过程是通过残存感觉神经元的 TrkA 受体介导。有研究显示，鞘内注入 LIF 能诱发成年大鼠完整 DRG 内交感纤维的发芽及篮状结构的形成。用 LIF 的抗体浸润坐骨神经的近侧断端，能明显减少相应背根神经节内交感纤维的发芽。因而，神经损伤后 LIF 的表达可能是交感纤维发芽的机制之一。另有报道，在转基因小鼠，皮肤内神经生长因子（NGF）的过度表达可致三叉神经节内交感神经发芽，并形成篮状结构。Baron R 认为损伤的传入纤维的胞体及其周围胶质细胞释放的 NGF 能触发交感神经的发芽。因此，NGF 可能也参与交感神经的发芽。

有趣的是损伤神经相邻节段未损伤的 DRG 内也有交感神经节后纤维的发芽，其机制尚不清楚。由于交感神经对损伤神经细胞和临近正常的神经细胞的这种异位支配，使交感神经参与神经源性痛的形成。但神经损伤后，刺激相应的交感神经干或局部应用交感神经节后神经元的介质去甲肾上腺素，可诱发损伤神经及邻近完整的传入神经的 A/C 纤维强烈放电。以上结果提示，外周神经损伤后，交感神经对感觉神经元的异位支配，使感觉神经元，特别是受损神经元的兴奋性增加，从而使传到脊髓背角的异位冲动增加。应用几种不同的神经源性痛大鼠模型的研究证明，全身或局部应用酚妥拉明，能阻断自发或去甲肾上腺素诱发的放电，同时抑制痛觉过敏。

另有学者认为损伤神经元的异位电活动可能是交感芽生的主要因素。首先，正常的 DRG 神经元胞体并不产生自发电活动，这与正常的 DRG 神经元也没有交感神经末梢支配可能不是巧合的现象。外周神经损伤后，神经元启动表达系统，合成大量结构蛋白及功能蛋白，恢复损伤的神经结构和功能活动，其中，新生的离子通道及受体蛋白被异位地装配在神经元膜上，诱发出大量的异位电活动，损伤神经元结构的再生及功能上的改变可能类似于组织胚胎状态时的表现。其次，在外加电场对 DRG 神经元突起生长朝向的研究中发现，神经纤维主要向阴极方向生长。在正常状态的 DRG 神经元是不发放电活动的，来自外周感受野的电活动通过轴突直接传向脊髓，只是在受到损伤后，DRG 的胞体才产生电活动，这样，相对于正常状态而言，DRG 神经元产生的电活动使其膜表面经常处于负电位状态，可能在选择性吸引交感纤维芽生中发挥重要作用。最后，异位放电首先发生在大神经元上，然后才在小神经元上出现，与之相对应的是 DRG 的神经元为交感节后神经末梢包绕而成为"篮状细胞"的大都是 A 类的大细胞，而围绕传导疼痛信息的 C 类纤维小细胞的交感神经末梢形成较晚和较少，推测可能是与小细胞产生异位自发放电晚及电场弱有关。注射 4-AP 人为地制造损伤神经元的高兴奋状态，则有大量的篮状细胞出现，术后 2 周时对照组动物尚没有篮状结构的形成，而 4-AP 组动物已可见大量的交感芽生。相反，如果应用山莨菪碱减弱损伤神经的传入电活动，则交感神经末梢的芽生量明显减少，几乎没有篮状细胞出现。目前尚没有证据表明，4-AP 或山莨菪碱可对交感纤维的生长发育产生影响，另外，损伤侧与未损伤侧交感芽生的显著差异也表明 4-AP 或山莨菪碱对交感芽生没有显著作用。因此，篮状细胞的形成可能是损伤神经元电活动直接作用的结果。因此，我们认为，神经损伤后 DRG 内神经元的异位电活动形成的电场可能是诱导交感芽生的直接因素。

以上研究显示，神经损伤后交感神经节后纤维在 DRG 和损伤神经近侧部分的发芽可能是交感神经与感觉神经形成偶联，产生神经源性疼痛的结构基础之一。被结扎脊神经相邻节段的未损伤脊神经 DRG 内的交感神经节后纤维数量，在脊神经结扎的早期（第 4 周）不增加，在后期（第 20 周）却显著增加，显示脊神经结扎后相邻节段未损伤 DRG 内有延迟的交感神经节后纤维的发芽。其在神经源性疼痛中的作用尚不清楚，可能与慢性迁延性神经源性疼痛有关。

2. 交感神经系统与疼痛感受系统偶联的受体机制 交感节后神经元支配对于神经损伤后的痛觉过敏、感觉异常及异位电活动的形成具有启动作用已获得越来越多的实验证明，提示损伤神经胞体或轴突上参与 NE 兴奋作用受体的表达与节后交感神经支配有关。

神经生理学研究证明，刺激交感神经节或在神经轴突损伤处，末梢或 DRG 等处局部应用交感节后神经元的介质 NE，都可诱发损伤的 A/C 纤维强烈放电。如果在外周神经损伤前 7 天摘除相应的交感节后神经纤维的支配，则神经损伤后不再出现痛觉过敏和其他感觉异常。从这种无交感神经支配的损伤神经干或背根上也很少记录到自发的异位放电，而在神经损伤区应用 NE 的兴奋效应也明显减弱或完全没有反应，说明此处也缺少相应的受体。

α 肾上腺素受体分 α_1 和 α_2 两种亚型，α_2 受体又可再分为 α_{2A}、α_{2B} 和 α_{2C} 三种亚型。DRG 神经元细胞膜上具有 α_1 和 α_2 两种受体亚型，α_1 受体激活使细胞膜去极化，α_2 受体

激活使细胞膜超极化。结扎大鼠脊神经后,其 DRG 内 α_{2A} 受体亚型的 mRNA 上调,α_{2C} 的 mRNA 下调。这表明,外周神经损伤后,其 DRG 内肾上腺素 α_2 受体亚型又进一步发生了可塑性变化。另有报道,松结扎大鼠坐骨神经,可使部分被损伤的 A_β、A_δ 和 C 类纤维产生自发性放电。作用于 DRG 或神经损伤处的 NE,可使少数 A_β、半数 A_δ 和大部分 C 纤维的自发性放电增加。全身或局部应用酚妥拉明可以阻断自发或 NE 诱发的放电,同时抑制痛觉过敏,但应用肾上腺能 α_1 受体选择性拮抗剂哌唑嗪不能拮抗神经损伤性及 NE 诱发的 A/C 类纤维异位电活动,而 NE 对 A/C 纤维的这种作用,可被 α_2 受体选择性拮抗剂育亨宾(yohimbine)所拮抗,说明交感神经活动及其介质对神经损伤的兴奋作用是选择性通过肾上腺素能 α_2 受体介导的。但 NE 对 A_β、A_δ 纤维发挥作用的受体和 NE 对非自发性放电纤维的可能作用及其发挥作用的受体尚不清楚。

研究发现 K^+ 通道的产生和异位分布与交感节后神经支配有直接的关系,去交感节后神经支配的神经损伤不但对 NE 没有反应,而且对轴突损伤区局部使用 TEA 也没有反应的,若事先应用 NE 局部浸泡神经损伤区 30 min 后,则 TEA 可使原来静息的纤维强烈放电,提示交感节后神经支配的介质 NE 可能与离子通道功能活动形成有关。尽管交感节后的神经元的刺激或应用 NE 在诱发慢性痛中具有重大的作用,但它们都需要较长的潜伏期,故认为交感节后神经元或 NE 的作用可能是一个间接的因素,应用皮质类固醇(一种花生四烯酸释放及代谢物形成的抑制剂)可减弱神经瘤的自发活动,而 NE 引起的痛觉过敏可被交感切除或应用环加氧酶所抑制,因此交感节后神经元是通过 α_2 上腺素能受体的介导产生痛觉过敏性的前列腺素(PGE_2 及 PGI_2)的结果。

上述的研究结果说明,当神经损伤后,交感节后神经元在诱发损伤处及它们的 DRG 细胞产生机械敏感通道,在 Na^+、K^+、Ca^{2+} 等通道及受体中发挥主要的调控作用。但是,NE 是通过什么途径诱导 DRG 细胞内基因表达上述的离子通道物质及受体的,目前仍不完全清楚。

四、初级感觉神经元兴奋性异常增强的细胞和分子机制

神经损伤触发细胞内信号传导从而引起神经元过度兴奋。这一过程可分为 4 个时相并有相应的电或化学信号介导。

(一)神经损伤引起神经元兴奋的不同时程

1. 第 1 时相 损伤后几秒至几分钟。神经轴突损伤后抵达胞体的最初信号是源自损伤部位的损伤性放电,一种高频发放的神经冲动即动作电位。胞体上的电压依赖性钙通道被激活,大量钙离子内流,从而直接激活钙敏感的蛋白激酶如钙调蛋白激酶Ⅱ和Ⅳ等,并可间接激活蛋白激酶 A(PKA)、蛋白激酶 C(PKC)等。这些蛋白激酶进而调节各种转移因子,继而导致初级感觉神经元的兴奋性变化,并部分地表现为长时程异常放电。损伤性放电还可以促使位于脊髓背角的伤害性中枢末梢释放神经肽及其他神经递质和(或)调质,进而在脊髓背角调制伤害性传入并激活中间神经元释放 GABA 和神经肽来抑制初级传入突触活动。这些神经递质或调质也可通过调节伤害性传入末梢的活动而影响到轴浆信号向 DRG 细胞核的逆向运输。同时,该损伤信号也可以改变胶质细胞内蛋白质的合成而影响邻近胶质细胞的神经元的功能。另外,神经损伤是一种高度应激性反应,可引起肽类激素、肾上腺皮质激素(ACTH)和 α-黑色素刺激激素(αMSH)的释放。ACTH

和 αMSH 均能抵达初级感觉神经元的外周和胞体，刺激外周神经再生或增强神经元突起生长。αMSH 尚能增加 DRG 细胞内 cAMP 水平，间接参与感觉神经元内信号传导的调制。

2. 第 2 时相 损伤后数小时到数天。轴突损伤阻止负性信号（起自靶组织抑制再生转录机制）从靶组织到细胞核的转运，因而对效应转录机制产生去抑制作用。另外，正性信号（源于损伤部位包括损伤直接激活的内源性大分子信号和来自胶质细胞和其他支持细胞的外源性因素激活的信号）被逆向运输到靶细胞胞体，在神经损伤再生过程的一系列重要环节中发挥重要作用。控制损伤再生所必需的蛋白质合成转录因子如 c-Jun、NF-κB 等都可能是相关的正性信号。

3. 第 3 时相 损伤后数天到数周。受损神经轴突吸引炎症细胞至损伤部位。这些炎症细胞释放细胞因子、生长因子等化学物质加速损伤细胞和组织的清除和新生细胞的生长，并增强损伤部位的敏感性，即痛过敏。肥大细胞释放细胞白介素-1 参与调节损伤细胞的再生过程。

4. 第 4 时相 当受损轴突和其胞体完成连接后，损伤相关蛋白质的合成和表达即告终止。不同的信号在不同的时期通过不同的途径最终激活相关的转移因子而促成细胞核合成新的基因或改变基因表达，进而调节损伤细胞膜及膜上的离子通道如钠、钙通道等，从而引起细胞的兴奋性增强，突触可塑性增强等。我们对初级感觉神经元的轴突和胞体损伤的动物模型，细胞膜特性及兴奋性，损伤神经元对炎症介质等的异常反应以及损伤神经元超兴奋性的可能的细胞内信号通路等进行了一系列的研究。感觉神经元的轴突和胞体损伤的大鼠表现出短潜伏期（<24 h），长时程（>10 周）的机械和热痛过敏以及轻触觉和冷觉引起的痛过敏（allodynia）等。胞体或轴突损伤的 DRG 细胞兴奋性明显增强。部分细胞（10%左右）有自发性异常放电；大多数神经元的兴奋阈值降低，钠通道电流增加，钙依赖性钾通道活性降低。神经元对去甲肾上腺素（正常情况下由交感神经末梢分布于 DRG 并释放去甲肾上腺素）以及炎症介质如缓激肽、5-HT、组织胺、前列腺素 E_2 等的反应敏感性升高。细胞内 cAMP-PKA 和 cGMP-PKG 信号通路可能参与介导或调制神经元的异常兴奋性等。

（二）MAPK 化学信号传导通路

各种信号传导通路通过翻译后的加工调节和某些关键基因产物的转录后调节来调控长时程的痛觉过敏。事实上，伤害性刺激所致的中枢敏化是一个极其复杂的过程，目前研究较深入的在脊髓水平。大量研究表明，上游的很多信号传导通路汇聚于丝裂原活化蛋白激酶（mitogen-activated protein kinase，MAPK），使之成为中枢敏化的关键。

MAPK 是哺乳动物细胞内广泛存在的一类丝/苏氨酸蛋白激酶，家族有 4 个不同亚群，分别是：①ERKs（extracellular signal-regulated kinases，细胞外信号调节激酶）；②JNK/SAPK（c-jun N-terminal or stress-activated protein kinases，c-Jun 氨基端激酶/应激活化蛋白激酶）；③ERK5/BMK1（ERK5/big MAPkinase 1，细胞外信号调节激酶 5/大有丝分裂原激活蛋白激酶 1）和④p38MAPK（有丝分裂原激活蛋白激酶 p38 族）。每种 MAPK 被特异的 MAPK 激酶（MAPKK，MEK）激活，后者又被 MAPKK 激酶（MAPKKK，MEKK）激活。MAPK 信号通路正是通过这种保守的三级酶促级联反应激活其下游转录因子，MAPK 是该信号通路的枢纽。MAPK 是哺乳动物发育阶段的细胞增殖、分化、转化及凋亡等信息传递途径的交汇点和共同通路,细胞外各种刺激信号可通过细胞内不同的信息传递通路,共同交汇于 MAPK。现认为它在成年以后的神经元可塑性和炎症反应的调节中也具有重要的作用。

1. ERK /MAPK 在痛觉调制中的作用　ERKs 是信号转导途径中广泛存在的联合复合体,主要由生长相关刺激激活。ERK 在痛觉调制中的作用最先在炎症性疼痛模型上进行了研究。在大鼠后爪注射辣椒素致痛模型中,相应的伤害性初级传入纤维终止区域磷酸化 ERK(pERK)标记阳性的神经元明显增多。使用 ERK 抑制剂 U0126 可以剂量依赖性地减轻辣椒素引起的热痛敏反应。近年来,ERK 在神经病理性疼痛中的作用也取得了进展。在链佐星(STZ)诱导的糖尿病神经病理性疼痛模型以及 CCI(chronic constriction injury,慢性压迫性损伤)模型中,背角 ERK 级联系统的许多关键成分上调,这种 ERK 磷酸化水平上调与糖尿病无直接关系,仅与其神经病变有关。Zhuang 等在脊神经结扎(SNL)模型上发现 ERK 在背角浅层和 DRG 的神经元、小胶质细胞和星形胶质细胞中依次被激活。L_5SNL 术后背角浅层的神经元中 ERK 迅速被激活(<10 min),但持续时间较短(<6 h);随后小胶质细胞中 ERK 被激活,在术后 1~3 天达到高峰;术后 10 天,在脊髓小胶质细胞和星形胶质细胞中均有表达,但在术后 21 天却主要位于背角的星形胶质细胞中,这提示在不同的时间点可通过背角不同细胞中 ERK 的激活来诱导病理性疼痛的产生。

磷酸化的 ERK(pERK)能产生翻译后调制作用,通过直接或间接(通过中间激酶)磷酸化一些关键结构如受体、离子通道、激酶而调节膜兴奋性和突触可塑性变化。ERK 还可以调节即刻早期基因如 C-FOS、ZIF 268 等,引起包括 ELK-1 和 CREB(环磷酸腺苷反应元件结合蛋白)在内的转录因子磷酸化。CREB 是一种转录因子,可调节许多基因表达,CREB 介导的信号在神经元长时程可塑性变化中起重要作用。pERK 除了促进一些非转录作用以外,还可转移到核内,通过 CREB 激酶核糖体 S6 激酶 2(ribosomal S6 kinase2,RSK2)磷酸化 CREB 而启动含有 CRE 的基因进行转录,进而导致新的功能蛋白合成。这些新合成的功能蛋白介导长时程突触增强,即疼痛的维持过程。最近的研究表明,背角神经元中 ERK 的激活诱导强啡肽原和 NK-1 的表达增高,在持续性炎性痛觉过敏的产生中发挥重要作用。

2. p38MAPK 在痛觉调制中的作用　p38MAPK 主要与炎症、细胞生长、细胞分化、细胞周期和细胞坏死有关,在多种炎症性疼痛的动物模型上的研究表明,p38MAPK 参与了炎症性痛觉过敏的形成,并且可能通过多种机制起作用。p38MAPK 一旦被激活,可以使一些转录因子如 ATF21(activating factor21,转录活化因子 21)、ATF22(activating factor22,转录活化因子 22)、CREB 及 AP21(活化蛋白 21)等的丝氨酸和苏氨酸位点磷酸化,使这些转录因子活化,从而调节目的基因的表达。

坐骨神经慢性压迫性损伤(CCI)引起脊髓磷酸化的 p38 MAPK 蛋白表达明显增加。鞘内注射 SB203580 能剂量依赖性逆转 CCI 引起的触诱发痛和热痛觉过敏及脊髓水平 p-p38 MAPK 表达的增加,也明显抑制 CCI 引起的脊髓磷酸化 CREB 表达的增加。提示,脊髓水平的 p38 MAPK 激活参与了坐骨神经压迫性损伤所致神经病理性疼痛的发展,其作用可能通过 CREB 介导。

p38MAPK 在 CGRP 阳性的神经元中表达,p38MAPK 抑制剂 SD-282 能减轻皮肤辣椒素引起的降钙素基因相关肽（CGRP）的释放。在 CFA 致炎模型中，外周致炎后 24 h p38 MAPK 在 DRG 的 C 纤维胞体激活。炎症发生时外周神经末梢神经生长因子（NGF）释放增多，逆向运输到 DRG 胞体激活 p38MAPK，在 DRG 中磷酸化的 p38 MAPK 中促进辣椒素受体 TRPV1 表达并运输到伤害性感受器末梢，参与炎性热痛敏的维持。鞘内给予 p38 MAPK 特异性抑制剂 SB203580，可阻止大鼠坐骨神经和后爪皮肤 TRPV1 的增加并减轻动物的热痛觉过敏。因此，推测 p38MAPK 通过调节 TRPV1 水平和 C 纤维 CGRP 的释放直接参与此类炎性痛的形成。

Jin 等报道，在脊神经结扎（SNL）模型上，损伤侧相应脊髓节段磷酸化的 p38 MAPK 明显增多，而且完全位于小胶质细胞，持续时间从 12 h 或 1 天到数周，与小胶质细胞活化一致。抑制脊髓 p38MAPK 使疼痛减轻早于 DRG 细胞 p38 MAPK 激活，说明脊髓小胶质细胞的 p38MAPK 活化对于神经病理性疼痛的早期阶段有重要意义。DRG 和脊髓小胶质细胞 p38 MAPK 共同表达在时间上有重叠，表明两者对神经病理性疼痛的后期阶段均起作用；而且，p38MAPK 在神经病理性疼痛中的诱发作用大于对疼痛的维持作用。小胶质细胞表达 COX-2、诱导型一氧化氮合酶（iNOS）和多种细胞因子，p38MAPK 可能通过调节这些物质的转录及翻译等过程在疼痛发生中起作用。

Svensson 等研究提示，p38 MAPK 抑制剂可减少由 NMDA 受体激活所诱发的 PGE_2 的释放，并减轻热痛觉过敏。磷脂酶 A_2（PLA_2）位于 p38 MAPK 下游，PLA_2 活化可导致花生四烯酸（AA）合成前列腺素增加。另外 p38 MAPK 活化还可以通过激活环氧化酶 2（COX-2）使前列腺素合成进一步增加，参与中枢敏化。部分磷酸化的 p38MAPK 进入胞核，使转录因子 ATF-2 和 ELK-1 磷酸化，而引起基因表达，产生神经元可塑性变化。

用 Western blot 和免疫组织化学方法观察到在 STZ 诱导的糖尿病神经病理性痛模型上，p38MAPK 和 JNK 的一个靶转录因子 ATF_2 在外周激活后由轴浆运输到胞体的数量增加，这提示 p38MAPK 可能通过转录因子 ATF_2 在介导神经病理性疼痛中起作用。糖尿病动物脊髓 NK-1、NMDA 和 AMPA 受体存在上调现象，而且 p38MAPK 与 P 物质、NMDA 在疼痛中的作用关系密切。这些研究结果提示，p38MAPK 很有可能通过对这些受体的调节参与糖尿病神经病理性疼痛的中枢敏化。

3. JNK/SAPK 在痛觉调制中的作用 有关 JNK 在痛觉调制中的作用的研究才刚刚起步。离体实验表明，作为伤害性初级传入递质的谷氨酸可以使培养神经元 JNK 和 c-Jun 活化。轴索末梢损伤可以引起 DRG 神经元 JNK 活化，其活化时间依赖于轴索损伤部位至 DRG 的距离，提示 JNK 激活需要逆行性传输信号。Middlemas 等报道，JNK 和 p38MAPK 在坐骨神经中存在快速的双向传输。在 STZ 诱导的糖尿病神经病变大鼠，磷酸化的 JNK 和 p38 MAPK 逆行性轴突传输增加，而顺行性轴突传输无明显改变。受磷酸化的 JNK 和 p38MAPK 激活的转录因子 ATF-2 也表现为逆行性轴突传递增加。使用神经营养因子-3（NT-3）可阻断 JNK 和 p38 MAPK 在坐骨神经中的活化，提示，神经末梢到神经元胞体缺乏营养支持，可诱发 JNK 和 p38MAPK 转导应激信号。

大鼠部分脊神经结扎（PSNL）3 周后，$L_{4\sim5}$ 背角神经胶质酸性蛋白（GFAP）免疫反应阳性星形胶质细胞增加，同样区域 pERK 和 JNK 增加，磷酸化的 p38 MAPK 无明显变化。提示上述区域星形胶质细胞的 ERK 和 JNK 参与了 PSNL 神经病理性疼痛的信号转导。大鼠 L_5 脊神经结扎（SNL）后，脊髓中磷酸化 JNK 缓慢（>3 天）而持久（>21 天）地增多，且主要位于星形胶质细胞中，鞘内注射 JNK/SAPK 抑制剂 D-JNKI-1，可阻止和逆转 SNL 引起的触诱发痛。SNL 还能诱导 L_5DRG 中 JNK 的激活，且主要位于小型的 C 纤维神经元中。在 L_5DRG 中注射 D-JNKI-1 能阻止却不能逆转 SNL 引起的触诱发痛。鞘内注射星形胶质细胞毒素 L-α-氨基己二酸能逆转触诱发痛。这些都提示，脊髓和 DRG 中 JNK 的激活在神经性疼痛的产生和维持中担任不同的角色。

虽然人们研究 MAPK 在疼痛信号调制中的作用才刚刚起步，很多详细机制还不是很清楚，但现有研究资料至少表明，在病理性疼痛发病机制中，多种激酶反应通路最后汇聚于 MAPK，MAPK 可能在伤害性感受神经元可塑性改变中起非常重要的作用。MAPK 不但可以通过调节一些致痛因子的活性而在疼痛的发生中起作用，还可以通过调节核内基因转录和蛋白质翻译在病理性疼痛的维持阶段起重要作用。

第四节 疼痛的中枢机制

损伤神经的异位放电，在神经源性痛的发生和维持中起着很重要的作用。但是外周机制只能解释自发性疼痛和对伤害性刺激的痛觉过敏，不能很好地解释痛觉超敏和牵涉痛。事实上，神经损伤后，外周异位冲动长期持续地兴奋脊髓及其上位中枢，使中枢神经系统发生可塑性变化。临床上有些神经源性痛，在外周异位冲动消失后仍然存在，与调制和传递伤害性感受通路神经元的形态学和表型改变有关。

一、胶质细胞在疼痛中的作用

神经病理性疼痛的病因可以简单归为损伤点同侧神经元的过度兴奋和异常动作电位的发放。经典模型为痛觉产生的机制提供了一个很好的框架，但由于对侧及损伤点附近健康的神经元并没有异常的活动，因此还是存在许多该模型无法解释的问题：①在传染性疾病中，很多伴随疾病的慢性疼痛找不到病源；②在损伤点和其周围健康的组织中都有疼痛感觉；③区域外痛；④镜像痛。胶质细胞参与疼痛产生传递的模型对上述现象的发生可给予合理的解释：激活的小胶质细胞产生的促炎症细胞因子通过旁分泌的方式激活远处的神经元，造成疼痛向周边以及对侧的扩布反应；星型胶质细胞间通过间隙连接形成钙离子流的网络参与镜像痛的产生。虽然这些假说还有待于进一步验证，但其合理性已经被逐渐公认。胶质细胞通过对神经信息产生、传递过程的调节，对痛信号的产生和维持发挥至关重要的作用。随着研究工作的进一步深入，研究者们发现越来越多的由小胶质细胞释放的化学因子、促炎症细胞因子等介质以及与之相作用的受体参与神经痛的发生和发展，并作为胶质细胞之间以及胶质细胞与神经元之间双向交流的崭新"语言"。

（一）胶质细胞的分布

中枢神经系统中的胶质细胞分为三类：少突胶质细胞、星形胶质细胞和小胶质细胞。胶质细胞广泛分布于外周和中枢神经系统，与神经元数目之比为（10~50）:1。分布在外周神经系统的胶质细胞主要为神经膜细胞，中枢的神经胶质细胞有星形胶质细胞、小胶质细胞、少突胶质细胞等。在脊髓背角，星形胶质细胞包绕于神经元周围，与初级传入神经元末梢、突触后神经元共同参与突触的形成（三合体突触）。

虽然胶质细胞是一个庞大的细胞群，但由于不产生动作电位，也不传导神经冲动，因此，传统观念认为神经病理性疼痛与其他感觉现象一样，是由单纯的神经元功能改变引起的，而胶质细胞一直被认为是神经系统的一个被动成分，没有活性的组分，只对神经元起支持、营养、保护、绝缘等作用，不参与神经系统活动过程。然而事实并非如此。从组织结构上看，胶质细胞包裹着中枢神经突触；从功能上看，胶质细胞可以合成和分泌神经递质，表达神经递质受体和离子通道，组装载体吸收并运输细胞外和突触间隙的神经递质。胶质细胞可敏锐地感知外周神经损伤后背角神经元周围微环境的变化，并通过合成和释放多种介质（如谷氨酰胺、ATP、NO、IL-6、BDNF、PGE_2 等），弥散作用于神经元和小胶质细胞，增强突触信息的传递的同时还可诱导突触后神经元递质的释放和小胶质细胞的活化，而星形细胞间的缝隙连接则可将神经信号进一步向远处传播；小胶质细胞在神经元和星形胶质细胞递质的诱导下被迅速激活并合成和释放大量的致炎因子，通过自分泌和旁分泌机制进一步增强自身活化的同时还可作用于周围未活化的胶质细胞形成"瀑布"效应。因此，胶质细胞可以发挥神经的调节功能。胶质细胞在疼痛领域中的研究开始于20世纪90年代，认为胶质细胞不再是中枢神经系统中的一个静止不动的成分，而是处于一个与神经元不断进行信息交流的动态过程。随着研究的深入，充分的证据显示脊髓胶质细胞激活是病理性疼痛发生和持续的关键因素。胶质细胞激活是产生神经病理性疼痛的强大"驱动力"。

（二）胶质细胞激活途径

皮下感染、鞘内细菌感染、外周神经损伤、腰神经节压迫、脊神经横断、脊髓损伤、脊髓-大脑痛觉易化通路激活、脊髓免疫功能激活等均能引起的脊髓小胶质细胞和星形胶质细胞活化。治疗神经性疼痛的药物同时也能影响胶质细胞的激活状态，长期接受吗啡治疗可以使胶质细胞激活标记物表达上调，而短期治疗（如急性疼痛）则无此现象。胶质细胞还能被一些物质生理性激活，来自脊髓背角痛觉传入神经末梢释放的P物质、兴奋性氨基酸（EAA）及ATP；来自痛觉传递神经元（PTN）释放的一氧化氮（NO）、前列腺素、趋化因子、fractalkine（一种神经元膜蛋白，当神经元兴奋时会使其脱落，可激活神经元周围的星形胶质细胞）等均可激活胶质细胞。

在病理情况下，静止的胶质细胞可由3种途径被激活：

1. 嗜神经性的病毒或细菌，如HIV-1包被蛋白gp120与胶质细胞表面表达的特异性受体结合，激活胶质细胞。

2. 传递痛信息的初级传入末梢释放的痛相关物质，如SP、EAA、ATP，与胶质细胞表面相应受体结合后，激活胶质细胞。

3. 背角伤害性感受神经元释放的NO、前列腺素（prostaglandins，PGs）、fractalkine，激活胶质细胞。激活的胶质细胞主要是星形胶质细胞和小胶质细胞，激活后可以释放多种神经活性物质，导致初级传入末梢SP、EAA、ATP、PGs释放增加，引起背角伤害性感受神经元兴奋性增高。

（三）激活的小胶质细胞发生形态功能上的改变

小胶质细胞与巨噬细胞有十分紧密的关系，是重要的免疫细胞，生理情况下占中枢神经系统胶质细胞总数的5%～10%，处于静息状态的小胶质细胞对中枢神经系统外伤、缺血或感染等情况作出反应而激活，激活的小胶质细胞发生一系列形态功能上的改变（图

3-4)：①由原来有分枝的静息态转变为类似变形虫的状态，具有吞噬功能；②同时一系列细胞表面分子物质表达上调，如由抗体 OX-42 识别的补体受体 3（complement receptor 3，CR3）；③表达一些免疫相关分子：Ⅰ、Ⅱ型主要组织相容性复合物（major histocompatibility complex classⅠ、Ⅱ，MHCⅠ、Ⅱ）等；④产生和释放包括促炎症细胞因子（proinflammatory cytokines）在内的多种化学介质，促进免疫反应的发生并改变神经元的功能。活化后的小胶质细胞具有迁移和吞噬能力，释放疼痛递质造成脊髓背角神经元敏感化，最终造成疼痛的产生和扩大。

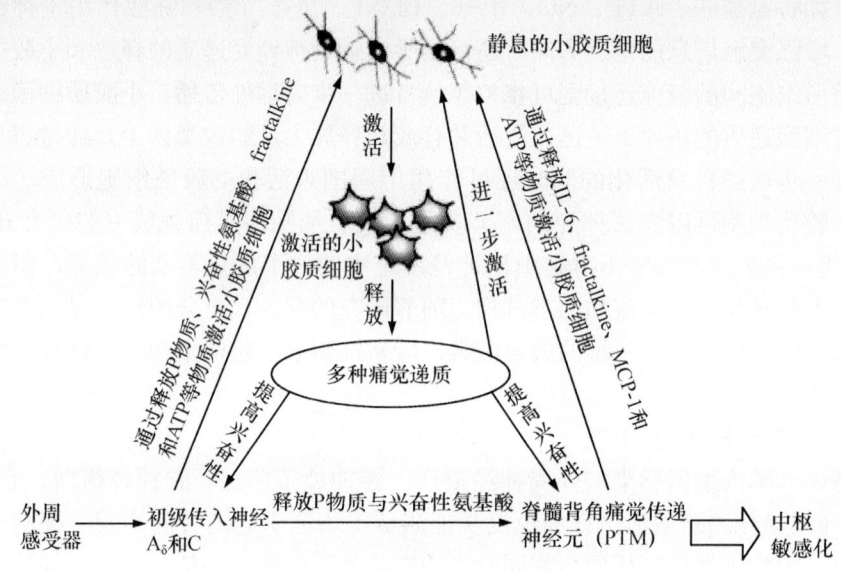

图 3-4 小胶质细胞参与的疼痛信号传递通路

（四）与神经病理性疼痛相关的小胶质细胞表面受体

1. 先天性免疫相关受体——Toll 样受体 4（TLR_4） Toll 样受体（Toll-like receptor，TLR）是跨膜的蛋白质受体，具有胞外丰富的亮氨酸重复模体和细胞质信号域，TLR_4 在小胶质细胞表面特异表达，脂多糖（lipopolysaccharides，LPS）是 TLR_4 的内源性配体。Tanga 等研究发现，TLR_4 基因剔除和点突变的小鼠株系（即缺少 TLR_4 基因和 TLR_4 功能突变）或 TLR_4 反义核酸鞘内注射，均能使 L_5 神经横断小鼠痛敏行为明显减少，活化小胶质细胞的数目及促炎症细胞因子的表达量明显下降。上述实验结果提示，小胶质细胞膜表面受体 TLR_4 触发中枢神经系统的免疫活性和细胞因子的释放。TLR_4 对中枢神经免疫活化起了十分重要的作用，TLR_4 活化促进促炎症细胞因子的释放，并与其他疼痛介质共同产生中枢敏感化，造成痛觉过敏症的发生。

2. 大麻碱受体 2 2003 年，在阿尔茨海默病患者大脑中发现小胶质细胞特异性表达大麻碱受体 2（cannabinoid receptor2，CB_2），且炎症环境产生的干扰素 γ 和粒细胞-巨噬细胞集落刺激因子（GM-CSF）促进小胶质细胞的活化和 CB_2 表达增加。CB_2 的拮抗剂可以通过调节神经递质的释放而减轻疼痛。这些实验结果都提示了 CB_2 在神经性疼痛中所发挥的作用。但小胶质细胞中 CB_2 表达调控的分子信号传递机制还有待于进一步研究。

3. 单核细胞趋化蛋白及其受体　趋化因子受体 2 (chemotactic cytokine receptor 2, CCR_2) 是单核细胞趋化蛋白-1 (monocyte chemoattractant protein-1, MCP-1) 的受体。神经损伤后脊髓背角神经元中趋化因子 MCP-1 的表达上升，且 CCR_2 在慢性损伤激活的小胶质细胞中表达，CCR_2 基因敲除 ($CCR_2-/-$) 的小鼠机械性痛敏症状明显减轻。Zhang 等进一步证明外周损伤神经元释放脊髓小胶质细胞的激活剂 MCP-1，激活的小胶质细胞通过 MAPK 磷酸化参与疼痛的发生。尽管 MCP-1/CCR_2 之间的相互作用及上、下游调控机制尚未明确，但同 fractalkine 相比，两者最大的相同之处是，受体均定位于小胶质细胞，激活小胶质细胞的信号分子都是由兴奋的神经元所释放。因此，MCP-1 及其受体 CCR_2 相互作用，很有可能会对疼痛发生过程中神经元-小胶质细胞间的细胞因子信号传递途径做出很重要的补充。

4. CX3CR1　炎症反应和外周神经损伤激活小胶质细胞，促进其基质金属蛋白酶 (matrix metallo-proteinases) 的合成，使神经元释放趋化因子——fractalkine (CX3CR1) 增多。fractalkine 与小胶质细胞表面受体 CX3CR1 结合之后，促进神经性和胶质细胞性的兴奋性物质释放。在慢性压迫性损伤 (CCI) 和坐骨神经炎 (SIN) 这两个疼痛模型中，注射 CX3CR1 拮抗剂能延缓机械性痛敏和热觉超敏，长时间释放 fractalkine 导致持续性神经性疼痛。米诺环素以及 IL-1 和 IL-6 的受体拮抗物和 NO 合成抑制剂的预处理均可抑制 fractalkine 诱导疼痛产生，证实了 IL-1、IL-6、NO 是 fractalkine 引起的疼痛易化的下游调控分子。如上所述，痛觉易化物质的循环合成、释放导致疼痛的迅速传递和反应的扩大。

5. IL-1、IL-6、TNF 受体　在中枢神经系统中，胶质细胞发挥的作用还远不止对兴奋性递质的影响。激活的胶质细胞如同免疫细胞，可以释放白细胞介素 (IL)-1、IL-6、肿瘤坏死因子 (TNF)，已在胶质细胞和神经元上发现了这些物质的受体。IL-1、IL-6、TNF 只在慢性神经病理性疼痛中发挥作用，而在非病理性疼痛时则无任何作用。由于细胞因子间存在相互诱发和协同作用，所以这些因子均参与病理性疼痛是不难理解的。

6. ATP 受体　Tsuda 等发现在损伤神经同侧的脊髓背角中与 ATP 结合 $P2X_4$ 受体表达量明显增加并伴随小胶质细胞活性的特异性增强。减少小胶质细胞中 $P2X_4$ 受体表达或使用 $P2X_4$ 受体拮抗剂均能减轻外周神经损伤所引起的痛觉过敏。这些都说明 ATP 与 $P2X_4$ 受体结合激活小胶质细胞，进而改变了脊髓神经元之间的疼痛信号传递途径，最终产生疼痛。这个重要的发现为解释小胶质细胞在神经病理性疼痛中的作用奠定了理论基础。

（五）小胶质细胞活化后释放的致痛物质

当组织受到损伤、炎症或是缺血的情况下，大量的前列腺素、组胺、5-羟色胺、缓激肽、神经生长因子、趋化因子、细胞因子等与小胶质细胞有关的物质释放到病变组织周围，形成所谓"炎症汤 (inflammatory soup)"的微环境。"炎症汤"包围的小胶质细胞经神经免疫激活，中枢神经系统内的胶质细胞活化后可以作为免疫细胞，合成并释放多种促炎因子从而参与痛信号的产生和传递过程。活化的胶质细胞释放的神经活性物质分为两部分，一部分是经典的致痛物质，如 SP、EAA、ATP、PGs，它们直接参与痛信号的产生和传递，引起背角神经元的兴奋；另一部分则特异性地来自胶质细胞并能增强痛觉感受的特异性物质——促炎因子，如阳性氧化产物 (reactive oxygen species, ROS)、一氧化氮、前列腺素、花生四烯酸、兴奋性氨基酸、神经生长因子、白细胞三烯、IL-1β、IL-6、TNF。

胶质细胞通过多种途径释放痛觉递质来参与痛觉调节：①激活的胶质细胞能够释放致痛物质及促炎因子等物质，兴奋脊髓痛觉反应神经元；②激活的胶质细胞可使传入脊髓背角的感觉神经末梢释放痛觉递质增多；③通过正反馈作用，小胶质细胞和星形胶质细胞持续地释放痛觉介质；④胶质细胞释放的物质通过对自分泌作用和旁分泌作用施加影响，从而使脊髓中更大范围的胶质细胞发生活化。新近的研究表明，活化的胶质细胞合成并释放的补体蛋白也发挥重要的痛觉递质作用；⑤胶质细胞能够被脊髓中释放的痛觉神经递质所激活。尽管这些胶质细胞的胚胎来源及反应特性不同，但每一类胶质细胞都能被伤害性刺激所激活，并兴奋其他胶质细胞。因此，这些胶质细胞将被作为一个能够激发痛觉过敏的功能团而发挥作用。

（六）激活的小胶质细胞中的信号转导途径

损伤的神经元和星形胶质细胞释放的ATP激活静息水平的小胶质细胞，使其转变为极度活跃的状态，引起$P2X_4$受体的高度表达和p38 MAPK磷酸化，最终造成了神经损伤后的痛觉过敏。

1. 丝裂原活化的蛋白激酶（mitogen-activated protein kinase，MAPK） MAPK信号转导通路广泛存在于中枢神经系统多种类型的细胞中。通常p38MAPK以非磷酸化形式存在于多种细胞内，磷酸化形式是其活化形式。研究发现在外周神经损伤的大鼠鞘内给予NMDA时，其脊髓背角中免疫荧光标记的磷酸化p38MAPK在活化的小胶质细胞内显著增加，而在神经元内仅少量表达，在活化的星形胶质细胞内无表达。说明p38MAPK可能是活化的小胶质细胞介导神经病理性疼痛的特征酶。

目前的实验证据证明有两条主要的信号传递通路参与这一过程。

（1）钙离子依赖型通路：激活小胶质细胞表面的配体门控离子通道偶联受体（如P2X4、NMDAR）和CCR2、CX3CR1等G蛋白偶联受体（GPRC），引起胞外钙离子内流，进一步激活MAPK家族的p38、ERK。

（2）非钙离子依赖型通路：IL-1β、TNF-α与细胞表面受体结合以及外源性物质与TLR的作用，也可以激活p38与ERK。MAPK激活之后，通过NF-κB或其他转录因子，提高膜表面受体CD11b、TLR4、P2X4、CB2和CX3CR1的表达，同时也增加IL-1β、IL-6、TNF-α和BDNF等疼痛递质的合成释放。

细胞内的钙信号对小胶质细胞的功能有着广泛而复杂的影响。触发小胶质细胞内钙离子浓度升高的机制主要有三种，其中最主要的一种就是小胶质细胞表面P2X嘌呤受体介导的非选择性阳离子通道的开放，其开放可引起Ca^{2+}、Na^+的内流和K^+的外流，进而引起细胞膜的去极化。第二种机制是由小胶质细胞表面与G蛋白活化相偶联受体的活化，包括P2Y嘌呤受体、趋化因子受体CCR_3、补体C3a和C5a受体等，它们与相应配体结合后可激活G蛋白，进而通过IP_3/DAG-PKC途径的活化，导致细胞内钙库的动员和钙离子浓度的升高。作为钙信号传递的第三种机制是：细胞内钙库耗竭后触发细胞膜上钙释放激活钙通道（Ca^{2+} release activated Ca^{2+} channel，CRAC）开放。当细胞内钙离子浓度升高后，可迅速与细胞内钙调蛋白结合而引起钙调蛋白依赖的蛋白激酶磷酸化，进而激活各种效应蛋白参与细胞因子的合成与释放。而细胞内Ca^{2+}的升高也可活化p38MAPK通路，从而将两条信号转导途径联系在一起。

在神经病理性疼痛的情况下，脊髓背角内多种递质和细胞因子可与小胶质细胞表面的相应膜受体结合而激活细胞内的 p38MAPK 信号传导通路。活化的 p38MAPK 可进一步引起下游底物磷脂酶 A_2（PLA_2）和环氧化酶（COX-2）的磷酸化而启动 p38MAPK-PLA_2-COX 的级联反应，诱导前列腺素（PGE_2）的合成，激活脊髓局部 PGE 受体。PGE_2 通过与突触前膜的 PGE_2 受体结合后，增强突触前膜兴奋性氨基酸的释放而且抑制了突触后 GABA 受体介导的抑制效应。此外，p38MAPK 还可通过调控核内的基因转录诱导 $IL-1_\beta$、IL-6、TNF-α、BNDF 的表达，后者可增强突触间递质的信号传递并促发突触后神经元的敏化。另外，在外源性信号转导途径中，细胞外信号调节激酶（ERK）是一个很重要的酶，它是 MAPK 超家族丝/苏氨酸激酶的一员，阻止其活化或者阻抑 MAPK 信号转导途径位于 ERK 上游的某一关键点，可抑制小胶质细胞活化、过分增殖及细胞因子的分泌，从而减轻神经病理性疼痛。

2. ATP-$P2X_4$R-PKC 信号传导通路 $P2X_4$ 受体是配体门控阳离子通道 ATP 受体的一个亚型，神经损伤后神经末梢和受损的细胞释放出的 ATP 激活 ATP-$P2X_4$ 受体-PKC 信号组转导通路。ATP 与脊髓小胶质细胞膜上 $P2X_4$ 受体结合后可激活电压依赖性钙通道，引起大量的钙内流。在各种刺激下引起的钙内流可介导 PKC（Ca^{2+}/CaM 依赖性的蛋白激酶）从胞浆转位到细胞膜，细胞膜水解释放的二酰基甘油（DAG）与 Ca^{2+} 共同激活 PKC，活化后的 PKC 随即转至细胞核，使转录因子磷酸化，从而调节基因表达和细胞分裂，促进小胶质细胞的增殖，影响疼痛敏感化的进程。

3. $P2X_{4R}$-GABA 通路 脑源性神经营养因子（BDNF）是神经营养因子家族的成员之一。2002 年 Rivera 等就在培养的海马脑片神经元上发现 BDNF 与其特异性受体 TrkB 结合，造成细胞膜上氯-钾共转运体 KCC2 表达量的减少。Coull 认为，神经损伤后，膜表面的 KCC2 表达量减少，改变质膜两边氯离子分布，氯离子内流造成神经元去极化，从而引发电压敏感的 T 型 Ca^{2+} 通道和 NMDA 受体通道开放，Ca^{2+} 内流产生动作电位，使外周神经损伤点后的突触活性发生变化，原先以甘氨酸为递质的抑制信号通路转变为由甘氨酸和 GABA 共同介导，引起的膜逆转电流增强。

Coull 发现 ATP 激活的小胶质细胞与引起神经病理性疼痛的信号传递加工过程的改变有关。通常激活 $GABA_A$ 受体引起细胞外阴离子（尤其是氯离子）的内流，造成神经细胞的超极化抑制，而外周神经损伤使 ATP 激活小胶质细胞并释放 BDNF，BDNF 与 TrkB 结合，KCC2 的表达量减少，细胞内部氯离子浓度上升（高于胞外），此时 GABA 使受体离子通道 $GABA_A$ 开放，氯离子顺电化学梯度外流，造成神经元的去极化兴奋，从而引起痛觉过敏。ATP 激活的小胶质细胞分泌 BDNF 使 GABA 对大鼠脊髓背角第一层神经元的抑制作用转变为激活作用，$GABA_A$ 成为传递疼痛信号的主要通道的一部分。

二、脊髓在疼痛中的作用

痛觉传递从外周到大脑是一个动态过程，痛觉信号可以被抑制，也可以被放大，还可以保持不变。脊髓是疼痛信息传递和整合的初级中枢，脊髓在疼痛信号进入高位神经中枢以前即对疼痛信息的量、性质和时速进行调节、转换或控制。脊髓背角是痛觉通路中第一个突触所在部位，痛觉调节功能主要发生在脊髓背角。致痛信息经脊髓、脑干和丘脑的传递和调制，最后在大脑皮层产生痛觉。其中一个很重要的环节就是在 DRG 和脊髓背角换元，同时使疼痛信号放大。近年来，随着生理学、药理学、分子生物学及疼痛学临床技术的迅速发展，神经病理性疼痛脊髓机制的研究已取得很大进展。

(一) 脊髓背角的 Rexed 分层及感觉传入神经元在脊髓背角的分布

根据细胞构筑的不同，Rexed 将脊髓背角分成六层（图 3-5）。传导触、压觉的 $A_{α/β}$ 粗纤维终止于Ⅲ～Ⅵ层；传导伤害性信息的 $A_δ$ 细纤维终止于Ⅰ、Ⅱ和Ⅴ层；传导多觉型伤害性信息的 C 细纤维终止于Ⅱ层；来自内脏的 C 纤维影响范围较广，不仅终止于Ⅱ层，在Ⅰ、Ⅳ和Ⅴ层中通过某些神经元的轴突，将伤害性信息传递到对侧和高位中枢。第Ⅱ层又称胶状质（substantia gelatinosa），由许多排列紧密的中间神经元和复杂的纤维组成。其外层（ⅡO）中的柄细胞（stalked cell）多数是兴奋性中间神经元，内层（ⅡI）中的岛细胞（islet cell）是抑制性中间神经元。在电子显微镜下可见，在Ⅰ～Ⅵ层，特别是在Ⅱ层有一种特殊的突触球状结构，它是由初级传入末梢和包围在四周的许多树突和轴突组成，相互构成轴突-轴突型、轴突-树突型和树突-轴突型突触联系。这种突触球状结构在感觉信息的加工整合中起着重要的作用。进入脊髓背角的伤害性初级传入纤维，与两类神经元发生突触联系。一类是中间神经元，包括兴奋性神经元和抑制性神经元。这些神经元相互联系组成局部回路，对伤害性传入信息进行加工处理，并有纤维投射到腹角，以实现一些躯体-运动性防御反应。另一类是投射神经元，将伤害性信息上行传递到脑内的高位中枢，最终到达大脑皮质。

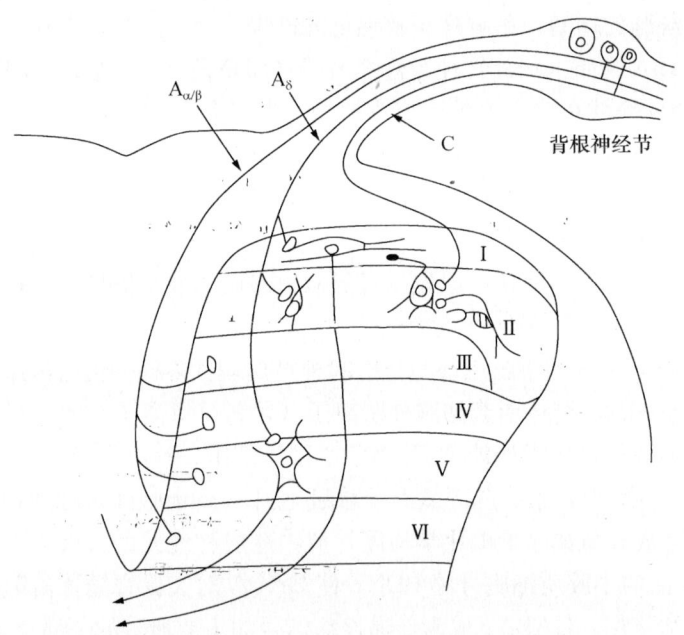

图 3-5 脊髓背角的 Rexed 分层和初级感觉传入末梢的分布

(二) 脊髓背角的神经递质和调质

脊髓背角既是初级感觉神经元的传入部位，又是脊髓以上高位中枢下行调节的投射部位，其间还有众多中间神经元组成的局部回路，含有丰富的生物活性物质（表 3-4，图 3-6）。

表 3-4 脊髓背角主要含有的生物活性物质

	初级传入	中间神经元	下行纤维
神经肽类			
心房利钠因子	+		+
血管紧张素Ⅱ	+		
蛙皮素/胃泌素释放肽	+	+	
脑利钠肽			+
胆囊收缩素	+	+	+
降钙素基因相关肽	+		
促皮质激素释放因子	+	+	+
内皮素	+	+	
甘丙肽	+	+	+
生长激素释放因子	+		
神经肽 Y	+	+	+
神经降压素		+	+
缩宫素（催产素）	+		+
强啡肽	+	+	+
脑啡肽	+	+	+
β-内啡肽			+
孤啡肽		+	+
内吗啡肽		+	+
生长抑素	+	+	+
P 物质	+	+	+
促甲状腺激素释放激素		+	+
血管活性肠肽	+	+	
血管加压素	+	+	+
氨基酸类			
门冬氨酸	+		+
谷氨酸	+	+	+
γ-氨基丁酸		+	
甘氨酸		+	+
单胺类			
5-羟色胺		+	+
去甲肾上腺素			+

续表

	初级传入	中间神经元	下行纤维
肾上腺素		＋	＋
多巴胺			＋
组胺			＋
其他类			
乙酰胆碱		＋	＋
腺苷三磷酸	＋		
腺苷			＋

综合资料：①Portenoy RK, et al. Pain Management. Theory & Practice, 1996：21. ②韩济生. 神经科学原理. 2版. 1999：712. ③Proceedings of 7th World Congress on Pain. 1994：32.

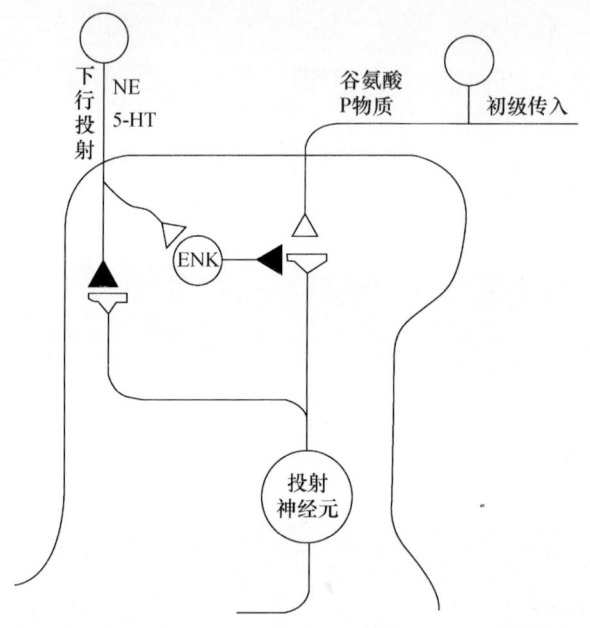

图3-6 脊髓背角初级传入、下行投射与中间神经元的相互关系

NE，去甲肾上腺素；5-HT，5-羟色胺；ENK，脑啡肽。

1. 脊髓背角初级感觉神经元的神经递质 在背角初级感觉神经元中含有近20种生物活性物质。兴奋性氨基酸如P物质、降钙素基因相关肽（CGRP）、天冬氨酸、谷氨酰胺等；抑制性氨基酸如内源性γ-氨基丁酸（GABA）、甘氨酸、生长抑素、α_2肾上腺素受体激动剂。CGRP与P物质一起释放，可增加神经兴奋性。P物质还可诱导兴奋性氨基酸（如天冬氨酸、谷氨酰胺）的生成，并作用于α-氨基-3-羟基-5-甲基异噁唑-4-丙酸（AMPA）、N-甲基-D-天冬氨酸（NMDA）受体，增强突触间传递及脊髓后角神经元对谷氨酰胺和NMDA的反应。脊髓背角存在两个传递痛觉的系统，一个是短时程反应系统，由兴奋性氨基酸及其非NMDA受体介导；另一个是长时程反应系统，由P物质和兴奋性氨基酸共同参与，分别由NK-1受体和NMDA受体介导。通过这两个反应系统的相互作用，传递不同性质和不同时程的疼痛。

2. 脊髓背角中间神经元的化学物质 背角中间神经元含有的活性物质也有 20 种以上。在Ⅱ层中的岛细胞有 GABA 能、甘氨酸能和脑啡肽能的活性物质。这些脑啡肽能神经元与周围的投射神经元和其他神经元发生突触联系组成局部回路，对伤害性信息的传递发挥抑制性调节作用。而柄细胞则含有兴奋性氨基酸（谷氨酸），在神经回路中进行兴奋性调节。

3. 脊髓背角下行投射纤维的化学物质 主要的有 5-羟色胺（5-HT）和去甲肾上腺素（NE）。背角Ⅱ层柄细胞和岛细胞均接受 5-HT 能下行纤维的支配，脊髓丘脑束神经元也接受下行控制，刺激中缝大核可引起脊髓丘脑束神经元的抑制。内侧脑桥的 NE 能纤维也投射到背角，抑制神经元的活动。除了这些主要递质以外，尚还有参与下行调控的其他一些化学活性物质。接受头面部伤害性传入的延髓三叉神经尾侧亚核的形态结构和生化组成，与脊髓背角的十分相似，都存在着局部神经元回路和来自脑干的下行投射，对伤害性传入信息进行调节。经过整合调节以后，某些伤害性信息通过中间神经元，引起防御性运动反射和自主性反应。另一些伤害性信息则沿着痛觉传导通路上行到脑干、间脑和大脑皮质。

（三）脊髓背角神经元的敏化

一些研究发现在组织受到损伤或炎症时，对正常的无害性刺激反应增强（异常疼痛），不仅对来自损伤区的机械和热刺激反应过强（原发性痛觉过敏），而且对来自损伤区周围的机械刺激发生过强的反应（继发性痛觉过敏），这种现象提示在疼痛发生时，中枢神经系统（CNS）不是固定不变的，而是呈可塑性变化，脊髓背角神经元呈现"上发条"效应。中枢敏感化（central sensitization）是指伤害性刺激传入过程中，中枢神经系统呈可塑性改变，中枢伤害性感觉神经元处于兴奋性增高、兴奋阈值降低的一种状态。炎症或组织损伤等激活伤害性感受器（nociceptor），使脊髓背角神经元呈超兴奋状态，出现突触功能持续去极化、神经元自发性放电，感受区域扩大以及对阈下刺激也产生兴奋等变化。主要表现为：①痛觉过敏（hyperalyesia）：兴奋性感受野扩大，脊髓背角神经元对伤害区域之外的刺激也发生反应或对阈上刺激反应增强，持续时间延长；②痛觉超敏（allodynia）：神经元兴奋阈值降低，非伤害性刺激也可引起伤害性反应；③自发痛（spontaneous pain）：神经元自发性放电，无可见的刺激条件下出现疼痛。持续的伤害性刺激由传入神经 A_δ 纤维和 C 纤维输入产生慢突触电位，使脊髓伤害型感受器的轴突末梢释放 Glu、神经肽（SP、神经激肽 A）等神经递质增加，启动脊髓背角神经元发生病理生理改变。再次传入某种强度的刺激，则能够感受到大于实际刺激强度的疼痛，即发生了中枢敏感化，表现为长时程兴奋性增强效应（LTP），即短暂的非伤害性刺激导致长时间的突触后膜兴奋。在疼痛研究中，早已发现伤害性刺激与痛觉之间并非是简单的应答关系，刺激强度和疼痛强度也不尽一致，而且疼痛尚可源于非伤害性刺激。这些现象表明感知疼痛的中枢持续处于一种高敏状态。Frederie 等的临床研究提示，重复性的伤害性刺激持续存在可引起实验对象对疼痛感觉处于激惹状态，给予低于阈值的非伤害性刺激时，也可导致疼痛。

EAAs 可以激活突触前膜上的 NMDA 受体，进一步促进 EAAs 的释放，或者通过 NMDA 受体/NO 介导的兴奋效应提高突触前 NMDA 受体的兴奋性。突触后和突触前的协同兴奋作用使神经元的兴奋作用放大，导致神经元的敏化。EAAs、P 物质和其他的兴奋性递质能引起脊髓背角神经元发生快速的长时程的敏化。这种敏化是通过多种细胞内信号转导机制实现的，其中细胞内 Ca^{2+} 浓度的升高和 PKs 的激活起着关键性的作用。胞内 Ca^{2+} 浓度升高可产生以下几种生理效应：①激活多种蛋白激酶（PKA、PKG、PKC、钙调素依赖的 PKⅡ）；②激活 NOS；③调节即刻早期基因（IEG）的表达和基因转录，合成新的蛋白质，参与 LTP 的形成和维持。

脊髓敏化早期的快速激活作用主要通过 NMDA 受体介导；而后期 LTP 主要由 NMDA 受体和神经激肽1（NK-1）受体共同参与。另外，α-氨基羟甲基恶唑丙酸（AMPA）受体介导的快速激活以及各种代谢型谷氨酸（mGlu）受体亚型的功能改变在脊髓敏化形成和维持中均具有重要的作用。一般认为，在静息膜电位下，NMDA 受体被 Mg^{2+} 阻断，此时即使有谷氨酸与 NMDA 受体结合也不能引起通道的开放。外周神经损伤后兴奋性氨基酸（EAAs）在脊髓背角释放增多，作用于 AMPA 受体引起突触后膜去极化，去除了 Mg^{2+} 对 NMDA 受体的阻断作用，同时激活脊髓神经元突触后膜上的 NMDA 受体，开放 Ca^{2+} 通道，促进 Ca^{2+} 离子内流，增加细胞内 Ca^{2+} 浓度，并且促使 NMDA 受体功能的上调。突触后神经元内 Ca^{2+} 浓度升高是诱导 LTP 所必需的。大量实验证明，应用 NMDA 受体拮抗剂能阻止神经源性痛觉过敏的形成，减轻神经源性痛的自发性疼痛、痛觉过敏和痛觉超敏。Boyce 等的实验表明，NMDA 受体 NR2B 亚基较局限地位于脊髓背角，选择性的 NR2B 拮抗剂能减轻神经源性疼痛，并且没有运动功能的损害。

有研究发现，NOS 存在于具有痛觉传递作用的脊髓区域，在脊髓背角和背根 DRG 神经元中。NMDA 受体的激活导致了 Ca^{2+} 进入细胞内，细胞内 Ca^{2+} 浓度明显升高，从而激活 NO 的钙调蛋白敏感位点，进而激活 NOS。NO 对靶细胞的直接作用是活化鸟苷酸环化酶，由此产生的 cGMP 可以通过 PKC、磷酸二酯酶作用于离子通道。NO 还可以作为逆行性递质，迅速扩散到突触前神经元并且调制其兴奋性，增强突触传递的效率。同时，细胞内 Ca^{2+} 又可以调节即刻早期基因 c-fos 等的活动。

c-Fos 和 c-Jun 蛋白通过下游 c-Jun 激酶（JNK）的作用，引起脊髓表层神经元和中间抑制性神经元的凋亡，这也是脊髓敏化形成的重要因素。这些原癌基因作为即刻早期基因，可以被认为是控制靶基因表达的"第三信使"。c-Fos 的表达依赖于细胞内 Ca^{2+} 浓度的升高，激活 NMDA 受体可引起 c-Fos mRNA 增加，此作用可被细胞外 Ca^{2+} 螯合剂 EGTA 所消除，说明 NMDA 受体及谷氨酸促 c-Fos mRNA 表达的作用与增加 PIP_2 的水解、PKC 的激活与 Ca^{2+} 通道的开放有关。此外，c-Fos 蛋白的表达与 $A_β$ 纤维的长芽现象存在明显的关联，而后者为脊髓敏化的形成提供了结构基础。

外周神经损伤还可导致传入神经突触大量释放 SP，而 SP 可以正反馈增加传入神经突触末梢释放 SP 和谷氨酸，增加脊髓后角神经元突触前、后 NK1 受体密度，特别是在外周神经损伤伴有炎症时尤为明显。SP 作用于脊髓背角的 NK1 受体，对诱导脊髓背角敏化起着重要作用。NK1 受体激活后，能激活磷脂酶 C（PLC），使细胞内的三磷酸肌醇（IP_3）和二酰基甘油（DAG）浓度增加。IP_3 能动员内质网内的 Ca^{2+} 储库，使细胞内游离 Ca^{2+} 的浓度增加；DAG 通过与 Ca^{2+} 离子协同激活蛋白激酶 C（PKC），促使 NMDA 受体磷酸化，提高 NMDA 受体的功能。

胞内 Ca^{2+} 浓度增高可激活多种蛋白激酶，其中 PKC 的激活和移位与中枢敏化的关系比较明确。有证据表明，PKC 的活化能够增加顺性刺激脊髓背根诱发的脊髓背角神经元兴奋性突触后电位的时程和幅度，PKC 的激活剂佛波酯能增加脊髓背角脊髓丘脑束神经元的自发性电活动和刺激诱发的电活动。脊髓背角原有的兴奋性氨基酸递质/受体系统和抑制性氨基酸递质/受体系统的动态平衡被打破，从而形成痛觉过敏。PKA、PKG、钙调素依赖的 PKⅡ 等 PKs 与 PKC 一样都是促进脊髓背角神经元敏化的物质，但目前尚不清楚其具体的作用途径，可能与 GABA 受体的磷酸化有关。PKC 活化可引起兴奋性的 NMDA 受体和抑制性的 GABA 受体磷酸化，导致 NMDA 受体的功能上调和抑制性中间神经元的传递效应下降；同时，PKC 通过促使转录因子环磷腺苷反应元件结合蛋白（CREB）和激活转录因子-2（ATF-2）磷酸化可调节即刻早期基因 c-fos 和 c-jun 的转录和表达，控制其基因表达，从而进一步影响受体的磷酸化和膜蛋白的功能。

（四）脊髓的闸门调控

脊髓背角是对伤害性传入信息进行整合的初级中枢，它不仅接受伤害性信息的传入，还接受非伤害性信息的传入。这里有许多兴奋性和抑制性中间神经元组成的局部神经元回路，此外，来自脊髓以上结构的下行纤维也投射到这个部位。

早期的电生理研究表明，刺激低阈值的粗传入纤维能减弱脊髓背角神经元的伤害性反应；相反，阻断这种粗纤维的传入能增强脊髓背角神经元的伤害性反应。人们也都有抚摸炎症灶周围皮肤（兴奋粗纤维）缓解局部疼痛的生活经验。因此，脊髓背角神经元的伤害性反应并不是简单地直接决定于细纤维传入的信息量，而是细纤维传入信息和粗纤维传入信息之间的一种动态平衡。基于这一基本概念以及其他一些实验资料，Melzack 和 Wall（1965 年）提出了闸门控制学说（gate control theory）。

闸门控制学说的核心是脊髓背角对伤害性信息的节段性调制。背角的胶状质在其中起着关键的闸门作用。当初，假设有五类神经元参与闸门控制（图 3-7A）：①低阈值的粗纤维传入；②高阈值的细纤维传入；③接受两类纤维兴奋性传入的传递神经元；④由其激活作用系统引出痛感觉和痛反应；⑤两类纤维都有侧支支配的神经胶质细胞。它对传递神经元起突触前抑制作用。这一学说认为粗纤维传入的侧支对神经胶质细胞起兴奋作用，从而加强对传递神经元的抑制性影响（关闭闸门），以致减少痛感觉和痛反应；相反，细纤维传入的侧支对神经胶质细胞起抑制作用，从而解除了对传递神经元的抑制性影响（开放闸门），导致痛感觉和痛反应的加强。此外，脊髓闸门的节段性调节还受大脑中枢的控制。

闸门控制学说的提出，不仅为一些传统古老的止痛方法（抚摸、按摩等）和对疼痛的复杂心理影响提供了科学解释，而且还促进了镇痛方法的发展。同时，闸门控制学说还促进了对脊髓背角的研究。已经发现，在脊髓背角胶状质存在有大量的中间神经元，其中有的含兴奋性递质谷氨酸，有的含抑制性递质 GABA，并有相应的受体。因此，神经胶质细胞完全有可能对伤害性信息的传递进行调制。研究还发现，在背角神经胶质有大量的阿片肽能（包括脑啡肽和强啡肽）中间神经元及各类阿片受体的存在。许多资料表明，这些阿片肽能神经元调制细纤维传入末梢递质 P 物质的释放，并参与高位中枢的下行抑制性调节。根据这些新的实验结果，张天赐对旧的闸门控制模式图作了三点修改和补充：①神经胶质细胞的多样性，既有抑制性细胞，又有兴奋性细胞；②神经胶质细胞对传递神经元的作用，既有抑制作用，又有兴奋作用；抑制作用既有突触前，又有突触后；③对脊髓闸门有起自脑干的下行抑制性控制（图 3-7）。

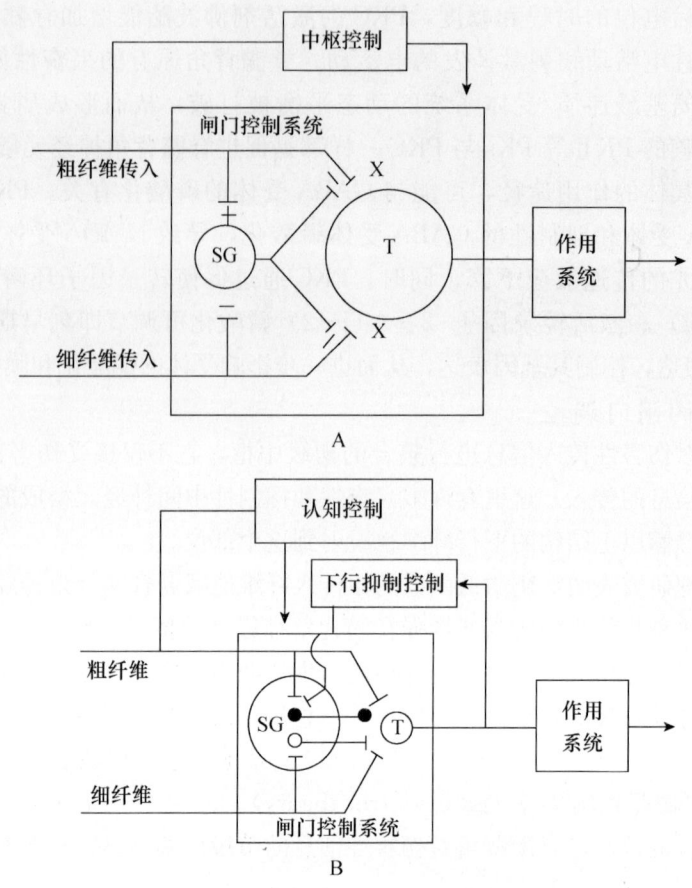

图 3-7 闸门控制学说模式图

A,最初的示意图;B,修改后的示意图。
+,表示兴奋;-,表示突触前抑制;SG,胶状质,其中实心圆表示抑制性细胞,
空心圆表示兴奋性细胞;T,传递细胞。

(五)中枢抑制性神经元的功能下降及脊髓中枢去抑制作用

在正常情况下,抑制性中间神经元抑制 C 纤维中枢端释放神经递质,抑制脊髓 WDR 神经元和投射神经元的兴奋性,起着抑制伤害性信息传递的作用。神经损伤引起中枢抑制性中间神经元发生形态改变。神经损伤后,脊髓背角浅层(Ⅰ～Ⅱ)抑制性的中间神经元出现跨突触的兴奋毒性改变,引起抑制性中间神经元的死亡,出现"黑色神经元(Dark neurons)"。

神经损伤不仅诱发神经元的凋亡,同时激活蛋白激酶,加强 GABA 能神经元 NMDA 受体和非 NMDA 受体介导的电活动,出现长时程兴奋性减弱效应(LTD)。GABA 能抑制系统由超极化抑制转变成为去极化激活现象,背角神经元细胞表面钾-氯运载体(KCC)下调,氯离子内流减少,产生去极化;神经细胞内碳酸酐酶活性升高能够增加胞内 HCO_3^- 浓度,HCO_3^- 通过 GABA 受体外流,同样产生去极化效应,从而导致抑制性中间神经元对伤害性信息传递的抑制作用减弱,中枢神经网络的兴奋性提高,表现为中枢敏化现象。

(六) 脊髓阿片系统的下调和抗阿片系统 (强啡肽) 的上调

神经损伤后，初级传入神经元末端和脊髓背角神经元抑制性受体表达下调。正常情况下，脊髓浅层中间神经元释放的阿片肽能抑制兴奋性神经递质的释放，以抑制神经元的过度兴奋。外周神经损伤后，脊髓神经元内的阿片受体抑制系统功能下降，同时，阿片受体的结合力也降低；另一方面，NMDA 受体活化后介导的磷酸化作用改变了阿片受体与 G 蛋白的偶合能力或改变了阿片受体依赖的离子通道的活性。此外，细胞内 Ca^{2+} 过度增高和 PKC 蛋白的激活通过 JNK 和细胞凋亡调节因子 bcl-2 家族蛋白介导的细胞凋亡导致阿片肽能神经元的死亡也是造成中枢敏化的一个重要因素。过去认为强啡肽是内源性 κ 阿片受体激动剂，具有镇痛的作用，近年的研究证实在神经病理性疼痛的状态下脊髓强啡肽及其片段具有伤害作用。在外周神经损伤慢性疼痛加剧的状态下，脊髓中强啡肽的异常水平在复杂的神经重塑过程中具有重要的作用。

三、脊髓以上中枢在疼痛中的作用

脊髓以上脑结构的疼痛调控机制在痛敏的产生和维持中发挥重要作用，直接或间接地削弱疼痛下行抑制系统，可易化背角神经元的敏感化状态。脊髓以上的疼痛抑制系统和兴奋系统共同控制着脊髓疼痛的传递过程。延髓头端腹内侧区是下行易化系统的上位中枢，外周神经损伤后，延髓头端腹内侧区的下行易化系统对脊髓背角神经元的作用增强。

(一) 内源性痛觉调制系统

内源性痛觉调制系统 (endogenous pain modulating system) 是指脑内存在的对痛觉起调制作用的结构和活性物质，共同组成一个调节系统。当初主要是指起镇痛作用的结构和有关化学物质，所以称为内源性镇痛系统 (endogenous analgesia system)。

早在 20 世纪 60 年代早期，我国科学工作者邹冈在研究吗啡镇痛的作用部位时，发现只有将微量吗啡注射到家兔第三脑室周围灰质和中央导水管周围灰质 (periaqueductal gray, PAG) 时动物才出现明显的镇痛作用。这种镇痛作用能被阿片拮抗剂对抗。注射吗啡到大脑皮质下其他部位 (如丘脑的核团、中脑网状结构、海马、隔区等) 都没有镇痛作用。将吗啡贴敷在大脑皮质上也不出现镇痛作用。这样首次提出了第三脑室周围灰质和 PAG 是吗啡镇痛的作用部位。

有人用电刺激清醒大鼠的 PAG 发现有镇痛作用，其镇痛强度甚至达到可以不用麻醉进行剖腹探查，而动物不出现挣扎。这种镇痛称为脑刺激镇痛，或简称为刺激镇痛 (stimulation-produced analgesia, SPA)。引人注目的一点是，具有镇痛作用的 PAG 也就是吗啡镇痛的作用部位之一，是脑内的一个镇痛结构。随后的实验发现，脑内具有镇痛作用的结构，不仅有 PAG，上到间脑的室周区、尾核、弓状核，下到脑干的中缝背核、中缝大核、蓝斑等也都是脑内具有镇痛作用的结构。同时还发现，不仅大鼠，其他哺乳动物 (如猫、猴等) 包括人都能产生 SPA。所以，SPA 很快被成功地用于临床治疗疼痛病例。

在民间用阿片止痛已有很长的历史，直到 1973 年才在实验中得到证明，吗啡及相关的生物碱是与神经细胞膜上的受体发生高亲和力的立体专一性结合而发挥作用。很快又明确，至少存在 μ、δ、κ 三种阿片受体亚型与阿片的镇痛作用有关。而阿片受体在脑内和脊髓内的分布区域，与参与痛觉调制的结构十分一致（脑干的 PAG 和脊髓背角等）。阿片在脑内和脊髓内是通过 μ 和 δ 受体发挥镇痛作用，而在脊髓内是通过 κ 受体发挥阿片的镇痛作用。

1975 年便发现脑内存在有内源性阿片肽作为阿片受体的内源性配体，称为亮氨酸脑啡肽（leucine enkephalin）和甲硫氨酸脑啡肽（methionine enkephalin）。接着相继发现了不少阿片肽。至今归纳起来，有脑啡肽、β-内啡肽（β-endorphin）和强啡肽（dynorphin）三大类。它们分别来自脑啡肽原（proenkephalin）、阿黑皮素原（proopiomelanocortin，POMC）和强啡肽原（prodynorphin）三个不同的前体（图 3-8）。免疫细胞化学的研究表明，含有这三类阿片肽的神经元在脑内的分布，和参与痛觉调制的部位及结构有关。脑啡肽和强啡肽能神经元的胞体及末梢分布在 PAG 和脊髓背角，尤其是Ⅰ、Ⅱ层。β-内啡肽能神经元的胞体主要密集于下丘脑弓状核，其发出的纤维也投射到脑干与痛觉调制有关的结构（PAG 和蓝斑等）。

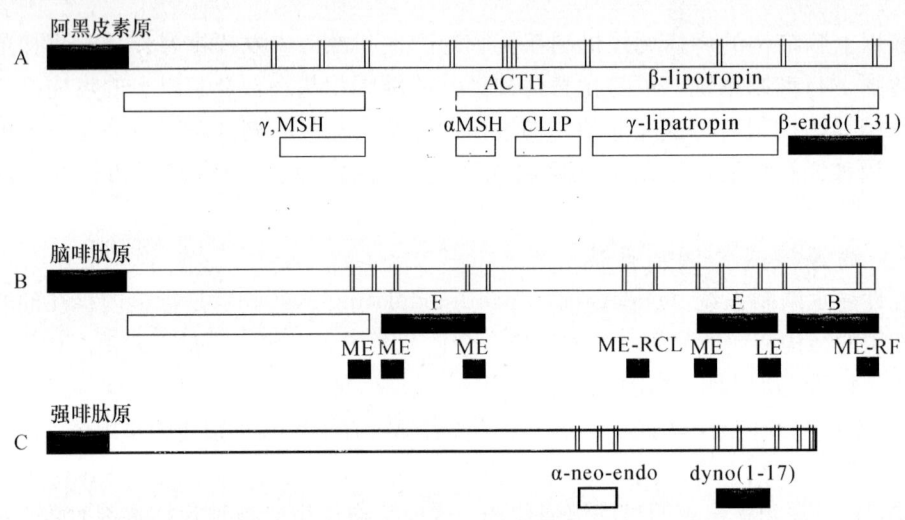

图 3-8　三大类阿片肽的前体

在总结上述实验资料的基础上，20 世纪 70 年代便有人提出了"内源性痛觉调制系统"的概念，其包括脑内具有镇痛作用的结构和相关的化学物质所形成神经网络。但研究得最多、了解得较为清楚的是以 PAG 为主，联结延髓头端腹内侧区（rostral ventromedial medulla，RVM），通过下行抑制通路，阻断脊髓背角伤害性初级传入信息的传递，通常称之为下行抑制系统（descending inhibitory system）（图 3-9）。PAG 在下行抑制系统中处于关键地位，不仅是因为刺激其本身会产生镇痛作用，而且其还处于承上启下的位置。实验证明，凡是激活高级中枢所产生的镇痛效应，大都要通过 PAG 才得以实现。例如，电刺激间脑和边缘系统一些核团（尾核、下丘脑弓状核、伏隔核等）所产生的镇痛效应都能被损毁 PAG 或在 PAG 内注射阿片受体拮抗剂纳洛酮而阻断或部分阻断。而由 PAG 发出下行抑制性影响又需经 RVM 中继，这是因为由 PAG 发出的纤维投射到 RVM，而且兴奋 PAG 对脊髓背角神经元伤害性反应的抑制，能被损毁 RVM 或向 RVM 内注射局麻药所阻断。RVM 包括含有 5-HT 能神经元的中缝大核（raphe magnus，RM）和腹侧网状结构中含有 NE 能神经元的一些核团（如旁巨细胞外侧网状核和大细胞网状核等）。从这些核团发出的 5-HT 能纤维和 NE 能纤维，沿着背外侧索下行到脊髓背角，与局部的阿片能神经元发生联系，从而对伤害性信息进行调制。

必须指出，内源性痛觉调制系统不是单一的。脑内有许多结构，包括脑干的中缝背核和蓝斑，下丘脑的室旁核、视上核和弓状核，边缘系统的海马、隔区和杏仁等都有镇痛作用。具有镇痛作用的物质，除了阿片肽以外，还有 5-HT、NE、Ach、加压素等，它们都是内源性痛觉调制的基础。目前认为，有一些镇痛措施（如脑刺激镇痛、针刺镇痛和应激镇痛等）都是以这样或那样的方式，直接或间接激活内源性镇痛系统的结果。通常用阿片受体拮抗剂纳洛酮能否阻断某一镇痛效应为指标，把内源性镇痛系统分成两大类。凡是能被纳洛酮阻断的称为阿片性镇痛系统；凡是不能被阻断的则称为非阿片性镇痛系统。例如，应激引起的镇痛，都是通过激活内源性镇痛系统而产生的，其中长时程应激引起的镇痛，能被纳洛酮翻转，因而是由阿片肽介导的；而短时程应激引起的镇痛，纳洛酮不能翻转，因而是通过非阿片机制的。

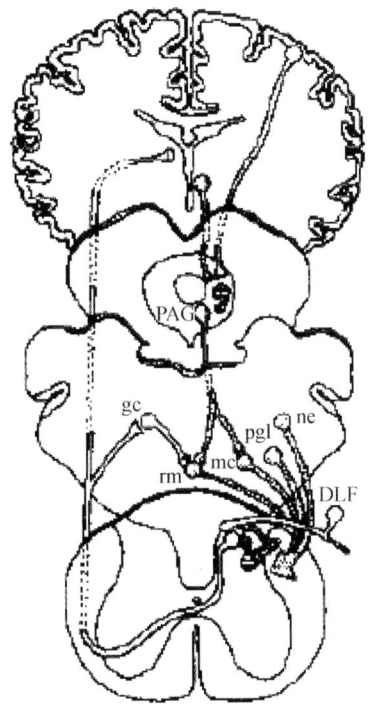

图 3-9 内源性痛觉调制系统的下行抑制系统

PAG，中脑中央导水管周围灰质；rm，中缝大核；mc，大细胞网状核；pgl，旁巨细胞外侧网状核；ne，去甲肾上腺素能核团；DLF，背外侧索；gc，巨细胞网状核。

（二）下行易化系统在疼痛中的作用

1. 下行易化系统的发现　中枢内痛觉下行调制系统包括下行抑制和下行易化系统两大部分。邹冈（1962）首次发现，将吗啡注射于家兔第三脑室和中脑导水管周围灰质（periaqueductal gray，PAG）可产生强烈的镇痛作用。从此，掀起了寻找脑内镇痛结构的热潮。

四十多年来，科学家们的研究重心大都集中在以PAG和延脑头端腹内侧核群（rostral ventromedial medulla，RVM）为核心的内源性下行抑制系统。在研究中也偶然发现，电刺激PAG和RVM某些核团对脊髓背角神经元和甩尾反射产生兴奋（易化）作用。20世纪90年代以来，卓敏等对下行抑制和易化进行了系列研究，并提出："下行易化系统是一个不同于下行抑制系统而独立存在的机能机构"。但是，这两大系统在解剖上并不是完全独立的（图3-10）。

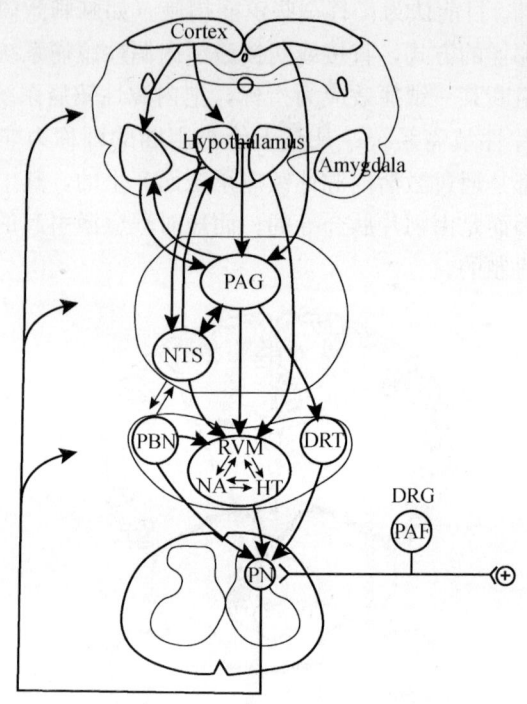

图3-10 参与痛觉下行控制的脑内结构示意图
Cortex，皮层；Hypothalamus，下丘脑；Amygdala，杏仁核；PAG，中脑导水管周围灰质；
NTS，孤束核；PBN，臂旁核；RVM，延脑头端腹内侧核群；DRT，背侧网状核；
DRG，背根神经节；PN，投射神经元；PAF，初级传入纤维。

2. RVM是下行易化系统的主要核团 近三十年的研究表明，下行易化系统包括前扣带回、下丘脑、杏仁核、PAG、RVM、孤束核和背侧网状核等结构。RVM是下行易化系统的一个重要核团，目前对其研究比较全面和清楚。RVM由中缝大核和位于网状巨细胞核腹侧的邻近网状结构组成。它接受前额叶皮层、下丘脑、PAG和臂旁核（parabrachialnucleus，PBN）等结构的传入，其传出纤维主要经过脊髓背外侧束（dorsolateral funiculus，DLF）和腹外侧束（ventrolateral funiculus，VLF）下行到达延髓和脊髓背角。RVM内50%左右的神经元为5-羟色胺（5-hydroxytryptamine，5-HT）能。Fields实验室将RVM神经元分为三类："停止"神经元（OFF-cells）、"启动"神经元（ON-cells）和中性神经元（neutral-cells）。以伤害性刺激引起大鼠甩尾反射，并同时记录RVM内神经元放电反应，发现OFF-cells一般在甩尾反射发生前250~400ms左右自发放电骤然减少或完全停止；ON-cells一般在甩尾反射发生前骤然出现放电或放电骤然增加；Neutral-cells 在甩尾反射发生前后，放电活动没有明显变化。OFF-cells 和 ON-cells 两类调制神经元形态不同，作用相反。OFF-cells 阻抑伤害性信息的传递而出现镇痛作用，ON-cells 增强伤害性信息的传递而出现易化效应。Urban 等（1999）证明，RVM 内给予低强度的电刺激、低浓度的谷氨酸或神经降压素，可激活下行易化系统，引起大鼠甩尾潜伏期缩短和脊髓背角神经元反应增强；RVM 内给予高强度的电刺激、高浓度的谷氨酸或神经降压素可激活下行抑制系统。将 N-甲基-D-天冬氨酸（N-methyl-D-aspartic acid，NMDA）注射到 RVM 可易化甩尾反射，此易化作用可被 NMDA 受体阻断剂所阻断。如果将利多卡因（lidocaine）注射到 RVM 或者局部损毁 RVM，可以减轻疼痛。因此，RVM 是内源性下行易化系统的一个重要组成结构。

3. 下行易化系统参与神经病理痛的发病机制　　神经病理痛即包括外周及脊髓的结构和功能改变，也包括高位中枢的变化，其中下行易化系统发生了重要而持久的变化。神经病理痛时，下行易化系统到底处于何种状态，是否参与神经病理痛的发生？为了回答这一问题，科学家们采用 RVM 核团内微量给药的方法，研究背角神经元电活动和动物行为学的变化。在正常和脊神经结扎（spinal nerve ligation，SNL）动物，将利诺卡因（lignocaine）注射到 RVM 以阻断 RVM 的功能，可以抑制 64% 和 81% 的脊髓背角广动力范围（wide dynamic range，WDR）神经元对外周刺激的反应。除了数量上的差别以外，对不同形式外周刺激的抑制程度也有差别。在正常动物，仅仅抑制 WDR 神经元对外周伤害性电、机械和热刺激的反应；在 SNL 动物，扩展到抑制 WDR 神经元对外周非伤害性刺激的反应。由此看来，SNL 后下行易化系统的激活更加明显。大量实验研究表明，慢性神经病理痛的产生，尤其是触诱发痛的产生，有赖于下行易化系统的激活。Pertovaara 等（1996）报道，将利多卡因注射到 SNL 模型的 PAG 腹后外侧部或 RVM 可以缓解触诱发痛，同时降低刺激 PAG 对伤害性热刺激引起的 WDR 神经元反应的抑制作用，但对热甩尾反应无影响。由此看来，利多卡因阻断 RVM 可以缓解神经病理痛。众所周知，胆囊收缩素（cholecystokinin，CCK）可以拮抗吗啡的镇痛作用。Kovelowski 等将 CCKB 受体的拮抗剂 L365260 注射到双侧的 RVM，可以减弱 SNL 模型大鼠的触诱发痛和热痛敏现象，但对假手术组无影响。与此相反，将 CCK-8 注射到双侧 RVM，可易化触诱发痛和热痛敏。这些实验表明，由于 CCK 紧张性激活下行易化系统，从而引起慢性神经病理痛的发生。在临床上，神经病理痛属于慢性疾病，持续时间长，甚至持续终生。目前，实验用的神经病理痛动物模型，痛行为能够维持 2～6 个月的时间。下行易化系统在神经病理痛发生的起始阶段起作用，还是对晚期疼痛的维持具有重要意义？RVM 内注射利多卡因、预先选择性破坏 RVM 内表达 μ 受体的 ON-cells，或者预先切断脊髓背外侧束（DLF），可以翻转动物的触诱发痛和热痛敏行为，但这种翻转有时间限制。以上操作不能翻转 SNL 术后 3 天的痛行为，但可以翻转 SNL 6 天以后的痛行为。提示下行易化系统可能在 SNL 大鼠疼痛发生的早期不起主要作用，但对于后期疼痛的维持则有重要意义。

神经损伤后，引起脊髓背角浅层表达神经激肽受体的神经元兴奋，将信息上传到臂旁核（PBN），然后通过杏仁核和下丘脑的中继，间接地引起 RVM 等下行易化系统的激活。以上的通路也称为"脊髓-延脑-脊髓环路"。这条环路可以解释神经病理痛不仅包括痛感觉，还包含痛情绪（如焦虑、恐惧）等反应；神经损伤后，神经损伤区及临近未受损区的神经纤维产生大量自发放电，经背柱至薄束核，再上传入更高级中枢，进而激活 RVM 等下行易化系统。大量的自发放电传入薄束核后，经过内侧丘系到达丘脑，从而引起 RVM 等下行易化系统的激活。

4. 下行易化系统在脊髓的作用靶点　内源性痛觉下行调制系统在脊髓背角内释放 5-HT 作为主要神经递质而发挥下行调节作用。5-HT 对伤害性信息的调节具有抑制、易化双相作用。产生双相作用的原因包括：①不同 5-HT 受体亚型的作用不同。$5-HT_1$ 和 $5-HT_5$ 受体直接抑制神经元活动，$5-HT_2$、$5-HT_3$、$5-HT_4$、$5-HT_6$ 和 $5-HT_7$ 受体直接兴奋神经元活动；②5-HT 受体分布的位置不同。5-HT 受体位于初级传入纤维、兴奋性中间神经元和投射神经元，也可以位于抑制性中间神经元，因此会产生不同的作用。近年来的研究发现，神经损伤后，引起 RVM 等下行易化系统的激活，下行易化系统可以释放 5-HT，主要作用于脊髓背角浅层 A_δ 和少部分 C 传入纤维末梢上的 $5-HT_3$ 受体，增加末梢递质的释放，从而引起神经病理痛。行为学实验证明，脊髓损伤（spinal cord injury, SCI）的动物，鞘内给予 $5-HT_3$ 受体激动剂 m-CPBG 可以易化触诱发痛；相反，给予 $5-HT_3$ 受体拮抗剂昂丹司琼可以减轻触诱发痛。如果预先鞘内给予 5,7-二羟色胺（5,7-DHT）耗竭内源性的 5-HT，可以取消昂丹司琼的抗触诱发痛作用。进一步的实验又证明，预先鞘内给予 5,7-DHT 耗竭内源性的 5-HT，不能翻转 SNL 术后前 5 天的触诱发痛和冷诱发痛，但可以翻转 SNL 6 天以后的痛行为。前文中曾经提到，预先选择性破坏 RVM 内表达 μ 受体的 ON-cells，或者预先切断 DLF，不能翻转 SNL 术后 3 天的痛行为，但可以翻转 SNL 6 天以后的痛行为。这两方面的结果基本吻合，也进一步证明神经损伤后，激活的下行易化系统通过作用于脊髓背角的 $5-HT_3$ 受体，来维持后期的神经病理痛。电生理学实验也佐证了行为学的结果。在 SNL 和对照组动物，脊髓背表面给予 $5-HT_3$ 受体拮抗剂昂丹司琼不影响 WDR 神经元对外周电刺激的反应，但是可以抑制 WDR 神经元对外周自然（机械和热）刺激的反应。进一步的对比发现，SNL 后，昂丹司琼抑制外周热刺激的能力不变，但是其抑制外周机械刺激的能力增强。这也可以解释，慢性神经病理痛的产生，尤其是触诱发痛，有赖于 RVM 等下行易化系统的激活。

（三）高位中枢的敏化

外周神经损伤不仅引起脊髓部位突触连接发生变化，也引起脊髓以上的高位中枢的功能发生改变。研究表明，坐骨神经结扎后，丘脑和大脑皮层躯体感觉Ⅰ区神经元对机械和冷热刺激的反应都增加，并且躯体传入在躯体感觉Ⅰ区发生重新分布，隐神经的传入增加。TSeng 等研究证明，在外周神经损伤后，皮层脊髓神经元发生了结构和功能性的改变。多数学者认为，脑干内源性下行抑制系统主要由中脑导水管周围灰质（PAG）、延髓头端腹内侧核群中缝大核（NRM）和临近的网状结构（RVM）及一部分脑桥背外侧网状结构（蓝斑核群和 KF 核）、间脑、中脑室周灰质（PVG）组成，经脊髓背外侧束（DLF）下行对延髓和脊髓背角痛觉感受性信息的传入产生抑制性调制。将利多卡因微量注射于头端腹侧延脑（RVM）和中脑导水管周围灰质（PAG），能阻断 L_5/L_6 脊神经结扎所引起的痛觉超敏，说明脊髓上中枢 RVM 和 PAG 的敏化参与了痛觉超敏。Bian 等发现，在胸髓水平将脊髓切断，能阻断痛觉超敏，减轻热痛觉过敏，进一步证明脊髓上中枢环路参与神经源性痛的形成。目前关于脊髓上中枢（丘脑、皮层和其他脊髓上结构）敏化的机制尚不完全清楚，在持续性外周伤害性冲动传入的情况下，脊髓上中枢

GABA 能神经元传递功能的下降和 NMDA 受体功能的上调，可能在其中起重要的作用。也有学者认为，正常情况下，伤害性刺激的上传受到下行抑制系统的调制，而神经损伤后下行抑制系统中 5-羟色胺和去甲肾上腺素能通路的功能缺失，导致下行调制系统功能改变，即中枢去抑制作用，使得脊髓神经元敏感性增强，引起脊髓敏化。实验研究显示神经病理性疼痛中使用阻断 5-羟色胺和去甲肾上腺素重摄取的抗抑郁药可有一定的镇痛作用。

（杨承祥　闫　哲）

参考文献

1. Teather LA, Afonso VM, Wurtman RJ. Inhibition of platelet-activating factor receptors in hippocampal plasma membranes attenuates the inflammatory nociceptive response in rats. Brain Res, 2006, 1097 (1): 230.
2. Bhangoo SK, Ren D, Miller RJ, et al. CXCR4 chemokine receptor signaling mediates pain hypersensitivity in association with antiretroviral toxic neuropathy. *Brain Behav Immun*, 2007 (21): 581-591.
3. Sun JH, Yang B, Donnelly DF, et al. MCP-1 enhances excitability of nociceptive neurons in chronically compressed dorsal root ganglia. *J Neurophysiol*, 2006 (96): 2189-2199.
4. White FA, Bhangoo SK, Miller RJ. Chemokines: integrators of pain and inflammation. *Nat Rev Drug Discov*, 2005 (4): 834-844.
5. White FA, Sun J, Waters SM, et al. Excitatory monocyte chemoattractant protein-1 signaling is up-regulated in sensory neurons after chronic compression of the dorsal root ganglion. *Proc Natl Acad Sci USA*, 2005 (102): 14092-14097.
6. Ohnishi T, Matsumura S, Ito S. Translocation of neuronal nitric oxide synthase to the plasma membrane by ATP is mediated by P2X and P2Y receptors. Mol Pain, 2009 (20): 40.
7. Kawasaki T, Kitao T, Nakagawa K, et al. Nitric oxide-induced apoptosis in cultured rat astrocytes: protection by edaravone, a radical scavenger. *Glia*, 2007 (55): 1325-1333.
8. Kim HK, Park SK, Zhou JL, et al. Reactive oxygen species (ROS) play an important role in a rat model of neuropathic pain. *Pain*, 2004 (111): 116-124.
9. Liu YL, Zhou LJ, Hu NW, et al. Tumor necrosis factor-alpha induces long-term potentiation of C-fiber evoked field potentials in spinal dorsal horn in rats with nerve injury: the role of NF-kappa B, JNK and p38 MAPK. *Neuropharmacology*, 2007 (52): 708-715.
10. Madiai F, Goettl VM, Hussain SR, et al. Anti-fibroblast growth factor-2 antibodies attenuate mechanical allodynia in a rat model of neuropathic pain. *J Mol Neurosci*, 2005 (27): 315-24.
11. Madiai F, Hussain SR, Goettl VM, et al. Upregulation of FGF-2 in reactive spinal cord astrocytes following unilateral lumbar spinal nerve ligation. *Exp Brain Res*, 2003 (148): 366-376.
12. Ohtori S, Takahashi K, Moriya H, et al. TNF-alpha and TNF-alpha receptor type 1 upregulation in glia and neurons after peripheral nerve injury: studies in murine DRG and spinal cord. *Spine*, 2004 (29): 1082-1088.
13. Pollock J, McFarlane SM, Connell MC, et al. TNF-alpha receptors simultaneously activate Ca^{2+} mobilisation and stress kinases in cultured sensory neurones. *Neuropharmacology*, 2002 (42): 93-106.
14. Sommer C, Kress M. Recent findings on how proinflammatory cytokines cause pain: peripheral mecha-

nisms in inflammatory and neuropathic hyperalgesia. *Neurosci Lett*, 2004 (361): 184-187.
15. Sorkin LS, Xiao WH, Wagner R, Myers RR. Tumour necrosis factor-alpha induces ectopic activity in nociceptive primary afferent fibres. *Neuroscience*, 1997 (81): 255-262.
16. Walsh GS, Orike N, Kaplan DR, et al. The invulnerability of adult neurons: a critical role for p73. *J Neurosci*, 2004 (24): 9638-9647.
17. Xu JT, Xin WJ, Zang Y, et al. The role of tumor necrosis factor-alpha in the neuropathic pain induced by Lumbar 5 ventral root transection in rat. *Pain*, 2006 (123): 306-321.
18. Abbadie C. Chemokines, chemokine receptors and pain. *Trends Immunol*, 2005 (26): 529-534.
19. Abbadie C, Lindia JA, Cumiskey AM, et al. Impaired neuropathic pain responses in mice lacking the chemokine receptor CCR2. *Proc. Natl. Acad. Sci. U. S. A*, 2003 (100): 7947-7952.
20. Baud V, Karin M. Signal transduction by tumor necrosis factor and its relatives. *Trends Cell Biol*, 2001 (11): 372-377.
21. Bhangoo S, Ren D, Miller RJ, et al. Delayed functional expression of neuronal chemokine receptors following focal nerve demyelination in the rat: a mechanism for the development of chronic sensitization of peripheral nociceptors. *Mol Pain*, 2007 (3): 38.
22. Bogoyevitch MA, Kobe B. Uses for JNK: the many and varied substrates of the c-Jun N-terminal kinases. *Microbiol Mol Biol Rev*, 2006 (70): 1061-1095.
23. Bradbury EJ, McMahon SB. Spinal cord repair strategies: why do they work? *Nat Rev Neurosci*, 2006 (7): 644-653.
24. Gao YJ, Ji RR. Activation of JNK pathway in persistent pain. *Neurosci Lett*, 2008 (437): 180-183.
25. Gosselin RD, Varela C, Banisadr G, et al. Constitutive expression of CCR2 chemokine receptor and inhibition by MCP-1/CCL2 of GABA-induced currents in spinal cord neurones. *J Neurochem*, 2005 (95): 1023-1034.
26. Hao S, Mata M, Glorioso JC, et al. Gene transfer to interfere with TNFalpha signaling in neuropathic pain. *Gene Ther*, 2007 (14): 1010-1016.
27. Jin SX, Zhuang ZY, Woolf CJ, et al. p38 mitogen-activated protein kinase is activated after a spinal nerve ligation in spinal cord microglia and dorsal root ganglion neurons and contributes to the generation of neuropathic pain. *J Neurosci*, 2003 (23): 4017-4022.
28. Kawasaki Y, Zhang L, Cheng JK, et al. Cytokine mechanisms of central sensitization: distinct and overlapping role of interleukin-1beta, interleukin-6, and tumor necrosis factor-alpha in regulating synaptic and neuronal activity in the superficial spinal cord. *J Neurosci*, 2008 (28): 5189-5194.
29. Knerlich-Lukoschus F, Juraschek M, Blomer U, et al. Force-dependent development of neuropathic central pain and time-related CCL2/CCR2 expression after graded spinal cord contusion injuries of the rat. *J Neurotrauma*, 2008 (25): 427-448.
30. Lee HL, Lee KM, Son SJ, et al. Temporal expression of cytokines and their receptors mRNAs in a neuropathic pain model. *Neuroreport*, 2004 (15): 2807-2811.
31. Liu YL, Zhou LJ, Hu NW, et al. Tumor necrosis factor-alpha induces long-term potentiation of C-fiber evoked field potentials in spinal dorsal horn in rats with nerve injury: the role of NF-kappa B, JNK and p38 MAPK. *Neuropharmacology*, 2007 (52): 708-715.
32. Ma W, Quirion R. Partial sciatic nerve ligation induces increase in the phosphorylation of extracellular signal-regulated kinase (ERK) and c-Jun N-terminal kinase (JNK) in astrocytes in the lumbar spinal dorsal horn and the gracile nucleus. *Pain*, 2002 (99): 175-184.

33. Mata M, Hao S, Fink DJ. Gene therapy directed at the neuroimmune component of chronic pain with particular attention to the role of TNF alpha. *Neurosci Lett*, 2008 (437): 209-213.
34. Borsello T, Clarke PG, Hirt L, et al. A peptide inhibitor of c-Jun N-terminal kinase protects against excitotoxicity and cerebral ischemia. *Nat Med*, 2003 (9): 1180-1186.
35. Boyle DL, Jones TL, Hammaker D, et al. Firestein GS. Regulation of peripheral inflammation by spinal p38 MAP kinase in rats. *PLoS Med*, 2006 (3): e338.
36. Meeuwsen S, Persoon-Deen C, Bsibsi M, et al. . Cytokine, chemokine and growth factor gene profiling of cultured human astrocytes after exposure to proinflammatory stimuli. *Glia*, 2003 (43): 243-253.
37. Menetski J, Mistry S, Lu M, et al. Mice overexpressing chemokine ligand 2 (CCL2) in astrocytes display enhanced nociceptive responses. *Neuroscience*, 2007 (149): 706-714.
38. Mojsilovic-Petrovic J, Callaghan D, Cui H, et al. Hypoxia-inducible factor-1 (HIF-1) is involved in the regulation of hypoxia-stimulated expression of monocyte chemoattractant protein-1 (MCP-1/CCL2) and MCP-5 (Ccl12) in astrocytes. *J Neuroinflammation*, 2007 (4): 12.
39. Narita M, Shimamura M, Imai S, et al. Role of interleukin-1beta and tumor necrosis factor-alpha-dependent expression of cyclooxygenase-2 mRNA in thermal hyperalgesia induced by chronic inflammation in mice. *Neuroscience*, 2008 (152): 477-486.
40. Sandkuhler J. Learning and memory in pain pathways. *Pain*, 2000 (88): 113-118.
41. Schafers M, Svensson CI, Sommer C, et al. Tumor necrosis factor-alpha induces mechanical allodynia after spinal nerve ligation by activation of p38 MAPK in primary sensory neurons. *J Neurosci*, 2003 (23): 2517-2521.
42. Zhuang ZY, Gerner P, Woolf CJ, et al. ERK is sequentially activated in neurons, microglia, and astrocytes by spinal nerve ligation and contributes to mechanical allodynia in this neuropathic pain model. *Pain*, 2005 (114): 149-159.
43. Zhuang ZY, Wen YR, Zhang DR, et al. A peptide c-Jun N-terminal kinase (JNK) inhibitor blocks mechanical allodynia after spinal nerve ligation: respective roles of JNK activation in primary sensory neurons and spinal astrocytes for neuropathic pain development and maintenance. *J Neurosci*, 2006 (26): 3551-3560.
44. Woolf CJ, Salter MW. Neuronal plasticity: increasing the gain in pain. *Science*, 2000 (288): 1765-1769.
45. Xu JT, Xin WJ, Zang Y, et al. The role of tumor necrosis factor-alpha in the neuropathic pain induced by Lumbar 5 ventral root transection in rat. *Pain*, 2006: 123: 306-321.
46. Weston CR, Davis RJ. The JNK signal transduction pathway. *Curr Opin Cell Biol*, 2007 (19): 142-149.
47. White FA, Jung H, Miller RJ. Chemokines and the pathophysiology of neuropathic pain. *Proc Natl Acad Sci U S A*, 2007 (104): 20151-20158.
48. Tsuda M, Mizokoshi A, Shigemoto-Mogami Y, et al. Activation of p38 mitogen-activated protein kinase in spinal hyperactive microglia contributes to pain hypersensitivity following peripheral nerve injury. *Glia*, 2004 (45): 89-95.
49. Wei F, Vadakkan KI, Toyoda H, et al. Calcium calmodulin-stimulated adenylyl cyclases contribute to activation of extracellular signal-regulated kinase in spinal dorsal horn neurons in adult rats and mice. *J Neurosci*, 2006 (26): 851-861.
50. Wu LJ, Xu H, Ren M, et al. Genetic and pharmacological studies of GluR5 modulation of inhibitory

synaptic transmission in the anterior cingulate cortex of adult mice. *Dev Neurobiol*, 2007 (67): 146-157.

51. Calabrese V, Mancuso C, Calvani M, et al. Nitric oxide in the central nervous system: neuroprotection versus neurotoxicity. *Nat Rev Neurosci*, 2007 (8): 766-775.

52. Guan Y, Yaster M, Raja SN, et al. Genetic knockout and pharmacologic inhibition of neuronal nitric oxide synthase attenuate nerve injury-induced mechanical hypersensitivity in mice. *Mol Pain*, 2007 (3): 29.

53. Charalampos Labrakakis, Chi-Kun Tong, Tamily Weissman, et al. Localization and function of ATP and $GABA_A$ receptors expressed by nociceptors and other postnatal sensory neurons in rat. J Physiol, 2003 (1): 131-142.

54. Kazuhide Inoue. P2 receptors and chronic pain. Purinergic Signal, 2007 (1): 135-144.

55. Guang-Yin Xu, Li-Yen Mae Huang. Peripheral Inflammation Sensitizes P2X Receptor-Mediated Responses in Rat Dorsal Root Ganglion Neurons. The Journal of Neuroscience, 2002, 22 (1): 93-102.

56. Rita Bardoni, Carole Torsney, Chi-Kun Tong, et al. Presynaptic NMDA receptors modulate glutamate release from primary sensory neurons in rat spinal cord dorsal horn. The Journal of Neuroscience, 2004, 24 (11): 2774-2781.

57. Moalem G, Tracey DJ. Immune and inflammatory mechanisms in neuropathic pain. Brain Res Rev, 2006, 51 (2): 240-264.

第四章 舒适医疗的实施及规范化管理

舒适医疗或无痛医院的概念早在20世纪末就有人提出,此后不同规模的医院都在逐渐开展一些无痛诊疗的项目,如无痛流产、无痛分娩、术后镇痛等,但距离全方位实施舒适医疗和建立真正意义上的无痛医院还较远。随着社会经济的发展和人民生活水平的提高,为患者提供人性化的医疗服务是医疗机构义不容辞的责任,各种镇痛技术和新型镇痛药物的出现为创建无痛医院提供了技术和物质支持。创建无痛医院是塑造品牌的过程,无痛医院的建立是一个循序渐进的系统工程,并不是一朝一夕的事情,不可能一蹴而就,它需要在观念上更新,要有院级领导的重视,要有相关科室的密切合作,更要有规范化的管理措施和实施方法。

第一节 实施舒适医疗的基本步骤

一、树立实施舒适医疗及创建无痛医院的战略目标

(一) 医院决策者和管理部门高度重视,塑造舒适医疗和无痛医院品牌

在医疗卫生事业的改革中,医院能否塑造良好的品牌形象,提高医院在公众中的知名度和美誉度,从而达到提升社会效益和经济效益的双重功效,是当前医院管理的一个重要课题。由于现代医疗技术的日趋成熟和普及,同级别的医院在技术、设备、价格等方面都很类似,医院要在激烈的竞争中取得胜利,必须依赖医院的品牌优势,加强医院核心竞争力。

医院作为医疗市场的竞争主体,最具决定性的因素是核心竞争力,这是医院不可被模仿的独特的优势,是提高医院综合实力最具有长远和决定影响的内在因素。医院核心竞争力是医院长期形成的蕴涵于医院内质中的、医院独具的、支撑医院过去、现在和未来的竞争优势,并使医院在竞争环境中能够长时间取得主动的能力。医院品牌对病人具有很强的引导力,打造医院品牌是医院获取和保持竞争优势的关键,是形成医院核心竞争力的平台。医院品牌提升医院核心竞争力主要表现在:①确保医院拥有忠实的消费人群;②增强医院的凝聚力;③使医院建设及发展的基本战略和管理理念深入人心。医院只有走品牌化道路,实施品牌战略,始终拥有鲜明的医院自身特色,不断增强医院核心竞争力,才能在医疗市场竞争中保持可持续发展的良好势头。

医院品牌是医院对患者在医疗质量和服务质量方面的长期承诺,是多因素的相互组合,主要包括技术品牌、服务品牌和文化品牌等。创建无痛医院不仅需要为患者提供先进

的医疗技术，而且体现了医院良好的为患者服务意识，也是医院文化建设的一部分，凸显了医院对患者的人文主义关怀，因此，创建无痛医院是一个全方位的品牌塑造过程，具有极大的发展潜力和良好的发展前景，是全面提升医院核心竞争力的有效途径。

（二）明确麻醉科在实施舒适医疗及创建无痛医院中的地位和作用

实施舒适医疗，创建无痛医院，需要许多科室和部门的参与，它们的职责和作用大小不同，首先要明确创建无痛医院的主体科室。麻醉医师熟知各种镇痛药物的药理学，是"外科领域里的内科医师"，熟悉所给药物的近期和远期疗效及药物的副作用，精通急慢性疼痛的神经生理及病理知识，擅长各种神经阻滞技术，熟悉临床各种镇痛方法，能够为各种急慢性疼痛和顽固性神经病理性疼痛提供满意的镇痛效果，能够为危急重症和发生麻醉意外的患者提供及时有效的生命支持。麻醉医生在创建无痛医院进程中具有独特的优势，因此，医院决策者应确定麻醉科在创建无痛医院中的排头兵和主力军地位。

全方位实施舒适医疗，拓展业务范围广，开展新项目多，麻醉科和各科室之间的联系更加紧密。如何有序、安全、高质量地开展各种无痛项目，是对麻醉科尤其是麻醉科主任提出的挑战，要求麻醉科主任需要具备强大的魄力和决心、高超的管理技巧、良好的沟通协调能力以及勇于创新的科学精神。

二、实施舒适医疗的专业性宣教

疼痛（Pain）一词来源于拉丁语 Poena 和希腊语 Poine，意指处罚或惩罚。1979 年国际疼痛研究协会（International Association for the Study of Pain，IASP）对疼痛定义为：疼痛是一种令人不快的感觉和情绪上的感受，伴随着现有的或潜在的组织损伤。疼痛的定义告诉我们，疼痛是与生俱来的，这使得人们对疼痛习以为常，许多患者甚至部分医护人员认为，手术后的疼痛、分娩疼痛、晚期癌痛和各种检查、治疗过程中伴随的疼痛等是不可避免和必须默默忍受的。据统计，多数患者就医过程中的疼痛被忽视或低估。西班牙15家医院1675例患者的调查显示：疼痛患者的比例为48.5%，而住院期间患者的疼痛比例高达62%；意大利20家医院4523例患者的调查结果表明：疼痛患者比例竟然高达91.2%，其中无痛的患者占8.8%，轻度疼痛的患者占21.7%，中度疼痛的患者占46.7%；德国一家教学医院561例患者调查显示：疼痛患者比例为50%，其中85%为中度疼痛。目前，国内尚无明确统计资料，我国患者的疼痛状况可能会更加严重。

疼痛得不到有效治疗的原因是多方面的，患者以及医护人员对疼痛存在认识误区是其中一个重要原因。调查显示，许多患者不愿如实报告疼痛，担心镇痛药成瘾，担心镇痛药影响伤口愈合，担心分散医生治疗原发病的注意力，担心被认为不是"好"患者；而医护人员也普遍存在对疼痛给患者所造成的痛苦认识不足，担心镇痛药的副作用，疼痛评估和疼痛治疗知识缺乏等。因此，创建无痛医院首先应对病人及家属进行有关疼痛知识的普及和教育，加强医护人员的专业培训，改变公众的传统观念，更新医护人员的疼痛医学知识。

随着社会的进步和医学的发展，提高疼痛控制水平越来越受到人们重视。1995年，美国疼痛学会首先提出"疼痛为第五大生命体征"的概念，希望借此提高医护人员对疼痛认知度，美国疼痛学会主席James Camphell博士指出：如果将疼痛与其他的生命体征提高到同等位置，它将会有更多的机会得到治疗。2001年在悉尼召开的第二届亚太地区疼痛控制学术研讨会上提出:"消除疼痛是基本的人权"。2001年1月1日美国执行疼痛管理的新标准,并对疼痛管理进行立法,将对患者在疾病诊治过程中的疼痛控制提高到人权的高度。IASP将2004年10月11日定为首个"世界镇痛日",主题为"缓解疼痛是人类的一项基本权利",把缓解疼痛提高到人权高度,这是人类文明和医学发展的必然结果。另外,长期的慢性疼痛也不再仅仅被认为是一个症状,而被认为是一种疾病,我们医务人员有责任和义务使患者免除疾病本身的疼痛折磨和诊治疾病时带来的疼痛折磨。

实施舒适医疗,创建无痛医院的专业性宣教应做好两点,一是重视对患者及家属有关疼痛知识的普及和宣传,通过建立医院网站,利用广播、电视、报纸等新闻媒体,开展大型公益活动和健康讲座等形式,使"解除疼痛是患者基本权利"的观念深入人心;二是坚持不懈地对医护人员进行有关疼痛治疗的继续教育,通过举办学习班,组织业务骨干外出交流学习,邀请专家进行专题讲座,使医务人员疼痛治疗的意识和水平不断提高,使每一个医务工作者认识到"为患者解除疼痛是医生的神圣职责"。

三、开展影响力大的无痛和镇痛项目

实施舒适医疗,建设无痛医院是一个系统工程,需要管理者理清关系,抓住重点,循序渐进,首先选择开展一些技术成熟、安全性高、病源广泛、能够产生良好社会效益的无痛和镇痛项目。手术后的疼痛、分娩疼痛、内镜检查疼痛是医院中普遍存在的现象,不仅增加患者痛苦,而且增加患者就医过程中的并发症,关于这些项目镇痛技术的有效性和安全性已经得到广泛认同,开展这些项目的镇痛技术,易于为人民群众所接受,可以为全方位实施舒适医疗奠定良好的基础。

随着人口老龄化趋势的加快,恶性肿瘤发生率逐渐增加。据统计,70%中、晚期癌症患者被剧烈的疼痛所折磨,如何有效减轻癌症患者的疼痛,提高生存质量,已经成为全世界共同关注的问题。世界卫生组织倡导的"三阶梯镇痛方案"可以为大多数癌症患者解除或缓解疼痛,近年来,随着疼痛医学的进步,涌现出了许多治疗晚期癌痛的新型镇痛药物和技术,如吗啡控释片、缓释片和芬太尼透皮贴剂的问世,椎管内吗啡泵输注系统和射频热凝靶点神经毁损技术的临床应用,使许多顽固性晚期癌痛患者减轻了痛苦。重视癌症患者的镇痛治疗,是无痛医院建设进程的重要内容。

四、疼痛专科的建设

实施舒适医疗,创建无痛医院,我们不仅要积极处理急性疼痛,而且要重视慢性疼痛的诊疗。据统计,我国慢性疼痛发病率中年人约20%,老年人约50%,人群患病率高于恶性肿瘤、高血压、糖尿病等威胁人类健康的常见疾病,如何有效处理此类疼痛,是创建无痛医院的重要课题。

(一)开展疼痛专科的必要性

1. 慢性疼痛是一种常见疾病 急性疼痛多为某些疾病或创伤的伴随症状,而慢性疼痛尤其是神经病理性疼痛本身是一种疾病。过去人们对疼痛认识有很大的误区,错误地认为"疼痛是一种症状,而不是病,病好了自然就不痛"。实际上多数慢性疼痛不仅仅是一种症状,其本身就是一种疾病。如原发性三叉神经痛除了疼痛症状外,并无其他表现,是一种典型疼痛性疾病,治好了疼痛,就治好了疾病;又如带状疱疹后神经痛也是疼痛性疾

病，因为其疼痛剧烈而顽固，有的患者持续疼痛达数十年，患者自杀事件时有发生。症状与疾病的区别是相对的，当一种慢性临床症状长期、严重威胁患者的生活和工作时，就应确认其为疾病。

2. 慢性疼痛需要专科化治疗　慢性疼痛的诊疗在过去相当长的时间里被等同急性疼痛分散在临床各个学科，包括神经内科、神经外科、骨科、肿瘤科、康复科、风湿免疫科等，这些学科只是从不同的角度对疼痛和疼痛性疾病进行常规的诊疗，而且各科医生均有其繁重的本职临床工作，精力有限，兼职或轮转负责疼痛治疗很难达到患者要求，结果出现"轻痛科科看，重痛无人管"状况，许多顽固性疼痛患者得不到及时、有效治疗，给病人造成极大痛苦。据统计30%的慢性疼痛患者查不出明确的病因，辗转于各科室之间求治，面对这些慢性疼痛，必须依靠专业的理论知识进行诊断，依靠专业的技能去处理，才能取得较好的疗效。有鉴于此，国际上的疼痛医学先驱们在1976年发起成立了IASP，提倡把多个学科的专业技术人员联合起来，共同攻克慢性疼痛。我国卫生部于2007年7月发出了《医卫发2007年227号》文件，确定在《医疗机构诊疗科目名录》中增加一级诊疗科目"疼痛科"，在我国二级以上医院开展"疼痛科"诊疗服务。因此，要创建无痛医院，建立疼痛专科势在必行。

（二）疼痛专科诊疗范围

卫生部2007年227号文件规定，疼痛学科的主要业务范围是慢性疼痛疾病的诊疗，疼痛科业务诊疗范围主要包括以下几个方面：

1. 全身软组织损害所致的慢性疼痛。
2. 需要介入毁损治疗的神经病理性疼痛。
3. 药物镇痛无效需要微创治疗的癌痛。
4. 不明原因的疼痛。
5. 与神经相关的非疼痛性疾病。

以下临床综合分类疾病在相关学科治疗后基础疾病已基本治愈，但患者仍然不能缓解疼痛的，可到疼痛科就诊治疗。

1. 头痛：颈源性头痛，紧张性头痛，偏头痛，丛集性头痛，血管源性头痛，外伤后头痛。
2. 颌面部痛：三叉神经及其分支痛，舌咽神经痛，蝶腭神经痛，面部器官源性疼痛。
3. 项枕部疼痛：枕神经痛，乳突痛，颈项部肌筋膜痛。
4. 颈肩痛：颈椎关节病，颈肩综合征，寰枕畸形，颈肋，肩周炎。
5. 上肢痛：上肢血管性疼痛，肱骨外上髁炎、腱鞘炎，前斜角肌综合征，胸廓出口综合征。
6. 胸部痛：肋间神经痛，带状疱疹后神经痛，胸部手术后肋间神经痛，肋软骨炎，胸内脏器疾患侵犯胸壁神经痛。
7. 腹痛：腹壁神经痛，腹壁静脉炎，手术后切口痛。
8. 腰腿痛：神经损伤后疼痛，幻肢痛，残肢痛，复杂的局部疼痛综合征，脊椎手术失败综合征，风湿类风湿疼痛，强直性脊柱炎腰背痛，纤维肌痛症，红斑肢症，痛风性关节炎，下肢缺血性疼痛，末梢神经炎，跟痛症。
9. 中枢性疼痛：由脊髓、脑干、丘脑、大脑皮层发出的刺激而引起的疼痛。

10. 心理性疼痛：无明确的病变和组织损害而患者感到有顽固性疼痛。
11. 癌性疼痛。
12. 非疼痛性疾病：顽固性呃逆，面神经麻痹，面肌痉挛，不定陈述综合征。

（三）在麻醉科领导下建立疼痛门诊，并逐步开设疼痛病房

疼痛专科的筹建应循序渐进，在二级或刚刚起步的三级医院可以先设立疼痛门诊，由经过规范化培训的医生进行疼痛诊疗工作，疼痛门诊应全天开诊，门诊医生相对固定，初始配备1～2名疼痛专科护士，门诊应具备疼痛治疗的部分仪器和理疗设施。据统计，目前我国的疼痛专科医生主要来源于麻醉科医生，94%疼痛门诊由麻醉科建立，其余由康复科和其他科室建立。无痛医院的目的是使所有患者，包括为急性和慢性痛患者在诊疗和护理过程中减轻或免除疼痛，医院决策者树立了以麻醉科为主体的创建无痛医院的战略目标，因此，在创建无痛医院背景下，疼痛门诊应由麻醉科牵头筹建。

经过一个阶段的发展和准备，疼痛门诊的医生逐步在诊断、鉴别诊断、疼痛治疗方法有一定累积和提高，疼痛门诊患者数量和疾病种类逐渐增加，产生一定的社会效应后可开始筹建疼痛专科病房，科室建制应该有学科带头人及医生3～7名、护士6～10名、专用病区10～30张床位。

疼痛专科应该具备多种治疗技术，例如神经阻滞、微创介入治疗、物理治疗、中西医结合治疗和心理治疗等，这些技术的训练应该从简单到复杂逐步开展，并形成以微创介入技术为主导的专科治疗特色，有条件的医院还应开展有关慢性疼痛的基础和临床研究工作。

五、建立多学科院内疼痛会诊制度

一些病人饱受各种慢性疼痛的折磨，如癌性疼痛、带状疱疹后神经痛、骨关节疾病的相关疼痛、糖尿病性神经痛、血栓性脉管炎肢体疼痛等，这些疼痛的病因诊断已很清楚，但临床各科医生缺乏疼痛治疗的专科经验，面对复杂情况他们常常束手无策，病人只能忍受疼痛的煎熬。建立和完善院内疼痛会诊制度，发挥医院整体资源优势，对于相对疑难的有镇痛需求的病人，只要由病房主管医生发出申请，麻醉科总值班和科内镇痛专家随时出诊，及时进行镇痛治疗，并定期随访。

事实上，疼痛病因复杂，多个学科的医生都会面临疼痛的诊断和鉴别诊断的困惑。诊断明确以后为患者进行合理的、个体化的治疗是医生的职责。遇到诊断不明确的疑难病例，由医务科召集相关科室专家共同解决，组织院内多学科会诊，由麻醉科、康复科、神经内科、风湿科和骨科一名副主任医师及其以上职称的专家共同出诊，同时会诊一个疑难疼痛患者，明确诊断后制订出一套适合病人的治疗方案。每个星期安排一次会诊时间，每次会诊8～10个病人。

多学科会诊有利于疼痛的尽早诊断和有效治疗，使遭受疼痛困扰的病人能够及时得到最专业的治疗，不仅提高了病人住院期间的满意度，也最大限度地体现了医院对病人的人文关怀。

六、常规进行疼痛的评估及逐步完善护理工作中的镇痛项目

疼痛与生俱来，一个人丧失了对疼痛的反应，生命也就处于危险的边缘，而持久而剧

烈的疼痛对人体呼吸、循环、免疫等多个系统产生不利的影响。创建无痛医院的目的是减少或避免患者因疾病本身以及诊治疾病过程中出现的伤害性疼痛的不良刺激，首先应对患者疼痛程度进行准确的评估和记录。因此，树立了实施舒适医疗或创建无痛医院的目标，随之应建立完善的疼痛评估制度，并将该项制度的落实情况纳入医疗质量控制管理体系，其具体要求如下：

1. 护士每天对入院患者至少进行一次常规进行疼痛评估，不仅要求记录患者休息时疼痛评分，而且也要记录活动时，如呼吸、咳嗽、翻身、起床时的疼痛评分。对手术后患者或存在持续剧烈疼痛的患者应按医嘱增加疼痛评估的次数。

2. 对护士进行系统培训，提高疼痛评估的准确性。护士应熟悉VAS疼痛评分、口述疼痛评分、儿童脸谱疼痛评分等多种疼痛评分方法，根据患者病情、年龄及理解能力的不同选择合适的评估方式。

3. 明确各种评估方式中度疼痛的界限，患者静息时中度以上疼痛应采取相应措施并立即向主管医生报告。

4. 医院管理部门将各科室疼痛评估情况纳入医疗质量控制管理体系，设定质量控制标准，定期进行督察。

护士不仅是患者病情的直接观察者，而且是医疗行为的执行者，护士在无痛医院的创建过程中扮演着重要角色。许多护理操作如静脉注射、导尿、胃管置入、术后体位的更换等可引起患者明显的疼痛和不适，而认真细致的疼痛评估、良好的心理疏导、娴熟的护理技巧和积极开展多科联合治疗，可以解除护理工作中的许多疼痛。逐渐完善护理工作中的无痛和镇痛项目是建设无痛医院对护士提出的要求和挑战。

七、全方位开展各临床科室门诊和住院患者的镇痛治疗

疼痛是医院各个科室的患者都普遍存在的现象，由于不同来源的疼痛存在明显的差异性，不同种类的疼痛其程度不一、持续的时间不同，导致患者经历的许多疼痛现象，尤其是一过性、短暂的疼痛常常被医院管理者和医务人员忽略，而这些疼痛对患者造成的生理和心理影响却是客观存在的。建立真正意义上的无痛医院，树立无痛医院的战略品牌，需重视患者因疾病本身以及医疗操作和患者就医过程中出现的所有疼痛现象，全方位开展各临床科室门诊和住院患者的镇痛治疗，如无痛康复治疗、无痛牙科、无痛烧伤换药、急慢性疾病伴随疼痛的治疗、创伤患者手术前的无痛治疗、无痛肿瘤射频消融、无痛放射介入治疗等无痛和镇痛项目，使无痛技术和舒适医疗理念涵盖医院每一个角落。

第二节 术后镇痛规范化管理

术后疼痛可能是病人一生中经历的最为严重的疼痛之一。近年来，随着新型镇痛药物及镇痛技术的临床应用，术后疼痛治疗得到迅速发展，国内开展术后病人自控镇痛（patient-controlled analgesia，PCA）已经走过了十余个年头，并取得了显著进步，然而，调查结果显示仍有相当多的病人术后疼痛没有得到足够的缓解。造成众多病人术后镇痛不足的因素是多方面的，欠缺有效的术后镇痛规范化管理是最主要的原因。

一、影响术后镇痛质量的因素

(一) 病人因素

1. 病人年龄　目前，没有研究资料对术后镇痛的适应证从年龄角度加以限制，临床上 4～90 岁都有使用病人自控镇痛的报道。小儿和老年人对镇痛药的需求量、耐受性等不同于青壮年，因此，用药剂量应适当减少，老年人行 PCA 镇痛时，应减小单次剂量 (bolus)，也有人提出可以不设背景剂量。小儿和认知功能异常的老年人（术前痴呆，术后认知功能障碍）使用 PCA 泵术后镇痛，由于存在对 PCA 镇痛技术认识的障碍和偏差，易导致术后镇痛效果减弱。

2. 心理学特征　疼痛是主观感觉，其经验受多种因素干扰。心理不稳定，易紧张、忧郁、焦虑人格的病人对疼痛敏感，镇痛要求偏高，也易导致镇痛失败，如不恰当地增加用药，可使术后镇痛相关并发症增多。

3. 伴发疾病　术后镇痛必须考虑患者全身功能状态，考虑有无伴随器官功能的损害。肾功能损害可降低阿片类药物、镇静和局麻药的排泄，增加呼吸抑制风险；低血容量患者对阿片类药物和局麻药敏感性增加，镇痛药需求减少；病理性肥胖和阻塞性睡眠呼吸暂停综合征病人，术后镇痛应用不当可引起致死性呼吸抑制，研究表明，不设背景剂量的 PCA 可提高该类病人的安全性，而且使用中一定要加强生命体征的监测。

4. 药物滥用史　经常使用阿片类药物或阿片类药成瘾的病人，对阿片类有一定的耐药性，可导致术后镇痛失败。研究表明，该类病人术后镇痛所需的阿片类药物总剂量是常人的 2～3 倍，但镇痛效果未必满意，而镇静作用相当明显，这种过度镇静往往与呼吸抑制相关，对这类病人增加阿片类药物用量时，一定要观察镇静水平和呼吸状况，并准确计算背景剂量和追加剂量。对有药物滥用史的患者进行镇痛评估也不同于常人，该类患者经常谎报疼痛评分，抱怨镇痛效果不佳，因此，可以改用功能评估，如咳嗽、步行能力以确定镇痛水平，从而排除病人自身报告的偏差。

5. 术后镇痛的认知水平　许多病人和家属认为术后应用麻醉镇痛药可能延缓切口愈合，这是病人拒绝镇痛的一个重要原因，他们宁愿忍受疼痛也不愿如实向医护人员报告疼痛的情况，另外，病人对麻醉药品的恐惧，担心镇痛药物成瘾也是影响术后镇痛治疗的主要障碍。医务人员在术前而不是术后向病人详细介绍术后镇痛的益处和 PCA 泵的性能、使用方法以及注意事项，增加病人对镇痛药物和镇痛方法的认知度，可以明显提高术后的镇痛质量。

(二) 仪器因素

1. 一次性 PCA 泵　PCA 泵机械装置依靠输注管路的口径限制药液的输出，不同的产品有不同的输出速度，使用前应详细了解其性能，以便计算药物浓度和剂量。自控按键利用挤压增加药液输出量，储液囊经过一定时间才能充满，这个时间就是按压有效的间隔时间。由于虹吸作用，PCA 泵的位置对输出药量也有一定影响，正常应将 PCA 泵放于心脏水平，目前大多数一次性 PCA 泵已加用防虹吸、抗反流的瓣膜装置。另外，不明显的 PCA 泵损坏可改变 PCA 泵性能，造成镇痛失败或意外。

2. 电子泵　电子泵的结构复杂，其硬件和软件的许多装置和程序，任何环节出现偏差都将影响镇痛效果和安全性，所以电子泵的不可靠和不安全因素较机械泵增加。主电源中断再连接后，电子泵原程序和参数可能改变，应重新设置，磁共振成像和高电压机房产生的强电磁场也可影响电子泵性能。

（三）医护人员因素

术后急性疼痛的治疗由麻醉医生、麻醉护士、病房医生和病房护士共同完成，医护人员之间以及医护人员与病人缺乏有效沟通，易导致病人镇痛不足或缺失。医护人员对术后疼痛的认知错误也是导致病人镇痛不足的因素，调查发现：病房护士经常混淆麻醉药品的成瘾性和耐药性的概念，把临床上病人因疼痛加剧需要增加药物用量或者因疼痛需继续应用止痛药物的情况当作了药物成瘾，因此，尽管术后医生下达必要时给予阿片类药物的医嘱，但护士往往在病人有镇痛需求时也让病人尽量忍受，影响了病人术后康复。另外，病房许多医护人员对术后疼痛存在认知错误，术前或多或少诱导病人不用或少用术后镇痛。

因工作人员操作失误，如镇痛处方配制、一次性追加剂量、按键间隔时间限定、背景输注量、药物浓度、非指令输注错误等，均可导致术后镇痛效果不理想，或引发过度镇静、呼吸抑制等并发症。

（四）镇痛方法

常用术后镇痛方法包括：口服镇痛药物、单次肌注或者单次静脉注射镇痛、病人自控静脉镇痛（PCIA）、病人自控硬膜外镇痛（PCEA）、连续或单次椎旁神经阻滞、连续或单次外周神经阻滞、单次伤口局麻药浸润、经皮神经电刺激镇痛（TENS）等。不同的手术种类术后镇痛所适用的方法不同，选用镇痛方法不当可导致术后镇痛失败或镇痛效果欠佳。

（五）其他因素

医疗组织对术后疼痛控制重视不够，缺少有关疼痛管理制度和资源。如未将疼痛控制水平纳入医疗质量控制体系，现行的医保政策和单病种质控制度都不利于术后镇痛的广泛开展和普及。

总之，影响术后镇痛质量的因素是多方面、多环节的，而所有导致术后镇痛不足的因素或多或少都与镇痛管理的不足和缺失有关，只有加强和规范术后镇痛的管理，制定程序化和规范化疼痛管理策略，许多影响术后镇痛质量的原因就能避免，或一旦发生能及时发现并予纠正，最终提高术后镇痛的质量。

二、术后急性疼痛服务机构

术后疼痛是一种伤害性刺激，可引起恶心、呕吐、肠蠕动减慢、肌肉痉挛、血栓栓塞等一系列病理生理改变，从而延长病人的住院时间，增加病人的医疗费用。尽管近年来病人自控镇痛技术已广泛开展，术后镇痛质量有了显著改善，但是，仍然有相当数量的病人术后疼痛得不到有效缓解。Rawal等认为，要解决术后镇痛不完善的问题，关键在于建立一种有效的术后疼痛管理模式而不是只关注镇痛技术本身。因此，国外许多专业团体如全美保健机构评审联合委员会（AHCPR）、IASP、美国麻醉医师协会（ASA）提出所有的医院都需要建立一个完善的急性疼痛服务（acute pain service，APS）组织体系，其目的是对术后疼痛进行规范化管理。

（一）APS组织产生的背景

1. 疼痛控制的效果差 疼痛控制（pain management）是指将病人的疼痛减轻到可接

受的程度,现已发展为症状管理专用术语之一。尽管疼痛控制一直是医学的研究问题之一,新的镇痛药物和镇痛技术不断问世并应用于临床,但大量的研究表明,疼痛控制的效果仍不令人满意,要彻底控制患者的疼痛,除使用高效的镇痛药物和镇痛技术外,还应着手制定有关的规章制度和工作指南,经济合理地减轻病人的疼痛。

2. 急性疼痛控制指南的制定　美国疼痛学会于1985年最先公布了疼痛控制指南,并制定了以预防、诊断、治疗、监测、最终消除病人疼痛为目的的管理策略,随后疼痛在其他国家和地区也受到重视,相继公布了疼痛控制指南和实施策略。制定急性疼痛控制指南的目的主要是保证急性疼痛控制的效果与安全,降低副作用发生率,维持病人的正常生理和心理功能以及提高疼痛病人生活质量四个方面,指南的制定可帮助临床医务人员和病人对疼痛控制做出正确的决策。

APS组织是伴随着急性疼痛控制指南的实施而产生的,是一种由多个学科专业人员合作减轻病人疼痛的服务方式及以病人为中心的服务体系。APS组织的目的是使与疼痛控制相关的人力、物力、技术、信息、时间等要素有机结合并最佳运转,以提高疼痛控制的效果和工作效率。

(二) APS组织形式

1. 基本原则　APS作为一种提供高质量疼痛控制的组织,具备三个基本原则:①以病人为中心。以病人为中心的服务体系首先体现在各种医疗护理措施必须以解除病人疼痛,提高病人舒适度为中心;其次,相信病人的主观感受,将病人报告的疼痛作为评估疼痛的金标准;另外,为病人提供必要的信息,对知识缺乏和疼痛控制期望值低的病人或家属进行教育,让他们积极主动地参与到疼痛控制的过程中。②多学科合作。疼痛涉及康复医学、麻醉学、神经病学、心理学、护理学、药理学等多个学科,多专业合作是解除病人痛苦的关键途径。③以专业知识为基础。随着医学科学的发展,有关疼痛的病因学、病理生理学、药理学都在不断地发展,医务人员也要不断地更新知识和观念,掌握疼痛治疗新技术。因此,医护人员的继续教育是提高医学专业知识的基本要求,是APS不断发展和进步的保证。

2. APS工作模式　目前APS比较成熟的工作模式有两种:以麻醉医师为基础(anesthesiologist-based APS)的模式和以护士为基础麻醉医师督导(nurse-based, anesthesiologist-supervised APS)的模式。

(1) 以麻醉医师为基础的模式:麻醉医师在镇痛领域有着丰富的经验和特有的技术,如病人自控镇痛(PCA)技术,包括硬膜外途径、静脉途径和皮下途径等,建立以麻醉医师为基础的APS组织,可以为病人提供一种高质量的镇痛服务。但是,大多数医院麻醉医师人员紧缺,手术室内的麻醉工作任务繁重,因此,尽管国内外有医院实行过以麻醉医师为基础的疼痛控制模式,只有少部分病人能受益于此种模式。

(2) 以护士为基础麻醉医师督导的模式:护士在麻醉医师的督导下实施疼痛控制措施。该模式最早由Rawal和Berg-gren于1994年提出,他们认为护士在急性疼痛控制中有以下独特的作用:首先,护士是诊疗队伍中与患者联系最密切、最了解患者各种不适的医务人员,患者出现中度以上的疼痛或镇痛泵出现故障报警时,护士可以及时通知麻醉医生处理;其次,护士除了执行医嘱按时给予镇痛药物外,还可在自己权限范围内为患者使用非药物的止痛措施,如改变体位、指导病人深呼吸等;最后,护士负责患者及其家属的健康宣教，使那些不愿意报告疼痛、害怕镇痛药成瘾、担心出现难以治疗的副作用的患者解除疑虑和担忧，保证疼痛干预的有效性。因此这种模式能充分发挥护士在疼痛控制中的作用，被认为是最佳且最经济的疼痛控制模式。鉴于护士在疼痛控制过程中的这种优越性，目前，在一些欧美国家疼痛控制组织的组成人员正在从以麻醉医师为主体的模式转向以护士为主体的模式，护士在疼痛控制中独特的作用日益显现出来。

3. 组织成员　APS 组织是一个不同专业技能的医务人员组成的多学科的组织，其组织成员目前还没有统一的规定。由于麻醉医师在镇痛领域有着丰富的经验和特有的技术，因此其在疼痛控制组织中的领导角色已得到广泛的认可。麻醉护士除了能在麻醉医师指导下实施新的镇痛技术如 PCA，协助麻醉医师术后镇痛查房，为病房护士提供信息支持和技术指导等工作外，还在组织中扮演着联系和桥梁的角色，促进麻醉医师、外科医生、心理医生和病房护士等之间的联系与交流，因此麻醉护士是 APS 组织的重要成员之一。国外不同医疗机构 APS 成员一般包括麻醉医师、麻醉护士、药剂师、心理治疗师、理疗师、病区医生和病区护士等不同学科专业的人员，目前国内 APS 成员一般由麻醉医师、麻醉护士、病房医生和病房护士组成，大多数专家建议护士应占 APS 组织成员的绝大部分。

4. 组织的任务与成员的职责　APS 组织的主要任务是明确各类医务人员在疼痛控制中的职责，研究制定疼痛控制的标准，将疼痛控制的专业知识列入各级各类相关人员的教育培训范围内。成员的职责包括：疼痛评估、疼痛知识教育、疼痛干预、镇痛效果观察、风险管理等五个方面。同时，小组成员之间的有效合作和交流是该组织发挥作用的最基本要求，APS 成员应定期进行研讨，讨论疼痛控制的效果，发现实践中的问题并找到解决问题的方法，以便能更好地减轻病人的疼痛。

三、APS 模式的实施和宣教

疼痛不仅是病人的主观表现，还对机体各器官系统造成不利的影响。病人处于中度以上疼痛（VAS 评分在 5 分以上）时，应视为与低血压、发热、心动过速等同的异常情况，需要即时处理。麻醉科医师在提供围术期镇痛的同时，还应与相关人员（如麻醉护士）承担对全院医护人员的培训，包括对急性疼痛病人的评估、PCA 和各种神经阻滞治疗技术的应用等。病人术后情况和镇痛效果首先依赖于病房医生、护士的观察记录，因此对相关手术科室病房和 ICU 医护人员的培训尤为重要。APS 在客观上扩大了麻醉学的业务范围，为病人解除了术后痛苦，也在一定程度上提高了相关科室医护人员对术后病人的管理水平。

1. APS 查房制度　APS 组织制定术后镇痛标准化流程，不同的手术种类应选择不同的镇痛方式，每日对术后镇痛病人进行查房是 APS 的主要工作形式。建立麻醉医师和麻醉护士每日两次查房制度，术后镇痛应有标准化的医嘱和记录，包括镇痛方案和副作用的预防等内容。医护人员在 APS 查房时，应采用标准化的评估手段（如 VAS 评分），进行规范评估并记录疼痛状态、治疗效果及相关副作用。

2. 充分发挥病区医护人员作用　①APS 在病区成立疼痛小组，成员包括责任医师和责任护士，由麻醉医师对其进行疼痛管理指导和有关疼痛知识的培训，使所有成员特别是责任护士非常熟悉疼痛管理知识，尤其是术后镇痛的新观点、新方法等。②术前责任护士需对患者进行疼痛认知与态度的评估并进行疼痛知识的健康教育。③病区护士进行持续的镇痛质量评估，术后 24 h 内每 4 h、48~72 h 内每 8 h 进行 1 次 VAS 疼痛评估，并作为第五生命体征记录。只要静息时 VAS 评分＞3 分必须给予相应的镇痛措施，如按压镇痛泵追加镇痛药，必要时报告病区或麻醉医师。

3. 麻醉科医师 24 h 指导负责制 APS 遇到问题时可随时联系相应的麻醉科医师，得到业务上的指导，这对于完善术后镇痛的有效性和安全性、及时调整治疗方案、处理并发症非常重要。

4. 重视病人的术前评估和宣教 病人及家属对镇痛治疗的理解与合作有助于提高术后镇痛质量。麻醉科医师和麻醉护士应与相关科室医护人员合作，在术前对病人及其家属进行镇痛治疗的知识普及，讲解现有的镇痛方式及使用方法、术后镇痛的优势及其可能存在的副反应，消除病人及其家属可能的顾虑（如担心药物成瘾、影响伤口愈合等），帮助病人选择个体化的镇痛方式。

佛山市第一人民医院大规模开展术后镇痛已经十二年，为近 8 万例患者实施了各种方式的术后镇痛，早期由于只是重视镇痛方式及镇痛药物的选择，过于依赖和仿效文献报道的镇痛方法，导致部分患者镇痛效果不尽如人意。近年来，随着实施舒适医疗和建设无痛医院目标的确立，麻醉科不断加强和完善术后镇痛管理，在系统地观察了该院开展的各种手术术后镇痛的效果的基础上，制定了适合于不同手术的术后镇痛方式，规范了术后镇痛流程，充分发挥麻醉护士和病房护士在术后镇痛中的作用，重视麻醉医师与患者的直接交流，如：麻醉医师术前向患者介绍术后镇痛的方式及注意事项；主麻医师根据患者具体情况以及术中对麻醉药反应的个体差异性，增减术后镇痛泵的药量；术后发放使用术后镇痛泵注意事项宣传单，告知患者与麻醉医师联系的方式；麻醉医师在 24 小时内随时可以为患者处理镇痛不足或与镇痛相关的副作用。这些措施使术后镇痛质量明显提高，目前患者对术后镇痛满意率达到 97% 以上。

附：中华医学会麻醉学分会推荐急性疼痛管理组织的运作方式

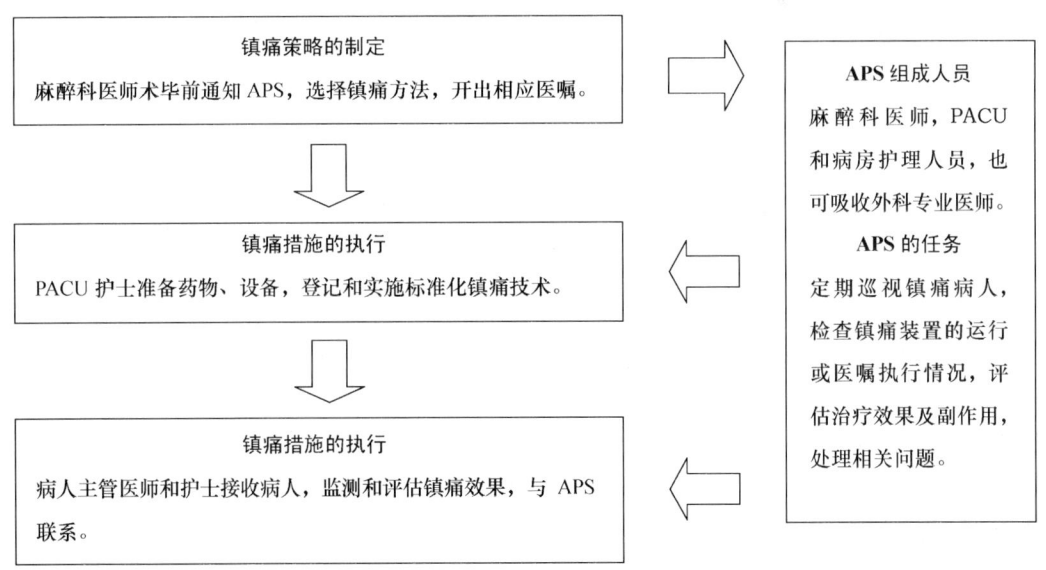

注：PACU，麻醉后恢复室。

第三节 疼痛专科的规范化管理

疼痛专科是进行慢性疼痛性疾病诊治和有关慢性疼痛医学科研、教学的医疗单元，在目前医疗环境下，其组织形式和人员组成具有多元化特点，尚未形成一个公认的、固定的发展模式。无论疼痛专科选择何种模式，加强学科建设、规范学科管理，是提高慢性疼痛控制质量，塑造无痛医院品牌的基本要求。

一、建设适合本医院具体情况的疼痛专科

（一）疼痛专科人员构成

参照国内国际的经验，疼痛专科建立，大多采取两种方式。一是以麻醉科医师为主的创建组织结构相对单纯的疼痛科，此种模式优点在于可以顺利完成疼痛诊疗业务从麻醉科的分离，过程简单，人员来源便利，可以保持工作的连续性。但劣势也很明显，因为疼痛性疾病几乎都涉及多学科问题，麻醉科医师在疼痛性疾病诊断方面与其他临床学科比较仍存在一定的差距，必须不断学习、加强交流才能提高诊断水平。另一种方式是创建"疼痛诊疗中心"或者"疼痛临床中心"，目前国内仅有少数医院采用此方式，即以麻醉科医师为主，整合康复医学科、中医科、针灸推拿科等，部分甚至有骨科医师加盟，一起组成疼痛诊疗单元；国外则主要由包括麻醉科、神经科、骨科、风湿科、心理咨询科等相关学科医师组成疼痛诊疗中心。此种模式可充分发挥多学科协作的优势，对每一个疼痛患者都可以及时会诊，明确诊断，减少就医环节，使疼痛患者能迅速获得多方面的平衡镇痛或多模式镇痛。在国内能否如此整合，既需要医院领导的远见卓识，也需要麻醉医师的争取，毕竟疼痛专科作为新兴学科，各方面力量还很薄弱，还缺少话语权，无论兼并抑或联合都非易事。近年来，涉及慢性疼痛的治疗方法越来越丰富，单纯神经阻滞已经不能满足慢性疼痛患者的需求和对新的医疗模式改变的适应，多学科联合治疗慢性疼痛已经成为疼痛医学的重要任务，因此，整合多学科的力量一起创建与发展疼痛专科，是疼痛医学发展的大趋势。

（二）疼痛专科能否独立成科

疼痛医学在欧美国家并不是独立的医学二级临床学科，而是三级的亚临床专业，包括麻醉学科下的疼痛治疗亚专业、物理医学和康复医学下的疼痛治疗亚专业及精神-神经科学下的疼痛治疗亚专业。2007年卫生部文件把疼痛诊疗学定位为一级诊疗科目、二级临床学科，鼓励有条件的医院可以独立成立疼痛科，这种有中国特色的全新现代疼痛学诊疗体系，将会面临一系列机遇和挑战。

疼痛专科独立成科将为慢性疼痛医学的发展带来新的机遇。首先，有利于专门从事疼痛治疗工作的医生的职称晋升，随着疼痛医学的发展，一个致命的内部矛盾逐渐显现，由于从事疼痛专业的医生要拿出主要精力钻研疼痛业务，难免对原来的（麻醉科、康复科等）业务有所疏远，而晋升职务时仍然要考核原有专业的水平，以致晋级发生困难。疼痛科的建立，使从业医生有独立的疼痛医学考核体系，有利于职称晋升。其次，建立独立的疼痛科，有利于科技项目申报等需本专业专家评审的各项工作的开展，由于我国目前没有疼痛学科的建制，所以疼痛科医生在遇到申报科研课题等问题时经常会面临尴尬的局面，

申报课题成功率很低。第三，疼痛科的建立可以避免病人找不到合适科室就诊而过度检查，从而节约了社会资源。

疼痛科独立成科也面临一些问题和挑战。第一，如何解决目前疼痛患者的诊疗问题。卫生部文件已明确规定疼痛科为临床二级学科，与麻醉科有着同等地位，疼痛科独立成科成为一种趋势，许多医院麻醉科放弃了发展疼痛亚专业的计划，已经成立的疼痛专科也逐渐萎缩。由麻醉科开展的疼痛门诊若"不合法"而关闭，或从事疼痛治疗的麻醉医师因不愿放弃临床麻醉不再开展疼痛治疗，那么必然会使疼痛患者缺失有效治疗。第二，如何解决人才培养的途径。目前的疼痛治疗技术大多以麻醉技术为基础，疼痛科医生首先要经过麻醉的培训，然后才能成为一个专业的疼痛医生，如果独立之后，疼痛科医生就会失去这种培训的空间。第三，疼痛科独立成科后，科室能否在经济上"养活"自己也是疼痛专科面临的严重问题。

总之，各医院要根据自己的实际情况，在疼痛专科的人员构成和组织形式的选择上，权衡利弊，理顺关系，充分考虑创建无痛医院的背景，建设适合自身发展模式的疼痛专科。

二、疼痛专科基本建制要求

建立一个建制合理、制度健全、管理规范的疼痛学科，是安全有效开展工作的基础，无论选择何种模式的疼痛专科，其基本建制必须达到以下要求：

（一）门诊

1. 场地　具备候诊区、诊室、普通治疗室、无菌治疗室。

2. 人员　医师1~2人，护士2人。

（二）病房

1. 病床　视医院和科室的实际情况设置，原则上二级医院要求5张以上，三级医院10张以上。20张以上可设置独立护理单元。

2. 病房应该具备必要的功能单元与设备

（1）无菌治疗室：1间，内设治疗台，治疗车1辆，急救柜1台，药品橱1台，治疗包橱1台，摆药桌1张，多功能监护仪1部，麻醉机1部，吸引器1个。

（2）更衣室：7~10 m²，与治疗室隔门相通，内设衣橱和鞋架。

（3）护士治疗室：12~15 m²，内设药橱2台，摆药桌（或台）1张。

（4）物理理疗室：18~20 m²，内置常用理疗设备。

（5）医生办公室：有条件可设置高级医生办公室与教室。

（6）值班休息室。

（7）仓库：1间。

（三）科室基本配置与设备

1. 门诊与病房基本配备与其他临床学科相同。如急救设备与药品，生命监护仪等设备。

2. 与开展诊疗科目相应的必要设备：经皮神经电刺激系统、神经射频治疗系统、激光治疗系统、臭氧治疗系统以及其他疼痛治疗设备。

3. 病床单元设备与同等医院其他临床科室相同。

三、积极培养疼痛专科人才

（一）人才队伍的稳定是疼痛学科建设的前提

疼痛学科的建设要以人为本，而目前我国疼痛学科高素质的专业人才比较匮乏，更为忧虑的是人才队伍很不稳定，这是不利于学科建设和发展的。虽然，近年来我国许多医院都设立了疼痛专科或疼痛门诊，但从业人员大多是兼职，或轮换过频，门诊时开时停，病房不能形成三级医生查房管理制度，科室难以形成规模。要建立规范化的疼痛专科，必须有一批接受疼痛诊疗专业化培训的热爱疼痛事业的专科医生参与。

（二）疼痛专科人才的培养是学科发展的源泉

我国的疼痛医学尽管近年来发展比较快，但与先进国家比较还有差距，尤其是专业人员的专业素质还亟待提高，所以，加速培养合格的疼痛专业人才仍是本学科建设的重要课题。疼痛专科人才可以参照目前的住院医师规范化培训与考核机制来进行，新毕业医师如果有意从事疼痛诊疗业务，应当依次到麻醉科、放射科、骨科、神经科等相关学科进行轮转，并且实施出科考核，时间至少应定为两年，每个学科轮转不少于3个月，第三年则回到疼痛科继续轮转，专业学习疼痛诊疗业务。如此，历经三年左右的严格培训，完全可以造就一名初步具有多学科诊疗知识与熟悉各种治疗技术的疼痛医师。目前疼痛科医师来自临床许多科室，准入制度的缺失造成疼痛科医师水平参差不齐，医疗质量和医疗安全难以保证。可学习美国专科医师管理办法，建立疼痛科医师准入制度，对疼痛科医师定期进行考核，以5年为一个周期，规定一个周期内医师必须完成的临床工作量、参加培训的时间及必要的教学和科研工作量，以此作为换取疼痛医师执业证的必要条件。中华医学会疼痛学分会已经在全国指定了一些在疼痛业务方面开展较好并且具备一定教学与科研能力的医院作为"全国疼痛诊疗医师专业培训基地"，今后要从事疼痛诊疗业务都必须经受培训基地的培训与考核，合格并取得上岗证以后方可从事疼痛诊疗业务。这些举措提高了从事疼痛诊疗业务的门槛，为今后疼痛科顺利发展提供了坚实基础。

四、重视科研教学

（一）科研是促进学科发展的基础

科研就是创新，没有创新，一个学科的发展就将缺乏生机。疼痛科管理者不仅要重视提高疼痛医生为患者解除疼痛的临床技能，还应重视学术、科研工作的管理力度，逐渐增强医务人员的学术、科研意识，提倡在临床工作中逐步发现科研素材，撰写论文，同时鼓励大家选题，申请科研立项，进行前瞻性的科学研究。

（二）教学是科室管理的重要工作

一个科室的教学工作成功与否，与科室的人才培养和学科发展的后劲息息相关。科室教学工作主要从三方面入手：①科室内在岗人员的再教育工作；②做好本科生的带教工作；③妥善安排进修生培训，根据进修生原单位的级别及实际水平，制订培训计划，按计划认真带教，努力达到预期目标。

五、协调与其他相关科室的关系

由于疼痛学的复杂性，很多种疼痛在各个学科之间无法进行清楚的界定，难免造成相关科室的分工不明，这样必将产生资源浪费现象。如椎间盘突出症引起的慢性疼痛患者，可在骨科、康复科、中医科、理疗科和疼痛科接受诊疗，如果不能很好地界定各科室的收住和治疗指征，各科互相抢患者，必将引起相关科室间的矛盾，最终损害患者的利益，不利于疼痛专科的发展。医院管理者应建立规范的慢性疼痛疾病的临床路径和诊治流程，使临床各科医生达成共识。疼痛科应注重与其他相关科室的联系，定期进行学术交流，对疑难疼痛患者建立多科联合会诊制度。

六、建立完善的临床医疗质量控制体系

医疗质量是疼痛科建设发展之本，高的医疗质量必然产生良好的社会效益和经济效益。建立全程医疗质量控制体系，对于疼痛学科创新技术特色，发挥人才优势，确保医疗安全，实施标准化、规范化管理起到重要作用。

（一）疼痛临床质量控制的理念和意义

1. 从疼痛患者就医到完成治疗离院，建立包括门诊、病区医疗和部分院外医疗活动的全程质量控制流程和全程质量管理体系。

2. 明确管控内容并纳入医疗管理部门日常工作，实施动态监控，保证质控措施落实。不断修订、强化、执行各项医疗规章制度和完善技术操作常规，如首诊负责制度、三级医师查房会诊制度和疑难危重病例讨论制度等，将医护人员个人医疗行为引导到正确的诊疗方案之中。

3. 医疗质量控制小组对多因素影响与多项诊疗活动产生的质量问题，进行专门调研，并制定全面的干预措施。

（二）疼痛质量控制管理体系

全程医疗质量控制管理系统人员组成可分为医院医疗质量管理委员会、疼痛科室医疗质量控制小组和各级医务人员自我管理三级管理体系。

1. 医院医疗质量管理委员会

医院医疗质量管理委员会由院领导和专家组成。院长任主任，院长是医疗质量管理工作的第一责任者。医疗质量控制办公室为日常办事机构。

（1）医疗质量管理委员会职责

①教育各级医务人员树立一切为了病人的思想，改进医疗作风，改善服务态度，增强质量意识，保证医疗安全，严防差错事故。

②审校医院内医疗、护理方面的规章制度，并制定各项质量评审要求和奖惩制度。

③掌握各科室诊断、治疗、护理等医疗质量情况。及时制定、改进医疗措施，不断提高医疗护理质量。

④对重大医疗、护理质量问题进行鉴定，对医疗护理质量中存在的问题，提出整改要求。

⑤定期向全院通报重大医疗、护理质量情况和处理决定。

⑥对院内有关医疗管理的体制变动，质量标准的修订进行讨论，提出建议，提交院长办公会审议。

（2）医疗质量控制办公室职责

①医疗质量控制办公室接受主管院长和医疗质量管理委员会的领导，对医院全程医疗质量进行监控。

②定期组织会议收集疼痛科室主任和质控小组反映的医疗质量问题，协调各科室质量控制过程中存在的问题和矛盾。

③抽查科室住院环节的质量，提出干预措施并向主管院长或医院医疗质量管理委员会汇报。

④收集门诊和病案质控组反馈的各科室终末医疗质量统计结果，分析确认后，通报相应科室人员并提出整改意见。

⑤每季度向医院提出全程医疗质量量化考核结果，以便与绩效工资挂钩。

⑥定期编辑医疗质量简报和不良医疗文件公示栏。

2. 疼痛科室医疗质量控制小组职责

科室是医疗质量管理体系的重要组成部分，科主任是科室医疗质量的第一责任者，科室质控小组职责如下：

（1）疼痛科医疗质量控制小组由科主任或副主任、护士长和相关人员3～5人组成。

（2）结合疼痛专业特点及发展趋势，制定及修订本科室慢性疼痛疾病诊疗常规、药物使用规范并组织实施，责任落实到个人。

（3）定期组织各级人员学习医疗护理常规、疼痛临床诊疗指南和疼痛临床技术操作规范，强化质量意识，提高临床诊疗技术水平。

（4）参加医疗质控办公室的会议，反映、收集与本科室有关的问题，提出整改措施。

3. 疼痛科医务人员自我管理

在医疗活动过程中，医务人员的个人行为具有较大的独立性，其个人素质、医疗技术水平对医疗质量影响较大，是质量不稳定的主要因素，是质量控制的基本点。在质控过程中，特别要强调三级医师负责制度、会诊制度和病例讨论等把关制度，明确各级医生的职责，确保医疗质量控制的正确实施。

（1）门诊医师的职责

①严格执行首诊医师负责制。

②询问病史详细、物理检查认真，要有初步诊断。

③门诊病历书写完整、规范、准确。

④合理检查，申请单书写规范。

⑤具体用药在病历中记载。

⑥镇痛药物用法、用量、疗程和配伍合理。

⑦处方书写合格。

⑧积极完成门诊治疗，反馈治疗信息，使医疗工作流程通达。

⑨第二次就诊诊断未明确者，接诊医师应建议请上级医师确诊或收住院。

⑩第三次就诊诊断仍未明确者，接诊医师应收其住院，患者拒绝住院需履行签字手续。

（2）病区住院医师的职责

①病人入院30分钟内进行检查并作出初步处理。

②急、危、重病人应即刻处理并向上级医师报告。

③按规定时间完成病历书写（普通病人24小时、危重病人6小时内完成；首次病程记录8小时完成，急诊病人术前完成）。

④病历书写完整、规范，不得缺项。

⑤24小时内完成血、尿、便常规化验，并根据病情尽快完成肝、肾功能、X线胸透和其他所需的专科检查。

⑥按专科诊疗常规制订初步诊疗方案。

⑦对所管病人，每天至少上、下午各巡诊一次。

⑧按规定时间及要求完成病程记录（会诊、术前讨论、术前小结、转出和转入、特殊治疗、病人家属谈话和签字、出院小结和死亡讨论等一切医疗活动均应有详细的记录）。

⑨对所管病人的病情变化应及时向上级医师汇报。诊疗过程应遵守消毒隔离规定，严格无菌操作，防止医院感染病例发生。若有医院感染病例，及时填表报告。

⑩病人出院须经上级医师批准，应注明出院医嘱并交代注意事项。

（3）病区主治医师的职责

①及时对下级医师开出的医嘱进行审核，对下级医师的操作进行必要的指导。

②新入院的普通病人要在48小时内进行首次查房。除对病史和查体的补充外，查房内容要求有：诊断及诊断依据、必要的鉴别诊断、治疗原则、诊治中的注意事项。

③新入院的急重症病人随时检查处理，并向上级医师汇报病情。

④及时检查、修改下级医师书写的病历，把好出院病历质量关，并在病历首页签名。

⑤入院3天未能确诊或有跨专业病种的病例时应及时举行科内或科间会诊。

⑥待诊病人在入院1周内仍诊断不明时，应向科主任请示病例讨论或院内会诊。

⑦按科室规定正确分级使用抗生素和专科用药。

⑧微创介入治疗、功能神经外科手术或脊柱手术前亲自检查病人，做好术前准备，按手术分级管理标准拟订严密的手术方案并实施。术后即刻完成术后记录，24小时完成手术记录。

⑨术后严密观察患者病情变化，并做好术后工作。

⑩对于在微创介入治疗、脊柱手术或神经毁损手术治疗过程中出现严重并发症的病例，应及时报告上级医师与科主任，并争取时间积极正确地实施抢救预案，将损害减轻到最小程度，尽力挽回不良后果。

（4）病区主任（副主任）医师职责

①组织或参与制定本科质量管理方案、各项规章制度、诊疗指南和技术操作常规。

②指导下级医师做好疼痛医疗工作，督促检查下级医师执行各项制度和诊疗常规。

③对新入院的普通病人要求72小时内进行首次查房；危重病人至少每日查房1次；病人病情变化应随时查房；每周组织全科查房2次。

④查房内容除对病史和查体的补充外，普通病人应有：诊断及其诊断依据、鉴别诊断、治疗原则、有关方面的新进展；未确诊病人应有：鉴别诊断、明确的诊断思路和方法、拟定相应的治疗措施；危重病人应有：当前主要问题、解决的方法。

⑤疑难病例或入院1周未确诊病例，组织科内讨论或院内会诊，必要时向医务处申请院外会诊或远程会诊。

⑥指导和监督下级医师正确使用各类抗生素和镇痛用药。

⑦组织术前和重要治疗前病例讨论，指导下级医师做好术中、术后医疗工作。重大手术和重要治疗要亲自参加。

⑧审批未愈患者出院，并指导病人出院后的继续治疗。

⑨审签主治医师审查的转科与出院病历。

第四节 分娩镇痛规范化管理

产痛可能是绝大多数女性一生中经历的最剧烈的疼痛,在医学疼痛指数上,产痛仅次于烧灼样痛。长时间而剧烈的产痛,使产妇在产房中失去自控能力,甚至失去自尊。据2004年资料统计,我国剖宫产率为50%～60%,远高于西方发达国家20%的比率,其中一个重要的原因是分娩镇痛在我国尚未广泛开展,产妇因惧怕分娩疼痛而选择剖宫产。分娩镇痛的广泛应用是利国、利民、利己的好事,对于产妇来讲,她们真正从分娩的痛苦中解脱出来,是最大的受益者,这代表着人类的生殖健康;对于医院来讲,由于医院提供了更高层次的医疗服务,因此提高了医院在市场当中的竞争力,为医院的可持续性发展注入了新鲜活力,同时成为医院创品牌的手段之一;对于麻醉科来讲,分娩镇痛的开展有利于麻醉学科的发展,为提高麻醉科医师理论和技术水平提供机会,并有利于提高麻醉科医师的社会地位;对于妇产科来讲,能提高妇产科的知名度,并增加病源,有助于妇产科医师掌握分娩过程中各种高危及难产的助产技术,并有助于全面培养年轻的妇产科医师。

规模化、规范化开展分娩镇痛是建设无痛医院重要内容之一,也是我国广大医务工作者面临的紧迫任务。观念的更新、加大分娩镇痛宣传力度、分娩镇痛医疗服务体系的建立以及分娩镇痛技术的规范化是促进分娩镇痛事业发展的关键。

一、分娩镇痛的专业性宣教

分娩镇痛的全面开展,不仅要重视产妇及家属的生殖健康教育,而且要重视对实施分娩镇痛的主体麻醉医师和助产士有关分娩镇痛专业知识的普及和继续教育,并形成规范化的业务培训制度。

(一) 产妇的生殖健康教育

分娩过程中,一方面需要有医护人员的严密观察、细致护理并及时发现和处理异常问题;另一方面,需要产妇主观能动性的发挥,而后者是国内目前产科服务模式的薄弱点,分娩镇痛可使产妇更好地发挥主观能动性。但是产妇对传统分娩疼痛的观念根深蒂固,实施分娩镇痛的方法和技术对于中国广大妇女来说是陌生和新鲜的事情,她们对分娩镇痛还存在种种顾虑。因此,我们需要通过孕妇学校、宣传展板、发放宣传材料、媒体宣传、大型社会公益活动等多种途径对产妇及家属进行宣传教育,产科医生、产房护士和助产士在产妇分娩前的健康教育尤为重要。宣传教育的内容包括分娩知识、分娩疼痛对人体的危害、自然分娩的好处、正确认识剖宫产、分娩镇痛方法、分娩镇痛注意事项等。

(二) 麻醉科医师的业务培训制度

麻醉科医师会熟练运用硬膜外麻醉技术为手术患者实施麻醉,但硬膜外阻滞技术应用于分娩镇痛,它属于疼痛治疗学的范畴,对于国内大多数麻醉医师来说,是一门需要进一步学习并掌握的新技术。若将传统的"麻醉"概念应用到分娩镇痛中,势必造成不良后果。对麻醉科医师进行分娩镇痛技术培训十分重要,培训内容包括:

1. 自然分娩的过程(三个分娩过程);
2. 孕期生理及病理特点;
3. 产妇心理学;

4. 围生期药理学；
5. 分娩镇痛的意义；
6. 分娩镇痛适应证的选择；
7. 分娩镇痛方法、给药时机、镇痛药的选择、用法和剂量；
8. 镇痛泵的安装与设置方法及报警故障的处理方法；
9. 分娩镇痛管理方法；
10. 镇痛效果的评估方法及运动阻滞的评估方法；
11. 分娩镇痛技术的科普知识，以便对产妇提出的相关问题给予解答；
12. 分娩镇痛具体工作程序和内容；
13. 培养麻醉医师与产房医护人员的合作及沟通能力；
14. 贯彻执行分娩镇痛的各项规章管理制度；
15. 产妇及新生儿的监护及抢救措施。

（三）助产士的业务培训制度

由麻醉医师参与的分娩镇痛工作是新兴的镇痛技术，对绝大多数助产士来说，会感到十分陌生。有的助产士对椎管内阻滞技术了解甚少，有的根本就没有见过其操作过程。因此，为了更好地配合麻醉医师进行分娩镇痛工作，由产科医师和麻醉医师共同对助产士进行分娩镇痛技术的岗前培训工作，有必要让助产士们轮流到手术室学习，以了解最基本的麻醉方法及麻醉操作体位和配合方法。

助产士培训内容包括：
1. 各种分娩镇痛方法的优缺点及适应证；
2. 产妇心理学；
3. 各种分娩方式的利弊；
4. 分娩镇痛适应证的选择及镇痛时机；
5. 如何配合分娩镇痛的实施；
6. 椎管内阻滞分娩镇痛的基础知识以及镇痛泵的使用方法；
7. 了解分娩镇痛产程观察特点及注意事项。

二、分娩镇痛的产房设置要求

产房应设置分娩室和待产室，待产室的布置应温馨舒适，家属可陪待产。分娩室需配备的抢救用品及监护设备如下：

1. 氧气、麻醉机、吸引器、心电监护仪（包括心电图、血压、脉搏氧饱和度）、胎心宫缩描记仪。
2. 麻醉抢救设备：喉镜、气管导管、牙垫、加压呼吸囊、吸痰管等。
3. 麻醉药物及常用抢救药物。
4. 麻醉器械（穿刺包、镇痛泵、手套、固定胶布等）。
5. 分娩室或麻醉操作室的空气消毒参照手术室标准。

三、建立完善的分娩镇痛医疗服务体系

建立分娩镇痛医疗服务体系是分娩镇痛规模化、规范化开展的前提和基础，分娩镇痛组

织管理内容由人力资源、财力资源、市场需求、工作流程、规章制度和工作人员职责组成。

（一）分娩镇痛医疗服务体系人员构成

分娩镇痛医疗服务体系技术人员由麻醉科医生、产科医生、助产士、产科病房护士组成，其管理层次如下：院领导（包括院级医疗管理部门）、麻醉科主任和产科主任、高年资产科专业麻醉医师、全体麻醉科医师、全体产科医师、产房助产士、产科病房护士。

（二）麻醉科与产科合作，共同制定分娩镇痛流程

1. 分娩镇痛适应证

(1) 无中枢神经系统疾患，如脑膜炎、脊髓灰质炎、颅压增高以及有严重头痛者。

(2) 无严重椎管狭窄史，无脊柱外伤史，无椎管内肿物。

(3) 无全身化脓性感染以及在穿刺部位和其邻近组织无炎症。

(4) ASA Ⅰ～Ⅱ级，无重症休克及未纠正的低血容量。

(5) 无凝血机制障碍以及全身肝素化，血小板 $\geqslant 100 \times 10^9$/L。

(6) 无急性心力衰竭。

(7) 无癔症、无情绪特别紧张不合作。

(8) 无贫血（Hb 应高于 70 g/L）、无恶病质。

2. 分娩镇痛的时机

产妇出现规律宫缩，初产妇宫口大于 1 cm，经产妇宫口大于 3 cm，产妇签署分娩镇痛同意书后，助产士通知麻醉医生实施分娩镇痛。

3. 分娩镇痛观察项目

(1) 产妇生命体征（心电图、血压、脉搏氧饱和度、呼吸频率）。

(2) 产妇 VAS 疼痛评分。

(3) 运动神经阻滞程度。

(4) 胎心及宫缩的强度和频率。

(5) 新生儿 Apgar 评分。

(6) 分娩镇痛相关不良反应。

(7) 产程、分娩方式、镇痛时间及镇痛药物剂量。

4. 分娩镇痛的操作常规及工作程序

(1) 产妇出现规律宫缩，初产妇宫口大于 1 cm，经产妇宫口大于 3 cm，产妇提出分娩镇痛需求时，助产士通知麻醉科医生去产房。

(2) 麻醉科医师须先评估分娩镇痛的适应证，产科方面适应证由产科医护人员掌握。产妇镇痛前在分娩镇痛协议书上签字。

(3) 镇痛前进行胎心监护 10 分钟后，助产士负责将产妇从待产室带入分娩室进行分娩镇痛操作。

(4) 麻醉科医师操作前需检查抢救及监护设备，连接心电监护并记录镇痛前的血压、心率及脉搏氧饱和度，提醒助产士开放静脉。

(5) 腰硬联合镇痛法（CSEA 法）：由助产士协助摆好体位，打开腰麻-硬膜外联合包后放入 1% 盐酸罗哌卡因注射液（商品名：耐乐品）1 支和无菌注用水 1 支；常规无菌消毒后，选择 $L_{2\sim3}$ 间隙穿刺，皮下注射 1% 利多卡因后行腰椎硬膜外联合穿刺，待脑脊液流出，于宫缩间歇期注入 0.2% 罗哌卡因 3 mg（抽取 1% 的罗哌卡因 0.5 ml＋注射用水至

2.5 ml 后给予 1.5 ml），记录注药的时间（为镇痛开始时间）。硬膜外间隙头向置管 4 cm。若腰麻穿刺失败，可改连续硬膜外镇痛。

硬膜外镇痛法（EA 法）：$L_{2\sim3}$ 间隙穿刺，硬膜外间隙头向成功置管 4 cm 后，固定硬膜外导管，注入 2% 利多卡因 3 ml，确定导管在硬膜外腔后，给予 0.1% 罗哌卡因和 1 μg/ml 芬太尼混合液 10 ml。

机械泵 PCEA 的配方：0.1% 罗哌卡因 + 1 μg/ml 芬太尼 100 ml，背景输注剂量 5 ml/h，病人每次 PCA 药物剂量 2 ml，锁定时间 15 min。

（6）平卧后，麻醉科医师测试镇痛平面，用 VAS 评分标尺测试疼痛程度，观察运动神经阻滞程度分级，进行生命体征的监测，提醒助产士进行胎心监护。

（7）蛛网膜下腔或硬膜外注药后，将 PCA 泵接在硬膜外导管上，麻醉科医师在产房观察 30 min。

（8）麻醉科医师进行分娩镇痛的记录，若产妇生命体征正常，可半小时后撤心电监护，由助产士负责将产妇从分娩室送回待产室，麻醉科医师应嘱咐产妇左侧卧位，痛时按泵，可进食、进水。随后的母婴监护和记录由产房助产士负责。若出现镇痛效果不好或镇痛泵报警，通知值班的麻醉科医师处理（单次给予 0.1% 罗哌卡因 10 ml，并在分娩镇痛记录单上记录）。

（9）宫口开全时由助产士负责停 PCA 泵，分娩结束时拔出硬膜外导管，记录镇痛泵的用药量。

（10）胎儿娩出后，经硬膜外导管给予 2% 利多卡因 5 ml，以解除会阴缝合时伤口的疼痛。

（11）分娩镇痛服务体系实行 24 h 值班制，分娩镇痛结束后，助产士将产妇的姓名和病历号记录下来，登记并收费。

不同医院可能有不同的 PCA 药物配方及 PCA 泵设置方案，但在同一个单位的分娩镇痛服务体系内药物配方和给药方案必须统一。N_2O 吸入曾广泛应用于产妇分娩镇痛，但因镇痛不完善及造成分娩室空气污染的缺点，已逐渐被椎管内分娩镇痛取代，故未列出 N_2O 吸入分娩镇痛的操作常规。

麻醉科医师是否需要全程监测产妇分娩镇痛、胎儿娩出后能否由助产士给予局麻药预防会阴缝合时的疼痛、分娩镇痛结束能否由助产士拔除硬膜外导管，这些一直是分娩镇痛管理领域关注的焦点问题。佛山市第一人民医院分娩镇痛流程是：麻醉科医师实施分娩镇痛后在产房停留 30 分钟，确定硬膜外导管在硬膜外腔、产妇生命体征平稳、分娩镇痛效果确切后可以离开产房，胎儿娩出后由助产士经硬膜外腔注入 2% 利多卡因 5 ml，分娩镇痛结束后助产士拔出硬膜外导管。实行这一流程的理由如下：

①麻醉科医师置入硬膜外导管，注入 2% 利多卡因 3 ml，5 分钟后确定镇痛平面在正常范围，无全脊髓麻醉征象，连接无痛分娩镇痛泵，严密监测产妇生命体征 30 分钟后离开产房，后续的镇痛过程与病房术后镇痛相似，既然术后镇痛不需要麻醉科医师全程监护，分娩镇痛也可以采取类似管理措施，且有助产士继续监测产妇生命体征，可以确保分娩镇痛的安全。

②分娩镇痛服务体系重要任务之一是对助产士进行严格的分娩镇痛相关知识和技能的培训，助产士只有获得分娩镇痛服务体系认可后，才能进行硬膜外腔给药和拔除硬膜外导管。

③助产士必须经过医院管理委员会批准，由麻醉科医师开立医嘱，才能进行硬膜外腔

注药，注入2%利多卡因5ml后，助产士继续监测患者生命体征，如有异常情况及时通知麻醉医师处理。

④分娩镇痛多在夜间实施，多数医院麻醉医师工作任务繁重，麻醉科人员紧张，要求麻醉医师全程陪护产妇分娩镇痛，在许多医院实行有相当的难度，势必阻碍分娩镇痛的广泛开展。助产士在分娩过程中始终看护着产妇，以上措施由助产士完成，在保证产妇安全的前提下，可以节约人力资源。

（三）麻醉科医师和助产士工作职责

1. 分娩镇痛工作中麻醉科医师主要职责为：

（1）24小时轮流值班，坚守岗位，不能擅离职守。

（2）产房随叫随到，不能借口推脱。

（3）在产妇主动提出分娩镇痛要求后，先评估麻醉方面的适应证。

（4）麻醉科医师向产妇说明分娩镇痛协议书上的内容，讲解镇痛方法，并告之可能出现的意外或并发症，在产妇自愿接受分娩镇痛的前提下，产妇本人或其家属需在分娩镇痛协议书上签字。

（5）先检查氧气、麻醉机等抢救设备，连接心电监护（监测心电图、血压和氧饱和度）。

（6）在助产士的协助下，摆好穿刺操作体位，打开一次性硬膜外包或一次性腰硬联合穿刺包，进行穿刺操作，操作完毕后，用胶布固定好硬膜外导管。

（7）硬膜外导管给药后，测试镇痛平面及观察镇痛效果，进行产妇生命体征监测，并协助助产士进行胎心监护。

（8）配制镇痛药物并设置硬膜外镇痛泵给药模式。

（9）进行分娩镇痛后，在产房观察30分钟并记录分娩镇痛记录单。

（10）处理镇痛泵报警、镇痛效果欠佳及与分娩镇痛相关的副作用。

（11）整理清点好麻醉镇痛物品，下班前与接班医师交接班，并在交班本上记录。

2. 在椎管内分娩镇痛工作中，助产士工作职责为：

（1）向产妇介绍分娩镇痛知识和方法，对产妇及家属提出的有关问题做出相应解释。

（2）能选择分娩镇痛的适应证。

（3）严格掌握分娩镇痛的时机，通知麻醉医生行分娩镇痛。

（4）在镇痛前嘱咐产妇排尿，开放静脉，护送产妇入分娩镇痛室或麻醉操作室，并协助麻醉科医师连接心电监护。

（5）分娩镇痛操作过程中，需协助摆好硬膜外穿刺时的体位，与麻醉科医师一起核对所使用的镇痛药物并固定好硬膜外导管。操作成功后，进行胎心监护及产妇生命体征监护，必要时协助麻醉科医师进行抢救工作。

（6）分娩镇痛30分钟后，护送产妇回到待产室休息、间隔30分钟监测或观察产妇生命体征（心电图、血压、脉搏氧饱和度、呼吸率）、产妇VAS疼痛评分、运动神经阻滞程度、胎心及宫缩的强度和频率；并观察产程进展情况；若发现不良反应，或镇痛效果不好和镇痛泵报警，应及时通知麻醉科医师处理。

（7）宫口开全时停泵，胎儿娩出时行Apgar评分，并经产妇硬膜外腔注入2%利多卡因5ml，严密监测产妇生命体征并记录。

（8）分娩结束时拔出硬膜外导管，记录镇痛药用量。

（9）做好产程记录，并负责登记相关项目收费工作。

第五节　无痛内镜中心规范化管理

一个人患病后，不仅要忍受疾病本身的痛苦，同时还要经历就医时诊断和治疗过程中带来的疼痛，可以说疼痛贯穿疾病的整个过程，患者害怕就医时带来的疼痛是逃避就医的一个重要原因，"讳疾忌医"现象屡见不鲜，许多患者因此耽误了病情，错过疾病治疗的最佳时机。开展各种无痛内镜检查和治疗项目，如无痛胃肠镜、无痛纤维支气管镜（简称：纤支镜）、无痛宫腔镜、无痛逆行胰胆管造影（ERCP）、无痛膀胱镜等，彰显了医院一切以患者为中心的服务宗旨，体现了医务人员对患者的人文关怀，增加了医院的核心竞争力，改变了病人前往医院就诊、检查、治疗的态度，使病人无痛检查项目的复诊率提高，增加了医院的经济效益和社会效益。

一、实施无痛内镜检查的运作模式

无痛内镜检查运作模式有单一项目模式和内镜中心模式。单一项目模式由各科室自行负责，麻醉医师到各科室施行无痛技术。因为各检查间设计无统一规划，不同科室之间难以做到协调管理，存在人力资源浪费，检查室空间狭小，仪器设备利用率较低，重复浪费现象严重，内镜清洗不够规范，监测及抢救设备不完善，难以开展规模化教学活动的缺陷。

内镜中心模式由麻醉科统一管理，以加强人力资源配置的科学性为原则，管理形式类似于手术室，由各科医师到内镜中心进行内镜检查操作，麻醉医师或麻醉护士实行无痛技术及监测患者生命体征，内镜中心护士负责检查前准备、检查中配合、检查后的内镜清洗以及仪器设备保管等工作。实行内镜中心模式的运作方式，整合医院内部资源，实现资源共享，集中力量进行统一管理是建设无痛医院必由之路，内镜中心模式有以下优势：

（一）共享设备资源，减少资金投入

内镜属精密医疗器械和设备，一般来说，购置价格相对比较昂贵。如内镜分散在各相应科室分别管理，需要配套的相关器械或设备，才能完成内镜诊疗业务。内镜实行内镜中心管理模式后，有些配套性用品、工作站、灭菌器等可以多镜种共享，可以避免内镜分散管理导致的设备或器械的重复投入。

（二）节约人力资源

内镜分散在各科室管理时，配合护士的设置非常矛盾，若设置的少，无法进行轮流值班；若设置的多，无内镜检查时存在人员闲置；若设置兼职配合护士，不利于提高护士的责任心、专业技能和工作效率。实行内镜集中管理可以解决这些问题。另外，内镜中心模式由一个麻醉医师带领若干麻醉护士施行无痛技术，麻醉医师的作用得到最大程度的发挥，大大节约了医院的人力资源。

（三）有利于内镜专业护理队伍的建立

内镜中心需要配备数名专职护理人员，用于配合内镜医师的诊疗。这些护理人员在诊疗配合过程中，通过不断的学习和实践，会逐步熟悉、掌握内镜及配件的构造、操作流程、清洗消毒以及内镜维护和保养等相关知识，其专业技能和实际工作经验会不断积累丰富。另外，集中统一的内镜管理，护理人员获得专业技术培训及交流的机会增多，内镜专业护理队伍就会在实践工作中逐渐成长起来。

(四) 消毒隔离工作更加规范

内镜集中统一管理后，医院引进先进的内镜清洗消毒专业设备，可同时用于多个镜种的清洗和消毒。由于专用清洗消毒设备成套，操作流程化、成本低耗化、环节质控标准化，便于医院质控部门的监督和管理，所有内镜在使用后都能得到专业人员的及时清洗、消毒和灭菌，这是内镜分散管理无法做到的。

(五) 便于内镜中心规范化管理，提高医疗质量

内镜由医院统一管理，人员和设备相对集中，意外情况发生时抢救设施完善，便于规范内镜管理各项规章制度，制订内镜操作流程，明确医务人员工作职责，提高医疗质量。

(六) 促进内镜医学的科研和教学的发展

内镜医学已发展为医学科学的一个分支，必须重视科研和教学工作。实行内镜整合管理，有利于科学研究的选题、样本搜集、资料观察。内镜中心设有专门的示教室，镜检室可实时播放镜检操作过程，可以举办各型学术会议和进行现场示教。

二、内镜中心的结构设计和配置

(一) 总体设计

内镜中心是开展胃镜、肠镜、十二指肠镜、支气管镜、宫腔镜、膀胱镜、超声内镜及相关治疗项目（如无痛人流）的综合性诊疗机构，由于服务群体大多是门诊患者，因此选址一般宜在门诊或离门诊较近的地方，楼层的选择则应在较低的楼层或与药房和收费处较近的楼层。一方面，内镜检查患者大多空腹或前一天进行了肠道准备，身体较为虚弱，可避免长时间等待电梯；另一方面，内镜检查过程中可能需要进行一些治疗或使用一定的药物，距离药房和收费处较近，可方便患者。

内镜中心总体面积的确定是根据中心每年的诊疗患者数量而制定的，国际上的标准一般是每平方米每年诊治 5~10 人次（如表 4-1 所示），国内则以每平方米每年诊治 20 人次较适合国情。

表 4-1 国内外各大内镜中心的面积和年诊疗人数

内镜中心	年诊疗人数	面积（m²）
美国外科急诊中心（Ambulatory surgical center）的内镜中心	5000	982.5
英国 Joyce Green 医院内镜中心（Dartford, Kent, UK）	5000	570.5
英国 Leiceater 总医院内镜中心（Leiceater, UK）	4800	949.6
日本北里（Kitazato）大学医院内镜中心（Sagamihara City, Japan）	2800	373.5
日本筑波（Tsukuba）大学医院内镜中心（Tsukuba City, Japan）	4800	436
佛山市第一人民医院内镜中心	30 000	1500

内镜中心总体的布局应分为患者通道、医护通道和内镜诊室三大部分。患者通道，即患者进入内镜中心接受诊疗的部分，应包括预约处、登记和分检处、等候处、麻醉苏醒室和与内镜诊室的通道。医护通道，即医护人员和后勤人员的日常工作区域，包括医护办公室、会议室、图像控制中心、内镜消毒和配件准备室和与内镜诊室的通道。内镜诊室，是内镜中心的核心，它必须有两个通道，分别连接患者通道和医护通道。各内镜中心可根据自己的实际情

况设置内镜检查室的数目,至少应设置上消化道内镜检查室和下消化道内镜检查室各1间。

(二) 胃镜室和肠镜室

胃镜室面积约 25 m²,一般须摆放内镜检查床、内镜主机、配件摆放柜和医生办公台。内镜检查床和主机应位于房间同侧,墙面设计摆放配件的橱柜、墙式吸引和氧气接口。需注意同时配备两套吸引,一套供内镜使用,另一套供吸引口咽分泌物使用。医生办公台位于房间另一侧,有各种单据、图像采集的终端和打印机等。肠镜室的设计与胃镜室相似,面积稍大,约 28 m²,最好配备专门的卫生间。

(三) ERCP 诊疗室

ERCP 诊疗室是开展十二指肠镜诊疗的,总面积应为 50~55 m²,分 2 个区域,操作区 30~35 m²,控制区 20 m²。操作区是开展 ERCP 诊疗的区域,必须设计能隔绝 X 线辐射,需要摆放 X 光机、内镜主机和较大的配件贮备柜,后者用于摆放各种 ERCP 配件。控制区是控制 X 光机、采集内镜图像和医生讨论的区域,此区域配备了各种终端,医生可通过终端观察内镜诊疗的经过。

(四) 纤支镜检查室

纤支镜检查室总面积约 35~40 m²,需配备纤维支气管镜、内镜检查床、医生办公台及数据输入和采集终端,墙壁上设置 2 个吸引和 2~3 个氧气接口,根据不同的麻醉方法,有的要配置高频通气机和丙泊酚/瑞芬太尼双通道靶控静脉麻醉输注泵。

(五) 苏醒室

无痛内镜是一项发展迅速的技术,不仅满足了患者的特殊需要,也为开展疑难重症患者的内镜诊疗奠定了基础。无痛内镜患者大多需一定时间的复苏,在内镜中心设置专门的苏醒室是十分必要的。苏醒室可以是一个相对开放的区域,一般设有床位 4~6 张,每张床头配有氧气、墙式吸引和心电监护仪,床间隔用可移动的帘布。苏醒室还必须配备一名麻醉护士进行术后监测,保证术后患者的安全复苏。

(六) 内镜消毒及配件准备室

消化内镜及其配件是反复使用的器件,清洗消毒尤为重要。卫生部建议的内镜清洗消毒是用专业的内镜清洗消毒机进行清洗,但国内能做到的单位很少,因此在内镜清洗消毒时"四槽清洗"是十分必要的。所谓"四槽"是指供内镜清洗消毒的水槽。配件准备室用于配件的清洗、打包,配件的消毒则需送到医院统一的消毒室进行。

(七) 镜库

对于较大的内镜中心,内镜数量较多,专门的镜库对内镜进行统一的管理是十分重要,有利于清点、保养和管理。

(八) 图像控制中心和内镜资料的保存

每个内镜检查室都有一个终端用于采集内镜图像,而这些图像会统一集合到一个图像控制中心统一管理,有利于内镜资料的统一保存,也为示教、召开学术会议提供必需的通讯保障。

(九) 示教/会议室

作为一个综合性的内镜中心,除了负担日常的内镜诊疗工作以外,还承担着教学和召开学术会议的任务,设有一个固定的示教/会议室,用于日常的教学活动和小型会议是十分必要的。会议室的面积一般 40~60 m²,配备专门的投影设备和转播设备。

（十）内镜中心需配备的抢救用品及监护设备

镜检室的空气消毒参照门诊手术室标准，纤支镜和 ERCP 室需配备麻醉机，整个内镜中心需配备 1 台除颤仪。每个镜检室和苏醒室需配备以下设置：

1. 氧气、吸引器、心电监护仪（包括心电图、血压、脉搏氧饱和度）。
2. 麻醉抢救设备：喉镜、气管导管、牙垫、加压呼吸囊、吸痰管等。
3. 麻醉药物及常用抢救药物。

三、内镜中心规范化管理

（一）内镜中心组织结构

内镜中心由麻醉科统一管理，麻醉科主任负责内镜中心全面事务，协调并处理内镜中心与各镜检科室的关系。内镜中心由麻醉医生、麻醉护士、内镜护士组成，内镜医生从各科室来内镜中心为患者进行内镜检查或治疗，不属于内镜中心人员编制。内镜中心管理结构为：麻醉科主任、内镜中心护士长、麻醉医生、麻醉护士、内镜护士。

（二）内镜中心工作流程

内镜中心工作流程

镜检医生开检查预约单，患者签署镜检知情同意书并交纳镜检费
↓
内镜中心前台护士接收预约单，安排镜检时间
↓
向患者介绍无痛技术及镜检前注意事项
↓
镜检前，麻醉医师对患者进行评估，患者签署麻醉知情同意书
↓
内镜护士嘱患者排大小便、更换室内衣物、进入术前准备间
↓
内镜护士进行术前准备（患者上检查床，测血压、脉搏，静脉穿刺等）
↓
进入镜检室，麻醉护士在麻醉医师指导下监测患者生命体征、吸氧
↓
实施静脉麻醉
↓
内镜检查或治疗
↓
术毕护送患者回苏醒室
↓
苏醒室护士监测患者生命体征，麻醉医师评估患者达离室标准后
↓

住院病人车床送回病房	门诊病人换回自己衣服离开（麻醉后病人须家人陪同离开）
①检查报告当天下午发回病房 ②有病理检查者报告 3~4 个工作日后发回病房	补交其他费用（麻醉费、额外治疗费、病理检查费） ↓ ①30 分钟后凭收费单领取报告 ②病理检查者 7 个工作日后领取报告

(三) 内镜中心人员职责

1. 麻醉医师职责

接受无痛纤支镜检查和无痛 ERCP 的患者，一般年龄较大，手术时间较长，许多患者同时合并一些基础疾病，因此，麻醉难度高、风险大，对此类患者施行麻醉时，应高度重视，必须分配专职麻醉医师进行全程麻醉管理。内镜中心一般配备 3 名麻醉医生，2 名分别负责无痛纤支镜检查和无痛 ERCP，1 名负责无痛胃肠镜、无痛宫腔镜、无痛膀胱镜和无痛人流等的麻醉。施行无痛纤支镜检查和无痛 ERCP 的麻醉医师职责同手术室内麻醉，另 1 名麻醉医师职责如下：

（1）严格掌握麻醉适应证，正确评估麻醉风险；
（2）巡视镜检室和苏醒室，监测患者生命体征；
（3）指导麻醉护士实施静脉麻醉；
（4）处理麻醉并发症及意外情况。

2. 麻醉护士职责

（1）实施麻醉前检查监护仪和各种抢救设备；
（2）严密监测患者生命体征，在麻醉医师指导下为患者实施静脉麻醉；
（3）患者生命体征异常或出现意外情况，及时报告麻醉医师并协助麻醉医师救治患者；
（4）记录麻醉单及进行麻醉收费；
（5）镜检结束，护送患者到苏醒室；
（6）及时补充麻醉药品。

3. 镜检室内镜护士职责

（1）热情接待病人，解除病人恐惧心理，做好"三查七对"；
（2）备齐所需物品，保证仪器、设备性能良好；
（3）指导病人做好各项镜检配合，关心、体贴病人；
（4）熟练配合医生进行各项操作技术；
（5）密切观察镜检过程中病人生命体征的变化，发现病人病情变化时及时报告医生，并积极配合抢救；
（6）做好病理标本的查对处理；
（7）检查完成后进行镜室物品的清理，保持镜室整齐、清洁，物品放置有序；
（8）登记自己完成的镜检人数和特殊仪器的使用情况。

4. 术前术后内镜护士职责

（1）接受镜检预约单，向患者介绍无痛镜检的优点及镜检前后注意事项，签署手术及麻醉同意书。
（2）与运送员做好病人的交接班，合理安排镜检病人。
（3）测量血压、脉搏，发现异常情况及时报告麻醉医师。
（4）做好心理护理和术前术后健康宣教工作，解除病人恐惧的心理。
（5）做好术前准备如雾化等，协助治疗室内镜护士为病人进行静脉穿刺。
（6）负责监护苏醒室病人的生命体征，病情变化时及时报告麻醉医生，并配合麻醉医生抢救。

(7) 协助病人下床、更衣，正确使用安全标识，严格把握患者离院标准。

(8) 向患者及家属交代离院注意事项。

(9) 与标本送检员对标本，并签名。

5. 治疗室内镜护士职责

(1) 清点麻醉药及贵重物品，并保管钥匙，做好麻醉药和抢救药品使用登记。

(2) 检查治疗室、无菌物品室的物品有无过期失效，并负责领取药品。

(3) 保持治疗室整齐、清洁。

(4) 每天检查冰箱温度，并绘图，签名。

(5) 负责术前病人的静脉穿刺。

(6) 每天更换使用过的湿化瓶，每个月的第一个周一更换未用过湿化瓶、吸痰表上压力瓶，并清洗晾干备用。

(7) 每天检查急救车，保持急救车处于良好的备用状态。

(8) 逢周一：

①更换各种消毒液，清洗浸泡血压计袖带。

②用500 ppm含氯消毒液擦拭放置输液贴、头皮针的容器。

③用清水擦拭冰箱外，每月的第一个周一用清水擦拭冰箱内，并检查箱内放置药物有无过期、失效，并签名。

④每月的第一个周一用75%酒精擦拭备用的呼吸气囊、麻醉咽喉镜及盛装的容器。

(9) 逢周二检查治疗室、各镜室的针剂、大型输液有无失效，并及时领取补充。

(10) 负责内镜清洗和消毒。

(四) 内镜清洗消毒技术规范

1. 强化执行消毒隔离制度，认真学习《内镜清洗消毒技术操作规范（2004年版）》。内镜中心必须对消毒隔离工作常抓不懈，严格按照《规范》的要求，建立统一的软式和硬式内镜清洗消毒灭菌流程，切实提高内镜室工作人员的消毒灭菌观念。从事内镜清洗消毒的所有护理人员，都必须经过内镜消毒隔离知识、维护保养知识及相关知识的培训，合格后方可上岗。

2. 建立集中的内镜清洗消毒室。根据不同镜种对消毒隔离的要求不同，集中统筹安排清洗消毒区域及洗清设备，配备专用计时器、高压水枪、高压气枪、干燥箱、蒸馏水发生器等。

3. 严格内镜清洗消毒管理，规范内镜消毒流程。按照消毒隔离相关要求，不同镜种要设置专用清洗水池，制订清洗消毒流程。对手术使用的硬式内镜，凡能耐受压力蒸汽灭菌的部分或全部，首选压力蒸汽灭菌。对于软式内镜，要根据内镜的诊疗目的，采用具有针对性的或特殊的专门消毒方法，切实保证内镜消毒质量。

4. 将内镜清洗消毒工作纳入医疗质量管理，加强监测和监督。内镜中心设专人担任质量控制员，进行内镜清洗消毒的全过程控制，要做到每日监测消毒剂的浓度，每月或每季度对所有内镜及其配件进行化学、生物学监测，确保内镜的消毒灭菌效果。医院管理部门应定期和不定期对内镜消毒程序和质量进行督察。

第六节　护理工作中实施无痛项目的管理制度

护士的职责是负责全面照顾患者，配合医师工作，协调各方面的关系，是许多医疗措施的执行者，在实施舒适医疗、创建无痛医院的过程中，护士是必不可少的成员之一，良好的护理是保证有效止痛的重要环节。近年来，很多学者指出，要想更好地控制各种急慢性疼痛，在研究各种新的先进镇痛技术的同时，还必须探索更合理的服务机制，这促进了疼痛服务模式的探索与完善。欧美一些国家中，术后疼痛管理小组的成员正在以麻醉医师为主体的模式转向以护士为主体的模式，护士在疼痛管理中独特的作用正日益显现出来。

一、护士在实施舒适医疗及创建无痛医院中的地位和作用

（一）护士是患者疼痛状态的主要评估者

与其他医务人员相比，护士与患者在一起的时间最多，她们24小时守候在患者身边，对患者进行照护，因而也常常是最了解患者各种不适的人。护士在与患者的交流中，通过语言沟通或观察患者的面色、体态以及生命体征等客观表现，判断疼痛是否存在以及疼痛的部位、性质、程度并制定相应的护理措施。护士是患者疼痛程度的主要评估者，并记录疼痛治疗时伴随的不良反应，根据实际情况决定是否报告医生。在许多临床科室，医生对患者是否需要镇痛的评价首先依赖于护士的观察记录。

（二）护士是许多镇痛措施的具体落实者

很多止痛措施是由护士完成的，因此护士的基础知识、观察能力和技术水平都直接影响着疼痛控制的效果。护士除了要执行有关医嘱，按时给予止痛药物外，有时还要根据具体情况必要时给予止痛剂。此外，护士还可在自己的职权范围内运用一些非药物的方法为患者减轻痛苦，常用的方法有冷敷、热敷、简单按摩、改变体位、活动肢体、呼吸调整、分散注意力等、缓解焦虑情绪等。

（三）护士是其他专业人员的协作者

责任护士作为患者整体身心健康的看护者，必须与其他医务人员密切合作，为患者提供最合适的服务。护士有责任对疼痛治疗方案提出建议，以确保其合理性和个体化。疼痛专业护士除了协助医师完成各种常规治疗外，还需要配合医生完成一些特殊止痛操作，如神经阻滞、射频热凝治疗等；麻醉护士协助麻醉医师施行无痛腔镜检查的静脉麻醉和手术后的镇痛。

（四）护士是疼痛患者及家属的教育者和指导者

护士负责患者及家属的宣教，让那些不愿意报告疼痛，害怕成瘾、担心镇痛出现难以治疗的副作用的患者解除疑虑和担忧，保证疼痛治疗的有效性，同时指导患者进行疼痛的自我管理，如对自控镇痛的患者，护士必须向患者及家属讲授有关疼痛评估、给药时机、仪器操作方法、药物止痛作用的特点、副作用评价等方面的内容。

二、各专科护士的专业要求和职责

（一）麻醉护士

麻醉护士除具备普通专科护士技能外，还要熟悉各种临床麻醉常规程序，掌握患者生命体征的监测和麻醉复苏过程的各种操作，接受疼痛护理的专业培训，有丰富的临床疼痛治疗与护理的专业知识和技能，了解国内外疼痛护理的学术信息。麻醉护士的培养有普通护士毕业后继续教育和应届毕业麻醉护士两种模式。毕业后继续教育麻醉护士要求具有护理专业大专学历、临床护理2年工作经历，经本人申请和单位同意后，进入培养基地进行麻醉专科护士培训；应届毕业麻醉护士是在高等医药院校护理学专业设置麻醉专科护士，采用前期趋同后期分化的方式，在培训基地实习一年。

麻醉护士的职责是协助麻醉医生从事临床麻醉和术后患者的复苏，参与术后疼痛的评估、治疗和不良反应的处理，在麻醉医师的指导下为腔镜检查患者实施静脉麻醉，负责麻醉仪器的维护和麻醉药品的领取和登记，负责医院护士疼痛护理专业知识培训等。佛山市第一人民医院麻醉科有麻醉护士15名，其中12名是普通专科护士经继续教育严格培训后成为麻醉护士，3名是应届毕业本科麻醉护士，隶属麻醉科和护理部双重管理。麻醉护士在内镜中心发挥重要作用，在麻醉医师的指导下，无痛胃肠镜、宫腔镜以及无痛人流均由麻醉护士实施，目前已完成逾二十万例患者的无痛检查，无一例麻醉意外和严重并发症发生。

内镜中心麻醉护士能否为患者静脉推注麻醉药物？关于这一问题的争论一直没有停息，许多麻醉学专家和麻醉教育工作者意见不一，分歧很大。佛山市第一人医院推行在麻醉医师的指导下，由麻醉护士为患者实施静脉无痛技术的理由如下：①麻醉护士仅为无痛胃肠镜、无痛宫腔镜、无痛人流的患者实施无痛技术，无痛ERCP、无痛支气管镜检查等风险高的麻醉由麻醉医师完成。②麻醉前，由麻醉医师对患者进行麻醉风险评估，ASA分级Ⅱ级以上的患者由麻醉医师实施静脉麻醉。③麻醉医师开立麻醉医嘱后，麻醉护士根据医嘱的麻醉药物用量范围推注静脉麻醉药物，超出用量范围，立即通知麻醉医师。④麻醉医师在内镜检查室巡视，如有意外情况，可立即处理。⑤拟行无痛胃肠镜、无痛宫腔镜、无痛人流的患者，手术时间短，无痛技术操作简单，不同于手术室内实施麻醉的患者。在手术室内，一个麻醉必须由一名麻醉医师或一名麻醉医师和一名麻醉护士共同完成。佛山市第一人民医院的临床实践经验证明，这种由麻醉医师督导、麻醉护士实施静脉麻醉的内镜中心运作模式不仅为无痛镜检患者提供了安全保障，而且极大地提高了麻醉医师的工作效率。

（二）疼痛专科护士

疼痛专科护士负责疼痛患者的临床护理，准备患者治疗所需的仪器和药品，为患者进行注射、针灸、理疗等，协助医师进行一些特殊治疗，如神经阻滞、臭氧治疗、射频热凝治疗的配合等。负责患者24小时疼痛的观察、评估与记录，告诉患者止痛药的作用与副作用，进行患者和家属的疼痛知识和疼痛自我评估与疼痛自我护理的宣教等。

（三）病房护士

某些科室如：手术科室、肿瘤科、康复科、风湿科、烧伤病房等，疼痛是这些科室患者的常见症状，而且其程度也往往较严重。护士24小时工作在患者周围，对待患者的疼痛状况，要求像对待患者其他病情变化一样给予及时、准确的观察、评估和记录，为医生的诊断和治疗提供依据。对于实施术后镇痛的患者，要观察止痛措施的疗效和不良反应，熟悉各种病人自控镇痛泵的护理。病房护士在认真对患者进行观察的同时，常常可以为患者解除疼痛，如发现患者体位不当引起的疼痛或因引流管不通畅导致的疼痛，或因敷料包扎过紧而疼痛等，可以给予相应的处理。护士可以选择自己权限范围内的方法为患者缓解疼痛，如为患者进行心理疏导、解除焦虑情绪，采用肌肉放松和分散患者注意力的方法等。护士负责向患者和家属宣教疼痛控制的一般知识，告知患者及家属术后镇痛泵的正确使用方法。

三、护理工作中开展无痛项目的规范化管理

（一）疼痛评估管理

疼痛已被世界卫生组织定为除体温、脉搏、呼吸、血压之外的第五大生命体征，对每一位患者常规进行疼痛程度的评估和记录是创建无痛医院的基本要求。医院医疗质控部门应设立针对疼痛控制和疼痛评估的专项指标，将疼痛控制水平纳入医疗质量必检项目。另外，护理部应成立疼痛护理小组，对护士进行疼痛护理相关知识的继续教育，定期检查各临床科室护士疼痛评估的质量。

（二）护理工作无痛项目的管理

护士在实施护理过程中，一些医疗护理操作，如静脉注射、抽取血标本、胃管和尿管的置入等常常导致患者不适和疼痛，部分患者甚至存在焦虑和恐惧，对医务人员产生对抗情绪，不愿意接受护理医疗措施，因此，必须重视护理工作中无痛项目的开展。患者提出无痛护理的要求后，对于拟行静脉注射和抽取血标本的患者，护理人员可在穿刺皮肤局部涂抹利丙双卡因乳膏（商品名：恩纳），待充分局部麻醉后实施无痛穿刺；对于拟行胃管或尿管置入的患者，应完善麻醉前准备并签署麻醉知情同意书，操作在治疗室完成，每次预约3~6个患者，治疗室应配备氧气、吸引器、监护仪和各种抢救药品和器具，由麻醉医师实行静脉麻醉后置入导管，待患者完全清醒后送回病房。

第七节　无痛牙科管理制度

重视牙齿的保健和牙科疾病的治疗是社会文明进步的体现，然而，许多患者在牙科疾病的诊治过程存在害怕和紧张心理，对牙科就医过程充满畏惧。牙科畏惧症（dental fear，DF）在临床中发生率较高，目前国内外关于牙科畏惧症的流行病学调查结果不尽相同，其范围是40%~88%。对疼痛和陌生环境及诊疗仪器的畏惧是牙科畏惧症主要原因，其存在对牙科疾病早期就诊和诊疗质量等均有严重影响，部分牙病患者由于患有严重的牙科畏惧症而错过最佳治疗时机，导致口腔健康状况不断恶化。开展无痛牙科，使患者在无痛舒适的环境下接受牙科检查和治疗，是治疗牙科畏惧症的有效途径。

一、牙科畏惧症

牙科畏惧症又称牙科焦虑症，是牙科治疗的重要障碍之一，可分为儿童牙科畏惧症和成人牙科畏惧症。成人牙科畏惧症多表现为患者生理指标的变化，如心率加快、血压上

升、呼吸加速等，而儿童牙科畏惧症患者则常表现为高声哭喊、身体移动、拒绝治疗等行为。牙科畏惧症对疾病的准确诊断及彻底治疗均有较大影响，是患者求诊及继续治疗的一大障碍，同时也会给牙科医师带来一定压力，儿童时期产生的畏惧感大多延至成人期。

牙科畏惧症的起因中包含了口腔医学、疼痛学、心理学等诸方面的复杂因素，因此它的解决也需要牙科医生、麻醉医生、牙科护士、病人及其家属等各方面的共同努力，需要多学科协同解决。医护人员在治疗前应重视对患者心理疏导，创造温馨环境，与患者进行语言交流，用患者熟悉的语言对所用器械进行形象解释，并把麻醉方法、治疗方案和有关治疗步骤告诉患者。除采用全身静脉麻醉技术外，同时可以采用一些新的局部麻醉技术，如电子麻醉法、计算机化局麻法、无针头局麻法等，以彻底消除患者不适感或疼痛。

二、无痛牙科设置

无痛牙科需配备的仪器、抢救用品及监护设备如下：
①氧气、麻醉机、吸引器、心电监护仪（包括心电图、血压、心率、脉搏氧饱和度）。
②麻醉抢救设备：喉镜、气管导管、牙垫、加压呼吸囊、吸痰管等。
③麻醉药物及常用抢救药物。
④麻醉器械（静脉输液泵、无痛局麻注射器等）。

三、无痛牙科工作流程

为规范无痛牙科的管理，减少麻醉风险，提高患者满意度，需要麻醉科和牙科互相协作，明确医护人员职责，制定严密的工作流程，无痛牙科工作流程如下：

1. 对接受全身静脉麻醉的患者，牙科医生告知患者或患儿家长麻醉前准备及注意事项，并通知麻醉医生实施麻醉的时间。
2. 麻醉医生对全身静脉麻醉患者进行麻醉前评估，并签署麻醉同意书。
3. 牙科护士对患者及家属进行心理疏导和治疗前的宣教。
4. 接受局部麻醉的患者，牙科医生实行无痛局部麻醉技术；接受全身麻醉的患者，麻醉医生监测患者生命体征并实施静脉麻醉。
5. 全麻患者完全清醒后，达到离院标准，由家人陪同可离开医院。

（杨承祥　王汉兵）

参考文献

1. 洪溪，黄宇光，罗爱伦. 术后镇痛的规范化管理. 中华麻醉学杂志，2005，25 (10)：798-799.
2. Gayatri p. Postoperative pain service. Indian J Anaesth, 2005, 49: 17-19.
3. 陈新忠，徐鑫芳. 以护士为基础、麻醉医师为督导的疼痛管理模式用于妇科术后镇痛. 中华护理杂志，2005，40：87-89.
4. 姚庆礼，钟芸诗. 内镜中心的设计和装修. 中华消化内镜杂志，2006，23：470-471.
5. 诸葛海鸿，王艳侠. 内镜中心创新模式的建立. 医学研究生报，2008，21：287-288.
6. 高崇荣，陈金生. 谈疼痛科的建设与发展. 现代医院，2009，9：12-13.
7. 张德仁，蒋劲，张敏，等. 疼痛科的建设与管理. 中国疼痛医学杂志，2001，7：109-111.
8. 李晓云. 加强品牌建设，提高医院的核心竞争力. 中国现代医生，2008，46：147-148.

9. Evron S, Ezri T. Options for systemic labor analgesia. Curr Opin Anaesthesiol, 2007, 20: 181-185.
10. 李树仁. 无痛医院的规范化管理. 实用疼痛学杂志, 2005, 1: 193-194.
11. 吴新民, 陈倩. 分娩镇痛. 北京: 人民卫生出版社, 2006: 394-400.
12. Fanniry RA, Briggs LP, Carey MF. Epidural analgesia practice for labore. results of a 2005 national survey in Ireland. Eur J Anaesthesiol, 2009, 26: 235-244.
13. Lui LY, So WK, Fong DY. Knowledge and attitudes regarding pain management among nurses in Hong Kong medical units. J Clin Nurs, 2008, 17: 2014-2021.
14. Walsh BM, Bartfield JM. Survey of parental willingness to pay and willingness to stay for painless intravenous catheter placement. Pediatr Emerg Car, 2006, 22: 699-703.

第五章　舒适医疗常用药物

本章主要介绍实施舒适医疗或无痛技术时的常用药物，包括静脉麻醉药、麻醉性镇痛药、非甾体类抗炎药、局麻药、吸入麻醉药、抗惊厥药、抗抑郁药、神经安定药、糖皮质激素类药、止吐药和 α_2 肾上腺素能受体激动剂。

第一节　静脉麻醉药

凡经静脉途径给药，通过血液循环作用于中枢神经系统而产生全身麻醉作用的药物称为静脉麻醉药。其优点为诱导快，对呼吸道无刺激，无环境污染，使用时无需特殊设备，是无痛检查和治疗的主要药物。目前舒适医疗中常用的静脉麻醉药为丙泊酚、依托咪酯和氯胺酮。

一、丙泊酚

丙泊酚（disoprofol，diprivan，propofol），又名异丙酚，为烷基酚的衍生物，脂溶性高，室温下为油状，不溶于水。是一种新型快效、短效的静脉麻醉药，具有镇静、催眠作用。苏醒迅速而完全，认知功能恢复较快，术后镇静、嗜睡、意识不清、活动迟缓和术后遗忘等较轻微，持续输注后无蓄积。目前普遍用于麻醉诱导、麻醉维持，也常用于局部麻醉中、手术后与重症监护室（ICU）病房患者的镇静。用于门诊手术和各种检查的麻醉具有较大的优越性。

（一）药代动力学

丙泊酚亲脂性强，注入体内后迅速而广泛地从血液分布到各器官和身体各部位的组织中。丙泊酚起效迅速，到达峰效应的时间为 90～100 s。

丙泊酚中央室的分布容积为 20～40 L，稳态分布容积为 150～700 L。清除率高，为 20～30 ml/(kg·min)。由于静脉输注的时间、剂量不同，在研究其药代学即时变化时，近来提出以静脉输注时量相关半衰期（context sensitive half-time）表述，即在静脉连续输注过程中，在任何时间停止输注，血浆药物浓度下降一半所需要的时间。连续输注丙泊酚 8 h，其静脉输注时量相关半衰期短于 40 min，所以即便长时间输注丙泊酚的患者也能迅速苏醒。

丙泊酚血药浓度为 0.1～20 μg/ml 内时，95% 与人体蛋白结合。肝、肾功能受损者丙泊酚的清除不受影响。

丙泊酚的药代动力学可按二室及三室模型来描述。单次静脉注射丙泊酚后，由于在体内迅速再分布、代谢及消除，其全血药物浓度迅速下降。丙泊酚的初始分布半衰期为 2～8 min。按二室模型的研究显示，其消除半衰期为 1～3 h 不等。但三室模型更适合于描述丙泊酚的药代动力学，其初始和慢相分布半衰期分别为 1～8 min 和 30～70 min，消除半衰期为 4~23.5h。

丙泊酚在肝内迅速代谢,经肾脏排泄。以原形从体内排出者仅约 1%~2%。其代谢产物无活性,故适合于连续静脉输注给药。丙泊酚对细胞色素 P_{450} 有剂量依赖性抑制作用,从而会影响依赖此酶的药物(如阿片类药物)的代谢。

丙泊酚的药代动力学参数受多种因素影响,如性别、年龄、体重、伴发疾病及合并用药等。女性的分布容积和清除率高于男性,但消除半衰期相似。老年人清除率低,但中央室容积小。儿童中央室容积大,且其清除率高。3 岁以上儿童的分布容积、清除率与体重成正比,3 岁以下者其药代动力学参数也与体重成正比,但其中央室与全身清除率较成人和大龄儿童要高。芬太尼对丙泊酚药代动力学参数的影响存在争论,一些研究认为芬太尼能降低房室间清除率及全身清除率。当以同样速度输注丙泊酚,但伍用阿芬太尼时,丙泊酚的血药浓度较单独给药时高 22%。但也有研究指出单次静脉注射丙泊酚与芬太尼时,丙泊酚的药代动力学参数并不受芬太尼影响。

(二)药理作用

丙泊酚除了以麻醉镇静为主的生物学作用外,其结构的特殊性使其具有更多的生物学作用,主要表现为对中枢神经系统的保护作用、抗氧化作用以及在缺血再灌注损伤时对心、脑、肺、肾等全身多脏器有较强的保护作用。

1. 中枢神经系统 丙泊酚对中枢的作用主要是催眠、镇静与遗忘,但该药的作用机制尚不完全明了,可能对脂膜具有非特异性作用。丙泊酚对中枢神经系统多种受体及离子通道有不同程度的影响,如钠离子通道、γ-氨基丁酸(GABA)受体、$α_2$ 肾上腺素受体。丙泊酚不是镇痛药,亚催眠剂量的丙泊酚可用于诊断和治疗中枢疼痛,但对神经病理性疼痛无效。

在无外界刺激的情况下,丙泊酚静脉输注速度大于 2 mg/(kg·h),血药浓度达 2 μg/ml 以上时,才可作用于中枢神经系统达到遗忘作用。静脉注射丙泊酚诱导,起效迅速,静脉注射 1.5~2 mg/kg 后 30~40 s 病人即入睡,麻醉平稳,无肌肉不自主运动、咳嗽、呃逆等副作用。维持时间短,停药后 3~10 min 即完全苏醒,无兴奋现象,是较理想的催眠性静脉全身麻醉药。

丙泊酚可增加伏隔核的多巴胺浓度而产生安宁感(常见于药物滥用和追求享乐行为)。亚催眠剂量(平均血药浓度为 343 ng/ml 时)的丙泊酚有明显的抗呕吐作用,丙泊酚麻醉后恶心呕吐(PONY)的发生率明显下降。丙泊酚的抗呕吐作用机制不明,有研究认为可能由于丙泊酚直接抑制化学受体触发区——迷走核,以及与恶心、呕吐有关的其他部位;另有研究认为在嗅皮质内突触传递,可增加与抗呕吐有关的兴奋性氨基酸如谷氨酸盐和天门冬氨酸的释放;最新研究表明丙泊酚的止吐作用可能通过 GABA-A 受体降低中枢极后区内 5-羟色胺(5-HT)水平有关。

丙泊酚麻醉后脑电图的变化与其他静脉麻醉药相似。双频谱指数(BIS)反映中枢镇静的程度,此指数随镇静加深和意识消失逐渐下降,麻醉前清醒患者 BIS 一般在 90 以上,麻醉加深时可降至 0。有研究发现,丙泊酚麻醉时 BIS 指数降低,呈血药浓度依赖性抑制,BIS 值在 63 和 51 时分别有 50% 及 95% 病人对语言指令无反应。丙泊酚血药浓度为 2.35 μg/ml 时 50% 病人对语言指令无反应。BIS 值为 77 时 95% 的病人无回忆。

丙泊酚对致癫痫性脑电活动的作用尚有争议。丙泊酚有抗惊厥作用,且为剂量依赖性。但丙泊酚也可导致癫痫大发作，可用于癫痫灶的皮质定位。

丙泊酚可剂量依赖性地降低脑血流量、颅内压、脑组织氧代谢率和脑组织葡萄糖代谢率。对颅内压增高病人，降低颅压效果更为显著。丙泊酚对于急性脑缺血具有脑保护作用，且可降低脑氧代谢率。但丙泊酚对循环和呼吸系统有抑制作用，应慎用于循环骤停后脑复苏的治疗。

2. 呼吸系统 丙泊酚可抑制呼吸，诱导剂量可引起呼吸暂停，多呈一过性，发生率和持续时间与剂量、输注速度和合并用药相关。单纯使用丙泊酚对呼吸的抑制主要表现为潮气量显著减少和呼吸急促后出现呼吸暂停。但持续时间很短，一般不用处理。使用诱导剂量的丙泊酚，有25%～30%病人出现呼吸暂停，若与阿片类药并用，呼吸暂停时间可长达30s以上，且发生率增加，应引起重视。因此，即使人工流产、内镜检查等短小手术应用丙泊酚麻醉时，亦应备有人工呼吸用具。

丙泊酚对喉反射有一定程度的抑制，由气管内插管引起的喉痉挛很少见。在慢性阻塞性肺疾患的病人或气道高反应性病人，丙泊酚有支气管扩张作用。丙泊酚还可减轻缺氧性肺血管收缩的程度。

3. 心血管系统 诱导剂量的丙泊酚对心血管系统有显著的抑制作用。主要表现为对心肌的直接抑制及血管舒张，无论有无心血管疾病均可导致明显的血压下降（收缩压、舒张压和平均动脉压下降）、外周阻力和心排血量降低，其程度取决于剂量和输注速度（静脉注射丙泊酚2～2.5mg/kg，收缩压下降可达25%～40%）。丙泊酚对心血管系统的抑制作用还与年龄、ASA分级、过度肥胖和其他药物联合使用有关。当大剂量、快速注射，或用于低血容量病人、老年病人时，有引起严重低血压的危险。丙泊酚可降低瓣膜性心脏病病人的肺动脉压力和肺毛细血管楔压，可能是前负荷和后负荷均降低的结果。

此药对窦房结功能、正常房室传导途径和附加传导通路的作用很小。给予诱导剂量的丙泊酚后心率变化不明显。丙泊酚可抑制压力感受器反射，从而减弱低血压引起心动过速反应。

丙泊酚抑制心肌的作用及扩张外周血管的作用均为血药浓度依赖性，故连续输注对心血管系统的影响较单次静脉注射轻微。丙泊酚维持麻醉时心肌血流与心肌氧耗量明显减少，心肌整体氧供/需能保持平衡。

4. 其他作用 丙泊酚对肝肾功能无影响，麻醉后肝酶（天门冬氨酸转氨酶、丙氨酸转氨酶）和血浆碱性磷酸酶均无明显变化。除钠离子排泄稍减少外，对肾功能无影响。

单次静脉注射或连续输注丙泊酚不影响皮质醇的合成，也不改变机体对促肾上腺皮质激素（ACTH）刺激的正常反应，故重复应用对肾上腺皮质功能无影响。

丙泊酚不影响纤维蛋白溶解功能，对体内凝血机制也无影响。血糖可轻度升高。

丙泊酚可降低多形性白细胞趋化性，但不影响其黏附、吞噬及杀伤作用。丙泊酚可抑制对金黄色葡萄球菌和大肠杆菌的吞噬和杀伤作用，可引起严重全身性感染增多。丙泊酚还可能与胰腺炎的发生有关。

丙泊酚具有明显的抗氧化作用，可清除超氧化物和过氧化硝酸盐基而形成稳定且无活性的苯氧基。有研究表明在体外和体内丙泊酚有保护细胞线粒体抵御过氧化酯侵袭的作用，可保护人的红细胞和鼠的肝细胞，防止氧化剂介导的损伤。

丙泊酚对缺血再灌注损伤有保护作用。丙泊酚可通过抑制氧化应激反应、减轻细胞内钙超载、减少中性粒细胞的活化及抑制细胞凋亡等机制来减轻心、脑、肾等器官的缺血再灌注损伤。

丙泊酚的药理学特点与其他常用静脉麻醉药的比较见表5-1。

表 5-1 常用静脉全身麻醉药的主要特点（$\bar{x} \pm s$）

	丙泊酚	氯胺酮	依托咪酯
理化性质			
水溶性	－	＋	＋
溶液稳定	＋	＋	＋
保存期长	＋	＋	＋
注射痛	＋＋	－	＋＋
静脉血栓少	－	＋	－
药效学			
快速起效	＋		＋
诱导期			
兴奋	＋	＋	＋＋＋
呼吸合并症	＋	－	
呼吸抑制	＋＋	＋	－
循环抑制	＋＋	－	＋
镇痛	－	＋＋	－
抗镇痛	－	－	?
与肌松药作用	－	－	
术后呕吐	－	＋＋	＋
苏醒期谵妄	－	＋＋	－
药代学			
再分布	＋	＋	＋
代谢	＋		＋
蓄积	－	－	－
$t_{1/2\beta}$（h）	4～7	2.5～2.8	2.9～5.3
Cl［ml/(kg·min)］	20～30	12～17	18～25
V_{dss}（L/kg）	2～10	3.1	2.5～4.5

V_{dss}，稳态分布容积（volume of distribution at steady state）；$t_{1/2\beta}$，消除半衰期（elimination half-life）；Cl，清除率（clearance）。

（三）临床应用

丙泊酚可用于麻醉诱导和维持，尤其用于门诊小手术和各种检查的麻醉具有较大的优越性。丙泊酚还可用于局部麻醉的术中镇静和ICU病人的机械通气。丙泊酚麻醉时必须监测血压、心电图、脉搏氧饱和度，同时备好人工通气装置。一旦出现呼吸抑制，应人工通气进行辅助或控制呼吸。如有循环抑制，宜头低位，必要时应该给予血浆增容剂和血管活性药物。

1. 麻醉诱导与维持　单次注射适合于麻醉诱导，诱导剂量为1～2.5 mg/kg。丙泊酚已广泛用于3岁以上小儿的麻醉诱导，目前也不断扩大到1个月至3岁婴幼儿麻醉的诱导和维持。儿童诱导量需稍增加，其95%有效剂量（ED_{95}）为2~3 mg/kg。婴幼儿丙泊酚的诱导剂量为4~6 mg/kg。

丙泊酚常与镇痛药复合应用于全麻维持，麻醉维持用量为6~10 mg/(kg·h)。一般以微量泵持续输注或靶浓度控制输注技术（target controlled infusion，TCI）进行连续静脉输注，根据患者的个体需求和对手术刺激的反应调整注药速度。

2. 短小手术 丙泊酚可用于短小手术的麻醉，如人工流产术、脓肿切开术等。麻醉诱导可静注异丙酚1.5~2.5 mg/kg，并以4.0~12.0 mg/(kg·h)维持。可单独使用丙泊酚，也可同时予以局麻或麻醉性镇痛药。丙泊酚单独应用时意识消失所需血药浓度为2.5~4.5 μg/ml。

3. 各种检查 胃镜、肠镜、宫腔镜、ERCP、支气管镜、心导管等操作时，可单次静注丙泊酚0.5~1.0 mg/kg，以3~8 mg/(kg·h)维持适当麻醉深度。病人对检查操作的刺激无不适感。停药后，病人迅速完全恢复。

不能合作的小儿及强迫体位的患者中，可单独使用丙泊酚进行CT、MRI、放射介入等诊断治疗性操作。与其他麻醉药相比，丙泊酚苏醒快、术后呼吸抑制发生率低。

4. 镇静 丙泊酚持续输注常用于ICU内施行机械通气与手术中镇静。输注速度达30 μg/(kg·min)以上时，可产生遗忘作用。与咪达唑仑镇静相比，丙泊酚苏醒更快，可控性强，有利于早期拔除气管内导管及恢复呼吸道的咳嗽反射。ICU长时间应用者，宜监测血脂水平，并应将丙泊酚制剂中的脂肪量列入静脉高营养配方中。丙泊酚也可用于手术后患者自控镇静。

（四）不良反应

1. 呼吸和循环抑制 丙泊酚最明显的副作用是呼吸与循环抑制。呼吸暂停现象较常见，合用阿片类药时呼吸暂停概率增加、时间延长（必要时应进行人工辅助呼吸），且可增强丙泊酚降低动脉压的作用。小剂量缓慢给药、补足血容量可减轻动脉压的下降程度。

2. 注射痛 静脉注射丙泊酚引起的疼痛程度与注射部位有关，前臂和肘窝部较大静脉注射疼痛较少。有研究认为自同一静脉先注射利多卡因或与利多卡因20~40 mg混合后静脉注射能有效地预防注射痛。

3. 肌阵挛 丙泊酚注射后肌阵挛的发生率低于依托咪酯。

4. 血栓性静脉炎 丙泊酚误注入动脉内或血管外不会造成肢体坏死或组织损伤。

5. 过敏反应 丙泊酚乳剂不刺激组胺释放，但有报道指出丙泊酚可引起类过敏样反应。这种病人多有过敏反应史，因此对药物有过敏反应的患者，宜慎用丙泊酚。

6. 增加全身感染概率 丙泊酚麻醉可能会使致命性全身感染增多，此药可抑制对金黄色葡萄球菌与大肠杆菌的吞噬与杀伤作用。单次输注完毕或达到12 h必须丢弃或更换所有含丙泊酚的输注装置如注射器和输液管。

7. 丙泊酚输注综合征 较为罕见，但危及生命，丙泊酚输注速度超过5 mg/(kg·h)，且输注时间超过48 h者可能发生。临床表现有心肌病、急性心力衰竭、代谢性酸中毒、骨骼肌病、高钾血症、肝大和高脂血症。可能是由于游离脂肪酸进入线粒体过程受抑以及线粒体呼吸链功能障碍引起游离脂肪酸代谢障碍所致。

(五) 药物相互作用

阿片类药物能增强丙泊酚的药效,麻醉前给芬太尼 100 μg 和氟哌利多 5 mg 可使丙泊酚的诱导量减少到 1.5 mg/kg;阿片类药物可加重其呼吸抑制作用;丙泊酚与吸入麻醉药、肌松药之间无相互作用;与地西泮合用时延长睡眠时间。

二、依托咪酯

依托咪酯(etomidate, amidate, hypnomidate)于 1964 年合成,1972 年使用于临床。此药为咪唑类衍生物,为催眠性静脉麻醉药,无镇痛作用。其特点为对呼吸、循环影响轻微,不影响心肌氧耗量,且有轻度扩张冠脉作用。被广泛用于麻醉诱导、维持和危重病人的长时间镇静,尤其适用于冠心病、心功能较差、休克或创伤患者及年老体弱者的麻醉。

(一) 药代动力学

静脉注射依托咪酯 1 min 后脑内浓度即达峰值,病人进入睡眠状态,然后很快从脑向其他组织转移。单次静脉注射依托咪酯 0.3 mg/kg,血浆药物浓度立即上升,继而快速降低,呈双相状态,其药代动力学变化以开放三室模型描述最为合适。其初始分布半衰期为 2.7 min,再分布半衰期为 29 min,消除半衰期为 2.9~5.3 h。依托咪酯肝脏清除率高,达 18~25 ml/(kg·min),其肝脏摄取率为 0.5~0.9。因此,影响肝血流的药物可影响依托咪酯的消除半衰期。依托咪酯药效的消失是由于其在体内的再分布所致,因此肝功能异常不影响其苏醒时间。但肝硬化的患者分布容积加倍,而清除率无改变,故消除半衰期为正常的 2 倍。由于依托咪酯消除半衰期短,清除快,因此不仅适合于单次或重复给药,而且适合持续静脉输注。

依托咪酯有 75% 与血浆蛋白结合,故低蛋白血症病人,剂量须酌减。

依托咪酯主要在肝脏代谢,其主要代谢产物为羧酸(无药理活性)。仅 2%~3% 以原形随尿排泄,其余以代谢产物形式随尿液(85%)和胆汁(13%)排出。

(二) 药理作用

1. 中枢神经系统 依托咪酯对中枢神经系统的主要作用是催眠,无镇痛作用。其作用机制还未完全阐明,催眠作用很大一部分与 GABA 受体有关。GABA 拮抗药可对抗依托咪酯的作用。

依托咪酯起效快,静脉注射诱导剂量 0.3 mg/kg 经过一次臂-脑循环即可产生催眠作用。其作用强度约为硫喷妥钠的 12 倍。诱导期安静、舒适、平稳,无兴奋挣扎,且有遗忘现象。未用术前药的成年病人,其最小麻醉剂量约为 0.25 mg/kg,临床推荐剂量为 0.3 mg/kg。在临床剂量范围内(0.1~0.4 mg/kg),静脉注射依托咪酯 7~14 min 后自然苏醒。依托咪酯维持麻醉所需血浆药物浓度约为 300~500 ng/ml,镇静浓度为 150~300 ng/ml,血浆浓度为 150~250 ng/ml 时即可苏醒。

依托咪酯 0.2~0.3 mg/kg 时可降低颅内压、脑血流和脑代谢率,对缺氧性脑损伤有一定保护作用。依托咪酯可致癫痫大发作,使癫痫病灶脑电活动增加,有助于外科手术中定位癫痫病灶。注射依托咪酯后可使 22% 的病人脑电图活动增强。其对听觉诱发电位的影响与吸入性麻醉药相似,潜伏期呈剂量依赖性增加,初期皮层成分振幅降低,脑干诱发电位不变。当麻醉中需要监测经颅刺激的运动诱发反应时,依托咪酯由于对脑电振幅的抑制轻,比丙泊酚更适合于麻醉。

2. 呼吸系统 依托咪酯对延髓呼吸中枢有轻微抑制，呼吸中枢对 CO_2 的反应和通气的驱动减弱。单次静脉注射量大或注速过快或伍用麻醉性镇痛药时，偶可引起短暂呼吸暂停，多可迅速恢复。麻醉诱导后可发生咳嗽和呃逆，但不常见，且持续时间很短。

3. 心血管系统 依托咪酯对心血管的影响较小，易保持心血管系统稳定是依托咪酯的突出优点。此药对心率无明显影响，不增加心肌氧耗量，对冠状血管有轻度扩张作用，使其阻力减小、血流增加、心肌耗氧量降低、心肌收缩力一般无明显改变，这有利于心肌氧供或血供受损的病人。因此，适用于冠心病、心功能较差、休克或创伤患者及年老体弱者的全麻诱导。瓣膜病、冠心病等心脏病病人静脉注射 0.3 mg/kg 后，循环系统稳定。但二尖瓣或主动脉瓣疾病患者平均动脉压的下降可达 20%，较非瓣膜性心脏病者降低程度大。

依托咪酯麻醉时血流动力学稳定，与其不影响交感神经系统和压力感受器功能有关。依托咪酯无镇痛作用，不能消除放置喉镜与气管内插管的交感反应，故应并用小剂量芬太尼（1.5~5.0 μg/kg）以减轻此过程中血流动力学波动。

4. 内分泌系统 依托咪酯可逆地、剂量依赖性抑制 11-β-羟化酶和 17-α-羟化酶，使合成甾体所必需的抗坏血酸的再合成受到抑制，导致肾上腺皮质内甾体的合成受到抑制。麻醉手术中强烈的应激反应有助于抵消这种肾上腺皮质功能的暂时性抑制。一般认为，单次注射或短时间应用对肾上腺皮质功能的抑制并无临床意义。长时间给药如 ICU 病人镇静，脑外伤病人降低颅内压，或神经外科手术中及术后应用，由于依托咪酯对肾上腺皮质功能的抑制，死亡率可能增加。

5. 其他影响 依托咪酯快速降低眼内压，静脉注射 0.3 mg/kg 可使眼内压下降达 30%~60%，持续约 5 min，对内眼手术有利。

依托咪酯麻醉对肝、肾功能无影响。

依托咪酯不促进释放组胺，偶有麻醉后头、颈和躯干上部出现红疹，认为是类过敏反应。

有研究发现依托咪酯在体外可抑制氨基乙酰丙酸合成酶，认为此药具有潜在性卟啉生成作用，临床上并未发现该药可诱发卟啉病的急性发作，但不建议用于紫质症病人。

（三）临床应用

1. 麻醉诱导与维持 依托咪酯属于快速作用的静脉麻醉药，无镇痛作用，主要用于麻醉诱导。此药麻醉时循环稳定、呼吸抑制轻微，安全界限较大，其 ED_{50}/LD_{50} 比值为 26.4，这些特点在快速诱导药物中是唯一的，适用于伴有血管疾病、反应性气道疾病、颅内高压病人的麻醉诱导。

依托咪酯诱导剂量为 0.2~0.6 mg/kg，起效快，持续时间与剂量相关。依托咪酯连续静脉输注 10 μg/(kg·min)，与 N_2O 及阿片类药物复合可维持麻醉。

2. 镇静 依托咪酯用于镇静，剂量为 5~8 μg/(kg·min)，但仅限于短时间的操作，例如心律转复术、急性心肌梗死或不稳定型心绞痛病人行短小手术及检查需镇静时，急诊室或 ICU 病人需气管插管时。由于依托咪酯抑制肾上腺皮质功能，不建议长期镇静。

（四）不良反应

主要不良反应有：注射后常可发生肌肉阵挛，注射部位疼痛，术后易发生恶心、呕吐，反复给药或持续静脉输注后可能抑制肾上腺皮质功能。依托咪酯的溶媒丙二醇，有报道可能导致轻度溶血。

1. 肌肉阵挛 依托咪酯麻醉诱导时，10%~65.5% 的病人在上肢等部位出现肌阵挛，严重者类似抽搐。术前给苯二氮䓬类药物或麻醉性镇痛药可减少肌阵挛的发生，严重者需用其他全麻药控制。肌阵挛明显的病人血清钾略升高。

2. 注射部位疼痛 注射部位疼痛的发生率为 10%～50%，在小静脉、缓慢注射时疼痛的发生率高，认为静脉壁接触药物的时间是影响疼痛发生的重要因素。选用较粗的静脉给药，术前给芬太尼或在注药前自同一静脉注射利多卡因 20～40 mg 可减轻疼痛。静脉注射麻醉后数日，注射用的静脉有发生浅表性血栓性静脉炎的风险。

3. 恶心、呕吐 依托咪酯麻醉后恶心、呕吐发生率高达 30%～40%，为其最常见的不良反应。加用芬太尼可使其发生率增多，对于易发生恶心、呕吐的病人，最好避用依托咪酯。

4. 抑制肾上腺皮质功能 由于依托咪酯对肾上腺皮质功能的抑制，长时间给药可能增加病人死亡率，应避免长时间使用。

（五）药物相互作用

1. 与任何降压药合用均可导致血压剧烈降低，应避免伍用。
2. 当与芬太尼伍用时，可出现不能自制的肌肉强直或阵挛，地西泮可减少其发生。
3. 长期大剂量静脉滴注依托咪酯可导致血浆皮质激素低于正常，如遇中毒性休克、多发性创伤或肾上腺皮质功能低下的病人，应同时给予适量的氢化可的松。

（六）禁忌证

1. 癫痫病人及肝肾功能严重不全者禁用。
2. 有免疫抑制、脓毒血症及进行器官移植的病人禁用或慎用。

三、氯胺酮

氯胺酮（ketamine）于 1962 年由 Stevens 合成，为苯环己哌啶的衍生物，1965 年 Corssen 和 Damino 首先在人体上应用，1970 年进入临床现仍在临床中广泛使用。该药是一种具有显著镇痛作用、对呼吸和循环系统抑制作用轻的非巴比妥类速效静脉全麻药。氯胺酮由两种光学异构体组成：S-（+）和 S-（-）。S-（+）异构体的药效较强，不良反应较少。

（一）药代动力学

氯胺酮脂溶性高，血浆蛋白结合率低（12%～47%），故中枢神经系统贮留的药物较血浆多，脑内药物浓度较其他部位高。能迅速透过血脑屏障进入脑内。静脉注射氯胺酮后 1 分钟，肌注后 5 分钟血浆药物浓度达峰值，患者迅速入睡。随后，氯胺酮从脑向其他器官和组织转移，这种再分布现象促使神志迅速恢复。氯胺酮血浆清除可用二室模型来描述。消除半衰期 2.5～2.8 h，分布容积大，为 3.1 L/kg。清除较快，清除率为 12～17 ml/(kg·min)，其清除受肝血流变化的影响。

氯胺酮主要在肝内代谢，通过肝脏微粒体酶进行生物转化。代谢产物去甲基氯胺酮活性不及氯胺酮，为其活性的 1/5～1/3，无催眠作用，但可延长苏醒期。去甲基氯胺酮经过结合反应生成水溶性葡萄糖醛酸衍生物，经尿排泄。

氯胺酮在体内的转化速度受许多因素的影响。地西泮为氯胺酮脱烷基作用的竞争性抑制剂，可使氯胺酮的平均血浆半衰期显著延长。吸入麻醉药可抑制心血管系统，并使肝血流减少，导致氯胺酮的生物转化减慢。

氯胺酮可迅速通过胎盘，胎儿和母体内的血浆药物浓度很接近。若分娩时用药超过 2 mg/kg，可引起胎儿抑制。

氯胺酮重复用药可产生快速耐受性，可增加药量以维持麻醉深度。

（二）药理作用

1. 中枢神经系统　氯胺酮的作用机制涉及多种受体，包括 N-甲基-D-天门冬氨酸（NMDA）受体和非 NMDA 谷氨酸受体，除此之外还有烟碱及毒蕈碱受体和阿片样物质受体。氯胺酮与 NMDA 受体的非竞争性结合是其产生全身麻醉作用的主要机制。此药选择性地作用于大脑的联络系统和丘脑-新皮质系统，兴奋边缘系统，对脑干网状结构激活系统影响较轻。因这种选择性的兴奋和抑制作用，以致氯胺酮麻醉后病人处于一种木僵状态，与其他麻醉药产生的类似正常的睡眠作用不同，这种麻醉状态称为"分离麻醉"。有些证据显示氯胺酮与脑、脊髓内的阿片受体结合，使阿片受体兴奋，特别是氯胺酮的异构体 S-（+）对映体具有一定的阿片 μ 受体激动作用，与其部分镇痛作用有关。

氯胺酮是唯一具有镇静、镇痛和麻醉作用的静脉麻醉药。其意识消失和镇痛作用为剂量依赖性。氯胺酮的镇痛作用强，但病人可睁眼、角膜反射、咳嗽反射与吞咽反射依然存在，但无保护作用。对麻醉与手术无记忆，但遗忘作用不如苯二氮䓬类药。由于氯胺酮脂溶性高，可快速透过血脑屏障，在 30 s 内起效。约 1 min 作用达峰值。血浆药物浓度个体差异较大，全麻所需的最低血药浓度为 0.6~2.0 μg/ml，儿童略高，为 0.8~4.0 μg/ml。单次静脉注射全麻剂量 2 mg/kg，作用持续 10~15 min。增大剂量，并不能使时效显著延长，反而副作用增多，可发生全身痉挛、抽搐。停药后 15~30 min 定向力恢复，0.5~1 h 后完全苏醒。血浆药物浓度超过 0.1 μg/ml 可使痛阈升高，达亚麻醉剂量 0.2 μg/ml 时产生镇痛作用，故氯胺酮麻醉后镇痛期较长；当血浆浓度达 1.1 μg/ml 时对疼痛刺激失去反应。静脉注射诱导量 2 mg/kg，血浆药物浓度达 0.7~2.2 μg/ml 便可满足手术所需的催眠和遗忘作用；血浆浓度低于 0.5 μg/ml 时通常可苏醒。

氯胺酮能增加脑代谢、脑血流，可导致颅内压与脑脊液压升高。氯胺酮不影响脑血管对 CO_2 的反应性，因此降低 $PaCO_2$ 可减弱氯胺酮引起的颅内压升高。

氯胺酮的麻醉性能与其旋光性质有关。S-（+）异构体较消旋氯胺酮或 S-（-）异构体的麻醉性能强，苏醒更迅速（仅需数分钟）。

2. 心血管系统　氯胺酮对心血管系统的作用机制可能主要是直接兴奋中枢交感神经系统，引起血压升高、心率增快和心排血量增高，心肌耗氧量和肺动脉压也增加；在无自主神经控制时，对心肌有直接抑制作用。重复注射时血流动力学的变化较初次注射时轻微，甚至相反。健康人与心脏病患者，其血流动力学的变化相似，但伴有肺动脉高压的二尖瓣或先天性心脏病患者，其肺血管阻力的升高明显大于全身血管阻力的升高。对氯胺酮引起的心动过速和高血压可通过肾上腺素受体拮抗剂（α 及 β）、各种扩血管药、可乐定及苯二氮䓬类药治疗。

当交感神经系统功能耗竭和儿茶酚胺不足时，氯胺酮用于危重病人可见到每搏功降低，肺毛细血管楔压增高，心排血量减少，心指数下降，以及平均动脉压降低，甚至心脏停搏。不利于心肌氧供不全的病人。

3. 呼吸系统　氯胺酮对呼吸的影响轻微。临床麻醉剂量时偶有短暂的呼吸抑制，多能自行恢复。临床上常在注药后 1~2 min，呼吸减浅、变慢，经过 3~5 min 缓慢恢复到注药前水平。注射速度过快，剂量过大，或用麻醉性镇痛药辅助时，可造成明显的呼吸抑制，此时应施行辅助呼吸或人工呼吸。麻醉时呼吸中枢对 CO_2 的反应不受影响，在呼吸抑制、$PaCO_2$ 升高时能反射性地使呼吸增快而得以维持通气量的正常。

氯胺酮具有支气管平滑肌松弛作用。氯胺酮麻醉时肺顺应性增加，呼吸道阻力降低，并能使支气管痉挛缓解。因此，氯胺酮曾用于治疗对常规处理无效的哮喘持续状态。

氯胺酮麻醉后唾液分泌增多，小儿尤为明显，不利于保持呼吸道通畅。喉头分泌物的刺激会导致喉痉挛，所以麻醉前应给予抗胆碱药如东莨菪碱、阿托品。尽管氯胺酮麻醉时吞咽、呛咳和呕吐反射等仍然存在，但无保护作用，误吸仍有可能。

4. 其他影响 氯胺酮麻醉时骨骼肌张力增加，有时肢体不自主运动或突然抽动。一般认为氯胺酮对肝、肾功能没有明显影响，但静脉滴注氯胺酮后有转氨酶升高的报告。此药在肝内代谢，对肝脏的毒性应重视。氯胺酮不影响免疫机制，无免疫抑制作用。麻醉期出汗增多。血糖有时轻度升高。氯胺酮可能延长琥珀胆碱的时效。对妊娠子宫能增强其张力，并增加其收缩频率。

（三）临床应用

氯胺酮对呼吸和循环系统影响较轻。具有显著镇痛作用，体表镇痛效果最好。但由于使用氯胺酮后出现精神症状较多，升压效应明显，故临床上不宜常规使用。氯胺酮主要用于各种体表的短小手术、小儿麻醉、小儿镇静与疼痛治疗、烧伤清创以及麻醉诱导、静脉复合麻醉、术后镇痛与慢性疼痛治疗。

氯胺酮可经静脉、肌内、口服、鼻腔、直肠及硬膜外等多种途径给药，但临床中常用的是前两种。

1. 麻醉诱导与维持 多用于小儿基础麻醉，除此以外现已很少应用于全麻诱导与维持。全麻诱导时的剂量是，静脉注射 0.5~2 mg/kg，肌内注射为 4~6 mg/kg，老年人与危重者酌减。除缺血性心脏病外，病情危重者尤其支气管痉挛性疾病患者，氯胺酮为较好的麻醉诱导药物，但对低血容量病人应先行纠正血容量不足。氯胺酮还可用于心脏压塞与缩窄性心包炎患者的静脉诱导。氯胺酮用于全麻维持血流动力学波动小，镇痛充分，遗忘作用可靠，而且恢复平稳，维持剂量为 30~90 $\mu g/(kg \cdot min)$。

2. 小儿麻醉 行心导管术、放射治疗、放射线检查、更换敷料及牙科治疗的儿童患者可使用氯胺酮镇静或全麻。对于肺血管阻力高的患儿心导管检查时应慎用氯胺酮，因其可使肺血管阻力增加。亚麻醉剂量的氯胺酮（≤1 mg/kg），可用于烧伤更换敷料。

3. 术后镇痛 小剂量静脉注射氯胺酮［<20 $\mu g/(kg \cdot h)$］对术后疼痛有效。当患者使用麻醉性镇痛药可引起明显的呼吸抑制，以及不能用非甾体类药物进行术后镇痛时，可选用氯胺酮行术后镇痛。

4. 辅助神经阻滞 静脉注射 0.5 mg/kg，可加强神经阻滞的作用。

5. 慢性疼痛治疗 有慢性疼痛性疾病的患者，可服用氯胺酮胶囊 25 mg、50 mg 口服，从 25 mg 开始，每日 1~3 次，最大量每日 300 mg，剂量个体差异较大，副作用有恶心、幻觉等。

（四）不良反应

1. 精神症状 部分病人（5%~45%）在苏醒期有精神激动和梦幻现象，如谵妄、狂躁、呻吟、精神错乱和肢体乱动，有时出现幻听、幻视现象，从而导致胡言乱语，严重者抽搐或惊厥。主观有飘然感或肢体离断感。有时有视觉异常，偶有夜游现象。苏醒后精神症状常立即消失，但有的数日或数周后再发。其原因主要是氯胺酮使脑特定部位兴奋。

氯胺酮麻醉后的精神症状，成人多于儿童，女性多于男性，短时间手术多于长时间手术,单一氯胺酮麻醉多于氯胺酮复合麻醉。氟哌利多、苯二氮䓬类或吩噻嗪类药可使症状减轻或消失。麻醉后应将病人放在安静的室内,减少视觉、听觉的刺激,并避免不良的暗示语言。

2. 其他不良反应 苏醒期有时四肢出现不自主的活动,嘴与舌徐动,眼内压和颅内压增高。消化系统有时并发急性胃扩张,应采取胃肠减压治疗。此外,偶有呃逆、恶心和呕吐。呼吸系统有时发生喉痉挛或支气管痉挛。

(五)药物相互作用

1. 氯胺酮与苯二氮䓬类及阿片类药物合用时,可延长作用时间并减少不良反应的发生。氯胺酮剂量应酌情减少。

2. 与氟烷等含卤素全麻药同用时,氯胺酮的作用时间延长,苏醒延迟。

3. 与抗高血压药或中枢神经抑制药合用时,尤其是氯胺酮用量偏大,静注过快,可导致血压剧降、呼吸抑制。

4. 服用甲状腺素的病人,氯胺酮有可能引起血压过高和心动过速。

(六)禁忌证

高血压、颅内压升高、心肌供血不足、癫痫及青光眼病人不宜应用。休克病人应在充分纠正血容量不足后使用氯胺酮麻醉。氯胺酮的防腐剂三氯叔丁醇被证实具有神经毒性,故禁忌蛛网膜下腔注射。硬膜外腔注射也要慎重,因有可能误注蛛网膜下腔。

第二节 麻醉性镇痛药

麻醉性镇痛药(narcotic analgesics 或 narcotics)又称阿片类镇痛药,指作用于中枢神经系统能解除或减轻疼痛并改变对疼痛情绪反应的药物,剂量过大时则可产生昏睡。麻醉性镇痛药临床应用广泛,可用于术前准备、辅助麻醉、麻醉诱导和维持,以及术后镇痛、慢性疼痛和癌痛治疗。此类药品使用不当多具有成瘾性和依赖性,临床中应规范使用并严加管理。

一、概述

(一)麻醉性镇痛药作用机制

麻醉性镇痛药主要是阿片受体激动药,已知脑内和脊髓内存在阿片受体,同时体内有几种内源性阿片样肽,如内啡肽、脑啡肽、强啡肽,是阿片受体的内源性配体。故麻醉性镇痛药的镇痛机制是多方面的:在外周,麻醉性镇痛药与外周神经阿片受体结合;在脊髓,麻醉性镇痛药与位于脊髓背角胶状质感觉神经元上的阿片受体结合,抑制P物质的释放,从而阻止疼痛传入脑内;在脊髓以上高级中枢神经系统,麻醉性镇痛药作用于大脑和脑干的疼痛中枢,发挥下行性疼痛抑制作用。

阿片类药物全身应用常伴有副作用,如瘙痒、尿潴留、恶心、呕吐、胃排空延迟以及便秘等。当镇痛作用消失后,其副作用可能仍然存在。阿片类药物的副作用部分是由于作用于外周受体所致,因为使用外周阿片受体拮抗剂如甲基纳曲酮,可特异性地减弱其外周副作用,而中枢镇痛和其他作用不变。

(二)麻醉性镇痛药的分类

1. 按受体类型分类 阿片受体按其激动后产生的效应可分为3型,即μ、κ、δ受体。阿片受体在中枢神经系统内分布以及对不同阿片受体配型的结合能力存在差异。脑啡肽对δ受体有较强的选择性,强啡肽对κ受体有较强的选择性,μ受体的内源性配体为内啡肽,又称内源性吗啡。内啡肽在中枢神经系统内的分布与μ受体成镜像分布,其结合力比对δ和κ受体强100倍以上。μ受体与镇痛关系最密切,同时也与呼吸抑制、欣快感、成瘾性等副作用相关。μ受体可分为μ_1、μ_2两个亚型,其中μ_1受体的主要效应为脊髓以上的镇痛,μ_2受体的效应主要是产生呼吸抑制(强于κ受体、δ受体)、心率减慢和依赖性等不良反应。μ受体激动药为吗啡、哌替啶等。κ受体的止痛和呼吸抑制作用有封顶效应,同时参与神经内分泌和免疫调节。δ受体参与脊髓上镇痛作用,且与内分泌关系密切。长期应用δ受体拮抗剂可产生免疫抑制,并加重阿片类依赖的免疫力低下。阿片受体的分类见表5-2。

表5-2 阿片受体的分类

型别	效应	内源性配基	激动药代表
μ	脊髓以上镇痛,呼吸抑制,心率减慢,依赖性	内啡肽	吗啡、哌替啶
κ	脊髓镇痛,镇静,缩瞳,轻度呼吸抑制(?)	强啡肽	喷他佐辛、布托啡诺
δ	脊髓镇痛,平滑肌效应,缩瞳,调控μ受体活性	脑啡肽	?

2. 按药品与阿片受体的关系分类 见表5-3。

表5-3 麻醉性镇痛药及其拮抗药分类

分类	药物代表
阿片受体激动药	吗啡、哌替啶、苯哌利定、芬太尼族、羟考酮
阿片受体激动-拮抗药	
以激动为主的药物	喷他佐辛、丁丙诺啡、布托啡诺、纳布啡
以拮抗为主的药物	烯丙吗啡
阿片受体拮抗药	纳洛酮、纳曲酮、纳美芬

阿片受体激动药主要激动μ受体。阿片受体激动-拮抗药又称部分激动药,主要激动κ和σ受体,对μ受体有不同程度的拮抗作用。阿片受体拮抗药主要拮抗μ受体,对κ和δ受体也有一定的拮抗作用。

临床应用中,在药效有效时间内激动-拮抗药或部分激动药若替换纯阿片激动药治疗,可能导致戒断反应;相反,纯阿片激动药可安全地替换激动-拮抗药。

(三)药代动力学

药物起效时间、峰时间和作用时间主要取决于药物脂溶性、离子化程度和蛋白结合率。脂溶性高、分子量小的药物有较高的生物渗透性。非离子化药物的脂溶性比离子化药物大1000~10 000倍,故非离子化药物的比率越高,弥散入中枢神经系统的药物就越多,起效越快。只有未被结合的药物可弥散透过生物膜,故蛋白结合率高,可用作补偿血浓度降低的储备量也较多。

麻醉性镇痛药的作用时间还取决于药物的分布和代谢，分布容积大则消除半衰期延长，清除率增加则排除半衰期缩短。故芬太尼虽清除率高，但分布容积大，半衰期仍长。

除瑞芬太尼主要由红细胞和骨骼肌中的非特异性酯酶代谢外，其余麻醉性镇痛药的代谢主要在肝脏中进行，与肝血流相关。常用麻醉性镇痛药药代动力学参数见表5-4。

表5-4 常用麻醉性镇痛药的药代动力学参数

药名	与血浆蛋白结合率（%）	分布容积（L/kg）	清除率[ml/(kg·min)]	消除半衰期（h）
吗啡	30	3.2～3.7	14.7～18	2～3
芬太尼	84	4.1	11.6～13.3	4.2
舒芬太尼	92.5	1.7	12.7	2.5
阿芬太尼	92	0.86	6.4	1.2～1.5
瑞芬太尼	70	0.39	41.2	9.5 min

（四）麻醉性镇痛药的临床应用

麻醉性镇痛药主要用于镇痛，尤其适用于严重创伤、急性心肌梗死等引起的急性疼痛，以及手术后疼痛。

以往临床麻醉中，麻醉性镇痛药常作为麻醉前用药，现认为无急性疼痛的病人不必常规应用，主要用于静脉复合麻醉或静吸复合麻醉。

1. 麻醉性镇痛药治疗急、慢性疼痛的给药方式 无创给药（口服、经皮等）是麻醉性镇痛药治疗慢性疼痛、癌痛的首选给药方式，无创给药方式无效以及手术和术后镇痛的患者则选择持续或单次静脉给药、持续或单次硬膜外给药，也可以持续皮下给药或临时性肌内注射给药。

（1）口服给药：口服给药有明显的首过效应，但作用时间长于静脉给药。是简单可行、比较安全（吸收慢）和较易滴定剂量的给药方式。

（2）静脉给药：静脉给药是麻醉和术后镇痛的主要给药方式。

（3）经皮肤、黏膜给药：经黏膜给药，有避免肝脏首关效应和减少阿片受体与胃肠道阿片受体结合的优点，降低了恶心、呕吐和便秘的发生率。经黏膜给药已成功用于癌痛的突发性疼痛治疗、小儿术前用药和小儿诊断性操作。常用药物为脂溶性高的阿片类药物，包括丁丙诺啡、布诺托啡、芬太尼和舒芬太尼。

（4）椎管内给药：随着脊髓胶质区中阿片受体的发现，麻醉性镇痛药的椎管内给药途径随之应用于临床。此方式镇痛效果显著，适用于术后镇痛和癌痛治疗。其常见并发症是尿潴留和皮肤瘙痒。最严重的并发症是延迟性呼吸抑制，难以预防或预测，发生率虽低（0.25%～0.5%），但使用时仍应注意病人呼吸情况的变化。

（5）患者自控镇痛（PCA）：此方法是适合于不同患者、不同疼痛持续时间和强度的个体化给药方法，也是应用最广泛的术后镇痛方法。PCA分为静脉PCA（PCIA）、硬膜外PCA（PCEA）、皮下PCA（PCSA）和外周神经阻滞PCA（PCNA）。PCIA采用的主要镇痛药物有阿片类药（吗啡、芬太尼、舒芬太尼、阿芬太尼或曲马朵），常加用5-HT$_3$受体拮抗剂或地塞米松以防止阿片类药物的恶心、呕吐等不良反应，也可复合NSAIDs以减少阿片类药物的副作用和用量。PCEA 常采用低浓度的罗哌卡因、布比卡因等局麻药复合小剂量芬太尼、舒芬太尼、吗啡等药物。

2. 麻醉性镇痛药治疗急、慢性疼痛的适应证　麻醉性镇痛药是镇痛效果最强的一类药物，无器官毒性，晚期癌痛患者和艾滋病患者可长期服用，治疗慢性疼痛。麻醉性镇痛药无封顶效应，但有耐药性，因此，长期服用时，可逐渐加大剂量，至疼痛缓解。短期用药可使用速释剂型，长期治疗时应优先选用控缓释剂型。

（五）不良反应

麻醉性镇痛药的不良反应是阿片受体激动效应的表现，激动中枢系统内阿片受体可产生呼吸抑制、咳嗽抑制、恶心、呕吐等；激动外周受体，作用于动眼神经核产生缩瞳，收缩胃肠道括约肌，减少肠道蠕动产生便秘。吗啡还可促使组胺释放，可增加气道反应性，甚至产生支气管痉挛。其不良反应的发生率和强度还与药物的受体强度、使用途径和制剂类型相关。

1. 便秘　便秘是最顽固和持久的副作用，见于所有使用强、弱阿片药的情况下。预防性治疗便秘效果优于已出现便秘的治疗。

2. 恶心、呕吐　恶心、呕吐是阿片类药物的常见副作用。前庭刺激可加重恶心、呕吐，尤其在用药后翻身更易发生。直肠或皮下给予镇痛药，可减少恶心、呕吐的发生率。在长期用药或逐步增加药物剂量的情况下，恶心、呕吐发生率极低。对首次使用麻醉性镇痛药的患者，可常规应用止吐药。

3. 呼吸抑制　麻醉性镇痛药有显著的呼吸抑制作用，主要由于延髓呼吸中枢对二氧化碳的反应性降低，以及脑桥呼吸调整中枢受抑制。吗啡受体拮抗剂纳洛酮为治疗首选药物。

4. 耐受性和依赖　耐受性的发生机制可能涉及蛋白激酶信号转导级联反应。对产生耐受性的患者更换所用的阿片类药物可减少用药剂量。由于内源性阿片样肽减少，产生了依赖性。突然停药时，内源性阿片样肽来不及释放补充，甚至出现戒断综合征，表现为烦躁不安、失眠、肌肉震颤、呕吐、腹痛、散瞳、流涎、出汗等，可通过逐渐减量以避免。耐受性和依赖性多发生在长期慢性应用时。阿片受体激动-拮抗药很少产生耐受性和依赖性。

5. 瘙痒　原因不明。不推荐过多使用抗组胺类药物。可行皮肤护理及激素类软膏治疗，也可试用三环类抗抑郁药物，严重瘙痒者可使用低浓度丙泊酚静脉给药治疗。

二、阿片受体激动剂

（一）吗啡

1. 药代动力学　吗啡的药代动力学与芬太尼族其他药物有明显不同，主要因为吗啡的亲脂性很低，肺脏对吗啡几乎没有一过性的首过摄取作用。吗啡静脉注射后只有一小部分（10%～20%）呈离子型。吗啡的体内过程符合二室开放模型。吗啡肌内注射后吸收良好，经 15～30 min 起效，45～90 min 达最大效应，持续约 4 h。静脉注射后约 20 min 达最大效应。吗啡与血浆蛋白结合率约 30%（23%～36%），多数是与白蛋白结合。吗啡更易透过小儿的血-脑屏障，故小儿对吗啡的耐量小。吗啡可透过胎盘而到达胎儿。

吗啡主要在肝脏进行生物转化,其主要代谢产物是 3-葡糖苷酸吗啡(M3G),几乎无镇痛作用。6-葡糖苷酸吗啡(M6G)约占 10%,是一种强于吗啡的 μ 受体激动剂,具有镇痛和呼吸抑制作用。肾脏在吗啡的肝外代谢中起主要作用,吗啡的代谢物主要从尿排出,约 7%~10%随胆汁排出。此外,不到 10%以原形随尿排出。在肾功能不全的患者,M6G 蓄积能导致呼吸抑制等副作用发生率增高。吗啡的消除半衰期为 2~4 h,清除率为 14.7~18 ml/(kg·min)。老年人的清除率约减少一半,故用量须适当减少。

2. 药理作用

(1) 中枢神经系统:主要是镇痛,作用于脊髓、延髓等痛觉传导区阿片受体提高痛阈,对伤害性刺激不再感到疼痛。对躯体和内脏的疼痛均有效,对持续性钝痛的效果优于间断性锐痛,疼痛出现前应用效果更佳。还可作用于边缘系统影响情绪区域的受体,消除由疼痛所引起的焦虑、紧张等情绪反应,甚至产生欣快感。

吗啡有缩瞳作用,为动眼神经核中自主神经成分受激动所致。针尖样瞳孔是吗啡急性中毒的特征性体征。作用于极后区化学感受器可引起恶心、呕吐。

(2) 呼吸系统:吗啡有显著的呼吸抑制及咳嗽反射抑制作用。主要表现为呼吸频率减慢,潮气量减少或先增加后减少。呼吸抑制程度与剂量相关,大剂量甚至可致呼吸停止,是其急性中毒的主要致死原因。

由于组胺释放和对平滑肌的直接作用可引起支气管挛缩,可激发支气管哮喘病人哮喘发作。

(3) 心血管系统:治疗剂量的吗啡对血容量正常者的心血管系统一般无明显影响,对心肌收缩力无抑制作用,但可引起外周血管扩张而致血压下降,在低血容量病人或用药后改为直立位时尤为明显。

(4) 消化系统:有止泻和引起便秘的作用。由于对迷走神经的兴奋作用和对平滑肌的直接作用,减弱消化道的推进性蠕动,而引起便秘。同时可增加胆道平滑肌张力,使奥迪括约肌收缩,而致胆道内压力升高。

(5) 泌尿系统:尿潴留作用。吗啡可增加输尿管平滑肌张力,使膀胱括约肌收缩,而致尿潴留。

(6) 其他作用:兴奋交感神经兴奋而致血糖升高。吗啡可抑制促肾上腺皮质激素(ACTH)的释放。吗啡可引起组胺释放而致皮肤血管扩张,同时抑制体温调节中枢,而致体温下降。

3. 临床应用

(1) 镇痛:吗啡及其衍生物是临床解除剧烈疼痛的主要药物。主要用于中重度急性疼痛和慢性癌痛的病人。可有效缓解或消除严重创伤、烧伤、手术、心肌梗死等引起的剧痛;由于可导致胆道平滑肌张力增加故不主张作为缓解胆道平滑肌痉挛绞痛的一线药。吗啡长期使用仅限于缓解癌痛。

吗啡可多途径给药产生镇痛作用,包括口服给药、直肠给药、呼吸道给药、糊剂外用给药、椎管内及皮下、静脉注射给药。

①口服给药:口服即释吗啡主要用于某些急性疼痛的短期治疗和癌痛爆发痛的控制,吗啡控缓释制剂仅限于中至重度癌痛的治疗,原则上从小剂量开始。合适的剂量和给药间隔是取得满意效果的前提。吗啡普通片需每 4 h 给药 1 次,而吗啡控释片如美施康定可每

12 h 用药 1 次，一般服用 3 天后可达稳定、有效的镇痛状态。

②直肠给药：临床试验表明，吗啡控释片每 12 h 一次可有效地控制晚期癌症的慢性中度以上的疼痛，直肠给药止痛效果明显优于口服给药，且作用时间长，副作用小。对不适合口服给药的中度以上疼痛的患者可直肠给予吗啡控释片。

③呼吸道给药：吗啡水溶液雾化吸入药动学与注射给药相当。不仅吸收快，而且能达到全身治疗的作用。

④糊剂外用药：一种由甲泼尼松、氨基己酸、吗啡及纤维胶原质组成的糊剂，用于需要缓解慢性背痛而施行减压手术的病人，直接涂到手术中暴露的硬膜上，术后疼痛明显减轻，作用能在术后持续 6 周。未发现使用糊剂直接引起的副作用，瘢痕无增加。

⑤皮下注射、静脉注射是临床常用的给药方法。

⑥椎管内给药：硬膜外注射吗啡与局麻药布比卡因或罗哌卡因的混合液用于术后镇痛疗效确切。植入式电子微量注射泵鞘内给药是目前效力最强，全身副作用最小的阿片类药物的给药途径，经典药物仍使用吗啡。

（2）治疗急性肺水肿：吗啡常作为治疗急性左心衰竭所致急性肺水肿的综合措施之一，以促进肺水肿消失，减轻呼吸困难。作用机制包括：①镇静，消除患者焦虑、恐惧情绪；②扩张血管，减少回心血量，减轻心脏前后负荷；③抑制呼吸，降低呼吸中枢对 CO_2 的敏感性，使呼吸由浅快变为深慢；④减慢心率，增强心肌收缩力，因而有利于心肌氧供需平衡。

4. 禁忌证 ①支气管哮喘；②上呼吸道梗阻；③严重肝肾功能障碍；④伴颅内高压的颅内占位性病变；⑤诊断未明确的急腹症；⑥待产妇和哺乳妇；⑦1 岁以内婴儿。

（二）芬太尼

芬太尼，合成于 1960 年，为合成的苯基哌啶类药物，为临床麻醉中常用的麻醉性镇痛药。

1. 药代动力学 芬太尼血浆浓度可用三室模型描述。肺具有明显的首过效应，一过性摄取 75% 的芬太尼注射剂量。芬太尼的脂溶性强，易于透过血-脑屏障进入脑，也易于从脑重新分布到体内其他组织，肌肉、脂肪组织、胃壁和肺组织是贮存芬太尼的重要部位，因此半衰期相对较长。由于其再分布的原因，单次注射的作用时间短暂。而反复多次注射，则可产生蓄积作用，其作用持续时间延长。注药后 20~90 min 血药浓度可出现第二个较低的峰值，是由于药物从周边室转移到血浆。

芬太尼主要在肝内经广泛的生物转化，通过脱去甲基、羟基化和酰胺基水解，形成多种无生物活性的代谢物，随尿液和胆汁排出。不到 8% 以原形从尿中排出。

2. 药理作用

（1）中枢神经系统：镇痛作用机制与吗啡相似，为阿片受体激动剂。芬太尼的镇痛强度较吗啡强，约为吗啡的 75~125 倍。对脑血流量几乎无影响，对颅内压影响很小，对缺血性神经损害既无神经毒性作用，又无保护作用。

（2）呼吸系统：芬太尼可致呼吸抑制，作用弱于吗啡，主要表现为呼吸频率减慢。静脉注射后 5~10 min 呼吸频率减慢至最严重程度，持续约 10 min 后逐渐恢复。剂量较大或注射过快时潮气量也减少，甚至呼吸停止。

（3）心血管系统：对心血管系统的影响很小，对心肌收缩力不抑制，一般不影响血压。可致心动过缓，但可被阿托品对抗。小剂量芬太尼可有效抑制气管插管反应，其机制可能是孤束核以及第9和第10颅神经核富含阿片受体，故可抑制来自咽喉部的刺激。

（4）其他作用：芬太尼也可引起恶心、呕吐，但无组胺释放作用。

3. 临床应用

芬太尼常用于全麻诱导及维持，还常用于分娩镇痛、术后镇痛、癌痛镇痛、其他麻醉效果不全时的辅助强化镇痛和门诊内镜给药。

（1）临床麻醉：芬太尼主要用于临床麻醉，作为复合全麻的组成部分。由于芬太尼的时量相关半衰期随时间延长而延长，所以主要以单次剂量用于短小手术，以递减剂量用于长时间手术。由于此药对心血管系统的影响很小，常用于心血管手术麻醉。

（2）分娩镇痛：芬太尼是椎管内分娩镇痛公认常用阿片类药物，与罗哌卡因复合可有效减轻宫缩痛，芬太尼在镇痛的同时，不抑制感觉、运动和交感神经。研究认为，0.1%罗哌卡因复合 $2\,\mu g/ml$ 芬太尼运动阻滞轻，镇痛效果理想。产妇应激反应得到明显控制，可独立行走，对生产方式及胎儿无影响。

（3）术后镇痛：芬太尼是病人术后自控静脉镇痛（PCIA）技术中的常用药物之一。但由于个体耐受差异大，还可能伴呼吸抑制等副作用，为达到良好的镇痛剂量，在 PCIA 中，芬太尼常与非甾体类抗炎药如氟比洛芬酯，新型麻醉性镇痛药如布托啡诺、丁丙诺啡等配伍，可减少芬太尼用量，降低其副作用，而且镇痛效果更强。由于芬太尼对心血管系统影响小，对呼吸抑制轻微，在新生儿体内蛋白结合率很低，清除率与儿童和成人相似，无吗啡样副作用，因此芬太尼也适合新生儿术后镇痛。

（4）门诊小手术或诊疗性操作：芬太尼及其衍生物还经常与丙泊酚复合应用于门诊短小手术操作，如胃镜、肠镜、肝癌的射频消融或冷冻治疗、ERCP检查等。

4. 不良反应

（1）胸壁强直：快速静脉注射芬太尼可引起胸壁和腹壁肌肉僵硬而致影响通气，使用时应缓慢推注以避免，出现胸壁强直时可用肌松药处理。

（2）呼吸抑制：反复或大剂量注射芬太尼时，可在 3～4 h 后出现延迟性呼吸抑制，应引起警惕，注意观察病人呼吸情况的变化。

（3）药物依赖性：芬太尼也可产生依赖性，但较吗啡轻。

5. 芬太尼特殊制剂——芬太尼缓释透皮贴剂

芬太尼具有高脂溶性、小分子量、易于透过血-脑屏障、有一定的水溶性、黏膜吸收好、对皮肤刺激性小等特点，因此被制作为缓释透皮给药系统、控释透皮给药系统和透黏膜给药系统，用于癌性疼痛（提供基础镇痛）和慢性疼痛治疗。现主要介绍芬太尼缓释透皮贴剂。贴膜的剂量与面积成正比，即 $10.5\,cm^2$ 面积的贴剂相当于 $25\,\mu g/h$，用药面积与药物释放量和血药浓度成正比，便于控制剂量，也控制了血药浓度和作用强度。

（1）药代动力学：药物经控释膜缓慢吸收，皮肤吸收完全，无肝脏首关效应，生物利用度达94%。贴于皮肤后约经 12 h 达血药峰浓度，维持 72 h。经皮给药不经胃肠道吸收，与胃肠道阿片受体结合少，故便秘的发生率明显减低。

经皮吸收的芬太尼在血液内和血浆蛋白结合率达84%，形成了高血浆贮备，在应用贴剂之初药物缓慢经皮肤吸收，虽起效慢，但避免了血液峰浓度，可极大减少呼吸抑制和其他芬太尼副作用的发生率。在血液浓度稳定以后，经皮吸收的量因皮下药物浓度增高而逐步减少，有利于维持稳定的血药浓度。高血浆蛋白结合率也构成了药物的高血浆贮备，当血药浓度降低时，结合型药物可转化成游离型，保证了组织的利用，药物的贮备形式和药物的利用形式（游离型药物）保持在动态平衡状态。研究表明只要连续不断地每三天更换同等剂量贴剂，血药浓度可长期保持不变。

（2）药理作用：与芬太尼相同。

（3）临床应用：芬太尼透皮贴剂已广泛应用于肿瘤止痛和慢性疼痛治疗，其优点为：疗效确切、稳定；便秘、恶心、呕吐、呼吸抑制等副作用发生率低；3天1贴使用方便；该药既不能烫吸，也不易从残余药池中提取芬太尼，减少了药物滥用的可能性。

为保证治疗效果，提出了首贴管理的要点，包括第一贴尽量在早晨使用，需全天评估患者的生命体征和疼痛强度。第一贴使用的同时应口服长效阿片制剂，或能维持12小时的止痛剂。原则上72h更换一次，但至少不应短于48h。应备有制止突发痛的速效止痛药，药物剂量一般为患者24h止痛量的1/10等效剂量。如一日突发疼痛4次，提示可能存在基础止痛不足，应将一天内所有制止突发痛的药物总量换算成透皮贴剂总量，在更换贴剂时增加剂量。佩戴贴剂可以洗浴，但使用贴剂的部位只能用清水清洗，肥皂和沐浴乳可能影响经皮药物的吸收。贴剂必须完全与皮肤黏附，否则将影响药物吸收。

从未使用过阿片类药物的慢性疼痛和癌痛患者通常从25 μg/h的剂量开始。发热的患者因皮肤血流加速，药物吸收加快，作用时间缩短，应严密监测患者用药后反应，必要时考虑减少剂量。慢性疼痛患者使用贴剂后的不良反应发生率可能高于癌痛患者，剂量的增加也不及癌痛患者明显，研究表明癌痛患者的最终止痛剂量平均达75 μg/h。

（4）不良反应：芬太尼透皮贴剂的常见并发症与阿片类药物常见并发症相同，如恶心、呕吐、便秘等，但发生率低，预防和治疗如前所述。

（三）舒芬太尼

舒芬太尼为人工合成的芬太尼N-4噻吩基衍生物，其化学和药理作用于1976年由Niemegeers等首次报道。

1. 药代动力学 由于舒芬太尼浓度测定敏感性差，其药代动力学特性仍不是很明确。肺脏对舒芬太尼的摄取、保留、释放与芬太尼相似。其药代动力学特性通过三室模型描述。舒芬太尼脂溶性大，亲脂性约为芬太尼的两倍，更易透过血-脑屏障。舒芬太尼与血浆蛋白结合率为92.5%，较芬太尼高，舒芬太尼特异性结合在10 min内达高峰，解离曲线呈双相，血流动力学变化稳定。其分布容积1.7 L/kg，分布容积较芬太尼小。清除率12.7 ml/(kg·min)，清除半衰期2.5 h。虽然其消除半衰期较芬太尼短，但由于与阿片受体的亲和力较芬太尼强，故不仅镇痛强度更大，而且作用持续时间也更长。舒芬太尼主要代谢途径包括脱羟作用、氧化脱甲基作用和芳香族羟化作用。主要代谢产物为N-苯基丙酰胺，然后随尿和胆汁排出。

2. 药理作用 舒芬太尼是一种新型阿片类镇痛药，为芬太尼的衍生物，是高选择性 μ 受体激动剂，其镇痛作用更强，为吗啡的1000倍，静脉用药效价是芬太尼的10倍，椎管内用药效价是芬太尼的5倍，作用持续时间约为芬太尼的2倍。

舒芬太尼对呼吸有抑制作用，其程度与等效剂量的芬太尼相似，但持续时间更长。舒芬太尼可出现血浆第二峰值，应用于年老体弱患者可能会引起延迟性呼吸抑制，应强调对呼吸功能的严密监测。其对心血管系统的影响轻微，无组胺释放作用，可引起心动过缓。

其引起恶心、呕吐和胸壁僵硬等作用与芬太尼相似。

3. 临床应用

（1）全麻诱导及维持：舒芬太尼在临床麻醉中主要用作复合全麻的组成部分。舒芬太尼的镇痛作用最强，心血管状态更稳定，更适用于心血管手术麻醉。其用于复合麻醉，血药浓度低于 0.2 ng/ml 时可以恢复自主呼吸；输注速率低于 1.0 μg/kg 可以有效维持术后通气和镇痛；应在手术结束前 45 min 停止输注；在拔管前的 45 min 内不应给药。对比芬太尼，舒芬太尼引起的呼吸抑制更少，术后镇痛效果更好，血流动力学稳定性相似，麻醉后恢复速度相似，恶心、呕吐、瘙痒等不良反应更小。

（2）镇痛：由于舒芬太尼镇痛作用强，持续时间长，而且呼吸抑制弱且出现少，适合用于术后镇痛（镇痛更安全，效果更理想）、分娩镇痛、无痛内镜检查和局麻强化。

①术后镇痛：舒芬太尼非常适合于术后镇痛，除静脉给药外，还可经硬膜外和鞘内给药，用于术后 PCA 取得了良好的效果。静脉用药时，舒芬太尼应用于术后镇痛的剂量为 0.15~0.25 μg/(kg·h)，可以持续静脉输注也可每 1~2 h 静脉追加一次。硬膜外腔使用，先于硬膜外腔单次注射舒芬太尼 10~50 μg，然后输注 0.5 μg/ml 舒芬太尼及 0.125% 布比卡因。鞘内使用，舒芬太尼 7.5~10 μg，其镇痛起效时间为 6 min，镇痛持续时间 280 min，最低疼痛评分 0 分，肾上腺素或可乐定不增加镇痛效果；镇痛效果较静脉给药好，持续时间长。

②分娩镇痛：硬膜外用药，首次剂量为 10~15 μg 注入，镇痛过程中可连续输注 10~12 ml/h（每毫升混合液含布比卡因 0.0625 g 及舒芬太尼 0.1~0.2 μg）。尽管舒芬太尼的胎盘转运比率高，但因产妇接受的舒芬太尼总量较小，因而胎儿所受影响较小，故可安全用于产科分娩镇痛。详见有关章节。

③局麻强化：首次静脉缓慢推注 5 μg，1 h 后可追加 5 μg，可与 2~3 mg 咪达唑仑合用。使用时应注意呼吸抑制，舒芬太尼总量不超过 15 μg。

（3）禁忌证：①已知对舒芬太尼或其他阿片药物过敏者；②婴儿在剖宫产中切断脐带前应慎用此药，否则可能发生新生儿呼吸抑制；③不用于新生儿、妊娠期或哺乳期妇女；④不用于使用单胺氧化酶抑制药的患者，在使用舒芬太尼前 14 天内用单胺氧化酶抑制剂者不应用此药；⑤急性肝卟啉病；⑥有呼吸抑制的患者。

4. 不良反应 舒芬太尼最重要的不良反应是呼吸抑制，而且，舒芬太尼可出现血浆第二峰值，应用于年老体弱患者可能会引起延迟性呼吸抑制，应强调对呼吸功能的严密监测。舒芬太尼可引起恶心、呕吐等不良反应。其静脉注射尤其是大量使用时可能引起低血压或心动过缓，甚至发生心搏停止，心动过缓可用阿托品防治。

（四）阿芬太尼

1. 药代动力学 静脉注射阿芬太尼后，其血浆浓度可用二室或三室模型描述。阿芬太尼的亲脂性较芬太尼低，与血浆蛋白结合率却较高，分布容积不及芬太尼的 1/4，消除半衰期为芬太尼的 1/3~1/2。但由于其 pKa 为 6.8，85% 阿芬太尼呈非解离状态（芬太尼仅为 9%），因而透过血-脑屏障的比例也大，起效更迅速。阿芬太尼在肝内迅速转化为无药理活性的代谢物，主要为去甲阿芬太尼，不到 1% 以原形从尿中排出。

阿芬太尼曾被认为是"短效阿片类药"，因为单次注射 10~20 μg/kg 只持续 10~20 min，但近年研究表明，阿芬太尼长时间输注后作用持续时间反而比舒芬太尼长。

2. 药理作用 阿芬太尼的作用与芬太尼基本相同，其镇痛强度较芬太尼小，为其 1/4，作用持续时间为其 1/3。

对呼吸有抑制作用，其程度与等效剂量的芬太尼相似，但持续时间较短。

对心血管系统的影响很轻，无组胺释放作用。引起恶心、呕吐和胸壁僵硬等不良反应与芬太尼相似。

3. 临床应用 作为复合全麻用药用于麻醉的诱导和维持。阿芬太尼曾被认为可用于持续静脉输注，但长时间输注后其作用时间可延长，故已被瑞芬太尼所取代。

目前常用于代替芬太尼作蛛网膜下隙连续输注治疗。

4. 不良反应 恶心、呕吐、胸壁僵硬与芬太尼相同。也有呼吸抑制，但作用短暂，很快恢复。

（五）瑞芬太尼

瑞芬太尼（remifentanil）属合成的阿片类药，结构类似于其他六氢吡啶衍生物，为芬太尼族中的最新成员，是有酯键的芬太尼衍生物。

1. 药代动力学 瑞芬太尼的药代动力学特征属三室模型。瑞芬太尼在肺无明显代谢和蓄积。$t_{1/2\alpha}$ 0.5～1.5 min，$t_{1/2\beta}$ 5～8 min，$t_{1/2\gamma}$ 0.7～1.2 h，V_{dss} 0.2～0.3 L/kg，V_{dc} 0.06～0.08 L/kg，Cl 30～40 ml/(kg·min)，血浆蛋白结合率 70%～90%，$t_{1/2keo}$ 1.3 min，负荷量后的药效峰值时间 1.6 min，持续输注半衰期 $t_{1/2cs}$ 3～5 min。静脉注射后起效快，分布容积小，能够快速再分布和清除，清除率是肝血流量的数倍，这与其具有广泛的肝外代谢途径有关。其稳态分布容积 0.39 L/kg，清除率 41.2 ml/(kg·min)，终末半衰期 9.5 min。用于心血管手术病人，建立体外循环可使分布容积增加 86%，且体温低于 37℃ 以下，每下降 1℃，其清除率减少 6.37%。其作用消失快主要是由于代谢清除快，而与再分布无关。即使输注 4 h，也无蓄积作用，其 $t_{1/2cs}$ 仍为 3.7 min。

由于其化学结构中有独特的酯键，容易被血和组织中的非特异酯酶代谢导致其代谢迅速。其酯链裂解后大部分（>98%）成为酸性代谢物（GR90291），其效价仅为瑞芬太尼的 0.1%～0.3%。代谢物 90% 经肾排出，清除率不受体重、性别或年龄的影响，也不依赖于肝肾功能。容易通过胎盘，但在胎儿体内迅速代谢，不会引起胎儿的呼吸抑制。瑞芬太尼不是假性胆碱酯酶的底物，血浆胆碱酯酶水平的改变不影响其降解。

2. 药理作用 瑞芬太尼是新的纯粹的 μ 受体激动药，可被纳洛酮拮抗。抑制切皮等伤害性刺激的 Cp50 是 4～6 mg/L，维持自主通气的 Cp50 是 2～3 μg/L，使异氟烷 MAC 值减少 50% 的 Cp50 是 1.37 μg/L。老年人因敏感性增加，剂量应减为常用量的 1/2～1/3。临床上其效价与芬太尼相似，为阿芬太尼的 15～30 倍。注射后起效迅速，药效强，药效消失快，是真正的短效阿片类药。可增强吸入麻醉药的麻醉效能，降低其 MAC，其程度与年龄相关。瑞芬太尼和镇静催眠类药如硫喷妥钠、丙泊酚在诱导意识消失和伤害性刺激方面具有协同作用。

对呼吸有抑制作用，呈剂量相关，其程度与阿芬太尼相似，但停药后恢复更快，停止输注后 3～5 min 恢复自主呼吸。可使动脉压和心率下降 20% 以上，下降幅度与剂量不相关。瑞芬太尼不引起组胺释放。可引起恶心、呕吐和肌僵硬，发生率较低。对肝肾功能无损害作用。

3. 临床应用 由于其独特的药代动力学特点，瑞芬太尼更适用于静脉持续输注，起效快，不同时间输注停药后10～15min自主呼吸能够完全恢复。控制输注速率，可达到预定的血药浓度。临床研究表明，消除切皮反应的ED_{50}为0.03μg/(kg·min)，消除各种反应的ED_{50}为0.52μg/(kg·min)。

(1) 麻醉诱导及维持：因具有起效快和半衰期短的特点，更适于输注诱导和维持麻醉，尤其是儿科和产科手术麻醉的诱导和维持。常用诱导剂量为静注0.5～1μg/kg继而输注0.2～0.5μg/(kg·min)，麻醉维持剂量0.1～1μg/(kg·min)，当复合吸入麻醉药或丙泊酚用于非心脏手术时0.1～0.25μg/(kg·min)。瑞芬太尼起效快，当输注或反复追加使用时，停药后药效能够很快消退，术后很少因呼吸抑制而需要纳洛酮拮抗。

(2) 全凭静脉麻醉用于门诊短小手术或检查：全静脉麻醉时瑞芬太尼负荷量1～2μg/kg，维持量0.1～1μg/(kg·min)，追加量0.1～1μg/kg。全程复合丙泊酚4.5mg/(kg·h)可以有效抑制插管反应，维持麻醉平稳，拔除气管导管时间短。若采用靶控输注，全静脉麻醉所需的瑞芬太尼靶浓度2～4μg/L，维持自主通气的靶浓度0.3～0.6μg/L。用于喉罩等保留自主呼吸的全静脉麻醉时，瑞芬太尼应小于0.05μg/(kg·min)，但此浓度患者通常还会有体动反应，所以瑞芬太尼全凭静脉麻醉并不推荐用于保留自主呼吸的手术。可用于其他麻醉方法阻滞不全时辅助镇痛，但应注意氧饱和度和呼吸的监护。

(3) 分娩镇痛：目前分娩镇痛主要采用硬膜外分娩镇痛或腰硬联合分娩镇痛，但对不愿采用椎管内麻醉方法的患者使用瑞芬太尼静脉自控镇痛是一种可行的替代方法。市售制剂内含甘氨酸，而由于甘氨酸对脊髓有一定的毒性，故不能用于椎管内注射。

4. 不良反应 因药代学具有超短效的特点，不论输注时间长短和剂量大小，一旦停药药效即能快速终止，在停药后10～15min自主呼吸即能恢复，很少因呼吸抑制而需要纳洛酮拮抗，但同时病人也很快就会感到疼痛，应当在停药前就给予其他的镇痛措施。

（六）羟考酮控释片

1. 药代动力学 即释羟考酮需频繁服药以保持有效的血药溶度。其吸收半衰期为0.4h，为单相吸收模式。而羟考酮控释片采用AcroContin控释技术，具双相的吸收模式。快速吸收段是由于38%的羟考酮即刻释放和37min的吸收半衰期，慢吸收段是由于62%的羟考酮缓慢释放和6.2h的吸收半衰期。

羟考酮控释片持续作用12h，吸收良好，口服生物利用度为60%～87%。羟考酮静脉注射分布容积为2.6L/kg，血浆蛋白结合率为45%。主要分布于骨骼肌、肝脏、肠道、肺、脑、乳汁中也有分布。血浆总清除率为0.8L/min。

羟考酮的主要代谢产物有去甲羟考酮、羟氧吗啡酮和3-葡萄糖醛酸酐。去甲羟考酮镇痛作用很弱，羟氧吗啡酮虽有镇痛作用但量极低，无实际临床意义。

2. 药理作用 羟考酮为纯阿片受体激动剂，与μ受体及κ受体结合。其作用类似吗啡。主要药理作用是镇痛，另外具有抗焦虑、止咳和镇静作用。镇痛无封顶效应，由于其κ受体激动作用，因而对内脏痛的镇痛效果比单纯μ受体激动剂更好。羟考酮的药效个体间差异较小，年龄和性别对药效作用影响不大，血药浓度和药效之间有较好相关性。

3. 临床应用

(1) 适应证：羟考酮的作用类似吗啡。由于羟考酮控释片具有双相吸收模式，临床上适用于缓解持续的中度到重度疼痛的病人，如长期服用阿片类药物的初始治疗和随疼痛强度增加而需增加剂量的维持治疗。由于其无封顶效应，随着疼痛强度的增加可进行剂量滴定以达到在镇痛效果和副作用之间的最佳平衡。故羟考酮控释片可用于中、重度癌痛第二、第三阶梯的止痛治疗。

（2）用法用量：必须整片吞服，如果掰开或嚼碎药片，会导致羟考酮的快速释放与潜在致死量的吸收。每12 h服用1次，剂量取决于疼痛程度和既往镇痛药用药史。

疼痛程度增加，需要增大给药剂量以达到疼痛的缓解。恰当的给药剂量能12 h控制疼痛，且病人耐受性好。每次剂量调整的幅度是在上一次用药剂量的基础上增长25%～50%。初始用药剂量一般为5 mg，每12 h服用1次。然后根据病情仔细滴定剂量，直至理想止痛。大多数患者的最高用药剂量为每12 h给予200 mg。已接受口服吗啡治疗的病人，改用羟考酮控释片的剂量换算比例为：口服羟考酮控释片10 mg相当于口服吗啡20 mg。

（3）禁忌证：缺氧性呼吸抑制、颅脑损伤、麻痹性肠梗阻、急腹症、胃排空延迟、慢性阻塞性呼吸道疾病、肺源性心脏病、慢性支气管哮喘、高碳酸血症、已知对羟考酮过敏、中重度肝功能障碍、重度肾功能障碍、慢性便秘、同时服用单胺氧化酶抑制剂，停用单胺氧化酶抑制剂<2周。孕妇或哺乳期妇女禁用。手术前或手术后24 h内不宜使用。

4. 不良反应 不良反应与阿片类药物基本相同。常见的不良反应有便秘、恶心、呕吐、头晕、瘙痒、头痛、口干、多汗、嗜睡和乏力。也可产生耐受性和依赖性。用药过量可出现呼吸抑制，应予以注意。

三、阿片受体激动-拮抗药

阿片受体激动-拮抗药是一类对阿片受体兼有激动和拮抗作用的药物。与纯的阿片受体激动药相比有如下区别：①镇痛强度较小；②呼吸抑制作用较轻；③很少产生依赖性；④可引起烦躁不安、心血管兴奋等不良反应。这里主要介绍用作镇痛药的丁丙诺啡。

丁丙诺啡商品名Temgesic，是一种二甲氢吗啡的衍生物。为μ受体部分激动剂。

1. 药代动力学 由于亲脂性强，进入体内后迅速分布到脑和其他组织，分布容积1.5～2.8 L/kg，血浆蛋白结合率为96%。起效慢，达峰效应时间为3 h。由于与μ受体亲和力强，半衰期长约2.75 h。清除率13～19 ml/(kg·min)。消除相非常缓慢，其作用持续时间长，至少7～8 h，甚至可长达18 h，多次给药明显蓄积。在体内只有1/3在肝内经生物转化为效能低的去甲丁丙诺啡随尿和胆汁排出，约2/3未经代谢以原形随胆汁由粪便排出。

2. 药理作用 丁丙诺啡是真正的μ受体部分激动药，有封顶效应。其镇痛强度约为吗啡的30倍。由于对μ受体有很强的亲和力（约为吗啡的50倍），可置换结合于μ受体的麻醉性镇痛药，从而产生拮抗作用。使用本药无烦躁、不安等不适感。

丁丙诺啡的呼吸抑制作用与吗啡相似，但出现较慢，肌内注射后3小时出现最大呼吸抑制效应，持续时间也较吗啡长。纳洛酮对其呼吸抑制只有部分拮抗作用。对心血管的影响与吗啡相似，使心率减慢，血压轻度下降，对心排血量和外周血管阻力无明显影响。

3. 临床应用 主要用于术后镇痛及各种急慢性疼痛，成瘾性很低，同时可治疗阿片类药物的成瘾性。镇痛作用有封顶效应。静脉注射常用剂量为0.15～0.3 mg。肌内注射丁丙诺啡0.3 mg等同10 mg吗啡的镇痛药效，镇痛效果可维持6～8 h。舌下含化0.2～0.4 mg可有效治疗低到中度疼痛。停止用药后不产生严重的戒断症状。

（1）神经痛：丁丙诺啡对多种神经痛有持续镇痛作用。

（2）癌痛：癌痛患者比非癌痛患者较少产生药物相关不良反应。

（3）术后镇痛：经硬膜外复合给予丁丙诺啡能有效减轻术后刀口部位的疼痛。此途径给药仅有少数患者产生呕吐或瘙痒的不良反应，几乎无呼吸抑制和其他严重不良反应发生。经静脉给予丁丙诺啡行术后镇痛也是安全有效的，此途径给药不易引起低血压和心动过缓，血流动力学稳定性更高。

4. 不良反应 常见的全身不良反应主要为嗜睡、头晕、恶心和呕吐，呼吸抑制比较少见。常见的局部不良反应为瘙痒、皮炎、红斑。敏感者尤其是丙型肝炎病人可能发生肝功能衰竭。有肾功能损害者使用后可能发生肾衰竭。

四、其他中枢性镇痛药：曲马朵

近年的研究发现，除阿片受体外，中枢神经系统还可通过其他机制产生镇痛效应，从而开发出一些非阿片类中枢性镇痛药如临床广泛应用的曲马朵。

1. 药代动力学 曲马朵口服后吸收迅速而完全（至少90%）。口服后20~30 min起效，2 h血药浓度达峰值。镇痛持续时间约5~6 h。单次服药后生物利用度65%~68%，多次服用后增至90%~100%。对组织的亲和力高，表观分布容积203~306 L。血浆蛋白结合率约为20%。

曲马朵在肝脏降解，口服后约85%被代谢，先经N-或O-脱甲基，然后与硫酸或葡萄糖醛酸结合。代谢物中只有O-去甲曲马朵有药理活性，其对μ受体的亲和力约为曲马朵的200倍。口服后约90%代谢物随尿排出，其余随粪便排出。消除半衰期约5~6 h。肝、肾功能障碍时，消除半衰期延长约1倍。同时服用卡马西平，消除半衰期缩短约50%。

2. 药理作用 曲马朵是由50%（+）（-）对映体组成的外消旋混合体，其（+）对映体对μ受体有较强的亲和力，并抑制5-HT再摄取，而（-）对映体对去甲肾上腺素的再摄取有更强的抑制作用。曲马朵对阿片受体亲和力很弱，对μ受体的亲和力为吗啡的1/6000，对κ和δ受体的亲和力则仅为其对μ受体的1/25。纳洛酮只能使曲马朵抗伤害效应减少45%。曲马朵抑制神经元突触对去甲肾上腺素和5-HT的再摄取，并增加神经元外5-HT浓度，从而调控单胺下行性抑制通路，影响痛觉传递而产生镇痛作用。

其镇痛强度约为吗啡的1/10。曲马朵和吗啡的等效剂量比例介于（6.3~10.2）：1之间，但由于曲马朵口服生物利用度高，故口服用药两者的等效剂量比为4：1。

曲马朵不产生欣快感，镇静作用较哌替啶稍弱，镇咳作用约为可待因的1/2。治疗剂量不抑制呼吸，大剂量则可引起呼吸频率减慢，但程度较吗啡轻。对心血管系统基本无影响，静脉注射后5~10 min可产生一过性心率增快和血压轻度增高。

曲马朵不引起缩瞳及括约肌痉挛，无组胺释放作用，仅有轻度延迟胃肠排空的作用。肿瘤患者术后镇痛剂量的曲马朵能缓解手术诱导的T淋巴细胞抑制效应，并使T淋巴细胞的增生恢复到正常水平。此外，曲马朵可增加自然杀伤细胞的活性，比吗啡更适用于免疫受累或癌症患者。

曲马朵仅产生轻微耐受性和依赖性。依赖性的产生率约为1/10万。

3. 临床应用 曲马朵可广泛应用于创伤后、产科和肾、胆绞痛，尤其是术后镇痛等急性疼痛，以及癌性或非癌性的慢性疼痛和神经病理性疼痛。曲马朵静脉注射也能减少术后寒战的发生。

(1) 术后镇痛:用于手术后中度至重度疼痛,可达到与吗啡相似的镇痛效果。由于无呼吸抑制作用,尤其适用于心肺功能不佳的病人,有潜在呼吸抑制的病人包括分娩疼痛、儿科手术、日间手术和无监护的病人。另外适用于需要慎用非阿片类镇痛药的患者以及有免疫功能障碍的患者或癌症患者。

(2) 慢性疼痛:曲马朵被 WHO 推荐为癌痛治疗的第二阶段用药。可与非阿片类镇痛药或辅助药合用。曲马朵也被推荐用于非恶性起源的慢性疼痛。口服后效果几乎与静脉给药相同。成人常用剂量为口服 50 mg,必要时可增至 100 mg。每日 2~3 次。

(3) 其他急性疼痛:曲马朵能减轻右下腹疼痛但不掩盖急性阑尾炎体征。曲马朵能减轻分娩疼痛,而又不导致产妇和新生儿的呼吸抑制。

4. 不良反应 曲马朵恶心、呕吐的发生率较高。其他常见的副作用有眩晕、嗜睡、疲劳、出汗和口干。较少出现过敏、精神障碍(主要是依赖和滥用)和中枢外周神经系统功能紊乱(主要是癫痫)。预防性使用止吐药、地塞米松可减少恶心、呕吐。

第三节 非甾体类抗炎药

非甾体类抗炎药(nonsteroidal antiinflammatory drugs,NSAIDs)是一类具有解热镇痛、且多数兼具消炎、抗风湿、抗血小板聚集作用,主要用于炎症、发热和疼痛的对症治疗的药物。

一、NSAIDs 的作用机制

NSAIDs 的共同作用机制,主要是通过抑制前列腺素合成环氧化酶(cyclooxygenase,COX)而减少或阻断花生四烯酸(arachidonic acid,AA)转化为前列腺素(PGs)。作为重要的炎性介质,PGs 在炎症过程中起诸多方面的作用:PGE_2 和 PGI_2 具有较强烈的扩血管作用,降低血管张力;提高血管通透性,加强缓激肽与组胺引起的水肿;刺激白细胞的趋化性;抑制血小板聚集。在 AA 代谢过程中,生成 PGs 的同时产生各种氧自由基,包括超氧离子、羟自由基、环氧自由基和过氧化氢等,它们都能引起组织损伤。另外,不同 PGs 之间以及 PGs 与血栓素 A_2(TXA_2)和其他炎性介质之间具有相反的作用,如 $PGE_{2\alpha}$ 提高血管张力和降低血管通透性,PGI_2 抑制白细胞趋化性,TXA_2 提高血管张力和血小板聚集能力。PGE_1 和 PGI_2 本身不引起疼痛,但能使痛觉敏感化。因此,抑制 PGs 生成及其作用的发挥,可有效地抑制炎症,实现其抗炎、止痛、解热作用。PGs 的正常分泌对于维持细胞内环境的稳定以及细胞正常生理功能又是必需的。若 PGs 分泌减少,可降低胃黏膜的防御能力。在肾脏,如肾单位 PGs 减少可引起血管收缩、肾血流量及肾小球滤过率下降,致排钠减少而水钠潴留,并导致肾损伤或加重原有的肾脏病变。

COX 分为 COX-1 和 COX-2 两种。COX-1 广泛分布于 PGs 合成细胞的内质网中,为正常细胞的组分蛋白。COX-1 催化生成的 PGs 对维持胃肠道及其他组织内环境稳定具有重要作用。COX-1 在正常情况下保持稳定水平,但当受到某些激素或生长因子激发时,水平可提高 2~4 倍。

COX-2 通过酶诱导方式表达,故在静息细胞中很少甚至不出现。它主要表达在炎症细胞如组织损伤后的内皮细胞、巨噬细胞、滑液纤维细胞、树状细胞、软骨细胞及成骨细胞中。在炎症组织中COX-2可被多种因子诱发表达，其水平急剧增长达8~10倍之多，促使炎症部位PGE_2、PGI_2、PGE_1的合成增加，增强了炎症反应和组织损伤。

COX-1和COX-2有相似的生物化学特点，但因结构的不同引起两种同工酶药理学上重要的差异，NSAIDs对COX-1和COX-2作用的选择性，可能是其发挥不同药理作用和引起不良反应的主要原因之一。NSAIDs对炎症的有效治疗作用系源于对COX-2的选择性抑制，而对COX-1的抑制可导致胃肠道、呼吸道、肾脏和中枢神经系统等的不良反应。研究表明，药物对COX-2抑制的选择性越强，诱发胃肠道副作用越小，呈良好的线性关系。

NSAIDs抑制COX并非其唯一的作用机制。例如NSAIDs也能抑制磷酸二酯酶而提高细胞内cAMP浓度，高浓度cAMP可稳定中性粒细胞的溶酶体膜，使溶酶体内酶不易释放。

二、NSAIDs的药理作用

NSAIDs类药物多数具有解热、镇痛、消炎、抗风湿等作用。

（一）解热作用

NSAIDs类药物主要是增强机体的散热，而不抑制其产热过程，解热效果可靠而迅速。其在治疗剂量下，只能使升高的体温降低，对正常体温无影响。目前认为NSAIDs的解热机制是抑制体内环氧化酶，阻断PGE的生物合成，通过汗腺分泌、皮肤血管扩张增加散热，使体温降至正常。

（二）镇痛作用

NSAIDs有中等程度的镇痛效应，可用于一般性疼痛、炎症性疼痛、术后疼痛和癌性疼痛的治疗。NSAIDs可用于治疗头痛、牙痛、肌肉痛、关节痛、神经痛及痛经。NSAIDs对炎症引起的轻、中度疼痛有较强的镇痛作用，其机制除中枢性因素参与外，主要是抑制外周及炎性组织的PGs合成，并削弱引起痛感受器的增敏和缓激肽、5-HT的致痛效应。

NSAIDs可用于术后镇痛，其镇痛作用可能是通过抑制前列腺素而削弱组胺或缓激肽的致痛效应，单独使用效果常不理想，可联合用药。以期达到协同或相加的镇痛效果，减少副作用，降低阿片类药物剂量。

NSAIDs是癌痛治疗的首选药物，尤其对骨转移癌病人中度至重度疼痛有较好的效果。WHO推荐了癌痛治疗的三阶梯治疗方案，其中第一阶梯是对轻、中度癌痛选用NSAIDs。其癌痛治疗的主要机制是抑制PGs的合成。当组织受损时促使前列腺素合成和释放，造成血管扩张、液体渗出和神经末梢过敏，从而产生和加重疼痛。NSAIDs阻断PG的合成，因此产生镇痛和抗炎作用。长期使用NSAIDs类药物应注意其副作用。NSAIDs类药物有封顶效应，不应盲目增加药物剂量。

（三）抗炎抗风湿作用

NSAIDs类药物多具有较强的抗炎抗风湿作用，主要用于治疗风湿性关节炎和类风湿性关节炎。机制有：①抑制缓激肽的生物合成，使炎症缓解或消退。②稳定溶酶体的作用，减少致炎性介质所引起的不良效应。③抑制前列腺素的合成。

（四）抑制血小板凝集效应

AA 在 COX 等作用下的代谢物之一是血栓素 A_2（TXA_2），TXA_2 极不稳定，很快转化为稳定的 TXB_2。血管壁内皮细胞释放的花生四烯酸也经 COX 作用转化为 PGI_2。不稳定的 TXA_2 和 PGI_2 具有强烈的生物学活性。TXA_2 能诱发血小板释放反应，加速血小板凝集，而 PGI_2 则相反，具有抑制血小板凝集的作用，两者在体内形成一种分子调节机制。

NSAIDs 通过抑制 COX，使血小板内的 COX 分子活性中心的丝氨酸乙酰化，阻止 TXA_2 的合成，同时还使血小板膜蛋白乙酰化，并抑制血小板膜酶，从而抑制血小板凝集。

三、NSAIDs 的不良反应

（一）对胃肠道的影响

在正常胃液中 NSAIDs 多为非离子状态，易于进入胃黏膜细胞，在细胞内环境中解离成离子状态（弱有机酸），故能直接损伤胃黏膜。另外 NSAIDs 能抑制环氧化酶和前列腺素合成酶，使 PGs 合成减少，消弱胃黏膜保护作用，引起胃黏膜损伤。NSAIDs 抑制了环氧化酶代谢途径，使脂氧酶代谢途径增强，白介素（IL）合成增加致血管收缩。脂氧酶代谢过程中产生大量氧自由基，直接损伤血管，造成胃黏膜缺血性损伤。

NSAIDs 的胃肠道损害主要和最严重的表现是胃十二指肠糜烂、溃疡及威胁生命的胃肠穿孔和出血，也可引起上腹疼痛、恶心、消化不良、食管炎及结肠炎等。老年（大于 65 岁）、有消化道溃疡病史、合并使用皮质激素或抗凝药、服用剂量过大或同时服用两种以上 NSAIDs 都是高危患者。

（二）对血液系统的影响

NSAIDs 可引起多种血液系统损害，包括各种血细胞减少和缺乏，其中以粒细胞减少和再生障碍性贫血较为常见，发生率低。几乎所有 NSAIDs 药物都可抑制血小板凝集，使出血时间延长。但除阿司匹林外，其他 NSAIDs 对血小板的影响是可逆的。

（三）对肝、肾功能的影响

多数 NSAIDs 可致肝损害。大剂量长期使用对乙酰氨基酚可导致严重肝损害，尤以肝坏死常见。这是由于对乙酰氨基酚经肝细胞色素 P_{450} 氧化酶代谢产生过量活性代谢产物 N-已酰对苯醌亚胺所致。

由于 NSAIDs 抑制肾脏合成前列腺素，使肾血流量减少，肾小球滤过率降低而导致肾功能异常。如急性肾衰竭、肾病综合征、肾乳头坏死、水肿、高血钾和（或）低血钠等。

（四）对心血管系统的影响

COX 抑制剂可促进血栓形成和血管收缩，增加心血管事件的发生率。也有证明血小板活化时，通过 CD40 配体上调 COX-2 的表达，因而某些 COX-2 抑制剂抑制了此种上调作用，从而可发挥抗炎和抗冠脉硬化的作用。

抗高血压药与 NSAIDs 伍用，约 1% 病人发生明显的药物相互作用，对老年人或肾素活性低的高血压病人危险性更大。

（五）对神经系统的影响

NSAIDs 引起神经系统副作用的发生率低于 5%（吲哚美辛可致 10%～15% 的副作用发生率），常见症状有头痛、头晕、耳鸣、耳聋、嗜睡、失眠、感觉异常、麻木等，可发生视神经炎和球后神经炎。其他不常见症状如：多动、兴奋、肌阵挛、震颤、共济失调、幻觉等。

（六）过敏反应

NSAIDs 的过敏反应可表现为皮疹、荨麻疹、瘙痒及光敏，也有中毒性表皮坏死松解及多型红斑。阿司匹林较易产生过敏反应，以哮喘急性发作为常见，严重者可致死。多数情况下，超敏反应在用药后 2 小时内发生，且多有既往过敏史，发生的原因与其抑制前列腺素的合成有关。

四、目前常用的 NSAIDs 类药物

阿司匹林由于口服片剂副作用发生率较高，故已很少用于疼痛治疗。文中仅介绍目前几种常用的或新的代表药物。

（一）对乙酰氨基酚

对乙酰氨基酚是非那西丁的体内代谢产物，二者均是苯胺衍生物，具有相同的药理作用。

1. 药代动力学 口服后胃肠吸收迅速而完全，血药浓度 0.5~1h 达高峰。吸收后约 25% 与血浆蛋白结合，与血浆蛋白结合的程度与其血药浓度相关。90%~95% 在肝脏代谢，主要与葡萄糖醛酸、硫酸及半胱氨酸结合，约有 60% 对乙酰氨基酚与葡萄糖醛酸结合，35% 与硫酸结合失效后随尿排出，有极少部分对乙酰氨基酚进一步代谢为对肝有毒性的羟化物。

2. 药理作用 对乙酰氨基酚在体内的结合位点仍不清楚，几乎没有抑制周围环氧化酶的作用，认为主要通过中枢发挥其解热镇痛作用。曾有人认为其作用是通过 COX-3，但现认为 COX-3 可能是 COX-2 的变异体或协同基因产物，而具有不同分子特性，对乙酰氨基酚对其高度敏感。也有人认为调节血清素源对抗伤害系统或刺激下行性 5-HT 活性是其作用机制，还有证明其作用与氧化亚氮或 NMDA 受体相关，但上述所有作用机制并未被公认。

3. 临床应用 对乙酰氨基酚对多种疼痛均有效，用于治疗轻到中度疼痛，如头痛、关节痛、肌痛、神经痛、牙痛、痛经、癌痛、术后或创伤后疼痛，也可用于退烧。高度耐受性，低全身副作用，与其他药物合用，不易发生药物不良反应，风险小是其主要优点，现已被多个疼痛治疗指南列为慢性疼痛、癌痛、骨关节疼痛、类风湿关节痛的一线药物。

与吗啡、曲马朵、可待因、羟考酮组成合剂比该药与 NSAIDs 合剂应用更广泛。可透过胎盘，由于可能对胎儿造成影响，故孕妇不宜应用。幼儿及乙醇中毒，肝病或病毒性肝炎时，由于有增加肝脏毒性的危险，应慎用。

4. 不良反应 一般剂量较少引起不良反应，偶见恶心、呕吐、腹痛、厌食，偶见皮疹、粒细胞缺乏等，但无血小板抑制和心脏毒性。短期服用不会引起胃肠道出血。过敏反应少见。

（二）塞来昔布

1. 药代动力学 空腹给药吸收良好，约 2~3h 达到血浆峰浓度，清除半衰期为 8~12h，清除率约为 500ml/min。在组织中广泛分布，连续给药 5 天内达到其稳态分布容积均值，约 500L/70kg。可通过血-脑屏障。胶囊口服后的生物利用度为口服混悬液后生物

利用度的99%。血浆蛋白结合率约为97%。药物在血中并不是优先与红细胞结合,而是在组织中广泛分布。代谢要通过细胞色素P450 2C9。主要通过肝脏清除,57%从粪便排出,27%随尿排出,少于1%剂量的药物以原形从尿中排出。

2. 药理作用 塞来昔布通过特异性地抑制COX-2,阻止炎性前列腺素类物质的产生,达到抗炎、镇痛及退热作用。

3. 临床应用 急性期或慢性期骨关节炎和类风湿关节炎及软组织病变所致疼痛,可能减少家族性息肉病患者的息肉数。

口服或注射剂可用于术后镇痛、超前镇痛和多模式镇痛。肝、肾功能轻度损害无需调整剂量。

4. 不良反应 其副作用与用药的时间和剂量呈正相关。长期应用本药可导致心肌缺血、水钠潴留的危险,禁用于冠状动脉旁路移植手术的围术期。虽为特异性COX-2抑制剂,但也有一定的消化道和肾脏副作用。其他的症状性副作用还有头痛、眩晕、便秘、恶心、腹痛、腹泻、消化不良、胀气、呕吐等。偶见关节痛、腰背痛、失眠、瘙痒等,可能引起过敏加重、外周水肿、皮疹和尿道感染等。

塞来昔布含有磺胺基团,对磺胺过敏者禁用。临床研究中哮喘患者服用塞来昔布后未发生支气管哮喘。

(三) 氟比洛芬酯

氟比洛芬是一种丙酸类非甾体抗炎药,氟比洛芬酯是由脂微球和其包裹的氟比洛芬组成。

氟比洛芬酯具有一定的亲脂性,溶于大豆油中,利用特殊工艺制成脂微球载体制剂。作为新型药物载体系统,脂微球对其包裹的药物具有靶向性,使其包裹药物在炎性组织、手术切口及肿瘤部位靶向聚集,从而增强药效。包裹药物的释放受到控制,使药效持续时间更长。由于药物是脂溶性的,易于跨越细胞膜,从而促进包裹药物的吸收,进一步缩短起效时间。

1. 药代动力学 用^{14}C标记测定发现,氟比洛芬酯静脉给药后,脂微球与血浆蛋白接触,脂微球中的大部分药物从脂微球向血中移行,被血中酯酶迅速水解,成为其活性代谢物氟比洛芬。静脉注射制剂5ml(50mg)后5~10min,全部水解为活性药物氟比洛芬,6~7min血药浓度即达峰值(8.9mg/ml)。给药量在10~80mg之间时,血药浓度呈线性。药物消除半衰期为5.8h。主要以羟化物和结合物的形式经肾脏排泄,未发现药物在体内蓄积。

2. 药理作用 氟比洛芬到达炎症部位后,被前列腺素合成细胞,如巨噬细胞和中性粒细胞摄取,抑制PG_S合成,从而达到止痛作用。与口服氟比洛芬相比,氟比洛芬酯起效更快,镇痛作用相似或更强,而对胃黏膜的损伤作用比口服制剂低,安全系数高(50%引起胃黏膜损伤剂量/50%有效剂量为口服制剂的3~20倍)。

3. 临床应用 成人急性疼痛的治疗及术后镇痛的常用剂量为,静脉注射50mg/次,注射时间应持续1min以上,24h内用药不超过200mg。在上腹部手术后与阿片类药物联合使用,可发挥阿片效应达35%~50%,在下腹部和骨科手术也有阿片效应作用。采用超前镇痛加PCA方法优于术后单次给药。

孕妇和哺乳期妇女的用药安全性尚不明确,其可通过胎盘,母乳中也有分布,应尽量避免使用。严重肾功能不全时可出现氟比洛芬蓄积,其受年龄影响不明显,但老年患者仍应慎用。

4. 禁忌证 严重消化道溃疡、出血性疾病、肝肾功能严重障碍、严重高血压或心脏疾病、对本制剂成分有过敏史者以及有阿司匹林哮喘史的患者禁用。

5. 不良反应 短期使用不良反应发生率低，主要表现为恶心、呕吐、腹泻、发热、心悸、嗜睡、畏寒，血压降低、四肢麻痹感等休克症状，急性肾功能不全，胃肠道出血，抽搐。

6. 药物相互作用 氟比洛芬与第三代喹诺酮类抗生素如诺氟沙星、洛美沙星、依洛沙星等合用可能会引起痉挛。

（四）帕瑞昔布

帕瑞昔布是新一代选择性环氧化酶-2（COX-2）抑制剂。

1. 药代动力学 帕瑞昔布在静脉或肌注后经肝脏酶水解，迅速转化为有药理活性的物质伐地昔布。帕瑞昔布一天给药两次，每次静注不超过 50 mg，在 4 天内可达稳态血药浓度。帕瑞昔布单次静注或肌注 20 mg，伐地昔布分别于注射后 30 mim 或 1 h 达到峰浓度。使用剂量达 80 mg/d 时，血浆蛋白结合率达到 98%。血浆半衰期约为 22 min。帕瑞昔布的消除在肝脏内通过多种途径进行，包括细胞色素 P_{450}（CYP）$_3A_4$ 与 CYP_2C_9 同工酶代谢以及磺胺葡萄糖醛化（约 20%）。给药后，约 70% 的药物以非活性代谢物形式经尿液排泄。帕瑞昔布的血浆清除率约为 6 L/h。静注或肌注帕瑞昔布后，消除半衰期（$t_{1/2}$）约为 8 h。

2. 药理作用 帕瑞昔布可通过抑制 COX-2 阻止炎性前列腺素类物质的产生，达到抗炎、镇痛及退热作用。对血小板血栓烷素没有影响。

帕瑞昔布对人体没有特殊的风险，但研究显示高剂量的帕瑞昔布加重皮肤感染并延迟其愈合，这与 COX-2 抑制作用相关。

3. 临床应用 主要用于手术后疼痛的短期治疗。根据国外文献报道，帕瑞昔布的疗效已经在口腔科、妇科（子宫切除术）以及骨科（膝关节与髋关节置换）术后的止痛治疗中得到确认。单次静注或肌注帕瑞昔布 40 mg 后，7～13 min 时出现可感知的止痛作用，23～39 min 时产生具有临床意义的止痛作用，并于 2 h 达到最大效果。维持时间 6～12 h。

中度肝功能损伤的患者，帕瑞昔布的初始剂量应减至常规推荐量的一半，且每日最高剂量降至 40 mg。不推荐严重肝功能损害的患者使用帕瑞昔布。

由于应用帕瑞昔布超过 3 天的临床经验有限，建议临床应用不超过 3 天。

4. 不良反应 不良反应有急性肾衰竭、心肌梗死、充血性心力衰竭、腹痛、恶心、呕吐、呼吸困难、心动过速和皮肤-黏膜-眼综合征，但均较罕见。多样性红斑、剥脱性皮炎及超敏反应（包括过敏反应和血管性水肿）是其非常罕见的不良反应。

5. 禁忌证 ①严重药物过敏反应史，尤其是皮肤反应，或已知对磺胺类药物超敏者；②处于妊娠后 1、3 孕期或正在哺乳的患者；③严重肝功能损害（血清白蛋白<25 g/L）；④炎症性肠病；⑤充血性心力衰竭；⑥冠状动脉旁路移植术后用于治疗术后疼痛；⑦已确认的缺血性心脏疾病，外周动脉血管和（或）脑血管疾病。

第四节 局部麻醉药

局部麻醉药（又称局麻药）是一类能可逆地阻滞神经冲动的发生和传导，在意识清醒的条件下，使有关神经支配的部位出现暂时性感觉丧失的药物。局麻药的应用至今有将近百年的历史。随着对局麻药研发的不断深入，已有数十种理想的局麻药被合成。根据其不同的药物特性，局部麻醉及镇痛疗效也大为提高。

一、局麻药的分类

局麻药均属于芳香基-中间链-胺基结构的化合物。中间链为羰基，又可分为酯链和酰胺链；前者为酯类局麻药，如普鲁卡因；后者为酰胺类局麻药，如利多卡因。亲脂基结构（芳香基）在酯类局麻药为苯甲胺，在酰胺类则是苯胺；亲水基结构（胺基）除了含有可溶性氮外，还有乙醇或醋酸氨的衍生物。

酯类和酰胺类局麻药，除了在起效时间和时效有明显不同外，前者的代谢是在血浆内被水解或胆碱酯酶所分解，酰胺类则在肝内被酰胺酶所分解。一般认为，酯类局麻药所含的对氨基化合物可形成半抗原，以致引起变态反应；酰胺类不能形成半抗原，故引起变态反应者极为罕见。属于酯类局麻药的有：普鲁卡因，氯普鲁卡因，丁卡因，可卡因。酰胺类药物有：利多卡因，甲哌卡因，布比卡因，依替卡因，丙胺卡因，罗哌卡因。

凡属于相同系列的化合物，其化学结构的改变，只引起不同生物学特性的量变，如麻醉效能、时效和代谢的速率；属于不同系列的化合物则具有不同的质，如代谢方式和途径。

二、作用机制

有关局麻药产生神经阻滞的确切原理仍需进一步探讨，但受到重视的有如下三种学说：

（一）受体部位学说

钠离子内流可抑制局麻药与钠通道内受体结合，但钠通道内受体是被带电荷形式的局麻药所结合（阻滞），从而出现局麻药与钠离子竞争拮抗受体。提示局麻药的受体是位于钠通道的含水带；局麻药可能与钠离子通过两个不同相互作用的部位，而发生变构拮抗。

（二）表面电荷学说

局麻药分子的亲脂部分与轴膜脂质发生普遍非特异性结合，而在膜的外侧仍保留这已经质子化的带阳离子电荷的胺基。一旦膜外侧所累积的阳离子电荷足以中和外膜原相对负电位时，则可在不改变细胞内静息电位情况下，提高跨膜电位，从而抑制来自邻近非麻醉区域的膜电流，使麻醉区去极化不能达到阈电位，终致传导阻滞。但这种学说只限于解释带电荷形式的局麻药的作用机制，却无法阐明中性局麻药苯佐卡因的作用，因为它不存在带电荷的形式。

（三）膜膨胀学说

由于相对疏水性局麻药分子与脂膜相互作用，引起膜脂质结构形态的改变，膜膨胀使钠通道变窄，阻止钠的传导和抑制去极化。实验表明，通过增高周围的压力可逆转无电荷局麻药分子的局麻作用，而带电荷的局麻药如利多卡因的季铵衍生物能抵御这种压力的逆转作用。因此，这一学说只限于解释中性局麻药苯佐卡因的作用机制。

三、药代动力学

局麻药进入体内中央室的速率与给药方式直接有关。如局部麻醉时的吸收速率主要取决于该部位的血液灌流状态，一般需经 15～30 min 血内才达到峰值，若行静脉内注射，则血内即时就可达到峰值。各种麻药的分布形式大体上相似,但人体对不同药物的处置速率并不相同,与各个药物的理化性质相关。

(一) 吸收

从注射局麻药部位吸收至血液内,吸收程度受注射部位、剂量、局部组织血液灌流、药物-组织结合,以及有否加用血管收缩药等因素的影响。

1. 注射剂量 不管注射局麻药的部位和容量如何,血内局麻药浓度的峰值均与剂量直接相关。如应用大容量的稀释局麻药液,其血内浓度将比应用等剂量小容量的药液高。高浓度的局麻药,有利于药物弥散;但容量小,与组织接触界面小,不利于组织吸收。因此相同剂量的局麻药,1%与2%溶液在血内浓度相似,毒性也相似。但甲哌卡因例外,2%溶液吸收远比1%为快,前者血内浓度也比后者为高。原因可能是1%甲哌卡因与组织结合已接近饱和,再高的浓度只能使血内非结合(游离)状态的局麻药剧增,毒性也随之增加。

2. 注射部位 不同部位神经阻滞的局麻药吸收速率及血浆峰浓度也不相同,尤其是该部位有丰富的血管,则局麻药吸收的速率都较快,吸收量较多。不同途径给予利多卡因,其吸收速率呈如下递减顺序:肋间神经阻滞＞骶管阻滞＞硬膜外腔阻滞＞臂丛神经阻滞＞坐骨股神经阻滞。

3. 注射部位的血液灌流 局麻药吸收的快慢与该部位的血液灌流直接相关。在局麻药中加用肾上腺素,可达到以下目的:①减慢局麻药的吸收速率;②降低血内局麻药浓度;③完善对神经深层的阻滞;④延长局麻或阻滞的时效;⑤减少全身性的不良反应。但血管收缩药对长效脂溶性局麻药(如布比卡因和依替卡因)的影响甚微,可能是此类麻醉药有高度组织结合力,以及有较强的血管舒张作用,从而抵消了血管收缩药的作用。

肾上腺素与局麻药溶液的浓度比率,以1:200 000为宜,相当于每毫升局麻药溶液含肾上腺素5 μg。患心血管疾病或甲状腺功能亢进的病人,以及对手指、足趾或阴茎行局部阻滞时,禁用肾上腺素。

4. 局部麻药的脂溶性、与组织的结合力 ①脂溶性:神经膜含有丰富的脂质和蛋白质,局麻药的脂溶性高则与神经亲和力强,因此局麻药的脂溶性可作为衡量局麻药与神经亲和力的尺度;②组织的结合力:局麻药与组织结合力越强,吸收越多;③组织屏障:从局麻药离解出来的带电荷的季铵基不能通过血脑屏障。至于高 pKa 药物(如利多卡因)是否更易于通过血脑屏障,目前不能肯定。

5. 与血浆蛋白的结合力 血内与血浆蛋白结合的局麻药无药理活性。药物结合与非结合形式间是可逆的,也是相互平衡的。与血浆蛋白结合的多寡,除了与亲和力有关外,还受药物浓度和血浆蛋白含量的影响。血浆蛋白的结合率与血内局麻药浓度成反比,一旦其结合已达饱和,则血内将出现更多非结合形式的局麻药。因此低蛋白血症病人易于发生局麻药毒性反应。

6. 理化因素

(1) pH 的影响:在酸性溶液中,同量的局麻药复合盐只离解出较少的碱基。需提高局麻药浓度,才能与较高 pH 下较低浓度局麻药所达到的阻滞效果相当,即酸中毒时,局麻药的作用减弱,碱中毒时局麻药的作用增强。

(2) 感染:感染组织或脓肿周围注射局麻药,因该部位乳酸和其他酸性物质多,使

pH下降而导致局麻效能的减弱,甚至失效。因此需提高局麻药的浓度或升高局麻药溶液的 pH 值。

(3) 附加的药物:在局麻药溶液中加入其他药物如肾上腺素,亦将影响其离解度和麻醉效能。

(二) 分布

局麻药从注射部位经毛细血管吸收分布至各器官系统。然后经生物转化、清除和排出至体外。局麻药的分布与各种药物的理化性质和各组织器官的血流量有关。时效较短的局麻药(如普鲁卡因、利多卡因)在体内呈二室分布模型,时效长、脂溶性高的局麻药(如丁卡因、布比卡因)则属三室分布模型。

(三) 生物转化和清除

酯类局麻药主要是通过假性胆碱酯酶水解,也有小部分局麻药以原形排出。不同药物水解速度不同,氯普鲁卡因最快,普鲁卡因居中,丁卡因最慢。假性胆碱酯酶主要存在于血浆中,肝细胞含量亦高,脑脊液甚微。

酰胺类局麻药代谢主要在肝细胞内质网内进行,经微粒体酶的催化、酰胺酶水解。经过 N-脱羟后脱氨基等步骤生成 2,6-二甲代苯酸。该类药物在肝内代谢的速率各不相同,代谢产物主要经肾排出,仅有不到 5% 以原形从尿排出。利多卡因还有小部分通过胆汁排泄。

四、局麻药对中枢神经系统、心血管系统的作用

1. 对中枢神经系统的作用

对中枢神经系统的作用,取决于血内局麻药的浓度,低浓度有抑制、镇痛、抗惊厥作用,高浓度则诱发惊厥。局麻药所诱发的惊厥,被视为局麻药的毒性表现。

2. 对心血管系统的作用

局麻药对心功能的影响主要是阻碍去极化期间的钠传导(心肌动作电位 0 位相),使心肌兴奋性降低,复极减慢(4 位相),延长不应期。对心房、房室结、室内传导和心肌收缩力均呈剂量相关性抑制。在不同局麻药中,其电生理效应存在着质的差异。布比卡因对普尔基涅纤维和心室肌去极化快速相(V_{max})的抑制要比利多卡因更显广泛。

五、局麻药的不良反应

(一) 毒性反应

血液中局麻药的浓度过高,可引起毒性反应,临床主要表现为中枢神经系统毒性和心血管功能不全。局麻药重症毒性反应突出的表现是惊厥。此时,由于通气道和胸、腹部肌肉不协调和强烈收缩,势必影响呼吸和心血管系统,可危及生命,因此应积极防止其毒性反应的发生。毒性反应发生的主要原因是局麻药误入血管内或剂量过大。因此,预防局麻药毒性反应的关键在于防止或尽量减少局麻药吸收入血和提高机体的耐受力。其措施包括:①安全剂量内应用局麻药;②在局麻药溶液中加用肾上腺素,以减慢吸收和延长麻醉时效;③防止局麻药误注入血管内,注药前注意回抽;④警惕毒性反应的先驱症状,如惊恐、突然入睡、多语和肌肉抽动;⑤应用非抑制量的巴比妥药物(1~2 mg/kg)作为麻醉前用药,以期达到预防毒性反应的目的;⑥麻醉前尽量纠正病人的病理状态,如高热、低

血容量、心力衰竭、贫血及酸中毒等，术中避免缺氧和 CO_2 潴留。

毒性反应的治疗包括：①首先应停止继续给药，保持病人呼吸道通畅，给氧。轻度的毒性反应多为一过性，一般无需特殊处理即能很快恢复；②如遇到病人极其紧张甚至烦躁可给予地西泮 0.1～0.3mg/kg，如不能制止烦躁或惊厥，应合并使用巴比妥类药物或丙泊酚；③发生惊厥时要注意保护病人，避免发生意外的损伤，吸氧，并进行辅助或控制呼吸，及时控制惊厥的发作；④应注意循环系统的稳定和监测病人体温。

（二）高敏反应

病人个体对局麻药的耐受有很大的差别。当应用小剂量的局麻药，或其用量低于常用量时，病人就发生毒性反应初期症状，应该考虑为高敏反应。一旦出现反应，应停止给药，并给予治疗。

（三）变态反应

把局麻药引起的某些反应都归咎于局麻药过敏，这是不正确的。事实上，变态反应发生率只占局麻药不良反应的 2%，真正的变态反应是罕见的。在临床上必须把变态反应、毒性反应及血管收缩药反应加以区别。

发生变态反应，轻者仅见皮疹或血管性水肿，重者表现为气道黏膜水肿、支气管痉挛、呼吸困难、低血压以及因毛细血管通透性增加所致的血管性水肿、肺水肿、循环衰竭，可危及生命。

临床上为保证病人的安全，除了必须严密观察外，还应采取如下措施：①如果局麻药未加用肾上腺素，在注药后应仔细观察药液皮丘和皮下浸润后的反应。若局部出现广泛的红晕和丘疹，随后注药的速度要慢些，用量也要减少；②表面局麻应强调分次用药，仔细观察与药液接触的黏膜有无异常的局部反应，以及吸收后的全身反应；可采用小量给药，增加给药次数；必要时延长给药的间隔时间；③用局麻药之前，可常规给病人口服或注射地西泮。

有时，因局麻药内加用肾上腺素过多，而引起面色苍白、心动过速和高血压，以至被误认为变态反应。特别是用过三环类抗抑郁药的病人，其反应更为严重；因此用过此类药的病人，宜避免用肾上腺素。

六、常用的局部麻醉药

（一）丁卡因（地卡因，邦妥卡因，tetracaine, pantocine, amethocaine, dicaine）

1. 药代动力学 起效时间需 10～15 min，时效可达 3 h 以上。在血浆内被水解或胆碱酯酶所分解，其水解速度较普鲁卡因慢 2/3。其水解产物为丁氨基苯甲酸与二甲胺基乙醇。

2. 药理作用 丁卡因是一种长效酯类局麻药，丁卡因的麻醉效能为普鲁卡因的 10 倍，毒性也为普鲁卡因的 10 倍。

3. 临床应用 眼科常以 1% 等渗液作角膜表面麻醉，鼻腔黏膜和气管表面麻醉常用 2% 溶液。硬膜外腔阻滞可用 0.2%～0.3% 溶液，一次用量不超过 40～60 mg，但目前已很少单独应用。常用的是与利多卡因的混合液，可分别含有 0.1%～0.2% 丁卡因与 1.0%～1.5% 利多卡因，具有起效快、时效长的优点。

蛛网膜下腔阻滞只能应用特制的丁卡因粉剂，一般为 10 mg；可用 1% 葡萄糖液、麻黄碱、脑脊液各 1 ml，配制成 1∶1∶1 重比重溶液，成人剂量 8～10 mg（即 2.5～

3.0 ml)，一般时效可达 120～180 min。

4. 不良反应 同总论。

（二）利多卡因（赛罗卡因，lidocaine，lignocaine，xylocaine，xylotox）

1. 药代动力学 局部注射后 3～5 min 起效，作用持续时间为 45～60 min。在肝内被酰胺酶所分解。

2. 药理作用 利多卡因是酰胺类中效局部麻醉药，其药理特点是起效快，穿透力强，弥散性好，无明显扩张血管作用。其毒性随药物浓度增大而增加，在相同浓度下，0.5%浓度与普鲁卡因相似；1%浓度则较后者大 40%；2%浓度则比普鲁卡因大 1 倍。除了用于麻醉外，静脉注射或静脉滴注利多卡因还可治疗室性心律失常。

利多卡因有两种制剂，即盐酸利多卡因和碳酸利多卡因。临床上常用的是盐酸利多卡因，其 pH 值为 3.5～5.5，注入神经周围需经体内的体液缓冲到生理范围才释放出足够的非离子形式的利多卡因，产生神经阻滞作用。而碳酸利多卡因的 pH 值为 7.2～7.7，含有 CO_2，其神经阻滞作用较盐酸利多卡因强，特点是起效快，痛觉完全消失时间短，麻醉效果可靠，毒性作用并不增加。

3. 临床应用 利多卡因用于神经阻滞疗法，可治疗各种急慢性疼痛。利多卡因可局部注射，也可通过椎管内给药，给药浓度、剂量和次数应根据所治疾病来定，小儿用量应根据个体差异来计算，但一次给药最多不超过 4.0 mg/kg。

口咽及气管表面麻醉可用 4% 溶液（幼儿则用 2% 溶液），用量不超过 200 mg，起效时间为 5 min，时效约可维持 15～30 min。0.5%～1.0% 溶液用于局部浸润麻醉，时效可达 60～120 min，依其是否加用肾上腺素而定。神经阻滞则用 1%～1.5% 溶液，起效约需 10～20 min，其时效可维持 120～240 min。硬膜外和骶管阻滞则用 1%～2% 溶液，出现镇痛作用约需 5.0±1.0 min，达到完善的节段扩散约需 16.2±2.6 min，时效为 90～120 min。2%～5% 溶液可用于蛛网膜下腔阻滞，一次用量限于 40～100 mg，时效为 60～90 min，由于阻滞的范围不易调节，一般在临床上并不常用。

神经阻滞和硬膜外阻滞，成人一次最大用量为 400 mg，加用肾上腺素时极量可达 500 mg。硬膜外阻滞用量为 400 mg，其血内浓度达 2～4 $\mu g/ml$。出现毒性症状，则浓度多已超过 5 $\mu g/ml$；出现惊厥症状，则血内水平已达 7 $\mu g/ml$ 以上。

4. 不良反应 利多卡因注入过快或剂量过大时，患者可出现头晕、眼花、耳鸣、寒战，甚至发生局麻药中毒反应，应警惕。患者有Ⅱ～Ⅲ度房室传导阻滞、肝功能不全、休克患者应禁用利多卡因。肾功能不全患者应慎用。

（三）布比卡因（丁吡卡因，丁哌卡因，bupivacaine，marcaine）

1. 药代动力学 神经阻滞后 5～10 min 起效，作用持续时间可达 5～6 h。布比卡因的结构与甲哌卡因很相似，不过在其氮己环上加 3 个甲基侧链，使其脂溶性与蛋白质结合力增加，在肝内被酰胺酶所分解，其代谢分解是先除去氮己环侧链，分解产物为哌可二甲代苯胺（pipecolyl xylidine，PPX）。PPX 与原形布比卡因较缓慢地从尿液排出。正常人的消除半衰期约为 8 h，新生儿达 9 h。

2. 药理作用 布比卡因为酰胺类局部麻醉药，其特点是麻醉起效慢，但效能强，作用时间长。布比卡因的麻醉作用和毒性均比利多卡因强 4 倍。

3. 临床应用 布比卡因常用于手术麻醉或术后镇痛。适用于神经阻滞、硬膜外阻滞和蛛网膜下腔阻滞等给药途径。

0.25%～0.5%溶液适用于神经阻滞；若用于硬膜外阻滞，则对运动神经阻滞差。0.5%等渗溶液可用于硬膜外阻滞，但对腹部手术的肌松不够满意，起效时间为 18 min，时效可达 400 min。0.75%溶液用于硬膜外阻滞，其起效时间可缩短，且运动神经阻滞更趋于完善，适用于外科大手术。

布比卡因在分娩镇痛或术后镇痛中主要通过骶管或硬膜外隙给药。目前常通过硬膜外患者自控镇痛（PCEA）用于手术后镇痛。常用浓度为 0.125%～0.15%，一般不超过 0.25%。小儿一次给药量最多不超过 2.0 mg/kg。

成人安全剂量为 150 mg，极量为 225 mg。胎儿/母血的浓度比率为 0.30～0.44，故对产妇的应用较为安全，对新生儿无明显的抑制。

4. 不良反应　布比卡因的不良反应少，偶尔会出现中毒反应，尤其是经骶管腔给药时，应警惕。注入血管会产生心脏毒性，严重时可致心搏骤停。对酰胺类局麻药过敏患者应禁用布比卡因。

5. 特殊制剂：左布比卡因　布比卡因是左旋体和右旋体等量混合的消旋体型，其中枢神经系统和心脏毒性主要来源于右旋体。左布比卡因（levobupivacaine）是长效酰胺类局麻药布比卡因（bupivacaine）的左旋体。左布比卡因的麻醉效能与布比卡因相仿，但对机体毒性小。

（1）药代动力学：静脉输注、硬膜外给药以及用于臂丛神经阻滞麻醉时，等剂量左布比卡因和布比卡因的药物动力学性质相似：消除半衰期约为 3.3 h，静脉输注后血浆清除率为 39 L/h，终末半衰期为 1.3 h，与布比卡因没有显著差异。左布比卡因的血药浓度与剂量、给药途径、给药部位的血流供应以及是否加用肾上腺素等有关。硬膜外注射 75 mg 和 150 mg 的左旋布比卡因，Cmax 分别为 0.58 μg/ml 和 1.02 μg/ml。在血浆中，97%以上的左旋布比卡因与蛋白结合。研究表明左旋布比卡因比右旋布比卡因血浆蛋白结合率和血浆清除率高，半衰期短，左旋比右旋毒性低的原因是左旋对脑和心肌组织的亲和力较低。在肝脏中，左布比卡因经 CYP3A4、1A2 酶代谢转化为 3-羟基-左旋布比卡因，再与葡萄糖醛酸、硫酸盐结合，代谢产物主要经尿液排泄，部分经粪便排泄。前者在肾功能正常与肾衰竭患者的药代动力学参数和麻醉效果亦无差异。

左布比卡因可通过胎盘，因而对胎儿存在潜在的危险。

（2）药理作用：该药为酰胺类局部麻醉药，通过稳定神经细胞膜上钠离子通道，提高神经电刺激阈值，延缓神经冲动的传播，降低动作电位的升高率，阻滞神经冲动的产生和传导。研究表明，等量的左布比卡因与布比卡因相比，运动阻滞和感觉阻滞时间、持续时间和肌肉松弛程度相似。左布比卡因的毒性明显小于布比卡因。左布比卡因和布比卡因对离子通道抑制作用的差异是导致左旋布比卡因中枢神经系统和心脏毒性较小的原因之一。

（3）临床应用：大多数的研究表明，左布比卡因与布比卡因的麻醉效能相似，且作用时间更长，中枢神经系统和心脏毒性更小（但也有观点认为两者毒性相当），在神经阻滞、椎管内麻醉有应用价值，更适于分娩镇痛和术后镇痛，是布比卡因安全有效的替代品。左布比卡因用于神经阻滞、椎管内麻醉时宜选用的浓度为 0.5%～0.75%，用于术后镇痛时宜选用的浓度为 0.25%，用于分娩镇痛时宜选用的浓度为 0.125%。

（4）不良反应：左布比卡因具有一定的心血管和神经系统的毒性，但显著弱于布比卡因，具有较好的临床安全性。其毒性主要表现为抑制心肌收缩力，干扰心脏细胞电活动引起心律失常，兴奋或抑制心血管调节中枢等。

（四）罗哌卡因（ropivacaine）

1. 药代动力学 罗哌卡因起效时间约为 10 min，作用持续时间 4~5 h，加用肾上腺素不能延长运动神经阻滞时效。经肝脏代谢，动物实验表明经肝摄取大于布比卡因。

2. 药理学 罗哌卡因是一种新型长效酰胺类局麻药，它是第一个以纯单旋的同分异构体形式制成的局麻药。市售的罗哌卡因是含一水的盐酸盐。其脂溶性高于甲哌卡因和利多卡因但低于布比卡因，神经阻滞效能高于利多卡因，但低于布比卡因，但罗哌卡因对 $A_δ$ 和 C 神经纤维的阻滞比布比卡因更为广泛。罗哌卡因最大的特点是对感觉神经纤维的阻滞优于对运动神经纤维的阻滞，低浓度（0.2%）时产生感觉神经与运动神经的分离阻滞，即此浓度罗哌卡因主要阻滞感觉神经产生有效的镇痛作用，而对运动神经阻滞极小或无，患者术后即可进行四肢运动。

罗哌卡因的毒性比布比卡因小，对中枢神经系统和心血管系统的潜在毒性低，耐受性好，是一种较为安全的局部麻醉药，但注入血管时，也可产生毒性反应。利多卡因、布比卡因和罗哌卡因致惊厥量之比，相当于 5∶1∶2；致死量之比约为 9∶1∶2。临床上 1.0% 罗哌卡因与 0.75% 布比卡因在起效时间和运动时间阻滞的时效没有显著差异。

3. 临床应用

（1）临床麻醉：适用于神经阻滞和硬膜外阻滞，常用浓度为 0.5%~1.0% 溶液。

（2）术后镇痛：罗哌卡因可通过局部注射、硬膜外隙给药、区域阻滞或 PCA 方法治疗术后疼痛。常用浓度为 0.2%。

（3）产科阻滞或镇痛：0.5% 溶液适用于产科阻滞或镇痛，可避免运动神经的阻滞。

对酰胺类局麻药过敏患者应禁用罗哌卡因。严重肝功能不全、孕妇、12 岁以下的儿童应慎用。

4. 不良反应 同总论。

常用局部麻醉药的浓度、剂量与用法见表 5-5。

表 5-5 常用局麻药的浓度、剂量与用法

局麻药	用法	浓度（%）	一次最大剂量（mg）	起效时间（min）	作用时效（min）	产生中枢神经系统症状的阈剂量（mg/kg）
普鲁卡因						
	局部浸润	0.25~1.0	1000			
	神经阻滞	1.5~2.0	600~800			19.2
	蛛网膜下腔阻滞	3.0~5.0	100~150	1~5	45~90	
	硬膜外腔阻滞	3.0~4.0	600~800			
丁卡因						
	眼表面麻醉	0.5~1.0		1~3	60	
	鼻、咽、气管表面麻醉	1.0~2.0	40~60	1~3	60	

续表

局麻药	用法	浓度（%）	一次最大剂量（mg）	起效时间（min）	作用时效（min）	产生中枢神经系统症状的阈剂量（mg/kg）
利多卡因	神经阻滞	0.2~0.3	50~75	15	120~180	2.5
	蛛网膜下腔阻滞	0.33	7~10	15	90~120	
	硬膜外腔阻滞	0.2~0.3	75~100	15~20	90~180	
甲哌卡因	局部浸润	0.25~0.5	300~500	1.0	90~120	
	表面麻醉	2.0~4.0	200	2~5	60	
	神经阻滞	1.0~1.5	400	10~20	120~240	7.0
	蛛网膜下腔阻滞	2.0~4.0	40~100	2~5	90	
	硬膜外腔阻滞	1.5~2.0	150~400	8~12	90~120	
布比卡因	局部浸润	0.5~1.0	300~500		90~120	
	神经阻滞	1.0~1.5	300~400	10~20	180~300	7.0
	硬膜外腔阻滞	1.0~2.0	150~400	5~15	60~180	
依替卡因	局部浸润	0.25~0.5	150		120~240	2.0
	神经阻滞	0.25~0.5	200	15~30	360~720	
	蛛网膜下腔阻滞	0.5	15~20		75~200	
	硬膜外腔阻滞	0.25~0.75	37.5~225	10~20	180~300	
丙胺卡因	神经阻滞	0.5~1.0	300	10~20	360~720	4.0
	硬膜外腔阻滞	1.0~1.5	150~300	5~15	170	
地布卡因	神经阻滞	1.0~2.0	400	10~20	120~180	8.0
	硬膜外腔阻滞	1.0~3.0	150~600	5~15		
罗哌卡因	表面麻醉（软膏）	0.25~1.0				0.4
	蛛网膜下腔阻滞	0.25~0.5	5~10			
	神经阻滞	0.5~1.0	200	2~4	240~400	3.5
	蛛网膜下腔阻滞	0.75~1.0	10~15	2	180~210	
	硬膜外腔阻滞	0.5~1.0	100~150	5~15		

第五节 七氟烷和氧化亚氮

一、七氟烷

七氟烷是一种新型的卤族吸入麻醉药，1968年由 B·M·Regam 合成，无色透明液，有香味无刺激性的挥发性液体，相对分子质量200，沸点58.6℃，临床使用浓度不燃、不爆。血/气分配系数为0.63，较现有的其他吸入性全麻药更为理想。七氟烷麻醉诱导迅速，麻醉深度易调节，对循环抑制轻，呼吸道刺激小，维持平稳，有一定的肌松作用，苏醒快速完全，对心肌缺血再灌注损伤有保护作用，是一种较为安全理想的吸入麻醉药物。

（一）药代动力学

大部分以原形从肺呼出，小部分经肝代谢，从胆汁和尿排出。

（二）药理作用

七氟烷有意识消失，轻度镇痛，轻度肌松作用。其气道刺激性低，效能高，血/气分配系数低（0.63），与氧化亚氮相近。吸入麻醉可同时作用于皮质和脊髓。七氟烷是通过呼吸道、肺泡进入体内，较低的血/气分配系数使得七氟烷进入和排出体内都非常迅速，从而达到精确控制麻醉深度需要，加深和减浅麻醉都很方便，几次通气就可完成。七氟烷麻醉诱导、苏醒均很迅速，诱导过程平稳，苏醒期亦平稳，深度易调节。

（三）临床应用

目前，七氟烷已较广泛应用于临床麻醉。麻醉诱导易为患者所接受，麻醉维持具有良好的可控性，适用于各年龄、各部位的大小手术，诱导迅速、苏醒快，尤其适用于小儿和门诊手术。

1. 麻醉诱导 七氟烷吸入诱导特别适合于小儿和特殊状况的成人。七氟烷对呼吸道刺激小，气味好，血/气分配系数仅为0.63，吸入后很快达到肺泡有效浓度，麻醉诱导快、易为患者接受。采用七氟烷吸入诱导，患者呼吸暂停发生率低，对血压和心率的影响较小，血流动力学亦较为稳定，诱导平稳。有研究认为，吸入低浓度七氟烷麻醉不易加深、诱导慢、并发症多，而浓度过高，虽可加快麻醉诱导，但循环与呼吸抑制效应相应增强，并有发生喉痉挛及呼吸暂停的可能。而当吸入6%七氟烷时可提供平稳的全麻诱导质量且血流动力学平稳，不良事件少，值得在临床推广使用。

七氟烷诱导能在不使用肌松药的情况下，为气管插管提供良好的条件。伍用芬太尼（2μg/kg）或瑞芬太尼（2μg/kg）等阿片类药物，能使意识、痛觉消失加快，且明显降低无意识肢动发生率，能取得良好的插管条件，而且避免了伍用肌松药可能带来的副作用，无肌肉僵硬和通气困难。

2. 麻醉维持 七氟烷血/气分配系数低，可迅速调整肺泡内的浓度，麻醉效能高，已成为全麻维持的主导，可与静脉麻醉药复合麻醉。

七氟烷维持麻醉苏醒迅速。其苏醒质量取决于关闭七氟烷挥发罐的方式。七氟烷的血/气分配系数低（0.63），同氧化亚氮相近（0.45），因此如果在手术开始缝合时先调整挥发罐浓度从1.3 MAC至1 MAC，缝合结束后关闭挥发罐，加大氧流量（≥5 L/min），苏醒过程更平稳。

3. 小儿外科手术中的应用 七氟烷有芳香味，无呼吸道刺激，易于被小儿患者接受；七氟烷诱导、恢复快，且过程平顺；对循环呼吸的影响小，因此，七氟烷是小儿手术麻醉较理想的吸入麻醉药。麻醉诱导过程中患儿拒吸和呛咳发生率低，诱导时间、拔管时间和苏醒时间短。

小儿心排血量主要靠心率的维持，对血压的影响更主要的是由于外周阻力下降，而不是心肌抑制的结果。小儿吸入高浓度七氟烷后心率平稳，血压下降最大程度为13.9%。七氟烷血气分配系数小，可控性强，减小吸入浓度麻醉很快减浅，血压下降无需补液或使用升压药物。有研究表明，七氟烷对小儿食管下段括约肌功能的影响较小，有利于维持其功能的稳定，但有高度反流危险的小儿，以避免使用高浓度（≥1.5MAC）七氟烷诱导为宜。

4. 门诊手术中的应用 比较理想的小儿门诊手术的麻醉要求术后没有麻醉相关并发症、住院率低，并尽可能减少对小儿心理和行为的影响。氯胺酮肌内注射基础麻醉后，用地西泮、氯胺酮静脉维持是经典和常用的小儿麻醉方法。但此种方法易造成患儿哭闹，有呼吸道分泌物增多、术后恶心、呕吐、躁动等不良反应，且苏醒时间很长。吸入麻醉亦是小儿门诊手术常用的麻醉方法，尤其适用于害怕注射或开放静脉有困难的小儿，要求吸入麻醉药诱导时起效快，无难闻的气味，小儿乐意接受，对循环、呼吸影响小，麻醉恢复快，术后恶心、呕吐、躁动、复睡等发生率低，七氟醚完全具备上述优点，是一种替代氯胺酮麻醉应用于小儿门诊手术的较理想的麻醉方法。

在成人门诊手术中，高质量的全身麻醉，要求诱导起效快，麻醉效果好，并发症少，安全系数大，术后复苏时间短。研究发现七氟醚与异氟醚相比，七氟醚麻醉作用出现迅速，而术后睁眼、呼唤反应及共济协调等苏醒指标的恢复较早；七氟醚排出体外速度较快，恶心、呕吐发生率较低；相当一部分门诊手术可在局麻辅用短效镇静药下完成，七氟醚在吸入1%~2%时也是一种有效的镇静药，其不具刺激性使患者更易于接受，其低溶解度使其用量可精确调节以达到所需的镇静效果，当需要过渡到全麻时也容易，更适用于门诊手术。

（四）不良反应

恶心、呕吐、心律失常和低血压多见。

（五）药物相互作用

七氟烷有增强非去极化肌松剂的作用，尤对维库溴铵的肌松影响最为明显，使维库溴铵维持时间延长，维持剂量减少。因此肌松剂在七氟烷麻醉时用量可以减少，在停止吸入七氟烷后会很快恢复原来的阻滞时间，这与七氟烷的血（气）溶解度和脂肪气体溶解度小有关。

二、氧化亚氮

氧化亚氮（N_2O）俗称"笑气"，其分子量44，沸点为-89℃。为无色、有甜味、无刺激的惰性气体，化学性质稳定，不易燃烧、爆炸。氧化亚氮具有麻醉诱导及苏醒均迅速、镇痛效果强而麻醉作用弱、对气道黏膜无刺激及无燃烧性等特点。是毒性最小的吸入性镇痛或麻醉剂。

（一）药代动力学

氧化亚氮吸入至血液后，不与血红蛋白结合，仅以物理状态溶解于血液中，血/气分配系数为0.47，是吸入麻醉药中最小者；脑/气分配系数1.06。在体内稳定，不被分解，几乎全部经肺呼出。极少量氧化亚氮可经肠胃道细菌生物转化而产生亚硝酸盐和氮气。

（二）药理作用

氧化亚氮是一种镇痛作用较强而麻醉作用较弱的吸入麻醉药，近年来研究证实氧化亚氮与氯胺酮相似，是一种非特异性 NMDA 受体阻断剂。主要通过抑制中枢系统兴奋性、降低神经递质的释放和神经冲动传导及改变离子通道的通透性而产生药理作用。氧化亚氮的镇痛作用可被纳洛酮部分拮抗，提示其镇痛作用与内源性阿片样肽-阿片受体系统有关。

氧化亚氮麻醉的有效浓度为诱导期 70%，维持期 60%，浓度超过 80% 才会有麻醉作用，必须与 30%～40%O_2 同时使用。其 MAC 值（肺泡气最低有效浓度）为 105vol%，动脉有效血药浓度为 40～60 mg/dl。氧化亚氮麻醉诱导迅速平稳，30～45 s 即产生作用，病人有愉快感，无兴奋期；苏醒快而平顺，即使长时间吸入，一旦停药也能在 1～4 min 完全清醒。氧化亚氮有强大的镇痛效能，20%的氧化亚氮镇痛作用与 15 mg 吗啡相当。随着吸入浓度增高，镇痛作用也增强。

其对全身各系统的影响如下：

1. 对神经系统的影响　氧化亚氮（N_2O）兴奋交感神经系统高级中枢，增强交感神经系统活动。氧化亚氮使脑血管扩张，脑血流量增多，脑代谢增高，颅内压升高。

2. 对呼吸系统的影响　氧化亚氮对呼吸道无刺激性，不增加分泌物，不抑制纤毛活动，通气量无明显变化。氧化亚氮与其他全麻药或麻醉性镇痛药复合则可增强呼吸抑制作用。

3. 对心血管系统的影响　高浓度对心肌产生直接抑制，但弱于其他挥发性麻醉药。低浓度不致引起血流动力学影响。另一方面，氧化亚氮与其他麻醉药合用，仍可产生一定的心血管系统影响：①氧化亚氮可减轻含氟类全麻药的心血管抑制作用。例如氧化亚氮与氟烷合用，血压、外周血管阻力和心排血量增加；②氧化亚氮与异氟烷合用，使异氟烷的降压作用减弱；③氧化亚氮与麻醉性镇痛药合用，可加重后者对心血管系统的抑制。氧化亚氮很少引起心律失常，偶尔诱发房室交界性心律。氧化亚氮与氟烷并用，因氧化亚氮增加儿茶酚胺释放，使心肌对儿茶酚胺的敏感性增强，容易出现心律失常。

4. 对其他系统的影响　氧化亚氮对肝、肾、胃肠道、子宫均无影响，术后恶心、呕吐少。

（三）临床应用

氧化亚氮具有麻醉诱导、苏醒迅速，镇痛效果强，麻醉作用弱，对气道黏膜无刺激及无燃烧性等特点，常用于分娩镇痛。1880 年 Klikovich 在圣彼得堡首次将之用于产科镇痛，至今仍在产科中应用，产妇于感觉到子宫收缩痛之前 20～30 s，自行吸入 50% 氧化亚氮，深吸气 2～3 口，再松开，再次宫缩前 20～30 s，再次吸入，如此反复，至胎儿娩出，达到较好的无痛分娩效果。

吸入氧化亚氮时有相当容积氧化亚氮会进入体内的密闭腔隙，故中耳炎、肠梗阻、气胸等闭合腔疾病患者使用可引起相应并发症，应禁用氧化亚氮。在有气栓危险的操作中（如后颅凹切开术、腹腔镜）要小心使用氧化亚氮。

（四）不良反应

仅有少数出现头晕、乏力、嗜睡，如出现上述症状，应减少或停止吸入，以确保安全。

（五）禁忌证

因长期吸入氧化亚氮对骨髓增生可能有不良反应及其弥散缺氧作用，对已缺氧、缺血的心肌可能有损害。因此，对心、肺功能不全和血液病等内科合并症的患者还是慎用为妥。

第六节 抗惊厥、抗抑郁药与神经安定药

一、抗惊厥药物

癫痫和神经源性疼痛在病理生理学和生物化学机制方面有惊人的相似性，神经受损后产生的"wind-up"现象和癫痫患者中海马神经元"点燃"现象的病理生理过程非常相似。这两种情况的产生，部分原因是与NMDA受体被激活有关。在神经源性疼痛模型中，初级传入神经元和传导神经元对钠通道阻断剂的易感性已被公认，这与癫痫模型类似。除了钠通道的改变，钙离子通道、GABA受体、P物质和NMDA系统都能部分地解释许多抗惊厥药物对神经源性疼痛治疗的有效性。

抗惊厥药物在临床治疗的效果是一样的，都能减少癫痫发作和神经性疼痛，但此类药物的作用机制却各不相同。对一个患者选用哪种抗惊厥药物主要是凭经验，当治疗失败时，可更换另外一种抗惊厥药，这是由于不同的抗惊厥药的作用靶点是不同的受体或神经递质。

本节将介绍在临床疼痛治疗中被证实有明确疗效的几种抗惊厥类药物。

（一）卡马西平

1. 药代动力学 卡马西平口服给药后通常经4～8h后达到血药峰浓度，半衰期为10～20h，生物利用度大约75%～85%，血浆蛋白结合率约为75%，但随血浆α-L酸糖蛋白浓度而变化。卡马西平通过细胞色素P450 3A4以自身诱导方式进行代谢（卡马西平在多次重复给药后会诱发自身代谢），这种自身诱导作用能增加清除率，缩短半衰期及降低血浆浓度。卡马西平能和多种药物尤其是其他抗惊厥药发生药物反应。

2. 药理作用 卡马西平是一种三环类抗抑郁剂的亚氨芪类化学衍生物，它能降低钠和钾通道的传导，它对神经性疼痛的作用机制是阻断电压依赖性钠通道。由于离子导电的阻断具有频率依赖的特点，卡马西平能抑制$A_δ$及C纤维的自发放电，抑制神经细胞的过度兴奋状况但不影响运动既感觉神经的正常传导。另外，体外研究还发现，卡马西平还能阻断中枢神经系统腺嘌呤核苷受体A_1及A_2的活性。

3. 临床应用 卡马西平已被临床上作为治疗三叉神经痛的一线药物，卡马西平复合抗抑郁药氯丙咪嗪可用来治疗疱疹后神经痛，效果较好。但卡马西平对糖尿病性外周神经病变效果较差，对脑卒中后中枢痛几乎无效。

卡马西平的初始剂量通常是100mg，1日3次（tid）（每日300mg），然后根据治疗效果，每周增加100mg来逐步滴定剂量，直至300mg, tid，建议每日不超过1200mg。

4. 不良反应 服用卡马西平后70%的患者会出现一些副作用，常见的有嗜睡、头晕和共济失调，但并不严重。比较少见的副作用有皮疹、Steven-Johnson综合征、粒细胞缺乏症和再生障碍性贫血。故使用卡马西平时，要逐步滴定药物的剂量，将副作用降到最低。长期服用者，应每隔6个月复查血常规。

（二）奥卡西平

1. 药代动力学 奥卡西平首先转化为其活性代谢产物10-羟基奥卡西平，其半衰期为8～10h，大部分羟基奥卡西平以原形经尿液排出，在肝脏以糖脂化作用代谢，不存在自身诱导作用。其消除半衰期为1～5h。与卡马西平相比，奥卡西平有更少的药物间相互作

用,较少的蛋白结合,药动学有更好的线性关系。

2. 药理学 奥卡西平(商品名:确乐多)是卡马西平的衍生物,其酮基位于第10个碳原子,血浆蛋白结合率为50%。奥卡西平主要通过阻断电压依赖性钠通道,从而稳定过度兴奋的神经细胞膜,抑制神经元重复放电,减少神经冲动的突触传递。还有证据表明,奥卡西平能通过阻断N型钙通道而起作用。

3. 临床应用 奥卡西平对比卡马西平有以下优点:①与卡马西平和苯妥英钠相比,皮疹和过敏反应更加罕见;②奥卡西平不会伴有严重的血液和肝脏方面的特异质反应,因此在使用过程中,不需常规监测血常规及肝功能;③奥卡西平具有可预测的线性药动学和极少的药物相互作用,因此可允许每天两次的给药方案以及与其他药物复合的联合治疗;④奥卡西平不会诱导自身代谢,因此在滴定和调整药物剂量时比较简便。

奥卡西平是一个与卡马西平相类似的药物,它能有效地用于治疗三叉神经痛和糖尿病性神经痛,对其他神经源性疼痛的治疗也具有良好前景。

奥卡西平的常用剂量通常从每日150 mg开始,每隔一周增加150 mg,直至每日1800 mg,通常用法是每日两次。

4. 不良反应 可引起认知障碍、肌震颤、眩晕、视物模糊、恶心、呕吐等。其不良反应常发生在治疗初期,常为一过性,无需监测血液及肝功能。

(三) 苯妥英钠

1. 药代动力学 苯妥英钠口服给药吸收缓慢,血药峰浓度在单次给药3~12 h后出现,蛋白结合率高达90%,主要的代谢(约70%)是在肝脏进行生物转化成对羟基苯妥英钠,此产物无生物活性。苯妥英钠的清除半衰期约为6~24 h,它易与其他药物发生相互作用,同时需要经常监测血浆浓度,给苯妥英钠的使用带来很多不便。

2. 药理作用 苯妥英钠的镇痛效果是通过阻断钠通道,抑制突触前谷氨酸盐的释放,限制神经的自发放电。

3. 临床应用 苯妥英钠开始使用的剂量为100 mg,tid(每日300 mg),或稀释胶囊每日300 mg。现有的证据表明,苯妥英钠对糖尿病性神经痛的治疗有效。

4. 不良反应 苯妥英钠的主要不良反应有共济失调、眼球震颤和言语不清等,发生率大约为10%,长期用药后可能出现牙龈增生和面部毛发增多。对苯妥英钠出现过敏反应时有可能出现类似Steven-Johnson综合征的严重的皮疹症状。

(四) 加巴喷丁

FDA于1995批准加巴喷丁作为治疗癫痫的辅助药物,其后发现在神经病理性疼痛的治疗中效果明确。加巴喷丁目前已成为治疗神经病理性疼痛的一线药物。

1. 药代动力学 加巴喷丁的生物利用度为60%,达到血浆峰浓度的时间为服药后2~3 h,血浆蛋白结合率小于3%,少量在体内代谢。抗酸药宜在2 h前给予,加巴喷丁摄入2 h后达到最大的生物利用度。血浆清除半衰期约9 h,通常在4~22 h之间。该药主要经肾排泄,在肾功能不全的患者中清除时间要延长,因此在这些患者中,药物使用必须减量。

加巴喷丁容易通过血-脑屏障,很少与其他药物发生相互作用。在使用加巴喷丁的患者没有必要监测药物浓度和进行常规的肝功能检查,即使在长期使用的情况下也如此。

2. 药理作用 目前认为,加巴喷丁主要与突触前神经元电压门控钙离子通道上的$\alpha_2\delta$亚基相结合,抑制活性钙离子的兴奋内流,产生抗痛觉过敏效应。加巴喷丁能增加中枢神经系统中 GABA 的容量，并且可能通过抑制 AMPA 受体而间接地抑制 NMDA 受体。

3. 临床应用

（1）疱疹后神经痛和糖尿病性神经痛：自 1996 年后，一些对照研究表明，加巴喷丁对疱疹后神经痛和糖尿病性神经痛的治疗有效。2005 年，美国 FDA 官方同意加巴喷丁能用于疱疹后神经痛的治疗。加巴喷丁还被验证用于治疗糖尿病神经痛有效。

加巴喷丁的起始剂量为每日 900mg，通常第 1 天给予 300mg，晚间服用，第 2 天 300mg 1 日 2 次（bid），第 3 天 300mg tid，然后此剂量维持一周。如果治疗 1 周后未达到治疗效果，可以按每周增加 300mg 的量逐步递增，直至最后每日 3600mg，分开 3 次服用。

（2）急性疼痛：有研究发现，加巴喷丁具有抗伤害感受性疼痛的治疗效果，这提示可以研究加巴喷丁用于治疗急性疼痛。有报道指出，加巴喷丁预先或手术后给药可以减少术后疼痛和（或）术后使用止痛药物的剂量。另有一些研究表明加巴喷丁能增强阿片类药物和非甾体类镇痛药物的止痛效果。

（3）改善疼痛带来的伴随症状：加巴喷丁能缓解疼痛以及改善疼痛带来的一些伴随症状，如睡眠障碍和生活质量的下降等。

4. 不良反应 加巴喷丁常见不良反应是嗜睡（15.2%）、眩晕（10.9%）、恶心（<10%）、无力（6.0%），最严重是惊厥（0.9%）。可根据疗效逐步滴定加巴喷丁的剂量来将这些不良反应降到最低。

（五）普瑞巴林

普瑞巴林（S+3-异丁基-氨基丁酸）（pregabalin）是一个 3-烷基化 GABA 同型体，从结构上讲与加巴喷丁相同。

1. 药代动力学 普瑞巴林口服给药后能被迅速吸收，到达血浆峰浓度（C_{max}）的时间为 1.3h，生物利用度约为 90%，它的吸收不会因进食的关系而延缓。因其不与血浆蛋白结合以及很少的肝脏代谢，因此具有很少的药物间相互作用。肾脏排泄是主要的清除方式，98% 的普瑞巴林以药物原形从尿中排出。消除半衰期约为 6h，肾脏的清除与肾功能如肌酐清除率有关。需透析的肾功能衰竭患者通过每 4 小时透析一次同时清除体内 50%～60% 的药物的这种方式，可以有效清除血浆中的普瑞巴林。

2. 药理作用 与加巴喷丁一样，它不作用于 GABA 受体，但它与电压门控钙通道上的 $\alpha_2\delta$ 亚基相结合，减少钙离子内流至突触前神经终板，钙通道的调节可以减少兴奋性神经传递介质如谷氨酸、P 物质和去甲肾上腺素从突触前末梢的释放，从而使突触后更少的受体被激活，减少了神经元的过度兴奋性。

3. 临床应用 美国 FDA 同意普瑞巴林可以用于治疗糖尿病性神经痛和疱疹后神经痛。普瑞巴林比加巴喷丁具有更好的生物利用度和线性药动学，因此它能迅速起效（用药 1 天后即可起效，1 周内即有治疗效果），缩短和简化了调整药物剂量的时间，且可以每天 2 次给药，这使临床应用更加方便。近来一些报道称普瑞巴林能治疗其他类型的疼痛，如纤维肌疼痛症、红斑性肢痛及术后痛等，但这需要更多的临床经验和更进一步的研究来确认。

普瑞巴林的起始剂量为 75mg bid（每日 150mg），根据治疗反应，1 周内可增加到 150mg bid（每日 300mg），然后逐步增加到每日 450mg，最大推荐剂量为 600mg（300mg bid）。

4. 不良反应 常见不良反应为嗜睡、眩晕、恶心等。

以下表格（表 5-6 至表 5-9）可助于临床上抗惊厥药物用于治疗神经性疼痛的用药选择和应用。

表 5-6 抗惊厥药物临床使用可能的作用机制

机制	药物
增强 GABA 作用	加巴喷丁、托吡酯、丙戊酸、普瑞巴林
阻滞 Na^+ 通道	卡马西平、奥卡西平、苯妥英、拉莫三嗪、丙戊酸钠
阻滞 Ca^{2+} 通道	加巴喷丁、奥卡西平
降低氨基酸的兴奋性	苯妥英、托吡酯、拉莫三嗪
抗炎作用	加巴喷丁、拉莫三嗪

表 5-7 抗癫痫药物的药理性质

	蛋白结合率（%）	半衰期（h）	代谢	成人镇痛用量（mg/d）	用法
卡马西平	75	10～20	肝	200～800	tid
加巴喷丁	<10	5～9	肾	900～3600	tid
奥卡西平	50	9（8～10）	肾	300～1800	bid
苯妥英	90	12～36	肝/肾	300～600	hs
托吡酯	15	18～30	肾/肝	50～400	bid
拉莫三嗪	55	15～30	肝	50～300	bid
丙戊酸钠		6～16	肝	500～1200	tid
噻加宾	95	5～10	肝/肾	12～44	tid
唑尼沙胺	40	25～60	肝/肾	100～400	hs
左乙拉西坦	<10	6～8	肾/肝	1000～2000	bid

hs, 就寝时。

表 5-8 抗癫痫药物治疗神经病理性疼痛的策略

疼痛疾病	一线用药	二线用药	三线用药
痛性糖尿病神经病变	普瑞巴林	加巴喷丁、托吡酯、奥卡西平	苯妥英
三叉神经痛	卡马西平	加巴喷丁、奥卡西平	苯妥英、托吡酯、拉莫三嗪
疱疹后神经痛	加巴喷丁	卡马西平、奥卡西平、托吡酯	丙戊酸钠、拉莫三嗪
偏头痛	丙戊酸盐	加巴喷丁、左乙拉西坦	噻加宾、托吡酯
脑神经痛		卡马西平	加巴喷丁、苯妥英
中枢痛	卡马西平	奥卡西平、加巴喷丁、唑尼沙胺、托吡酯	拉莫三嗪、苯妥英、丙戊酸盐、氯硝地西泮
神经根病	加巴喷丁	奥卡西平、托吡酯、唑尼沙胺	丙戊酸盐、噻加宾

表 5-9 神经性疼痛症状/体征、可能机制及治疗用药

症状/体征	可能机制	治疗用药
自发性疼痛（阵发性）	异常兴奋	利多卡因、美西律、苯妥英、卡马西平、奥卡西平、拉莫三嗪
自发性疼痛（烧灼样）	伤害感受器超敏	阿片类药
交感维持性疼痛	交感传出纤维异常兴奋，改变了受体的表达？	利血平、胍乙啶、酚妥拉明

二、抗抑郁药

慢性疼痛不仅给患者造成躯体上的痛苦，同时也产生心理上的反应，其中抑郁情绪尤其突出，这极大地影响着慢性疼痛患者的康复。急性疼痛导致焦虑情绪，慢性疼痛可在焦虑的基础上继发抑郁情绪，甚至抑郁情绪成为主要的精神障碍。由于抑郁情绪和疼痛相互影响，可形成恶性循环，即疼痛→抑郁情绪→痛阈降低→疼痛加重→严重抑郁情绪。抑郁情绪在慢性疼痛患者中的发生率多在 17.8%～92.4%。对合并抑郁情绪的慢性疼痛患者，仅治疗疼痛，不认识、不治疗抑郁情绪，很难从根本上快速、有效地解除疼痛，重视并治疗抑郁情绪后，镇痛疗效明显提高。因此，抑郁情绪的治疗是慢性疼痛治疗中的一个重要组成部分。

神经病理性疼痛在治疗上与组织损伤所引起的伤害性疼痛和炎性疼痛不同，NSAIDs（非甾体类抗炎药）镇痛药物对神经病理性疼痛的效果往往欠佳，而阿片类药物又较易耐受，目前临床上应用最广泛的是抗抑郁药及抗惊厥药，阿片类药、局部麻醉药亦应用较多。

抗抑郁药物可通过加强中枢神经系统突触间的 5-HT 及去甲肾上腺素神经传递，从而加强对神经病理性疼痛的下行抑制作用，发挥抑制神经病理性疼痛的作用。但是抗抑郁药物的真正作用机制、药物有效性及临床用法仍不清楚。

研究认为外周、脊髓及大脑相关的机制均可能参与其镇痛机制。综合多个实验认为以下机制可能参与了抗抑郁药的镇痛作用：①5-HT（5-羟色胺）、DA（去甲肾上腺素）神经递质调节作用；②阿片受体激动作用；③钠离子通道阻断作用；④NMDA 受体阻断作用；⑤GABA 受体激动作用；⑥抗炎作用等。

对照试验认为抗抑郁药可明显缓解中枢痛、带状疱疹性疼痛、糖尿病性神经痛、非糖尿病性多发神经痛以及乳房切除术后疼痛，但对脊髓损伤疼痛、幻肢痛、艾滋病引起的疼痛等效果不明显。

在外周神经病理性疼痛中，三环类抗抑郁药物（TCAs）和选择性 5-HT、NA 再摄取抑制剂（SNRIs）是明显有效的，而选择性 5-HT 再摄取抑制剂（SSRIs）则仅有微弱效果。TCAs 及 SNRIs 镇痛作用与其他镇痛药物如加巴喷丁、羟考酮、曲马朵等相似。TCAs 的不良反应，尤其在大剂量时导致的心源性猝死限制了其应用，而更加趋向于应用 SNRIs 或其他药物。

下面主要介绍三环类抗抑郁药阿米替林。

1. 药代动力学 口服吸收好，生物利用度为 31%～61%，蛋白结合率 82%～96%，

半衰期 $t_{1/2}$ 一般为 32~40 h，表观分布容积（Vd）5~10 L/kg。主要在肝内代谢，活性代谢产物为去甲替林，经肾脏排泄，可分泌入乳汁，老年患者由于代谢和排泄能力下降，对本品敏感性增强，应减少用量。肝硬化和门脉系外科手术患者、肾衰患者需减量。

2. 药理作用 阿米替林为三环类抗抑郁药，能改善或消除抑郁状态，减轻神经病理性疼痛。其作用机制主要为阻止去甲肾上腺素、5-HT 重吸收和钠通道阻滞作用等，从而加强对神经病理性疼痛的下行抑制作用，发挥抑制神经病理性疼痛的作用。本品存在抗组胺与抗胆碱作用，因而产生体内相应的不良反应。

3. 临床应用 主要用于神经病理性疼痛的治疗，如糖尿病性神经痛、带状疱疹后遗神经痛的治疗。阿米替林开始剂量 10~25 mg，以后每周增加 10~25 mg，多数病人 30~100 mg/d 可以减轻疼痛。另外常用于治疗各种焦虑性或激动性抑郁症。

肝肾功能严重不全、前列腺肥大、老年或心血管疾病患者慎用。本品不得与单胺氧化酶抑制剂合用。

4. 不良反应 其不良反应主要为抗胆碱能作用（口干、视物模糊、尿潴留和肠梗阻）、镇静、直立性低血压、心动过速和房室传导阻滞等。

三、神经安定药

镇静药（sedatives）和安定药（tranquillizers）都属于中枢神经系统抑制药。镇静药中过去最常用的是巴比妥类药。但由于巴比妥类药的副作用较多，容易产生依赖性，这类药已逐渐被其他药物所取代，在临床上已很少作为镇静药应用。镇静安定药按其效力强弱分为两大类：弱安定药（minor tranquillizers）和强安定药（major tranquillizers）。弱安定药主要用于消除焦虑症状，目前临床麻醉中最常用的为苯二氮䓬类药物（benzodiazepines）。强安定药又称神经松弛药，目前临床麻醉中最常用的为吩噻嗪类（phenothiazines）和丁酰苯类（butyrophenones）两类药。

1977 年多位学者几乎同时发现动物脑内存在苯二氮䓬受体（BZ 受体），以后在人体也证明其存在。BZ 受体分布于整个中枢神经系统，而且在其他组织（如肾、肝、肺）等中也存在。BZ 受体位于神经元突触的膜上，与 GABA 受体相邻，偶连于共同的氯离子通道，成为 GABA 受体-氯离子通道复合体的组成部分。在 BZ 受体水平存在着 GABA 调控蛋白（GABA-modulin），它能阻止 GABA 与其受体结合，而苯二氮䓬类药物与 BZ 受体结合时就阻止 GABA 调控蛋白发生作用，从而增强 GABA 与其受体的结合，促使氯离子通道开放，大量氯离子进入细胞内，形成超极化，由此产生苯二氮䓬类药物的一系列中枢神经抑制作用。边缘系统的受体与苯二氮䓬类药物的结合可能是产生抗焦虑作用的主要机制，大脑皮质的受体与其抗惊厥作用有关，而脊髓的受体则与其肌松作用有关。研究还表明，苯二氮䓬类药物的作用还与 BZ 受体被占领的量有关：20% BZ 受体被占领产生抗焦虑效应，30%~50% 被占领产生镇静效应，大于 60% 被占领产生催眠效应。咪达唑仑的不同剂量和血浆浓度的不同，可产生不同的临床效应。

这类药物由于毒性小，临床用途多，已成为当前临床应用最广的镇静安定药。主要用于下列情况：①消除焦虑，治疗失眠；②控制抽搐；③治疗酒精和巴比妥类药所致的戒断综合征；④临床麻醉中作为麻醉前用药、辅助用药和复合全麻的组成部分。

咪达唑仑（midazolam）又名咪唑安定或咪唑二氮䓬。咪达唑仑是当前临床应用的唯一的水溶性苯二氮䓬药物，有良好的镇静、遗忘作用，作用时间短，心血管副作用轻微、镇静强度随剂量增加的优点，广泛用于术前用药、麻醉诱导和维持、ICU镇静。

咪达唑仑为亲脂性物质，微溶于水。临床所用的制剂为其盐酸盐或马来酸盐，pH3.3。在体内生理性pH条件下，其亲脂性碱基释出，可迅速透过血-脑屏障。由于其水溶性的特点，不需用有机溶媒，故肌内注射后容易吸收，用于静脉注射对局部刺激作用轻微。

1. 药代动力学 咪达唑仑由于脂溶性高，口服后吸收迅速，0.5～1 h血药浓度达峰值。但由于通过肝脏的首过消除大，生物利用度仅40%～50%，故口服剂量需增大到静脉注射剂量的2倍才能获得相同的效果。

单次静脉注射后分布半衰期为0.31±0.24 h，相当于地西泮的1/2，消除半衰期2.4±0.8 h，约为地西泮的1/10。与血浆蛋白的结合率高达94%±1.9%。稳态分布容积为0.68±0.15 L/kg。血液总清除率为502±105 ml/min，相当于正常肝血流量的1/3，故清除受肝灌注的影响。此药静脉输注的药代动力学与单次静脉注射相似，停止输注后血药浓度迅速下降，未发现蓄积现象，表明此药可用于持续静脉输注以维持麻醉。

肌内注射后吸收迅速且基本完全，注药后30 min血药浓度达峰值，生物利用度为91%。小儿直肠注入后吸收迅速，约16±7 min血药浓度达峰值。但由于经痔上静脉吸收后进入门静脉，通过肝脏的首过消除也较大，生物利用度不到60%，故直肠注入的剂量也应相当于静脉注射剂量的2倍。此药也可透过胎盘，但透过的量较地西泮少。

此药作用短暂，代谢迅速。12小时排出量占注入量的35%～43%，24小时占90%。以原形从尿中排出的不到0.5%，约2%～4%从粪便中排出。其代谢物1-羟基咪达唑仑也有药理活性，但由于其消除半衰期短（0.7 h）和清除率高（1000 ml/min），故并不延长其作用持续时间。

2. 药理作用 咪达唑仑具有苯二氮䓬类药物所共有的抗焦虑、催眠、抗惊厥、肌松和顺行性遗忘等作用。对BZ受体的亲和力约为地西泮的2倍，故其效价约为地西泮的1.5～2倍。根据剂量不同，可产生自抗焦虑至意识消失的不同程度的效应。但临床观察表明，个体差异较大，可能与血浆蛋白浓度、表观分布容积以及是否用术前药等因素有关。

此药本身无镇痛作用，但可增强其他麻醉药的镇痛作用，剂量达0.6 mg/kg时使氟烷MAC降低约30%。可使脑血流量和颅内压轻度下降，而对脑代谢无影响。

咪达唑仑有一定的呼吸抑制作用，其程度与剂量相关。静脉注射小剂量（0.075 mg/kg）不影响对CO_2的通气反应，静脉注射0.15 mg/kg对分钟通气量的影响与地西泮0.3 mg/kg相似。静脉诱导时呼吸暂停发生率低于等效剂量的硫喷妥钠。呼吸暂停持续时间约30 s。对慢性阻塞性肺疾病病人引起的呼吸抑制持续时间较正常人更长，对CO_2通气反应恢复的时间较正常人延长1倍。

此药对正常人的心血管系统影响轻微，表现为心率轻度增快，体血管阻力和平均动脉压轻度下降，以及左室充盈压和每搏量轻度下降，但对心肌收缩力无影响。

此药无组胺释放作用，不抑制肾上腺皮质功能。

3. 临床应用 咪达唑仑由于具有水溶性和消除半衰期短的特点，临床麻醉中应用较广，是目前应用最广的苯二氮䓬类药物，主要用于下列情况。

（1）麻醉前用药：经口服、肌内注射或静脉注射都有效，效果优于地西泮和羟嗪。肌内注射剂量为 5~10 mg，注射后 10~15 min 产生镇静效应，经 30~45 min 产生最大效应，对呼吸和循环无明显影响。口服剂量须加倍。对小儿可用直肠注入，剂量为 0.3 mg/kg。

（2）全麻诱导和维持：咪达唑仑并无镇痛作用，用于麻醉时须同时给予芬太尼等阿片类镇痛药。咪达唑仑更适合于全身麻醉的协同诱导（剂量 0.1~0.4 mg/kg，依年龄、体格情况和是否用术前药而定）。

用于静脉复合或静吸复合全麻的维持，与其他有镇痛效能的药物（芬太尼、氯胺酮等）合用，或同时吸入恩氟烷、异氟烷等全麻药。可适用于各类手术，尤其适用于心血管手术、颅脑手术以及需全麻的门诊小手术。

（3）局部麻醉时作为辅助用药：可产生镇静、松弛、遗忘作用，并可提高局麻药的惊厥阈。特别适用于消化道内镜检查、心导管检查、心血管造影、脑血管造影、心律转复等诊断性和治疗性操作。一般剂量为 0.1~0.15 mg/kg。

（4）ICU 病人镇静：咪达唑仑因镇静效果好，能解除焦虑、紧张，具有催眠和遗忘效应，费用也较低，适用于重症长程镇静。对于需用机械通气支持的病人，可用此药使病人保持镇静，控制躁动。即使用于心脏手术后病人，对血流动力学的影响也很小。这样不仅能提高病人对刺激的耐受性，减轻痛苦，而且可减少躁动，有利于监测和治疗的顺利进行。

当血浆中的咪达唑仑浓度小于 50 ng/ml 时，病人即可唤醒。

第七节　糖皮质激素

临床上慢性疼痛的治疗用药包括非甾体类抗炎药、阿片类药物及镇痛辅助用药等，其中糖皮质激素（glucocorticoids，GCS）的消炎和镇痛作用不容忽视，而且随着其镇痛机制的进一步阐明及新制剂的开发，糖皮质激素在疼痛治疗上的应用越来越受到人们的关注。

1949 年 Hench 等发现糖皮质激素可以缓解类风湿性关节炎的症状，半个世纪以来，糖皮质激素在疼痛治疗领域的应用经历了滥用、怯用和今日之合理应用的三个阶段。合理选择适应证、药物剂型、给药剂量和用药方法是使用糖皮质激素安全有效的关键。

一、疼痛治疗中糖皮质激素的药理作用

糖皮质激素在慢性疼痛治疗中主要起抗炎和镇痛两方面的作用，是其治疗炎性疼痛的主要药理依据。糖皮质激素的抗炎机制包括：①通过稳定白细胞溶酶体膜防止白细胞释放有害的酸性水解酶；②抑制巨噬细胞、中性粒细胞及单核细胞向炎性部位趋化聚集和移至血管外，减轻组织炎性反应；③减弱白细胞对毛细血管内皮细胞的黏附；④增加血管张力，降低毛细血管通透性及水肿形成；⑤减少补体合成，抑制肥大细胞脱颗粒，减少组胺及激肽释放；⑥抑制磷脂酶 A 的活性，减少前列腺素、白三烯、血小板活化因子的合成释放；⑦抑制成纤维细胞增生、胶原沉积，从而减少瘢痕形成等。

糖皮质激素局部注射在神经根病变、神经根损伤、周围神经病变、肌肉韧带损伤等

治疗中具有确切而显著的镇痛效果，可能存在以下机制：①局部注射糖皮质激素和局部麻醉药可保持注射部位较高的药物浓度，两者都有止痛作用；②其与局麻药都有稳定神经元细胞膜，减少受损神经纤维或敏化背根神经节异常放电的特性，从而阻滞疼痛神经纤维的传递；③能阻断神经肽的合成并抑制磷脂酶 A_2 活性。通过减轻受损神经根的炎症作用，糖皮质激素能改善微循环，避免神经的缺血性损伤，同时药液的"冲洗"作用能减少局部炎症介质浓度（例如 IL-1、TNF、磷脂酶 A），减轻硬膜和周围组织的粘连；④能抑制胶质细胞产生的细胞因子和炎症介质（如 TNFα、IL-1、NO、活性氧化自由基）；⑤可抑制前列腺素的合成，从而降低后角神经元敏化和继发的中枢"上发条"（wind-up）现象。

二、糖皮质激素的毒副作用

糖皮质激素的不良反应发生率与用药剂量和时间呈正比，短时间内大量使用或低剂量较长时间使用不良反应发生率较低。其毒副作用和并发症如下：

1. 对内分泌系统的影响 肾上腺功能抑制、肾上腺皮质功能亢进、库欣综合征、高糖血症、免疫抑制、低钾血症、闭经、月经失调、生长迟缓。

2. 对心血管系统的影响 高血压、液体潴留、充血性心力衰竭、深静脉血栓。

3. 对骨骼肌系统的影响 骨质疏松、骨缺血性坏死、病理性骨折、肌营养不良及萎缩、肌痛、关节痛。

4. 对心理的影响 情绪波动、欣快、失眠、焦虑、抑郁。

5. 对消化系统的影响 溃疡性食管炎、胃溃疡、胃出血、腹泻、便秘。

6. 对眼的影响 视网膜出血、后囊下白内障、眼内压增高、眼球突出、青光眼、视神经受损，继发性真菌脓肿。

7. 对皮肤系统的影响 面部潮红、创面愈合迟缓、色素沉着过度或不足、皮炎、多毛、皮肤萎缩、无菌性脓肿。

8. 对代谢和免疫的影响 高糖血症、脂肪重分布、水钠潴留、免疫力低下易继发感染。

9. 对神经系统的影响 头痛、眩晕、躁动、多动症。

10. 对嗅觉的影响 嗅觉丧失，多见于倍他米松局部注射。

11. 偶见发热，硬膜外脂肪增生，过敏反应主要是制剂中添加剂所致。

三、糖皮质激素在慢性疼痛治疗中的适应证

1. 肌肉韧带劳损。
2. 无菌性炎症及创伤后遗症。
3. 癌痛。
4. 神经根病变引起的疼痛。
5. 风湿病引起的疼痛。
6. 软组织、骨关节无菌性炎症引起的疼痛。
7. 神经病理性疼痛。
8. 复杂性区域疼痛综合征等。

四、给药途径

由于病变部位药物浓度较低或不确定性，口服、静脉或肌内注射糖皮质激素等全身给药途径主要用于治疗适用于全身给药的疾病，如慢性结缔组织病口服给药是主要途径，一般而言静脉或肌内给药多用于大剂量冲击疗法或用于急性抗炎消肿，而口服给药用于维持治疗。

关节腔内（如肩关节、膝关节）、关节周围、肌腱和韧带周围、软组织敏感点局部注射是慢性疼痛治疗的有效给药途径。

硬膜外腔激素注射在临床上应用比较广泛，主要治疗各种脊柱病变引起的背痛，因为它能选择性作用于病变部位，并持续较高的药物浓度，而且比鞘内给药更加安全。临床上硬膜外腔注射激素对下列背痛综合征有一定效果：局部椎间盘突出或环撕裂引起的轴痛；髓核脱出或脊髓硬化等压迫引起的神经根病变；非压迫性炎症引起的脊神经根炎；带状疱疹引起的疼痛。

糖皮质激素鞘内给药仍有争议。有文献指出若将激素注入蛛网膜下隙，则目前市场上销售的任何糖皮质激素都可能有潜在的毒副反应。在大鼠等动物模型中也证明神经内或神经周围注射糖皮质激素都能产生神经毒性作用，神经内给药毒性反应更明显。神经受损程度与不同给药类型也有关，地塞米松毒性最小，甲基泼尼松龙和曲安奈德次之，乙曲安奈德和氢化可的松毒性最重，可造成严重轴突变性。但研究认为鞘内注射甲泼尼龙后的局部炎症作用归因于聚乙二醇介质的作用，只有在远高于临床浓度时才出现无菌性脑膜炎，而且是可逆的。一组 7000 例硬膜外腔糖皮质激素治疗的患者未发现 1 例罹患蛛网膜炎者。

五、临床常用糖皮质激素

临床常用糖皮质激素的药理学特性如表 5-10。

表 5-10 临床常用糖皮质激素的药理学特性

类别	药物	等效剂量	硬膜外腔剂量	抗炎强度	水盐潴留
短效	氢化可的松	20 mg	N/A	1	1
	可的松	25 mg		0.8	0.8
	泼尼松	5 mg	N/A	4	0.8
	泼尼松龙	5 mg		4	0.8
中效	甲基泼尼松龙	4 mg	40～80 mg	5	0.5
	二乙酸曲安奈德	4 mg	25～50 mg	5	0
	曲安奈德	4 mg	20～40 mg	5	0
长效	倍他米松	0.6 mg	6～12 mg	25～35	0
	地塞米松	0.75 mg	5～10 mg	10	0

N/A 表示不适用（not applicable）。

与氢化可的松相比，甲泼尼龙、曲安奈德、地塞米松和倍他米松的盐皮质激素作用微弱，对下丘脑-垂体-肾上腺皮质（HPA）轴抑制作用轻微（地塞米松除外），不良反应均较轻。倍他米松和地塞米松因其作用时间长，对生长的抑制作用较弱，对HPA轴的抑制作用较短效者明显。另一方面，不同的激素剂型亦有不同特性：甲泼尼龙醋酸盐和地塞米松磷酸盐为水溶制剂，对组织刺激小，局部注射和硬膜外给药疗效可维持约24h；康宁克通-A（曲安奈德/Kenacort-A）为混悬液，对局部刺激作用较大，可引起注射部位疼痛，不适用于静脉和硬膜外腔注射，疗效可维持约7天；得宝松（Diprospan）为倍他米松磷酸钠2mg与二丙酸倍他米松5mg组成的复方制剂，局部注射前者易溶于水被迅速吸收而起效，1小时后达到血浆峰浓度，后者微溶于水，缓慢经组织吸收维持疗效，局部注射和硬膜外注射作用可维持3～4周。其制剂为0.2u半球状微晶体混悬液，局部刺激小，可用于肌肉内或硬膜外腔注射，但不用于静脉或皮下注射。

临床上选用糖皮质激素治疗疼痛时应正确选择适应证，注意药物种类及剂型，例如：中效的甲泼尼龙可用于癌痛的治疗；康宁克通-A在关节痛、肩周炎、慢性腰腿痛、腱鞘炎及多种皮肤病的治疗中能发挥较好疗效；得宝松的局部注射对神经根病变引起的疼痛、风湿病引起的疼痛、软组织或骨关节无菌性炎症引起的疼痛和复杂性区域疼痛综合征等都有一定的镇痛效果，应用比较广泛。

临床上糖皮质激素长期大量使用的副作用和停药后反跳效应是造成不良反应的两个主要方面，为保证药物的安全使用应遵循下列原则：①尽量使用最低有效浓度，疾病允许时即停药；②尽量进行物理治疗，避免制动，预防肌肉疾病，③防止反跳现象出现；④补钙剂量最低1500mg/d；⑤补充维生素D，最低400～800IU/d；⑥双磷酸盐治疗7.5mg/d，最少3个月；⑦对患者进行药物不良反应的教育，医患共同预防并发症发生。

下列问题应予以特别注意：①排除慢性感染或机会感染的可能，使用前进行X线胸片的检查以及结核菌素皮试，因为机会性感染初始时若被忽视，就有可能在使用糖皮质激素后感染迅速播散或加重；②进行糖耐量试验，检测空腹血糖，是否能完成治疗，进行定期血糖监测，尤其长期治疗前要考虑这个问题；③考虑骨质疏松相关疾病的风险，如果有可能，进行骨矿物质密度检测，骨质疏松高危人群尤为注意，可采取预防性的措施防止骨质疏松的出现；④病人有严重的胃肠道溃疡性疾病时应当谨慎，严重者可考虑作大便隐血试验和平均血细胞比容、全血细胞计数；⑤严重的高血压、心脏病应当注意，评价外周水肿的情况以及作全身体检；⑥注意有精神病史的病人的使用情况。

本节介绍慢性疼痛治疗中常用的糖皮质激素类药物曲安奈德与复方倍他米松（得宝松）。

（一）曲安奈德

也名曲安舒松、曲安缩松等，是人工合成的含氟的长效肾上腺糖皮质激素，呈白色或类白色结晶状粉末，无臭味。该药微溶于乙醇和氯仿，难溶于水。

1. 药代动力学　药物的消除半衰期约5h。其抗炎作用强而持久，肌内注射吸收缓慢，起效时间需数小时，达最大效应时间需1～2日，作用可维持3～4周。

2. 药理作用　曲安奈德抗炎和抗变态反应的作用强而持久，可供局部用药。曲安奈德能减轻充血，降低毛细血管的通透性；抑制粒细胞、淋巴细胞、巨噬细胞向炎症部位迁移；阻止炎症介质如激肽类、组胺、慢反应物质释放反应；抑制吞噬细胞功能，稳定溶酶体膜；阻止补体参与炎症反应。从而减轻急性炎症症状和抑制炎症后组织损伤的修复，预防瘢痕形成。

对免疫抑制作用、抗毒素作用、抗休克作用、对血液和造血系统作用、对代谢的作用类似其他糖皮质类激素，但作用较弱。

3. 临床应用 曲安奈德多用于局部用药，对骨关节病、肌肉损伤等有消炎、止痛作用，每次 10～20 mg 加 0.25% 的利多卡因 10～20 ml，在病灶的肌内注射，每周 2～3 次，4～5 次为一疗程；它还可用于多种皮肤病，尤其是神经性皮炎、肥厚性瘢痕、皮肤淀粉样变性等；对变态反应性疾病，如过敏性鼻炎、支气管哮喘等有一定的疗效。该药因作用时间较长，抗炎作用及抗变态反应作用强而持久，故疗效较好，但应掌握剂量和疗程，避免不良反应的发生。

4. 不良反应 本品的吸收引起的不良反应和其他的皮质激素同，长期用药需特别注意眼压升高、骨质疏松和血压升高、下丘脑-垂体-肾上腺轴受抑制等。偶可出现全身性荨麻疹、支气管痉挛、月经紊乱、视力障碍、双颊潮红和过敏性休克。孕妇和小于 5 岁的儿童、有溃疡病史的病人慎用。该药为混悬剂，不能用作静脉注射。

（二）复方倍他米松（得宝松）

本品是二丙酸倍他米松和倍他米松磷酸钠的灭菌混悬注射液，2 ml 制剂中含以上两种成分分别为 5 mg 和 2 mg。

1. 药代动力学 倍他米松磷酸钠和二丙酸倍他米松在注射部位被吸收，并发挥治疗作用和其他局部和全身的药理作用。倍他米松磷酸钠可溶于水，在组织中代谢为倍他米松。2.63 mg 倍他米松磷酸钠的皮质类固醇的生物效应与 2 mg 倍他米松相当。二丙酸倍他米松使药物可持久发挥作用。因该成分微溶，使吸收减慢，从而可长久地减轻症状。肌内注射后，倍他米松磷酸钠在给药后 1 h 达血浆峰浓度，单剂量给药后的血浆半衰期为 3～5 h，排泄 24 h，生物半衰期为 36～54 h。二丙酸倍他米松缓慢吸收，逐渐代谢，排泄 10 天以上。倍他米松经肝脏代谢，主要与蛋白结合。在患肝病的病人中可能出现其清除率减慢及延迟。

2. 药理作用 本品具有抗炎、抗风湿和抗过敏的作用。

3. 临床应用

(1) 适应证：全身或局部用于对皮质类固醇激素敏感的急、慢性疾病时有效。

①用于类风湿性关节炎、骨关节炎、强直性脊椎炎、关节滑膜囊炎、坐骨神经痛、腰痛、筋膜炎、腱鞘囊肿等。

②可用于慢性支气管哮喘、枯草热、血管神经性水肿、过敏性气管炎、过敏性鼻炎、药物反应、血清病等。

(2) 用法用量：

①肌内注射：开始为 1～2 ml，必要时可重复给药，剂量及注射次数视病情和患者的反应而定。对严重疾病如红斑狼疮或哮喘持续状态，在抢救措施中，开始剂量可用 2 ml。

②关节内注射：剂量为 0.25～2.0 ml（视关节大小或注射部位而定）。大关节（膝、腰、肩）用 1～2 ml；中关节（肘、腕、踝）用 0.5～1 ml；小关节（脚、手、胸）用 0.25～0.5 ml。

③硬膜外腔注射：剂量 2.0 ml。

4. 不良反应 常见不良反应有肌肉骨骼、胃肠道、皮肤、神经系统、内分泌系统的异常和水电解质紊乱等。

第八节 止 吐 药

患者术后或癌痛的治疗过程中经常会出现恶心、呕吐的不良反应。据国内外统计，术后恶心、呕吐（PONV）占全院手术病人发生率约20%~37%。女性、使用阿片类止痛药、非吸烟者、有PONV史或运动病史是发生PONV的四种主要危险因素。成人短、小手术PONV的发生率很低。含顺铂的治疗方案出现恶心、呕吐可达100%，常严重影响癌症病人的生活质量，并可导致其依从性降低，中断治疗。麻醉性镇痛药治疗癌痛时也可出现恶心、呕吐。

恶心、呕吐可导致水电解质和酸碱平衡紊乱，不能使用口服药物，不能进食，也可致伤口裂开，切口疝形成，甚至发生误吸性肺炎。恶心、呕吐是延长病人住院时间的重要因素，并且可导致患者住院费用的增加，因此应尽量预防恶心、呕吐的发生。本节主要介绍术后恶心、呕吐，癌症化疗及癌痛治疗中恶心、呕吐的防治。

一、恶心、呕吐的发生机制及止吐药物的作用部位

呕吐中枢位于第四脑室腹侧面极后区化学触发带和孤束核上方。分为化学感受器触发带和神经反射中枢，后者接受皮层（视觉、嗅觉、味觉）、咽喉、胃肠道和内耳前庭迷路、冠状动脉及化学触发带的传入刺激。

化学触发带包括了$5-HT_3$、$5-HT_4$、阿片受体、胆碱能受体、大麻受体、多巴胺受体等多种与恶心、呕吐相关的作用部位，位于第四脑室底面血-脑屏障外。$5-HT_3$受体位于迷走神经传入纤维终止处的脑干化学感受带中央。恶心、呕吐的传出神经途径包括迷走神经、交感神经和膈神经。

止吐药的作用部位可分为：①作用于皮层：苯二氮䓬类；②作用于化学感受器触发带：吩噻嗪类、丁酰苯类、$5-HT_3$拮抗药、苯甲酰胺类、大麻类；③作用于呕吐中枢：抗组胺药、抗胆碱药；④作用于内脏传入神经：$5-HT_3$拮抗药、甲氧氯普胺（大剂量）。

二、止吐药的分类及其合理应用

按化学结构分，止吐药可分为如下类型，但多数药物可能作用于多种受体。表5-11为止吐药对主要与PONV相关受体的亲和力。表5-12为止吐药的副作用。

表5-11 止吐药与受体亲和力

药物分类	多巴胺（D_2）	M-胆碱能受体	组胺受体	$5-HT_3$受体
吩噻嗪类	++++	+~++	++~+++	-~+
丁酰苯类	++++	-	+	-~+
抗组胺药	+~++	++	++++	-
抗胆碱药	+			
苯甲酰胺类	+++		+	++
$5-HT_3$受体拮抗剂	-	-	-	++++
三环类抗抑郁药	+++	++~+++	+++~++++	-

—，表示无作用；+，表示作用强度。

表 5-12　止吐药副作用

药物	副作用
吩噻嗪类	镇静，低血压，锥体外系反应，口干，尿潴留，心动过速，不安
丁酰苯类	镇静，肌张力异常，低血压，心动过速，锥体外系反应，焦虑不安
苯甲酰胺类	镇静，锥体外系反应，不安
抗胆碱药	镇静，口干，视觉系统，记忆丧失，焦虑，谵妄，尿潴留，不安
抗组胺药	镇静，视物模糊，口干，尿潴留，不安
$5-HT_3$ 受体拮抗剂	头痛，眩晕，不安

不同种类止吐药的代表药如下：
- 吩噻嗪类：氯丙嗪、异丙嗪、丙氯拉嗪
- 丁酰苯类：氟哌利多、氟哌啶
- 苯甲酰胺类：甲氧氯普胺
- 皮质激素类：地塞米松、倍他米松
- 抗胆碱类：东莨菪碱
- $5-HT_3$ 受体拮抗药：昂丹司琼、格拉斯琼、阿扎斯琼、多拉斯琼
- 抗组胺药：苯甲嗪、羟嗪

治疗恶心、呕吐应针对其原因，选择药物应针对受累的神经递质和受体，预防 PONV 和化疗及癌痛治疗所致呕吐的药物应主要作用于呕吐中枢和化学感受带。

（一）抗胆碱药

作用机制是抑制 M 胆碱能受体，并抑制乙酰胆碱释放，胆碱能受体还包括与呕吐无关的 N 受体。该类药物可阻滞前庭的冲动传入，主要用于治疗运动病、眩晕、病毒性内耳炎、梅尼埃病和肿瘤所致的恶心、呕吐，很少用于 PONV 治疗。常用药物为东莨菪碱和阿托品。

（二）抗组胺药

组胺受体可分为 H_1、H_2、H_3 三种类型。H_1 受体与过敏、炎性反应相关，H_2 受体与胃酸分泌相关，H_3 受体抑制组胺的释放。抗组胺药异丙嗪可导致困倦和锥体外系症状，临床已很少使用。

（三）多巴胺受体拮抗药

此类药包括吩噻嗪和氟哌利多。作用靶点是拮抗化学受体触发带的多巴胺 2（D_2）受体，脑室周围 D_2 受体也与 $5-HT_3$ 受体交叉存在。氟哌利多也作用在 α 肾上腺素能受体，常用于 PONV 和化疗导致的恶心、呕吐，氟哌啶 0.125mg 与昂丹司琼 4mg 等效。此类药物抑制多巴胺对呕吐中枢的刺激，经常用于眩晕、运动病、使用阿片类药物、化疗和偏头痛所致的呕吐。

（四）地塞米松

抗呕吐机制仍不清楚，量效关系也不明确，由于发挥作用需一段时间，应在手术开始时给药，主要需注意对糖尿病患者可能会导致血糖升高。对中枢和外周 5-HT 产生和释放均有抑制作用，可改变血-脑屏障对 5-HT 的通透性并降低血液中 5-HT 作用于肠道化学

感受器的浓度,是其可能的抗呕吐机制之一。

相比标准剂量的地塞米松,西酮类药物和氟哌啶止吐效果相当;且两者与地塞米松合用,具有相同的协同相加作用。采用合并用药预防高危者发生 PONV 是为共识,但作为预防用药,是先用两种药物将另一种药物作为补救治疗用药,还是用三种药预防以及先用哪两种药可以根据不同习惯、价格和病情考虑。

(五)苯甲酰胺类

甲氧氯普胺有中枢和外周多巴胺受体拮抗作用,也有抗血清素作用,加速胃排空,抑制胃的松弛并抑制呕吐中枢化学感应带,常作为胃动力学药和肿瘤相关呕吐的辅助治疗药。常规剂量 10～20 mg 并未被证明有预防 PONV 作用。一组大样本研究表明只有在高达 50 mg 时与地塞米松 8 mg 联合用药用于 PONV 的预防效果优于单用地塞米松 8 mg,显然如此大剂量的甲氧氯普胺可能增加锥体外系的并发症。

(六)5-HT_3 受体拮抗药

5-HT_3 受体主要存在于胃肠道黏膜下和中枢化学感应带。化疗和术后导致的呕吐与胃肠道黏膜下 5-HT_3 激活有关。该类药用于防治 PONV 和化疗后恶心、呕吐。昂丹司琼治疗 PONV 的推荐剂量是 4 mg,有研究者发现 1 mg 亦有效。建议用于 PONV 的预防,特别是高危病人的预防,不推荐使用多次解救剂量,如果无效应试用另一类药物。研究表明,所有该类药物治疗效果和安全性在 PONV 的预防时并无差别。也有研究表明低剂量格拉斯琼(0.1 mg)加 8 mg 地塞米松与昂丹司琼 4 mg 加地塞米松 8 mg 预防疝气手术后恶心、呕吐均可达到气管导管拔管后 2 小时内 94%～97% 和 24 小时内 83%～87% 的优良效果。

5-HT_3 受体抑制剂,氟哌利多和地塞米松是防治 PONV 效果最好的药物。没有一种药物或技术对所有病人都有 100% 的效果,多种药物组合疗效最高。一些非药物的方法也在研究中,如针灸、指压、经皮痛点电针刺激。

三、临床常用止吐药

(一)甲氧氯普胺

1. 药代动力学 易自胃肠道吸收,口服生物利用度为 75%,易通过血-脑屏障和胎盘屏障。进入血液循环后,13%～22% 迅速与血浆蛋白(主要为白蛋白)结合。经肝脏代谢。$t_{1/2}$ 一般为 4～6 h,根据用量大小有差别。口服 30～60 min 后开始作用,持续时间一般为 1～2 h。经肾脏排泄,口服量约有 85% 以原形及葡糖醛酸结合物随尿排出。

2. 药理作用 为苯甲酰胺类药物,有中枢和外周多巴胺受体拮抗作用,同时还具有 5-HT_4 受体激动效应,对 5-HT_3 受体有轻度抑制作用。可作用于延髓催吐化学感受区(CTZ)中多巴胺受体而提高 CTZ 的阈值,具有强大的中枢性镇吐作用。本品亦能阻断下丘脑多巴胺受体,抑制催乳素抑制因子,促进泌乳素的分泌,故有一定的催乳作用。对中枢其他部位的抑制作用较微,有较弱的安定作用,较少引起催眠作用。

3. 临床应用 最常用作胃动力药和作为肿瘤相关呕吐的辅助治疗。常规剂量 10～20 mg 并未被证明有预防 PONV 作用。一组大样本研究表明只有在高达 50 mg 时与地塞米松 8 mg 联合用药用于 PONV 的预防效果优于单用地塞米松 8 mg,显然如此大剂量的甲氧氯普胺可能增加锥体外系的并发症。

临床还可用于治疗偏头痛、肾绞痛。腹部外科术中应用对减轻术中内脏牵拉反应的作用显著，还可用于剖宫产术中、术后镇吐及促进泌乳。

4. 不良反应　大剂量静脉注射或长期应用，可引起锥体外系反应。也可引起高泌乳素血症，引起男子乳房发育、溢乳等。罕见过敏性休克、脑脱髓鞘病变、心房颤动和顽固性呃逆。孕妇慎用。

（二）氟哌利多

1. 药代动力学　静脉注射后 5～8 min 起效，10～20 min 血浓度达到峰值，持续作用时间 3～6 h。氟哌利多在肝脏进行生物转化，代谢产物在 24 h 内基本排出。药代动力学呈二室开放模型。分布容积 2 L/kg，分布半衰期 14.3 min，清除率 14 ml/(kg·min)，清除半衰期 103～134 min。其清除半衰期短于持续时间，可能系氟哌利多从受体释放缓慢或在脑内潴留所致。

2. 药理学

（1）镇静作用：氟哌利多通过抑制脑内网状激活系统产生的镇静作用相当于氟哌啶醇的 3 倍或氯丙嗪的 200 倍，在围麻醉期主要作为麻醉前用药，全麻诱导药或神经阻滞的辅助用药。近年来由于用于麻醉的镇静药不断更新，单纯把氟哌利多作为镇静药已日趋少见。而较多用于患者术后自控镇痛，以提高吗啡等麻醉性镇痛药的镇痛效果，预防恶心、呕吐，但剂量过大易引起倦怠、嗜睡和眩晕等症状。

（2）镇吐作用：氟哌利多的镇吐效应是氯丙嗪的 700 倍。氟哌利多的镇吐作用主要通过阻断多巴胺受体和 α-肾上腺素能受体而起作用。由于其费用较 5-HT_3 受体拮抗剂镇吐药低廉，常用于预防术后恶心、呕吐，尤其对术后 PCA 吗啡所致恶心、呕吐仍具有一定的优势。联合应用小剂量氟哌利多和地塞米松能提高预防 PONV 的效果。

3. 临床应用　在围麻醉期主要作为麻醉前用药，全麻诱导药或神经阻滞的辅助用药。由于麻醉镇静药的不断更新，目前已少用。

常用于预防术后恶心、呕吐，尤其在术后 PCA 吗啡所致恶心、呕吐仍具有一定的优势。联合应用小剂量氟哌利多和地塞米松能提高预防 PONV 的效果。

4. 不良反应　其锥体外系反应和 Q-T 间期延长等不良反应均与剂量有关。静注或硬膜外给予小剂量（1.25～2.5 mg）药物是可取的。应避免在 Q-T 间期延长的病人中使用，在老年病人、危重病人和儿童中必须减量应用并加强心电监护。

（三）托烷司琼

1. 药代动力学　口服本品几乎完全吸收（>95%），半衰期平均约为 20 min。用药后 3 h 内达血浆峰浓度。其绝对生物利用度取决于剂量，当剂量为 5 mg 时，绝对生物利用度可达 60% 左右；剂量为 45 mg，绝对生物利用度更高（可高达 100%）。托烷司琼静注血浆给药时曲线符合二室模型，消除半衰期（$t_{1/2\beta}$）约为 7.5 h，表观分布容积（V）约为 350 L。蛋白结合率约 71%。代谢物经尿和粪排出。

2. 药理作用　托烷司琼是一种外周神经元及中枢神经系统 5-HT_3 受体的强效、高选择性的竞争拮抗剂。某些物质包括一些化疗药可激发内脏黏膜的类嗜铬细胞释放出 5-HT，从而诱发伴恶心的呕吐反射。本品主要通过选择性地阻断外周神经元的突触前 5-HT_3 受体而抑制呕吐反射，另外，其止吐作用也可能与其通过对中枢 5-HT_3 受体的直接阻断而抑制最后区的迷走神经的刺激作用有关。已证明急性呕吐主要是 5-HT_3 受体参与，迟发呕吐时 5-HT_4 受体起重要作用。

3. 临床应用 预防和治疗癌症化疗引起的恶心、呕吐及手术后的恶心、呕吐。它控制化疗所引起恶心及呕吐的有效率分别为 66.7% 及 83.3%。预防恶心、呕吐可复合地塞米松 5 mg，效果更佳。

（1）预防和治疗癌症化疗引起的恶心、呕吐：一般不推荐适用于儿童。成人推荐剂量为 5 mg/d，每天一次，疗程为 6 天；第一天于化疗前静脉注射，后五天改为口服。

（2）用于术后恶心、呕吐：4 mg 单次静脉推注或溶于患者术后自控镇痛泵中。

4. 不良反应 推荐剂量下的不良反应为一过性的。常见的不良反应有头痛、头晕、便秘、眩晕、疲劳及胃肠功能紊乱如腹痛和腹泻。极少数病人可出现一过性血压改变或过敏反应，前者无需特殊治疗，后者经抗过敏治疗后可好转。

第九节　α_2 肾上腺素能受体激动剂

从 1970 年开始，α_2 肾上腺素能受体激动剂在临床上被用来治疗高血压和药物及乙醇的戒断症状。这类药物产生抗焦虑、镇静、抗交感及镇痛等多种作用，因此可以用于手术期间以满足不同的需要。目前在临床上使用的此类药物有可乐定和右美托咪啶。

α_2 肾上腺素能受体在体内广泛分布，当 α_2 肾上腺素能受体激动剂与其结合后就能产生临床效应。α_2 肾上腺素能受体有 3 种亚型，分别是 α_{2a}、α_{2b} 和 α_{2c}。α_2 肾上腺素能受体激动剂结合每种不同的亚型都能产生独特的效应，其中 α_{2a} 受体能产生麻醉、镇痛及抗交感作用（低血压和心动过缓），α_{2b} 受体有间接升高血压的作用（血管收缩），α_{2c} 受体与感觉和运动门控欠缺有关。在中枢神经系统中 α_2 受体亚型有不均匀分布，其中 α_{2a} 受体最普遍且到处存在。

α_2 受体激动剂的镇静作用是在蓝斑中介导的，α_2 亚型表现的是间接的镇静作用。蓝斑可介导多种生理调节过程，包括睡眠和失眠的调节。α_2 受体激动剂的镇静作用可以被 α_2 受体阻断剂（如育亨宾）所逆转。即使是镇静作用非常突出的 α_2 受体激动剂，在单独使用时也不会引起明显的呼吸抑制，即便是过量应用后，也不会同阿片类药物一样可能对呼吸造成抑制。

α_2 肾上腺素能受体激动剂为我们提供了一个非常有吸引力的、可替代吗啡的镇痛药，因为它们的有效性且不伴有呼吸抑制或成瘾性。

一、可乐定

可乐定是 1962 年合成的，化学结构为二氯苯胺咪唑啉，1972 年证实了它具有中枢性降压作用而应用于临床，具有广泛的药理作用。

（一）药代动力学

可乐定脂溶性高，口服或肌注吸收快而完全，极易透过血-脑屏障。此药 50% 在肝脏代谢为无活性产物，其余以原形随尿排出。有明显的蓄积现象。

（二）药理作用

可乐定是选择性激动剂，其 $\alpha_2 : \alpha_1$ 选择系数为 220∶1，它能够兴奋中枢孤束核突触后 α_2-肾上腺素能受体，抑制脊髓前侧角交感神经细胞发放冲动，兴奋外周交感神经末梢

的突触前 α_2-肾上腺素能受体，抑制交感神经末梢释放去甲肾上腺素，并能够加强迷走神经心脏反射，从而导致心排血量下降、外周血管阻力下降，心率减慢、血压降低。

可乐定的降压作用取决于机体原有交感神经的紧张力，即对血压正常者几无降压作用，高血压病人则可降低血压。且压力感受器反射性血压调节并未受到影响，可避免出现体位性低血压。

可乐定具有较强的镇静、抗焦虑和镇痛作用，其机制尚不清楚。一般认为可乐定的镇痛作用系通过兴奋脊髓后角突触后 α_2-肾上腺素能受体，抑制脊髓中 P 物质、降钙素基因相关肽等致痛性神经递质的释放有关。其催眠效应可能与其兴奋蓝斑核 α_2-肾上腺素能受体，抑制去甲肾上腺素的释放有关。

可乐定还能抑制唾液、胃壁细胞、ACTH、胰岛素和 β-内啡肽的分泌，促进生长激素的释放。

(三) 临床应用

可乐定是目前临床使用最多的 α_2 肾上腺素能受体激动剂，可以提供几乎和吗啡一样的镇痛效能，虽然镇痛持续时间较吗啡要短，但却没有呼吸抑制和成瘾性。它可作为术前用药提供镇静、抗焦虑和增强麻醉的作用，还可以作为辅助用药提高吸入麻醉、静脉麻醉、局部麻醉和术中阿片类用药的麻醉、镇痛效果，以及术后镇痛。尽管可乐定可经口服、静脉、肌内注射和经皮给药途经使用，但是经轴索给药才能够提供最有效的镇痛效果。

因为可乐定具有抗交感作用和镇痛的特性，因此能降低交感神经的活性，抑制因喉镜检查、气管插管及外科应激所引起的心血管反应。可乐定可以明显减少麻醉药用量，研究表明术前 90 min 口服可乐定 5 μg/kg，不仅能有效地减轻气管内插管的反应，还可使异氟烷 MAC 降低 34.60%，芬太尼用量减少达 40%~74%。

静脉、硬膜外或鞘内注射可乐定可产生镇痛效果。静脉注射 5 μg/kg 可乐定能显著减少手术后疼痛程度和阿片类药物的需求量。椎管内注入小剂量可乐定 (150 μg) 也能产生类似亲脂性阿片类药物的全身镇痛作用，且不抑制呼吸并可显著延长丁卡因和丁哌卡因的时效，与吗啡有协同镇痛作用。大剂量 (超过 450 μg) 鞘内注射可乐定能产生镇静、强而长效的术后止痛作用，但不能为手术提供良好的麻醉作用，因此，鞘内注射可乐定只可作为鞘内注射局麻药的辅助药物，而不能单独使用。可乐定经神经轴索给药比全身用药更为有效，这表明可乐定在脊髓有作用位点。可乐定对严重神经痛、晚期癌痛、分娩痛止痛效果良好。

可乐定脂溶性高，可经皮给药。可乐定 200 μg/d 和 300 μg/d 的透皮贴剂 (q7d) 已被用来治疗慢性疼痛和吗啡或乙醇的戒断症状。可乐定对锐痛、闪电样痛效果更好。

临床实践中，可乐定通常用来增强阿片类药和局麻药的镇痛效果。因此可以减少阿片类药物的副作用如呼吸抑制、尿潴留、瘙痒和局麻药引起的运动神经阻滞。鞘内注射可乐定还被用来治疗对吗啡无效的慢性疼痛。

另外，可乐定尚有降低眼压、缓解寒战等作用。

(四) 不良反应

口服可乐定可出现口干和便秘，口服和椎管内给药剂量过大时将引起心动过缓和低血压。

二、右美托咪定

右美托咪定（dexmedetomidine，DXM）是新型的 α_2 肾上腺素能受体激动剂，具有高选择性和高特异性，其 α_2/α_1 的比值为 1620∶1，是可乐定的 8 倍（α_2/α_1＝220∶1），内在活性强于可乐定。右美托咪定具有剂量依赖性的镇静、镇痛、抗焦虑、交感神经抑制等作用，且几无呼吸抑制作用。已于 1999 年被美国 FDA 批准用于重症监护病房（ICU）成人短时间（小于 24 h）的镇静、镇痛治疗。

（一）药代动力学

右美托咪定药代动力学参数不受年龄、体重或肾衰竭的影响。右美托咪定分布半衰期约 6 min，清除半衰期相对较短，约为 2～3 h，输注 10 min 的时量相关半衰期为 4 min，输注 8 h 为 250 min。它对血流动力学的稳定性和镇痛效果与可乐定相似，在血液中蛋白结合率为 94%。在肝脏代谢，经肾脏排泄，只有 5% 以原形经粪便排出。

（二）药理作用

α_2 肾上腺素能受体广泛分布于中枢与周围神经系统及其他器官组织，其有 α_2A、α_2B 及 α_2C 3 个亚型，不同亚型的分布不同，且各自介导的生理效应不同。α_2A 受体为大脑最主要的亚型，参与抗伤害性感受、镇静、抗交感活性、低温和行为反应等多种生理功能；分布于血管平滑肌的 α_2B 受体介导血管收缩致血压升高；α_2C 受体调节多巴胺能神经传导、多种行为反应，并诱导低温。目前发现的 α_2 肾上腺素能受体激动剂均不具备亚型选择性。

现已明确，右美托咪定通过作用于脑干的蓝斑核发挥镇静、催眠、抗焦虑效应，通过作用于脊髓后角发挥抗伤害性感受效应从而镇痛，通过作用于外周及中枢共同发挥抗交感活性效应。其他作用还包括止涎、抗寒颤和利尿等。

1. 中枢神经系统 抑制交感神经的作用，镇静催眠作用，镇痛作用。

右美托咪定能通过激活突触前 α_2 受体，抑制交感神经末梢释放脑去甲肾上腺素（NE），降低 NE 水平，抑制交感活性。表现为血浆中儿茶酚胺浓度呈剂量依赖性降低。

右美托咪定通过作用于脑干蓝斑核内的 α_2A 肾上腺素能受体，而产生镇静、催眠、抗焦虑作用。脑内 α_2 肾上腺素受体最密集的区域在脑干的蓝斑。蓝斑是大脑内负责调节觉醒与睡眠的关键部位；并且是下行延髓-脊髓去甲肾上腺素能通路的起源，后者在伤害性神经递质的调控中起重要作用。右美托咪定的镇静作用具有独特的"清醒镇静"的特点，类似于自然睡眠的非快速动眼相。患者在无外界刺激的情况下处于睡眠状态，但很容易被言语刺激唤醒，并与医护人员进行合作与交流，刺激消失后很快又进入睡眠状态。右美托咪定对认知功能抑制不明显。

右美托咪定可通过激动脊髓后角甚至外周的 α_2A 及 α_2C 肾上腺素受体，抑制感觉神经递质（如 P 物质）的释放而产生镇痛作用。右美托咪定镇痛作用有限，但可减轻疼痛引起的不愉快的感情成分。其与阿片类药物合用具有良好的协同镇痛效应，可明显减少后者的用量，减轻后者引起的呼吸抑制等不良反应。

右美托咪定致剂量依赖性的脑血流量（CBF）下降，但保持对 CO_2 的反应性和脑血管的自主调节。其具有脑保护功能，能够减轻实验动物短暂性全脑或局部脑缺血及缺血/再灌注后的神经损伤，提高神经细胞的存活率，其机制推测可能与降低脑细胞外儿茶酚胺水平、调节细胞凋亡、减少兴奋性神经递质谷氨酸盐等有关。

2. 呼吸系统 右美托咪定对呼吸的影响轻微，主要是潮气量减少，而呼吸频率变化不大。有报道当其用量达到最大推荐剂量的 10～15 倍时，在吸入空气的情况下动脉血气的各项指标仍能维持在正常范围。

3. 心血管系统 对心血管的作用主要是减慢心率，降低全身血管阻力，间接降低心肌收缩力、心排血量和血压。主要受给药剂量和速度的影响，随着右美托咪定血药浓度的升高，心率和心排血量呈进行性下降，其肌注和静脉给药可引起严重心动过缓，偶可致窦性停搏。

4. 内分泌系统 α_2 肾上腺素受体激动剂通过抑制交感活性，削弱应激反应，减少应激激素的分泌。不影响皮质类固醇激素的合成，对促肾上腺皮质激素（ACTH）抑制作用，仅为依托咪酯的 1/100。短期应用（<24 h）对皮质醇、ACTH 的分泌无明显影响。

5. 其他作用 右美托咪定可提高低温所致的寒战阈；在动物实验及临床应用中均观察到利尿作用，其机制可能为抑制肾交感传出神经、抑制抗利尿激素和心房肽的分泌、降低尿的渗透压及血浆精氨酸加压素水平等有关。

阿替美唑（atipamezole）为特异性的 α_2 肾上腺素能受体拮抗剂，可完全而迅速地拮抗右美托咪定的镇静、抗交感及血流动力学效应，且与其半衰期相近，使右美托咪定临床应用的可控性更好。

（三）临床应用

1. ICU 镇静 使用右美托咪定镇静的患者能很容易被唤醒，又能很容易回到一种类似睡眠的状态。因此，使用右美托咪定镇静的患者比使用其他镇静药的患者更容易合作与交流。右美托咪定不会引起明显的呼吸抑制，在整个机械通气过程、拔管时及拔管后都可持续输注，拔管前无需停药。这使得拔管时机更容易掌握，同时，整个过程患者也更安静、舒适、无痛苦。

2. 麻醉前用药 右美托咪定因为能提供抗焦虑、镇静、抑制唾液分泌、抗交感和稳定血流动力学的多种效应，所以它能用作麻醉前用药。实验显示，2.5 μg/kg 的右美托咪定术前肌注能产生抗焦虑和镇静作用，减轻气管插管时的血流动力学波动，且能减少术中麻醉药的用量（异氟醚用量减少 59%），减轻手术创伤所致的全身炎症反应（减少 IL-6 的释放），术后寒战的发生率降低。

3. 全麻术中使用 有报告显示，0.5 μg/kg 的右美托咪定静注能提高利多卡因的局麻作用并能提高术中的镇痛效果。术中给予右美托咪定作为全麻辅助药，能减少术中吸入麻醉药、阿片类镇痛药的用量，对抗阿片类药物引起的肌肉强直，减轻气管插管及拔管时的应激反应，减少全麻恢复期的寒颤、谵妄等不良反应。右美托咪定可提供良好的可合作镇静状态且不抑制呼吸，是清醒气管插管的理想选择，亦为临床上困难气道的处理提供了良好的方法。

为达到类似术中的镇静状态，使 BIS 保持在 70～80，Arain 等人发现右美托咪定的平均输注速度为 0.7 mg/(kg·h)，而丙泊酚为 38 mg/(kg·min)。

4. 日间手术应用 右美托咪定具有镇静、镇痛作用，且不抑制呼吸。0.2～0.4 μg/kg 右美托咪定静注可明显减少日间手术麻醉中丙泊酚、瑞芬太尼的用量，利于维持术中患者的自主呼吸，亦能减轻术后不适。尤其适用于支气管镜检查、经内镜逆行胰胆管造影（ERCP）等需保留自主呼吸的日间手术的静脉全身麻醉。辅助静脉麻醉药应用于肥胖病人以及疑似困难气道的患者,其不抑制呼吸的优点更加突出,使麻醉更安全。

5. 术后镇痛　右美托咪定具有显著的镇痛作用,麻醉诱导前 10 min 右美托咪定 1 μg/kg 静注或 2.5 μg/kg 肌注能减少术后 50% 或以上的吗啡用量,它甚至还可作为镇痛药物单独使用 [0.7 mg/(kg·h)]。目前尚无右美托咪定用于慢性疼痛的资料。

（四）不良反应

右美托咪定最常见的副作用包括心动过缓、低血压和恶心,这些副作用尤其与给药速度相关,控制剂量及给药速度可有效避免上述不良反应。静脉单次大剂量注射或快速注射 1 μg/kg 的右美托咪定可明显降低心率和血压,延长静脉输注时间超过 10 min 或维持一定剂量连续输注可以减少这种效应。然而快速推注非常大剂量如 1000 μg/kg 可引起非常明显的 α_1 肾上腺素受体效应,如急剧、短暂的高血压。

其他常见的不良反应是口干,是由于唾液分泌减少引起的。其对内分泌和代谢无明显影响。

（五）注意事项

1. 由于是经肝脏代谢,经肾脏排泄,所以在肝功能障碍或肾功能受损病人用量应酌减。

2. 右美托咪定在孕妇中使用的安全性还不明确,目前也不推荐在分娩及生产中使用。

3. 右美托咪定使用时间不宜超过 24 h。超过 65 岁的病人在给予右美托咪定后心动过缓和低血压的发生率较高,因此在老年患者中使用时要减量。目前在儿科患者中的使用还没有经验。

4. 使用右美托咪定后可能出现一过性高血压,之后出现低血压及心动过缓,甚至窦性停搏,因此,使用右美托咪定时应缓慢给药,并应有心电图、脉搏氧饱和度和血压监测。

5. 使用右美托咪定过量时的治疗　包括：停止给药；维持血流动力学平稳,如给予阿托品治疗心动过缓,静脉补液,血管加压药治疗低血压；如果大剂量应用导致过度镇静,引起了呼吸抑制,应行辅助通气。此药物作用的持续时间相对较短,上述症状经一般支持疗法多可纠正。

（熊艳峰）

参考文献

1. Miller R. D. 米勒麻醉学. 曾因明,邓小明译. 6 版. 北京：北京大学医学出版社,2006.
2. 左心良,曾因明,陈伯銮. 现代麻醉学. 3 版. 北京：人民卫生出版社,2006.
3. 徐建国. 疼痛药物治疗学. 北京：人民卫生出版社,2007.
4. Hughes MA, Glass PS, Jacobs JR. Context-sensitive half-time in multicompartment pharmacokinetic models for intravenous anesthetic drugs. Anesthesiology, 1992, 76: 334-341.
5. Kushikata T, Hirota K, Yoshida H, et al. Alpha-2 adrenoceptor activity affects propofol-induced sleep time. Anesth Analg, 2002, 94: 1201-1206.
6. Pain L, Gobaille S, Schleef C, et al. In vivo dopamine measurements in the nucleus accumbens after nonanesthetic and anesthetic doses of propofol in rats. Anesth Analg, 2002, 95: 915-919.
7. Kondo U, Kim SO, Murray PA. Propofol selectively attenuates endothelium-dependent pulmonary vasodilation in chronically instrumented dogs. Anesthesiology, 2000, 93: 437-446.
8. Janssen P, Niemegeers J, Schellekens K. Etomidate, R-(+)-ethyl-1-(alpha-methyl-benzyl) im-

idazole-5-carboxylate (R 16659): A potent, short-acting and relatively atoxic intravenous hypnotic agent in rats. Arzneimittel-Forschung, 1971, 21: 1234-1243.
9. Giese JL, Stockham RJ, Stanley TH, et al. Etomidate versus thiopental for induction of anesthesia. Anesth Analg, 1985, 64: 871-876.
10. Ledingham I, Finlay W, Watt I. Etomidate and adrenocortical function [letter]. Lancet, 1983, 2: 1434.
11. White PF, Way WL, Trevor AJ. Ketamine-its pharmacology and therapeutic uses. Anesthesiology, 1982, 56: 119-136.
12. Hogue CW Jr, Bowdle TA, O'Leary C, et al. A multicenter evaluation of total intravenous anesthesia with remifentanil and propofol for elective inpatient surgery. Anesth Analg, 1996, 83: 2792-2795.
13. Varvel JR, Shafer SL, Hwang SS, et al. Absorption characteristics of transdermally administered fentanyl. Anesthesiology, 1989, 70: 928-934.
14. Crews JC, Weller RS, Moss J, et al. Levobupivacaine for axillary brachial plexus block: a pharmacokinetic and clinical comparison in patients with normal renal function or renal disease. Anesth Analg, 2002, 95: 219-223.
15. White PF. Droperidol. A cost-effective antiemetic for over thirty years. Anesth Analg, 2002, 95 (4): 789-790.
16. De Wolf AM, Fragen RJ, Avram MJ, et al. The pharamacokinetics of dexmedetomodine in volunteers with severe renal impairment. Anesth Analg, 2001, 93: 1205-1209.
17. Ebert TJ, Hall JE, Barney JA, et al. The effects of increasing plasma concentrations of dexmedetomidine in humans. Anesthesiology, 2000, 93: 382-394.

第六章 静脉麻醉技术

由于缺乏较为理想的静脉麻醉药和合适的给药技术，静脉麻醉在150多年的现代麻醉发展史中进展缓慢，直至近20年来才开始普及流行。20世纪80年代后，人们对药物代谢动力学（简称"药动学"）和药物效应动力学（简称"药效学"）原理的重要性有了新的认识，从而结束了国内长达40多年静脉普鲁卡因复合麻醉的历史，并开始推动静脉麻醉的新发展。随着起效迅速的新型静脉麻醉药（如丙泊酚）、超短效的麻醉性镇痛药（瑞芬太尼）和肌肉松弛药（罗库溴铵）的问世，以及恒速输注、靶控输注技术（target controlled infusion，TCI）的广泛应用，静脉麻醉发生了划时代的改变，为舒适医疗的开展打下了良好的基础。

目前，全凭静脉麻醉（total intravenous anesthesia，TIVA）已成为舒适医疗中最为常用的技术之一。麻醉医生可根据临床需要，灵活地选择合适的药物和输注技术来安全、高效地实施全凭静脉麻醉，使既往令患者痛苦不堪的各种检查或治疗得以在无痛舒适的状态下完成。

第一节 静脉麻醉的发展史

静脉麻醉的历史最早可以追溯到1657年，但真正意义上的静脉麻醉用药是伴随着Alexander Wood在1853年发明针管和注射器出现的。静脉麻醉发展史上较重要的事件包括：

1657年Christopher Wren通过使用羽毛茎和膀胱将阿片类药物注射到狗和人的静脉内使之意识丧失。

1665年Sigismund Elsholtz应用阿片类溶液，使受试者反应迟钝。

1874年Pierre-Cypien Ore将水合氯醛用于破伤风病人。

1916年吗啡及东莨菪碱用于治疗失眠。

1924年Bardet将巴比妥用于静脉注射。

1932年有"静脉麻醉之父"之称的德国药理学教授Helmut Weese用环己烯巴比妥（Hexobarbitone）进行麻醉，使静脉麻醉得以普及。

1934年随着美国的Lundy及Waters将硫喷妥钠用于临床，静脉快速诱导逐渐盛行。

1957年Stoelting首先应用美索比妥。

随后的50年中，大量的静脉麻醉药逐渐用于临床，包括：镇静催眠药：丙泮尼地，1957；阿法双酮，1971；依托咪酯，1973；丙泊酚，1977；抗焦虑药：地西泮，1966；咪达唑仑，1978；镇痛药：芬太尼，1959；氯胺酮，1966；舒芬太尼，1979；阿芬太尼，1980；瑞芬太尼，1996。在静脉麻醉药中有许多药物如羟孕二酮等在发展中被淘汰，而另一些药物如硫喷妥钠、美索比妥等一直沿用至今。静脉麻醉药的发展史也可以说是一段推陈出新，优胜劣汰的历史。新药的不断引入，使麻醉后恢复更加迅速。新型静脉麻醉药如丙泊酚、依托咪酯、阿芬太尼、瑞芬太尼等都显示出起效快、麻醉维持平稳和恢复快的优点。

随着科技的不断进步，麻醉药静脉输注方法也在不断发展。现在用于静脉注射的针头、导管和注射器都是在 Alexander Wood 等早期发明的针头、注射器基础上几经演变而成。1968 年，Kruger-Thiemer 提出可以迅速达到并维持恒定血药浓度的 BET 方案，即输注速度＝负荷量（Bolus）＋消除（Elimination）＋转运（Tranfer）。1981 年，Helmut Schwilden 根据 BET 方案发明了根据药动学模型设计的由计算机控制的持续输注装置，改变了只能依赖人工输注药物的历史。同年，欧洲首次出现了由 Zeneca 发明的专门用于丙泊酚的靶控输注设备，开创了静脉麻醉输注技术的新纪元。

第二节　静脉麻醉的优缺点

一、静脉麻醉的优点

静脉麻醉具备许多独特的优点，如诱导迅速、对呼吸道无刺激、病人舒适、苏醒较快、不燃烧、不爆炸、无污染以及操作方便不需要特殊设备等。与吸入麻醉相比，静脉麻醉最为突出的优点是无需经气道给药和无环境污染。

随着静脉麻醉药物和输注技术的不断发展，尤其是丙泊酚、瑞芬太尼和 TCI 的出现，使 TIVA 的面貌焕然一新。如今的全凭静脉麻醉已经可以像吸入全麻一样能用于各种类型手术的麻醉，可控性也可与之媲美。有大样本的随机对照实验证明：与静吸复合麻醉相比，TIVA 能明显减少术后恶心、呕吐的发生率（特别是 24 h 内），因此可减少止吐药的应用。与吸入麻醉相比，TIVA 组恶心、呕吐的发生率在住院病人降低了 15%，在非住院病人降低了 18%。此外，TIVA 还可减少病人在麻醉后恢复室（post anesthesia care unit, PACU）停留的时间。

二、靶控输注在静脉麻醉中应用的优点

静脉超短效药物的问世以及药动学和药效学研究的进步，使靶控输注技术日趋成熟。丙泊酚和瑞芬太尼起效迅速、作用时间短、无蓄积，是靶控输注最具代表性的药物，常联合应用于全凭静脉麻醉。

靶控输注的优点包括：①麻醉深度更易于调节。靶控输注技术为麻醉医师应用静脉麻醉药提供了类似吸入麻醉药挥发罐的调控手段，使静脉麻醉可控性更强、操作更简单。靶控输注还可连续显示预期药物浓度，因此其又有"静脉蒸发器"（intravenous vaporizer）的称号。②靶控输注以血浆或效应室的药物浓度为标准来控制药物输注速度，即时药物浓度的变化可以曲线显示，给药时间和输注药物总量也可以数据显示，并且能自动补偿中断的药物输注，节省计算药量或输注速度的时间；③麻醉过程平稳，可减少因血药浓度的过度改变而引起的循环和呼吸的波动；④通过麻醉诱导期的观察可预测麻醉维持的效果；⑤在麻醉结束后，可以预测病人清醒的时间；⑥靶控输注泵内置的药动

学模型还可以减少个体差异，自动按年龄、体重计算用药量，而且速度极快；⑦根据不同的手术及病人情况，靶控输注可采用血浆浓度靶控或效应室浓度靶控，采用开放环路或闭合环路，可控制呼吸或保留自主呼吸，或进行气管内插管也可以放置喉罩，使病人入睡或保持病人清醒状态进行自控镇静、镇痛，可以使用单一药物也可几种药物联合使用。

三、静脉麻醉的缺点

静脉麻醉也存在着一些缺点：①单独应用某一种静脉麻醉药很难满足外科手术的需要；②可控性不如吸入麻醉药；③药物代谢受肝肾功能的影响；④依体重计算用药不科学、不方便；⑤个体差异较大；⑥无法连续监测血药浓度变化；⑦某些药物对血管及皮下组织有刺激性，注射时可引起疼痛。

国内外有大量文献报道了利多卡因能减少丙泊酚的注射痛。佛山市第一人民医院麻醉科对该院无痛内镜中心1252例在丙泊酚静脉麻醉下行胃/肠镜检查的患者进行了注射痛方面的研究，结果发现：①利多卡因不能减轻丙泊酚的注射痛。预注1%利多卡因1 ml或使用不同剂量的利多卡因分别与丙泊酚混合后注射，都未显示有减少注射痛的效应；②丙泊酚的注射痛与所注入血管大小有关。与手背静脉注入者比较，选择肘静脉注入的注射痛发生率可降低89%，疼痛程度也明显减轻。这可能是由于较粗的血管内血流量大，对注入的丙泊酚起稀释作用，从而降低了局部血管内丙泊酚的浓度；③丙泊酚的推注速度也对注射痛有影响。推注速度较慢者，疼痛程度较轻，而推注速度较快者疼痛较为严重。因此，选择较粗大的静脉，并以较慢的速度注入丙泊酚是减轻或缓解注射痛的关键所在。此外，小儿患者在接受丙泊酚注射时，常常因注射痛发生躁动。为减少这种麻醉初期的躁动，笔者在注射丙泊酚前常采取预注少量氯胺酮（5～10 mg）的方法来减少疼痛和躁动，收到良好效果。少量氯胺酮既不影响小儿的苏醒，又有助于小儿快速进入睡眠状态。

与吸入麻醉药相比，静脉麻醉药没有外周肌肉松弛的效应。但静脉麻醉药物的镇静、催眠作用可产生一定的中枢性肌肉松弛的效果。对门诊大多数检查或治疗来说，肌肉松弛的要求并不高。因此，静脉麻醉仍然是无痛门诊诊疗中应用最为广泛的麻醉技术。

第三节　静脉麻醉相关的药理学概念

为探索静脉麻醉药血浆药物浓度与作用部位（生物相）药物浓度之间，药物浓度与药物效应（麻醉深度）之间，以及不同的持续用药时间与麻醉恢复之间的关系，麻醉医生有必要了解麻醉药理学方面的新进展。借助新的药动学和药效学概念调控实施静脉麻醉，才能使静脉麻醉药的用药方案实现最佳的临床效果。本节介绍了与静脉注射特别是靶控输注关系较为密切的一些概念，包括：房室模型与效应室、分布容积、速率常数（K_{e0}，$t_{1/2}k_{e0}$）、时量相关半衰期、时量相关下降时间、平均有效时间、蛋白结合率与再分布、Cp50与Ce50及周边室迟钝。

一、房室模型与效应室

(一) 房室模型

房室模型是将体内药物转运和分布特性相似的部分抽象地看成一个房室，经过适当的数学处理，用药动学参数来反映药物分布及代谢特性的方法。房室模型理论认为机体由多个房室组成，包括一个处于中心位置的中央室和多个外周室。中央室与各外周室之间有着直接的药物转运与交换关系，而各外周室之间无直接联系。中央室包括血液以及血流丰富的组织、器官，例如肝、肾、心、脑及腺体等；外周室包括脂肪、皮肤及静止状态的肌肉组织等血流差的组织、器官。简而言之，房室模型就是药物经静脉注射进入血液，然后自血管向组织间液扩散，扩散范围的大小（容积）就是房室概念。

房室概念与解剖学、生理学的概念不同，它是人为地把机体内药物转运速率及分布相仿的部位合并成同一房室，所以它是理论上的空间组合，是一抽象名词。如果扩散的容积只有一个，我们称之为一室模型，如果容积是两个称为二室模型，以此类推还有三室模型等（图6-1 三室药动学-药效学模型）。理论上讲，房室越多，越符合生理特征，但是过多的房室会增加数学计算的复杂性，而采用二室或三室模型都可以对静脉麻醉药达到满意的描述。

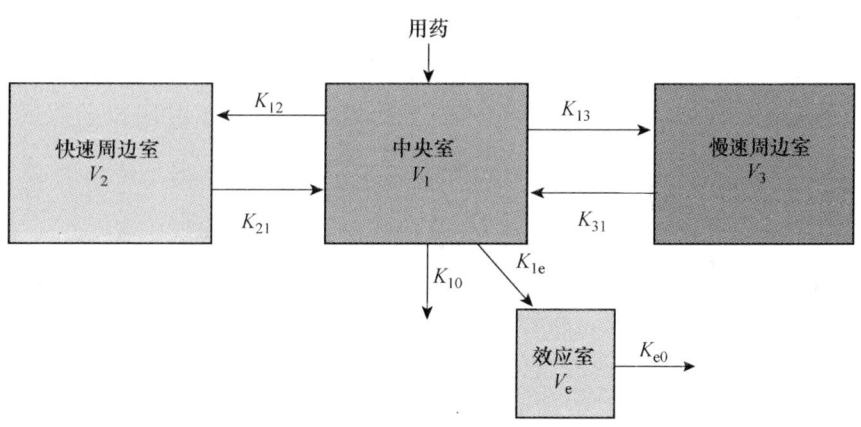

图 6-1 三室药动学-药效学模型

随着 TCI 的广泛应用，房室模型的缺陷渐渐暴露出来。比如目前的模型虽然复杂但还是机械化的，没考虑到机体的自身调控能力。而人体各个层次，从受体、细胞、组织到器官均具有自身调控能力，从基因表达到受体调节或减压反射都充满了反馈与适应。相对人体而言，房室模型只是一个简化的机械模型，它无法模拟人体的调节。在房室模型中加入反馈调节可能是解决问题的办法。还有学者提出与机体解剖及生理功能有着直接联系的生理药动学模型，其隔室与解剖学上的实体组织相对应，隔室之间通过血液循环连成统一的整体。生理药动学模型可以更好地描述药物体内过程，但此方面的研究目前仍处于初期探索阶段，有关的研究报道甚少。

(二) 效应室

在研究静脉注药后血浆药物浓度与其效应之间的关系时发现，有些药物的效应滞后于血药浓度，血药浓度达峰值时，其效应并未达到高峰，而生物相（效应室）才是药物的作用部位，因此引入了效应室的概念。效应室是经典模型中除中央室和外周室之外的一个假想房室，指药物作用的靶部位，如受体、离子通道或酶等，是反映药物临床效果的部位。它的绝对浓度实际上是药物作用受体周围环境的浓度，以目前的技术条件无法测定。

房室模型与效应室概念的结合，使药动学与药效学有机地结合起来，这对研究血药浓度药物效应之间的关系以及如何计算静脉给药具有重要意义。

二、分布容积

分布容积＝所给药物的总量/该药的血药浓度 $\left(V_d = \dfrac{X_0}{C_0}\right)$，其单位是 L/kg。$V_d$ 的大小取决于该药物的理化性质、在组织中的分配系数及与血浆蛋白或组织的结合率等因素。通过对药物 V_d 大小的了解可以推测其在机体的分布情况。药物输注后，其初始的分布容积为中央室（V_1），然后向外周室（V_2 和 V_3）分布，直到最后形成稳态时的分布容积（V_{dss}）。显然 $V_1 < V_{d峰效应} < V_{dss}$，如芬太尼的 V_1、$V_{d峰效应}$、V_{dss} 分别是 13 L、75 L、360 L。峰效应时分布容积的计算公式为：$V_{d峰效应} = V_1 \dfrac{C_{血浆初始}}{C_{血浆峰效应}}$。由分布容积又引申出表观分布容积、中央室分布容积、外周室分布容积、稳态分布容积的概念。

（一）表观分布容积（apparent volume of distribution，V_d）

表观分布容积（V_d）系指给药后，体内总药量（X_0）与零时间血药浓度（C_0）的比值。

$$V_d = \dfrac{X_0}{C_0}$$

它是一个计算值，在多数情况下，并非药物在机体内分布的真实生理容积，只是表示药物在体内分布的广泛程度，故称表观分布容积。V_d 是药动学中一项重要的基本参数。某药的 V_d 大小取决于该药的理化性质（如 pKa 等）、药物在各组织中的分配系数、与血浆蛋白或组织蛋白结合率等。如果药物的 V_d 与体液数据相比较，也可大致推测药物在体内分布情况。70 kg 的人体，总含水量约为 40～46 L，其中血浆约 3～5 L，细胞外液和细胞内液分别为 13～16 L 和 25～28 L。如果算得某药 $V_d = 5$ L，则提示药物基本分布在血液中；如为 10～20 L，则主要分布在细胞外液中；如为 40 L，主要分布在细胞内、外液中；如为 100～200 L，则提示药物大量分布或贮存在组织内或某些器官中。

（二）中央室分布容积（the central volume of distribution，V_c）

中央室分布容积包括心、血管、肺、肝、肾等组织、器官容积。这些组织、器官也可摄取某些药物，如肺组织对阿芬太尼摄取量小于芬太尼和舒芬太尼，其原因与阿芬太尼的脂溶性低、pKa 小有关，所以阿芬太尼的 V_c 小于芬太尼和舒芬太尼的 V_c。此外某些药物经血管内给药后随即在血管内代谢，这些药物的 V_c 也小。V_c 主要用来计算静脉注射后药物的峰浓度。对于脑组织来讲，脂溶性高、极性小、分子量不大的药物，容易跨过血-脑屏障，脑组织则属于中央室，否则属于外周室。

（三）外周室分布容积（the peripheral volume of distribution，V_p）

外周室分布容积反映药物在组织中的溶解能力，它比 V_c 大。某药的 V_p 大小取决于药物的理化性质，在人群中它的数值可以说是一常数，但受年龄、疾病等因素的影响。例如老年人脂肪增加、瘦体重（lean body mass）减小，总体水减少，脂溶性大的药物 V_p 增加。

（四）稳态分布容积（the volume of distribution at steady state，V_{dss}）

稳态分布容积指药物静脉输注达稳态时，体内药物总量与血浆药物浓度的比值。它等于此时的中央室和外周室分布容积之和。

三、速率过程与速率常数（K_{e0}，$t_{1/2}k_{e0}$）

（一）速率过程

药动学建立的基础是药物分子通过各种体内生物膜屏障，在体内转运。药物通过生物膜的转运方式主要为简单扩散与特殊转运。简单扩散过程主要取决于生物膜的通透性和膜两侧的药物浓度差，浓度差越大，转运速率越快，为一级速率过程，即反应速率随体内药量衰减而衰减，属恒比消除。一级速率过程药物转运或消除的半衰期与体内的量无关，是一常数，其药动学模型是线性的。大多数药物在体内的转运过程都属于一级速率过程；而药物的主动转运和易化扩散因为需要载体或酶的参与，故其转运过程比较复杂。当药物浓度远小于转运载体或酶浓度时，其转运过程属一级速率过程；但当药物浓度远大于转运载体或酶浓度时，其转运速率只取决于转运载体或酶的浓度，而与药物浓度无关，为零级速率过程，即随时间的延长单位时间跨膜转运或消除恒定的药量，属恒量消除。零级动力学药物转运或消除的半衰期与体内药量成正比，不是恒值。

（二）速率常数（rate constant）

TCI 应以效应部位浓度为目标，而目前又无法测定效应部位的药物浓度，因此引出 k_{e0} 和 $t_{1/2}k_{e0}$ 的概念。

1. k_{e0} k 为一级速率常数，是药物在单位时间内消除或转运的百分率 $\left(k=\dfrac{CL}{V_d}\right)$，其中 CL 指血浆清除率，即单位时间内血浆中的药物被完全清除的血容量；V_d 指分布容积。k_{e0} 本指药物从效应室转运至体外的一级速率常数（e 为 effect，代表效应室；0 为零，代表体外），而目前通常用来反映药物从效应室转运至中央室（血浆）的速率常数，即反映药物在中央室和效应室之间的平衡速度。药物注射后其作用的达峰时间同样与 k_{e0} 有关，k_{e0} 越大，平衡的时间越短，该药物峰值效应就出现得越快。了解每个静脉麻醉药的达峰时间才能够选择适当的麻醉药并确定最佳给药时间，以取得最佳的麻醉效果。例如，瑞芬太尼的达峰时间为 1.6 min，丙泊酚的达峰时间为 2.2 min。因此，无痛支气管镜麻醉诱导时，应该先输注丙泊酚，然后输注瑞芬太尼。否则易出现麻醉深度与手术操作刺激程度不同步的情况：镜体通过声门时，麻醉深度不够，出现呛咳；镜通过声门后，刺激减小，出现低血压。

2. $t_{1/2}k_{e0}$ $t_{1/2}k_{e0}$ 可用 $0.693/k_{e0}$ 来计算，指维持一个稳态血药浓度时，效应室（生物相）浓度达到血浆浓度 50% 时所需的时间。其意义代表着药物起效和消除的快慢。持续输注（或停止输注）5 个 $t_{1/2}k_{e0}$，可以认为效应室的药物浓度达到稳态（或药物基本消除）。

靶控输注时，$t_{1/2}k_{e0}$短的药物可选择血浆浓度靶控，而$t_{1/2}k_{e0}$长的药物则适宜选择效应室浓度靶控才可更快达到需要的麻醉深度。

常用药物的$t_{1/2}k_{e0}$和单次注射后药物作用的达峰时间见表6-1。

表6-1 静脉麻醉药单次给药后k_{e0}和$t_{1/2}k_{e0}$

	k_{e0}（min^{-1}）	$t_{1/2}k_{e0}$（min）	效应室达峰效应时间（min）
阿芬太尼	1.41	0.9	1.4
瑞芬太尼	1.14	1.3	1.6
硫喷妥钠		1.5	1.6
依托咪酯		1.5	2.0
丙泊酚	0.238	2.4	2.2
舒芬太尼	0.227	3.0	5.6
咪达唑仑		4.0	2.8
芬太尼	0.147	4.7	3.6

从表6-1中可以看出，原则上药物的k_{e0}越大，$t_{1/2}k_{e0}$越小，效应室平衡的时间越快。例如阿芬太尼k_{e0}较大，达峰效应时间约1min，达峰时单次剂量的阿芬太尼约60%再分布和排出体外。而芬太尼达峰效应时间接近4min，达峰时80%以上的药物（单次注射）已再分布和排出体外。

四、消除半衰期、血浆半衰期与时量相关半衰期

临床上常把药物消除半衰期作为药理作用持续时间和选择静脉麻醉药最常用的药动学参数，即短小的手术可选择半衰期短的药物，而长时间的手术则选择半衰期较长的药物。近年来，Shafer和Varel通过计算机模拟实验比较芬太尼、舒芬太尼和阿芬太尼长时间持续静注后发现，相对短效的阿芬太尼用于8h以上的手术最好，当停止静注后，其作用部位阿片药浓度快速下降，恢复比舒芬太尼快。而对于小于8h的手术，阿芬太尼的恢复反而比舒芬太尼要慢得多。此现象提示，长时间持续输注药物后，"短效"的阿片类药物术后恢复并不一定比"长效"的快，反之亦然。这个例子说明药物消除半衰期并不总能预示静注后作用部位药物浓度下降的相应速率。因此，作者认为简单地根据消除半衰期来选择用药并非合理的方法。

消除半衰期（elimination half-life）是指机体药物消除一半所需的时间，又称终末半衰期（terminal half-life）。血浆半衰期是指血浆药物浓度下降一半所需的时间。对于一房室模型药物来说，消除半衰期与血浆半衰期是等同的。对于多室模型药物，由于在机体中存在着再分布，两个半衰期则存在差异。

临床研究中还发现，同一个药物随着持续输注时间的增加，其血浆浓度减少一半的时间亦延长，不同药物间差异更大。为此，有学者提出了时量相关半衰期（context-sensitive half-time，$t_{1/2}$CS，也译作持续输注即时半衰期、持续输注半衰期）的概念，其含义为静脉输注维持血浆药物浓度恒定时，任一时间停止输注，血浆药物浓度下降一半所需的时

间。时量相关半衰期不是定值，而是随输注剂量、时间的变化而变化。$t_{1/2}$CS 指的是中央室药物消除作用，它比消除半衰期更有价值，更能准确预计静脉麻醉后的恢复时间。因此，有人提议把 $t_{1/2}$CS 作为静注后中央室药物药动学消除作用和预测恢复时间最有用的指标。如丙泊酚的慢相分布半衰期为 30~70 min，消除半衰期为 4~7 h，但其时量相关半衰期即使在较长时间（>3 h）的静脉输注后仍小于 25 min。只要控制合理的血浆丙泊酚浓度，病人就可以很快地苏醒和恢复。

用时量相关半衰期的概念很容易解释上述阿芬太尼与舒芬太尼长时间输注后恢复时间差异的现象。虽然舒芬太尼的消除半衰期比阿芬太尼长，但时量相关半衰期比阿芬太尼短，如两药皆持续输注 200 min 时，阿芬太尼血浆浓度下降 50% 需 55 min，而舒芬太尼仅需 25 min，见图 6-2。产生上述差异的原因是：舒芬太尼有一个大的、缓慢平衡的外周室，停止输注以后药物仍然持续流向外周室，因而中央室浓度下降较快。从图 6-2 中还可以看出，时量相关半衰期在阿片类药物的选择应用中具有重要的意义。芬太尼早期即表现出时间依赖性的时量相关半衰期的增长，当要求药物浓度快速下降时，应用芬太尼显然不可取。因此，芬太尼较适用于需长期应用阿片类药物治疗的情况。瑞芬太尼因其独特的代谢机制而具有恒定的时量相关半衰期，仅为 3~5 min，且与输注时间无关，因而常用于门诊手术的麻醉或术中长时间持续输注。

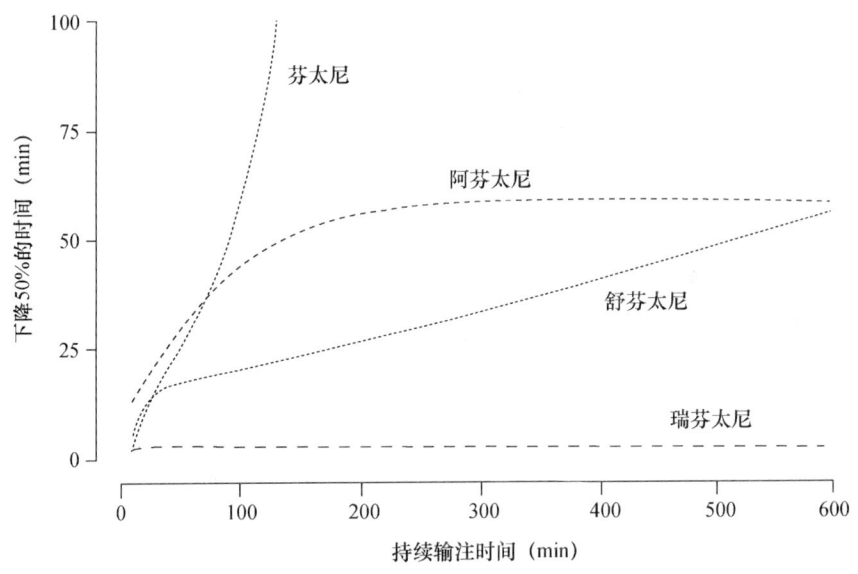

图 6-2　阿片类药时量相关半衰期

根据以上理论，靶控输注时采用 $t_{1/2}k_{e0}$ 和 $t_{1/2}$CS 两个参数较短的药物才能达到诱导、恢复都十分迅速的目的，同时有利于在麻醉过程中根据需要迅速调节麻醉深度，真正体现出靶控输注的优点。目前临床使用的麻醉药物中，以瑞芬太尼和丙泊酚的药动学特性最符合此特点。其他药物如咪达唑仑、依托咪酯、舒芬太尼、阿芬太尼也可以用于靶控输注，但是效果不如瑞芬太尼和丙泊酚（见表 6-2　常用静脉麻醉药的 $t_{1/2}$CS）。肌肉松弛药的药效与血浆浓度关系并不密切，而且药动学并非典型的三室模型，因此目前不主张使用靶控输注模式，而以肌松监测反馈调控输注模式为最佳选择。

表 6-2　常用静脉麻醉药的 $t_{1/2}CS$

药物名称	$t_{1/2}CS$ (min)			
	输注 1 min	输注 1 h	输注 3 h	输注 8 h
丙泊酚	2	10	15	
咪达唑仑	20	30	50	
硫喷妥钠	5	75	100	
阿芬太尼		30	55	60
芬太尼		25	105	280
舒芬太尼		20	25	45

五、周边室迟钝

静脉输注一定时间后,为了重建与中央室的平衡,周边室会向中央室转运药物。周边室迟钝是指那些从周边室向中央室转运非常缓慢的药物。周边室迟钝的临床意义是:周边室在单位时间内向中央室(血浆)释放的药物较少,这样血药浓度的降低就不会因为来自周边室的药物而受到显著影响。了解周边室迟钝有助于理解丙泊酚消除半衰期长却有着很短的时量相关半衰期等现象。

六、时量相关下降时间与平均有效时间

除了靶浓度降低 50% 之外,近年来一些新的指标如"时量相关下降时间"与"平均有效时间"也具有一定的临床意义。

(一)时量相关下降时间

时量相关下降时间表示的是停药后从维持某一浓度至下降到既定百分含量所需的时间,其中时量是指持续输注,下降是指浓度(血浆浓度或效应室浓度)下降。例如,芬太尼效应室浓度下降 70% 所需时间与输注持续时间之间的关系,被定义为"时量相关 70% 效应室下降时间"。时量相关下降时间概念的确立,前提是血浆与效应室浓度保持在恒定水平,只有这样,才能建立有关血浆与效应室浓度下降至预期水平时所需时间的数学模型。而临床上血浆和效应室浓度很少能保持恒定,所以时量相关下降时间对静脉药物的药动学只能提供一般性指导,而不是对任何药物或输注方案的绝对预测指标。

(二)平均有效时间 (mean effect time)

当间断或一次性用药,又或者用药过量,药物浓度高于所需浓度的几倍水平时,药物浓度的下降并不确切地等于药物作用的恢复,这时 $t_{1/2}CS$ 就不总是恢复时间的准确预测依据。基于此类情况,Bailey 又提出了平均有效时间,以说明药物浓度与药物效应的相关概率,这对预测麻醉后的恢复时间又提供了一个有用的指标。平均有效时间是指麻醉维持(90% 病人术中对刺激无反应)停止后,病人恢复反应的平均时间。平均有效时间表明,若药物的浓度-效应关系曲线平缓,则其浓度必须显著下降方可使病人彻底清醒;相反,若药物的浓度-效应关系曲线陡峭,在药物有较小浓度的降低时病人即可恢复迅速。大多数镇静催眠药具有相当陡峭的浓度-效应关系曲线。

围绕计算机模拟实验的研究结果，近年来许多学者从不同角度探索药物浓度与药物作用恢复、药物浓度与麻醉深度、作用部位与血浆药物浓度、不同的持续用药时间与恢复时间之间的关系，并应用各种方法测定 $t_{1/2}CS$，找出它们之间相应的规律，选择最佳给药方案，使之更合理地指导临床用药。

七、蛋白结合率与再分布

（一）蛋白结合率

大多数药物进入血循环后，不同程度地与血浆蛋白（清蛋白、α球蛋白）结合，不同药物与清蛋白结合的位点也不同。除少数药物以共价键的方式结合外，大多数药物的结合是可逆的，呈动态平衡。只有游离型的药物（未结合的）才能跨过细胞膜进一步被转运，或与靶细胞结合，或被代谢，或被排泄等。所以与血浆蛋白结合后，药物暂时失去活性，是一种暂时贮存的形式。药物与血浆蛋白的结合使游离型药物相对减少，增加细胞膜两侧的浓度差，有利于吸收，但不利于进一步转运。

蛋白结合率系指治疗剂量下血浆蛋白与药物结合的百分率。血浆蛋白与药物的结合有一定的限量。药物与血浆蛋白结合达到饱和后，继续增加剂量，游离药物浓度会迅速上升，其作用增强，毒性也增加。血浆清蛋白减少或变性时，应用正常剂量的药物也可因游离型增加而引起药物过量，甚至中毒的危险。此外，如两种药物与相同的血浆蛋白位点结合，与血浆蛋白结合力强的药物可以置换结合力弱的药物。尤其是结合率高、V_d 小及消除慢的药物，彼此间可出现明显的竞争性抑制，从而增强药物的效应，甚至导致毒性反应。例如双香豆素与保泰松的蛋白结合率分别为99%和98%，后者可将前者从血浆蛋白中置换出来，如置换出1%则使游离型的双香豆素增加1倍，作用增强1倍，以致抗凝作用增强，有引起出血的危险。

（二）再分布（redistribution）

体内脂肪总量相对较多，脂溶性高的药物分布到脂肪组织后往往有相当部分被贮存，从而影响药理作用。例如弱酸性药物硫喷妥钠的脂溶性较高，pKa为7.6，在血浆中以非解离型居多，易通过细胞膜。由于脑的血流量［70 ml/(min·100 g组织)］比脂肪血流量［1 ml/(min·100 g组织)］高，静脉注射后硫喷妥钠迅速分布到脑组织而产生麻醉作用。但由于脂肪组织的量大，又能摄取脂溶性药物，所以药物逐渐从脑中向脂肪中转移，并被贮存起来，这一过程称为再分布。此后脂肪组织释放的硫喷妥钠可出现血浆浓度的第二次峰值，虽不足以产生深度的麻醉作用，但却可使病人苏醒延迟。又如芬太尼的消除半衰期长，但其单次静脉注射后作用时间短暂，原因同样与再分布有关。肺、胃的pH值比血液低，往往是弱碱性药物贮存的场所。芬太尼单次静脉注射后约有75%的药物被肺所摄取，另一部分也被胃壁摄取。当通气改善后大量芬太尼从肺转移到血液中，从而引起血药浓度的第二次高峰。

八、Cp50 与 Ce50

Cp50 与 Ce50 是静脉用药的概念，反映了药物作用的相对强度，相当于吸入麻醉药的 MAC。

Cp50 是指防止50%病人对伤害刺激产生反应的血浆药物浓度。但这个概念没有考虑到血浆与效应室效应之间的延迟,在两者部位浓度达到平衡以前,Cp50 有很大的误差。

Ce50 是指防止 50% 病人对伤害刺激产生反应的效应室药物浓度。当输注时间足够长时,血浆与效应室药物浓度可以达到平衡,此时 Cp50=Ce50。与 MAC 不同,当同时吸入几种吸入麻醉剂时,其 MAC 值呈相加性;而不同类静脉麻醉药由于具有不同的作用受体和机制,所以静脉麻醉药联合应用时,其麻醉强度并非呈简单的相加。

第四节　静脉麻醉药的药动学

药动学是定量研究机体对药物处置(吸收、分布、代谢及排泄)动态变化规律的学科。药动学的研究通常是概括生物体样本药量与时间的函数关系,从而建立数学模型,导出算式,并确定有关参数,以便用数学语言定量并概括地描述药物体内过程的动态规律。根据该数学模型可以模拟、探讨并预报生物体药量(或血药浓度)的规律,进而指导合理用药、设计或优选给药方案,为临床用药提供科学的依据。

一、静脉推注药动学（一级、零级、多次给药后）

（一）一室模型

某药作静脉推注,体内药量(X_0)随时间(t)变化:

1. 体内药量-时间函数方程：$\dfrac{dx}{dt}=-kt$,k:一级消除速率常数,解得:

$$X_t = X_0 e^{-kt} \tag{1}$$

2. 血药浓度-时间函数方程：上式二边同除以 V_d 得:

$$C_t = C_0 e^{-kt} \tag{2}$$

从上式可见静脉推注一个剂量后,血药浓度随时间延长呈指数衰减。大多数药物按一级速率过程转运或消除,即随时间的延长药物的量呈指数衰减。对(2)式取对数得:

$$\lg C_t = \lg C_0 - \dfrac{k}{2.3026}t \tag{3}$$

上式在半对数纸上 C_t-t 作图得一直线,截距为 $\lg C_0$,斜率为 $-k/2.3026$。

3. 血浆半衰期（$T_{1/2}$）：血浆药物浓度衰减一半所需时间。根据定义,当 $t=T_{1/2}$,$C_t=C_0/2$ 代入(3)式得:$T_{1/2}=0.693/k$。由此可见,按一级消除动力学消除的药物,其 $T_{1/2}$ 是一恒值,与血药浓度无关。

根据(2)式,令 $t=nT_{1/2}$,且将 $k=0.693/T_{1/2}$ 代入得:$C_{nT_{1/2}}=C_0\left(\dfrac{1}{2}\right)^n$。当 $n=1$ 时,$C_{T_{1/2}}=0.5C_0$；$n=3.32$ 时,$C_{3.32T_{1/2}}=0.1C_0$；$n=5$ 时,$C_{5T_{1/2}}=0.03C_0$；$n=6.64$ 时,$C_{6.64T_{1/2}}=0.01C_0$。由此可见,静脉推注后,药物在机体内经 $5T_{1/2}$ 达到基本消除。

（二）二室模型

某药作静脉推注,体内药量随时间而变化:

1. 体内药量-时间函数方程：

$$\begin{cases} \dfrac{dX_c}{dt} = k_{21}X_p - (k_{12}+k_{10}) \cdot X_c \\ \dfrac{dX_p}{dt} = k_{12}X_c - k_{21}X_p \end{cases}$$

X_c、X_p 分别为中央室、外周室的药量；dX_c/dt、dX_p/dt 分别为中央室、外周室瞬间药量变化的微分式；k_{12} 为中央室向外周室转运的速率常数；k_{21} 为外周室向中央室转运的速率常数；k_{10} 为中央室消除的速率常数。

上式经拉氏转换解得：

$$X_c = \frac{X_0(\alpha - k_{21})}{\alpha - \beta} e^{-\alpha t} + \frac{X_0(k_{21} - \beta)}{\alpha - \beta} e^{-\beta t} \qquad (4)$$

其中 α 为分布速率常数，β 为消除速率常数。

2. 血药浓度-时间函数方程：

（4）式两边同除以中央室表观分布容积（V_c）得：

$$C_t = \frac{X_0(\alpha - k_{21})}{V_c(\alpha - \beta)} e^{-\alpha t} + \frac{X_0(k_{21} - \beta)}{V_c(\alpha - \beta)} e^{-\beta t} \qquad (5)$$

令上式等号右侧二项系数分别为 A、B，则（5）式改写为：

$$C_t = Ae^{-\alpha t} + Be^{-\beta t} \qquad (6)$$

从上式可见，二室模型药物静脉推注后，血药浓度随时间呈二项指数衰减。如 C_t 对 t 在半对数纸上作图则呈二项指数式。

3. 各项参数的关系： $\alpha + \beta = k_{10} + k_{12} + k_{21}$；$\alpha\beta = k_{10} \cdot k_{21}$；$C_0$（零时血药浓度）$= A + B$；$V_c$（中央室表观分布容积）$= \frac{X_0}{C_0}$；$k_{21} = \frac{\alpha B + \beta A}{A + B}$；$AUC_{(0 \to \infty)} = \frac{A}{\alpha} + \frac{B}{\beta} = \frac{X_0}{V_c \cdot k_{10}}$；CLs（全身清除率）$= \frac{X_0}{AUC} = V_c \cdot k_{10}$；$T_{1/2\alpha}$（分布相半衰期）$= \frac{0.693}{\alpha}$；$T_{1/2\beta}$（消除相半衰期）$= \frac{0.693}{\beta}$；$V_d$（总分布容积）$= \frac{X_0}{\beta AUC} = \frac{V_c \cdot k_{10}}{\beta}$。

对于单次注入的药物，其血药浓度的降低主要取决于药物的分布半衰期和清除半衰期。如硫喷妥钠，单次注入后由于其快速地自中央室向外周室分布，血药浓度从高峰很快下降，但是较慢的清除半衰期及药物从外周室向中央室的再分布，使得其血药浓度在较长时间仍维持于较高水平，这也是硫喷妥钠不适合静脉麻醉维持的原因。按等效剂量单次注入给药，恢复快慢的顺序为：丙泊酚、依托咪酯、硫喷妥钠、咪达唑仑、氯胺酮。

二、静脉持续输注药动学

（一）一室模型

某药作恒速静脉输注，体内药量（X）随时间（t）变化，其图解：

$$R_0 \longrightarrow \boxed{X} \xrightarrow{k}$$

1. 体内药量-时间函数方程： $\frac{dx}{dt} = R_0 - kx$，R_0：恒速输注速率，k：一级消除速率常数。经拉氏转换解得：

$$X_t = \frac{R_0}{k}(1 - e^{-kt}) \qquad (7)$$

2. 血药浓度-时间函数方程：（7）式两边同除以 V_d 得：

$$C_t = \frac{R_0}{V_d \cdot k}(1 - e^{-kt}) \qquad (8)$$

从（8）式可见 C_t 随 t 延长而增加，当 $t\to\infty$ 时，$\mathrm{e}^{-kt}\to 0$，血药浓度趋向恒值，即稳态浓度（C_{ss}）或坪浓度。

$$C_{ss}=\frac{R_0}{V_d\cdot k} \tag{9}$$

由（9）式可见 C_{ss} 与 R_0 成正比，即不同的输注速率产生不同的 C_{ss}，此时体内药物消除速率等于输注速率。由此可知，稳态浓度的大小与输注速率（给药量的大小）及消除有关，药物的输注速率大，其稳态浓度值也会增大。

将（9）式代入（8）式得：

$$C_t=C_{ss}(1-\mathrm{e}^{-kt}) \tag{10}$$

由于 $k=\frac{0.693}{T_{1/2}}$，且令 $t=nT_{1/2}$，代入（10）式，当 $n=1$，则 $C_{1T_{1/2}}=0.5C_{ss}$；当 $n=4$，则 $C_{4T_{1/2}}=0.93C_{ss}$；当 $n=5$，则 $C_{5T_{1/2}}=0.97C_{ss}$，说明恒速输注达到稳态浓度的时间与药物的半衰期有关，经过5个半衰期药物的血药浓度可以达到稳态浓度的97%，停止给药后，浓度呈相反过程变化，经过5个半衰期97%的药物被清除。

（二）二室模型

某药作恒速静脉输注，体内药量随时间变化：

1. 体内药量-时间函数方程：

$$\begin{cases}\dfrac{dX_c}{dt}=R_0+k_{21}X_p-(k_{12}+k_{10})X_c\\ \dfrac{dX_p}{dt}=k_{12}X_c-k_{21}X_p\end{cases}$$

经拉氏转换解得：

$$X_c=\frac{R_0}{k_{10}}\left(1-\frac{k_{10}-\beta}{\alpha-\beta}\mathrm{e}^{-\alpha t}-\frac{\alpha-k_{10}}{\alpha-\beta}\mathrm{e}^{-\beta t}\right) \tag{11}$$

2. 血药浓度-时间函数方程：（11）式两边同除以中央室表观分布容积（V_c）得：

$$C_t=\frac{R_0}{V_c\cdot k_{10}}\left(1-\frac{k_{10}-\beta}{\alpha-\beta}\mathrm{e}^{-\alpha t}-\frac{\alpha-k_{10}}{\alpha-\beta}\mathrm{e}^{-\beta t}\right) \tag{12}$$

当 $t\to\infty$ 时

$$C_\infty=C_{ss}=\frac{R_0}{V_c\cdot k_{10}} \tag{13}$$

由（13）式可见，对于二室或三室模型，恒速输注时血药浓度的稳态值仍与输注速率成正比而与清除率成反比。但在二室或三室模型，达到稳态浓度的通路为2或3次指数，这就决定了血药浓度-时间函数方程及其拟达到稳态值的输注速率远比一室模型的计算公式复杂。

3. 静脉输注停止后，血药浓度-时间函数方程：

$$C_t=\frac{R_0(k_{21}-\alpha)(\mathrm{e}^{-\alpha T}-1)}{V_c(\alpha-\beta)\cdot\alpha}\mathrm{e}^{-\alpha t_1}+\frac{R_0(\beta-k_{21})(\mathrm{e}^{-\beta T}-1)}{V_c(\alpha-\beta)\cdot\beta}\mathrm{e}^{-\beta t_1} \tag{14}$$

式中 T 为静脉输注时间；t_1 为停止输注后时间。

当输注停止后，血药浓度的降低不仅受到消除半衰期的影响，还受到各室之间药物转运的影响。多室模型就有多个半衰期，此时的计算不仅复杂，且无多大临床意义。对于较长时间持续输注麻醉药物，其血药浓度下降的快慢则不仅取决于分布半衰期和清除半衰期，还与其外周室是否迟钝有关。长时间应用硫喷妥钠后，恢复速度远较丙泊酚慢，不仅因为硫喷妥钠的清除半衰期远大于丙泊酚，还因为硫喷妥钠存在容量巨大且迟钝的周边室。因此，要考虑上述三方面的因素才能估计病人的苏醒时间，这对于临床麻醉工作显得有些复杂。时量相关半衰期的概念使问题得到简单化，同时还弥补了多室模型中半衰期的局限性，对静脉麻醉有着极为重要的意义。药物在体内消除一半与血药浓度（或中央室药物浓度）下降一半的含义并不相同，显然了解何时病人血药浓度下降50%要比何时病人将50%的药物排出体外更有意义，这对估计病人的苏醒时间尤为重要。结合静脉麻醉药的即时血药浓度（如TCI的预期靶浓度）以及病人清醒时可以耐受该药的浓度，再根据时量相关半衰期，便可估计病人的苏醒时间。

三、靶控输注药动学

1968年，Kruger-Thiemer从理论上描述了药动学符合两室模型的静脉注射药物的输注方法，据此可以迅速达到并维持恒定的血药浓度，这个方法被称为BET方案。它包括首次负荷剂量（Bolus）$C_T V_1$，按$C_T Cl_s$速度给药来替代体内排除（Elimination）的药物，按指数衰减速度给药来补充转移（Transfer）到外周组织的药物。输注时先注射负荷量，再根据药物从机体排除的速率与药物从中央室向周边室转运的速率，向中央室补充给药。但BET给药模式的计算非常复杂，只能通过计算机模拟。10多年后，Schwilden等将计算机通过接口连接到注射泵上实现了BET方案的临床应用。其他小组也已经将BET或改良的运算法则应用在连接注射泵的计算机上。这些运算法则以房室模型为基础，计算出理论上达到所需的血浆或效应室药物浓度的静脉注射速度。

靶控输注系统就是整合了不同药物的药动学和大样本不同个体（群体）对药物的反应数据，可以较精确和方便地计算以上剂量并完成输注的。设定靶浓度后，计算机会计算达到靶浓度所需的输注量及速度，并将调整后能反映泵的物理容量的输注速度传送至泵。注射泵会按指令的速度将药物泵入患者体内，使之迅速"充满"中央室，随后在密集的时间间隔内（如每9～15秒），程序会将靶浓度和所输注药物的药动学模型进行实时计算并与当时的血浆或效应室药物浓度进行对比，不断调整输注速度。当手术刺激强度改变需升高靶浓度时，计算机计算出需要补充的药量注入中央室，当降低靶浓度时则停止输注，直至浓度衰减至设定值。同时计算机会提供给麻醉医师所有的信息，包括模型状况、注射泵状况、注射泵反馈的问题（如注射器内有空气或药物已用尽）、药物在患者体内排除的预期趋势、注射药物总量、当前注射速度及其他有助于临床管理的信息。

目前市场上销售的TCI大多是建立在房室模型的基础上，血浆靶控输注通过微分方程经拉氏转换得出计算公式，效应室靶控输注以中央室和效应室的卷积计算。电脑编程方面，采用公式法和尤拉法在结果上也会略有不同。不同公司的TCI具体计算方法也不同，由于涉及商业机密，其计算方法一般不向外界透露。

第五节 静脉麻醉方法的分类

静脉全身麻醉是指将一种或几种药物经静脉注入，通过血液循环作用于中枢神经系统而产生全身麻醉的方法。理想的静脉麻醉药应该起效快、维持平稳、恢复迅速。目前的静脉麻醉药种类较多，大多可有效地用于麻醉诱导和维持。由于静脉麻醉药无肌肉松弛效应，镇痛效应差（氯胺酮除外），因此有必要联合使用镇痛药和肌松药，以满足不同种类手术的需要。静脉麻醉的方式、方法很多，按用药种类可分为单一用药和联合用药，按用药方式可分为单次推注、间断推注和靶控输注。

一、按用药种类分类

（一）单一用药

单一用药指麻醉全程只应用某一种静脉麻醉药来完成。单一用药方便、容易操作，便于控制药物效应，因此最常用于门诊。胃肠镜、宫腔镜检查及人流术的静脉麻醉一般采用单独推注丙泊酚诱导，必要时再分次追加。另外，在小儿进入手术室前，也常采用静脉注射氯胺酮来做基础麻醉。

与伤害性刺激较大的手术不同，一般的胃、肠镜诊疗产生的疼痛刺激较小，单独应用丙泊酚即可满足诊疗的需求。但一些麻醉医师习惯于在应用丙泊酚基础上再联合咪达唑仑或芬太尼，此种方法可导致病人苏醒延迟以及苏醒后头晕、嗜睡，芬太尼还可增加术后恶心、呕吐的发生率。佛山市第一人民医院无痛内镜中心 2004—2009 年上万例病人的临床资料表明，单一应用丙泊酚的麻醉效果完善，且更为安全。由于没有复合用药的干扰，麻醉医生更易于调控麻醉深度，病人苏醒迅速，不遗留任何不适感觉，不影响离院后的工作和生活。但单一推注丙泊酚用于无痛胃、肠镜下诊疗的安全性和有效性与诊疗类型、诊疗持续的时间及医生的操作熟练程度有关。食管狭窄病人的食管支架植入术、胃造瘘术、肠息肉（大型）切除术等刺激程度较强的诊疗术，则需视情况联合使用阿片类镇痛药物。

（二）联合用药

联合用药是指同时或先后应用两种以上麻醉药物，以达到完善的手术条件和麻醉效果。在静脉麻醉药单独应用不够理想时，联合用药可增强效果并弥补不足。如门诊病人术前给予咪达唑仑可使其焦虑减轻、镇静程度增强，同时降低恶心发生率。丙泊酚和瑞芬太尼联合输注可使两者的优势互补，既降低两药的用量，又减少围术期的副作用。联合用药可以利用单次静脉注射来实现，也可利用 TCI 技术来完成。TCI 将诱导和维持过程联结成一体化操作，其优点在于诱导时血流动力学平稳。对于一般情况差的病人还可以采用阶梯式诱导法，通过延长诱导时间来使血流动力学更加平稳。

佛山市第一人民医院麻醉科极其重视在舒适医疗技术中对联合用药的合理选择。例如，麻醉医生进行无痛内镜逆行胰胆管造影（ERCP）诱导时，首先静脉推注芬太尼 $1\,\mu g/kg$ 以减轻进镜、乳头切开、胆管扩张等疼痛刺激，然后靶控输注丙泊酚 $2\sim4\,\mu g/ml$ 维持麻醉。芬太尼可弥补丙泊酚镇痛不足的缺点，减少其用量，又不增加呼吸抑制的风险；丙泊酚的时量相关半衰期较芬太尼更适合长时间输注，可维持满意的麻醉深度又不影响苏醒。再如，在无痛支气管镜中，镜体对气道造成的刺激十分强烈，但持续时间短，因此需要选择镇痛作用强、代谢快的麻醉药，以达到足够的麻醉深度且不影响苏醒。选择镇痛作用强的瑞芬太尼和代谢快的丙泊酚靶控输注，可提供快速的诱导、苏醒和平稳的麻醉过程。为达到足够的麻醉深度，需分别设置丙泊酚和瑞芬太尼一较高的靶浓度。两药靶控输注后低血压、心动过缓的发生率较高。为使麻醉过程更平稳、提高麻醉质量及保证联合用药的有效性，这时在两药输注前可以预注少量血管活性药，如多巴胺 $2\sim3\,mg$ 来纠正上述心率慢、血压低的副作用。

在临床麻醉中需避免不恰当的联合用药。例如，为缓解宫腔镜检查或人流术后的宫缩痛，佛山市第一人民医院麻醉科医生在推注丙泊酚前先常规给予非甾体类消炎药。该药不影响苏醒质量，还可提高病人的满意度。但如果使用芬太尼或曲马朵缓解宫缩痛，将增加术后头晕、恶心、呕吐等不适，麻醉质量因此大打折扣。

二、按用药方式分类

（一）单次推注

单次推注指一次注入较大剂量的静脉麻醉药，以迅速达到适宜的麻醉深度。此方法操作简单方便，多用于麻醉诱导和短小手术。单次推注时，用药量和推注速度不易掌握，推注过快时易导致循环、呼吸抑制。此外，单次推注易导致药物过量，从而造成苏醒延迟等副作用。单次推注丙泊酚可用于肩关节脱位的手法复位、小儿嵌顿疝手法复位等短时间的诊疗术。

（二）间断推注

间断推注是指先静脉注入较大剂量的静脉麻醉药，达到适宜的麻醉深度后，再根据病人的反应和手术的需要分次追加麻醉药，以维持一定的麻醉深度。静脉麻醉发展的100多年来，在输注泵问世之前间断推注给药一直是静脉麻醉的主流技术。它具有起效快、作用迅速及给药方便等特点，现多用于门诊小手术的麻醉，如无痛内镜的麻醉。但是此方法注射的药物在体内随时间呈指数衰减，血药浓度呈锯齿样波动（图6-3），结果是导致注射瞬间血药浓度过高和（或）下次注射前血药浓度不足。间断重复给药后，麻醉深度随血药浓度波动，不良反应发生率增加。因此，对血流动力学抑制明显的药物不宜间断推注。此外，长时间手术和需要迅速苏醒的病人也不适宜采用间断推注。

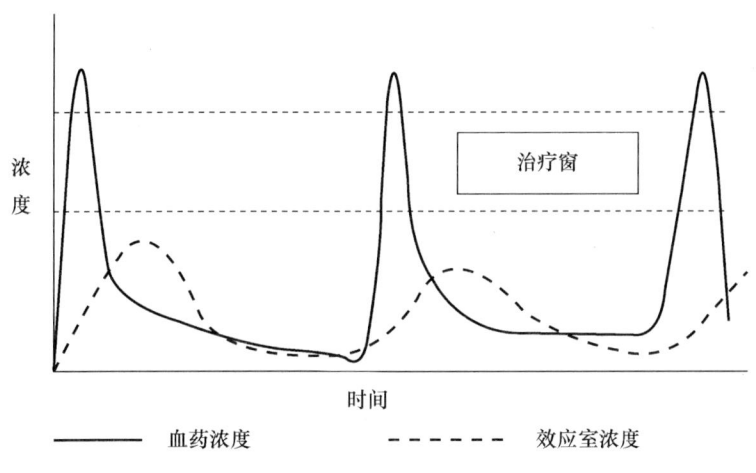

图6-3 间断推注血药浓度-时间变化

（三）持续输注

Jacobs认为，间断推注后产生较高的血药浓度，其下降主要依靠清除而不是分布。因此，间断推注后血药浓度下降较慢，苏醒也较慢。采用持续输注方法能使静脉麻醉更好地满足临床需要。持续输注可以根据麻醉的要求进行灵活的设定，应用适量的药物即可达到治疗水平的血药浓度，在麻醉的全程都可连续进行调整。持续输注还避免了间断给药后血药浓度高峰和低谷的跌宕波动，减少了麻醉药效周期性的波动。总之，与间断推注相比，持续输注有如下优点：麻醉可控性增加，用药总量下降，麻醉后恢复更为迅速。

持续输注根据输注原理及设备的不同分为人工输注和靶控输注。

1. 人工输注

人工持续输注是指病人在麻醉诱导后，人工设置不同速度持续输入静脉麻醉药的方法来维持麻醉深度。其中需要借助微量注射泵来完成的称为恒速输注。没有微量注射泵时，可将药物加入输液中持续滴入，但该法的效果不甚理想。最常用于人工输注的泵是使用螺旋装置的正压容量注射泵。计算器化的注射泵可精确计算和控制单位时间药物输注量，操作者仅需输入 ml/h、mg/h、mg/(kg·h) 等参数即可；此外，有些泵还可简单地设置首次负荷剂量和维持输注剂量的阶段程序模式（如 Wagner 的二阶段法）。人工输注时，设置不同的输注速度可满足不同的手术刺激需要。人工输注的缺点是对血药浓度的调控速度较慢（图 6-4 人工持续输注血药浓度-时间变化），达到稳态血浆浓度需 4~5 个半衰期，而且很难根据病人的反应和手术刺激变化来快速调节血药浓度，因此不适用于麻醉诱导或临时改变麻醉深度。随着输注时间延长，血药浓度逐渐升高还可能超过治疗窗的范围，产生不良反应和蓄积作用，影响苏醒速度。临床上可以将间断推注与人工持续输注联合应用，以尽快达到所需的血药浓度，并能以一定速度来维持麻醉深度。

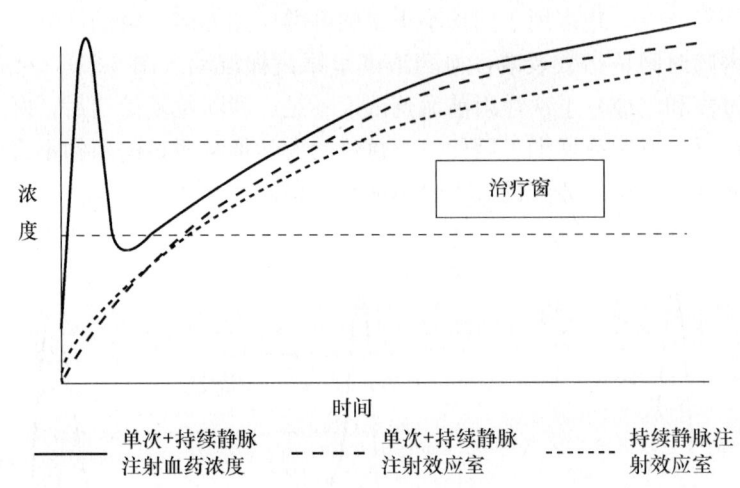

图 6-4　人工持续输注血药浓度-时间变化

2. 靶控输注

靶控输注时，麻醉诱导及维持阶段均由计算机来代替人工计算和设置，并完成输注。靶控输注是指以药动学-药效学理论为依据，利用计算机对药物在体内过程、效应过程进行模拟，并寻找到最合理的用药方案，继而控制药物注射泵，实现血药浓度或效应部位浓度稳定于预期值（靶浓度值），从而控制麻醉深度，并根据临床需要随时调整的给药系统（见图 6-5，靶控输注药物浓度-时间变化）。使用靶控输注时，只需输入病人年龄、身高、体重资料，设置靶浓度的设定部位（血浆或效应室）及数值。较高级的输注系统还有药物的药动学模型、诱导方法（或级数）等参数的选择。靶控输注的过程中可根据临床需要随时改变靶浓度的数值。

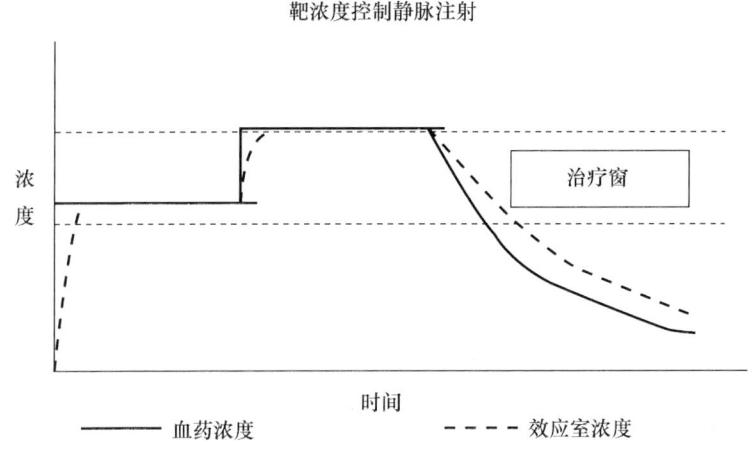

图 6-5 靶控输注药物浓度-时间变化

虽然药动学模型的误差、个体变异性、输注泵的精确度以及药效学的相互作用会影响靶控输注的麻醉效果，但 Struys（$n=90$）、Russel（$n=160$）和 Servin 等的大样本多中心的研究中（$n=562$）通过对比人工输注和靶控输注发现，靶控组输注速度更高，病人体动发生率更少，而血流动力学更稳定，麻醉苏醒更快。他们还注意到，即使是首次应用靶控输注设备，麻醉医生依然普遍更喜欢使用靶控输注系统。

靶控输注的优点有：①能迅速达到并稳定于靶浓度；②诱导时血流动力学平稳；③麻醉深度易于控制；④麻醉过程平稳；⑤可预测病人苏醒和恢复时间；⑥使用简便，易于掌握。正如在过去 20~30 年间自动化的仪器设备取代了人工测量血压和用手触摸脉搏一样，随着对药动学-药效学基本原理的深入理解，麻醉医生需要从人工经验性用药转换到 TCI 的临床应用。这种观念的转换代表着一种革命。

根据靶浓度设定部位不同，靶控输注可以分为血浆浓度靶控输注和效应室浓度靶控输注两种模式；而根据调节机制的区别又可以分为开放环路靶控、闭合环路靶控与病人自控靶控输注三种模式：

(1) 开放环路（open-loop）：开放环路靶控是无反馈装置的靶控，仅由麻醉医师根据临床需要和病人生命体征的变化来设定和调节靶浓度。例如麻醉医生可根据某药的浓度-效应关系及手术中的需要（如麻醉诱导、切皮、维持、缝合等）设置，调整预期靶浓度，使治疗实现个体化。开放环路应用中也结合了麻醉医生的个人经验。

(2) 闭合环路（closed-loop）：闭合环路通过一定的反馈系统自动调节靶控装置，根据反馈指标的变化自动调整输注剂量和速度。反馈指标可以是血压值、BIS 值、熵指数或听觉诱发电位，靶控目标换成了病人的药效反应而不是药物的浓度，因而可以克服个体间在药动学和药效学上的差异，最大程度地做到了按需给药，从而避免了药物过量或不足以及观察者的偏倚。例如，在以 BIS 反馈的丙泊酚闭合环路输注系统中，将 BIS 反馈控制值设定为 50，当高于此值时继续给药，低于此值时停止给药，始终维持麻醉于比较稳定的深度，可以有效节约药量，缩短病人的清醒时间。闭合环路的优点包括：①频繁的药物效应检查和给药的调节，使控制变量的稳定性增加；②综合了个体间药动学和药效学差异性，使用药剂量更为客观、科学；③血流动力学稳定性提高；④意识恢复和苏醒更平稳。可以说，闭合环路输注系统是目前最理想的个体化给药方式。

闭合环路用于老年、危重症病人时，可进一步提高麻醉安全，显著降低不良反应和并发症的发生率。使用闭合环路靶控输注时，要注意反馈指标是否真实、准确，不可盲目地相信单一指标而忽略综合评估，避免由于干扰因素造成麻醉深度不当。

由于闭合环路输注系统优势明显，近年来有关此方面的研究日渐增多。目前比较成熟的闭环系统是通过脑电监测使用 BIS 指标来反馈调控丙泊酚的输注系统。研究者将丙泊酚闭环系统与开环系统在麻醉中的应用相比较，在设定目标反馈 BIS 值为 50 时，闭环组诱导时间（381±106）s 明显快于开环组（490±131）s，诱导时闭环组所需丙泊酚用量（1.4±0.5）mg/kg 明显低于开环组（1.8±0.6）mg/kg，两组 BIS 值的超出范围闭环组（−9±13）%，较开环组（−16±20）%明显减少。Liu 等在 2006 年报告中也指出，在术中维持阶段预设 BIS 在 40~60 时闭环输注组更有效地维持麻醉深度（89±9）%，而开环组只有（70±21）%。停止丙泊酚输注后，闭环组的拔管时间（7±4）min 明显短于开环组（10±7）min。两组不良事件的发生率没有显著差异。

(3) 病人自控靶控输注：如果靶控装置具有控制触发功能则可以实现病人自控镇静或镇痛。病人自控装置是病人控制药物输入和医生设定限制值的结合。让病人本人充当预期镇静或镇痛水平的理想监测仪，通过其本身来校正或弥补药动学及药效学的个体差异，也不失为一种比较理想的镇痛镇静方式。自控靶控输注装置包括注药泵、自动控制装置和输注管道三部分，由微电脑通过数据输入随时按需修正注速、注药量和锁定时间。自控靶控输注装置交由病人使用时，只需嘱其按需自行按压自控键就可使靶浓度上升，而锁定时间的功能可使效应室与血浆达到平衡，以效应室为目标浓度进行控制。自控药物包括阿片类或非阿片类镇痛药、非甾体类抗炎药以及具有镇痛作用的麻醉药（如氯胺酮），可以单一用药，也可两种药物联合使用。例如：吗啡配方浓度为 1 mg/ml，单次剂量 0.5~2.5 mg；哌替啶配方浓度为 10 mg/ml，单次剂量 5~25 mg；芬太尼配方浓度为 0.01 mg/ml，单次剂量 0.01~0.02 mg。三种药物的锁定时间均为 5~10 min。此外，对已经实施过镇静的病人，进一步用药时的靶浓度不宜设置过高，应留有病人自主控制的空间。

第六节　靶控输注存在的问题和挑战

一、选择效应室浓度靶控还是血浆浓度靶控？

尽管有的麻醉医生在应用全凭静脉麻醉时倾向于使用血浆浓度这个概念，但是决定麻醉药物药理效应的关键因素是其在作用部位（效应室或生物相）的浓度。效应室存在于脑内或脊髓，但现阶段的科学技术水平还不能直接测量效应室的药物浓度，只能根据药物的效应进行估计。

药物注射后在血浆与效应室之间达到平衡需要一定的时间，即血浆与效应室效应的延迟，这对理解血浆浓度与效应室浓度的概念很重要。如同时慢速和快速静脉输注丙泊酚，血浆与效应室两者药物浓度的差别和输注速率以及药物在血浆和效应室之间的转运快慢有关。在慢速输注组，血浆与效应室药物浓度差别并不显著，两者的峰值几乎同时出现。但单次注射却明显不同。单次注射后血浆浓度瞬间达到峰值并逐渐下降。而效应室浓度由零开始逐渐升高，直到它与下降的血浆浓度相等。此时血浆浓度继续下降，其与效应室的浓度梯度促使药物由效应室向外转运。因此，效应室的浓度也随之下降。单次注射后效应室浓度增加至峰值的速率将提示必须向血浆内注入多少药量才能产生相应的效应。例如阿芬太尼，其血浆与效应室迅速达到平衡（k_{e0}高），效应室浓度在90秒可迅速升高达峰值。这时，仅60%阿芬太尼被重新分布至外周组织或被机体消除。而芬太尼单次注射后，效应室浓度需3～4 min才缓慢上升至峰值。这时超过80%的初始剂量芬太尼已经被重新分布至组织或被消除。由于血浆与效应室之间达到平衡较缓慢，单次注射芬太尼后，必须再次向血浆中补充更多的芬太尼，最终结果是静脉注射后芬太尼消除速率低于阿芬太尼。

血浆浓度靶控设定的目标是血浆浓度，输注开始后给予一定的负荷量，血浆浓度几乎立即就达到预定值，然后维持在这一浓度。效应室浓度随之逐渐升高，在迟滞一定时间后最终与血浆浓度平衡一致（见图6-6，效应室浓度靶控与血浆浓度靶控输注的比较）。血浆靶控时的负荷量较小，对循环抑制较轻微，因此适合于年老体弱、一般情况较差的病人。另外，$t_{1/2}k_{e0}$小的药物因本身平衡时间短，所以也可选择血浆浓度靶控。而对于$t_{1/2}k_{e0}$大的药物则因平衡时间长而使诱导减慢。

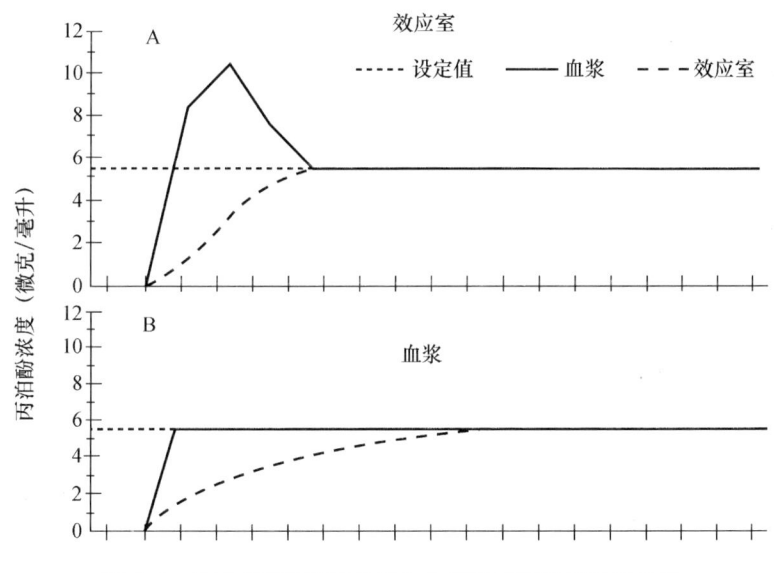

图6-6 效应室浓度靶控输注与血浆浓度靶控输注的比较

效应室浓度靶控设定的是效应部位浓度，是以药物的效应室浓度为靶目标的输注方法。靶控泵给予负荷量后暂时停止输注，通常会有血浆浓度超过靶浓度的瞬间（超射），然后逐渐下降的血浆浓度与效应室浓度较快地达到平衡，平衡后再开始输注维持。与血浆浓度靶控相比，使用同一药物时，效应室浓度靶控平衡时间更短、诱导更快。但采用效应室浓度靶控诱导时负荷量较大，对循环功能影响也较大，因此适合于$t_{1/2}k_{e0}$大的药物以及身体状况较好的病人。王庚等在无痛人流术中分别应用效应室和血浆浓度靶控输注丙泊酚时发现，效应室浓度靶控的达靶时间更短，恢复时间也更快。有数据显示，效应室浓度靶控对呼吸系统的抑制要大于血浆浓度靶控，而在循环系统的抑制方面则差别不显著。

无痛支气管镜或气管插管时不需要保留病人自主呼吸，要求迅速提供较深的麻醉以抑制强烈的插管应激反应，此时宜选效应室浓度靶控。遇有老年病人或有呼吸、循环功能代偿能力差的病人要使用效应室浓度靶控时，可采取阶梯式的诱导方法。如国产威利方舟TCI-Ⅲ型注射泵提供的阶梯式诱导方法可根据病人情况设 2~12 级，即首剂量被分成 2~12 部分来间断输注，且相邻级之间还可设置一定的暂停时间（单位为 s）。这样靶浓度被平均地分成 2~12 级依次抵达，达靶时间明显延长，使病人诱导过程的血流动力学更趋平稳。

二、靶控输注与吸入麻醉，可控性哪一个更强？

以往静脉麻醉的不足之处在于可控性较差，反复使用会产生药物蓄积，难以迅速消除。如今由靶控输注实施的全凭静脉麻醉已经可以像吸入全麻一样应用于各类手术麻醉，可控性也可与之媲美。如同吸入麻醉药的蒸发器一样，靶控输注可连续控制麻醉诱导及维持，调节麻醉深度迅速而准确，使麻醉过程更为平稳。

靶控输注与吸入麻醉在可控性方面都有优缺点。与吸入麻醉相比，靶控输注的优点包括：

1. 在吸入麻醉中，麻醉深度除了与挥发罐浓度有关外，还受分钟通气量、新鲜气流量及肺循环的影响。挥发罐的浓度并不等同于实际吸入的气体浓度；而靶控输注的麻醉深度只与设定的靶浓度有关。虽然靶浓度与实际测定浓度之间存在误差，但毕竟存在高度的平行关系。麻醉医生只要掌握所用药物的浓度-效应关系，单纯靠改变靶浓度就可轻松地控制麻醉深度。

2. 靶控输注即时药物浓度以数据或曲线显示，随时提示实际的麻醉深度及改变趋势。即时浓度高于所设置靶控浓度的情况极少发生，其浓度-时间曲线在大部分时间呈直线状态。因此靶控输注可在最大程度上减少药物蓄积，避免苏醒延迟；吸入麻醉虽然也可配置呼气末麻药浓度监测并显示即时浓度，但无法确保即时浓度不超过预设值，容易造成麻药蓄积，影响苏醒。

3. 靶控输注诱导时间一般不超过 5 min，停止输注时可预测病人清醒的时间；吸入麻醉诱导时必须经过吸入过程，时间常常大于 5 min，停止吸入时，较难预测苏醒时间。

4. 靶控输注设置相应的靶浓度可以控制呼吸或保留自主呼吸；可以使病人入睡也可以让病人清醒进行自控镇静、镇痛；可以视病人情况逐步平稳地加深麻醉深度；可以使用单一药物或几种药物联合使用；可以根据不同的手术及病人情况选择血浆浓度靶控或效应室浓度靶控；还可选择开放环路或闭合环路。总之，靶控输注的应用方式灵活多样。与之相比，吸入麻醉难以维持某一指定浓度在一段时间内恒定不变，缺少类似靶浓度那样的具体指标来保留病人的自主呼吸或是需辅助呼吸。另外，吸入麻醉受麻醉机型号限制，只具备单一的工作模式。

与吸入麻醉相比，靶控输注的缺点有：

1. 靶控输注期间，需要降低靶浓度时，计算机所能做的工作就是停止泵注，然后完全依赖药物在体内的重新分布与代谢，因此苏醒速度依赖于静脉麻醉药的半衰期、代谢方式以及病人的肝、肾代谢功能。吸入麻醉则可以人工干预：通过加大氧流量、增加分钟通气量可加快吸入麻醉药的排出。

2. 到目前为止，还没有一种静脉麻醉药能像吸入麻醉药那样可提供全麻、镇静、镇痛及肌松的全面作用，因此静脉麻醉靶控输注技术必须复合多种药物才能达到同样的手术要求。静脉麻醉复合用药时，药物之间药理作用的相加、协同和拮抗作用也影响了麻醉深度的调节。

3. 靶控输注显示的是理论计算后的预期药物浓度，而不是对个体即刻的实际测量。吸入麻醉药监测的则是实时的肺内麻醉药浓度。随着生化技术的发展，静脉麻醉药有希望发掘出便利的手段来随时监测体内的在线浓度，使现有的系统更接近实际情况。

大多数的门诊诊疗无痛项目的用药方式单一，操作要求简单、衔接快。因此，便于携带的靶控输注设备配合超短效的新型静脉麻醉药在门诊舒适医疗中占有主导地位。随着未来科技的发展，吸入麻醉是否也会成为门诊诊疗常用的舒适医疗技术，人们拭目以待。

三、闭环反馈系统如何减少个体差异？

TCI 的药动学模型参数是从一组人群中取得的平均值，是对群体的估计，与个体实际对药物代谢参数存在差距，有时存在较大的个体差异。如此一来，TCI 预期浓度与实测浓度间就存在一定的误差。在不同的病人群体之间药动学参数存在较大差异，而药效学上的差异可能比药动学更明显。如选择丙泊酚和瑞芬太尼靶控输注行无痛支气管镜时，设置效应室靶浓度瑞芬太尼为 5ng/ml，丙泊酚为 5μg/ml 诱导后，年轻病人的血压可能只表现为轻度的下降，但随着纤支镜对气管的刺激，病人出现呛咳反射，血压也很快回升。但体质较差的老年病人的血压水平可表现为较大幅度的下降，呛咳反射也不明显，进镜刺激气管后，血压回升速度较慢。在靶控输注中，虽然同一靶浓度对应的药量已经随病人年龄自动调整，但不同病人的临床表现仍然有较大的差异。

现在很多的研究都在针对解决靶控输注的个体差异问题。改进 TCI 精确性的方法是将常见的变异和特殊人群的药动学数据输入其中。理想的靶控输注是不同年龄体质的病人应对同一强度刺激时可设定同一靶浓度，其中实际药量的调整由计算机自动完成。但病人体质并不只与年龄相关，还与其并发的系统疾病相关。所以仅凭年龄、身高或体重参数还不足以校正个体间的差异。究竟何种指标才具备较高的特异性和灵敏度，还有待靶控技术进一步的发展和完善。

TCI 如果加入以药物效应为反馈指标来调整用药量，则称之为闭环反馈系统。药物效应因人而异，TCI 以此为用药指导可较好地减少个体差异。通过不断反馈与调控，控制系统会根据病人的反应，确定病人对药物的敏感度，从而改变计算法则，使调控信息（定量方案）更准确地反馈调节药物输注速度，使血药浓度更接近靶浓度。如能建立包括实时血药浓度、生理变化及麻醉深度监测参数等在内的反馈调节系统，则有可能更精确地控制目标靶浓度。要提高闭合环路操作的技术，在控制上还可做一些改进：①由药动学/药效学模型决定的以误差为基础的剂量的改变；②让系统了解个体的灵敏度，让模型"适应"个体。通过调整获得的信息、浓度与效应之间的关系或用模糊逻辑来实现模型对个体的"适应"。一些调查者已经发展了血压、神经肌肉阻滞的闭合环路控制系统。尽管未能商业化应用，但它们已经显示了实现零偏倚和 10% 以内的 MDPE（执行误差的中位数）和 MDAPE（执行误差绝对值的中位数）的能力。

为提高识别不同病人对药物敏感性差异的能力，有学者提出优化的 TCI（optimated-target-controlled-infusion，OTCI）的概念。其原理是在麻醉诱导阶段，锁定病人意识消失的时刻的效应部位浓度作为病人个体最低有效浓度，作为后续 TCI 的参考。理论上

OTCI 的应用是实现个体化用药最为合理的办法，但其实用性仍需更多的临床资料论证。

四、靶控输注如何兼顾联合用药的影响？

联合用药时除应了解每一种药物的药动学和药效学外，还必须考虑到药物之间可能存在的相加、协同、敏感化及拮抗作用。相加作用是指两种药物合用时效应为两药单用时的代数和。协同作用是指两种药物分别作用于不同部位或受体，结果合用时效应大于各药单用效应的总合。敏感化作用是指同时合用两种药物时，其中一种药物可以使受体或组织对另一种药物的敏感性增强。拮抗作用是指两种药物合用时引起药效降低的现象，包括竞争性拮抗和非竞争性拮抗。合理的联合用药不仅可以最大限度发挥每类药物的药理优势，还减少各药物的用量及副作用，这也是"平衡麻醉"所倡导的原则。丙泊酚和瑞芬太尼因为具备较短的 $t_{1/2}k_{e0}$ 和 $T_{1/2}CS$，已经成为靶控输注的最佳药物组合。两者联用既可维持合适的麻醉深度，又可提供充分的镇痛效应。两者诱导迅速和停药后苏醒迅速的特点使其成为门诊麻醉的联合用药首选。

在靶控输注中，系统可分别预测每种药物的即时浓度和苏醒时间，却缺少对联合用药之间药效学改变的修正。麻醉医生一般只能凭经验对药物之间的协同、相加等作用进行干预。Vuyk 报道，丙泊酚和阿片类药物联合使用时，丙泊酚会增加阿片类药物的血浆浓度。而阿片类药物则通过减少丙泊酚的再分布和消除，使其血浆浓度增加。两药还在药效学如镇静、镇痛、抑制插管反应和消除手术刺激等方面具有协同作用。Pavlin 等发现：丙泊酚复合阿芬太尼应用时，丙泊酚的血浆浓度比没有复合应用阿芬太尼时高 21%。同样，在丙泊酚血浆浓度达 1 μg/ml 时，阿芬太尼的血浆浓度比没有复合应用丙泊酚时高。如将咪达唑仑 0.02 mg/kg、阿芬太尼 0.02 mg/kg 与丙泊酚联合诱导，丙泊酚导致意识消失的用量可降低 86%。虽然类似的以上结论已得到临床证实，但靶控输注泵对此"毫不知情"，工作时仍然按照各药物单独应用时的药动学模型来运行，它并不能兼顾某些静脉麻醉药在分布和消除方面的相互干扰，以及由此引起的非线性药动学改变。如果相关研究的数据可作为参数整合到靶控输注泵内，将能更合理和准确地指导临床联合用药。

此外，相关研究还提倡维持镇静药与阿片类药合理的血药浓度比值，以使病人得到最快的恢复。例如，应用血浆靶浓度输注时，采用丙泊酚 3 μg/ml 合并瑞芬太尼 2.5 ng/ml 维持麻醉 600 min 后，苏醒大约需 12 min。如果瑞芬太尼浓度增至 5 ng/ml，丙泊酚浓度可降至 2~2.5 μg/ml，并可在停药后 6 min 之内苏醒。又如，输注 60 min 时丙泊酚及芬太尼的最佳血药浓度为 3.42 μg/ml 及 1.26 ng/ml，停药后可在最短时间 12.4 min 清醒。偏离这种最佳浓度比例，如丙泊酚及芬太尼分别维持在 9 μg/ml 及 0.36 ng/ml，恢复时间就延长至 17.8 min。又如，当芬太尼浓度增加，而丙泊酚浓度降低时病人的苏醒时间也会延长。Vuyk 等发现，维持阿芬太尼和舒芬太尼的浓度超过其镇痛范围上限（阿芬太尼 80 ng/ml，舒芬太尼 0.15 ng/ml）会造成苏醒延迟。Vuyk 认为：如果病人麻醉深度偏浅，为防止术后苏醒延迟，应增加镇静催眠药的浓度，而不是增加阿片类药物浓度，使其超过其镇痛范围上限。根据以上理论，如果靶控泵能自动调整联合用药之间的适当比值，靶控输注的用药将更为科学。

了解联合用药的药物效应改变有利于更好地发挥静脉麻醉的可控性。目前有些品牌的靶控泵提供多达十多种药物的靶控输注，但没有一种输注泵可提供关于联合用药的修正功能。当联合应用瑞芬太尼后丙泊酚的靶浓度需作怎样的调整，仍然有赖于麻醉医生的经验干预。如果靶控装置可提供联合用药之间相互作用的量化及剂量的调整功能，将极大地提高其准确性和实用性。

五、靶控输注用于病人自控镇静镇痛安全吗？

静脉靶控病人自控镇痛与镇静适用于多种治疗或手术中、手术后的镇痛或镇静。目前，关于这方面的研究也日益增多。

TCI自控镇痛为病人提供了比传统PCA（背景量恒速输注）更为合理和安全的镇痛方法，它的优点包括：①使用 $T_{1/2}k_{e0}$ 小的药物，能够快速地获得镇痛所需的血药浓度；②能够快速调节镇痛所需的血药浓度，确保镇痛效果；③使用短效药物以避免蓄积，同时通过维持靶浓度以确保长时间镇痛。适用于TCI系统的理想镇痛药应该具备以下特点：①血浆与效应室之间的转运非常迅速；②停药后药物浓度迅速下降；③适度镇静的作用，不抑制呼吸。

与PCA技术相比，将PCA-TCI输注阿芬太尼应用于术后镇痛不但同样可以由病人反馈控制，而且还可提供更为稳定的血药浓度。这对于治疗指数较小的阿片类药物无疑提供了一种更为安全的使用途径。已有较多研究证实了病人自控输注阿芬太尼的安全性和有效性，这些研究还报道了病人自控靶控输注镇痛的满意度较高。有学者为心脏手术后病人应用阿芬太尼PCA-TCI技术时，将镇痛初始浓度设为 20 ng/ml，再结合主观及客观指标进行镇痛镇静评分，如 VAS≥4 分则增加血药浓度 10 ng/ml，直至满意。随后进入病人自控阶段：如病人 10 min 内无需求则自动下降 5 ng/ml；如 1 s 内连续按压给药键 2 次则自动上升 5 ng/ml，锁定时间 5 min。计算机根据设定的血药浓度，计算目前运行所达到的浓度，并每 10 min 调整一次输注速率。结果显示，与传统吗啡PCA相比VAS评分较低，镇痛效果较好，病人拔管时间提前，满意度高。最近有研究者将瑞芬太尼PCA-TCI用于解决瑞芬太尼维持麻醉后术后早期出现疼痛的问题。结果显示，30例病人接受大型矫形手术后，平稳过渡到早期镇痛，没有出现呼吸方面的并发症。

越来越多的介入性检查或治疗，如高度紧张或烦躁病人的全脑血管造影、冠脉造影及介入治疗，需要麻醉医生提供镇静、镇痛支持。目前，关于靶控输注自控镇静药物靶浓度的研究结果尚不相同。Irwin报道的丙泊酚TCI病人自控镇静技术其靶浓度开始于 $1\,\mu g/ml$，病人通过一次按压可增加 $0.2\,\mu g/ml$，锁定时间为 2 min，最大允许的靶浓度为 $3\,\mu g/ml$。如果病人在 6 min 内没有按压，系统将自动将靶浓度减小 $0.2\,\mu g/ml$。平均 $0.85\,\mu g/ml$ 的靶浓度就可以提供满意的镇静效果，但个体间差异很大。Irwin认为上述技术能够快速有效地降低病人的紧张程度。Gillham等将TCI病人自控镇静技术应用于接受逆行胰胆管造影的病人时，丙泊酚的初始血药靶浓度设为 $1\,\mu g/ml$，病人在 1 s 内按压 2 次可增加 $0.2\,\mu g/ml$，最大允许靶浓度同样为 $3\,\mu g/ml$。结果提示丙泊酚血药靶浓度在 $1.2\sim2.6\,\mu g/ml$ 时镇静效果满意。其中有 1/5 的病人镇静过度，但在操作结束后 5 min 内意识恢复。Rodrigo等发现丙泊酚 $2\,\mu g/ml$ 的平均血药浓度能使局麻下接受小型牙科手术的病人得到很好的镇静效果。但近来也有研究表明：这种病人自控镇静系统并不能保证只提供镇静作用，它仍然有导致呼吸、循环功能抑制的风险，因此麻醉医生有必要在旁监护，以确保病人安全。

有关TCI用于分娩镇痛也见报道。可选用的药物主要为阿片类药如哌替啶、吗啡、芬太尼或纳布啡等。当产妇进入第一产程剧烈疼痛时开始 PCIA-TCI，在宫口开全时停止用药。在使用中尚需根据临床情况适当调整用药剂量。

TCI 与病人自控镇静/镇痛结合的技术应用前景较大，关于各药的初始靶浓度、单次增加的血药浓度、锁定时间、最大允许靶浓度及靶控泵软件和程序等方面仍需更多临床资料来验证，以确保病人安全有效地使用该系统。

六、靶控输注如何减少术中知晓

全凭静脉麻醉时术中知晓的问题已引起人们越来越多的关注。TCI 能否有效降低全凭静脉麻醉时术中知晓的发生率可作为评价其性能的指标之一。

麻醉中知晓包括外显记忆和内隐记忆。一般来说，麻醉下记忆的丧失是呈剂量相关的，即病人术中的记忆功能随着麻醉药剂量的增加而逐渐下降。镇静浓度的丙泊酚不能完全消除外显记忆，更不能消除内隐记忆。有作者报道，将持续输注丙泊酚的病人分成 BIS<60 和 BIS>60 两组，两组的 BIS 有显著性差异（72 ± 10.51 vs. 56 ± 11.86，$P<0.05$）。但无论 BIS 大于或小于 60，两组病人麻醉中的内隐记忆都存在。业已证实，即使静脉麻醉中病人的 BIS 维持在 40~60 仍不能阻止大脑处理听信息的发生。新近功能型脑成像技术已开始揭示内隐记忆的解剖学基础和证据。随着中潜伏期听觉诱发电位（MLAEP）与麻醉下内隐记忆之间联系的发现，AEPI（AEP index）可用作麻醉下内隐记忆的一个监测指标。因为 AEPI 比 BIS 在反映意识的转变和有无记忆方面要更加精确，所以在确保麻醉中病人没有记忆、没有知晓方面有更实际的用途。另外，麻醉趋势（NacorTrend，NT）能够及时有效反映全麻苏醒期病人意识水平的变化，已经用于麻醉深度监测，得到日益重视。除了上述 BIS、AEPI 和 NT 之外，人工神经网络、复杂度、小波分析和脑电非线性分析等也在近年被提及，是具有潜力的麻醉深度监测方法，但它们在临床应用方面的有效性和可行性仍需大量研究来进一步证明。

如果将监测病人意识水平的有效指标加入到闭环反馈系统中，将使靶控输注更趋完善。但这些监测指标的能力还很有限，这已经成为阻碍闭环输注系统发展的因素之一。由于目前还缺乏有效手段来监测全麻的另一个主要组成部分——镇痛程度，使闭合环路的应用受到了极大的限制。这是因为一些以 EEG 等麻醉深度监测指标为反馈的闭合环路系统只能在缺少刺激的时候提供完美的镇静，当存在伤害性刺激时病人就会觉醒。研究者们采用了许多方法来测试闭合环路系统试图克服这一障碍，但还没提出理想的方案。

效应室浓度反映的是药物的作用部位，在反映病人意识水平方面比血浆浓度更可靠。效应室浓度是否可提供最低限值以确保病人术中无知晓，还有赖于将来的 TCI 技术发展以及药物代谢动力学和药效学理论与 TCI 的更佳结合。

术中知晓还与 TCI 系统的准确性有关。例如，计算机预期浓度与实际血药浓度的一致性就取决于 TCI 系统的性能。

七、如何评定靶控输注设备的准确性？

（一）评价 TCI 系统的指标

评价不同品牌输注系统的指标包括：

1. 执行误差（PE）的百分数　$PE\% = \dfrac{Cm-Cp}{Cp} \times 100$，其中 Cm 为实测血药浓度，Cp

为预期血药浓度。

2. 偏离性（bias） 用执行误差的中位数（MDPE）表示。对于第 i 个病例：$MDPEi=$ median $\{PEij，j=1，\cdots Ni\}$。Ni 为第 i 个病历的血样标本总数。MDPE 的计算中偏高与偏低的数值互相抵消，所以它代表系统偏离预期浓度的误差。10%～20%的偏离性是临床可以接受的范围；

3. 精确度（precision） 用执行误差绝对值的中位数（MDAPE）来衡量，是所有实测浓度与预期浓度的误差。对于第 i 个病例：$MDAPEi=$ median $\{|PE|ij，j=1，\cdots Ni\}$。Ni 为第 i 个病例的血样标本总数。$MDAPEi$ 值越小，表明系统的精确度越高。20%～30%的精确度是临床可以接受的范围。有些研究者也将 MDAPE 称之为"不精确度"（imprecision），其临床意义相同。

4. 分散度（divergence） 用每小时的 APE 变化表示，是对一段时间内的 PE 绝对值（APE）作线性回归的斜率。代表一定时间内的执行效果的稳定性。正值代表测量值与预期值的差距进行性增大，负值表示测量值趋近预期值。

5. 摆动（wobble） 用中位绝对偏差（MDADPE），即执行误差相对 MDPE 的偏差绝对值的中位数表示，对于第 i 个病例：wobble = median $\{|PEij-MDPEi|，j=1，\cdots Ni\}$。它表示执行误差的易变性。

（二）影响 TCI 系统性能的因素

影响 TCI 系统性能的主要因素包括：

1. 系统硬件 主要指注射泵的准确性。目前注射泵的技术可使药物注射十分精确，因此对整体上的不准确性影响不大。

2. 系统软件 主要指药动学模型数学化的精度。由软件程序计算出的注射速度可用计算机模拟来检测，因此软件误差非常容易被鉴别并更正。

3. 药动学的变异性 药动学的变异性是影响 TCI 系统准确性的最主要因素：①所选择的药动学模型本身的误差，即所使用的药动学模型（如开放型三室模型）并不能准确说明药物在体内的药动学特征，从而导致模型对浓度预测的差异；②TCI 系统的药动学参数只是对群体的平均估计，与个体实际的药动学参数之间有着相当的差距。

(1) 药动学模型对 TCI 准确性的影响：目前应用于 TCI 的药动学模型较多，其中关于丙泊酚的药动学的测定最频繁。Enlund 比较了原始 Marsh、改良 Marsh、Schnider 三种商业 TCI 注射泵内置药动学模型，结果发现在其他设置完全相同的情况下，诱导阶段丙泊酚达到效应部位浓度峰值的范围为 3.6～7.2 $\mu g/ml$ 不等，峰值到达时间为 2～4 min 不等。为达到 6 $\mu g/ml$ 的效应部位浓度峰值，三种模型计算出的诱导剂量为 68～150 mg 不等，峰值出现时间为 22～46 s 不等。三种模型的病人临床表现也有明显不同。因此，有必要建立一个统一、优化的丙泊酚药动学模型，使 TCI 能更好地服务于临床的需要。

又有学者通过计算机模拟比较了张兴安、吴健、李玉红提出的丙泊酚国人药动学模型与 Tackley、Marsh 西方人模型的差异。在同一速度持续注射的情况下，张兴安、吴健、李玉红的模型达到的稳态血药浓度分别为 Marsh 模型的 120%、115%、104%，为 Tackley 模型的 110%、106%、96%。作者得出结论是国人与西方人的药动学差异不明显，区分国人与西方人的药动学模型其意义不大。

(2) k_{e0} 对 TCI 准确性的影响：k_{e0} 也直接影响到效应部位 TCI 的准确性。然而，不同

学者对丙泊酚 k_{e0} 的研究结果差别很大。如 Diprifusor 内置的 k_{e0} 为 0.26/min，Schnider 的研究结果为 0.456/min，Minto 的研究结果为 0.516/min，国内吴群林的研究结果为 0.4326±0.2820/min，而俞青的研究结果差距更大，为 0.626 /min 或 0.914/min。与药动学模型面临的情况一样，目前急需在合理的药效指标下进行大样本的药效学研究，以确定各药物合理的 k_{e0}。

（三）关于 Diprifusor 系统的评价

由 Kenny 等设计的 Diprifusor 系统是第一个推向市场的 TCI 系统。它将计算机及其控制软件整合到注射泵的中央处理器，从而形成一体化单一输注丙泊酚的 TCI 系统。Diprifusor 系统的缺陷包括：①只能应用丙泊酚；②只有一个适用于年轻健康成年人的参数可以设定；③不能用于 15 岁以下小儿。

虽然存在以上缺陷，但目前研究多对 Diprifusor 系统的整体评价较高。虽然有报道 Graseby 3500 在全凭静脉麻醉中，以 BIS 作为控制变量的丙泊酚反馈靶控输注系统实测浓度常低于靶浓度，但整体上精确度较高，偏离性较小，麻醉可控性好。资料分析还提示它用于 TIVA 时维持期靶浓度较诱导期和苏醒期更准确。笔者在应用 Graseby 3500 进行无痛 ERCP 研究中发现，其内置的 Marsh 模型与患者年龄、体重的相关性较好，只要注意输入患者准确的年龄、体重数据则可实施满意的靶控输注。需要注意的是，随年龄增加，病人对丙泊酚的敏感性增加，所需丙泊酚靶浓度降低。老年病人应用丙泊酚时，循环系统不良反应增多，故在使用 Diprifusor 时，诱导、维持和苏醒所需的靶浓度应予以降低，并利用阶梯法逐步升高以减慢诱导速度。只要应用得当，丙泊酚靶控输注用于老年体弱病人的门诊诊疗麻醉仍可发挥较大的优势。

另有研究显示，将 Diprifusor 系统应用于在非静脉-静脉转流下行原位肝移植病人时，其系统的偏离度和精确度与文献报道的肝功能正常的人的数据存在较大差异，超过临床所能接受的范围。该研究提示，从药动学角度而言，Diprifusor 系统不适用于肝移植术麻醉。

（四）关于 Paedfusor 系统的评价

小儿丙泊酚 TCI 系统原型"Paedfusor"已问世。因为丙泊酚药动学符合三室模型，小儿与成人某些药动学参数有较大的差异，其中年龄和体重是有显著意义的复合因素。Absalom 等评估了 Paedfusor 应用于 1~15 岁行心脏手术或心导管术小儿的准确性，发现预测系统偏离性和精确度的 MDPE 和 MDAPE 分别为 4.1% 和 9.7%，Wobble 为 8.3%。与成人"Diprifusor"系统用于小儿所得数值相比，这些结果更为准确。相对于成人而言，小儿药动学差异性较小，因此参数准确性更高。另外，小儿慢性疾病更少，而且特定年龄的体重分布范围更窄。目前应用于小儿的靶控输注系统的药动学模型主要是针对丙泊酚和阿芬太尼的药动学特点设计的。小儿丙泊酚药动学的改动主要是增加了体重相关的分布容积和药物的清除率。药动学参数的执行性能与成人类似，而所需的输注速率和靶浓度要高于成人。

（五）关于其他靶控输注系统的评价

除 Diprifusor 外，目前市场上也有其他不同品牌的靶控输注系统。威利方舟 TCI-Ⅲ型输注泵可提供血浆靶控、效应室靶控、恒速注射、间断给药等多种静脉给药模式，还可满足包括丙泊酚、瑞芬太尼、舒芬太尼、咪达唑仑、罗库溴铵等多达 8 种静脉麻醉药物的靶控输注。但笔者在使用该泵时发现，内置的丙泊酚 MARSH 模型所计算出来的诱导量只与病人的体重参数相关，SCHNIDER 模型所计算的诱导量则与病人的年龄、体重两个参数相关；但无论是 MARSH 模型还是 SCHNIDER 模型，都未显示与病人的身高相关。MARSH 模型下设置同一靶浓度时年轻与老年病人、消瘦与肥胖者的诱导剂量未见差别。很明显，这不是真正意义上的靶控输注。该泵内置的针对瑞芬太尼的 MINTO 模型却未见以上情况，临床应用中发现该模型的输注量与病人的年龄、体重比较吻合。因此，应用国产 TCI 输注泵时要注意药动学模型对靶控输注准确性的影响。

有学者比较了 Diprifusor 注射泵、stelpump 软件、静脉麻醉执行者软件和某国产泵的内置算法，在同一病人使用 Marsh 模型设定丙泊酚效应室浓度为 3 $\mu g/ml$ 时，四者的诱导量分别为 10.7 ml、10.6 ml、10.8 ml 和 6.3 ml，此国产泵的诱导量仅为前三者的 58%～59%；此外，计算结果还与泵的生产时间、软件的版本相关，不同时间生产的泵或不同的软件版本，其计算结果也有所不同。再者，其实际执行的注射量还比内置算法计算出的注射量少 6%。国内有学者研究此注射泵靶控输注执行性能时发现，该泵的实测浓度明显低于预测浓度，丙泊酚输注期间低 32.7%～50.7%，输注停止后低 55.5%～59.5%。差异程度已超过临床可接受的执行误差小于 30% 的安全范围。因此，多位学者呼吁应该进行多中心、大样本的临床研究，严格控制药物浓度监测质量，建立起一个统一准确的药动学模型。在此基础上，选择与药物效应同步性好、敏感性高的药效学指标，建立满足临床安全性要求的群体药效学模型。同时应不断提高 TCI 设备的质量，以保证 TCI 技术的安全性和有效性。

八、TCI 技术将朝什么方向发展？

（一）药动学模型的生理化和个体化

目前的 TCI 系统大多是基于经典的房室药动学模型来设计的。由于该模型是假想的，无法精确描述个体间和个体内的变异，故输注的精度很难有更大的提高。如果继续应用房室药动学模型，高速运算的计算机可以将人体的房室化更加细致，对多变量的数学模型亦能轻松处理。未来的 TCI 更强调系统所应用的药动学参数与实际病人的匹配程度，因而在预测浓度的准确性上将有很大提高。

有学者研究了失血性休克对药动学参数的影响。研究者通过应用丙泊酚的假稳态模型，发现失血代偿期仅能增加丙泊酚浓度的 20%，而失代偿期则能增加 375%。该结果提示，TCI 系统还应该在面对休克、围术期低温、体外循环、高消耗状态等特殊疾病情况时允许有校正参数，以扩展其临床应用范围和提高麻醉安全性。

近年有学者开始利用生理药动学模型研究麻醉药物的药理特性，尽管尚未用于临床，但利用这一新模型，静脉麻醉的给药应更为精确、合理。

（二）注射泵的便携化

TCI 系统的小型化和便携化是其发展的另一个趋势。Diprifusor 将控制软件整合到注射泵中，免除了携带大量计算机设备的不便与繁琐。随着病人自控概念的深入，更加需要实现 TCI 的便携化。

（三）控制系统的自动化

设定靶浓度后，TCI 能自动达到并维持稳定的靶浓度，但不能自动适应外科手术刺激或其他因素引起的麻醉期间的生理波动。闭环输注给药系统能在一定程度上弥补该缺点。它通过反馈信息可指导临床给药，降低麻醉医生的工作量，减少人为因素干扰，合理化设计用药方案。然而，即使是设计成闭环系统的 TCI 也仍然存在问题。首先，感受到伤害性刺激以及对伤害性刺激作出反应，加深麻醉都需要一定时间；其次，在伤害性刺激发生前用药与伤害性刺激引起机体反应后再用药，其效果、用量和反应差别很大。

个体间药物浓度和效应的差异是临床应用闭环控制输注系统面临的两个主要难题，而缺乏有效的麻醉深度监测指标是完全自动化的靶控输注系统发展的最大障碍。闭环反馈系统要得到进一步的完善，需要更富有意义的个体药效学的反馈。随着科技发展，检测手段的不断完善，调控模块不断更新，相信该系统将会有更广阔的前景。

（四）监测药物实时浓度

随着生化技术的发展，靶控输注有望与吸入麻醉一样，可以较便利地监测病人体内实时药物浓度，以减少系统与个体的差异，真正实现用药个体化。监测药物实际浓度的优点还在于，一旦系统发生故障，TCI 重新工作时，可根据体内现存药量而自动修正合适的用药方案。

第七节　静脉麻醉在发展舒适医疗中的应用

舒适医疗技术未开展以前，病人在清醒或无麻醉状态下接受各种有创或会引起疼痛不适的诊疗时常难以忍受操作时的强烈刺激，而迫使诊疗中断或提前终止。强烈刺激还可导致循环剧烈波动，严重时可出现心脑血管并发症，给医疗安全带来一定隐患。以往，由于医务人员对疼痛认知的不足，一直以来对此"司空见惯"。病人则受到传统观念的影响，习以为常地认为诊疗时的疼痛是"天经地义"、"不可避免"。改革开放30多年来，人民生活日益改善，人们对生活质量要求也在逐步提高，对医疗服务质量的要求也相应提高。

随着1995年美国疼痛学会提出"疼痛为第五大生命体征"的概念，医护人员对疼痛的认知度开始有所提高。我国在20世纪90年代后期，一些条件好的大医院或一些专科医院，逐渐开展了某些舒适医疗项目。近年来，有人提出"舒适医疗"的概念。开展舒适医疗正是迎合社会大众需求以及社会发展的产物。舒适医疗指的是让病人在没有痛苦、没有恐惧的环境下就诊、检查及治疗。它包括的范围非常广泛，如无痛内镜、分娩镇痛、术后镇痛、癌痛治疗等。简而言之，凡需要镇痛、镇静的诊疗项目都是舒适医疗所包含的部分。新型静脉麻醉药物及新的给药技术的出现，对门诊舒适医疗的开展起了极大的推动作用，静脉麻醉也成为了开展舒适医疗最为常用的技术。目前，佛山市第一人民医院的无痛人流、门诊各种无痛内镜（胃镜、结肠镜、支气管镜等）技术开展十分普遍，静脉麻醉在其中占据了主要位置。

一、静脉麻醉在门诊舒适医疗中的应用

门诊是较多应用舒适医疗技术的部门，静脉麻醉是门诊诊疗中常用的技术，其基本要求为：安全有效、诱导及苏醒迅速、操作简便、副作用少。新型药物的出现对门诊舒适医疗的开展起了较大的推动作用。

（一）静脉麻醉在无痛人流中的应用

应用于无痛人流的药物包括哌替啶、芬太尼、氟哌利多、氯胺酮、咪达唑仑、丙泊酚等。除丙泊酚外，前几种药物属于传统类麻醉药物，作用时间长、后遗效应大、副作用较

多。如哌替啶或芬太尼可伴随头晕、头痛、呼吸抑制等不良反应，氟哌利多可致锥体外系症状，氯胺酮能引起幻觉或恶心、呕吐。无痛人流技术开展初期，常采用静脉推注氯胺酮或咪达唑仑复合哌替啶、芬太尼"清醒镇静"的方式。接受氯胺酮麻醉的病人手术后易出现苏醒延迟，甚至可达数小时之久，并伴有恶心、头晕、谵妄和定向力减弱等副作用。氯胺酮虽可消除人流术期间的疼痛不适，但其代价却是麻醉的高风险和诸多的副作用。对患者而言，由于惧怕前一次"无痛人流"后的恶心、呕吐、头晕和恶梦等副作用，再次接受人流术时多会拒绝此麻醉方法。对麻醉医生而言，意味着须承担更多的麻醉风险、处理更多的麻醉并发症和耗费更多的时间监护苏醒延迟的病人。如此一来，实施舒适医疗的积极性必然受挫。多年来，由于缺乏较理想的静脉麻醉药物，舒适医疗在门诊短小手术的应用处于相当尴尬的处境，难以广泛开展。因此，人们一直在寻找安全有效、副作用少的舒适医疗技术来应用于门诊人流术。

丙泊酚于1996年进入国内市场，是新型的全麻药物，其具有诱导快、苏醒快、抗呕吐、副作用极少，苏醒后愉悦感的特点。丙泊酚的药理学特性十分适合于门诊无痛人流术，现已成为门诊无痛人流最为常用的静脉麻醉药。选择丙泊酚静脉麻醉实施的无痛人流技术具有很多优点，具体包括：①麻醉起效快、苏醒快，基本不影响患者的生活和工作；②长时间使用无蓄积效应，苏醒完全且有欣快感，病人麻醉满意度高；③麻醉可控性强，副作用少，常见的循环抑制副作用容易处理；④有对抗恶心、呕吐、对抗支气管痉挛作用，不增加呼吸道腺体分泌，提高麻醉安全性；⑤有内脏平滑肌松弛作用，利于操作；⑥费用不高，可在门诊推广应用。

依托咪酯也具有诱导快、苏醒快的特点，但同时有肌阵挛的副作用，恶心、呕吐发生率也较高，限制了它在门诊无痛人流中的应用。

（二）新型静脉麻醉药在无痛内镜中的应用

无痛胃肠镜在近年来也得到较大的发展。以前，医务人员经常忽视胃肠镜检查给患者带来的不适和疼痛，认为胃肠镜检查没有应用舒适医疗的必要性，一些病人也觉得"恶心、呕吐"是可以忍一忍的，对身体并不产生伤害。后来，诊疗医生开始应用镇静、镇痛类药物实施"清醒镇静"。"清醒镇静"后的病人在检查时配合程度有所提高，也可忘却镜检过程的不适，再次复查的遵从性较好。但随着应用病例增多，问题随之而来。由于镇静、镇痛类药物个体差异较大，尤其是年老、体弱病人此类药物较为敏感，有时小剂量的咪达唑仑也可能导致病人呼吸、循环抑制或苏醒延迟。诊疗医师实施清醒镇静技术后，还要进行镜检操作，难以兼顾病人的呼吸与循环状态，给医疗安全带来隐患。另外，即使达离院标准后，"清醒镇静"后的病人仍会伴随头晕、恶心等不愉快感觉，直接影响工作和生活。

随着新型静脉麻醉药丙泊酚的问世，上述问题得到了较好的解决。丙泊酚使胃肠镜检查发生了革命性的改变。与无痛人流的麻醉技术优点相似，采用丙泊酚静脉麻醉的技术也适用于胃肠镜检查。无痛胃肠镜技术使以下三方面均受益：①病人在无知晓状态下完成检查，苏醒后感觉舒适愉快，离院后工作和生活质量基本不受影响；②麻醉医师实施的无痛胃肠镜技术能为诊疗医师提供安全、安静、平稳的诊疗过程，使诊疗医师不必分心兼顾病人的生命体征，更能专心于操作检查，从而提高诊疗质量；③诊疗质量的提高会吸引更多的患者前来就诊，医院的业务范围也能得到更大地拓展。

除丙泊酚外，另一新型的静脉麻醉药物瑞芬太尼也体现出独特的优点。与其他阿片类药物相比，瑞芬太尼具有 0.5~1.5 min 的超短（分布）半衰期及恒定的时量相关半衰期，使麻醉后病人精神运动能力恢复更快、更完全。同时，瑞芬太尼麻醉后不伴头晕等副作用，小剂量应用时不增加恶心、呕吐的发生率，因此它特别适用于门诊短小手术的麻醉。以支气管镜检查为例，支气管镜检查时，镜体在声门、隆突、气管内膜上来回移动，局麻药及稀释的肾上腺素盐水通过侧孔反复喷洒气道，以上操作均造成机械性和寒冷性刺激，剧烈的程度更甚于气管插管。因此无痛支气管镜技术必须复合阿片类药物以抑制应激，维持心血管功能的稳定。但阿片类药物有引起术后呼吸抑制的危险，选择超短效药物才能降低麻醉风险。瑞芬太尼用于无痛支气管镜，既可维持适当的麻醉深度，减少术中呛咳发生，又能使病人苏醒迅速、完全，确保其离院后的安全。

不断推陈出新的静脉麻醉药将为建设舒适医疗提供越来越多的便利。现阶段的门诊舒适医疗项目多以非插管静脉全麻为主，但对一些有必要控制呼吸道的特殊病例则需要插管全麻。这时，肌松药的代谢速度将直接影响患者的离院时间。随着新一代短效非去极化肌松药拮抗剂 Sugammadex 的研发和投入临床使用，这个难题似乎有了较满意的解决方案。Sugammadex 与常规的抗胆碱酯酶药新斯的明作用机制完全不同，它通过化学包裹罗库溴铵分子，使其外周神经肌肉接头处和血浆游离浓度迅速降低，快速逆转肌肉松弛效应。临床实验证明，在 TOF 比值恢复到 0.9 的情况下，罗库溴铵 12 mg/kg 静脉推注 3 min 后给予 Sugammadex（16 mg/kg）比单独给予琥珀胆碱 1 mg/kg 所需的恢复时间明显缩短。有了这种迅速逆转肌松药效应的新药物，麻醉医生就可以选择插管全麻或喉罩全麻作为门诊舒适医疗技术，以满足更多的手术要求。这对发展新的舒适医疗项目或可起到一定的促进作用。

（三）静脉麻醉在无痛内镜中心建设中的作用

佛山市第一人民医院舒适医疗模式的创建始于无痛内镜中心。在无痛内镜中心，麻醉科将全院的胃镜、肠镜、宫腔镜、膀胱镜、支气管镜及十二指肠镜集中管理。镜检总例数每日约为 150 例，其中接受舒适医疗技术的病人比例超过 80%。所有的病人按术前、术中、术后相应的流程来统一管理。术前有麻醉医师对患者进行评估，术后有恢复室供麻醉后的病人休息，直至完全清醒后离院。

内镜中心工作繁忙，对诊疗效率的要求高。早期采用氯胺酮、芬太尼、咪达唑仑等药物实施的舒适医疗技术副作用大，麻醉后恶心、呕吐、躁动等并发症发生率高，给护理带来一定难度。病人常因苏醒延迟而长时间滞留在恢复室，结果造成内镜中心工作效率低下，制约了无痛内镜中心的组建。新型静脉麻醉药物，如丙泊酚、瑞芬太尼，具有优越的药理学特点，使快通道麻醉成为了可能。佛山市第一人民医院无痛内镜中心所有病人接受的是快通道麻醉，即静脉麻醉后的病人不经过 1 级加强恢复室（PACU），而是从检查室直接进入 2 级恢复室。快通道麻醉促进了无痛内镜中心各环节有序、高效率地运转，使无痛内镜中心的创建成为了可能。

二、静脉麻醉新技术拓宽舒适医疗项目的领域

（一）计算机技术与舒适医疗技术相结合

新技术的发展与新药物的研发息息相关。在新型静脉麻醉药物为舒适医疗技术带来革

命性改变的同时，新的静脉给药技术也极大地推动了建设舒适医疗的步伐。

早在20世纪70年代，人们对药动学的研究就已经十分成熟，其标志是任何药物在机体内的处置过程，都可以用数学公式描述。为了维持药效稳定、减少药物毒副作用，须维持稳定的有效血药浓度。通过详细研究不同药物在体内的处置过程，得到了其自身特有的代谢动力学参数，据此可以计算首次负荷剂量应当是多少，用药间隔时间是多少或需要持续给药的速率是多少，预期经过多长时间才能达到稳态血药浓度等。但是复杂的数学运算妨碍了药动学的临床应用，因此药动学在大部分时间还只是研究者的工具。

上述情况在计算机普及的20世纪80年代发生了根本的转变。随着电脑微芯片的日益普及，具有复杂实时计算能力的注射泵问世了。电脑芯片写入特定药物的药动学参数程序后，就产生了能够进行具体药物靶控输注的专用注射泵。靶控输注就是人体药动学-药效学模型与计算机相结合的典范例子。计算机的参与颠覆了传统的手工推药方式，彻底改变人为给药的随机性和不稳定性，在控制平稳的血流动力学、迅速改变麻醉深度以及麻醉后快速苏醒方面显现独特的巨大优势，为静脉麻醉质量带来质的飞跃和革命性的进展。靶控输注在进行靶浓度设置时可参考他人经验，有利于技术交流。靶控输注的以上优点使以往某些实施难度较大的舒适医疗技术（如无痛ERCP和无痛支气管镜）变得相对简单和容易开展。

（二）靶控输注提高ERCP的麻醉安全性

由于接受ERCP的病人术中要求保持俯卧位，给麻醉医师在管理呼吸道方面增加了难度。因此，与无痛胃肠镜技术相比，无痛ERCP的技术要求更高。在佛山市第一人民医院麻醉科实施靶控输注技术之前，用于ERCP的舒适医疗技术一般采用咪达唑仑＋芬太尼实施的清醒镇静或恒速输注丙泊酚。上述舒适医疗技术的缺点主要体现在三方面：①病人术中知晓发生率高；②镇痛不完善，术中易体动；③麻醉深度难以控制，呼吸抑制发生率高；④俯卧位情况下一旦发生呼吸、循环抑制，必须让患者紧急翻身进行呼吸、循环支持，影响手术进程。落后的麻醉方法给医疗安全带来很大隐患，麻醉医生也必须承担过高的麻醉风险。最终的结果是麻醉医师开展无痛ERCP的积极性受挫，诊疗医师对麻醉满意度下降。插管全麻是另一种可供选择的无痛ERCP技术，但该方法耗时较多、设备要求复杂。门诊诊疗需高效率、快速衔接运转，因此该法并不适用。

无痛ERCP技术要求包括：病人术中无知晓、无呼吸抑制、无体动、操作简便，不影响门诊的工作效率。其中，解决麻醉中呼吸抑制的问题是关键。佛山市第一人民医院近年来广泛应用靶控输注丙泊酚实施无痛ERCP，可较好地满足以上要求。应用靶控输注麻醉诱导迅速、维持平稳。进镜、十二指肠乳头切开、胆管扩张等刺激较强的操作时，可在安全的靶浓度范围内迅速加深麻醉。当病人呼吸受抑制时立即停止输注，预期靶浓度可在最短的时间内安全下降并继续维持。总之，靶控输注比人工经验性用药显得科学而客观，克服了人为估计药量不当或推注速度过快的缺点，极大地降低了呼吸抑制的发生率。笔者研究了丙泊酚靶控输注与恒速输注用于无痛ERCP的临床效果，结果发现，靶控输注组的呼吸抑制发生率为2.86%，明显低于恒速输注组（25%）（$P<0.05$）。靶控输注不仅可控性强，其内嵌的药动学模型还考虑了年龄差异，有利于保持高龄、体弱病人生命体征的平稳。ERCP是大部分高龄、体弱合并胆道梗阻的病人首选的治疗方法，因此选择合适的麻醉方案有助于提高这类病人围术期的医疗安全性。

佛山市第一人民医院无痛内镜中心广泛应用靶控输注丙泊酚实施无痛 ERCP 以来，麻醉安全性得到了有力保障，病人和术者的满意度也有了明显的提高。近 2 年来，患者要求实施无痛 ERCP 的比例为 100%。有了麻醉的配合，术者可完成难度更高的操作，使 ERCP 的治疗量和技术质量也有了很大的提高。

（三）靶控输注在无痛支气管镜的应用

无痛支气管镜技术是各种无痛内镜技术中难度最大的项目，能否开展无痛支气管镜在一定程度上反映了麻醉科的综合技术水平。与其他无痛内镜相比，支气管镜检查时，检查镜占据病人呼吸道，麻醉中供氧十分困难，因此无痛支气管镜技术开展的难度最大，风险最高。目前国内为接受支气管镜检的病人提供舒适医疗技术服务的医院屈指可数。多数医院都以表面麻醉或"清醒镇静"的方式应付，这些方法不能抑制强烈的呛咳反射，不能消除患者镜检时的窒息感，给患者带来巨大的精神上和肉体上的痛苦。

支气管镜检查麻醉过浅时易致气道痉挛，麻醉过深时则抑制呼吸，导致缺氧。2006 年佛山市第一人民医院麻醉科为支气管镜检的患者实施人工推注＋恒速输注丙泊酚的麻醉方法。但该法呼吸抑制发生率高，检查过程中常险象环生。为纠正频发的呼吸抑制，常需紧急退镜，辅以人工面罩通气，致使镜检过程反复被中断，检查时间延长，极大地阻碍了该技术的开展。经过一段时间摸索与临床实践，该科利用靶控输注与高频通气相结合的技术，解决了麻醉中的缺氧问题，最终获得满意的临床效果，取得了良好的社会效应，对扩展麻醉科的影响力产生了积极的意义。现在应用较成熟的麻醉方案为丙泊酚复合瑞芬太尼的靶控输注技术。在检查初期设置以上两药较高的靶浓度，在较深的麻醉下完成进镜，同时辅以人工通气和高频通气辅助呼吸维持氧合；后期调整至较低的靶浓度使自主呼吸恢复并维持病人入睡直至检查结束，出镜时停药，病人可在 2～3 min 内苏醒。

靶控输注应用于无痛支气管镜的优点有：①麻醉诱导、苏醒迅速，操作简便，衔接快，促进门诊诊疗高效率地运转；②麻醉深度易于迅速调整，可根据临床需要保留或控制呼吸，配合高频通气保证了麻醉期间氧供，麻醉安全性得到显著提高；③病人舒适，麻醉满意度普遍较高，再次复查的意愿也较高；④为术者提供了安全、安静、平稳的诊疗环境，提高镜检的医疗质量。

（四）静脉麻醉的深度监测与舒适医疗

除靶控输注外，麻醉深度监测技术也有望为加快建设舒适医疗助一臂之力。目前尚无绝对可靠的手段能准确监测静脉麻醉的深度。长期以来，麻醉医生根据病人的血压、心率、脉搏、呼吸、眼征、生理反射、体动反应及警觉/镇静观察评定分级（OAA/S）等指标来判断麻醉深度。这些判断指标特异性不高，容易受药物和手术操作的干扰，不能避免术中知晓。各种麻醉深度监测仪器如容积描记、额肌电、食管下段收缩性、心率变异性、麻醉趋势（narcotrend，NT）、脑电双频指数（bispectral index，BIS）、诱发电位和熵指数能比较客观、相对准确地判断麻醉深度，其中以 BIS 和 NT 在静脉麻醉舒适医疗技术中使用较多。

BIS 在 1997 年被美国 FDA 批准作为监测麻醉深度和镇静水平的指标，使麻醉药的用量更为精确，能更有效地预测病人苏醒的时间，但其准确性有赖于不同麻醉药与 BIS 值的相关性，且存在人种差异。现普遍公认的是，BIS 与丙泊酚的相关性最好。NT 对麻醉深度和镇静水平的判断，预测概率 Pk 是 0.90。Wilhelin 等通过对临床 4630 例静脉麻醉药物监测的资料证明：NT 能有效地监测静脉麻醉期间病人的意识水平，可信性较高。总之，静脉麻醉舒适医疗技术中采用 BIS 或 NT 监测，麻醉用药将更为精确，病人苏醒更为迅速。

目前有报道靶控输注也可作为评估麻醉深度的手段。吴群林等比较了丙泊酚靶控输注的效应室浓度（Ce）、血浆浓度（Cp）和 BIS 的预测概率，发现 Pk 值分别为 0.908、0.841 和 0.817，预测价值大小顺序为 Ce＞Cp＞BIS。他们认为丙泊酚的预期效应室浓度有较好的预测麻醉深度的作用，且较 BIS 的参考价值更高。靶控输注系统预测和控制麻醉深度的作用将进一步加快靶控输注在舒适医疗建设中的推广应用。

结　语

静脉麻醉将朝微机控制的方向发展，其最终目标是将生命体征的监测、麻醉深度监测、应激反馈调节、药物的选择和给予，以及控制呼吸等许多重要环节纳入计算机综合控制系统。计算机综合控制系统对已发生的和可能发生的临床信息用人工智能、专家系统进行分析、判断，最终获得良好的麻醉效果。计算机辅助麻醉的出现与近年静脉麻醉药物的药动学-药效学的研究、麻醉深度监测的发展密不可分。它们使静脉麻醉药实现了由经验性用药到定量化用药的跨越，即使经验不足的麻醉医师也能做到合理的用药，提高了麻醉用药的安全性。

新型静脉麻醉药物的问世、新的给药技术以及计算机技术的进步使静脉麻醉不断完善，使舒适医疗项目的领域得以更大范围地扩展。未来随着科技的进一步发展，静脉麻醉将在建设舒适医疗中发挥着更为重要的作用。

（梁幸甜）

参考文献

1. Bruhn J, Schumacher PM, Bouillon TW. Effect compartment equilibration and time-to-peak effect. Importance of a pharmacokinetic-pharmacodynamic principle for the daily clinical practice. Anaesthesist, 2005, 10: 1021-1031.
2. Miller R. D. 米勒麻醉学. 曾因明，邓小明译. 6 版. 北京：北京大学医学出版社，2006.
3. 庄心良. 现代麻醉学. 3 版. 北京：人民卫生出版社，2003：961.
4. Kulling D, Bauerfeind P, Fried M et al. Patient-controlled analgesia and sedation in gastrointestinal endoscopy. Gastrointest Endosc Clin N Am, 2004 (2): 353-368.
5. van den Nieuwenhuyzen MC, Engbers FH, Vuyk J, et al. Targer-controlled infusion systems: role in anaesthesia and analgesia. Clin Pharmacokinet, 2000, 38 (2): 181-190.
6. 俞青，张马忠，王祥瑞等. 术前患者丙泊酚血浆-效应室平衡速率常数的估测. 中华麻醉学杂志，2006，26（6）：498-500.
7. Sneyd JR. Recent advances in intravenous anaesthesia. Br J Anaesth, 2004 (9): 725-736.
8. Passot S, Servin F, Allary R, et al. Target-controlled versus manually-controlled infusion of propofol for direct laryngoscopy and bronchoscopy. Anesth Analg, 2002, 94: 1212-1216.
9. Heidegger T, Minto CF, Schnider TW. Modern concepts in pharmacokinetics of intravenous anaesthetics. Anaesthesist, 2004 (1): 95-110.

10. Viviand X, Bourgoin A. Target-controlled infusion in children. Adv Exp Med Biol, 2003: 161-170.
11. Schraag S, Kreuer S, Bruhn J, et al. Target-controlled infusion (TCI) -a concept with a future?: state-of-the-art, treatment recommendations and a look into the future. Anaesthesist, 2008 (3): 223-230.
12. 龚健，陈仲清. 靶控输注在镇静镇痛方面的研究与应用. 实用医学杂志, 2007, 23 (1): 9-11.
13. 吴健，祝胜美，翁晓川，等. 原位肝移植术病人丙泊酚靶控输注系统准确性的评价. 中华麻醉学杂志, 2005, 25 (6): 470-471.
14. Bastin R, Barvais L, Melot C. Preliminary results of prolonged target controlled infusion of sufentanil adjusted to an effort pain score after cardiac surgery. Acta Anaesthesiol Belg., 2005 (1): 31-36.
15. Stonell CA; Leslie K; Absalom AR; Effect-site targeted patient-controlled sedation with propofol: comparison with anaesthetist administration for colonoscopy. Anaesthesia, 2006 (61): 240-247.
16. 张兴安，芮建中，吴群林，等. NONMEM 法分析静滴丙泊酚在中国人体的群体药动学. 中国临床药理学杂志, 2004 (20): 444-448.
17. 林彦俊，李羽，刘斌. 国人群体丙泊酚药动学参数靶控输注系统的功能评价. 四川大学学报（医学版）, 2006, 37: 814-818.
18. 连庆泉，上官王宁，王增寿，等. 不同年龄患儿丙泊酚的药动学. 中华麻醉学杂志, 2005, 25 (6): 425-427.
19. Liu N, Chazot T, Genty A, et al. Titration of propofol for anesthetic induction and maintenance guided by the bispectral index: closed-loop versus manual control: a prospective, randomized, multicenter study. Anesthesiology, 2006 (4): 686-695.
20. Kim KM, Choi BM, Park SW. Pharmacokinetics and pharmacodynamics of propofol microemulsion and lipid emulsion after an intravenous bolus and variable rate infusion. Anesthesiology, 2007 (5): 924-934.
21. 江伟，谢抒，徐惠芳. Diprifusor 靶控丙泊酚输注系统用于全凭静脉麻醉的临床研究. 上海第二医科大学学报, 2004, 24 (1): 45-48.
22. 王萌，许幸，吴新民. 脑电双频谱指数反馈调控丙泊酚靶控输注静脉麻醉［J］. 中华麻醉学杂志, 2002, 22 (6): 339-343.
23. Puri GD, Kumar B, Aveek J. Closed-loop anaesthesia delivery system (CLADS) using bispectral index: a performance assessment study［J］. Anaesth Intensive Care, 2007 (3): 357-362.
24. 6 Liu N, Chazot T, Trillat B, et al. Feasibility of closed-loop titration of propofol guided by the Bispectral Index for general anaesthesia induction: a prospective randomized study［J］. Eur J Anaesthesiol, 2006 (6): 465-469.
25. Mayer J., Boldt J., Triem JG. Individual titration of propofol plasma target improves anaesthetic stability in patients undergoing major abdominal surgery: a comparison with manually controlled infusion. Eur J Anaesthesiol, 2008 (9): 741-747.
26. Heidegger T, Minto CF, Schnider TW. Modern concepts in pharmacokinetics of intravenous anesthetics. Anaesthesist, 2004 (1): 95-110.
27. Schraag S, Kreuer S, Bruhn J, et al. Target-controlled infusion (TCI) -a concept with a future?: state-of-the-art, treatment recommendations and a look into the future. Anaesthesist, 2008 (3): 223-230.

第七章 其他无痛技术

随着生活水平的改善，人们对医疗服务质量的要求也不断提高。临床上，很多诊疗项目都会给患者带来不适、焦虑以及恐惧。医务人员不但要为患者治疗疾病，还要为患者在整个诊疗过程中提供"无痛舒适"的服务。

作为对疼痛具有独特认识和调控能力的麻醉医师已经在舒适医疗领域发挥了作用并取得了积极的成果，成为无痛医院建设中的中坚力量。吸入麻醉技术、椎管内阻滞技术、神经阻滞技术及局部麻醉技术是麻醉医师较为常用的无痛技术，在实施舒适医疗及建设无痛医院的过程中发挥着重要的作用。本章主要讨论这些技术的特点、操作流程以及在舒适医疗中的应用。

第一节 吸入麻醉技术

吸入麻醉技术是指挥发性麻醉药或麻醉气体经呼吸系统吸收入血，抑制中枢神经系统而产生全身麻醉的方法。在现代麻醉史上，吸入麻醉是应用最早的麻醉方法。吸入麻醉自 William Morton 于 1846 年在美国麻省总医院演示吸入乙醚麻醉以来，迄今已经有 160 多年历史。时至今日，吸入麻醉技术已成为实施舒适医疗及建设无痛医院的一项重要无痛技术。

一、吸入麻醉技术发展史及进展

1540 年，25 岁的普鲁士植物学家 Valerius cordus 制成乙醚，但直到 1842 年 Crawford W. Long 和 William E. Clark 分别将其用于患者，乙醚才作为麻醉药使用于人类。1846 年 10 月 16 日，美国牙科医生 Morton 首次给病人实施乙醚麻醉，开创了全身麻醉的新纪元。

1831 年，von Leibig、Guthrie 和 Soubeiran 制备出氯仿。1847 年，Holmes Goote 最先开始使用氯仿。1847 年，苏格兰产科医生 James Simpson 爵士使用氯仿为患者进行了分娩镇痛。

1772 年，Joseph Priestley 制成了氧化亚氮（N_2O）。1800 年 Humphry Davy 首次提出了 N_2O 的镇痛特性。1844 年，Cardner Colton 和 Horace Wells 首次将 N_2O 作为麻醉药用于人体。

随着时代发展，非可燃性的强效含氟碳氢化合物取代了易燃、易爆的乙醚。氟烷（1951 年合成，1956 年推广使用）、甲氧氟烷（1958 年合成，1960 年推广使用）、恩氟烷（1963 年合成，1973 年推广使用）和异氟烷（1965 年合成，1981 年推广使用）也相继应用于临床。

目前，新药仍在不断涌现。地氟烷（1992年推广使用）具有与异氟烷相同的优点，同时兼具 N_2O 摄取迅速、清除快的特性。七氟烷是20世纪60年代后期由Wallin和他的同事在Travenol实验室合成的，但是出于对其降解产物毒性的顾虑，直到1994年以后才得以在临床广泛应用。

早在1951年，Culen就分离出氙（Xenon），但人们将其作为吸入麻醉药进行深入研究只有十几年。氙无色、无味，不污染环境，用于吸入麻醉诱导及苏醒快，麻醉效能大于 N_2O。目前氙不能人工合成，只能通过空气液化提取，纯度可达99.995%。

二、吸入麻醉的基础原理和概念

（一）肺泡气最低有效浓度（MAC）

MAC的定义是在一个大气压下有50%病人在切皮刺激时不动，此时肺泡内麻醉药物的浓度即为1个MAC。MAC的概念包含有4个基本要素：①当受到强的有害刺激后必须发生一个全或无的体动反应；②把肺泡内呼气末麻醉药浓度作为一个平衡样点，以反映脑内麻醉药浓度；③用适当的数学方法表达肺泡内麻醉药的浓度与相应反应间的量化关系来评估MAC；④MAC还可量化以反映生理或药理状态的变化，如可以作为一项敏感的手段以确定其他麻醉药、中枢性药物与吸入麻醉药的相互影响。

由于MAC非常类似药理学中的反映量-效曲线的 ED_{50} 的值，通过此指标可进行各种吸入麻醉药药效（或副作用）的比较，而且还能以相加的形式来计算，即两种麻醉药的MAC均为0.5时，可以认为它们的总MAC为1.0 MAC。用MAC来评价不同的吸入麻醉药的效能存在着不同的观点，因为MAC只是一个单一的方面，它不能反映肌肉对疼痛的反应，缺乏对反应曲线斜率的重要性的认识。即便如此，MAC仍得到广泛应用。

MAC提供了一种麻醉药效力的测量方法，不是麻醉深度的量-反应曲线，而是表示连续麻醉深度中设定的一个点，其他端点表示不同水平的麻醉深度。MAC的各种扩展如半数苏醒肺泡气浓度（MAC awake$_{50}$）、阻滞肾上腺素能反应的肺泡气麻醉药浓度（MAC BAR）等皆基于此原理。

（二）血/气分配系数（$\lambda_{B/G}$）

血/气分配系数（$\lambda_{B/G}$，即血液的溶解度）反映了麻醉药对两相的相对亲和力，它是麻醉药在血/气中达到平衡后的分配比值。例如，七氟烷的 $\lambda_{B/G}$ 是1.4，说明达到平衡后血液中七氟烷的浓度是肺泡气浓度的1.4倍。所谓的平衡是指没有分压差，$\lambda_{B/G}$ 为1.4，并不是说血液中的麻醉药分压是气相中分压的1.4倍。分配系数是指两相的相对容量，$\lambda_{B/G}$ 为1.4意味着每毫升血液中溶解的七氟烷量是每毫升肺泡气中七氟烷量的1.4倍。

$\lambda_{B/G}$ 越大，麻醉药的摄取就越多，F_A/F_I（肺泡浓度/吸入气中浓度）比值就越低。由于肺泡气麻醉药分压要传递给动脉血然后再到全身各组织，血液溶解度较大的麻醉药如乙醚和甲氧氟烷能够延缓脑中麻醉药分压的升高速度。当停用麻醉药后这种延缓作用对乙醚和甲氧氟烷的消除同样也起作用。如果不提供比期望的肺泡气分压更高的麻醉药浓度以补偿麻醉药的摄取，那么即使应用中等溶解度的恩氟烷、异氟烷或氟烷也会减慢麻醉诱导的速度。

（三）时间常数

时间常数是指在一个固定容积的气体浓度，用另外的气体去改变其浓度所需要的时间。时间常数（min）＝容积（ml）/流量（ml/min）。时间常数是反映容积内气体被替换比例的常数，该常数的时间值往往取决于气体流量的大小。容积内的气体已经有62.3%被进入的气体所占据的时间称之为1个时间常数，当达到3个时间常数时，容积内已有95%的气体被新鲜气体混合占据。在吸入麻醉诱导时，要建立有效的肺泡气麻醉药浓度，首先要将麻醉机回路的空间以及全肺容量的空间都达到所需要的麻醉药浓度。此时的时间常数公式为：

$$时间常数 = \frac{麻醉回路容积 + 呼吸道容积}{新鲜气流量 - 体内麻醉药摄取量}$$

由此可见，诱导时新鲜气流量越大、麻醉药 $\lambda_{B/G}$ 越小、组织吸收量越少的麻醉方式，其时间常数值越小，完成诱导时洗入过程的时间也就越短。

（四）吸入麻醉药浓度的调控

现代麻醉机的挥发罐多在麻醉回路外，麻醉药由新鲜气流带入回路，再经回路的吸气支进入病人肺泡。一般认为在经过一定时间的平衡后，肺泡的麻醉药浓度可以反映脑内麻醉药的分压，从而在一定程度上反映麻醉深度。

$$吸入麻醉药浓度（Fi） = \frac{新鲜气流量 \times 挥发罐开启浓度 + 重吸入流量 \times 呼气末麻醉药浓度}{分钟通气量}$$

$$重吸入流量 = 分钟通气量 - 新鲜气流量$$

将上述公式合并、整理，则

$$Fi = \frac{新鲜气流量（挥发罐开启浓度 - 呼气末麻醉药浓度）}{分钟通气量} + 呼气末麻醉药浓度$$

由上述公式可知，在不改变病人的分钟通气量时，改变麻醉深度（加深或减浅）的方法为：①增加或减少挥发罐开启浓度；②增加新鲜气流量。

三、吸入麻醉药的药代动力学

（一）吸入麻醉药的摄取与分布

吸入麻醉药在肺泡被吸收后经血液循环带入中枢神经系统，作用于一些关键部位产生全麻作用，所以吸入麻醉药在脑中的分压（相当于浓度）就非常重要。

脑组织中吸入麻醉药分压受到以下5个方面因素的影响：①麻醉药的吸入浓度；②麻醉药在肺内的分布；③麻醉药跨肺泡膜扩散到肺毛细血管内血液的过程；④循环系统的功能状态；⑤经血-脑屏障向脑细胞内的扩散状态。

从生理方面考虑，麻醉气体跨过肺泡膜和血-脑屏障向肺毛细血管和脑细胞扩散是一个顺浓度差的被动弥散过程，应完全遵守Fick原理。故其扩散速度为：$(P_1-P_2) \times DAK/X$，P_1、P_2 分别代表肺泡膜/血-脑屏障两侧麻醉药的气体分压，D为弥散常数，A代表肺泡膜/血-脑屏障与麻醉药接触的总面积，K为麻醉药所固有的溶解系数，X为肺泡膜/血-脑屏障的厚度。因此Fick原理强调麻醉药气体弥散对浓度的依赖性，而气体的摄取主要取决于心排血量（CO）的大小。CO增加，带进体内的麻醉药量增加，呼出麻醉药浓度减少；反之，CO降低，血流对肺泡麻醉药的摄取降低，呼出麻醉药浓度增加。因此麻醉医生可以通过调节麻醉药物的吸入浓度来有效的控制其跨肺泡膜的摄取；但同时应注意，吸入麻醉药浓度过高会抑制心肌，使CO降低，反而降低了麻醉药的跨肺泡膜摄取。

（二）吸入麻醉药的排除

吸入麻醉药除一小部分被代谢，极少量经手术创面、皮肤排除外，大部分以原形经肺排除。其肺排除量与该药的脂肪/血分配系数成反比。皮下脂肪有储存吸入麻醉药的作用，但尚无明显的证据表明这可导致病人的苏醒延迟。麻醉苏醒的过程就是麻醉药的排除过程，与麻醉诱导过程相反：组织→血液→肺泡→呼出气。各种麻醉药排除时的肺泡浓度曲线与诱导时的肺泡浓度上升曲线是完全相反的。苏醒（药物排除）的快慢主要取决于血管丰富组织的组织/血溶解度、血/气溶解度、CO、新鲜气流量和肺泡通气量。因此目前常用的吸入麻醉药在高新鲜气流量通气时，大部分都会在6～10分钟内降至苏醒浓度以下。

四、吸入麻醉方法分类

（一）按麻醉通气系统分类

根据呼吸气体与空气接触方式、重复吸入程度以及有无二氧化碳吸收装置，吸入麻醉可以分为开放法、半开放法、半紧闭法及紧闭法四种，下面作简单介绍。

1. 开放式麻醉通气系统　在开放法中，病人的呼吸并不受麻醉器械控制。其呼出及吸入的气体可以自由出入于大气之中，而且病人所呼出的气体并无重复吸入的现象。

开放式麻醉方法主要有吹入法及无重复吸入活瓣法2种。所需装置简单，无重复吸入活瓣由吸入和呼出2个活瓣构成，使用时将它连接于病人呼吸道与麻醉机螺纹管之间。由麻醉机或专用气体罐提供麻醉气体和氧，通过吸入活瓣供病人吸入；病人的呼出气体则通过呼出活瓣全部排入大气。吸入气内既有麻醉气体或氧，也不可避免地混入空气，它的呼出气则直接散入大气，可形成污染。

2. 半开放式麻醉通气系统　半开放式吸入麻醉指病人吸入或呼出的气体部分地受到麻醉器械的控制，有部分呼出气被重复吸入的现象存在，而且重复吸入的二氧化碳量<1%容积。吸入气全是氧和麻醉药的混合气体，没有空气混杂，呼出气则靠大量混合气体的不断涌入将它带出，散入大气。但有一部分的呼出气又可被重复吸入。此类装置现在仍较多应用。

3. 半紧闭式麻醉通气系统　半紧闭式吸入麻醉指重复吸入的二氧化碳量达到1%容积。吸入或呼出气体都和大气隔绝，只是呼出气的一部分散入大气；另一部分经过钠石灰将二氧化碳吸收后，再予吸入。实际上，将麻醉机的呼气活瓣打开即成半紧闭式吸入麻醉。临床应用时应使氧浓度>25%较为安全。该法易浪费麻醉药及污染周围环境。

4. 紧闭式麻醉通气系统　该法分为来回式和循环式。来回式紧闭法无活瓣，呼吸阻力小，但钠石灰罐紧靠病人头部，易造成碱石灰粉末的吸入，诱发剧咳和支气管痉挛，现已很少应用。循环式紧闭法一般用于诱导麻醉后的维持，该法气流量小，用药量小，易于控制麻醉气体的浓度，保持呼吸道湿润，不污染周围环境，且能施行辅助和控制呼吸，以及观察潮气量的大小和呼吸道阻力的变化。但该装置呼吸阻力较大，不宜用于小儿。使用循环式紧闭法时要及时更换钠石灰。

（二）按新鲜气流量分类

到目前为止，尚无紧闭循环系统新鲜气流量的统一分类标准。一般将新鲜气流量分为低流量、中等流量和高流量。通常将1L/min以上的新鲜气流量称为中、高流量；而低于1L/min的新鲜气流量称为低流量。近来也有人将低于0.5L/min的新鲜气流量称为极低流量。

五、吸入麻醉技术的特点

1. 吸入麻醉药，不像静脉麻醉药需要经肝、肾代谢，它们的绝大部分不经代谢分解，而是由肺外排。它们经肺出入，血内浓度容易控制。如麻醉过浅，只需增加吸入浓度，增大通气量，麻醉就会迅速加深；反之，如发现麻醉过深，只需将麻醉气体迅速排出，血内麻醉药浓度就会迅速下降，麻醉很快转浅。故吸入全身麻醉的安全性较大。

2. 要使气态或液态的吸入麻醉药进入肺内，不仅需要较精密的气体流量计或蒸发器以控制吸入麻醉药浓度，还需有供气装置，故设备要求较静脉麻醉为高。

3. 不少吸入麻醉药对病人的正常呼吸、循环功能都可能产生抑制作用，处理不当，全身麻醉就不易顺利进行。因此，对呼吸和循环的管理更需严密周详。

六、吸入麻醉技术的实施

（一）诱导前处理

主要包括病人身体与心理的准备，麻醉前评估、麻醉方法的选择及相应设备的准备和检查，以及合理的麻醉前用药。此外还应根据吸入麻醉诱导本身特点向病人做好解释工作及呼吸道的准备。

（二）诱导

分为浓度递增慢诱导法和高浓度快诱导法。

1. 浓度递增慢诱导法 该法是用左手将面罩固定于病人的口鼻部，右手轻握气囊，吸氧去氮后打开挥发罐开始予低浓度的吸入麻醉药进行诱导。以七氟烷为例：打开挥发罐至2%，让病人深呼吸，每3～4次增加吸入麻醉药浓度1%，直至8%。如果需要可以插入口咽或鼻咽通气导管，以维持呼吸道通畅，同时监测病人对刺激的反应，如果反应消失，可通知相关医生准备操作。麻醉开始后静脉扩张，应尽可能早地建立静脉通道。这种浓度递增的慢诱导方法可以使麻醉诱导较平稳，但诱导时间的延长会增加兴奋期出现意外的可能。

2. 高浓度快诱导法 该法是先用面罩吸纯氧 6 L/min 去氮 3 分钟，然后吸入高浓度麻醉药如8%七氟烷，让病人深呼吸1～2次后改吸中等浓度麻醉药如4%～6%七氟烷，直至操作诊疗期。可实施辅助或控制呼吸。诱导中应注意保持呼吸道通畅，否则可致胃扩张，影响呼吸，并易导致误吸。

（三）维持

麻醉诱导完成后即进入麻醉的维持阶段。此期间应满足诊疗要求，维持病人无痛，无意识，器官功能正常，抑制应激反应，保持水、电解质及酸碱平衡，及时补充丢失的血容量。平稳的麻醉要求了解诊疗操作步骤，掌握麻醉药物的药理学特性，能提前3～5分钟预测诊疗操作的刺激，以及时调整麻醉深度。MAC常用来判断吸入麻醉的深度，1.3 MAC相当于ED_{95}水平。

（四）苏醒及恢复

吸入麻醉病人的苏醒过程与诱导过程相反，可以看成是吸入麻醉药的洗出（washout）过程。由于回路内气体的低流量，无法迅速把麻醉药洗出，因此在诊疗结束时应比高流量麻醉更早关闭挥发罐，$N_2O \lambda_{B/G}$ 值很低，可以晚些停用。整个诊疗操作结束后，用高流量纯氧来快速冲洗病人及回路里的残余麻醉药。当肺泡内吸入麻醉药浓度降到 0.4 MAC 时，约 95% 的病人能够按医生指令睁眼。吸入麻醉药洗出越干净越有利于苏醒过程的平稳和病人的恢复，过多的残余麻醉药不仅可能导致病人烦躁、呕吐，还可能导致病人苏醒延迟，甚至呼吸抑制。

（五）小儿吸入麻醉技术

七氟烷等吸入麻醉药在小儿的无痛诊疗中应用较多，而且小儿吸入麻醉技术有其特殊之处，与成人不同。

1. 诱导要求

（1）尽可能使小儿顺从地与家长分开。

（2）诱导期合作。

（3）诱导过程平稳。

（4）建立和维持稳定的呼吸、循环状态。

（5）意识消失、无痛、肌松。

2. 准备

（1）诊疗室准备：①麻醉机、呼吸机并根据小儿大小调节好各种参数；②合适的面罩、口咽通气道、喉镜、气管导管；③准备各种诊疗所需的药物、急救复苏药物（包括肾上腺素、钙剂、碳酸氢钠等）以及琥珀胆碱和阿托品等，并示以标签；④准备各种保温措施；⑤准备静脉穿刺针、输液装置。

（2）家长相伴：①同家长和小儿建立和谐的信任关系；②绝大多数小儿和家长在手术期间非常紧张，小儿术前应使用镇静、抗焦虑药；③让小儿熟悉住院环境，介绍麻醉诱导计划等以消除由于陌生所致的恐惧；④大于 4 岁小儿或焦虑程度低的家长陪伴对诱导有好处，而相当紧张的家长在诱导期相伴则有害处；⑤术前已进行良好镇静的小儿则无需家长相伴。

（3）术前镇静要求：①无痛、较易实施；②抗焦虑作用快；③能有效抑制诊疗引起的焦虑和行为紊乱。

3. 诱导技术和策略

通过面罩吸入诱导是小儿无痛技术最常应用的方法。这种方法应用方便、诱导快速，具有无创伤、无疼痛等特点。与静脉麻醉相比，吸入诱导更易被小儿接受。

医护人员和蔼的态度、轻柔的言语能使患儿更为配合。患儿意识未消失前，不要在其身上安放监护设备（血压袖带、听诊器、心电图电极、脉搏氧饱和度仪探头等），以免让患儿感到不安。

（1）吸入药物的选择：恩氟烷、异氟烷及地氟烷对呼吸道的刺激性较大，易引起患儿抗拒、屏气、呛咳，甚至喉痉挛。N_2O 由于其麻醉性能较弱，不能单纯用于吸入诱导，临床上多用作挥发性吸入麻醉药的辅助用药。在国外，很长一段时间内主要应用氟烷进行吸入诱导。

七氟烷的气道刺激性较小，诱导速度快，具有芳香味，是目前临床常用的吸入诱导药物，现已成为婴幼儿最为常用的吸入麻醉诱导药。七氟烷诱导时可以更快速地增加吸入浓度，因此可以比其他烷类麻醉更快地完成麻醉诱导。

(2) 面罩的应用策略：可采用不同的方式让小儿接受面罩放在口鼻上：①可告诉小儿这是飞行员的口罩；②或让小儿观察 CO_2 波形，通过呼吸深浅来指挥波形变化；③或简单告诉小儿手术间充满了有毒气体，每个人都必须戴面罩，小儿也需戴这种特殊面罩；④可告诉小儿呼吸面罩里的气体很有趣，或里面的香味和其妈妈的香水味一样。

一些小儿可能对面罩的外形和气味极度紧张，甚至在没有通入麻醉气流时就拒绝面罩。采用下列措施能缓解这种情绪反应：①不要突然把面罩放在小儿脸上，允许小儿自己用手扶着口鼻上方的面罩；②对极度紧张的小儿，最好开始不用面罩，可用回路把麻醉气体吹向患儿面部，如果这时把小儿平时用的毛巾从回路上方罩住小儿面部，形成帐篷样结构，可大大加速麻醉的诱导，用手拢成杯状代替面罩拢在患儿口鼻部，也有一定的效果；③对较大的儿童，可以假装需要他帮助扶着放在口鼻上的面罩；④有的小儿难以忍受挥发性麻醉药的气味（尽管七氟烷的气味很小），可要求小儿用口呼吸以降低对气味的感受；⑤可让小儿想象正在进行太空旅行，通过面罩进行呼吸。小儿呼吸麻醉气体时，让他（她）看着呼吸囊的起伏，鼓励患儿尽力把呼吸囊吹大，有助于加快麻醉诱导。

婴幼儿麻醉诱导时正确应用面罩对维持呼吸道的通畅十分重要。麻醉医师操作时，将带气垫的面罩轻轻放在小儿的脸上，用中指或无名指放在小儿下颌及下颌骨前支，手掌轻轻靠住小儿面颊，将下颌向上、向前推使颌部前突。与在成人应用面罩时的手法不同，小儿面罩诱导时，要避免手指对颌下三角区的压迫，以免把小儿的舌部压向上腭引起呼吸道阻塞。如果进行正压通气，可允许在面罩-颊部交界处少量的漏气，以避免过多的气体进入胃内。

(3) 诱导方法：常见的有 4 种。

1) 经典的吸入诱导法：经典的吸入诱导方法是把含 70% N_2O 的大流量氧气通过患儿面部上方的面罩吹向患儿口鼻部，同时慢慢放下面罩到患儿脸上。在 1~2 分钟内，患儿表现出 N_2O 的作用，眼球震颤、慢而规则的呼吸。然后加大挥发性麻醉药（如七氟烷），每 2~3 次呼吸增加 0.5% 的吸入浓度，达到挥发罐最大浓度（8% 七氟烷）后维持，确认足够麻醉深度建立起来后，降低挥发罐的浓度至 3%~3.5% 七氟烷。

增加吸入麻醉药浓度太快易引起咳嗽，相反，增加浓度太慢使诱导时间延长（未能迅速度过兴奋期）易产生呼吸道阻塞及呕吐。患儿在吸入麻醉诱导下意识消失后、应降低吸入麻醉药浓度，然后在维持麻醉浓度下建立静脉输液通道。

如在麻醉诱导过程中生命体征出现异常，必须立即降低吸入麻醉药浓度，或完全关闭吸入麻醉药，用 100% O_2 冲洗回路。

诱导时常见问题的处理：①出现脉搏氧饱和度降低，应关闭 N_2O，用 100% O_2 通气直到脉搏氧饱和度回到正常；②诱导中常会由于舌后坠或轻度喉痉挛出现轻到中度呼吸道不通的表现，一般只要托下颌手法正确，密闭面罩与患儿面部的接触，将逸气活瓣调整到 5~15 cmH_2O 压力，挤压呼吸囊即可缓解呼吸道的阻塞；③患儿出现屏气或呛咳，吸入的挥发药浓度就应该立即降低 1%~2%（以减少对呼吸道刺激），屏气时肺内麻醉药浓度降低，如不降低吸入浓度再次呼吸会造成浓度突然增高，引起呛咳屏气-麻醉变浅的恶性循环。暂时降低麻醉药浓度，节律呼吸恢复后，可立即调大吸入浓度至以前的水平。一定要保持面罩与面部的密闭，不要让空气漏入面罩内，冲淡吸入气麻醉药浓度。

2) 深吸气高浓度吸入诱导法：一些小儿进诊疗间比较合作，但一闻到麻醉气体的异味可能就拒绝再合作。对这种小儿可用深吸气高浓度吸入诱导法。将含70% N_2O、7%七氟烷的大流量氧气直接对患儿进行吸入诱导。如果用循环回路，可在面罩应用于患儿面部前先密封面罩出口，开放APL活瓣，调节输出新鲜气为含70% N_2O、7%七氟烷的氧气，用相当于回路钠石灰罐容量的流量预充回路5分钟，其间不断挤空呼吸囊。然后将面罩密闭于患儿面部，并由助手限制患儿的活动。患儿可能会挣扎、呛咳、哭闹，但是一般呼吸5～10次就可进入麻醉状态。之后，麻醉医师应注意患儿的呼吸道管理，并立即降低吸入浓度。此种方式会对患儿造成一定心理伤害，除非其他方式诱导无效，不应常规应用这种方式进行诱导。用吸入药物进行麻醉诱导，高流量（新鲜气流5～8L/min）有助于迅速增加吸入浓度，因而有助于增快诱导速度。

3）隐蔽渐进吸入诱导法：吸入诱导时，麻醉医师不要拘泥于某一模式给药，应根据小儿的要求灵活调整给药的方法。如果患儿在等待诱导时已经处于嗜睡状态，就应采用隐蔽渐进法。具体做法为：保持患儿在父母怀中或在推车中的状态，不惊动患儿，用含70% N_2O和30% O_2的大流量气体通过麻醉面罩吹向患儿面部。开始时面罩不要接触小儿的皮肤，但尽量靠近口鼻。然后增加挥发性麻醉药（氟烷或七氟烷）的浓度，几分钟后再轻轻将面罩密闭在患儿面部，患儿一旦意识消失，度过兴奋期，就可立即安放必要的监测仪器，如脉搏氧饱和度探头、胸前区听诊器等。

麻醉医师必须清楚吸入诱导的早期临床表现：患儿首先表现为眼球震颤，随后眼睑闭合，呼吸减慢、规律并加深，然后呼吸变得浅快，安静不动。当小儿对声音刺激无反应，眼睑反射消失，才可以带入手术间。

4）单次呼吸诱导法：一些小儿可采用单次呼吸诱导法。在小儿进入手术间前，先训练小儿熟悉诱导过程及面罩单次呼吸方法。第一步让小儿作深吸气（尽可能深）并屏气几秒钟；第二步让小儿充分呼气（尽可能呼出）并屏气几秒钟；第三步在小儿呼尽气屏气间隙将面罩紧密放在小儿脸上（不要漏气），然后让小儿再作深吸气并屏气。如果小儿能满意完成这几步，则该方法可以成功，否则应换用其他方法。实施这种方法时，宜选用七氟烷。

正式诱导前，回路内麻醉气体的预充与高浓度深吸气法相同。按照预练模式，让小儿先吸入室内空气，呼出后屏气。然后将预充完成的回路面罩紧紧放在患儿面部，再让小儿深吸入。此次深吸入后患儿会自动转为正常呼吸，并进入意识消失状态。达到一定麻醉深度后即可降低麻醉药浓度并维持之。这种方法一般在30～45秒内就能完成麻醉诱导。

（4）避免吸入麻醉药过量：小儿吸入麻醉时易发生吸入药物过量，主要原因是由于小儿与成人在肺泡通气、身体比例以及每搏输出量分布等因素的不同，使小儿摄取吸入麻醉药更快。在同样诱导时间里，小儿肺泡内吸入麻醉药分压上升比成人快得多。这是由于：①婴幼儿呼吸快，肺泡通气较高，并且功能余气量较小，因而肺泡麻醉药的洗入或洗出时间快。②婴幼儿肌肉脂肪组织较少，相对较多的血流供应到心、脑。③婴幼儿的心、脑具有较小的时间常数。

同样，小儿心脑组织的吸入麻醉药浓度也比成人更快达到饱和。特别是在控制通气时，小儿极易发生心血管抑制。吸入麻醉自主呼吸时，对吸入麻醉深度具有自动的负反馈调节作用。自主呼吸时，吸入麻醉药达到一定深度，但尚未抑制心肌功能时，就会抑制呼吸中枢，使呼吸变浅，吸入药物减少。控制、辅助呼吸越过了自主呼吸的这种负反馈调节机制,导致肺泡/血中浓度不断增加,心肌进行性抑制,每搏输出量降低会减少麻醉药从肺泡的摄取,从而进一步增加肺泡麻醉药分压,使血中麻醉药分压增加,心肌抑制加重。如果没有进行适当处理,这种恶性循环持续下去,最终会发生心血管功能衰竭。

诱导时避免吸入麻醉药过量应注意下列几点:①在吸入高浓度麻醉药时尽量采用自主呼吸;②避免应用高浓度控制呼吸;③避免术前禁食时间过长,以防止诱导时脱水及低血压;④诱导到一定程度时尽快建立静脉通道。

七、吸入麻醉技术的常见并发症及防治

(一) 低氧血症与通气不足

呼吸系统的并发症,是吸入麻醉后能威胁病人生命安危的主要原因之一。除了误吸之外还包括气道阻塞、低氧血症和通气不足等。

1. 误吸

麻醉下发生呕吐或反流有可能导致严重的后果,例如胃内容物的误吸,以至造成急性呼吸道梗阻和肺部其他严重的并发症。这些仍然是目前全麻病人死亡的重要原因之一。

预防措施有:①减少胃内容量和提高胃液 pH 值;②降低胃内压,使其低于食管下端括约肌阻力;③保护气道,尤其当气道保护性反射消失或减弱时,更具有重要意义。

误吸的处理关键在于及时发现和采取有效的措施,以免发生气道梗阻窒息和减轻急性肺损伤。包括:①重建通气道;②支气管冲洗;③纠正低氧血症;④应用激素并及时进行气管镜检查;⑤保持水和电解质的平衡,纠正酸中毒;⑥进行血流动力学、呼末 CO_2、SpO_2、动脉血气分析监测及心电图的监测,必要时给予血管活性药物和利尿药;⑦应用抗生素,以治疗肺部继发性感染。

2. 气道阻塞

全麻后气道阻塞最常见的原因:①咽部的阻塞,因神志未完全恢复,舌后坠而发生;②喉阻塞,则因喉痉挛或气道直接损伤所致。对舌后坠采用最有效的手法,是病人头后仰的同时,前提下颌骨,下门齿反咬于上门齿。据病人不同的体位进行适当的调整,以达到气道完全畅通。如果上述手法处理未能解除阻塞,则应置入鼻咽或口咽气道。极少数病人需行气管内插管。

3. 低氧血症

低氧血症是全身麻醉后常见的并发症,可导致严重的后果。其发生与全麻时间、麻醉药应用及患者吸烟史有关。采用 SpO_2 的监测方法后,麻醉医师能及时地发现低氧血症,且能较准确地评估严重程度。病人的年龄>65 岁或体重超重($>100\,kg$),易于引起麻醉后低氧血症。发生低氧血症的主要原因有:①由于供氧浓度的低下或因设备的故障引起吸入氧浓度<0.21;②通气不足;③肺通气/灌流(V/Q)的失衡,如因麻醉药的影响损害了低氧下肺血管收缩的补偿,V/Q 的失衡将进一步加重。

4. 通气不足

通气不足系指因肺泡通气的降低引起 $PaCO_2$ 的增高。其原因有:

(1) 中枢性呼吸驱动被削弱:应用任何麻醉药对呼吸中枢都具有抑制的效应,包括吸入麻醉药。

(2) 呼吸肌功能的障碍:诊疗部位的疼痛可影响深呼吸的进行。

(3) 肥胖、胃胀气等也会影响到呼吸肌功能。

5. 监护与预防

临床上不能忽视对病人本身直接的观察，如呼吸的深度、呼吸肌的协调和呼吸模式等，监测方面包括脉搏血氧饱和度、$P_{ET}CO_2$ 和 $PaCO_2$ 的持续监测。

预先增加病人的氧储备也可预防低氧血症的发生。有研究证明，正常成人呼吸空气时氧储备量是有限的，仅约 1550 ml（其中肺内 450 ml，血液中 850 ml，体液中 250 ml）。增加吸入氧浓度能显著提高氧储备量。如全麻诱导期间充分吸氧去氮达平衡后，肺内含氧量可增加 4 倍，PaO_2 增加 5~6 倍。血中物理溶解氧可达 $2\,ml/(min\cdot L)$，使可允许无呼吸期限显著延长，这对心肺功能不良的病人尤为重要。

麻醉诱导期间，为提高吸氧去氮效果，应做到：①氧流速 $>8\,L/min$；②先让呼吸囊充满纯氧；③面罩必须紧贴面部且不漏气；④保持呼出气不再重复吸入，潮气量足够大，适当过度通气。

N_2O-O_2 吸入麻醉时必须使用流量精确的麻醉呼吸系统，加强吸入气监测，保障足够的吸入氧浓度。一般麻醉维持的 N_2O：O_2 比例各半为宜。停止 N_2O 吸入后，一般需有 10 分钟左右的时间，让 N_2O 充分"洗出"，然后再考虑停止吸氧和拔管问题。

对有气道慢性阻塞的病人，其呼吸功能有赖于 CO_2 或低氧的驱动，所以谨慎调节供氧的浓度，经常进行动脉血气分析是必要的措施。

（二）躁动

吸入全麻恢复期，大多数病人呈嗜睡、安静或有轻度定向障碍，脑功能逐渐恢复趋于正常，但仍有部分病人出现较大的情感波动，表现为不能控制的哭泣和烦躁（躁动）不安。对强烈躁动的病人应予适当的防护措施，以防止对病人本身或医护人员造成伤害。

1. 引起术后病人躁动的因素

(1) 躁动多见于儿童和年轻人，但儿童和老年人对疼痛的体验要比中年人差些。有脑疾患、精神病病史者是术后发生谵妄、躁动的危险因素。

(2) 低氧血症、高碳酸血症、胃胀气以及尿潴留、膀胱膨胀等都可引起躁动，故临床上应细心观察，排除这些潜在的因素。有害刺激是诱发和加重躁动的最常见原因，在临床上经常可遇见全麻苏醒期的患者对一些不适刺激的敏感化，清醒患者较易忍耐的不适刺激（如尿管、胃管、吸痰刺激），苏醒期的患者却难以忍受，这也是术后躁动发生的原因之一。

(3) 吸入麻醉后躁动的发生率较高，Vanden 等报道，安氟醚、异氟醚和氟烷麻醉后躁动的发生率相近。有报道七氟烷引起患者躁动发生率较高，尤其在小儿吸入麻醉中。

Sachdev 等认为，躁动不安的神经解剖学基础可能是皮层或皮层下神经环路的异常，吸入全麻术后苏醒时患者发生躁动的机制不明，可能由于苏醒过程中，中枢神经系统恢复时间不一，大脑皮质尚处于抑制状态时皮质下中枢已恢复兴奋，出现中枢局灶敏化。这种功能完整性的缺失影响患者对感觉的反应和处理能力，在某些有害刺激的作用下，中枢神经系统表现为过度兴奋而诱发术后躁动。

(4) 术前用物如仅用东莨菪碱、吩噻嗪类或巴比妥类而没有合用麻醉性镇痛药，则可增加术后兴奋和躁动的发生率。苯二氮䓬类药物如地西泮或咪达唑仑可减轻或消除此急性精神反应。

2. 预防和处理

（1）避免各种诱发因素如低氧血症、高碳酸血症、胃胀气以及尿潴留。

（2）使苏醒期中枢神经功能恢复协调，防止中枢敏感化。丙泊酚是常用的预防术后躁动的镇静剂，其作用机制是通过中枢 γ-氨基丁酸受体发挥作用，延长了苏醒时间，使脑功能恢复协调，预防躁动的发生。麻醉前口服咪达唑仑可减轻患儿术前紧张状态，预防术后躁动。已有报道硬膜外超前镇痛能预防中枢敏感化，因其可阻断有害刺激，减少全麻用药，从而预防全麻苏醒期中枢局部敏感化，使大脑中枢功能全面恢复，预防躁动。

（3）非药物性治疗：临床上多侧重于药物治疗术后躁动，但不应忽视患者周围环境调节的非药物性治疗。非药物性治疗包括术前安慰，避免患者（特别是小儿）产生焦虑、恐惧感。术后舒适、温馨的环境也可在一定程度上减少躁动的发生。

（4）防止因躁动引起病人自身的伤害，定时进行动脉血气分析，以免发生低氧血症或 CO_2 的潴留。

（三）术后恶心、呕吐

术后恶心、呕吐（postoperation nausea and vomiting，PONV）是吸入麻醉后很常见的问题，尽管不是严重的并发症，但仍造成病人的不安、不适而影响休息，甚至延迟出院的时间。PONV 发生率为 20%～30%。

1. 易于发生 PONV 的危险因素

（1）麻醉因素：挥发性麻醉药、N_2O、阿片类药、大剂量新斯的明（>2.5mg）。

（2）患者因素：女性、PONV 或运动病（motion sickness）病史、不吸烟、高度焦虑、低血压、大量饮水和疼痛。

2. 治疗

（1）药物疗法：用来预防和治疗恶心、呕吐的药物主要有丁酰苯类（氟哌利多）、吩噻嗪类（氯丙嗪）、胃动力药（多潘立酮）、抗胆碱能药、抗组胺药、5-羟色胺拮抗剂（昂丹司琼、托烷司琼）等。尚有新药物在试验中。目前多主张联用不同作用机制的止吐药物，效果比单用某一药物要好。

（2）非药物性疗法：针刺（acupuncture）疗法在防止和治疗 PONV 时也取得良好的疗效。

八、吸入麻醉技术在舒适医疗中的应用

（一）概况

在无痛诊疗中应用较多的吸入麻醉技术是 N_2O 吸入和七氟烷吸入技术，安氟烷和异氟烷应用较少。这里主要介绍前两种方法的临床应用情况。

1. 七氟烷吸入技术

七氟烷分配系数小，而且气道刺激小、心血管抑制小，病人可耐受高浓度吸入及浓度的快速改变，有一定的肌松作用，因此在临床无痛诊疗中应用日趋广泛。

（1）适应证：分娩镇痛、儿科、牙科、辅助检查等领域。

（2）禁忌证：①孕妇（3 个月内）或可能怀孕者用药应权衡利弊；②本人或家属对卤化麻醉药有过敏或有恶性高热史者；③肾功能差者。

（3）应用要求：①必须由麻醉科医师实施及全程管理；②配备专门的监护、急救设施

如脉搏血氧计、心电图仪、二氧化碳浓度监测仪、听诊器；急救包等；③备好呼吸、循环复苏设备；④七氟烷应通过经特殊校准过的专用挥发器来使用，以便能准确地控制七氟烷的浓度。

2. N_2O 吸入技术

N_2O 已经过 150 多年的研究，成为应用时间最长的吸入性麻醉气体。在欧美国家，调查发现超过 50% 的全科医生、85% 的口腔外科医生和 88% 的儿童牙医在临床作中使用了 N_2O 吸入技术。

（1）适应证：分娩镇痛、儿科、牙科、辅助检查、断瘾治疗等领域。

（2）禁忌证：①有扁桃体肿大、鼻塞等上呼吸道感染症状者；②中耳炎、肠梗阻、气胸、气脑造影、空气栓塞等体内有闭合性空腔者；③通气装置的 N_2O 流量、氧流量计不准确时。

（3）应用要求：①非麻醉专科医师必须接受严格训练，取得相关管理部门许可才能应用该技术；②临床应用前要全面评价患者的全身情况；③镇静过程中必须确保 O_2 浓度不低于 25%，并且配备专门的监护、急救设施如脉搏血氧计、心电图仪、二氧化碳浓度监测仪、听诊器、急救包等；④在一名专职监护人员协助下，全程对儿童的心率、血氧饱和度、血压、呼吸等生命体征进行监护。

（二）吸入麻醉技术的临床应用

1. 吸入麻醉技术在内镜诊疗中的应用

（1）膀胱镜、输尿管镜检查：膀胱镜检查术操作时间短，刺激较强，要求术中镇痛完善、平稳，术后清醒快速、完全。输尿管镜检查须经尿道外口进入膀胱，然后经膀胱进入输尿管，甚至进入肾盂。检查过程中，患者有一定的不适，甚至疼痛。N_2O 吸入和七氟烷吸入技术均可应用，效果佳。

（2）宫腔镜检查：宫腔镜检查是妇科一项常用的诊疗技术，检查中由于器械的刺激和脏器反射性收缩可引起 86.7% 的妇女感觉到难以忍受的疼痛。因此，为宫腔镜检查的患者寻找一种简单、易行、安全有效的镇痛方法是临床迫切的要求。

七氟烷吸入技术具有诱导和苏醒过程迅速、平稳，对呼吸和循环的影响较小，麻醉效果完全，易于调节深度，可控性强，是一种易于被患者所接受的无痛技术。相对于传统的无麻醉下宫腔镜检查，七氟烷镇痛则更加体现出一种人文关怀。

（3）结肠镜检查：结肠镜检查是目前诊断结肠疾病的最常用方法，但由于该检查会引起一定的疼痛与不适，不少病人难以接受，这也是患者逃避该检查的最常见原因。

N_2O 吸入技术可应用于结肠镜检查。N_2O 吸入需病人自己操作，而行结肠镜检查前的病人，大部分都有恐惧的心理。因此，要做好心理安慰，细心解释 N_2O 吸入镇痛在结肠镜检查的优点，指导病人 N_2O 吸入操作程序及注意事项，充分取得病人的配合。

2. 吸入麻醉技术在无痛分娩中的应用

分娩疼痛可使产妇精神紧张、辗转不安甚至喊叫等，加快了能量代谢及氧的消耗量；分娩疼痛还可导致产妇交感神经兴奋，可使体内儿茶酚胺类物质释放增加，导致胎儿宫内窘迫和酸碱平衡紊乱，甚至影响宫缩和产程进展，给产妇带来更大的痛苦。

对产妇进行镇痛分娩可以有效减轻或消除分娩疼痛，不仅能支持产妇的心理健康，还有利于增强信心，并能提高分娩期的母婴安全率；随着社会的进步和医学的发展，越来越多孕妇及家属了解了镇痛分娩的好处，并逐渐接受。无痛分娩中应用的吸入麻醉药物主要是 N_2O 和挥发性麻醉药。

（1） N_2O： N_2O 应用于分娩镇痛具有以下优势：①吸入 30～50 秒即能产生效果，能迅速缓解产妇的紧张情绪，减轻，甚至消除疼痛，有利于分娩的顺利进行；②不抑制产妇和胎儿的呼吸及循环功能；③产妇整个分娩过程保持清醒，可以主动配合，有利于分娩；④体内排泄快，停用后作用很快消失，无蓄积作用，无刺激，略带有甜味，产妇容易接受；⑤此法简便安全，可由产妇自己操作，要领易掌握。

（2）挥发性麻醉药：常用药物有七氟烷、安氟醚和异氟醚等。主要优点是效果可靠，作用迅速。但需注意这些药物均能迅速通过胎盘，并可减少子宫血流量和抑制宫缩，在深麻醉时尤甚。但安氟醚有诱发惊厥的潜在作用，故在先兆子痫者应慎用或禁用。异氟醚吸入浓度应低于 1%，可使子宫-胎盘血流增加，对胎儿有利。

3. 吸入麻醉技术在人工流产及输卵管通液术中的应用

人工流产过程中，由于扩宫、反复吸宫等较强的刺激引起迷走神经兴奋性增高，另外，孕妇对意外妊娠产生焦虑、紧张和恐惧，避孕失败后的忧郁、烦躁等心理改变导致对痛觉尤为敏感，从而易发生人流综合征。采用吸入麻醉技术可以使患者意识消失，对操作无心理压力，达到无痛舒适的条件，减少人流综合征的发生。

输卵管通液术是输卵管不孕患者最常用的诊断及治疗方法。虽然操作简单，但患者的焦虑和恐惧以及操作的疼痛不适常使检查不能顺利进行。有些较为敏感的妇女还可因为剧烈疼痛发生虚脱、晕厥等严重反应。此外，精神紧张、药物刺激可引起输卵管痉挛、阻力增大，导致假阳性结果的出现，使患者重复通液，增加身心及经济负担。

无痛输卵管通液术可以使用 N_2O 吸入技术。 N_2O 镇痛下通液有如下优点：①镇痛效果良好；②输卵管阻力降低，通畅性增加，避免假阳性结果；③心、肝、肺、肾等重要器官无损害，对呼吸道无刺激；④术后恢复快，术后 2～3 min 可以下床行走。

4. 吸入麻醉技术在骨关节手法复位中的应用

接受骨关节手法复位者多为门诊患者，其手术时间较短，麻醉要求镇静、镇痛完善，肌肉松弛，术毕能迅速恢复意识和定向力，无麻醉药残留效应。肩关节脱位和髋关节脱位是常见的急症，临床上多采取早期手法复位，疗效肯定。长期以来国内对骨关节手法复位多在无麻醉的情况下进行。这种治疗方法有两大弊端：①如果患者肌肉发达，加上剧痛使肌肉痉挛，术者行复位治疗时十分困难；②复位时强烈的疼痛刺激可使原有心血管基础疾病的患者病情加重，甚至出现严重意外。

应用七氟烷吸入麻醉技术可以使患者在无痛状态下完成关节复位。七氟烷吸入麻醉技术用于骨关节复位具有以下优点：①麻醉起效快，镇痛效果完善；②有一定的肌松作用，复位时稍加牵引即可复位，轻松简便。复位后肌肉张力迅速恢复有助关节复位后的稳定；③作用时间短，恢复迅速、平稳，不良反应少，留观时间短。

5. 吸入麻醉技术在无痛牙科中的应用

牙科的一些诊疗（如拔牙）可能产生明显的疼痛。部分患者对牙科诊治过程中或某些环节存在焦虑、紧张或害怕的心理，常导致患者就诊时依从性差，影响治疗的开展和效果。无痛牙科指在从镶牙、洗牙等一般口腔治疗到拔牙、补牙、种植牙等较复杂的牙科治疗中实施无痛技术，以减轻患者的痛苦。

N_2O 吸入麻醉技术在无痛牙科中应用广泛，该技术可使患者配合治疗。如吸入50%以下浓度的 N_2O 可产生最小镇静及轻度镇痛作用，有效控制恐惧或焦虑情绪，而情绪放松也利于提高痛阈，形成良性循环。疼痛较强的操作如拔牙，单纯依靠 N_2O/O_2 吸入不足以产生可靠的镇痛作用，需要加用局部麻醉或镇静催眠药物。

6. 吸入麻醉技术在烧伤患者清创换药中的应用

烧伤不仅会使机体产生短期的变化和严重的疼痛，而且患者会因疼痛刺激出现焦虑、烦躁等症状，焦虑程度愈高，机体痛阈愈低。疼痛给烧伤患者带来很多不利影响：①疼痛剧烈时，患者不断地挣扎造成植皮存活率减低，从而增加伤口感染的机会；②疼痛导致局部血管收缩，影响植皮愈合和创面恢复；③疼痛还会带来全身生命体征变化，增加机体代谢率，增加并发症的发生率（如应激性溃疡等）；④疼痛可以导致情绪状态的改变，会给患者造成一定的心理创伤。

对烧伤患者清创换药实施镇痛治疗可有效减轻或消除疼痛对机体的不良刺激。在镇痛的基础上给予患者适当的镇静治疗，帮助患者克服焦虑和恐惧，有利于促进患者康复。吸入麻醉技术如七氟烷吸入法和 N_2O 吸入法对烧伤患者伤口换药和清创具有良好的镇痛镇静效果。不合作的小儿烧伤患者换药采用七氟烷吸入法，患儿可在几分钟内入睡，无不良反应，效果佳。

7. 吸入麻醉技术用于小儿唇裂术后拆线

小儿唇裂术后拆线手术时间短，以往在病房对患儿强制进行。患儿在极度恐惧下哭闹挣扎，不仅给患儿带来肉体的痛苦，对患儿精神和心理都是一种恶性刺激，同时给患儿家长带来痛苦。随着人们生活的改善和意识的增强，以及医务人员对儿童精神心理研究的深入，临床上已经采用七氟烷吸入法或 N_2O 吸入法进行镇痛镇静，提供无痛舒适的服务。

8. 吸入麻醉技术用于耳、鼻内镜检查

耳、鼻内镜检查一般不会引起疼痛，但一部分小儿对内镜器械进入外耳道或鼻腔存在恐惧心理，从而拒绝接受检查。耳、鼻内镜检查要求身体保持静止，如检查过程中小儿体动，可引起耳、鼻重要结构受损。强制性检查则可造成小儿心理创伤。

应用七氟烷吸入法可使患儿在安静状态下接受检查。七氟烷吸入法诱导平稳、迅速，苏醒快，不必开放静脉。

9. 吸入麻醉技术用于小儿静脉穿刺置管

一些小儿不能很好地配合医护人员行外周静脉穿刺置管，使输液治疗受阻。有的小儿患者在治疗过程中需行深静脉置管术。清醒状态下行深静脉置管术，常给患儿带来一定的不适和疼痛，甚至留下心理创伤，也可能影响操作的成功率，增加并发症。

应用七氟烷吸入麻醉技术可使小儿在无痛镇静的状态下完成静脉置管，提高静脉穿刺成功率，能减轻或消除患儿疼痛。七氟烷吸入诱导起效快，无难闻气味，小儿愿意接受，对呼吸、循环系统影响也小。该法对一些术前害怕肌内注射或建立静脉通路有困难的患儿尤为适用。

（三）吸入麻醉技术存在的问题

1. N_2O

（1）弥散性缺氧：N_2O 由于弥散性能强，血/气分配系数低，临床诊疗结束时若由吸入 N_2O 和氧混合气体直接转成空气吸入，机体内各空腔和溶于血液中的大量 N_2O，迅速经血液进入肺泡，使肺泡内氧分压被稀释而下降，导致弥散性缺氧。故在停止吸入 N_2O 后应吸入纯氧数分钟。

(2) 闭合空腔增大：体内闭合空腔平时充满氮气，氮气在血中溶解度很小。N_2O 的血/气分配系数约为氮气的 35 倍，故其在体内的弥散速度远大于氮气，容易进入体内密闭性空腔，使可膨胀性空腔（如肠腔）体积增大，不可膨胀性空腔（如额窦）压力增加。当空气栓塞的病人吸入 N_2O 时，气体的重新分布将导致气栓迅速扩大。因此，在气胸、空气栓塞、肠梗阻和闭合性头颅损伤时，不应使用 N_2O。

(3) 毒性作用：①骨髓抑制：N_2O 通过抑制蛋氨酸合成酶而影响维生素 B_{12} 的合成，同时干扰叶酸代谢、抑制 DNA 合成和白细胞发育，引起贫血、白细胞和血小板减少，高浓度 N_2O 吸入 6 h 以上，可致巨幼红细胞性贫血，长时间吸入可引起粒细胞缺乏及骨髓再生障碍。骨髓功能在停药后 12 h 内迅速恢复。当吸入 N_2O 浓度大于 60%、时间长于 6 h，术中需补充维生素 B_{12}。②中枢神经系统毒性：长期吸入体积分数 50% 以上的 N_2O 能够引起注意力集中困难，平衡能力受损，肢体麻木及异感等，严重者出现脊髓脱髓鞘和外周神经病变。③致畸作用：长期暴露于 N_2O 的妊娠大鼠，其后代会发生畸形，虽然未证实 N_2O 对人的致畸作用，但早孕妇女应尽量避免使用 N_2O。④空气污染：N_2O 不但污染空气，而且在火或紫外线作用下能够产生一氧化氮、碳氧化合物等毒性气体。世界上 160 个生产 N_2O 的国家已提出，争取在 2030 年前停止生产和使用 N_2O 和氟碳吸入性麻醉药物。

2. 七氟烷

(1) 躁动：有研究表明：与氟烷相比，七氟烷麻醉后躁动发生率更高，具体机制尚不明确。预防性静脉注射曲马朵 2 mg/kg，可有效预防七氟烷麻醉后患儿的术后躁动，减轻术后的疼痛，且不影响患儿呼吸恢复与拔管时间。

(2) 术后恶心、呕吐：与丙泊酚的对比研究发现，七氟烷麻醉后患者术后恶心、呕吐发生率较高。近期有文献报告，术毕静注小剂量丙泊酚可有效防止恶心、呕吐。

(3) 肾毒性：七氟烷与钠石灰作用，可降解产生几种化合物，其中化合物 A 发现对大鼠具有肾毒性。在一个重复呼吸系统中，当用碱石灰或钡石灰作为二氧化碳吸收剂时，接受七氟烷的患者就会吸入化合物 A。在临床情况下，化合物 A 的水平多样化，并受到一些因素的影响，最主要的因素是吸入的新鲜气流量。美国 FDA 规定，重复吸入呼吸系统中使用七氟烷时，新鲜气流量必须大于 1.5 L/min。另外，有肾脏疾病的患者不宜应用七氟烷。

(4) EEG 及 ECG 改变：有学者发现在接受七氟烷诱导的成人和儿童中，EEG 常见癫痫样波，但诱导过程中未见有病人出现痉挛或抽搐，所以其临床重要性仍需要进一步研究。七氟烷诱导明显延长老年人的 Q-T 间期和 Q-Tc，此作用在诱导后 2 min 即出现，15 min 时达到高峰，30 min 时略降低。但此种改变有可逆性。

(5) 对支气管的影响：七氟烷能降低支气管黏液纤毛运输速度，抑制气道黏液的清除。目前，吸入麻醉药抑制黏液纤毛运输功能的确切机制仍未阐明，其原因可能是影响纤毛摆动的协调或抑制纤毛摆动频率，也可能是影响黏液的物理成分和黏液的生成。

(6) 恶性高热：对于某些敏感患者，吸入麻醉剂可能诱发骨骼肌代谢急性异常增加，氧需求增高而引发恶性高热的临床症状。其治疗方法包括停用七氟烷、静脉给予丹曲林钠和常规支持疗法。

第二节 椎管内阻滞技术

椎管内阻滞系将局麻药注入椎管内的不同腔隙,使脊神经所支配的相应区域产生阻滞作用,包括蛛网膜下腔阻滞和硬膜外阻滞两种方法,后者还包括骶管阻滞。局麻药注入蛛网膜下腔,主要作用于脊神经根所引起的阻滞称为蛛网膜下腔阻滞,通称为脊麻;局麻药在硬膜外间隙作用于脊神经,使相应节段的感觉和交感神经完全被阻滞,运动神经纤维部分地丧失功能,这种方法称为硬膜外阻滞。

椎管内阻滞始于19世纪90年代,1891年Quincke成功施行蛛网膜下隙穿刺。1898年Bier首先将蛛网膜下隙阻滞用于外科手术。1920年Page实施硬膜外腔阻滞。20世纪30至40年代,连续蛛网膜下隙阻滞、连续硬膜外腔阻滞和骶管阻滞先后用于临床。经过一百多年不断地总结完善,椎管内阻滞已成为现代麻醉及疼痛治疗的重要组成部分,也是国内目前常用的麻醉和疼痛治疗方法之一。

一、椎管内阻滞的生理学基础

(一)蛛网膜下腔阻滞的作用机制

现在认为,蛛网膜下腔阻滞是通过脊神经根阻滞,离开椎管的脊神经根未被神经外膜覆盖,暴露在含局麻药的脑脊液中,通过背根进入中枢神经系统的传入冲动及通过前根离开中枢神经系统的传出冲动均被阻滞。因此,脊麻是通过脑脊液阻滞脊髓的前根神经和后根神经,导致感觉、交感神经及运动神经被阻滞。各神经被阻滞的具体顺序为:血管舒缩神经纤维→寒冷刺激→温感消失→对不同温度的辨别→慢痛→快痛→触觉消失→运动麻痹→压力感觉消失→本体感觉消失。消退顺序与阻滞顺序则相反。交感神经、感觉神经、运动神经阻滞的平面并不一致,一般说交感神经阻滞的平面比感觉消失的平面高2~4神经节段,感觉消失的平面比运动神经阻滞平面高1~4节段。

(二)硬膜外阻滞的作用机制

局麻药注入硬膜外间隙后,沿硬膜外间隙进行上下扩散,经多种途径发生作用,其中以椎旁阻滞、经根蛛网膜绒毛阻滞脊神经根以及局麻药通过硬膜进入蛛网膜下腔产生"延迟"的脊麻为主要作用方式。容量是决定硬膜外阻滞"量"的重要因素,大容量局麻药阻滞范围广。而浓度是决定硬膜外阻滞"质"的重要因素,高浓度局麻药使神经阻滞更完全,包括运动、感觉及自主神经功能均被阻滞。通过稀释局麻药浓度,可获得分离阻滞(differential block),这种分离阻滞尤其适用于术后镇痛,即仅阻滞感觉神经而保留运动神经功能。硬膜外阻滞可在任何脊神经节段处穿刺,通过调节局麻药的量和浓度来达到所需的阻滞平面和阻滞程度。

(三)椎管内阻滞的生理学效应

椎管内阻滞对全身系统的影响,主要取决于阻滞的范围及阻滞的程度。

1. 心血管表现 椎管内阻滞通常会导致不同程度的血压下降并伴以心率减慢和心脏收缩功能降低。

2. 肺部表现 由于膈肌受发自C_3~C_5神经纤维的膈神经支配,通常椎管内阻滞很少引起具有临床意义的肺生理改变。可能表现为肺活量轻度的下降。

患有严重慢性肺部疾病的患者可能会依靠辅助呼吸肌（肋间肌和腹肌）进行主动呼吸，用力咳嗽和清除分泌物也需要这些肌肉的参与，高位神经阻滞可能会减低这些肌肉的力量。因此，在呼吸储备有限的患者，应慎用椎管内阻滞。

3. 胃肠道表现 胃肠道由 $T_5 \sim L_1$ 水平交感神经支配。椎管内阻滞所致的去交感作用使迷走神经张力占优，导致小皱缩的消化道发生主动性蠕动。椎管内阻滞复合全身麻醉可以为某些腹腔镜手术提供良好的条件。术后硬膜外镇痛可以加速胃肠道功能的恢复。

4. 肾脏表现 肾血流可通过自身调节保持稳定。椎管内阻滞对肾功能的临床影响较少。

5. 代谢和内分泌表现 椎管内阻滞可以部分抑制应激反应，降低儿茶酚胺的释放，减少围术期的心律失常和心肌缺血的发生率。

二、蛛网膜下腔阻滞

蛛网膜下腔阻滞又称为脊麻，大量的临床实践证明，只要病例选择得当，用药合理，操作准确，脊麻不失为一简单易行、行之有效的无痛技术。

（一）解剖

相邻两节椎骨的椎弓由三条韧带相互连接，从外向内的顺序是：棘上韧带、棘间韧带及黄韧带。

脊髓容纳在椎管内，为脊膜所包裹。脊膜从外向内分三层，即硬脊膜、蛛网膜和软膜。硬脊膜从枕大孔以下开始分为内、外两层。外层与椎管内壁的骨膜和黄韧带融合在一起，内层形成包裹脊髓的硬脊膜囊，抵止于第 2 骶椎。因此通常所说的硬脊膜实际是硬脊膜的内层。软膜覆盖脊髓表面与蛛网膜之间形成蛛网膜下腔。硬脊膜与蛛网膜几乎贴在一起，两层之间的潜在腔隙即硬膜下间隙，而硬脊膜内、外两层之间的间隙为硬膜外腔。

硬膜外腔是一环绕硬脊膜囊的潜在腔隙，内有疏松的结缔组织和脂肪组织，并有极为丰富的静脉丛，血管菲薄。穿刺或置入硬膜外导管时，有可能损伤静脉丛引起出血，若注入药物易被迅速吸收，导致局麻药中毒。

脊神经有 31 对，包括 8 对颈神经、12 对胸神经、5 对腰神经、5 对骶神经和 1 对尾神经。每条脊神经由前、后根合并而成。后根司感觉，前根司运动。

躯干部皮肤的脊神经支配区：甲状软骨部皮肤是 C_2 神经支配；上肢是 $C_3 \sim T_1$ 神经支配；胸骨柄上缘是 T_2 神经支配；两侧乳头连线是 T_4 神经支配；剑突下是 T_6 神经支配；季肋部肋缘是 T_8 神经支配；平脐是 T_{10} 神经支配；耻骨联合部是 T_{12} 神经支配；大腿前面是 $L_{1\sim3}$ 神经支配；小腿前面和足背是 $L_{4\sim5}$ 神经支配；足、小腿及大腿后面、骶部和会阴部是骶神经支配。

（二）适应证和禁忌证

蛛网膜下腔阻滞的适应证和禁忌证存在相对性。在选用时，除参考其固有的适应证与禁忌证外，还应根据操作医师自己的技术水平、病人的全身情况及手术要求等条件来决定。

1. 适应证 ①下腹部手术、尾骶部及下肢手术；②术后镇痛；③癌痛患者的镇痛；④分娩镇痛等。

2. 禁忌证 ①精神病、严重神经官能症以及小儿等不能合作的病人；②严重低血容量的病人；③凝血功能异常的病人；④穿刺部位有感染的病人；⑤中枢神经系统疾病，特别是脊髓或脊神经根病变者，疑有颅内高压病人也应列为禁忌；⑥脊椎外伤或有严重腰背痛病史者，禁用脊麻。脊椎畸形者，脊椎常存在解剖结构异常，也应慎用脊麻。

（三）药物选择

蛛网膜下腔阻滞较常用的局麻药有普鲁卡因、丁卡因、布比卡因和利多卡因。短时间的诊疗可选择普鲁卡因，中等时间的诊疗常选择利多卡因，而长时间的诊疗可用布比卡因及丁卡因。丁卡因容易被弱碱中和沉淀，使阻滞作用减弱，须注意。

血管收缩药可减少局麻药血管吸收，使更多的局麻药物浸润至神经中，从而使阻滞时间延长。常用的血管收缩药有麻黄碱、肾上腺素及去氧肾上腺素（新福林）。

（四）蛛网膜下腔阻滞穿刺方法

1. 穿刺前准备 阻滞前用药用量不宜过大，应让病人保持清醒状态，以利于进行阻滞平面的调节。多用咪达唑仑。阿托品或东莨菪碱可不用或少用，以免病人术中口干不适。除非病人术前疼痛难忍，阻滞前不必使用吗啡或哌替啶等镇痛药。

2. 穿刺体位 蛛网膜下腔穿刺体位，一般可取侧位、俯卧位或坐位，以前者最常用。

（1）侧位：取左侧或右侧卧位，两手抱膝，大腿贴近腹壁。头尽量向胸部屈曲，使腰背部向后弓成弧形，棘突间隙张开，便于穿刺。背部与床面垂直，平齐手术台边沿。采用重比重液时，手术侧置于下方，采用轻比重液时，手术侧置于上方。

（2）俯卧位：在进行直肠或会阴手术时可采用抬高臀部的俯卧位。俯卧于手术床上，髋部下方垫枕头或毛毯，使下端的脊柱屈曲，两手置于手臂架上。优点是阻滞操作的体位与手术体位相同（折刀位），阻滞后无需更换体位。缺点是脑脊液无法通畅地经穿刺针流出，需通过抽吸脑脊液才能确定穿刺针尖位于蛛网膜下间隙的正确位置。在需要X线透视引导时，也可采用俯卧位。

（3）坐位：臀部与手术台边沿相齐，两足踏于凳上，两手置膝，头下垂，使腰背部向后弓出。这种体位需有助手协助，以扶持病人保持体位不变。如果病人于坐位下出现头晕或血压变化等症状，应立即平卧，经处理后改用侧卧位穿刺。

3. 穿刺部位和消毒范围 蛛网膜下腔阻滞常选用$L_{2\sim3}$或$L_{3\sim4}$棘突间隙，此处的蛛网膜下腔最宽，脊髓于此也已形成终丝，故无伤及脊髓之虞。确定穿刺点的方法是：取两侧髂嵴的最高点作连线，与脊柱相交处，即为第4腰椎或$L_{3\sim4}$棘突间隙。如果该间隙较窄，可上移或下移一个间隙作穿刺点。穿刺前须严格消毒皮肤，消毒范围应上至肩胛下角，下至尾椎，两侧至腋后线。消毒后穿刺点处需铺孔巾或无菌单。

4. 穿刺方法

穿刺点用1%～2%利多卡因作皮内、皮下和棘间韧带逐层浸润。常用的蛛网膜下腔穿刺术有直入法和旁入法两种。

（1）直入法：用左手拇、示两指固定穿刺点皮肤。将穿刺针在棘突间隙中点，与病人背部垂直，针尖稍向头侧作缓慢刺入。当针穿过黄韧带时，有阻力突然消失"落空"感觉，继续推进常有第二个"落空"感觉，提示已穿破硬膜与蛛网膜而进入蛛网膜下腔。

（2）旁入法：于棘突间隙中点旁开1.5cm处作局部浸润。穿刺针与皮肤呈75度对准棘突间孔刺入，经黄韧带及硬脊膜而达蛛网膜下腔。本法可避开棘上及棘间韧带，特别适用于韧带钙化的老年病人或脊椎畸形或棘突间隙不清楚的肥胖病人。

针尖进入蛛网膜下腔后,拔出针芯即有脑脊液流出,如未见流出可旋转针干180度或用注射器缓慢抽吸。经上述处理仍无脑脊液流出者,应重新穿刺。穿刺时如遇骨质,应改变进针方向,避免损伤骨质。经3～5次穿刺而仍未能成功者,应改换间隙另行穿刺。

5. 影响阻滞平面的因素 阻滞平面是指皮肤感觉消失的界限,麻醉药注入蛛网膜下腔后,须在短时间内主动调节和控制阻滞平面达到诊疗所需的范围,且又要避免平面过高。这是蛛网膜下腔阻滞操作技术中最重要的环节,不仅关系到阻滞成败,且与病人安危有密切关系。影响蛛网膜下腔阻滞平面的因素见表7-1。

表7-1 影响蛛网膜下腔阻滞平面的因素

一、扩散的决定因素
主要因素
 局麻药浓度
 病人的体位(等比重的溶液除外)
 局麻药的剂量和容量(等比重的溶液除外)
次要因素
 注射的平面
 注射/抽液加药注射的速度
 穿刺针的型号
 病人的身体情况
 腹内压
二、持续时间的决定因素
 使用的药物
 注射的剂量
 血管收缩药的使用
 阻滞的总扩散

(五)蛛网膜下腔阻滞的并发症

包括轻度的并发症及严重的并发症,前者如:低血压、平面过高、呼吸抑制、脊麻后头痛及背痛;后者如:神经损伤、脑膜炎、马尾综合征、硬膜下出血、脑损伤及死亡等。

1. 血压下降和心率缓慢 蛛网膜下腔阻滞平面超过T_4后,常出现血压下降,多数于注药后15～30分钟发生,同时伴心率缓慢,严重者可因脑供血不足而出现恶心、呕吐、面色苍白、躁动不安等症状。这类血压下降主要是由于交感神经节前神经纤维被阻滞,使小动脉扩张,周围阻力下降,加之血液淤积于周围血管系,静脉回心血量减少,心排血量下降而造成。心率缓慢是由于交感神经部分被阻滞,迷走神经呈相对亢进所致。血压下降的程度,主要取决于阻滞平面的高低,但与病人心血管功能代偿状态以及是否伴有高血压、血容量不足或酸中毒等情况有密切关系。处理上应首先考虑补充血容量,如果无效可给予血管活性药物(麻黄碱、间羟胺等),直到血压回升为止。对心率缓慢者可考虑静脉注射阿托品 0.25～0.30 mg 以降低迷走神经张力。

2. 蛛网膜下腔阻滞后头痛 是常见的并发症,由于脑脊液通过硬膜穿刺孔不断丢失,使脑脊液压力降低所致,发生率为3%～30%。典型的症状为直立位头痛,而平卧后则好转。疼痛多为枕部、顶部,偶尔也伴有耳鸣、畏光。女性的发生率高于男性,发生率与年龄成反比,与穿刺针的直径成正比。直入法引起的头痛发生率也高于旁入法。穿刺针斜面的方向与脊膜纤维走向平行,对脊膜损伤最少,头痛的发生率也低。头痛的发生率与局麻药中加入辅助剂有关,加入葡萄糖可使头痛发生率增高,而加入芬太尼头痛发生率则降低。

治疗脊麻后头痛的措施,包括:①镇静、卧床休息及补液;②静脉或口服咖啡因;③硬膜外生理盐水输注;④硬膜外自体血填充(blood patch)。

3. 恶心、呕吐 脊麻中恶心、呕吐发生率高达13%～42%。诱因有三:①血压骤降,脑供血骤减,兴奋呕吐中枢;②迷走神经功能亢进,胃肠蠕动增加。术中操作牵拉引发副交感反射所致,即所谓迷走-迷走反射,可静注阿托品 0.4 mg 阻断迷走反射;③手术牵引内脏。一旦出现恶心、呕吐,应检查是否有麻醉平面过高及血压下降,并采取相应措施;或暂停手术以减少迷走刺激;或施行内脏神经阻滞,一般多能收到良好效果。若仍不能制止呕吐,可考虑使用托烷司琼等药物镇吐。

4. 阻滞平面过广 脊麻中任何病人都可能出现阻滞平面过广,通常出现于脊麻诱导后不久。平面过广的症状和体征包括:恐惧、忧虑、恶心、呕吐、低血压、意识不清。胸段脊神经阻滞引起肋间肌麻痹,可出现呼吸抑制,表现为胸式呼吸微弱,腹式呼吸增强,严重时病人潮气量减少,咳嗽无力,不能发声,甚至发绀。应迅速给予有效吸氧。如果发生全脊麻而引起呼吸停止、血压骤降或心搏骤停,应立即施行气管内插管人工呼吸、维持循环等措施进行抢救。

5. 背痛 脊麻后严重的背痛少见。穿刺时骨膜损伤、肌肉血肿、韧带损伤及反射性肌肉痉挛均可导致背痛。脊麻后发生背痛须排除神经损伤的可能性。处理办法包括休息、局部理疗及口服止痛药。通常经保守治疗后48小时可缓解。

6. 神经系统并发症 是脊麻后严重的并发症。常见的原因是:穿刺损伤,化学或细菌性污染。

(1) 马尾综合征:用于硬膜外阻滞的氯普鲁卡因,一旦误入蛛网膜下腔,常常引起马尾神经综合征。高浓度利多卡因,也可引发骶神经损害。出现马尾神经综合征的病人,表现为脊麻后下肢感觉及运动功能长时间不恢复,神经系统检查发现鞍骶神经受累、大便失禁及尿道括约肌麻痹,恢复异常缓慢。

(2) 蛛网膜下腔出血:蛛网膜下腔出血可损伤脊髓,但此种情况即便是服用抗凝剂的病人也罕见。一旦出现神经系统并发症,应对神经系统进行全面的检查,并请专科医师进行会诊。神经损伤既可由穿刺针误伤或误注其他药品入蛛网膜下腔所致,也可由脊麻以外的原因所致,如:术前已有的神经病变,手术操作或体位不当对神经的损伤,分娩时胎儿通过骨盆等。

脊麻后神经损伤的治疗原则是对症处理,有血肿或脓肿须行清除术,解除压迫后神经功能可恢复。病人的预后与其神经损伤的部位、范围有关,大部分病人可完全恢复,一部分人有终身残疾,少部分病人死亡。最佳预防办法是操作谨慎,一旦证实有穿刺困难,最好放弃脊麻。

三、硬膜外阻滞

硬膜外阻滞有单次法和连续法两种。单次法系穿刺后将预定的局麻药全部陆续注入硬膜外间隙以产生阻滞作用。此法缺乏可控性,易发生严重并发症和意外,故已罕用。连续法是通过穿刺针，在硬膜外间隙置入塑料导管，根据病情、手术或检查的范围和时间，分次给药，使阻滞时间得以延长，并发症明显减少。连续硬膜外阻滞已成为临床上常用的镇痛治疗方法。

根据脊神经阻滞部位不同，可将硬膜外阻滞分为高位、中位、低位及骶管阻滞。

（一）适应证及禁忌证

1. 适应证 ①产科镇痛；②腰痛、坐骨神经痛；③伴有下肢血循环障碍的疼痛，例如雷诺病、血栓闭塞性脉管炎；④急性胰腺炎、胆结石发作等腹部内脏痛；⑤癌肿末期疼痛无法控制者；⑥术后疼痛；⑦带状疱疹及带状疱疹后神经痛；⑧其他，如外伤性颈部综合征、颈肩手综合征、胸廓出口综合征、尿路结石、褥疮、下肢溃疡等多种疾病。

2. 禁忌证 ①低血容量：低血容量时机体常常通过全身血管收缩来代偿以维持正常的血压，一旦给予硬膜外阻滞，其交感阻滞作用使血管扩张，迅速导致严重的低血压；②穿刺部位感染：可能使感染播散；③菌血症：可能导致硬膜外脓肿；④低凝状态：容易引起硬膜外腔出血、硬膜外腔血肿。

（二）药物选择

目前常用的局麻药有利多卡因、罗哌卡因及布比卡因。

决定硬膜外阻滞范围的最主要因素是药物的容量，而决定阻滞深度及作用持续时间的主要因素则是药物的浓度。根据穿刺部位和手术要求的不同，应对局麻药的浓度作不同的选择。此外，浓度的选择与病人全身情况有关，健壮病人所需的浓度宜偏高，虚弱或年老病人浓度要偏低。

为了取长补短，临床上常将长效和短效局麻药配成混合液，以达到起效快而维持时间长的目的，常用的配伍是2%利多卡因和1%罗哌卡因混合液。

（三）穿刺技术

1. 穿刺前准备 硬膜外阻滞的局麻药用量较大，为预防中毒反应，阻滞前可给予巴比妥类或苯二氮䓬类药物；对阻滞平面高、范围大或迷走神经兴奋型病人，应同时加有阿托品，以防心率减慢，术前有剧烈疼痛者适量使用镇痛药。

2. 穿刺体位及穿刺部位 穿刺体位有侧卧位及坐位两种，临床上主要采用侧卧位，具体要求与蛛网膜阻滞法相同。穿刺点应根据治疗部位或检查部位选定，一般取支配治疗或检查范围中央的相应棘突间隙。

确定棘突间隙，一般参考体表解剖标志。如颈部明显突出的棘突，为C_7棘突；两侧肩胛冈连线交于T_3棘突；两侧肩胛下角连线交于T_7棘突；两侧髂嵴最高点连线交于L_4棘突或$L_{3\sim 4}$棘突间隙。

3. 穿刺方法 硬膜外间隙穿刺术有直入法和旁入法两种。颈椎、胸椎上段及腰椎的棘突相互平行，多主张用直入法；胸椎的中下段棘突呈叠瓦状，间隙狭窄，穿刺困难时可用旁入法。老年人棘上韧带钙化、脊柱弯曲受限制者，一般宜用旁入法。直入法、旁入法的穿刺手法同蛛网膜下腔阻滞的穿刺手法，针尖所经的组织层次也与脊麻时一样，如穿透黄韧带有阻力骤失感，即提示已进入硬膜外间隙。

判断穿刺针已进入硬膜外间隙的方法主要有以下几种：

①阻力骤减法：临床上一般穿刺至黄韧带时，阻力增大有韧感，此时可将针芯取下，用一湿润的空注射器与穿刺针衔接，当推动注射器芯时即感到有弹回的阻力感，此后边进

针边推动注射器芯试探阻力,一旦突破黄韧带则阻力消失,犹如"落空感",同时注液毫无阻力,表示针尖已进入硬膜外间隙。

②负压法:即针尖抵达黄韧带后,拔出针芯,于针尾置一滴液体(悬滴法)或于针尾置一盛有液体的玻璃接管(玻璃法),当针尖穿透黄韧带而进入硬膜外间隙时,悬滴(或管内液体)被吸入,此种负压现象于颈胸段穿刺时比腰段清楚。

③正压气囊法:即针尖抵达黄韧带后,于针蒂处接一正压小气囊,当穿刺针进入硬膜外间隙小气囊会塌陷。

④其他辅助试验:包括气泡外溢法(将空气快速注入,如针尖在硬膜外间隙,可见多个气泡外溢)、抽吸法(硬膜外间隙抽吸无脑脊液)及置管试验(在硬膜外间隙置管无阻力)。试验用药也可初步判断是否在硬膜外间隙。

确定针尖已进入硬膜外间隙后,即可经针蒂插入硬膜外导管。插管时应先测量皮肤至硬膜外间隙的距离,然后即行置管,导管再进入硬膜外腔3~5厘米,然后边拔针边固定导管,直至将针退出皮肤,在拔针过程中不要随意改变针尖的斜口方向,以防斜口割断导管。针拔出后,调整后导管在硬膜外的长度,然后在导管尾端接上注射器,注入少许生理盐水,如无阻力,并回吸无血或脑脊液,即可固定导管。置管过程中如病人出现肢体异感或弹跳,提示导管已偏于一侧而刺激脊神经根,为避免脊神经损害,应将穿刺针与导管一并拔出,重新穿刺置管。如需将导管退出重插时,须将导管与穿刺针一并拔出。如导管内有全血流出,经冲洗无效后,应考虑另换间隙穿刺。

穿刺置管成功后,即应注入试验剂量3~5 ml,目的是排除误入蛛网膜下腔的可能;此外,从试验剂量所出现的阻滞范围及血压波动幅度,可了解病人对药物的耐受性以指导继续用药的剂量。观察5~10 min后,如无蛛网膜下腔阻滞征象,可每隔5 min注入3~5 ml麻药,直至阻滞范围满足手术要求为止;也可根据临床经验一次性注入预定量,用药的总和即首次总量,也称初量,一般需10~15 ml,之后每40~60 min给予5~10 ml或追加首次用量的1/2~1/3,直至手术结束。

4. 影响阻滞平面的因素

(1) 药物容量和注射速度:容量愈大,注射速度愈快,阻滞范围愈广,反之,则阻滞范围窄,但临床实践证明,快速注药对扩大阻滞范围的作用有限。

(2) 导管的位置和方向:导管向头侧时,药物易向头侧扩散;向尾侧时,则可多向尾侧扩散1~2个节段,但仍以向头侧扩散为主。如果导管偏于一侧,可出现单侧阻滞,偶尔导管进入椎间孔,则只能阻滞几个脊神经根。

(3) 病人的情况:婴幼儿、老年人硬膜外间隙小,用药量须减少。妊娠后期,由于下腔静脉受压,间隙相对变小,药物容易扩散,用药量也须减少。某些病理因素,如脱水、血容量不足等,可加速药物扩散,用药应格外慎重。

(四) 硬膜外阻滞的管理

硬膜外间隙注入局麻药5~10 min内,在穿刺部位的上下各2、3节段的皮肤支配区可出现感觉迟钝;20 min内阻滞范围可扩大到所预期的范围,阻滞也趋完全。针刺皮肤测痛可得知阻滞的范围和效果。除感觉神经被阻滞外,交感神经、运动神经也遭阻滞,由此可引起一系列生理扰乱。同脊麻一样,最常见的是血压下降、呼吸抑制和恶心、呕吐。因此应注意阻滞平面,密切观察病情变化,及时进行处理。

(五) 硬膜外阻滞的并发症

硬膜外阻滞的并发症既可发生在穿刺时，也可发生在阻滞后数小时或数天。仅极少数并发症会留下永久性后遗症。大多数严重并发症能够预防，发生并发症后要诊断正确，处理及时。

1. 局麻药全身中毒反应　由于硬膜外阻滞通常需大剂量的局麻药（5~8倍的脊麻剂量），容易导致全身中毒反应，尤其是局麻药误入血管内更甚。具体表现及处理见相关药物章节。

2. 误入蛛网膜下腔　如果局麻药误入蛛网膜下腔，可能导致阻滞平面异常升高或全脊麻。全脊麻的主要特征是注药后迅速发展的广泛的感觉和运动神经阻滞。由于交感神经被阻滞，低血压是最常见的表现。如果 C_3、C_4 和 C_5 受累，可能出现膈肌麻痹，加上肋间肌也麻痹，可能导致呼吸衰竭甚至呼吸停止。随着低血压及缺氧，病人可能很快意识不清、昏迷。

全脊麻的处理原则是维持病人循环及呼吸功能。病人神志消失，应行气管插管人工通气，加速输液以及应用血管收缩药升高血压。若能维持循环功能稳定，30分钟后病人可清醒。全脊麻持续时间与使用的局麻药有关，利多卡因可持续 1~1.5 h，而布比卡因持续 1.5~3.0 h。只要诊断和处理及时，大多数病人均能恢复。

预防措施：①预防穿破硬脊膜：要求熟悉有关椎管解剖，操作应轻巧从容，用具应仔细挑选，弃掉不合用的穿刺针及过硬的导管；②试验剂量的应用：强调注入全量局麻药前先注入试验剂量，观察5~10分钟有无脊麻表现，改变体位后若须再次注药也应再次注入试验剂量。首次试验剂量不应大于 5 ml。

3. 误入硬膜下间隙　局麻药误入硬膜和蛛网膜之间的间隙，即硬膜下间隙阻滞。由于硬膜下间隙为一潜在间隙，小量的局麻药进入即可在其中广泛弥散，出现异常的高平面阻滞，但起效时间比脊麻慢，因硬膜下间隙与颅内蛛网膜下腔不通，除非出现严重的缺氧，一般不至于引起意识消失。

处理原则同全脊麻，即采取各种措施维持呼吸和循环功能稳定。

4. 导管折断　导管折断是连续硬膜外阻滞的并发症之一，发生率约为 0.057%~0.2%。原因包括：①穿刺针割断；②导管质地不良；③拔出困难。传统处理的原则是体内存留异物应尽可能取出。如果术毕即发生断管，且导管断端在皮下，可在局麻下作小切口取出。

5. 异常广泛阻滞　注入常规剂量局麻药后，出现异常广泛的脊神经阻滞现象。临床特点是高平面阻滞总是延缓地发生，多出现在注完首量局麻药后20~30分钟，常有前驱症状如胸闷、呼吸困难、说话无声及烦躁不安，继而发展至通气严重不足，甚至呼吸停止。血压可能大幅度下降或无多大变化。脊神经阻滞常达12~15节段，但仍为节段性。有两种常见的原因：异常的硬膜外间隙广泛阻滞；硬膜下间隙阻滞。

与硬膜外间隙异常广泛阻滞有关的病理生理因素有：下腔静脉回流不畅（足月妊娠及腹部巨大肿块等），硬膜外间隙静脉丛怒张，老年动脉硬化病人，均使硬膜外有效容积减少，常用量局麻药阻滞平面扩大。预防的要点是相应减少局麻药用量，有时减至正常人用量的 1/3~1/2。

6. 硬膜穿破和头痛　据报道，硬膜穿破发生率高达1%。硬膜穿破除了会引起阻滞平面过高及全脊麻外,还可导致头痛。由于穿刺针孔较大,穿刺后头痛的发生率较高。

硬膜穿破后头痛与病人体位有关,直立位头痛加剧,平卧后好转。头痛常出现于穿刺后 6~72h,头痛的原因与脑脊液漏入硬膜外间隙有关。一旦出现头痛,应认真对待,因这种头痛可使日常生活受累,甚至可能导致颅内硬膜下血肿。

目前认为最有效的方法是硬膜外注入自体血进行充填治疗,抽取自体血 10~15 ml,注入硬膜外腔,无需在血中加入抗凝剂,操作时注意无菌技术。自体血疗法的机制为:硬膜外血充填法能够封住硬膜上的穿刺孔,防止了脑脊液继续流出,从而提高脑脊液压力。该方法能迅速缓解头痛,有效率达 90%,治疗越早,效果越好。

7. 神经损伤　硬膜外阻滞后出现永久性的神经损伤比较罕见。引起神经损伤的四个主要原因及表现为:

(1) 操作损伤:通常由穿刺针及硬膜外导管所致。病人往往在穿刺时就感觉疼痛,神经纤维的损伤可能导致持久的神经病变,但大多数病人的症状,如截瘫、疼痛、麻木,均可在数周内缓解。胸段及颈段的脊髓损伤最严重。

神经根损伤痛以伤后 3 天内最剧,然后逐渐减轻,2 周内多数病人症状缓解或消失,遗留片状麻木区数月以上,采用对症治疗,预后较好。而脊髓损伤后果严重,若早期采取积极治疗,可能不出现截瘫,或即使有截瘫,恰当治疗也可以使大部分功能恢复。治疗措施包括脱水治疗,尽早应用皮质类固醇。

(2) 脊髓前动脉栓塞:可迅速引起永久性的无痛性截瘫,因脊髓前侧角受累(缺血性坏死),故表现以运动功能障碍为主的神经症状。诱发脊髓前动脉栓塞的因素有:严重的低血压、钳夹主动脉、局麻药中肾上腺素浓度过高引起血管持久痉挛,及原有血管病变者(如糖尿病)。

(3) 粘连性蛛网膜炎:粘连性蛛网膜炎通常由误注药物(如氯化钙、氯化钾、硫喷妥钠及各种去污剂)入硬膜外间隙所致。粘连性蛛网膜炎是严重的并发症,可导致患者截瘫。粘连性蛛网膜炎的症状一般逐渐出现,先有疼痛及感觉异常,以后逐渐加重,进而感觉丧失。运动功能改变从无力开始,最后发展到完全性弛缓性瘫痪。

(4) 硬膜外血肿及脓肿:形成血肿的直接原因是穿刺针损伤血管,尤其是置入导管的损伤。促使出血的因素有病人凝血机制障碍及抗凝血治疗。硬膜外血肿是硬膜外阻滞并发截瘫的主要原因。

硬膜外血肿的临床表现:开始时背痛,短时间后出现肌无力及括约肌功能障碍,最后发展到完全性截瘫。诊断主要依靠脊髓受到压迫时所表现的临床症状及体征。椎管造影、CT 或 MRI 有利于明确诊断,其预后取决于能否早期诊断和及时手术。手术延迟者常致永久残废,故争取时机尽快手术减压为治疗的关键。

硬膜外脓肿为感染所致,其临床表现为:经过 1~3 天或更长的潜伏期后出现头痛、畏寒及白细胞增多等全身征象。局部重要症状是背痛。大约在 4~7 天出现神经症状。MRI 是最好的诊断方法。预后取决于手术的早晚,凡手术延迟者可致终身瘫痪。硬膜外脓肿治疗效果较差,重在预防。硬膜外阻滞时,必须保证用具及药品无菌,严格遵守无菌操作规程。凡局部有感染或有全身性感染疾病者(败血症),应禁行硬膜外阻滞。

四、骶管阻滞

骶管阻滞是经骶裂孔穿刺,注局麻药于骶管腔以阻滞骶脊神经,是硬膜外阻滞的一种方法。骶裂孔和骶角是骶管穿刺点的重要解剖标志,其定位方法是:先摸清尾骨尖,沿中线向头方向摸至4厘米处(成人),可触及一个有弹性的凹陷,即为骶裂孔,在孔的两旁可触到蚕豆大的骨质隆起,是为骶角。两骶角连线的中点,即为穿刺点。髂后上嵴连线在第二骶椎平面,是硬脊膜囊的终止部位,骶管穿刺针如果越过此连线,即有误穿蛛网膜下腔而发生全脊麻的危险。

1. 适应证 ①下腹部、肛门、会阴部癌性疼痛,尤其局限于 S_1、S_2 者;②坐骨神经痛,尤其是前列腺癌所致;③脊髓损伤引起的疼痛、下半身麻痹、截瘫。

2. 操作

(1) 体位:俯卧,髂前上棘下垫枕,也可在侧卧位下进行操作。

(2) 穿刺点:髂后上棘内侧1cm、下方1cm处有 S_2 的骶后孔。

(3) 骶角外侧1cm、上方1cm处有 S_4 的骶后孔,在 S_2 骶后孔和 S_4 骶后孔连线中点,有 S_3 骶后孔。

(4) S_4 骶后孔位于连接这些点的线上,亦即位于 S_2 定标点上方1.5~2cm处。

(5) 用6cm长7号针,做皮丘,在预定骶孔处与皮肤垂直处进针,在1~3cm深度上能触到骶骨后面,再推进1.5cm就能到达骶后孔。

(6) 抽吸试验阴性,可注入局麻药5ml。

3. 骶管穿刺成功的关键 关键在于掌握好穿刺针的方向。如果针与皮肤角度过小,即针体过度放平,针尖可在骶管的后壁受阻;若角度过大,针尖常可触及骶管前壁。穿刺如遇骨质,不宜用暴力,应退针少许,调整针体倾斜度后再进针,以免引起剧痛和损伤骶管静脉丛。

骶管有丰富的静脉丛,除容易穿刺损伤出血外,对麻醉药的吸收也快,故较易引起轻重不等的毒性反应。此外,当抽吸有较多回血时,应放弃骶管阻滞,改用腰部硬膜外阻滞。约有20%正常人的骶管呈解剖学异常,骶裂孔畸形或闭锁者占10%,如发现有异常,不应选用骶管阻滞。

4. 改良方法 与腰部硬膜外阻滞法相同,在 S_2 平面以下先摸清骶裂孔,穿刺针自中线垂直进针,易进入骶裂孔。改进的穿刺方法失败率降低,并发症减少。

5. 骶管阻滞并发症

(1) 局麻药误入血管:是骶管阻滞最常见的并发症。骶管内虽然血管丰富,但静脉压力较低,穿刺针误入血管时不易回抽到血。因此,必须严密观察应用试验剂量后病人的表现。

(2) 骨膜损伤:骨膜损伤引起的疼痛可持续几周。治疗方法有充分热敷,应用抗炎药物。此外,还要给予良好的支持治疗。

(3) 穿透硬脊膜:比较少见,与硬膜外阻滞一样可导致全脊麻和术后头痛。

(4) 骨质内注射:比较少见,但它产生的全身毒性反应可与静脉注射相似。由于注射器很难回抽到稠厚的骨髓,加上药物注入骨质后吸收缓慢,通常情况下很难发现穿刺针进入骨质。一般在注射药物的治疗剂量后,几分钟内不会出现全身毒性症状。

(5) 骶管前注射：很少见，临床有行骶管阻滞时将药物注射到直肠内的报道。认真仔细做标志并注意角度可避免此类情况发生，穿刺针不可全部进入组织内。

(6) 高血压：通常在快速注射时出现。可能与对脊髓或脊神经的压迫有关。这种情况通常为一过性，缓慢注射可避免此类情况发生。

五、椎管内阻滞在舒适医疗中的应用

椎管内阻滞是舒适医疗实施中重要的无痛技术之一。椎管内阻滞广泛应用于术后镇痛、分娩镇痛、内镜检查、慢性痛和癌痛的治疗。

(一) 椎管内阻滞在术后镇痛中的应用

已经证实，硬膜外镇痛能够提高大手术（如胸腹腔手术、全髋置换术等）患者围术期的安全性和出院率。术后硬膜外镇痛能提高慢性稳定型心绞痛病人的左室射血分数，明显改善左室壁顺应性。在术前有赖于硝酸甘油等药物治疗的不稳定型心绞痛患者，采用胸部硬膜外治疗并不影响冠状血管灌注压、心排血量及外周阻力。硬膜外术后镇痛可以减少心肌缺血的发生率，特别是原有缺血性心脏病的病人。镇痛治疗可以减少患者自主呼吸的做功，减少了术后患者对抗机械通气和胸部理疗的需求，从而减少了术后患者呼吸系统的并发症。同时患者的肺活量和功能余气量可能恢复到接近术前的水平。硬膜外阻滞和镇痛能使关节手术后病人在术后早期即可开始功能锻炼，加速术后恢复。研究发现：高危手术后的病人应用硬膜外阿片类药物镇痛，术后并发症、感染率明显降低，气管插管拔管时间缩短，住院费用减少。小儿患者下腹部手术或下肢骨科手术术后镇痛可应用骶管镇痛。

1. 硬膜外术后镇痛应用对象　硬膜外术后镇痛应用对象的确定取决于其相应的适应证和禁忌证。

(1) 适应证：①胸部或腹部手术的病人；②下肢手术后需要早期肢体活动的病人（包括主动与被动的肢体锻炼）；③下肢血管手术，需要交感神经阻滞的病人；④未接受抗凝治疗且在术后早期也不会接受抗凝治疗的病人；⑤特别适用于心功能或肺功能不良的病人。

(2) 禁忌证：①病人拒绝接受；②凝血病病人；③目前正在或准备接受低分子肝素（LMWH）治疗的病人；④存在菌血症的病人；⑤硬膜外穿刺部位存在局部感染的病人；⑥存在脊柱疾患的病人（相对禁忌证）。

2. 硬膜外阻滞术后镇痛的药物　包括罗哌卡因、左旋布比卡因、阿片类药、氯胺酮、可乐定、丁丙诺啡、新斯的明、降钙素等。在应用于病人时要具体考虑各种情况（例如低体重，过度疲劳，虚弱，老年病人和急症病人）。不同病人的药物起效时间和持续时间都会有所不同。

3. 连续硬膜外阻滞超前镇痛　术前采用硬膜外阻滞可以达到超前镇痛的目的，是促进患者术后功能恢复的积极手段之一。例如连续硬膜外阻滞能有效缓解全膝关节置换术后24 h内静息痛，起到超前镇痛的效果。超前镇痛能有效缓解术后24 h后运动疼痛，不仅减轻患者早期康复锻炼的疼痛及畏惧心理，还可增加术后近期及长期术膝最大屈曲度。术后早期活动能减少深静脉血栓的发生率，从而降低了肺栓塞、脑栓塞等严重危及患者生命的并发症的发生率。超前镇痛并不增加术后恶心、呕吐、呼吸抑制、幻觉等不良反应的发生率。

(二) 椎管内阻滞在无痛分娩中的应用

1. 硬膜外分娩镇痛 1979 年在首届全欧产科麻醉会议上确认硬膜外阻滞是产科止痛最有效的方法。产科硬膜外阻滞镇痛要求其对母婴毒性低，起效快，作用时间长，对阴道神经阻滞弱。大量的临床研究证明，硬膜外阻滞用于分娩镇痛具有以下优点：①效果确切；②无全麻时误吸的危险；③减少分娩痛对机体的不利影响；④应用低浓度局麻药可达到镇痛而不影响躯体运动神经；⑤在应用得当的情况下并发症少；⑥若产妇需行剖宫产，麻醉实施非常方便；⑦产妇意识清楚，胎儿娩出对产妇精神具有明显鼓舞作用。

2. 蛛网膜下腔-硬膜外联合阻滞镇痛（CSEA） 与单纯硬膜外镇痛相比，CSEA 镇痛起效更快、产妇的满意度更高，而维持镇痛的药物用量大大减少，但瘙痒的发生率较高。研究发现，CSEA 镇痛时，母亲的运动能力、器械产和剖宫产率、硬脊膜穿破后头痛发生率以及对新生儿的影响与硬膜外镇痛没有明显差异。临床上一般采用小剂量局麻药与小剂量阿片类药物联合蛛网膜下腔给药的方法。

3. 可行走的硬膜外腔分娩镇痛 近年来，分娩镇痛普遍主张减轻运动神经的阻滞，认为保留产妇的下肢活动能力非常重要。可行走的硬膜外腔分娩镇痛被认为是分娩镇痛的最佳选择。

Morgan 等认为，施行硬膜外腔分娩镇痛时，仅使 T_{10} 到 S_5 区域的痛觉消失，而仍然保留产妇的本体感觉，保持下肢自主活动，不仅能坐，也能站立或下地活动，才是最佳的分娩状态。要达到既可镇痛又无运动神经阻滞的目的，原则上应尽可能降低每小时局麻药的使用量。

4. 骶管阻滞 骶管阻滞分单次法和连续法两种，其阻滞范围在骶部，在第一产程时镇痛不全，适用于第二产程。初产妇在宫口开大 5～6 cm 时，经产妇在宫口开大 4～5 cm 时可进行骶管阻滞。连续骶管阻滞可以较好地缓解分娩痛。在第一产程和第二产程早期注入低浓度局麻药而产生止痛作用。胎先露旋转后或第二产程注入高浓度局麻药，使运动神经阻滞导致会阴松弛以及 $T_{10\sim12}$ 节段和腰神经节段的不同程度阻滞。此方法主要用于消除会阴疼痛。

(三) 椎管内阻滞在无痛内镜检查中的应用

目前，无痛技术广泛应用于各种内镜检查和治疗。无痛输尿管镜、膀胱镜、膝关节镜检查和治疗可在椎管内阻滞下进行。脊麻多选 $L_{3\sim4}$ 间隙，应用 0.5% 布比卡因。硬膜外阻滞多选 $L_{2\sim3}$ 或 $L_{1\sim2}$ 间隙，局麻药可用利多卡因及罗哌卡因。

(四) 椎管内阻滞在创伤疼痛中的应用

创伤疼痛在平时和战时常见。随着工业和交通事业的发展，创伤患者渐增。严重创伤患者往往需要尽快对其进行病情评估，并立即进行麻醉和手术。对非手术治疗的创伤患者，采取镇痛措施非常重要。早期镇痛治疗有助于减轻对严重创伤的应激反应，提高治疗效果。

硬膜外阻滞镇痛一般用于胸腹部和下肢创伤患者。国外目前主要用于胸部创伤，尤其是多发性肋骨骨折的患者。胸段硬膜外阻滞不仅能提供良好的镇痛，还可改善胸壁的顺应性、增加肺功能余气量、降低支气管呼吸阻力和预防肺萎陷。对需手术治疗的下肢创伤患者，若采用硬膜外阻滞，术后可留置导管，注射局麻药和阿片类药镇痛，可获得满意效果。烧伤病人的烧伤部位如局限于身体下部而相应脊椎区域未受累，连续硬膜外给药镇痛可以提供长时间的基础镇痛。但要注意对血容量不足的创伤患者，硬膜外阻滞有可能导致严重低血压。

（五）椎管内阻滞在慢性痛及癌痛中的应用

1. 椎管内阻滞治疗慢性痛　慢性疼痛不仅对机体造成危害，而且影响到病人的生活、家庭乃至社会。椎管内阻滞是治疗下肢及腰背慢性痛的有效方法。硬膜外注药是微创治疗腰腿痛的有效方法，操作时直接把含有局麻药及皮质激素、维生素B的混合液注入病变部位，可阻断恶性刺激传导。

2. 椎管内阻滞用于癌痛　随着社会发展，控制和治疗癌痛成为医师的重要任务。除了药物治疗外，椎管内阻滞、硬膜外或髓鞘内给予阿片类药物，是常用的另一类方法。

（1）蛛网膜下腔阻滞：本法常用于癌痛治疗。蛛网膜下腔注射酚或乙醇的镇痛效果和持续时间都优于局部神经阻滞和神经根阻滞。此种方法控制癌痛有效，但需要由有经验的专科医师操作。

（2）硬膜外腔阻滞

①硬膜外连续注药控制癌痛：硬膜外穿刺后插入连续硬膜外导管，衔接PCA泵或缓释泵，注入吗啡、芬太尼、曲马朵等药物至硬膜外腔，可取得迅速、长期满意的治癌痛效果。PCA泵或缓释泵的使用方法简单易学，患者和家属容易掌握。该法不妨碍病人活动。

②硬膜外腔神经化学性毁损术：与蛛网膜下腔阻滞相比，该法可避免脑膜刺激，不会毁损脊髓或脊神经。由于神经破坏药不直接接触神经根，引起膀胱与直肠括约肌功能障碍的可能性较蛛网膜下腔阻滞要小，但效果不如蛛网膜下腔阻滞。此外，可经硬膜外导管分次注入神经破坏药。此法适合双侧的广泛性疼痛。由于药物在硬膜外腔内的流向不容易控制，该法难以准确控制阻滞范围，故不适合局限性疼痛。

（六）椎管内阻滞的其他治疗作用

除了上述临床应用外，椎管内阻滞尚可用于治疗下面疾病引起的疼痛。

1. 颈硬膜外阻滞治疗神经根型颈椎病　神经根型颈椎病主要是在患椎钩状突的骨赘伸入椎间孔内，压迫或刺激颈脊神经根的结果。其主要病理改变局限在椎间孔附近，出现颈脊神经根的压迫症状。临床治疗上应以减轻神经根挤压，改善血运，消除水肿，消除炎症，缓解疼痛为原则。

颈部硬膜外阻滞可将药物直接注射到病变局部，使局麻药广泛作用于颈神经丛，使颈部及上胸部所有软组织的血运得到改善。混合液中加入曲安奈德更有助于炎症和水肿的消退，从而起到消除肌肉痉挛、缓解疼痛、减轻症状的作用。

2. 胸段硬膜外阻滞治疗心绞痛　胸段硬膜外阻滞对心绞痛患者有良好的镇痛和治疗作用。其原理不是单纯的硬膜外阻滞作用，主要是通过阻滞支配心脏的交感神经干扩张狭窄的冠状血管，降低心率，减轻前、后负荷，改善心肌代谢和完善氧利用度而起治疗作用。

3. 硬膜外阻滞治疗输尿管结石性绞痛　输尿管结石常引起绞痛发作，主要表现患侧剧烈的腰腹痛，有时表现为会向会阴、大腿内侧放射的放射痛。疼痛一般持续数十分钟、数小时不等，并呈反复发作；发作剧烈时常面色苍白，恐惧不安，呼吸急促，大汗淋漓，重者甚至发生虚脱、休克。可有恶心、呕吐、腹胀、小便不适等症状。

临床传统控制疼痛的方法是肌注镇痛药物，其镇痛时间较短，镇痛效果有限，且不能有效地松弛输尿管平滑肌。近年来，临床上应用硬膜外阻滞治疗输尿管结石痛，取得很好的疗效。采用硬膜外阻滞治疗尿路结石时，由于阻断了输尿管支配神经的感觉通路，可获得良好的镇痛效果。硬膜外阻滞后，输尿管平滑肌松弛，输尿管管腔扩张，加之输液、大量饮水和剧烈运动，促使肾脏利尿功能增加，在重力及尿液流动的冲击作用下，使结石快速下降而排出体外。

采用硬膜外阻滞镇痛治疗输尿管结石性绞痛，其优点有：①因硬膜外腔用药量少，对病人的呼吸、循环功能影响小；②对数目少、小的结石梗阻，可在硬膜外阻滞后的肌松作用下，缓解和松弛肾输尿管痉挛，使小的结石容易排除；③早期排除结石，对尿路结石的病理和疾病发展，有一定控制作用。

4. 椎管内阻滞治疗糖尿病性周围神经炎　糖尿病性周围神经炎的病因主要是糖代谢障碍和微血管病变引起的周围神经节段性脱髓鞘，神经束间滋养小动脉壁增厚、玻璃样变性。传统的治疗可有效地控制血糖，但对周围神经炎的治疗缺乏满意效果。通过神经阻滞为主的综合疗法治疗糖尿病性周围神经炎，可取得显著效果。

神经阻滞配合常规治疗疗效明显优于传统药物治疗，既能控制血糖、治疗疾病之本，又能很快地缓解疼痛症状，改善神经功能，标本兼治，是目前治疗糖尿病性周围神经炎的较好方法。

第三节　神 经 阻 滞

一、神经阻滞的概况

在脑脊髓神经、脑脊髓神经节、交感神经节等神经内或附近注入局部麻醉药物而阻断神经传导功能，称为神经阻滞。通过神经阻滞达到解除疼痛、改善血液循环、治疗疼痛性疾病的目的称神经阻滞疗法。

神经阻滞技术通常用于镇痛治疗。外周神经置管和连续给药技术已将外周神经阻滞演变为术后镇痛的有效方法。在国外，神经阻滞用于镇痛治疗应用广泛，其原因包括：①对机体病理生理影响小；②医疗费用紧缩的需要；③提供有效的术后镇痛，无需特殊监测；④减少了围术期病人对阿片类药物的需求及其相关的副作用。

（一）神经阻滞分类

神经阻滞包括化学性阻滞和物理性阻滞两种。

化学性神经阻滞主要采用局部麻醉药阻滞传导功能，可用于术中镇痛，但更多的是用于疼痛治疗。化学性神经阻滞使用常规的局部麻醉药进行神经阻滞，一般是可逆性的。为了一定的治疗目的而使用高浓度的局部麻醉药或神经破坏药进行神经阻滞，可较长时间或永久性地（不可逆性）阻滞传导功能。物理性神经阻滞指临床上使用加热、加压或冷却等物理方法以阻断神经传导功能。

（二）神经阻滞的目的

1. 治疗性神经阻滞　通过神经阻滞可以消除疼痛，改善血流，达到治疗的目的。

2. 诊断性神经阻滞　阻滞固有神经或节段性脊神经后，根据疼痛消失的情况进行诊断。

3. 以判断预后为目的而使用神经阻滞。

（三）神经阻滞的机制

1. 阻断痛觉的神经传导通路　局部麻醉药及神经破坏药通过抑制神经细胞膜内外钠离子和钾离子的流动，甚至引起细胞膜变性、细胞坏死，阻断了神经纤维内神经冲动的传导。由于传导痛觉的 C 类神经纤维的髓鞘比较薄，局麻药可迅速阻断痛觉的传导，从而起到镇痛作用。

2. 阻断疼痛的恶性循环　疼痛可导致局部的血液循环障碍、引起组织供氧不足，后者又可加剧疼痛，形成疼痛的恶性循环。采用神经阻滞疗法，配合药物和心理治疗，在阻断了痛觉刺激传导的同时，又改善了局部的血液循环、供氧和组织代谢，从而阻断疼痛的恶性循环。

3. 改善血液循环　交感神经纤维及交感神经节阻滞可有效地改善因末梢血液循环不畅引起的疼痛。改善血液循环是治疗闭塞性血栓性脉管炎、雷诺病、闭塞性动脉硬化症等疾病的首要原则，对一些慢性顽固性疼痛的镇痛和病灶修复也至关重要。

4. 抗炎症作用　研究证明，神经阻滞疗法，特别是交感神经阻滞，有抗炎症作用，并由此产生良好的镇痛效果。

5. 肌松作用　疼痛多伴肌肉保护性痉挛性收缩，长期疼痛使局部肌肉长期挛缩、僵硬，加之血管收缩缺血，甚至产生肌筋膜炎样的改变。神经阻滞治疗可使疼痛消除，肌肉立即松弛，血液循环改善，在数小时内就可使症状明显改善。

6. 心理因素　慢性疼痛引起的心理障碍加重了局部疼痛。神经阻滞疗法后疼痛立即消除或明显减轻，心情也会愉快，增加治疗疾病的信心和对医生的信任。

（四）神经阻滞疗法的特点

1. 镇痛效果确切可靠　在国内外的大多数疼痛治疗机构中，神经阻滞疗法是最主要的疼痛治疗手段。此外，神经阻滞疗法也是治疗顽固性痛症的有效方法。

2. 对疾病的诊断具有重要意义　有些疾病，迅速作出明确的诊断比较困难。阻滞有关的神经可作为诊断、鉴别诊断的重要手段。例如，临床上舌咽神经痛的确诊很困难，但通过舌咽神经阻滞有助于明确诊断。神经阻滞可用于诊断三叉神经的患病支；还可帮助诊断疼痛是来自腹壁还是内脏。腰背部、下肢疼痛时，神经根阻滞对确定受累神经及治疗都极为有利。

3. 治疗范围及时效可选择性强　与全身性药物治疗不同，神经阻滞疗法的可控性较高。通过调整药物种类、浓度、剂量、注射速度和注射部位，可使神经阻滞局限于一定范围内。应用神经破坏药物和物理破坏方法，可使镇痛疗效长久，这是该疗法所独有的特点。神经阻滞疗法的治疗范围不仅限于疼痛性疾病，其适应证正在不断扩大。近年来有研究表明，星状神经节阻滞可用于治疗原发性高血压、低血压、甲状腺功能亢进、甲状腺功能低下等几十种非疼痛性疾病。

4. 副作用小　所使用的药品无严重副作用，也不需特殊的器材和设备。

5. 疗效和操作技巧关系密切　神经阻滞的操作手法直接影响疗效并可能引起合并症。这是该治疗方法的另一大特征，也是其缺点。因此从事神经阻滞疗法的医生除了具备丰富的神经解剖学、神经生理学和临床知识外，还必须熟练地掌握各种神经阻滞术的操作技巧，并达到制度化、规范化。

（五）神经阻滞疗法的适应证与禁忌证

神经阻滞治疗的适应证非常广泛，它不仅用于治疗各种急慢性疼痛，也可用于治疗许多非疼痛性症状和疾病。概括神经阻滞疗法适应证如表7-2。

凡阻滞部位有感染、炎症或全身重症感染的病人，有出血倾向者或对局部麻醉药过敏史者均禁忌使用神经阻滞疗法。

表7-2 神经阻滞疗法的适应证

疼痛	全身	外伤后疼痛，术后痛，带状疱疹（后神经痛），恶性肿瘤疼痛，变形性脊椎症（颈、胸、腰部），反射性交感神经萎缩症
	头部	肌紧张性头痛，丛集性头痛，偏头痛，颞动脉炎，其他头痛
	面部	三叉神经病，舌咽神经痛，非典型面痛，颞下颌关节病，其他面部痛
	颈肩上肢	肩周炎，肱骨外上髁炎，腱鞘炎，肩手综合征，颈肩臂综合征，胸廓出口综合征，外伤性颈部综合征
	胸背部	心绞痛，肋间神经痛，肺栓塞，动脉瘤，肋骨软骨炎，胸膜痛
	腹腔器官	尿路结石，痛经，消化性溃疡，急、慢性胰腺炎，胆石症，慢性内脏痛，肠系膜血栓
	腰下肢	各种腰痛，椎间盘突出症，椎管狭窄，肌筋膜性腰痛，椎间关节病，坐骨神经痛
	四肢	灼痛，断肢痛，幻肢痛，血栓闭塞性脉管炎，关节风湿，关节炎
	会阴	尾骨痛，痔，睾丸痛，肛门痛，阴部溃疡
麻痹		面神经麻痹，外伤性麻痹，喉返神经麻痹，末梢神经麻痹
痉挛		面部痉挛，抽搐，眼睑痉挛
其他		脑血管痉挛，脑梗死，脑血栓，雷诺病，硬皮病，冻伤，梅尼埃病，突发性耳聋，青光眼，视神经炎，网膜血管闭塞，角膜溃疡，多汗症，小腿溃疡，褥疮，骨折，骨髓炎，外伤后水肿，外伤性骨萎缩症，烧伤，慢性鼻窦炎，过敏性鼻炎，痛风

（六）神经阻滞疗法常用药物

1. 局部麻醉药 在疼痛治疗中常用的局部麻醉药有利多卡因、布比卡因和罗哌卡因等。

2. 糖皮质激素 糖皮质激素具有明显的抗炎作用以及免疫抑制作用，常用于慢性疼痛治疗。常用的糖皮质激素主要有泼尼松、泼尼松龙、地塞米松、倍他米松、曲安西龙。临床上常与局麻药合用，取得满意效果。凡合并有高血压、糖尿病、溃疡病和急症化脓性炎症的患者忌用糖皮质激素。

3. 维生素 维生素是维持机体正常功能代谢的必需物质，疼痛患者常处于亚应激状态或应激状态，机体对维生素的消耗和需求相应增加，需及时补充，有些疼痛性疾病如周围神经炎等与维生素的缺乏有关。

4. 神经破坏药 是指能对周围神经具有破坏作用，能毁损神经结构，使神经细胞脱水、变性、坏死，导致神经组织的传导功能中断，从而达到较长时间感觉和运动功能丧失的一类化学性药物。临床上只应用于采用一般神经阻滞效果不佳的病人。常用的神经破坏药有10%～20%生理盐水、乙醇和苯酚。

（七）神经阻滞前准备

1. 心理准备 由于心理、精神因素直接影响疼痛治疗的效果，医师应高度重视神经阻滞术前病人的心理准备，耐心解答病人及亲属的询问，尽力消除病人的紧张心理。近年来，国外有的疼痛治疗机构聘请专职心理医师为病人作心理校正或神经阻滞前的心理准备，取得很好效果。疼痛治疗医生也应注意掌握有关的心理学知识。使病人充分理解神经阻滞远比任何术前药物更有用。

2. 神经阻滞前用药 简单的神经阻滞不需要预先用药。有些神经阻滞，特别是创伤较大、操作复杂的神经阻滞术，需要预先给予镇静药物。少数情况下还要给予抗胆碱药物和血管活性药物。术前用药除了能镇静和提高肌颤搐阈值外，对局麻药的中枢神经系统毒性作用也有轻度对抗和发挥保护作用。患者在接受神经阻滞前应停用其他镇痛药物，以便判断神经阻滞的效果。

3. 神经阻滞前必要的检查 对既往有局麻药异常反应史者，应作药物过敏试验。长期服用解热镇痛药者，应检查出血、凝血时间。对老年人行椎管内阻滞前应拍摄脊椎 X 线光片，以除外可能存在的异常结构，帮助选择穿刺部位。行腹腔神经丛阻滞前，有条件的应作 CT 检查，以测量从穿刺点到腹主动脉后壁的距离。血常规检验、心电图都应作为老、弱、危重及行特殊阻滞术者的术前常规检查，以策安全。

4. 其他准备 嘱患者治疗前清洁需穿刺治疗的部位，如膝关节、肩部、足、手等。对全身情况较差者，需予支持疗法。有些特殊的神经阻滞，病人需禁食 6 h。治疗后 24 h 内勿洗浴，避免穿刺部位被污染。

二、神经定位方法

外周神经阻滞的定位方法有多种，包括筋膜突破法、异感法、血管旁法或动脉壁穿透法、电刺激法，以及局部浸透法等。近期也有采用超声、透视、CT 及 MRI 影像来定位者。但尚无权威性的研究来界定何者是最好的定位方法。一般而言，当前所用的多数方法是可行的。下面仅介绍神经刺激器定位技术和超声引导技术。

1. 神经刺激器定位技术 传统上外周神经阻滞有赖于病人的配合、针刺异感的出现，但易引起病人的不适，并易发生术后神经损伤。而外周神经刺激定位的方法用于区域阻滞，其优点在于：①阻滞成功的指标客观、明确；②适用于无法准确说明异感的病人；③适当镇静，减少了神经阻滞定位时病人的不适感；④提高阻滞成功率；⑤减少神经损伤。

2. 超声引导技术 La Grange 等于 1978 年报道了首例在超声引导下实施的神经阻滞。La Grange 与其同事在经锁骨上径路进行臂丛神经阻滞时，先使用多普勒超声探头识别锁骨下动脉。从此，超声被用来引导辅助各类神经阻滞操作，包括臂丛阻滞、股神经阻滞、坐骨神经阻滞等。在某些医院，神经阻滞时常规应用超声引导。

由于能够直观地看到神经及其周围的解剖结构，因此超声显像是神经定位的首选方法。超声定位优点：①与传统方法相比，超声引导神经阻滞操作时间更短、起效更快；②超声引导技术可减少阻滞相关并发症；③超声引导技术可使局麻药的最低有效剂量大大降低。此外，在超声技术辅助下，还可以从局麻药的扩散形式上来区分血管内注射和血管外注射，从而降低局麻药全身毒性反应的发生率；④超声引导下可以直接看到非神经结构（如胸膜和肾脏），从而避免在锁骨旁阻滞和腰大肌肌间沟阻滞时产生意外损伤。

三、常用神经阻滞技术

神经阻滞技术多达几百种，这里仅简单介绍常用的十几种神经阻滞技术。包括解剖、适应证、操作方法、并发症和注意事项等。

（一）颈丛神经阻滞

1. 解剖 颈神经丛由 $C_{1\sim4}$ 脊神经前支组成。颈神经丛分为深丛及浅丛。颈浅神经丛在胸锁乳突肌后缘中点形成放射状分布，向前即为颈前神经，向下为锁骨上神经，向后上为耳大神经，向后为枕小神经，分布于颌下、锁骨、整个颈部及枕部区域的皮肤浅组织，呈披肩状。颈深神经丛主要支配颈前及颈侧面的深层组织。

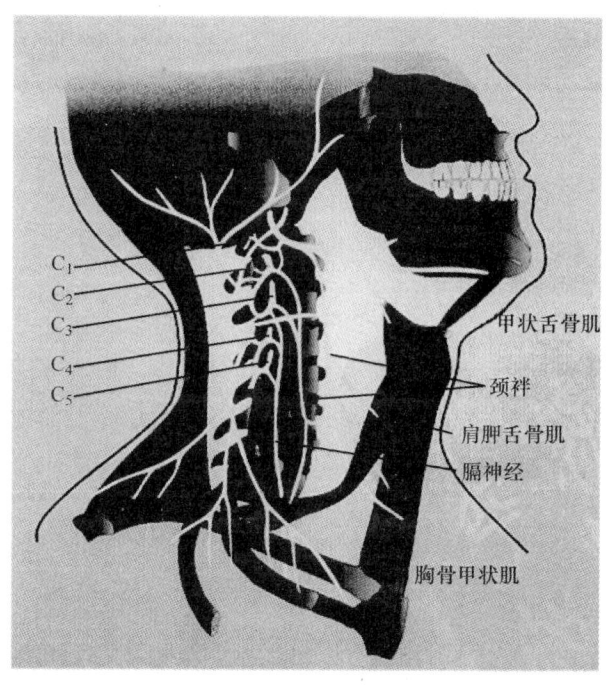

图 7-1　颈丛解剖

标志：第 6 颈椎横突结节是颈椎横突中最突出者，位于环状软骨水平，可以扪及。由乳突尖至第 6 颈椎横突作一连线，在此连线上乳突下约 1.5cm 为第 2 颈椎横突，第 2 颈椎横突下约 3cm 为第 4 颈椎横突，位于颈外静脉与胸锁乳突肌后缘交叉点附近，第 3 颈椎横突位于颈 2、4 横突之间。

2. 适应证 ①咽部恶性肿瘤所致的疼痛；②枕后部神经痛；③颈部外伤后的疼痛等。

3. 药物及药物配制 由于颈部供血丰富，颈神经丛阻滞较其他部位神经阻滞持续时间短，因此在局麻药安全剂量范围内选用中效或长效局麻药，如罗哌卡因、布比卡因等。采用两种局麻药混合液以求达到起效迅速，维持时间长，如 1% 利多卡因与 0.15% 丁卡因混合液，1% 利多卡因与 0.25% 布比卡因混合液。颈深神经丛阻滞常采用较高浓度局麻药，如 1.5% 利多卡因或 0.5% 布比卡因，以取得较好的运动阻滞。

4. 方法

（1）颈深神经丛阻滞

①病人仰卧去枕，头偏向对侧，在第4颈椎横突处作标记，常规消毒皮肤后在横突标记处作皮丘。

②用22G长3.5cm穿刺针从颈椎侧面经皮丘垂直穿刺，方向轻微偏尾侧以避免损伤椎动、静脉，若遇有坚实骨质感而进针深度在2～3cm之间表明已触及横突，此时患者有酸胀感，回抽无血或脑脊液，即可注入5～7ml局麻药。

（2）颈浅神经丛阻滞

①于第4颈椎横突处作标记，或采取颈外静脉与胸锁乳头肌后缘交点，常规消毒后在标记处作皮丘。

②由标记处垂直刺入皮肤，缓慢进针，遇一刺破纸样落空感后表明针尖已穿过颈阔肌，将局麻药注射至颈阔肌和皮下，亦可在颈阔肌表面向横突、锁骨和颈前方作浸润注射，以阻滞颈浅丛各分支，一般每侧药量10ml左右。

5. 并发症

（1）局麻药毒性反应：主要是穿刺针误入颈部血管或注药压力过大，速度过快，致局麻药迅速大量吸收而导致中毒。

（2）高位硬膜外阻滞或全脊麻：穿刺针进针过深或方向偏内，均可致针尖进入硬膜外腔，甚至蛛网膜下腔。

（3）膈神经阻滞：颈深丛阻滞常易累及膈神经，双侧受累时可出现呼吸困难及胸闷，故应避免进行双侧颈深丛阻滞。

（4）喉返神经阻滞：针刺过深，注药压力太大均可使患者迷走神经阻滞，而致病人声音嘶哑、失音，甚至呼吸困难，此症状一般在1h内缓解。

（5）Horner综合征：颈交感神经被阻滞后出现同侧眼睑下垂、瞳孔缩小、眼球内陷、眼结膜充血、鼻塞、面微红及不出汗等症状，短期内可自行缓解。

（6）椎动脉刺伤后引起出血，形成血肿。

（二）三叉神经阻滞

1. 解剖 起自脑干的第Ⅴ对脑神经分支相互交叉在Meckel腔形成半月状的感觉神经节。神经节的大部分被包埋于硬脑膜套内。三叉神经的三个分支起自该神经节后分别自颅骨不同部位穿出。眼神经分支经眶上裂走行在眼眶内。上颌神经分支经圆孔穿出颅骨到达翼腭窝，分出它的不同分支。下颌神经经卵圆孔穿出后即分为支配咬肌运动的前干与进一步分成不同感觉分支的后干。

2. 适应证 ①三叉神经痛；②面部顽固性癌痛；③带状疱疹后遗痛。

3. 操作方法 根据疼痛部位，分别阻滞三叉神经半月节或其主要的分支（眼神经、上颌神经或者下颌神经）或其较小的分支。

（1）眼神经及其分支阻滞：为了避免引起角膜炎，应避免阻滞眼神经本身，多数仅需阻滞眶上神经分支。眶上神经易于定位和阻滞，在瞳孔上方的眶上缘处即眶上切迹注入局麻药2ml即可。在眼眶内上角处注入局麻药1ml还可以阻滞滑车上神经。

（2）下颌神经及其分支阻滞：患者微张口，用8～10cm长的22号穿刺针在颧弓与下颌骨切迹之间进针至触到翼突外侧板后，针尖部分后退，再调整角度向上向后指向同侧耳朵。一旦引出异感后注入麻醉药（4~6 ml）。用10 cm长的标准22号穿刺针经口阻滞下颌神经的舌支和下颌支。要求患者最大范围张口，用非穿刺手的示指触到冠状切迹。然后在同水平（在最后磨牙表面上方大约1 cm）引导穿刺针，于手指内侧翼下颌壁外侧方向刺入。针尖触及下颌骨内侧壁后，沿下颌支内侧面向后继续进针1.5~2 cm。在注射局部麻醉药2~3 ml后可同时阻滞两支神经。颏孔位于下颌骨正中，在口角下方，经颏孔可以阻滞经此穿出的下颌神经的终末部分，操作时一旦患者出现异感或感觉到针尖进入颏孔即可注入局麻药（2 ml）。

（3）上颌神经及其分支阻滞：患者微张口，用8~10 cm长的标准22号穿刺针在颧弓与下颌骨切迹之间进针。到翼突外侧板后（约深4 cm），针尖部分后退，再调整角度向上、向前刺入达翼腭窝。一旦引出异感即可注入麻醉药（4~6 ml），可同时阻滞上颌神经和翼腭的神经节。经鼻使用表面麻醉药可以麻醉翼腭神经节（和前面筛骨的神经）；在蝶腭骨隐窝区域，可以沿鼻腔内侧壁放入几个由局部麻醉药（可卡因或利多卡因）浸过的棉球。在眶下孔处应用麻醉药2 ml可以阻滞经此穿出的眶下神经。眶下孔约位于眼眶下1 cm处，通常穿刺针在鼻翼外侧约2 cm处向上，后并稍向外侧刺入。

（4）半月节阻滞：此操作较危险，需谨慎。在X线引导下实施，通常选用前外侧入路。用8~10 cm长的标准22号穿刺针。在口角外侧约3 cm处即上颌第二上磨牙的位置进针，向正后方推进同时适当地转变角度，在前面观针尖对准同侧瞳孔，侧面观对着颧弓中点方向。穿刺针不进入口内，应走行在上、下颌分支间。经翼突外侧通过卵圆孔进颅骨。抽吸未见脑脊液和血液后，注入2 ml麻醉药。

4. 并发症 半月神经节阻滞的并发症包括误入血管、误入蛛网膜下腔、Horner综合征、咬肌运动功能阻滞，上颌神经阻滞时常发生严重出血，阻滞下颌神经分支时可能意外阻滞面神经。

（三）面神经阻滞

1. 解剖 可在茎乳孔阻滞经此出颅的面神经。包括一些细小感觉神经参与组成支配舌前三分之二的特殊感觉（味觉）、鼓膜感觉、外耳道、软腭以及部分咽部的感觉。

2. 适应证 面神经阻滞用于缓解面肌痉挛和治疗该神经支配区带状疱疹。

3. 操作 穿刺点在乳突前缘外耳道下方，下颌支中点。进针大约2 cm即在茎乳孔下方后注射局部麻醉药2~3 ml。

4. 并发症 反复抽吸以防误入血管。

（四）星状神经节阻滞

1. 解剖 星状神经节由颈交感神经节及胸1交感神经节融合而成，位于第7颈椎横突与第1肋骨颈部之间，常在第7颈椎体的前外侧面。靠近星状神经节的结构尚有颈动脉鞘、椎动脉、椎体、锁骨下动脉、喉返神经、脊神经及胸膜顶。

2. 适应证

①头、颌面部：脑血管挛缩、脑栓塞、血管性头痛（偏头痛、群发性疼痛等）、肌收缩性头痛、非典型性面部痛、面神经麻痹、脑神经麻痹、带状疱疹、网膜动脉血行障碍（网膜中心动脉闭塞症、视神经炎等）、角膜溃疡、突发性耳聋、嚼肌综合征（下颌关节症等）。

②上肢、胸壁：带状疱疹、颈肩臂综合征、胸廓出口综合征、外伤性血管闭塞、反射性交感神经萎缩症（幻肢痛、断肢痛、灼痛、乳房切后综合征）、上肢神经麻痹（外伤性、

术后等)、肩周炎、多汗症。

③肺、气管：肺梗死、肺水肿、支气管哮喘等。

④心脏：心绞痛、心肺梗死、冠状动脉旁路移植术后高血压。

3. 操作 病人仰卧，肩下垫小枕，头部轻度后仰。摸清胸锁乳突肌内侧缘及环状软骨，环状软骨外侧可触及第6颈椎横突前结节，过此结节作一条直线平行于前正中线，线下1.5~2cm作一标记，该标记即为第7颈椎横突结节。取22G 5cm长穿刺针由该标记处垂直刺入，同时另一手指将胸锁乳突肌及颈血管鞘推向外侧，进针约2.5~4.0cm直至触到骨质，退针2mm，回抽无血后注入2ml局麻药，观察有无神志改变，若无改变即可注入5~10ml局麻药。若阻滞有效，在10分钟内会出现Horner综合征，上臂血管扩张，偶有鼻塞。

4. 并发症 ①药物误注入血管引起毒性反应；②药液误注入蛛网膜下腔；③气胸；④膈神经阻滞；⑤喉返神经麻痹；⑥血肿。

(五) 臂神经丛阻滞

1. 臂神经丛解剖 臂神经丛由颈5~8及胸1脊神经前支组成，主要支配整个手、臂运动和绝大部分手、臂感觉。组成臂丛的脊神经出椎间孔后在锁骨上部，前、中斜角肌的肌间沟分为上、中、下干。上干和中干的前股在腋动脉的外侧合成外侧束，延续为肌皮神经和正中神经外侧根；下干的前股延伸为内侧束，延续为尺神经、前臂内侧皮神经、臂内侧皮神经和正中神经内侧根。

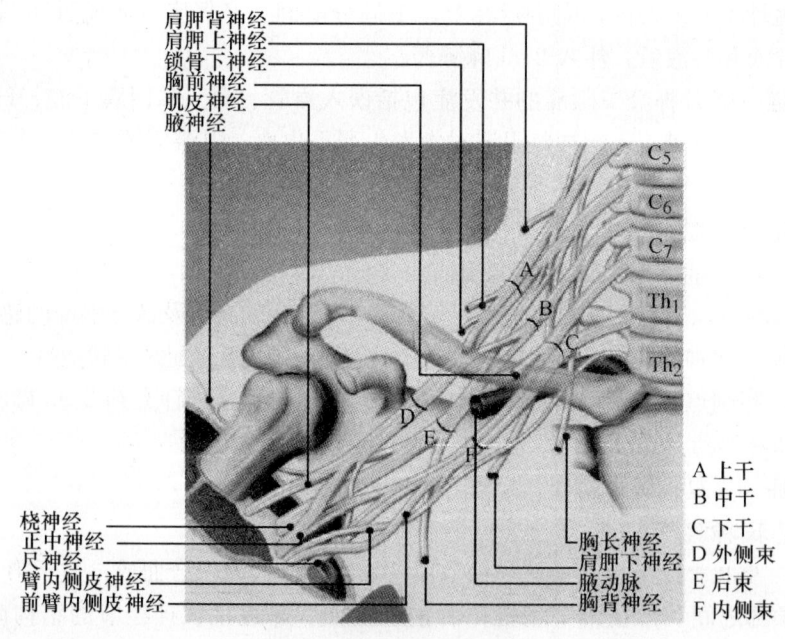

图7-2 臂丛的组成

2. 适应证 ①上肢骨折等疼痛治疗；②鉴别上肢疼痛是中枢性还是末梢性；③肩周炎的治疗等。

3. 药物 1%~1.5%利多卡因可提供3~4h的麻醉，若手术时间长，布比卡因或罗哌卡因可提供4~8h的麻醉。臂丛阻滞药物不必用太高浓度，而较大容量（40~50ml）便于药物鞘内扩散，50ml 1%利多卡因或0.5%布比卡因是成人可用最大量。

4. 阻滞方法

（1）肌间沟阻滞法

①体位：仰卧去枕，头偏向对侧，手臂贴体旁，手尽量下垂以暴露颈部。

②定位：首先找到前、中斜角肌间的肌间沟，肌间沟上窄下宽，沿沟向下触摸于锁骨上约1cm可触及细条横向走行肌肉即肩胛舌骨肌，该肌与前、中斜角肌共同构成一个三角。穿刺点在该三角靠肩胛舌骨肌处。若沿沟下摸，在锁骨上窝触及锁骨下动脉搏动，并向肌间沟内深压，病人多诉手臂麻木、酸胀或异感。

③操作：常规消毒，穿刺点处作皮丘，以3～4cm 22G穿刺针垂直刺入，略向脚侧推进，直至出现异感或触及横突为止，回抽无血和脑脊液，注入25～30ml局麻药。注药时压迫穿刺点上部肌间沟，可促使药液向下扩散，则尺神经阻滞可较完善。

④优缺点：优点：高位阻滞不会引起气胸；上臂、肩部及桡侧阻滞好；对肥胖或不合作小儿也适用。缺点：尺神经阻滞起效迟，有时需增加药液容量才被阻滞；有误入蛛网下腔或硬膜外间隙的危险；有损伤椎动脉可能；不宜同时双侧阻滞，以免双侧膈神经或喉返神经被阻滞。

（2）经颈路臂丛阻滞法

1）体位：仰卧去枕，头偏向对侧，手贴体旁。

2）定位：令病人抬头，暴露胸锁乳突肌，在锁骨上4cm及胸锁乳突肌外缘2cm交叉点，为穿刺点。经此穿刺点垂直皮肤刺入即可探及异感，若未出现异感，则调整方向在该穿刺点四周环外半径0.5cm范围内可探到异感。

3）探及异感，回抽无血即可注入30ml局麻药。注药后病人可诉整个上肢发麻、无力，麻醉范围包括肩及肱骨上段区。

4）优缺点：

优点：①异感表浅；②小容量药液可阻滞上臂及肩部；③不会出现气胸；④不易出现中毒反应；⑤不会引起硬膜外及蛛网膜下腔阻滞。

缺点：①尺神经有时阻滞起效延迟；②不宜同时双侧阻滞；③可出现一过性Horner综合征；④少数病人可出现膈神经阻滞。

（3）锁骨上臂丛阻滞法

1）定位：仰卧位患侧肩下垫一薄枕，头偏向对侧，上肢紧贴体旁并尽量下垂，锁骨中点上方1～1.5cm处即穿刺点。

2）操作：穿刺针刺入皮肤后水平进针直到上肢出现异感或触及第一肋骨，然后穿刺针沿第一肋骨骨面前后移动寻找异感，出现异感后回抽无血、气体，即可注入20ml局麻药。由于臂丛在此处神经干最粗大，故阻滞完善但起效迟。

3）优缺点：定位简单，但血胸、气胸发生率高。

（4）腋路臂丛阻滞法：

1）体位：仰卧位，头偏向对侧，阻滞侧上肢外展90°，肘屈曲，前臂外旋，手背贴床且靠近头部作行军礼状，以充分暴露腋窝。

2）定位：先在腋窝触摸腋动脉搏动，再沿动脉上行摸到胸大肌下缘动脉搏动消失处，略向下取动脉搏动最高点作穿刺点。

3）操作：取4.5cm长22G穿刺针在腋动脉搏动最高点与动脉呈10°～20°夹角刺入皮

肤,然后缓慢进针直至出现刺破鞘膜的落空感。松开持针手指,针随动脉搏动而摆动,即认为针已入腋鞘内。注射器回抽无血后可注入30~35 ml局麻药。若穿刺针刺入动脉,此时可继续进针穿过动脉后壁直至回吸无血,注入局麻药20~40 ml,每注入5 ml应回抽一次,此法易致血管痉挛及血肿形成。

4) 成功标志:①针随腋动脉搏动而摆动;②回抽无血;③注药后呈梭形扩散;④病人诉上肢发麻;⑤上肢尤其前臂不能抬起;⑥皮肤表面血管扩张。

5) 优缺点:

优点:①位置表浅,动脉搏动明显,易于阻滞;②不会引起气胸;③不会阻滞膈神经、迷走神经、喉返神经;④无误入硬膜外间隙或蛛网膜下腔危险;⑤可放入留置针或导管行连续阻滞。

缺点:①上肢不能外展、骨折无法移动或腋窝有感染、肿瘤的病人不能应用本法;②局麻药毒性反应发生率较其他入路高,可达1‰~10‰;③不可进行双侧同时阻滞;④个别病例可产生动静脉瘘。

(六) 腰神经丛阻滞

1. 解剖

腰神经出椎间孔后位于腰大肌后内方的筋膜间隙中,腰大肌间隙上界平第12肋,向下沿腰骶干至骨盆的骶前间隙。其中有腰动静脉、腰神经前支及由其组成的腰丛。将局麻药注入腰大肌间隙以阻滞腰丛,称为腰大肌间隙腰丛阻滞。

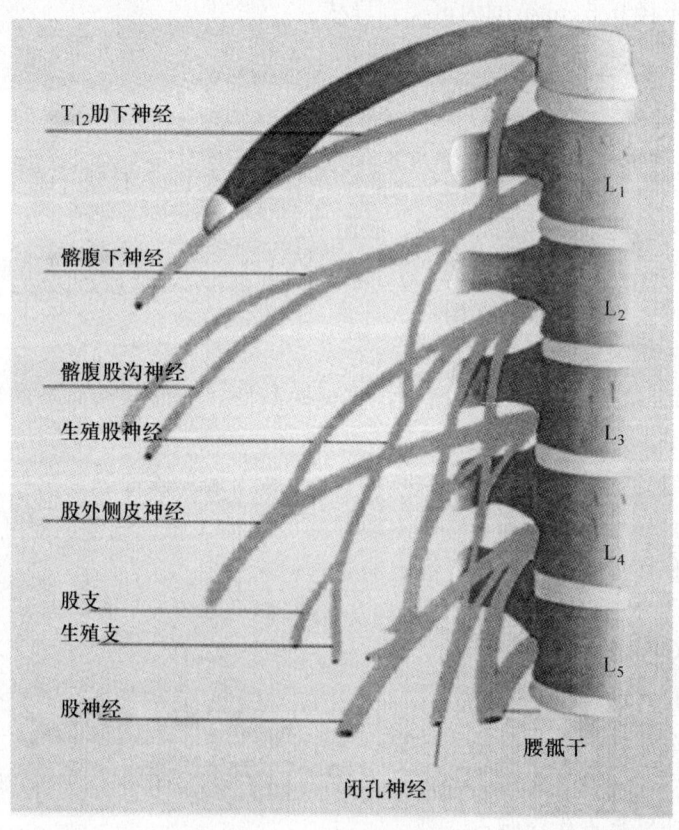

图 7-3 腰丛的解剖

包裹腰丛的筋膜随脊神经下行,延伸至腹股沟韧带以下,构成股鞘。其内侧壁为腰筋膜,后外侧壁为髂筋膜,前壁为横筋膜。在腹股沟股鞘处注药以阻滞腰丛,称为腹股沟血管旁腰丛阻滞。可通过一次注药阻滞腰丛三个主要分支(股外侧皮神经、股神经及闭孔神经),故又称"三合一"阻滞,但闭孔神经常阻滞不完善。

2. 腰大肌间隙腰丛阻滞

(1) 定位:患者俯卧或侧卧,以髂嵴连线向尾侧 3 cm,脊柱外侧 5 cm 处为穿刺点。

(2) 操作:经皮垂直刺入,直达 L_4 横突,然后将针尖滑过 L_4 横突上缘,再前进约 0.5 cm 后有明显落空感后,表明针已进入腰大肌间隙,或用神经刺激器引发股四头肌颤抽确认腰丛,注入局麻药 35 ml。

3. 腹股沟血管旁腰丛阻滞(三合一阻滞)

(1) 定位:仰卧位,在腹股沟韧带下方扪及股动脉搏动,用手指将其推向内侧,在其外缘作皮丘。

(2) 操作:由上述穿刺点与皮肤呈 45°向头侧刺入,直至出现异感或引发股四头肌颤抽,表明已进入股鞘,抽吸无血可注入局麻药 30 ml,同时在穿刺点远端加压,促使局麻药向腰神经丛近侧扩散。

4. 适应证 ①坐骨神经痛,门诊病人选用单次法,每天 1 次,12 次为一个疗程,第 1 个疗程无效者,休息 5~10 天后可做第 2 疗程;②下肢肌筋膜痛;③下肢血栓闭锁性脉管炎。

(七) 坐骨神经阻滞

坐骨神经是体内最粗大的神经,自梨状肌下孔出骨盆后,行于臀大肌深面,经股骨大转子和坐骨结节之间下行到大腿后方,在腘窝处浅行,在该处分为胫神经和腓总神经。

1. 传统后侧入路

(1) 定位:置患者于 Sims 位(侧卧,阻滞侧在上,屈膝屈髋)。由股骨大转子与髂后上棘作一连线,连线中点作一条垂直线,与股骨大转子与骶裂孔连线的交点即穿刺点。

(2) 操作:10 cm 22G 穿刺针由上述穿刺点垂直刺入至出现异感,若无异感而触及骨质(髂骨后壁),针可略偏向内侧再穿刺,直至滑过骨面而抵达坐骨切迹。出现异感后退针数毫米,注入局麻药 20 ml,或以神经刺激仪引起坐骨神经支配区肌肉的运动反应(腘肌或腓肠肌收缩,足屈或趾屈)作为指示。

2. 膀胱截石位入路

(1) 定位:仰卧,由助手协助病人,使髋关节屈 90°并略内收,膝关节屈 90°,股骨大转子与坐骨结节连线中点即为穿刺点。

(2) 操作:由上述穿刺点刺入,穿刺针与床平行,针向头侧而略偏内,直至出现异感或刺激仪引起运动反应后,即可注药 20 ml。注药时压迫神经远端以促使药液向头侧扩散。

3. 前路

(1) 定位:仰卧,连接同侧髂前上棘与耻骨结节称为上线,将上线三等分,然后由股骨大转子作一平行线,由上线中内 1/3 交界处作一垂直线,该垂直线交点处即为穿刺点。

(2) 操作:由上述穿刺点垂直刺入直至触及股骨,调整方向略向内侧以越过股骨,继续刺入约 2~3 cm 出现异感或用刺激仪定位。

(3) 该入路适用于不能侧卧及屈髋患者,但因穿刺部位较深,穿刺成功率低于以上两种入路。

4. 腘窝坐骨神经阻滞

病人俯卧,膝关节屈曲,暴露腘窝边缘,其下界为腘窝皱褶,外界为股二头肌长头,内侧为重叠的半膜肌腱和半腱肌腱。作一垂直线将腘窝等分为内侧和外侧两个三角形,该垂直线外侧1cm与腘窝皱褶的交点即为穿刺点,穿刺针与皮肤呈45°~60°角度刺入,以刺激仪定位,一旦确定即可注入局麻药30~40ml。

(八) 股神经阻滞

1. 解剖 股神经是腰丛最大分支。

2. 定位 在腹股沟韧带下面扪及股动脉搏动,于股动脉外侧1cm,相当于耻骨联合顶点水平处作标记为穿刺点。

3. 操作 由上述穿刺点垂直刺入,缓慢前进,针尖越过深筋膜触及筋膜下神经时有异感出现,若无异感,可与腹股沟韧带平行方向,向深部作扇形穿刺至探及异感,即可注药5~7ml。

4. 适应证 ①与其他下肢神经阻滞并用于下肢的检查;②适用于诊断性阻滞,也用于疼痛治疗。

(九) 闭孔神经阻滞

1. 解剖 闭孔神经由$L_{2~4}$脊神经前支组成,在$L_{3~5}$横突前方、腰大肌肌沟内下降入骨盆,与同名血管同行于耻骨上支下面斜行向前内方的闭孔沟内,在闭孔的上部出骨盆到大腿并分成前、后两支。前支又分关节支到髋关节,肌支到长收肌、股薄肌、短收肌,有时也到耻骨肌;有的前支也可分出到膝部及小腿上1/3内侧的皮支,后支分出肌支到闭孔外肌、大收肌和短收肌,分出关节支到膝关节。

2. 阻滞方法

(1) 体位:病人取仰卧位,两手放于头后,大腿稍外展,小腿稍内收。

(2) 进针点:在耻骨结节下方和外侧各1.3~2.0cm处。

(3) 操作程序

①消毒、铺巾。

②用7~9cm细针经进针点垂直皮面快速进针,直达耻骨下支,此进针深度为2.5~6.3cm,因病人体型而异。

③退针到皮下,调整进针方向,使针尖向上(头端)、向外,使针体与皮肤呈80°角,继续进针。重复这种做法,调整进针角度,直至感到针尖滑入闭孔。

④针尖向腹背侧移动1~1.5cm,注入镇痛液或1%利多卡因,或0.375%布比卡因,边退针边注药。

⑤闭孔神经阻滞后的主要征象是:下肢不能有力地内收,难以测出皮肤的麻木区,即使有,也仅在大腿内上方有一小块皮肤麻木区。

3. 注意事项

(1) 严格消毒。

(2) 注药前仔细做回抽试验,确定无血、液体才可注药。

4. 适应证 ①治疗髋、大腿内侧及膝内侧痛;②用于髋痛的鉴别诊断;③为是否选用闭孔神经切断术提供依据。

(十)肋间神经阻滞

1. 解剖 $T_{1\sim12}$ 脊神经前支均行走于相应肋间,肋间血管下方,肋间内膜与壁层胸膜之间,通称肋间神经。支配肋间肌与腹壁前外侧肌,以及躯干前外侧(胸骨角平面以下至腹股沟)与上臂内侧皮肤感觉。

2. 后路肋间神经阻滞

(1)体位:一侧阻滞可采用侧卧位,阻滞侧在上;双侧阻滞宜选俯卧位,前胸处垫枕,双下肢垂于手术台边或举臂抱头。

(2)定位:距脊柱中线旁开 8 cm 处作与脊柱平行的直线,在此线上摸清肋骨,在肋骨接近下缘处作皮丘。

(3)操作:取长 3 cm 22G 穿刺针由皮丘直刺肋骨骨面,并注入 0.5 ml 局麻药。然后将穿刺针沿肋骨面向肋骨下缘移动,使针尖滑过肋骨下缘,再入针 0.2~0.3 cm 即穿过肋间肌,此时有落空感,令病人屏气,回抽无血和气体后注入局麻药 3~4 ml。

(4)按手术所需阻滞相应肋间神经,胸壁手术需阻滞双侧 $T_{6\sim12}$ 肋间神经,若须开胸手术,尚须行腹腔神经节阻滞。

3. 腋中线肋间神经阻滞 主要适用于不能侧卧或俯卧患者,具体操作同后路。

4. 适应证 ①肋骨、肋软骨、胸骨骨折疼痛的治疗;②胸、腹部术后疼痛的治疗;③肋间神经痛;④腹部疼痛是否来自内脏或腹壁,需做鉴别诊断时;⑤带状疱疹或带状疱疹后神经痛。

5. 并发症 气胸是肋间神经阻滞可能发生的并发症,是穿刺过深刺破胸膜或肺组织所致。另一并发症为局麻药误注入血管或局麻药用量过大快速吸收而引起全身毒性反应。

(十一)椎旁神经阻滞

在胸或腰脊神经从椎间孔穿出处进行阻滞,称为椎旁神经阻滞。可在俯卧位或侧卧位下施行,但腰部椎旁阻滞取半卧位更便于操作。

1. 解剖 胸椎棘突由上至下逐渐变长,并呈叠瓦状排列,胸脊神经出椎间孔后进入由椎体、横突及覆盖其上的胸膜在肋间围成的小三角形内,胸部椎旁阻滞时注药入此三角内,穿刺方向偏内可避免损伤胸膜。

2. 胸部椎旁阻滞

(1)定位:标记出需阻滞神经根上一椎体棘突,在此棘突上缘旁开 3 cm 外作皮丘。

(2)操作:以 10 cm 22G 穿刺针经皮丘垂直刺向肋骨或横突,待针尖遇骨质感后,将针干向头侧倾斜 45°,即向内向下推进。可以将带空气的注射器接于针尾,若有阻力消失感则表明已突破韧带进入椎旁间隙,回抽无血、液体及气体即可注入局麻药 5~8 ml。

3. 适应证 ①带状疱疹、肋间神经痛等疼痛治疗;②胸腹部手术后疼痛治疗;③内脏痛或胸壁病变所致胸腹痛的诊断。

4. 并发症 气胸、误穿蛛网膜下隙、局麻药中毒。

(十二)枕后神经阻滞

1. 解剖 大、小枕后神经来自第 2 颈神经,支配着枕后皮肤和耳后上部的感觉。枕大神经位于枕后结节的外侧 2.5 cm 处,沿枕后动脉紧靠内侧上行。枕小神经位于从此点再向外侧 2.5 cm 处起上行。

2. 操作

(1) 穿刺点：枕大神经定点是枕后结节外侧方 2.5 cm 处，枕小神经位于从此再外侧方 2.5 cm 处。

(2) 穿刺针长 2.5 cm，5 号针。

(3) 在枕后结节外侧方 2.5 cm 处，触知枕后动脉搏动，于此搏动处的紧靠内侧进针。

(4) 有枕后部异感（或放散痛）后，注入局麻药 1~2 ml。

(5) 从此点再向外侧方移动 2.5 cm 处，同样注入药物，即为枕小神经阻滞。

3. 适应证 ①枕神经痛：枕大神经痛，枕小神经痛；②外伤性头痛；③心理性头痛，肌紧张性头痛；④血管神经性头痛。

(十三) 会阴区阻滞

1. 解剖 会阴区有 3 对神经支配，即：①髂腹股沟神经；②股后皮神经；③阴部神经。

2. 阴部神经阻滞

(1) 经会阴阻滞：取截石位，扪及坐骨结节的内侧缘作皮丘。取长 8~12 cm 22G 穿刺针，在坐骨结节后内缘进针，刺入 2.5 cm 注入局麻药 5 ml，再前进直抵达坐骨直肠窝注局麻药 10 ml。

(2) 经阴道阻滞：手指伸入阴道扪及坐骨棘及骶棘韧带，以两者交界处为穿刺目标。穿刺针沿手指外侧刺进阴道黏膜，抵达坐骨棘，注入局麻药 2~3 ml。再将针向内侧，在坐骨棘后向前刺过韧带达其后面的疏松组织，注入局麻药 8~10 ml。

(3) 阴部神经阻滞的并发症：①针刺入直肠；②血肿形成；③大量局麻药误入血管内引起毒性反应。

四、连续外周神经阻滞

早在 1946 年，Ansbro 就报道了连续外周神经阻滞（CPNB），但由于受限于当时的技术，CPNB 失败率较高而未被广泛采纳。近年来，随着神经刺激器和外周神经置管技术的出现，使得此项技术日臻完善，目前已广泛应用于临床。

连续外周神经阻滞，术后连接于 PCA 泵（PCRA），也可连接持续性输注泵，用于患者的术后镇痛，目前已引起临床的广泛关注。连续的外周神经阻滞不仅可以延长阻滞时间，还因单位时间用药减少而降低局麻药中毒的危险。在过去几年中，CPNB 越来越多地用于家中的术后镇痛，这样能减少住院天数和患者的花费。神经阻滞能阻滞血管的交感神经，引起血管扩张，能用于断指再植或行脚趾代手指移植术的患者，通过其扩血管作用，增加组织血流量，提高移植成活率。

PCRA 技术可用于臂丛神经阻滞、肌间沟阻滞、股神经阻滞、坐骨神经阻滞、腰丛阻滞、腰大肌间隙阻滞及术后镇痛。有研究表明，就术后镇痛途径而言，在四肢手术的患者外周神经给药镇痛比静脉给药更可取，它可减少阿片类药物的副作用，促使术后患者的早期康复。

用于 CPNB 的药物一般为布比卡因和罗哌卡因。给药方法主要有：①固定速率的基础给药；②固定基础给药加单剂给药；③单剂给药。

适应证：主要用于上、下肢手术术后的疼痛治疗，包括全髋、全膝置换术、肩部、肘部手术后的镇痛等。

CPNB 的并发症有：①局麻药中毒；②骨骼肌毒性；③神经损伤；④穿刺部位的局部感染。

五、神经阻滞的注意事项

1. 无菌操作 大多数的神经阻滞操作均为单纯皮下注射。但是目前已知神经阻滞操作可引发感染，并且能导致严重的残疾。实施神经阻滞时，必须严格地遵守无菌操作规程，以避免感染。

2. 正确选择局麻药 对于不需要长时间手术后镇痛治疗的短小手术操作，应常规选择短效和低毒性作用的局部麻醉药。局部麻醉药毒性反应是神经阻滞时最常见的并发症。在毒性反应方面，罗哌卡因或利多卡因较布比卡因更为安全。

3. 采用合适长度的穿刺针 应避免采用过长的穿刺针实施神经阻滞操作，例如在肌间沟臂丛阻滞时禁止采用长度超过 50 mm 的穿刺针。此外，与使用过长的穿刺针相比，采用合适长度的穿刺针可使穿刺进针操作更准确。

4. 采用短斜面绝缘型穿刺针 穿刺针的短斜面设计有助于预防神经刺破情况的发生。目前临床上已广泛应用绝缘型穿刺针，在应用神经刺激器的情况下，绝缘型穿刺针可使穿刺进针操作更加准确。

5. 穿刺针的推进 在定位穿刺针的过程中，应缓慢推进或后退穿刺针。使用神经刺激器时，必须注意的是：神经刺激器输出电流的持续时间极短，每秒钟 1 次（1 Hz）或 2 次（2 Hz），并且在两次脉冲之间没有电流输出。快速推进或后退穿刺针可导致神经刺激失败，因为穿刺针可在两次刺激电流之间越过甚至穿过神经而不能诱发出神经刺激反应。

6. 分次注射 神经阻滞操作时应小剂量或小容量（3～5 ml）注射局部麻醉药，并且要间断进行回抽试验，以避免血管内注射。在注射局部麻醉药的过程中，应密切观察患者，因为在回抽试验无血液回流的情况下亦可发生血管内注射。分次注射技术能够在全部局部麻醉药被注射完毕前即发现局部麻醉药毒性反应的体征。

7. 避免快速注射 强行快速注射更易使局部麻醉药经一些通道进入非目标组织层或进入在穿刺进针过程中已被刺破的淋巴管或小静脉，亦可使局部麻醉药通过大的通道进入体循环，作用于中枢神经系统和心脏，出现毒性反应。在过高压力下进行强行快速注射亦可增加神经束内注射的危险。在神经阻滞操作时，应将局部麻醉药的注射速度限制 15～20 ml/min。

8. 避免高压注射 由于神经组织及其结缔组织鞘相当致密，所以将穿刺针刺入神经束内可导致较高的注射阻力。在实施神经阻滞时，操作者应始终采用相同大小的注射器和穿刺针，以便培养注射时的"手感"。从原则上讲，如果注射最初 1 ml 局部麻醉药时即遇到困难，应立即停止注射并完全退出穿刺针，再次穿刺进针前检查穿刺针的通畅性。

9. 避免注射异感 注射操作时患者出现严重疼痛或严重不适感常提示穿刺针刺入了神经内，此时应绝对避免继续注射局部麻醉药。操作者不应将这种严重疼痛或不适感与穿刺针位于神经附近时患者主诉的正常轻微"异感样"症状相混淆。一些病例报道表明，仅凭注射时没有疼痛，并不能保证穿刺针未刺入神经内。每次神经阻滞操作后，均应将注射时无疼痛和无异常阻力的情况记载于操作记录中。

10. 检查神经刺激器 在神经阻滞操作前应常规检查神经刺激器是否处于正常工作状态，是否能够输出所设定的电流，电极是否已与患者和穿刺针正确连接。

11. 神经阻滞失败后避免重新实施神经阻滞操作 在任何可能的情况下，初次神经阻滞失败后均应避免再次实施神经阻滞操作。如果患者的确需要实施神经阻滞，则应由经验丰富的操作者来实施。

六、神经阻滞在舒适医疗中的应用

（一）在无痛关节镜诊疗中的应用

膝关节镜检查或治疗可采用腰丛及坐骨神经联合阻滞，肩关节镜诊疗可采用臂丛神经阻滞及颈丛神经阻滞，效果满意。

（二）在术后镇痛中的应用

根据手术部位选择适当的外周神经阻滞，可有效减轻术后疼痛。为获得长时间的镇痛，可实施外周神经持续输注局麻药的技术。外周神经阻滞的优点有：缩短住院时间，降低费用，减少 PONV 的发生。

1. 用于颅脑手术后的镇痛 切皮前，根据切口的位置，阻滞单侧或双侧耳颞神经、眶上神经、滑车上神经、枕大神经或枕小神经，可起到术后镇痛的作用。头面部神经阻滞无运动神经阻滞的顾虑，操作简单，同时减少了术中全麻药的用量，术中血流动力学更加平稳，术毕清醒快，同时降低了医疗费用。此外，术后无需 PCIA 装置和 PCIA 术后管理。

2. 用于胸科手术术后镇痛

（1）开胸手术术后镇痛：开胸手术由于切口较大以及放置引流管对肺的压迫，加上病人自身的呼吸运动，术后可出现明显的疼痛。采用肋间神经阻滞联合静脉 PCA 可以收到良好的镇痛效果。

（2）胸腔镜肺叶切除术后镇痛：胸椎旁神经阻滞是一种操作简便且安全有效的方法，其镇痛完善，副作用少，对循环影响小，降低术后应激反应，促进术后肺功能恢复，适用于胸腔镜肺叶切除术后镇痛治疗。患者在诱导插管后行患侧胸椎旁间隙穿刺置管。手术结束前 30 min，经椎旁间隙注入 0.2% 罗哌卡因 20 ml 后连接镇痛泵。

3. 用于下肢手术术后镇痛 膝部手术后采用股神经置管，其镇痛效果良好，而且与传统给予阿片类药物或硬膜外间隙输注相比较，接受膝关节置换的住院患者恢复的时间提前，同时康复的时间缩短。由于膝关节的神经支配来自股神经和坐骨神经，股神经复合坐骨神经阻滞能提高全膝关节置换术后早期的镇痛效果，减少阿片类药用量。

4. 用于门诊手术术后镇痛 有些门诊手术的患者需留院过夜进行观察时，可通过置管来实施连续神经阻滞。肩部手术通过斜角肌间置管阻滞臂丛神经，前交叉韧带修补术则通过腰大肌间隙置管阻滞腰丛神经来增强镇痛效果。使用导管产生的镇痛效果相当于经硬膜外间隙输注产生的效果，而且外周神经置管有两个优点：不会发生如硬膜外间隙置管那样的交感神经阻滞；也不必使用阿片类药物来产生镇痛。连续神经阻滞常采用小剂量的局麻药输注，辅以小剂量的可乐定和阿片类药物来提高疗效。

（三）在分娩镇痛的应用

1. 阴部神经阻滞 双侧阴部神经阻滞加局部浸润麻醉，对胎心及宫缩无影响，不影响子宫自律神经和支配腹壁肌肉及屏气呼吸的神经，因此不影响子宫及辅助肌的收缩力，不影响产妇使用腹压。双侧阴部神经的传导阻断后，盆底肌肉松弛，会阴皮肤肌肉弹性得到最大限度伸展，使出口增大，减小了胎儿娩出时的阻力和胎头对膀胱的压迫。同时，麻醉后会阴疼痛消失，消除了产妇因惧怕疼痛而不再用力的不良因素，在一定程度上缩短了第二产程，降低会阴侧切率。

2. 宫颈旁神经阻滞 此方法操作简单，常用于第一产程和第二产程以缓解宫缩痛。宫颈旁神经阻滞镇痛效果确切，但禁用于早产、胎儿宫内窘迫、胎盘功能不全者。

（四）在人工流产术中的应用

宫旁神经阻滞可应用于人工流产术，使疼痛明显减轻，减少人流综合征的发生。宫颈多点注射后，可迅速弥散到宫颈的结缔组织和肌层，阻断感觉神经末梢，抑制触觉和痛觉，甚至抑制运动神经功能和松弛平滑肌，能阻断神经冲动的传导，减弱迷走神经冲动的传出，促使宫颈口扩张。同时，宫旁神经阻滞有效地阻滞宫颈感觉末梢神经的传导，减轻或消除机械刺激所引起的各种症状，使患者痛觉减弱或消失。

（五）在慢性痛中的应用

神经阻滞疗法可应用于多种慢性痛，包括偏头痛、紧张性头痛、三叉神经痛、肩周炎、肋间神经痛、带状疱疹后神经痛、不定陈述综合征等。

常用的药物有局部麻醉药、糖皮质激素、维生素和神经破坏药。局麻药具有诊断和治疗作用，注射神经破坏药之前，先给少量局麻药可判断穿刺针的位置是否正确，治疗性神经阻滞则以时效长的布比卡因和罗哌卡因为佳。糖皮质激素对于炎症反应有明显的抑制作用，可改善病变组织的渗出和水肿，从而使疼痛症状减轻。

周围神经炎局部注射常加用维生素 B_6 或 B_{12}。神经破坏药多用 80%～100% 酒精和 5%～10% 酚甘油溶液。

常用的阻滞方法为：痛点阻滞、周围神经阻滞和交感神经阻滞。

（六）在癌痛中的应用

1. 腹腔神经丛阻滞 腹腔内恶性肿瘤引起的疼痛，在用其他方法治疗效果不佳时，可考虑采用腹腔神经丛阻滞。腹腔神经丛阻滞能很好地缓解腹腔恶性肿瘤引起的中上腹痛和背部牵涉痛，尤其适用于对胰腺癌患者的晚期疼痛，在 X 线透视或 CT 引导下用乙醇进行腹腔神经丛阻滞治疗可使 60%～85% 患者的疼痛明显缓解。该法对远端食管、胃、肝、胆管、小肠、近端结肠、肾上腺和肾脏肿瘤引起的疼痛也有效。

2. 交感神经节阻滞 颈交感神经节阻滞即星状神经节阻滞术可用于头面部、上肢癌症引起的自主神经功能紊乱导致的癌痛。在实施乙醇阻滞星状神经节时，可使用低浓度乙醇、利多卡因溶液，乙醇浓度可从 50% 开始，剂量从 0.3 ml 开始并反复观察，一旦出现阻滞效果即停止增加乙醇浓度和剂量。在阻滞前后，反复观察患侧手指充血时间的变化，当手指充血时间缩短，表明产生了阻滞效果，不必再注入乙醇。

3. 胸交感神经节阻滞 主要用于治疗顽固性胸腔内部癌痛，治疗胸部癌痛常需和胸神经阻滞同时使用。

4. 腰交感神经阻滞 可用于泌尿系、妇科或直肠来源的盆腔疼痛。奇神经阻滞可治疗因癌症导致的会阴肛门疼痛，效果确切。

（七）神经阻滞用于胸部或四肢创伤的疼痛治疗

1. 单纯肋骨骨折 单纯肋骨骨折的治疗以镇痛为主，最好的镇痛方法是应用利多卡因或布比卡因实施肋间神经阻滞，阻滞范围除骨折部位的肋间神经外，还要包括骨折部位上、下各一根肋间神经。此外，可将局部麻醉药直接注射于肋骨骨折处，也可获得完善的镇痛效果。

2. 多根多段肋骨骨折 患者如有休克、张力性气胸或大量血胸，应尽快作相应的急救处理，并积极处理呼吸道梗阻和固定浮动的胸壁，这些措施是抢救成功的关键所在。疼痛治疗除应用适量的麻醉性镇痛药、吸入亚麻醉剂量的 N_2O 外，还可应用局部麻醉药进行肋间神经或局部神经阻滞。

3. 胸骨骨折 胸骨骨折患者的疼痛治疗取决于有无移位和其他并发伤。对于无移位的胸骨骨折，可于骨折部位实施局部神经阻滞。精神紧张和情绪不安者，可同时口服镇静药。对有移位的胸骨骨折，可在局部实施神经阻滞的同时行胸骨牵引或手术切开复位。

4. 四肢创伤骨折 四肢损伤的患者常因疼痛剧烈导致精神紧张，对必要的检查和非手术整复治疗缺乏合作，因此如果患者全身情况允许，应尽早开始疼痛治疗。在创伤范围较小和疼痛较轻的患者，可在创伤部位采用局部麻醉药进行局部阻滞治疗。对于全身情况较差的剧痛患者，可根据损伤的部位实施周围神经或神经丛阻滞，如臂丛、腰丛、坐骨神经和股神经阻滞，不仅镇痛效果确切，而且可改善受伤组织的血液供应，副作用小。在闭合性四肢骨折手法复位和外固定后的 2～3 天内，局部疼痛较明显，可在痛点实施末梢神经阻滞。

（八）在特殊疼痛治疗中的应用

对于包括痛经、皮肤瘢痕痛、血栓性静脉炎、瘙痒症、放射性皮炎等，均有良好疗效。下面仅作部分介绍。

1. 痛经 对于药物治疗有不良反应、无效或疗效不持久的痛经患者，应用神经阻滞（颈交感神经阻滞）进行治疗常可获得较好效果，可使许多患者免于手术治疗。顽固性疼痛的患者可行骶前神经阻滞。

2. 皮肤瘢痕痛 由皮肤创面愈合后形成的瘢痕，或正常皮肤自然发生的瘢痕引起的原发性疼痛称为瘢痕痛。此症发生率较高。皮肤瘢痕痛是由瘢痕部位的向心性、离心性交感神经反射引起，其发生机制与反射性交感神经萎缩症相同，而且症状亦十分相似。

皮肤瘢痕痛为皮肤瘢痕部位及其周围广泛范围内的烧灼样刺痛或跳痛、紧箍样感，阴雨天气或气温变化时症状可加重，同时伴有血管痉挛、发绀、多汗、皮肤和指甲的营养障碍等一系列交感神经功能亢进的表现。

本病症状顽固，治疗较困难，瘢痕中的神经纤维往往需要数月或数年时间才能修复至正常。同时本病易复发，常需长期反复治疗。常用治疗包括放射治疗、物理疗法、药物疗法、神经阻滞疗法等。其中神经阻滞疗法对此疼痛有较好疗效，方法包括：①局部浸润阻滞；②躯体神经阻滞；③交感神经阻滞等。

3. 顽固性桡动脉痉挛 经桡动脉行冠状动脉介入术具有创伤小、血管并发症少、无体位限制、无需停用肝素治疗等优点，逐渐为临床医生和患者接受，但桡动脉痉挛并发症发生率较高，达 5%～10% 左右。桡动脉口径较细且富含肾上腺素能受体，加之前臂皮肤对疼痛敏感，在精神紧张、操作粗暴、疼痛刺激时易发生痉挛。一般处理桡动脉痉挛的方法包括：①镇静、止痛，如肌内注射地西泮、静脉给予吗啡等；②由导管注入硝酸甘油、利多卡因和维拉帕米等药物。顽固性桡动脉痉挛经上述方法未能缓解,可用臂丛神经阻滞,可获奇效。

(九) 治疗非疼痛疾病

神经阻滞疗法可以治疗多种非疼痛疾病,包括面神经炎、面肌痉挛、膈肌痉挛、梅尼埃病、过敏性鼻炎、失眠等,方法多采用面神经阻滞或星状神经节阻滞,辅助药物和心理治疗,效果显著。

1. 治疗失眠 失眠指入睡困难或持续睡眠障碍(易醒、早醒和再入睡困难)导致睡眠时间减少或质量下降,不能满足个体生理需要,明显影响日间社会功能或生活质量。引起失眠的原因很多,包括躯体、生理、心理、精神及药物等。星状神经节阻滞+枕大神经阻滞治疗有较好效果。采用星状神经节阻滞后,可直接导致脑血流增加,具有活化脑细胞功能,维持人体正常功能等作用。特别是对自主神经系统的最高中枢下丘脑起着积极的反向调节作用,对垂体激素的分泌也可产生明显影响。枕部神经阻滞可使颅外头皮部分的血流量增加,并能充分松弛枕部肌肉,减少颅外肌紧张因素对颅内压的影响,对改善枕、颈部血液循环,增加脑侧流量也有积极的作用。

2. 治疗落枕 "落枕"中医又叫做"失风",临床上以急性颈部肌肉痉挛、强直、酸胀、疼痛,以至转动失灵为主要症状。中医认为失风与外感风寒侵袭颈项经络,气血滞涩及情绪有关。西医尚无明确的定义,称谓有"斜方肌综合征"、"急性颈肌筋膜炎"、"急性斜颈"等。临床治疗方法多种多样,且疗效不一,采用颈浅丛神经阻滞方法治疗落枕,疗效满意。

"落枕"的病理机制有颈神经根后支受刺激而反射到颈项肌而产生肌痉挛和颈痛,颈部肌肉为保护损伤而产生肌痉挛,并有明确的压痛点,有些患者是由椎间盘纤维环退变后承受力欠佳导致。采用颈丛阻滞方法治疗落枕,不仅阻断痛觉的传导通路,而且解决了痉挛性强直问题。

3. 治疗膈肌痉挛 膈肌痉挛是在多种原因诱导下产生的膈肌不随本人意识为转移的持续性、阵发性和规律性的收缩。临床上多称为"顽固性呃逆",一般为某一疾病的一个症状。中枢神经、膈神经和膈等任何一个部位受到一定程度的刺激后均可引起膈肌痉挛。

膈肌痉挛诱发因素较多,有吸入冷空气、吞咽过猛、各种原因引起的胃扩张、消化道出血、饮酒和吸烟过多、术中刺激、精神刺激、中枢神经系统的病变、各种原因的中毒等。这些都可以引起膈肌阵发的、规律性的、非周期性的痉挛,少数可几乎伴随终生。

膈肌痉挛轻者虽不影响工作,但给工作生活带来不便。重者不能进食,影响呼吸,甚至不能入睡,出现心脑血管并发症者也有报道。故对膈肌痉挛不能掉以轻心。膈神经起自$C_{3\sim5}$脊神经,其中枢位于3~5脊髓节,并受呼吸中枢支配,属于颈丛的肌支。膈反射的传入道路为膈肌的感觉神经及迷走神经相伴的内脏传入神经。取C_4横突行颈丛阻滞,即可阻滞膈神经的传入从而达到治疗的目的。

总之,膈肌痉挛在临床各科中均可见,常与各种疾病并发,多被漠视,病症诊断颇易,治疗方法多而复杂,较少有规范化者。颈丛阻滞治疗操作简单安全有效,是可供临床选用的治疗顽固性呃逆的方法之一。

第四节 局部麻醉技术

一、概述

局部麻醉也称部位麻醉，是指在病人神志清醒状态下，局麻药应用于身体局部，使机体某一部分的感觉神经传导功能暂时被阻断，运动神经传导保持完好或同时有程度不等的被阻滞状态。这种阻滞应完全可逆，不产生任何组织损害。近年来，局部麻醉下配合采用靶控镇静技术的应用，使局部麻醉临床应用得以完善。

操作者应掌握局部解剖结构及局麻药药理学知识，并能熟练进行各项局麻操作，才能成功地完成一项局部麻醉。另一方面，操作者应加强与病人的沟通，在麻醉前给病人介绍此类麻醉的优缺点、选用的原因及操作步骤，使病人有充分思想准备，从而能够更好配合。

（一）局部麻醉分类

广义的局部麻醉有表面麻醉、局部浸润麻醉、静脉局部麻醉、区域阻滞，后者还包括椎管内阻滞和神经阻滞。此处主要介绍前三种局部麻醉技术。

（二）局部麻醉的特点

局部麻醉的特点有：①局部麻醉对意识没有影响；②局部麻醉还可起到一定程度术后镇痛的作用；③局部麻醉操作简便、安全、并发症少，对病人生理功能影响小，恢复快；④局部麻醉可阻断各种不良神经反射，减轻手术创伤所致的应激反应。

（三）术前用药及监测

1. 术前用药 局部麻醉前的用药主要包括镇静催眠药、镇痛药，抗组胺药及抗胆碱能药等，其主要目的有：①镇静、催眠，消除病人紧张情绪；②减轻操作时不适感，尤其在置入穿刺针、寻找异感或使用神经刺激仪时；③使病人遗忘围术期不愉快的经历；④提高局麻药惊厥阈值。

2. 监测 局部麻醉下患者需要与全麻相同的监测手段，诸如心电图、无创血压计及脉搏氧饱和度仪。更重要的是，操作者需注意观察潜在的局麻药中毒症状，在用药后应经常与患者交谈以判断患者精神状态，若患者出现注意力分散或发音含糊不清时应引起操作者的高度警觉。

（四）设备

局部麻醉需要准备好穿刺用品及抢救用品。穿刺用品主要包括消毒液、敷料、穿刺针、注射器、局麻药液、神经刺激仪及连接穿刺针与注射器的无菌连接导管。若需连续阻滞，尚需准备专用穿刺针及其相配的留置导管。抢救用品包括简易呼吸器、面罩、吸引器、通气道、气管导管、咽喉镜及抢救药品。

（五）做好局部麻醉的要点

1. 选择适当的麻醉方法 根据不同的病变部位、病变性质、病变范围大小以选择适当的麻醉方法。一般部位选用局部浸润麻醉；手指、手掌、足趾、足掌、耳部、阴茎、胸壁可选用神经阻滞；某些特殊部位如乳房、头皮、肛门则可选用区域阻滞。

2. 局麻药浓度、剂量适当 局麻药浓度由麻醉方法决定，同时要严格掌握局麻药用量，防止局麻药中毒。原则上应采用最低有效浓度，特别注意用于局部浸润麻醉和区域阻滞麻醉时，用量较大，必须将原液适当稀释。

3. 掌握注射要领 不同的麻醉方法注射要领也不尽相同。局部浸润麻醉：采用一针技术，按解剖层次由浅入深，逐层麻醉；区域阻滞麻醉：于病灶四周和基底部组织均匀注入麻药，形成1个包围圈，使圈内组织失去知觉。

4. 适当使用麻醉前用药 麻醉前口服或肌注苯巴比妥类药物，可预防和减少局麻药的毒性反应。一般于手术前30分钟应用，成人给予苯巴比妥钠肌内注射或口服，儿童及年老体弱者酌减。

5. 注药前回抽 每次推注局麻药前必须回抽，确认无血液、无气体、无脑脊液后方可注药。

6. 皮肤过敏试验 过敏体质者、普鲁卡因用药前需做皮肤过敏试验。

（六）局部麻醉并发症

每一种局部麻醉方法因其解剖结构不同，而相应有特殊并发症，下面主要介绍具有共性的并发症。

1. 神经损伤 在进行穿刺时可直接损伤神经，尤其伴异感时。使用短斜面穿刺针及神经刺激仪定位可减少神经损伤发生率。穿刺时还应避免神经内注射。

2. 血肿形成 周围神经阻滞时偶可见血肿形成，血肿对局麻药扩散及穿刺定位均有影响，因而在穿刺操作前应询问出血史，采用尽可能细的穿刺针，同时在靠近血管丰富部位操作时应小心。

3. 感染 操作时无菌原则不严格或穿刺经过感染组织可将感染进一步扩散，因此有局部感染应视为局部麻醉禁忌证。

二、表面麻醉

表面麻醉即将渗透作用强的局麻药与局部黏膜接触，使其透过黏膜而阻滞浅表神经末梢所产生的无痛状态。

表面麻醉只在刺激来源于上皮组织时才有效果，因为表面麻醉使用的局麻药难以达到上皮下的痛觉感受器，仅能解除黏膜产生的不适。黏膜细胞的指状突起与邻近细胞交错形成功能性表面，局麻药容易经黏膜吸收，皮肤细胞排列较密，外层角化，吸收缓慢而且吸收量少，故表面麻醉只能在黏膜上进行。

（一）表面麻醉药

目前应用于表面麻醉的局麻药分两类：羟基化合物和胺类。

临床上应用的羟基化合物类表面麻醉药是芳香族和酯类环族醇，为苯甲醇、苯酚、间苯二酚和薄荷醇等，制成洗剂、含漱液、乳剂、软膏和铵剂，与其他药物伍用于皮肤病、口腔、肛管等疾患的治疗。此处重点介绍用于检查和治疗性操作镇痛的胺类表面麻醉药。

胺类表面麻醉药，分为酯类和酰胺类。酯类中有可卡因、海克卡因和高水溶性的丁卡因。酰胺类包括地布卡因和利多卡因。

混合制剂 TAC（丁卡因，Tetracaine；肾上腺素，Adrenaline；可卡因，Cocaine）可通过破损的皮肤而发挥作用，由0.5%丁卡因和10%~11.8%可卡因，加入含1:200 000肾上腺素组成，在美国广泛用于儿童皮肤划伤需缝合时表面麻醉，成人最大使用安全剂量为 3~4 ml/kg，儿童为 0.05 ml/kg。TAC 不能透过完整皮肤，但能迅速被黏膜所吸收而出现毒性反应。为避免毒性反应及成瘾性，研究不含可卡因的替代表面麻醉剂，发现丁卡因-去氧肾上腺素的制剂与 TAC 一样可有效用于皮肤划伤。

一种复合表面麻醉配方 EMLA（Eutectic Mixture of Local Anesthetics）为 5% 利多卡因和 5% 丙胺卡因盐基混合剂，皮肤穿透力较强，可用于皮肤表面。EMLA 能有效减轻经皮肤静脉穿刺和置管的疼痛，也可用于植皮，但镇痛完善约需 45~60 min。

表面麻醉用的局麻药较多，但常见表面麻醉药主要有以下几种，见表 7-3。

表 7-3 常见的表面麻醉药

局麻药	浓度	剂型	使用部位
利多卡因	2%~4%	溶液	口咽、鼻、气管及支气管
	2%	凝胶	尿道
	2.5%~5%	软膏	皮肤、黏膜、直肠
	10%	栓剂	直肠
	10%	气雾剂	牙龈黏膜
丁卡因	0.5%	软膏	鼻、气管、支气管
	0.25%~1%	溶液	眼
	0.25%	溶液	
EMLA	2.5%	乳剂	皮肤
TAC	0.5% 丁卡因，11.8% 可卡因及 1:200 000 肾上腺素	溶液	皮肤

（二）表面麻醉的操作方法

1. 角膜局部麻醉 角膜的末梢神经接近表面，结合膜囊可存局麻药 1~2 滴，为理想的给药途径。具体方法为病人平卧，滴入 0.25% 丁卡因 2 滴，令病人闭眼，每 2 分钟重复滴药一次，3~5 次即可。麻醉作用持续 30 分钟，可重复应用。

2. 鼻腔局部麻醉 鼻腔感觉神经来自三叉神经的眼支，它分出鼻睫状神经支配鼻中隔前 1/3；分出筛前神经到鼻侧壁；蝶腭神经节分出后鼻神经和鼻腭神经到鼻腔后 1/3 的黏膜。筛前神经及鼻神经进入鼻腔后都位于黏膜之下，可被表面麻醉所阻滞。

方法：用小块棉布先浸入 1:1000 肾上腺素中，挤干后再浸入 2%~4% 利多卡因或 0.5%~1% 丁卡因中，挤去多余局麻药，然后将棉片填贴于鼻甲与鼻中隔之间约 3 分钟。在上鼻甲前庭与鼻中隔之间再填贴第二块局麻药棉片，待 10 分钟后取出，即可行鼻息肉摘除、鼻甲及鼻中隔手术。

3. 呼吸道黏膜表面麻醉 对鼻腔、鼻道、咽部、喉部、气管、支气管等处的黏膜组织进行表面麻醉，局部麻醉药有 1%~2% 利多卡因、0.5%~1% 丁卡因和 1% 达克罗宁。利多卡因的黏膜穿透力强，而且毒性作用明显低于丁卡因，故临床应用最为普遍。达克罗宁的毒性作用低，局部麻醉作用持久，黏膜穿透力强，作用迅速，适合于黏膜表面麻醉。但是其具有部刺激作用，不能做局部浸润麻醉。

行黏膜表面麻醉时要防止局部麻醉药中毒，注意控制单位时间内局部麻醉药的用量。利多卡因开始 1 h 内的用药量应 <400 mg；丁卡因 <100 mg。以下介绍常用的黏膜麻醉，根据具体情况选择应用。

(1) 局部喷雾法：用喉头喷雾器，内装2%利多卡因，或1%丁卡因，或1%达克罗宁溶液，清理鼻腔、鼻道、咽部、喉部黏膜后，表面喷雾麻醉，每次1～2ml，观察2～3min，无局部麻醉药过敏反应后可喷2～3次。

(2) 雾化吸入法：该法是近年来推崇使用的方法，优点是经雾化吸入的局部麻醉药可在呼吸道黏膜分布均匀，颗粒小，容易向支气管远端弥散。其方法有以下几种：

①简易雾化器吸入法：将2%利多卡因8～10ml注入面罩式简易雾化器内，连接氧气，并以此为动力，氧流量4～6L/min。面罩紧贴颜面使边缘不漏气，嘱患者用鼻深吸气和经口缓慢呼气，雾化吸入时间4～8min。此方法的优点是呼吸道供氧和呼吸道表面麻醉可同时进行，能改善患者的缺氧症状，患者容易接受，局部麻醉药用药量小，副作用小，安全简便。

②喉头喷雾器吸入法：将2%利多卡因10ml注入喉头喷雾器小瓶内，盖拧紧。去掉喉头喷雾器气囊，与氧气导管连接，喷雾时打开氧气开关，将氧流量调至4L/min左右，使氧气和利多卡因混合成雾化状态，喷头对准患者吸气通畅的一侧鼻腔，嘱患者用鼻深吸气，用口呼气，另一侧鼻孔用小纱布块阻挡，维持雾化吸入5min。此方法能减轻支气管镜通过声门或呼吸道时因异物刺激引起的声门闭合或呼吸道痉挛，可避免患者缺氧、憋气和咳嗽。

③超声雾化器吸入法：使用超声雾化器，将2%利多卡因15ml+阿托品0.5mg加入雾化器中经鼻吸入20～30min。优点是雾化吸入后具有黏膜表面麻醉和支气管扩张作用，但是吸入时间较长，对其麻醉效果仍有待进一步观察。

以上3种雾化吸入黏膜麻醉的效果，主要表现为呼吸道黏膜对机械刺激的敏感度下降，但是在许多情况下不能完全阻滞呼吸道黏膜的感觉神经。

4. 声门内给药法 完成鼻咽喉表面麻醉后，将含有2%利多卡因2ml的注射器针头与长度10～15cm的硬膜外导管相连接。用间接喉镜显露声门，嘱患者发"咿-咿"音，使其声门闭合，经硬膜外导管向声带表面滴局部麻醉药数滴，增加喉口表面麻醉效果。再嘱患者缓慢呼吸，待声门张开时，将硬膜外导管插入声门下，向声门下的呼吸道内注入局部麻醉药。给药后嘱患者咳嗽，使局部麻醉药在气管内扩散。此方法气管内黏膜麻醉效果确切，无创伤。

5. 局部麻醉药含漱法 在检查前15min，将2%利多卡因5ml+甘油5ml混合后嘱患者口含2min再咽下，使口咽黏膜和食管黏膜麻醉；或将复方达克罗宁液2ml，嘱患者口含2min后咽下，同样有局部麻醉效果。

6. 环甲膜穿刺法 用5ml注射器，吸取2%利多卡因2ml及丁卡因2ml，经环甲膜正中以与皮肤呈45°角进行穿刺，有落空感后用手固定针回抽气体呈阳性，无血液后迅速注药并立即拔出针头。穿刺及注射局麻药时嘱病人屏气、不咳嗽、不吞咽或讲话，注射完毕嘱病人咳嗽，使药液分布均匀。2～5min后，气管上部、咽及喉下部便可出现局麻作用。优点为气管内表面麻醉效果确切。缺点为患者易出现剧烈呛咳，高血压患者不适合此方法。穿刺时难免有少量血液随穿刺针孔流入气管、支气管内。

(三) 表面麻醉的注意事项

(1) 浸渍局麻药的棉片填敷于黏膜表面之前，应先挤去多余的药液，以防吸收过多产生毒性反应。填敷棉片应在头灯或喉镜下进行，以利于正确安置。

(2) 不同部位的黏膜吸收局麻药的速度不同。一般来说在大片黏膜上应用高浓度及大剂量局麻药易出现毒性反应，重者足以致命。据研究，黏膜吸收局麻药的速度与静脉注射相等，尤其是气管及支气管喷雾法，局麻药吸收最快，故应严格控制剂量，否则大量局麻药吸收后抑制心肌，病人可发生迅速虚脱。因此，表面麻醉前应备妥复苏用具及抢救药品。

(3) 表面麻醉前须注射阿托品，使黏膜干燥，避免唾液或分泌物妨碍局麻药与黏膜的接触。

(4) 涂抹于气管导管外壁的局麻药软膏最好用水溶性的，应注意其麻醉起效时间至少需 1 min，所以不能期望气管导管一经插入便能防止呛咳。清醒插管前，仍须行咽、喉及气管黏膜的喷雾表面麻醉。

三、局部浸润麻醉

局部浸润麻醉指沿手术切口线分层注射局麻药，阻滞组织中的神经末梢。

（一）常用局部浸润麻醉药

根据手术时间长短，选择应用于局部浸润麻醉的局麻药，可采用短时效（普鲁卡因或氯普鲁卡因）、中等时效（利多卡因、甲哌卡因或丙胺卡因）或长时效局麻药（布比卡因或依替卡因）。

（二）局部浸润麻醉的操作方法

取 24~25G 皮内注射针，针头斜面紧贴皮肤，进入皮内以后推注局麻药液，造成白色的橘皮样皮丘，然后取 22G 长 10 cm 穿刺针经皮丘刺入，分层注药，若需浸润远方组织，穿刺针应由上次已浸润过的部位刺入，以减少穿刺疼痛。注射局麻药液时应加压，使其在组织内形成张力性浸润，与神经末梢广泛接触，以增强麻醉效果。

（三）局部浸润麻醉注意事项

1. 注入局麻药要深入至下层组织，逐层浸润，肌膜面、肌膜下和骨膜等处神经末梢分布最多，且常有粗大神经通过，局麻药液量应加大，必要时可提高浓度。肌纤维痛觉神经末梢少，只要少量局麻药便可产生一定的肌肉松弛作用。

2. 穿刺针进针应缓慢，改变穿刺针方向时，应先退针至皮下，避免针干弯曲或折断。

3. 每次注药前应抽吸，以防局麻药液注入血管内。局麻药液注毕后须等待 4~5 min，使局麻药作用完善，不应随即切开组织致使药液外溢而影响效果。

4. 每次注药量不要超过极量，以防局麻药毒性反应。

5. 感染及癌肿部位不能应用局部浸润麻醉。

四、静脉局部麻醉

静脉局部麻醉于 1908 年由 August Bier 首次介绍，故又称 Bier 阻滞，其方法是在肢体近端上止血带，由远端静脉注入局麻药以阻滞止血带以下部位的肢体。静脉局部麻醉主要应用于成人四肢手术或检查。

（一）作用机制

肢体的周围神经均有伴行血管提供营养。若以一定容量局麻药充盈与神经伴行的静脉血管，局麻药可透过血管而扩散至伴行神经而发挥麻醉作用。操作时，在肢体远端缚止血带以阻断静脉回流，然后通过远端建立的静脉通道注入一定容量局麻药以充盈肢体静脉系统即可发挥作用。静脉局部麻醉时，局麻药主要作用于周围小神经及神经末梢，而对神经干作用较小。

（二）适应证

静脉局部麻醉适用于能安全放置止血带的远端肢体诊疗，受止血带限制，时间一般在1~2h内为宜。下肢主要用于足及小腿的诊疗，采用小腿止血带，应放置于腓骨颈以下，避免压迫腓浅神经。如果合并有严重的肢体缺血性血管疾患则不宜选用此法。

（三）操作方法

1. 在肢体近端缚两套止血带。
2. 肢体远端静脉穿刺置管。
3. 抬高肢体2~3min，用弹力绷带自肢体远端紧绕至近端以驱除肢体血液。
4. 先将肢体近端止血带充气至压力超过该侧肢体收缩压100 mmHg，然后放平肢体，解除弹力绷带。充气后严密观察压力表，谨防漏气使局麻药进入全身循环而导致局麻药中毒反应。
5. 经已建立的静脉通道注入稀释局麻药，缓慢注射（90秒以上）以减轻注射时疼痛，一般在3~10min后产生麻醉作用。
6. 多数病人在止血带充气30~45 min以后出现止血带部位疼痛。此时可将远端止血带（所缚皮肤已被麻醉）充气至压力达前述标准，然后将近端止血带（所缚皮肤未被麻醉）放松。无论在何情况下，注药后20 min内不可放松止血带。整个止血带充气时间不宜超过1~1.5h。

若操作在60~90 min内尚未完成，而麻醉已消退，此时须暂时放松止血带，最好采用间歇放气，以提高安全性。恢复肢体循环1min后，再次充气并注射1/2首次量的局麻药。

（四）局麻药的选用与剂量

利多卡因为静脉局部麻醉最常用的局麻药，为避免药物达到极量又能使静脉系统充盈，可采用大容量稀释的局麻药。丙胺卡因和布比卡因也成功用于静脉局部麻醉。丙胺卡因结构与利多卡因相似，且入血后易分解，故其0.5%溶液亦为合理的选择。0.25%布比卡因用于静脉局部麻醉，松止血带后常可维持一定程度镇痛，但有报道因心脏毒性而致死亡的病例。氯普鲁卡因效果亦好，且松止血带后氯普鲁卡因可被迅速水解而失活，但约10%患者可出现静脉炎。

过去，曾尝试在局麻药液中添加辅助药，如阿片类药物、新斯的明、碳酸氢盐等，以延长止血带耐受或止血带松开后的无痛时间，但最终大多被否定。目前认为最有效的静脉局部麻醉辅助药是酮咯酸。它可缓解止血带充气期间以及止血带松开时的疼痛，并减少术后24 h镇痛药物的需要量。酮咯酸的常用剂量是20 mg，使用前臂止血带代替上臂止血带后，利多卡因和酮咯酸均可减半（利多卡因100 mg，酮咯酸10 mg），且感觉阻滞和术后镇痛时间仍可延长。

可乐定是高费用辅助药，1 μg/kg的剂量可延长止血带耐受时间，但对止血带松开后即刻的镇痛效果尚存争议。氯胺酮0.1 mg/kg与可乐定的效果相似。选择性α_2受体激动剂右旋美托咪啶（0.5 μg/kg）可以延长患者对止血带的耐受时间以及增强松止血带后即刻的镇痛，与其他大多数辅助药相比，其特点是缩短感觉和运动阻滞的起效时间。一般而言,静脉局部麻醉时单独应用局麻药就可为大多数手术提供充分的肌松,但对于某些肌松要求较高的手术(如骨折复位),局麻药中加入阿曲库铵2mg可达到满意的效果。不足之处是阿曲库铵给药后,部分患者可在止血带松开后感觉无力,且可持续数小时。

(五)并发症

静脉局部麻醉主要并发症是放松止血带后或漏气致大量局麻药进入全身循环所产生的毒性反应。所以应注意:①在操作前仔细检查止血带及充气装置,并校准压力计;②充气时压力至少达到该侧收缩压100mmHg以上,并严密监测压力计;③注药后20min以内不应放松止血带,放止血带时最好采取间歇放气法,并观察病人意识状态。

五、局部麻醉在舒适医疗中的应用

(一)EMLA乳膏局部麻醉用于皮肤科诊疗

尖锐湿疣清除:在疣体上涂EMLA(商品名:恩纳)乳膏。因黏膜吸收速度快,一般局部麻醉需时5~10min。在局部麻醉起效后用40%乙醇洗去乳膏,经常规消毒皮肤黏膜后,再行刮除术或CO_2激光治疗。

注意事项:恩纳乳膏不能用于开放性伤口;较厚皮肤麻醉时需敷膜密封,起效时间可能需要1h;特应性皮炎患者应慎用。

麻醉效果:生殖器黏膜麻醉可维持约1h,外阴及肛门皮肤可持续0.5~1h。恩纳乳膏外涂时,有短暂、轻微的局部反应如苍白、红斑和水肿,但不影响治疗。此法简便、易行、安全,止痛效果确切。

(二)局部麻醉在人工流产中的应用

局部麻醉镇痛的代表药物主要有利多卡因和丁卡因,其组织穿透性强,扩散快,可通过黏膜弥散到肌层,使宫颈松弛,局部应用可迅速阻断感觉神经末梢和迷走神经传导,高浓度时还可松弛平滑肌。局部麻醉镇痛给药方式主要有2种:经宫颈给药和经宫体给药。

1. 经宫颈给药 药物有润滑痛膏、利多卡因胶浆等,这些药物具有穿透力强、扩散快、持久、毒性低、起效快、对中枢神经系统影响小、无局部刺激等优点。常规消毒后将浸透镇痛药物的棉签插入宫颈内口,1~5min后取出,再开始手术。药物起效后宫颈平滑松弛,宫颈内口扩张,并阻断宫颈管末梢对外来刺激的反应和迷走神经的传导,能有效预防人工流产综合征的发生。

2. 经宫体给药 用2%利多卡因5ml通过导尿管进行宫腔灌注,1min后进行人流术,镇痛有效,无明显不良反应。

(三)局部麻醉在无痛内镜诊疗中的应用

1. 局部麻醉在输尿管镜诊疗中的应用 输尿管镜是泌尿外科医生诊断和治疗输尿管疾病的重要方式。局麻药胶浆表面麻醉下输尿管镜检查在国内外已经有大量报道,其安全性和患者的可耐受性也已被认可,具有微创、及时、安全、方便、费用低廉等优势。局部麻醉可以避免椎管内阻滞下输尿管平滑肌松弛引起的结石上移。若估计输尿管镜检的时间长者则应放弃局部麻醉,改用其他方法。

2. 局部麻醉在肩、膝关节镜诊疗中的应用 肩、膝关节镜诊疗具有微创和直观的特点,在临床上广泛应用。局部麻醉具有创伤小、操作方便、安全、疗效确切、对患者呼吸循环影响小等优点,尤其适合年老体弱、全身情况欠佳、不能耐受全麻或脊髓麻醉的患者行肩、膝关节镜诊疗。患者可在不使用止血带的情况下完成膝关节镜的操作，可避免因止血带压迫造成的组织水肿或驱血引起的血管挫伤导致的深静脉血栓。

3. 局部麻醉在支气管镜检查中的应用　目前国内作支气管镜检查的常规局部麻醉方法有：局部气管内滴入法、单纯咽喉部喷雾麻醉法、环甲膜穿刺法、用鼻导管插入气管麻醉法及超声雾化表面麻醉法。

超声雾化表面麻醉因其充分的表面麻醉效果，抑制了暴露声门及插管刺激引起的心血管交感兴奋性反应，减少了儿茶酚胺的释放。但是，由于超声雾化所使用的利多卡因表面麻醉维持时间短，同时受支气管内炎症分泌物及黏液阻隔的影响，使麻醉效能降低。因此，在手术前单纯给予超声雾化的方式仍然存在一些问题，其主要缺点是2～3级以下的支气管对镜延伸时的刺激比较敏感，使内镜检查过程中捕捉病灶的时机难以掌握准确，对一些活检难度大的病灶位置，不利于检查的连续性观察。目前多主张采用静脉麻醉技术进行无痛支气管镜检查。

（四）局部麻醉在无痛牙科中的应用

调查显示，我国57%的口腔内科患者存在牙科恐惧症。同时老年患者常伴有心血管系统疾病，其心脏贮备力和代偿功能均较差，可因精神刺激、手术应激或其他因素而随时发生意外。因此，口腔治疗中的无痛技术是非常重要的。为达到治疗中无痛，最直接的方法是局部麻醉。

常用的局麻方法有冷冻麻醉法、表面麻醉法、局部浸润麻醉法和传导阻滞麻醉法，后两者在临床中较常用。但是，口腔传导阻滞麻醉或局部浸润麻醉时，注射过程中产生的疼痛常使患者产生恐惧和焦虑，这是临床医生需要解决的问题。目前已有新的注射技术及新的仪器出现，力求解决注射痛的问题。

The Wand™是美国Milestone公司1997年研制生产的一种计算机控制的局部麻醉仪，它的应用为牙科无痛治疗提供了新途径。The Wand™是依据手持注射无痛操作原则设计的。其进针时药液在针尖排出形成麻醉通道（anesthetic pathway）。通过微电脑芯片根据组织抗力的大小，以体积与压力的换算为基础，通过步进电机精确地控制推进杆达到无痛注射，使注射时针头刺入组织、针头在组织中穿行、药液在组织中扩散均不引起患者不适，从而减轻患者疼痛和恐惧。

Stabident系统是骨内注射麻醉系统之一，它由两部分组成，钻孔车针直接连接低速机车，钻孔车、针可直接穿破骨皮质，使麻醉剂可直接进入网状骨组织，通过弥散作用麻醉牙髓神经。一般钻孔部位选择在麻醉牙位的附着龈上，因为附着龈的活动性小，且此处骨皮质很薄，钻孔车针容易进入。骨内注射麻醉起效时间短，临床实验证明骨内注射麻醉完成后即可进行口内治疗。骨内麻醉的患者不良反应少，只要麻醉剂注射速度缓慢可防止晕厥、紧张、心悸等不良反应。但要注意心率加快现象，这是由于网状骨组织内含有大量丰富的血管丛，使血管收缩剂被吸收而进入血液循环所致。

为消除穿刺和注射所产生的疼痛，也可考虑使用表面麻醉剂。日本有报道，采用高浓度（60%）的利多卡因制成的表面麻醉药（贴剂）贴在彻底干燥的牙龈或黏膜表面3 min后，不仅能使刺入时的疼痛减轻到几乎没有的程度，而且贴的时间再稍微延长一点，也可以减少由于注射药物所产生的疼痛。

（五）局部麻醉在术后镇痛中的应用

1. 局部浸润术后镇痛 根据手术部位用稀释的局麻药对切口进行单纯的浸润可以产生 4~8h 的镇痛。这种方法对儿科患者特别有效，尤其是在泌尿科手术进行阴茎或腹股沟阻滞时使用。局部浸润法同样对门诊成年患者有效，患者离院时不必担心出现阿片类药物的全身副作用。住院患者小伤口的镇痛可以通过伤口插入多孔留置管，每小时连续输注 6~12ml 0.1％布比卡因或罗哌卡因来解决。对于接受肩部手术的门诊患者，可用便携式镇痛泵来提供 24h 的镇痛。

局部浸润罗哌卡因已经成功地用于腹腔镜胆囊切除术和腹股沟疝修补术的术后镇痛。在腹腔镜胆囊切除术后 7 天内，按需每次经埋置导管向胆囊床输注 0.5％罗哌卡因 10ml 用于术后镇痛，取得十分好的效果。在腹股沟疝修补术毕切口内埋置导管，术后按需每次向切口内泵入 0.25％罗哌卡因 10ml 用于术后镇痛，效果确切，并且无不良反应。

2. 反复肋间阻滞 每隔 12h 向第 6 至第 11 肋间神经注入 3~5ml 含 1∶20 万单位肾上腺素的 0.25％布比卡因，可产生良好的连续镇痛效果。置入导管可减少重复注射，减轻医护人员工作量。

3. 关节腔内注射局麻药术后镇痛 关于此方面的文献报道，效果不一，NSAIDS 与局麻药合用，可延长后者的镇痛效果。许多骨科医师在关节镜手术后使用局麻药关节腔内镇痛。Moiniche S 等在综述中指出关节腔内注射局麻药在短期内可减轻轻度疼痛。但长期的效果尚不得而知。关节腔内注射布比卡因，主要通过阻滞关节腔内神经末梢，阻断伤害性化学因子的刺激传入，可以取得满意的镇痛效果，但时间较短，只能持续 16h。左旋布比卡因与布比卡因作用相似而毒性更小，临床应用较为安全。有研究布比卡因复合倍他米松用于术后镇痛。倍他米松易与细胞外受体结合，从而改变细胞膜表面的分子排列，产生膜阻塞，阻碍某些底物、代谢产物、水分的进出，而使布比卡因半衰期延长，延长了布比卡因的镇痛作用。而且倍他米松通过提高血管对儿茶酚胺的敏感性，间接起到缩血管作用，降低毛细血管通透性，抑制炎性因子的渗出和浸润，起到抗炎、消肿、维护细胞膜功能及防粘连作用，并能减轻术后疼痛。

（六）局部麻醉在无痛置管及换药中的应用

1. 治疗烧伤背景痛 烧伤疼痛包括背景痛和操作痛。静脉患者自控镇痛是治疗背景痛的有效方法之一，局部麻醉技术也可获得不错的镇痛效果。在烧伤创面应用大剂量的利多卡因乳剂（5％），可取得较好的镇痛效果，且无全身反应。Fretmd 对手臂烧伤患者敷料下喷洒利多卡因气雾剂（1％），发现利多卡因气雾剂的镇痛效果确切。Owen 在皮肤移植供皮区敷料上涂抹利多卡因凝胶，使患者疼痛明显缓解，不影响伤口愈合。但烧伤创面较大时，应警惕局部麻醉药物的全身不良反应。

2. 舒适气管插管及拔管 气管插管及拔管均会引起患者喉部不适，产生心血管反应，对患者造成不良影响。有研究表明复方利多卡因乳膏用于气管黏膜表面麻醉可抑制插管、拔管引起的心血管反应，同时降低拔管时躁动以及减少术后咽部并发症的发生。复方利多卡因乳膏与 2％利多卡因溶液联合应用时，效果更为确切。

3. 局部喷雾麻醉用于鼻胃管置入 大多数患者难以忍受放置胃管时的不适刺激。非麻醉状态下的胃管置入常会引起患者恶心、呕吐等不适。一些特殊患者，如喉咽癌患者，放置胃管时一次成功率不高，加重患者不适。采用丁卡因鼻咽部局部喷雾麻醉，可使鼻腔及咽喉部的感觉抑制或消失,使患者对胃管的敏感性降低,减轻患者恶心、呕吐、异物感等不适。适量的局麻药还可消除患者的恐惧心理,使患者情绪稳定,更好地配合胃管置入,既减轻了患者的痛苦,又提高了操作的成功率。

丁卡因的渗透力强,喷雾黏膜表面麻醉时吸收速度快。在用丁卡因行鼻咽部喷雾麻醉时,溶液浓度控制在1%~2%,一次使用极量应限制在40mg以内。安置胃管时,患者取半卧位或坐位,可增大咽喉部通道的弧度,缩小咽部与喉腔的角度,并配合吞咽,使胃管沿后壁迅速插入,而不至于误入气管。

4. 局部麻醉用于无痛导尿 导尿术是最基本的诊疗技术,是手术前准备的重要内容。一般情况下全麻病人、妇科手术、剖宫产术及时间较长的手术都需要在术前进行导尿。但在病房却常因为各种原因导致病人不适,甚至导尿失败。女性病人可因插入尿管困难导致外阴划伤、出血。男性病人则因解剖特点,导尿时反复试插或操作不当时可引起水肿、出血。

在局麻药乳膏或胶浆表面麻醉下进行导尿,具有以下优点:

(1) 减轻疼痛:术前病人正处于精神紧张状态,对各种刺激高度敏感。尿道有丰富的神经支配,交感和副交感神经分布于整个尿道。感觉交感神经纤维传递疼痛和触觉。清醒状态下行导尿管置入的病人,导尿时可表现出膀胱痉挛和耻骨上区、膀胱三角区受刺激而引起尿道口疼痛。麻醉后病人痛觉消失,神经反射迟钝。所以导尿时无疼痛的感觉。

(2) 导尿成功率高:术前导尿病人因缺乏医学知识,对导尿存在顾虑。此时行导尿术,由于尿管刺激尿道括约肌时情绪反应也放大了这一刺激,可引起尿道括约肌强烈收缩,使尿道阻力增大,导致尿管通过困难,这样只有反复试插才能使尿管通过。麻醉后尿道括约肌松弛,尿管很容易通过,从而减轻了尿管对尿道黏膜的反复刺激,减轻了疼痛。

(3) 降低术后躁动的发生率:全身麻醉后导尿的患者清醒后,常常因尿管的不适刺激而发生烦躁。表面麻醉下进行导尿后,可降低因尿管导致术后躁动的发生率。

(周桥灵)

参考文献

1. Agnor RC, Sikich N, Lerman J. Single-breath Vital Capacity Rapid Inhalation Induction in Children: 8% Sevoflurane versus 5% Halothane. Anesthesiology, 1998, 89: 379-384.

2. Gauthier A, Guard F, Boudreault D, et al. Sevoflurane provides faster recovery and postoperative neurological assessment than isofluraue in long-duration neurosurgical case. Anesth Analg, 2002, 95: 1384-1388.

3. Wu JI, Lu SF, Chia YY, et al. Sevoflurane with or without antiemetic prophylaxis of dexamethasone in spontaneously breathing patients undergoing outpatient anorectal surgery. J Clin Anesth, 2009, 21 (7): 469-473.

4. Yamaguchi SH, Ikeda TO, Wake KO, et al. A sevoflurane induction of anesthesia with gradua reduction of concentration is well tolerated in elderly patients. Can J Anesth, 2003, 50: 26-31.

5. Marhofer P, Greher M, Kapral S. Ultrasound guidance in regional anesthesia. Br J Anaesth, 2005, 94: 7-17.

6. Silvani P, Camporesi A, Agostino MR, et al. Caudal anesthesia in pediatrics: an update. Minerva

Anestesiol, 2006, 72 (6): 453-459.
7. 庄心良, 曾因明. 现代麻醉学. 3 版. 北京: 人民卫生出版社, 2005: 948-955, 1042-1073, 1077-1104.
8. Miller R. D. 米勒麻醉学. 曾因明, 邓小明, 译. 6 版. 北京: 北京大学医学出版社, 2006.
9. 缪勇, 臧广州. 最新麻醉技术操作规范与新技术应用实用手册. 天津: 天津电子出版社, 2004: 392-398.
10. 安刚. 婴幼儿麻醉学. 北京: 人民卫生出版社, 2002: 424-429.
11. 李仲廉, 安建雄, 倪家骧. 临床疼痛治疗学. 天津: 天津科学技社, 1999: 195-209.
12. Michael F. Mulroy. 区域麻醉图解指南. 韩建阁, 王准, 等, 译. 3 版. 天津: 天津科技翻译出版社, 2005.
13. 肖晓山, 徐世元. 无痛舒适医疗. 郑州: 郑州大学出版社, 2009.
14. 邓小明, 曾因明. 2009 麻醉学新进展. 北京: 人民卫生出版社, 2009.
15. G. Edward Morgan Jr. 摩根临床麻醉学. 岳云, 吴新民, 罗爱伦, 译. 4 版. 北京: 人民卫生出版社, 2007: 253-281.
16. 王祥瑞, 俞卫锋, 杭燕南. 吸入麻醉药. 上海: 世界图书出版社, 2008: 1-7.
17. Jerry D. Vloka, Admir Hadzic. 周围神经阻滞原理与实践. 薛富善, 译. 北京: 人民卫生出版社, 2006: 12, 52-53.
18. 许平波, 刘骥, 李文献, 等. 选择性上肢神经阻滞和静脉局部麻醉的进展. 国际麻醉学与复苏杂志, 2006, 27 (1): 61-63.
19. 黄宇光, 徐仲煌, 罗爱伦. 外周区域阻滞与术后镇痛的新观点和新方法. 临床麻醉学杂志, 2001, 17 (5): 275-277.

第八章 舒适内镜诊疗的麻醉技术

随着内镜诊断与治疗学的发展，内镜技术已成为当前疾病诊断最常用、最可靠的方法之一，同时也是治疗某些疾病的重要手段。内镜包括：胃、肠镜，支气管镜，宫腔镜，膀胱镜，输尿管镜，阴道镜，胸腔镜，腹腔镜，关节镜，鼻窥镜及耳窥镜等等。

临床上，患者接受侵入性内镜检查时常要承受很大的痛苦或不适感，如恶心、呕吐、呼吸困难等，不但引起患者血流动力学的剧烈波动，增加心脑血管等系统并发症，部分患者甚至因恐惧诊疗中的疼痛而逃避就医，而这些疼痛却经常被临床医生忽视或低估。医疗水平的提高使医护工作者认识到消除疼痛是基本的人权，一切疼痛，包括内镜诊疗技术带给患者的痛苦都是不利于患者健康的。随着近年国内医护人员对疼痛治疗的认知度逐步提高，人们开始大力开展无痛医院的建设，发展各项舒适诊疗技术。新型、短效麻醉药物的问世以及现代麻醉方法和麻醉技术的进步使得门诊内镜诊疗麻醉得以迅速发展。无痛分娩、无痛人流、无痛胃镜和肠镜等检查项目的麻醉方法被广泛研究，无痛支气管镜、无痛胆道镜的麻醉方法也有了长足的进步。

佛山市第一人民医院2004年以前的内镜诊疗均是在无麻醉或仅给少量镇静药物的情况下进行的，接受内镜诊疗的患者非常痛苦，部分患者不能在检查中充分与医生配合甚至因此拒绝内镜诊疗，错过了最佳的诊疗时机。内科医生在内镜检查过程中也遇到一些挑战，他们对镇静药物的使用不够熟悉及缺乏麻醉监护经验，不敢使用足量镇静药物，使绝大部分患者在检查过程中保持清醒状态，内科医生常常需要同时进行内镜操作和安慰患者，患者的挣扎与不配合也增加了检查的难度和增大了并发症的发生率。另外，有些患者检查结束后反而入睡致苏醒延迟。2004年佛山市第一人民医院麻醉科全面开展内镜检查的无痛项目，患者在睡眠中接受检查，舒适无痛苦，内科医生把监护和麻醉工作交给麻醉医生，可以集中精力进行操作。舒适内镜项目一推出，马上受到广大患者和内科医生的欢迎，现在，不但患者主动要求在内镜诊疗中实施无痛操作，内科医生也积极为患者介绍无痛舒适内镜诊疗。据统计，该院2004—2009年间无痛内镜总数86007例，无一例死亡，无一例发生严重并发症，接受无痛舒适内镜诊疗的患者所占百分比逐年上升，2005年为40.35%，2007年为61.6%，2009年达到92.48%。

第一节 舒适内镜检查的一般流程

一、预约登记

大部分接受内镜诊疗的患者需要进行必要的术前准备，不能在医生开出诊疗医嘱的当日接受检查,而且每天接受诊疗的患者数量不同,这就需要预约登记。约定诊疗时间后,患者可以根据预约时间作准备和到检查室报到,从而减少了候诊时间;院方也可根据预约患者数量作出更合理的人员调动与安排。

佛山市第一人民医院设立了门诊检查预约中心,除了与患者约定检查时间、交代患者检查前进行何种准备工作外,还给患者提供选择麻醉方法的知情同意书,让患者根据自己的需要和经济能力选择麻醉方式。选择无痛舒适内镜诊疗的患者需要到内镜中心约见值班麻醉医生,进入麻醉前访视和评估程序。

二、麻醉前访视与评估

内镜检查治疗时麻醉的主要要求是:①使患者有一个轻松而舒适的术前期;②尽可能保证患者在接受检查或操作时的舒适度,使患者有一个平稳、安全的检查或手术过程;③使患者在术后及早苏醒,满意、安全地离院。为达到上述要求,麻醉医生对接受门诊内镜诊疗麻醉的患者进行麻醉前充分评估非常有必要。麻醉前评估还可减少内镜检查前取消预约事件的发生,在医务人员中,内镜医师常常是接触患者的第一人,但他们很少考虑到与麻醉相关的患者内科情况或社会因素,因此有可能将不适合接受门诊腔镜诊疗麻醉的患者列入麻醉的范围。麻醉前评估的目的是评估患者对麻醉的耐受能力,判断是否适宜接受无痛舒适内镜诊疗;发现患者并存的疾病,判断是否需要进行进一步诊断和治疗;确定该患者是否需应用特殊麻醉方法,是否容易发生麻醉手术后并发症。有经验的麻醉医师通过麻醉前访视和评估可发现患者潜在的疾病,并据此对麻醉方案进行适当的调整。

(一) 麻醉前评估

1. 术前麻醉评估的主要方法有:①术前访视;②电话访谈;③查阅患者健康记录;④术日早上访视;⑤通过网络收集信息;⑥在专门的门诊手术术前评估诊室,由接受特殊培训的麻醉医师坐诊评估。佛山市第一人民医院麻醉科在内镜中心安排专门的麻醉医生负责无痛内镜诊疗患者的麻醉前访视和评估,并根据评估制订个体化麻醉计划,最大限度地保证麻醉的质量和安全。

2. 评估内容包括病史、体格检查和辅助检查,其中病史是最重要的。研究表明,单纯从病史中取得的资料就可以作出86%的诊断,经体格检查后可以得出另外6%的诊断,仅有8%的诊断需要进行实验室检查或是放射学检查。根据明确的指征可以减少60%左右的术前实验室检查。在所有的实验室检查的异常结果中,只有0.2%的结果会影响围术期的治疗。

(1) 病史:①个人史,包括能否胜任较重的体力劳动和剧烈活动,是否出现心慌、气短,有无饮酒、吸烟嗜好,每日量多少,有无长期咳嗽、咳痰、气短史;有无吸毒成瘾史,有无长期服用安眠药等历史,女性患者有无怀孕等。②现病史和既往史,特别注意与麻醉有关的疾病(如抽搐、癫痫、高血压、脑血管意外、心脏病、冠心病、心肌梗死、肺结核、哮喘、慢性支气管炎、肝炎、肾病、疟疾、脊柱疾病、过敏性疾病或出血性疾病等),曾否出现心肺功能不全或休克等症状,近期是否还存在有关征象,特别是对于心前区疼痛、心悸、头晕、昏厥、活动后呼吸困难、睡眠呼吸暂停、长期咳嗽多痰等征象应引起重视,以判断目前的心肺功能状况。③过敏史,特别是有无对麻醉药物过敏史。④治疗用药史，有些患者因治疗需要，已应用降压药、β受体阻滞剂、皮质激素、洋地黄、利尿药、抗生素、降糖药、抗癌药、镇静安定药、单胺氧化酶抑制药、三环抗抑郁药等，应了解其药名，用药持续时间和用药剂量，有无特殊反应，以及麻醉当日用药史。⑤以往麻醉手术史，是否做过手术，做过何种手术，用过何种麻醉药和麻醉方法，麻醉中及麻醉后是否出现特殊情况，有无意外、并发症和后遗症，家庭成员中是否也发生过类似的严重麻醉问题等。

(2) 体格检查：麻醉前要针对与麻醉实施有密切关系的全身情况和器官部位进行重点复查。

1) 全身情况评估

快速视诊患者观察全身情况，包括步行还是车床送入，有无发育不全、畸形、营养障碍、贫血、脱水、水肿、发绀、发热、消瘦或过度肥胖（超过标准体重30%以上者）。

测定血压、脉搏、呼吸、体温、体重（kg）和脉搏血氧饱和度（SpO_2）基础值。

2) 呼吸道通畅评估：气管有无明显受压或移位、颈椎活动度、颞颌关节功能和牙齿情况等，判断有无插管困难。

A. 开口困难：颞颌关节强直或口周烧伤后瘢痕。

B. 颈椎活动受限：类风湿关节炎、侏儒症及Down综合征患者均会出现颈椎活动受限。颈椎骨折时切忌使颈椎后伸。

C. 颌面畸形：小颌症、舌体肥大或多发性颜面异常综合征，切牙突起过度或切牙松动、缺如均可阻碍喉镜置入或显露声门困难。

D. 咽喉疾病：扁桃体过大、增殖腺肥大、咽后壁脓肿在麻醉后均可发生窒息，不能通气。

E. 病态肥胖短颈及颈部瘢痕挛缩导致颏胸粘连，颏甲距离小于4～5cm，均可使喉镜置入困难，不易显露声门。

3) 肺功能评估

A. 观察呼吸次数、深度、形式（即胸式呼吸、腹式呼吸）及通气量大小，有无呼吸道不通畅、胸廓异常活动和畸形（见表8-1）。呼吸频率大于25次/分是呼吸衰竭早期的表现。呼气费力提示有气道梗阻，随着膈肌和肋间肌负荷加重，辅助呼吸肌的作用增强，出现反常呼吸时提示膈肌麻痹或严重功能障碍。慢性阻塞性肺疾病（COPD）患者可表现为桶状胸；如果胸壁不对称可能有气胸、胸腔积液或肺实变。

表 8-1 呼吸困难评级

级别	症状
0 级	无呼吸困难症状
Ⅰ级	能较长距离缓慢地在平路上走动，但懒于步行
Ⅱ级	步行距离有限，走一条或两条街后需要停步休息
Ⅲ级	短距离走动即出现呼吸困难
Ⅳ级	静息时也出现呼吸困难

根据步速、平路步行结束后反应来观察

B. 肺部听诊有无啰音、支气管哮鸣音、呼吸音减弱或消失。阻塞性肺病患者呼气相延长，呼吸音低，痰液潴留时可闻及粗糙的湿啰音，位置不固定，可在咳痰后消失，若啰音固定则可能为支气管扩张症或肺脓肿。在有小气道痉挛的患者可闻及音调较高的哮鸣音，见于哮喘或慢性喘息性支气管炎患者。肺气肿的患者肺部叩诊时呈过清音，叩诊呈浊音者提示有肺实变。

C. 简单评估肺功能：屏气试验：正常人的屏气试验可持续 30 s 以上，持续 20 s 以上者一般麻醉危险性小，如屏气时间短于 10 s，则提示患者的心肺储备能力很差，常不能耐受手术与麻醉；测量胸腔周径法，测量深吸气与深呼气时胸腔周径的差别，超过 4 cm 以上者提示没有严重的肺部疾病和肺功能不全；吹火柴试验：患者安静后深吸气，然后张口快速呼气，能将置于 15 cm 以外的火柴吹熄者，提示肺功能储备良好，否则提示储备下降；吹气试验，嘱患者尽力吸气后，能在 3 s 内全部呼出者，表示用力肺活量基本正常，若需 5 s 以上才能完成全部呼气，提示有阻塞性通气功能障碍。

4）心功能评估

A. 检查血压、脉搏、皮肤黏膜颜色和温度、颈外静脉膨胀情况。

B. 听诊心率、心律（规则、不规则、期前收缩等）、是否存在心脏杂音（右心杂音、肥厚型心肌病、主动脉瓣狭窄、二尖瓣反流、二尖瓣脱垂、主动脉瓣关闭不全、肺动脉瓣狭窄、三尖瓣反流、肺动脉瓣反流）或其他心音（如第三心音）。

C. 心脏功能的临床评估：有无端坐呼吸；体力活动试验，根据患者在日常活动后的表现，估计心脏功能（见表 8-2）；屏气试验，患者安静 5~10 分钟后，嘱其深吸气后屏气，计算其最长的屏气时间，超过 30 s 者表示心脏功能正常，20 s 以下者表示心脏代偿功能低下，对麻醉耐受力差；起立试验，患者卧床 10 min 后，测量血压、脉搏，然后嘱患者骤然从床上起立，立即测血压、脉搏，2 min 后再测一次。血压改变在 20 mmHg（2.7 kPa）以上，脉率增快超过 20 次/分者，表示心脏功能低下，对麻醉耐受力差。本法不适用于心功能Ⅳ级的患者。

表 8-2 心脏功能分级及其意义

心功能	屏气试验	临床表现	心功能与耐受力
Ⅰ级	30 秒以上	普通体力劳动、负重、快速步行、上下坡，不感到心慌气短。	心功能正常
Ⅱ级	20~30 秒	能胜任正常活动，但不能跑步或做较用力的工作，否则心慌气短。	心功能较差，麻醉处理恰当，则麻醉耐受力仍较好
Ⅲ级	10~20 秒	必须静坐或卧床休息，轻度体力活动后即出现心慌气短。	心功能不全，麻醉前准备充分，麻醉中避免任何心脏负担增加的情况发生
Ⅳ级	10 秒以内	不能平卧，端坐呼吸，肺底有啰音，轻微活动即出现心慌气短。	心功能衰竭，麻醉耐受力极差

轻型心脏病（包括先天性心脏病、心脏瓣膜病），如果心功能仍在Ⅰ、Ⅱ级，或以往无心力衰竭史者，可耐受麻醉。单纯慢性高血压，只要不并存冠状动脉病变、心力衰竭或肾功能减退，即使已有左室肥大和异常心电图表现，在充分的术前准备和恰当的麻醉处理前提下，耐受力仍属良好，死亡率无明显增高。心律失常者，必须结合病史和临床表现评估。心房颤动和心房扑动，术前如能控制心室率在 80 次/分左右，麻醉的危险性不会增加；相反，如不能控制心室率，提示存在严重心脏病变或其他病因（如甲状腺功能亢进

症），则麻醉危险性显著增大。第二度以上房室传导阻滞或慢性双束支阻滞（右束支伴左前或左后分支传导阻滞）均有发展为完全性心脏传导阻滞及猝死的可能，应列为禁忌；无症状的右束支或左束支传导阻滞，一般并不增加麻醉危险性。房性期前收缩（早搏）或室性早搏，偶发者在年轻人多属功能性，一般无需特殊处理，或仅用镇静药即可消除，不影响麻醉耐受力；发生于40岁以上的患者，尤其当其发生和消失与体力活动有密切关系时，应考虑存在器质性心脏病的可能。频发（每分钟多于5次）、多源性或R波与T波相重的室性早搏，容易演变为心室颤动，应列为禁忌。预激综合征患者可发作室上性心动过速，门诊麻醉危险性高，要慎重处理。

5）肾功能评估

年轻、无肾病史及尿常规正常的患者可认为肾功能良好，可耐受麻醉。老年、并存高血压、动脉硬化、严重肝病、糖尿病、前列腺肥大等患者，容易并发肾功能不全，应慎重评估其对麻醉的耐受力。肾功能损害的临床评估包括尿液分析（血、糖、蛋白）、血浆白蛋白、血尿素氮（BUN）、血清肌酐值、内生肌酐清除率、尿浓缩试验和酚红试验等，是临床较有价值的肾功能测定。以24h内生肌酐清除率和BUN为指标，可将肾功能损害分为轻、中和重度三类（表8-3）。对慢性肾衰竭或急性肾病患者，原则上应列为麻醉禁忌。近年来，在人工肾透析治疗的前提下，慢性肾衰竭已不再是绝对禁忌证，但对麻醉耐受力仍差，须谨慎。患有慢性肾病者，易并存其他脏器病变，常见的并存症有：①高血压或动脉硬化；②心包炎；③贫血；④凝血功能异常；⑤代谢和内分泌功能紊乱。麻醉前应予以综合评估。

表8-3 肾功能损害程度分类

项目	正常值	损害程度		
		轻度	中度	重度
24h内生肌酐清除率（ml/min）	80~100	51~80	21~50	<20
血尿素氮（mmol/L）*	1.79~7.14	7.5~14.28	14.64~25	25.35~35.7

*血尿素氮 mg/dl×0.357=mmol/L

6）肝功能评估

临床实践表明，轻度肝功能不全的患者对麻醉的耐受力影响不大；中度肝功能不全或接近失代偿时，麻醉耐受力显著减退；重度肝功能不全如晚期肝硬化，常并存严重营养不良、消瘦、贫血、低蛋白血症、大量腹水、凝血功能障碍、全身出血或肝性脑病（肝昏迷）前期脑病等征象，此时危险性极高，应禁忌麻醉。急性肝炎患者应列为禁忌；慢性肝病患者最大问题之一是凝血功能异常，麻醉前应该慎重评估。肝病合并出血，或有出血倾向时，提示已有多种凝血因子缺乏或不足。若凝血酶原时间延长、凝血酶时间延长、部分凝血活酶时间显著延长、纤维蛋白原和血小板明显减少，提示已出现弥散性血管内凝血（DIC）和纤维蛋白溶解，表示肝已坏死，列为禁忌。有关肝功能损害程度，可采用Pugh推荐的肝功能不全评估分级加以评定（表8-4）。按该表计算累积分：1~3分者为轻度肝功能不全；4~8分为中度不全；9~12分为重度不全。

表 8-4 Pugh 肝功能不全评估分级

肝功能不全	轻度	中度	重度
血清胆红素（μmol/L）	<25	25~40	>40
血清白蛋白（g/L）	35	28~35	<28
凝血酶原时间（s）	1~4	4~6	>6
脑病分级	无	1~2	3~4
每项异常积分	1分	2分	3分
危险性估计	小	中	大

7) 中枢神经系统功能的评估

麻醉前对每一例患者应常规询问中枢神经系统情况，是否有头痛史、神志消失史、肌无力史和局灶性症状（如一过性单眼失明、复视、麻痹、吞咽困难等）。头痛提示可能存在脑瘤或占位性病变、颅内高压（ICP）、脑积水、颅内动脉瘤或脑动静脉畸形；神志消失（指眩晕和昏厥）提示可能存在心血管系统疾病或癫痫状态；弥漫性肌无力提示可能存在神经肌肉疾病（如肌营养失调、重症肌无力、多发性神经炎）或内分泌或代谢性疾病；单侧性肌无力最常见于卒中、短暂性脑缺血发作（TIA，也称可逆性神经缺陷）或脊神经根疾病；局灶性神经征象提示可能同时并存中枢性与周围性神经疾病；对新出现的明确而不稳定的征象，或估计术后有可能发生神经系统功能障碍者，有条件的也需进一步进行深入检查。对术前已诊断患有神经系统并存症的患者，需具体掌握疾病的持续时间、最近的表现、治疗用药情况、体检、辅助检查结果与最后诊断。有中枢神经系统症状的患者需综合评估，谨慎进行麻醉。

大多数面临内镜诊疗的患者都表现出不同程度的焦虑，麻醉科医师在术前访视中，应询问患者对手术和麻醉有何顾虑与具体要求，酌情进行解释和安慰，使患者精神情绪处于稳定状态。

(3) 辅助检查

一般行内镜诊疗患者多为门诊患者，缺少辅助检查资料。为加强门诊麻醉的安全性，在询问病史和体格检查后，部分患者的情况可能仍需要进一步详细了解，必要的时候可以要求患者进行相关辅助检查（见表 8-5，表 8-6）。本着一切以患者为中心的思想，佛山市第一人民医院内镜诊疗中心专门为有需要的患者开放绿色通道实施心电图、肝肾生化等麻醉前检查。

表 8-5 一个健康患者术前检验项目的建议

年龄（岁）	需做的检验项目
≤40岁	无
41~59岁	心电图，血肌酐和血糖
≥60岁	心电图，全血细胞检查，血肌酐和血糖

表 8-6 对不同年龄、性别患者推荐的辅助检查

年龄	男性	女性
≤40	无	妊娠实验（不能排除妊娠时）
40~49	心电图	血细胞比容、妊娠实验（不能排除妊娠时）
50~64	心电图	血细胞比容或血红蛋白
65~74	血红蛋白或血细胞比容、心电图、血尿素氮、血糖	血红蛋白或血细胞比容、心电图、血尿素氮、血糖
≥75	血红蛋白或血细胞比容、心电图、血尿素氮、血糖、X线胸片	血红蛋白或血细胞比容、心电图、血尿素氮、血糖、X线胸片

1）心电图：有研究显示年龄超过44岁或曾有心脏病病史的患者，行心电图检查出现阳性结果的概率增高，但大部分患者心电图不能提高疾病的发现率。故首先应重视询问患者有关心脏病病史，然后根据病史和体征考虑是否需要心电图检查。有必要的也可做24小时动态心电图（holter）监测，可明确冠心病患者围术期心脏意外的危险程度。超声心动图（echocardiograph）和选择性放射性核素血管造影（radionuclide angiography）对某些心脏功能不全患者是一种有用的辅助检查措施，有助于测定心脏壁异常活动的部位和程度。超声心动图对评估瓣膜病和心室功能特别有意义。对心脏射血分数显著降低至25%~35%的患者，可确定为"高危"。但超声心动图检查只能反映心脏功能，不能明确是否有心肌缺血病。

2）血常规：对于急性消化道出血等急性失血或阴道不规则流血等慢性失血的患者，应检测血液常规，了解其贫血程度，以对麻醉计划作出相应的调整。

3）肺活量检查（spirometry）：对于合并肺部疾病的患者，可了解肺功能情况。有时仔细询问病史和进行体格检查可能比肺活量测定更为有效。

4）肝功能：对于急、慢性肝损害的患者可进行肝功能检测，明确蛋白含量和肝功能情况，评估可否耐受麻醉及估计麻醉后苏醒的速度，并相应调整麻醉计划。

5）凝血功能测定：了解患者的凝血功能情况，对于采用椎管内麻醉的患者必须检查，作为能否进行椎管内穿刺的依据。

6）血气分析：有较严重肺部疾病的患者，有需要时可做动脉血气分析。血气分析是评价肺功能的有价值的指标，能够反映机体的通气情况，酸碱平衡，氧合状况以及血红蛋白含量，从而反映出患者肺部疾患的严重程度，病程急缓。如果病情较重、持续时间长就会存在慢性高碳酸血症和低氧血症，但是pH值仍在正常范围内。在严重肺部疾患时，进行动脉血气分析是十分必要的。$PaCO_2>45\,mmHg$时，术后呼吸系统并发症明显增加。

全身麻醉（全麻）下行门诊内镜诊疗的健康患者，一般无需行辅助检查。对患有高血压、糖尿病等慢性疾病的患者，需要检查血糖和电解质。但如果患者有明显贫血貌，检查血常规发现无法解释的血红蛋白低于$10\,g/dl$，应作进一步检查，减少并发症发生率和死亡率。椎管内麻醉术前应检查出凝血情况。

（4）麻醉危险性评估

1）ASA体格情况分级

根据麻醉前访视结果，将病史、体格检查和辅助检查资料，联系无痛内镜诊疗麻醉的

要求，进行综合分析，可对患者的全身情况和麻醉手术耐受力作出比较全面的估计。可采用"ASA 体格情况分级"（表 8-7）评估：Ⅰ、Ⅱ级患者对麻醉的耐受力均良好，麻醉经过平稳；Ⅲ级患者对接受麻醉存在一定危险，麻醉前需尽可能作好充分准备，对麻醉中和麻醉后可能发生的并发症要采取有效措施，积极预防；Ⅳ、Ⅴ级患者的麻醉危险性极大，更需要充分细致的麻醉前准备。

表 8-7 ASA 体格情况评估分级

分级	评估标准
Ⅰ	健康患者
Ⅱ	轻度系统性疾病，无功能受限
Ⅲ	重度系统性疾病，有一定的功能受限
Ⅳ	重度系统性疾病，终身需要不间断的治疗
Ⅴ	濒死患者，不论手术与否，在 24 小时内不太可能存活

2）我国临床医学基于患者对手术麻醉耐受力的实践经验，将患者的全身情况归纳为两类（表 8-8）。对于第 2 类患者的无痛内镜诊疗麻醉应慎重。

表 8-8 我国手术患者全身情况分级

类、级	全身情况	外科病变	重要生命器官	耐受性
1类1级	良好	局限，不影响全身	无器质性病变	良好
1类2级	好	轻度全身影响，易纠正	早期病变，代偿	好
2类1级	较差	全身明显影响，代偿	明显器质性病变，代偿	差
2类2级	很差	全身严重影响，失代偿	严重器质性病变，失代偿	很差

麻醉医师应考虑检查及手术方面、患者病史及体格检查方面、社会方面等几个主要因素，综合判断患者是否适合接受门诊麻醉。①诊疗手术方面的因素：包括实施检查和手术需要的时间、失血量的大小或液体的丢失量、是否有专门的医疗设备、是否有专门的术后护理、术后可能发生的并发症、患者出院后对疼痛的处理等。曾有一例患者因食管异物在静脉麻醉下行异物取出术，因诊疗医生未发现异物已经伤及主动脉，结果异物取出后 1 天患者因主动脉破裂再度入院抢救。②内科方面的因素：患者是否合并内科疾病、合并的疾病是否得到良好的控制、症状是否较为稳定、患者对自己所患疾病的熟悉程度、诊断治疗性操作是否会加重患者的内科疾病等。曾有门诊医生把心肌梗死的患者误诊为上消化道疾病，拟行胃镜检查，麻醉医生术前检查发现患者心功能较差而取消麻醉，避免了严重后果的发生。③社会方面的因素：对门诊患者而言，麻醉医生不应只是考虑到医学方面因素，社会因素也是影响门诊麻醉安全或患者对麻醉手术满意度的重要因素。如，患者有无专人护送照顾离院、患者对医务人员指示的理解程度、能否随时电话联络、能否及时返回医院、患者接受麻醉后是否需要从事危险操作等都是麻醉医生选择门诊麻醉患者时需要加以考虑的情况。

（二）术前长期用药的评估与处理

随着门诊手术患者病情严重程度的增加，使用的药物也在增加。有些用药可能对麻醉管理有一定的影响。

1. 抗高血压药物

停用抗高血压治疗可导致术中严重高血压或低血压。停用β受体阻滞剂会导致交感神经激动增强。除利尿剂外，抗高血压药应继续服用至手术当日。

2. 抗精神病类药物

改变情绪的药物，如单胺氧化酶抑制剂氟西汀、锂剂和三环类抗抑郁药都是最常见的长期服用的药物。氟西汀可选择性地抑制神经元对5-HT的摄取。当氟西汀与有抗组胺作用的止吐药昂丹司琼（枢复宁）合用时，可能会导致发热反应。单胺氧化酶（MAO）抑制剂阻止MAO对儿茶酚胺的分解，其与含有胺的药物或食物的相互作用可产生严重高血压、颅内出血甚至死亡。三环类抗抑郁药在不同程度上抑制神经元对去甲肾上腺素、5-HT、多巴胺的摄取，产生毒蕈碱样作用以及 $α_1$ 受体、H_1 受体和 H_2 受体的拮抗作用，导致口干、心动过速、谵妄和尿潴留。这类患者由于中枢去甲肾上腺素水平升高而致术中麻醉药需要量增加。锂剂用于治疗躁狂抑郁症，锂可以在动作电位的产生过程中取代钠离子，延长去极化和非去极化肌松药的作用，并延长新斯的明拮抗所需时间。由于锂剂抑制脑干肾上腺素和去甲肾上腺素的释放，麻醉药的需要量会降低。

3. 阿司匹林

阿司匹林或其他非甾体抗炎药，在服用后几小时内改变血小板功能并在服用后至少7天内延长出血时间，但如检查结果显示出血时间正常则术中出血可能不会增加，如果术中出血的可能性不大就无需停用阿司匹林。

（三）麻醉前与患者的沟通交流

门诊诊疗麻醉的安全不仅体现在医疗技术上，更体现在和谐的医患关系上，因此加强与门诊患者的沟通和交流显得十分重要。患者对无痛麻醉服务质量的认识是多方面的，主要集中在以下几个方面：①患者与医生之间通畅的交流；②麻醉医生用适当的方式提供高质量服务的信息；③服务是可以负担得起的；④服务是公平的，即不受地理、文化、贫富和性别的影响；⑤麻醉医生具有较高的技术资质。优质的医疗服务与和谐的医患关系促进患者对医务人员的信任感增强，更有利于麻醉医生以更大的热情与责任心投入工作，增进患者对麻醉医生的了解，扩大社会效益。

三、术前准备

（一）禁饮禁食

患者麻醉前禁食6小时、禁饮4小时。

为减少术中误吸的危险，常规要求患者在术前至少禁食6~8小时。研究表明，清水在胃内排空一半的时间是10~20分钟。在禁食后的门诊患者，手术前2小时口服150ml水不会增加胃内容量。甚至在手术前2~3小时口服150ml咖啡或橙汁也不会对成人的胃内容量和酸度产生明显影响。同样，儿童在术前2小时以前随意饮用清水，可以减少患儿的饥饿感和口渴感，只要最后一次饮水限制在240ml以内，不会对胃内容物产生任何不良影响。在术前口服3ml/kg苹果汁能减少胃内容量和酸度，术日早晨饮用咖啡还可减少术后头痛的发生率。加拿大麻醉医生协会推荐在择期手术3小时之前不限制患者饮用清水。对术前禁食、禁水的要求变得不再严格，延长禁食时间只会增加患者的不适感。

（二）签署麻醉知情同意书

向患者和家属解释说明麻醉过程中可能出现的异常情况，征得同意后签署麻醉知情同意书。

（三）准备麻醉药物和设备

检查室内必须配备氧气、多功能监护仪、中心吸引器、各种急救药品、面罩及简易呼吸囊、喉镜、各种型号的气管导管。配备一台麻醉用呼吸机、除颤仪。

（四）准备麻醉

患者进入操作室后换上内镜检查专用衣物，仰卧于检查床上，开放静脉通路，以中流量鼻导管吸氧，连续监测心电图、心率、血压、脉搏氧饱和度。

四、麻醉实施

根据不同的内镜诊疗要求摆好患者体位后，麻醉医生对根据麻醉评估制定的麻醉方案进行确认，根据患者术前情况还可以作进一步修订。确定麻醉方案后实施麻醉诱导，成功后进行内镜检查或手术，麻醉护士密切监护患者的生命体征。内镜诊疗结束后停止麻醉，对患者实施麻醉后监护。

五、离室与离院标准

（一）离室与离院的标准

1.麻醉后监护分为两个阶段：第一个阶段从患者进入恢复室开始；第二个阶段从患者生命体征已经稳定，主要麻醉效应已经消失开始。实施椎管内麻醉的患者，只有运动、感觉和交感神经功能完全恢复才能离开。在麻醉后监护室（PACU）卧床休息的住院患者，当仅残留很少的神经阻滞时可以回到病房；而对于门诊手术患者，则需要阻滞作用完全消失。当排泄能力恢复时，证明残留的交感神经阻滞已消失。准备离床活动的患者，运动神经必须完全恢复。全麻患者可以在手术室或转运到PACU不久后清醒。尽管患者看起来是清醒的、有正确定向力，但仍需达到一定标准后才能让患者离开（见表8-9）。通常要求患者生命体征的变化缩小到术前基线范围的15%～20%，有完善的呕吐反射，能有效地咳嗽，进食液体无困难。

表8-9 门诊手术安全出院指南

稳定的生命体征，每15分钟测定一次，共4次
能够说出时间、地点，人物（或是恢复到术前状态）
借助最低限度的帮助能够行走（要考虑术前状态）
恶心能够忍受，无呕吐动作
疼痛已充分控制
无出血
有能陪患者回家并留在患者身边的人
能够口服液体（可选择的）
能够排气（椎管内麻醉后）

2.不必让患者在出院前进食，强迫无饥饿感的患者进食不想吃的食物，只会增加术后恶心、呕吐的发生。应了解患者是否有能力进食少量液体。如果患者只有轻度恶心，进

食几小口即可引起呕吐或恶心感觉增强,那么不要坚持让患者进食。

3. 除非患者术前就不能行走,否则患者应该能在辅助设备下行走,并且无头晕。如果需要使用拐杖辅助行走,应该额外对患者进行使用指导。手术伤口应该无出血,疼痛应得到满意的控制。残留轻度的镇静是可以接受的,但是患者的定向力应该恢复到术前水平。

4. 制订麻醉后出院评分系统,其目的是评估术后何时能达到出院标准。标准以数值形式表示,包括精神状态、疼痛程度、行走能力和生命体征稳定性,总分高于某个特定值说明进行离院准备的可能性高。从实用方面讲,评分系统应该易于理解、应用简单、客观。用于评估麻醉恢复的复杂书面神经心理测验只适用于研究。实际上,生命体征稳定、能够独立行走和排尿是麻醉后恢复程度最后的衡量标准和能否准备出院的标志。这些指标表明患者的运动力量、中枢神经系统功能和交感张力已经恢复。患者出院前必须达到标准,并在离开前作最后的评估。对于所有生命体征波动和罕见症状,都必须进行处理。

麻醉后出院的评分系统(postanesthesia discharge scoring system,PADSS),评分大于或等于9分的患者可以出院(表8-10)。

表8-10 麻醉后出院评分系统(PADSS)

项目	评分
生命体征	
生命体征必须稳定并且和年龄及术前基础水平一致	
血压和心率的变化不超过术前基础水平的20%	2
血压和心率的变化不超过术前基础水平的20%~40%	1
血压和心率的变化超过术前基础水平的40%	0
活动水平	
患者必须达到术前活动水平	
步态稳定,无头晕(或达到术前水平)	2
活动时需要帮助	1
不能活动	0
恶心与呕吐	
出院前患者恶心和呕吐的发生应降至最低	
轻度:口服用药即可解决	2
中度:必须肌内注射用药才能解决	1
重度:反复治疗,持续出现	0
疼痛	
出院前患者的疼痛应最轻或无痛,疼痛程度应该是患者能接受的,口服镇痛药即可控制疼痛,疼痛部位、类型和强度与预计的术后不适相符	
能否接受:是	2
能否接受:不	0

续表

项目	评分
出血	
术后出血应与预期的手术操作失血相一致	
轻度：无需换敷料	2
中度：换敷料不超过 2 次	1
重度：换敷料需要 3 次以上	0

在佛山市第一人民医院内镜中心接受无痛内镜检查或手术后的患者都被送往配备吸氧设备、监护仪和负压吸引设备的观察室复苏，卧床休息，一级护理，由专职麻醉护士监护患者。在观察室的患者符合以下条件或 Aldrete 评分≥9 分的患者转送至休息室，住院患者转送回病房继续观察。转送标准：①神志完全清醒，定向力恢复，肌张力正常。②生命体征平稳，呼吸循环稳定。③呼吸空气 SpO_2＞96％或不低于术前水平。

表 8-11　Aldrete 评分系统

项目	评分
活动度	
能够按指令活动四肢	2
能够按指令活动两个肢体	1
不能动	0
呼吸	
能够咳嗽和深呼吸	2
呼吸困难或呼吸受限	1
无呼吸	0
循环	
血压和心率比麻醉前水平高 20％	2
血压和心率比麻醉前水平高 20％～50％	1
血压和心率比麻醉前水平低 40％～50％	0
意识	
完全清醒（能回答问题）	2
能唤醒（只对呼唤有反应）	1
无反应	0
氧合	
呼吸室内空气能维持氧饱和度＞92％	2
需要吸 O_2 才能维持氧饱和度＞90％	1
即使吸 O_2，氧饱和度仍＜90％	0

患者在休息室可下地活动，需一般护理，病情有需要时可经静脉输液给药。患者在休息室休息半小时左右，符合以下条件可离院：①无恶心、呕吐、头晕、疼痛及出血。②可自己穿衣行走、有家人陪同。③留下有效的联系方式。

特殊的患者如病情危重，必须在气管插管全身麻醉下行内镜辅助手术的患者，术后直接转送至麻醉后恢复室，由麻醉医生和麻醉护士管理。

（二）关于无痛内镜诊疗患者离院的几点讨论

1. 很多医院规定，对于接受无痛内镜诊疗的患者，要在有责任能力的成人陪伴下才能离院，这对于老年和虚弱患者尤为重要。如果一个八旬老年患者在其八旬配偶的陪伴下出院，就有可能出事。对于离开恢复室回家的儿童，理想的陪护人员应该是两个成人。出院后，小儿可能突然出现恶心呕吐、疼痛、恐惧或定向力障碍，一个正在驾车的家长是不可能同时照顾好孩子的。对于健康的或疾病不足以影响其活动能力的成年人是否需要有人陪伴才能出院呢？笔者认为大可不必。如果患者达到全部的离院标准，可以允许其离院回家，但相对有人陪伴的患者，其留观的时间可以适当延长，并嘱咐患者乘坐公共交通工具回家。

2. 有文献认为"准备回家"与"可以上街"有明显的区别，"准备回家"是指可以离开恢复区回家，而"可以上街"是在 24 小时后，此时全麻对中枢神经系统细微和持续存在的影响已经大部分消失，必须建议患者回家后不要立即进行正常活动。但据笔者调查所知，很多患者在佛山市第一人民医院接受无痛内镜检查后 1~2 小时内就开始正常活动，这可能与该院使用超短效药物和配伍用药简单有关系，最大限度地减少了患者麻醉后的后遗作用。

3. 目前建议接受全麻或静脉镇静的患者，术后 24~48 小时不能操作重型机械，包括开车。全麻后患者何时能驾驶机动车？当自己感觉或在他人看来术后已经完全恢复时，轻微的精神运动性障碍和认知能力不足可能仍持续存在，这些需要谨慎决策，需要精细运动协调的行为应该推迟到术后第二天。

第二节　无痛胃镜

一、概述

1805 年，德国的 Bozzini 首先利用烛光通过管状镜子看到直肠和泌尿道的内腔并提出内镜的设想，1881 年出现了尖端装有灯泡的硬管式胃镜；1957 年第一台纤维胃、十二指肠镜在美国制成；1983 年美国 Welch Allyn 公司把电子内镜应用于临床，通过电荷耦合固体件把光能转化成电能，再经视频处理后在电视监视屏上显示胃内的图像。我国 20 世纪 60 年代已有胃镜检查，20 世纪 70 年代引进纤维内镜后胃镜检查迅速普及，成为临床的重要诊疗手段。主要用于：①上腹不适，疑是上消化道病变，临床不能确诊者；②不明原因消化道出血；③对 X 线钡餐检查不能确诊或疑有病变者；④需要随诊的病变如溃疡、萎缩性胃炎、胃癌前病变及手术后复查；⑤需要进行胃镜下治疗者。

胃镜的检查通路如下：经过牙垫沿舌面送入口腔，在舌根处到达喉咽部，沿咽后壁滑下进入食管，通过食管的三个狭窄，分别为食管入口处、主动脉弓和左支气管交叉处、食管穿越膈肌的部位即贲门处，通过齿状线进入胃的贲门部，到胃体，经过幽门进入十二指肠球部。通路中经过的上消化道黏膜都可以在内镜下加以检查或治疗。

胃镜诊疗虽然是微创操作，但在诊疗过程中镜子本身对患者咽喉、食管和胃的刺激，造成患者巨大的不适甚至痛苦的感觉，部分患者不能耐受检查的全过程。另外，检查过程的痛苦还会造成患者血流动力学的剧烈波动，严重的可能导致心血管系统或神经系统并发症的发生而危及患者生命安全。我国20世纪80年代前普遍采用术前局部麻醉药（局麻药）喷喉，或注射镇静剂及解痉剂减轻胃镜检查的不适，效果不尽如人意。随着人们生活水平的提高，对诊疗过程的舒适要求也越来越高。20世纪90年代末有学者提出用丙泊酚作静脉全身麻醉下行胃镜检查。进入本世纪后，胃镜检查的麻醉方法得到广泛研究、推广。

无痛胃镜就是在进行胃镜诊疗前，静脉注射一种或几种高效安全的麻醉药物，患者随即进入睡眠状态，然后实施诊疗。患者在整个诊疗过程中全身放松，无任何痛苦。检查结束后迅速苏醒，对检查过程无记忆，休息20分钟左右便可在家人陪同下自行回家。与传统的局部麻醉下行胃镜诊疗相比，无痛胃镜有以下优点：①患者检查过程中无意识和痛苦，更愿意接受检查或复检，有利于早期发现病变和更好地治疗疾病；②减少因患者紧张、应激引起的相关并发症，保障患者安全；③医生在操作时无干扰，不必分心照看患者情况，压力更小，可以从容仔细地完成检查，有利于保证诊疗质量；④使小儿等不合作患者接受胃镜检查成为可能。

二、适应证

1. 不能耐受检查的患者，评估检查过程的刺激性可能使其出现危险，如有轻、中度器质性疾病的患者；
2. 不能配合检查的患者，如小儿或老年人；
3. 对检查焦虑恐惧的患者；
4. 要求对检查过程完全无感觉的患者。

三、禁忌证

（一）相对禁忌证

有以下情况者，麻醉风险大，为门诊无痛胃镜检查的相对禁忌证：

1. 肥胖症伴有呼吸、循环系统症状的患者，容易在麻醉后出现呼吸道梗阻，继而加重呼吸系统和循环系统的损害。
2. 预计麻醉后可能有中重度上呼吸道梗阻的患者。
3. 中重度贫血的患者，可能减少药物与血浆蛋白结合而增大药效从而造成过量。
4. 肝肾功能中重度损害的患者，可能影响药物代谢造成苏醒延迟。
5. 疑食管气管瘘的患者，胃液和胃内容物可能反流进入肺部，全身麻醉后抑制呛咳反射难于发现反流，容易造成患者缺氧。
6. 肝硬化高度怀疑合并食管静脉曲张者，入胃镜后容易损伤曲张的食管静脉而大出血，全身麻醉后血块容易流入肺部堵塞呼吸道。
7. 绝大部分内镜检查室的设施和人员配备都比不上手术室完善，婴儿或有大出血可能的患者还是送至手术室进行检查比较安全。

8. 无人陪护的门诊患者或妊娠和哺乳期妇女。

经验丰富的麻醉医生，术前充分了解患者情况，制订完善的麻醉计划，有齐全的监护抢救设备和药物，也可为以上情况的患者进行无痛胃镜麻醉。无人陪伴的门诊患者要求麻醉的，麻醉后留院观察时间应该适当延长，嘱其乘坐公共交通工具回家。

（二）绝对禁忌证

有以下情况者，列为无痛胃镜检查的绝对禁忌证：

1. 重症器质性疾病的患者：哮喘急性发作，呼吸运动耐受性差，呼吸衰竭不能平卧，呼吸道有急性化脓性炎症伴高热；心血管功能或血流动力学不稳定，如未得到控制的低血压、高血压、心绞痛，近期（3～6个月）发生的急性心肌梗死，严重心律失常；严重心脏瓣膜病；严重的上腔静脉阻塞综合征，主动脉瘤；尿毒症，血尿素氮高于30 mg/dl，血肌酐高于3 mg/dl（活检时可发生严重的出血）；未排除心肌梗死的患者。

2. 预计麻醉后可能有重度上呼吸道梗阻并有困难气道史的患者。

3. 贲门失弛缓症的患者，入镜时呕吐率很高，麻醉后容易造成反流误吸。

4. 鼻咽癌化疗后吞咽呛咳的患者，一旦反流极易造成误吸。

四、麻醉评估

根据麻醉前访视结果，将病史、体格检查和实验室检查资料，联系检查或手术的情况，进行综合分析，可对患者的全身情况和麻醉手术耐受力作出比较全面的估计。应该着重关注排除疾病如冠心病、肝硬化、贲门失弛缓症、食管气管瘘等。

五、术前准备

1. 胃镜检查术前准备：严格禁食禁饮，在空腹时进行检查，否则胃内存有食物则影响观察，且增加呕吐误吸的危险。如患者有胃排空延迟或幽门梗阻则禁食时间应延长。

2. 常规麻醉准备：如消化道出血或有食管静脉曲张等可能大出血疾病的患者先行中心静脉穿刺或保证通畅的静脉通路。

3. 检查体位：左侧卧位。

六、常用的麻醉药物

胃镜诊疗使用的麻醉药物要求起效快、恢复快、无蓄积作用，可控制性强，且无心肺损害等不良反应。常用的药物有苯二氮䓬类药物、麻醉性镇痛药和静脉麻醉药等。表面麻醉（表麻）药物有利多卡因、丁卡因等。

（一）咪达唑仑

咪达唑仑是目前最常用的苯二氮䓬类镇静催眠药，随剂量增加有镇静、催眠、抗焦虑、抗惊厥、抗癫痫及中枢肌松作用，有可靠的顺行性遗忘作用。具有起效快、苏醒快，对呼吸循环扰乱少的特点。咪达唑仑呼吸抑制作用与剂量呈相关性，小剂量（0.075 mg/kg）静脉推注不影响机体对CO_2的通气反应，0.1 mg/kg无明显呼吸抑制作用。患者用药后呼吸频率、潮气量和每分钟通气量均有一定程度的降低，主要表现为呼吸幅度减小、频率变慢或出现舌根下坠、血氧饱和度降低。咪达唑仑对血流动力学影响轻微，表现为心率轻度增加，平均动脉压、体循环阻力、左室充盈压、每搏输出量均轻度下降。可安全地用于低心排血量患者。低血容量患者用此药后由于充盈压和体血管阻力下降,血压可显著下降。

（二）丙泊酚

丙泊酚是一种短效的静脉麻醉药,静脉注射后分布广泛,并迅速从机体消除（总体消除率 1.5~2L/min）,主要通过肝代谢,形成丙泊酚和相应的无活性的醌醇结合物,该结合物从尿中排泄。麻醉诱导起效快、苏醒迅速且功能恢复完善、术后恶心、呕吐发生率低,适用于门诊内镜诊疗麻醉。丙泊酚通过激活 GABA 受体-氯离子复合物,发挥镇静催眠作用。临床剂量时,丙泊酚增加氯离子传导,大剂量时使 GABA 受体脱敏感,从而抑制中枢神经系统,产生镇静、催眠效应,其麻醉效价是硫喷妥钠的 1.8 倍。起效快,作用时间短,以 2.5mg/kg 静脉注射时,起效时间为 30~60 秒,维持时间约 10 分钟左右,苏醒迅速、醒后无宿醉感。能抑制咽喉反射,有利于插管,很少发生喉痉挛。对循环系统有抑制作用,进行全麻诱导时,可引起血压下降,心肌血液灌注及氧耗量下降,外周血管阻力降低,心率无明显变化。丙泊酚可使血压下降,其降压程度在有些患者超过基础血压的 40%,用于年老体弱、心功能不全患者时血压下降尤为明显,剂量应酌减,静脉注射速度应减慢。丙泊酚对呼吸也有明显的抑制作用,可抑制二氧化碳的通气反应,表现为潮气量减少,清醒状态时可使呼吸频率增加,静脉注射常发生呼吸暂停,对支气管平滑肌无明显影响。注射丙泊酚时患者常有疼痛感,加入 1mg/ml 的利多卡因可缓解注射痛,或选择开放近端较粗的静脉以减轻注射痛。

（三）芬太尼

芬太尼是阿片受体激动剂,镇痛效价约为吗啡的 100 倍,静脉注射后 30 秒起效,峰效应时间约 5~10 分钟,作用时间 30~60 分钟。其镇痛效价高,单次小剂量静脉注射维持时间短,对呼吸系统和心血管系统抑制作用小的特点使其适用于门诊胃镜诊疗的麻醉。

（四）瑞芬太尼

瑞芬太尼是超短强效的 μ 阿片受体激动药,它具有起效快、作用时间短、恢复迅速、无蓄积作用等优点。瑞芬太尼的镇痛作用具有剂量依赖性,且有封顶效应,当瑞芬太尼血浆浓度达到 5~8μg/L 时,作用达到顶峰,再增加剂量并不能增强其镇痛效应,反而会加重其对呼吸循环的抑制作用。临床麻醉镇痛剂量的瑞芬太尼对循环交感神经末梢无影响,其对局部血管紧张度的直接影响可能是造成低血压的主要原因。瑞芬太尼对呼吸的抑制常在给药后短暂的几分钟内达到最强,6 分钟左右基本恢复,15 分钟左右完全恢复。

（五）氯胺酮

氯胺酮为非巴比妥类静脉麻醉剂,先阻断大脑联络路径和丘脑向新皮层的投射,故意识还部分存在,痛觉消失明显而完全；随着血药浓度升高而抑制整个中枢神经系统。作用快速但短暂,能选择性地抑制大脑及丘脑,静脉注射后约 30 秒钟（肌内注射后约 3~4 分钟）即产生麻醉,但自主神经反射并不受抑制。麻醉作用持续约 5~10 分钟（肌内注射者约 12~25 分钟）。一般并不抑制呼吸,但可能发生短暂的呼吸频率减缓和潮气量降低,尤以静脉注射较快时容易发生。注入后可引起一定程度的血压上升和脉率加快,并可能引起喉痉挛。高血压并有脑出血病史者,高血压患者收缩压高于 160mmHg（21.3kPa）或舒张压高于 100mmHg（13.3kPa）者,青光眼以及严重心功能代偿不全者禁用,麻醉恢复期有少数患者出现恶心或呕吐,个别患者可呈现幻梦、错觉甚至幻觉,有时伴有谵妄、躁动现象,为减少此种不良反应,需避免外界刺激（包括语言等）,必要时静脉注射少量短效巴比妥或安定类药物。

（六）依托咪酯

依托咪酯是快速短效静脉麻醉药，起效快、代谢迅速，有遗忘作用，无镇痛作用，对心血管影响很小，适用于年老或体弱的患者。不良反应有抽搐、恶心、呕吐、注射部位疼痛，可联用芬太尼达到较佳麻醉效果。术中存在肢体抖动问题。

七、常用的麻醉方法

无痛胃镜检查的麻醉方法一般采用全凭静脉全身麻醉，可以单一用药也可以复合用药，下面介绍几种常用的麻醉方法。

（一）单次静脉推注

1. 单纯丙泊酚麻醉：丙泊酚 2～2.5 mg/kg 诱导剂量，20～50 秒内匀速静脉推注，待患者入睡，睫毛反射消失，呼吸平稳后开始进镜检查，如检查时间较长，出现睫毛反射或超过 10 分钟者，可以追加丙泊酚 0.3～0.5 mg/kg。

2. 丙泊酚复合芬太尼麻醉：芬太尼 1 μg/kg 静脉推注，30 秒后缓慢推注丙泊酚 1.5～2.5 mg/kg，待患者入睡，睫毛反射消失，呼吸平稳后开始进镜检查，必要时追加丙泊酚 0.3～0.5 mg/kg。

3. 丙泊酚复合舒芬太尼麻醉：舒芬太尼 0.1～0.2 μg/kg 静脉推注，30 秒后缓慢推注丙泊酚 1.0～2.0 mg/kg，待患者入睡，睫毛反射消失，呼吸平稳后开始进镜检查，必要时追加丙泊酚 0.3～0.5 mg/kg。

4. 丙泊酚复合瑞芬太尼麻醉：静脉缓慢注射瑞芬太尼 0.6～0.8 μg/kg，接着缓慢推注丙泊酚 1.0～2.0 mg/kg，必要时可追加瑞芬太尼 20～30 μg 或者丙泊酚 0.3～0.5 mg/kg。

5. 依托咪酯麻醉：依托咪酯 0.3～0.5 mg/kg 缓慢推注，或者在应用芬太尼 1～2 μg/kg 后缓慢推注依托咪酯 0.3 mg/kg，患者意识消失后开始检查，必要时可追加依托咪酯 0.1 mg/kg。

6. 氯胺酮麻醉：在 30 秒内静脉注射氯胺酮 0.7 mg/kg，注射完毕后开始检查，患者在给药 15～20 分钟后清醒。个别患者在检查中出现体动，部分患者在苏醒期间常出现兴奋、躁动及不愉快幻觉，患者复苏期间口腔分泌物较多。可联用小剂量咪达唑仑（咪唑安定）0.05～0.06 mg/kg，2 分钟后再静脉注射氯胺酮 0.4～0.5 mg/kg，避免复苏期间精神症状，但个别患者会出现苏醒延迟。

（二）微量泵持续输注

丙泊酚 2～2.5 mg/kg 静脉注射，待患者入睡后静脉持续输注丙泊酚 2～10 mg/(kg·h)，检查结束前停药。静脉持续泵注比单次静脉注射更容易维持血药浓度的稳定，且呼吸循环抑制的发生率也比较低。

（三）靶控输注（TCI）

TCI 是智能化连续控制输注系统，使血液或血浆药物浓度快速达到所设定的目标浓度，并可根据需要随时调整的给药技术，TCI 系统由计算机自动算出诱导用量和诱导时间，避免了诱导的时候血流动力学剧烈波动，而且维持麻醉时可以根据临床需要调节靶浓度，并显示出计算的血药浓度，并自动补偿中断的药物输注，迅速达到预期靶浓度。还可预测患者清醒时间，并且能很好地控制麻醉深度，使麻醉过程平稳，减少循环和呼吸波动,使麻醉处于最佳状态。一旦停药,患者可迅速清醒。目前 TCI-Ⅲ型靶控注射泵内置了多种药物的药代-药效学模型,可计算多种药物的靶控用药,如镇静药(丙泊酚、咪达唑仑、依托咪酯)、镇痛药(阿芬太尼、舒芬太尼、瑞芬太尼)和肌松药(维库溴铵、阿曲库铵、罗库溴铵)。在选择 TCI 的药物时,以 K_{e0}(效应室药物消除速率常数)大而 $T_{1/2}K_{e0}$ 小者为宜,其他药物并非 TCI 首选药物;麻醉药物中,血浆与效应室达到平衡的时间短的药物有丙泊酚、阿芬太尼、瑞芬太尼;以瑞芬太尼和丙泊酚的药代动力学特性最为适合。其他药物如咪唑安定、依托咪酯、舒芬太尼、阿芬太尼也可以用于靶控输注,但是其效果不如前两种最佳药物。在过去的十多年中,国外学者在丙泊酚 TCI 药代动力学的研究中不仅获得了成人的药代动力学参数,而且也得到了老年人、儿童和伴有丙泊酚代谢疾病的患者的药代动力学参数。而我国目前尚无确定的国人丙泊酚 TCI 药代动力学参数,因此,在使用 TCI 系统泵注时,应注意这些参数带来的误差。

1. 单纯丙泊酚靶控输注麻醉: 胃镜检查时,将患者年龄、身高、体重输入 TCI 系统,设定丙泊酚血浆靶浓度为 4~6μg/ml,检查结束前 1~2min 停药。如检查过程中患者有体动或者咽喉部抵抗,可提高靶浓度 1~2μg/ml 或者静脉单次追加 0.5mg/kg。

2. 丙泊酚靶控输注复合芬太尼麻醉: 单次静脉注射芬太尼 1μg/kg,复合丙泊酚靶控输注,血浆靶浓度设为 3~5μg/ml。如检查过程中患者有体动或者咽喉部抵抗,可提高靶浓度 1~2μg/ml 或者静脉单次追加丙泊酚 0.5mg/kg。检查结束前 1~2min 停药。

3. 丙泊酚靶控输注复合舒芬太尼麻醉: 单次静脉注射舒芬太尼 0.1~0.2μg/kg,复合丙泊酚靶控输注,血浆靶浓度设为 3~5μg/ml。如检查过程中患者有体动或者咽喉部抵抗,可提高靶浓度 1~2μg/ml 或者静脉单次追加丙泊酚 0.5mg/kg。检查结束前 1~2min 停药。

4. 丙泊酚靶控输注复合瑞芬太尼靶控输注麻醉: 丙泊酚靶控输注,设定血浆靶浓度 3~4μg/ml,复合瑞芬太尼靶控输注,设定血浆靶浓度为 2~3ng/ml。如检查过程中患者有体动或者咽喉部抵抗,可提高丙泊酚靶浓度 1~2μg/ml 或者静脉单次追加丙泊酚 0.5mg/kg。检查结束前 1~2min 停药。

(四) 清醒镇静

对于不接受无痛胃镜诊疗且能够配合的成年患者,也可以采用清醒镇静麻醉。静脉给予咪达唑仑 0.05~0.07mg/kg 及芬太尼 0.5~1μg/kg,辅以咽喉部表麻下完成胃镜诊疗。咪达唑仑由于具有顺行性遗忘作用,所以即使部分患者检查过程中问答可以切题,待完全清醒后却对检查过程无记忆。但术中不能保证患者完全配合检查。

佛山市第一人民医院麻醉科 2009 年无痛胃镜占全部胃镜检查的 92.3%。麻醉方法如下:患者入室后左侧卧位于检查床上,以利于口腔分泌物引流和防止呕吐、误吸。开放静脉通路,给予中流量鼻导管吸氧,连续监测心电图(ECG)、心率、血压、脉搏氧饱和度。检查前以丙泊酚 2~3mg/kg 在 20~50 秒内匀速静脉推注,待患者入睡,睫毛反射消失,呼吸平稳后开始进镜检查,如检查时间较长,出现睫毛反射或超过 10 分钟者,可以追加丙泊酚 0.3~0.5mg/kg。麻醉诱导时采用鼻导管给氧,视呼吸情况给予手控辅助通气。检查中 SpO_2<90% 时停止检查,采用面罩供氧手控辅助呼吸,SpO_2 恢复到 90% 以上后继续检查,鼻导管吸氧。平均血压下降大于基础血压 30% 时或心率低于 55 次/分时给予麻黄碱(麻黄素)5mg(每次)静注。患者体动明显、平均血压高于基础血压 30mmHg 或心率高于 120 次/分时给予丙泊酚 0.5mg/kg(每次)快速推注。若 ECG 示心律失常马上结束检查,对症处

理。检查结束后吸净口腔内的分泌物和血液，继续监测和吸入纯氧，保证充足的呼吸道通畅和氧供，直至患者清醒。患者在检查结束后5分钟左右清醒，对检查过程无任何记忆，苏醒后心情愉快，30分钟左右离院。

佛山市第一人民医院无痛胃镜检查采用单纯丙泊酚静脉全身麻醉，用药单一，麻醉诱导迅速，患者术后苏醒迅速而完全。很多前来参观学习的麻醉科同行持怀疑态度，认为必须复合阿片类药物才能提供满意的无痛胃镜检查麻醉。经过亲眼目睹该院无痛胃镜麻醉全过程后，同行们才相信单一丙泊酚用药可以满足胃镜检查的麻醉要求。该院麻醉科认为胃镜检查的不适主要来自内镜经过咽喉部所造成的强烈恶心、局部疼痛，疼痛的程度本身并不严重，更主要的是心理上的焦虑紧张，使用丙泊酚全身麻醉后完全可以解决上述不适而无需合用镇痛药物。单一用药的好处还有，不必担心合用多种药物对呼吸系统和循环系统造成抑制的作用累加，苏醒后后遗作用更少、患者更安全。部分医院单纯镇静药物麻醉不能满足胃镜检查要求可能与以下原因有关：①给予的镇静药物效能不足，如咪达唑仑；②担心镇静药物的呼吸抑制作用而不敢用足够的药量进行麻醉诱导；③操作医生技术不够熟练，过咽喉部手法较为粗暴，检查时间长。对于无痛胃镜辅助下的手术操作，如食管扩张、食管造瘘、食管支架的放置及胃息肉摘除等，采用丙泊酚合用少量镇痛药进行静脉全身麻醉，可满足手术的麻醉要求。

八、并发症的预防及处理

（一）呼吸抑制

接受胃镜诊疗的患者有时会出现呼吸抑制，一般多为轻度，可能原因为：①药物作用，如丙泊酚对呼吸有明显的抑制作用，可抑制患者对二氧化碳的通气反应。静脉注射时可发生呼吸暂停。②内镜部分压迫呼吸道，引起通气障碍，或患者因紧张而屏气。值得注意的是，芬太尼、瑞芬太尼和丙泊酚均有呼吸抑制的不良反应，合用时要注意适当减少用量，缓慢推注，避免严重呼吸抑制的发生。术中需要密切注意患者的呼吸和脉搏氧饱和度。如发现患者有呼吸抑制，应暂停检查，吸氧并采用面罩手控辅助呼吸，呼吸抑制多为一过性，待患者呼吸恢复正常，氧饱和度回升至95%再继续检查。如患者持续呼吸抑制，应停用麻醉药物，吸氧并面罩手控辅助呼吸，必要时可气管插管或插入喉罩辅助呼吸至患者呼吸恢复正常。

近年来出现了一种新型的内镜检查面罩，中央以一层硅橡胶膜覆盖，中间有一小孔，允许纤维支气管镜或胃镜等内镜单向进入，而在侧面延伸出一管道可连接麻醉呼吸回路，能有效提高吸氧的效率，必要时也可经此面罩加压给氧或者进行吸入全身麻醉。

（二）舌后坠

部分患者麻醉诱导后会出现舌根后坠，影响患者的呼吸，也影响胃镜的置入。可轻轻托起患者的下颌，使患者呼吸道通畅，帮助胃镜进入。

（三）喉痉挛

麻醉较浅时喉头应激性增高，受到刺激可诱发喉部肌肉群反射性收缩，发生喉痉挛，如处理不及时会危及患者的生命安全。保持足够的麻醉深度和轻柔地操作胃镜可预防喉痉挛的发生。检查中需要密切观察患者，一旦发生喉痉挛要及时处理，立即停止检查，加深麻醉，吸氧并采用面罩加压手控辅助呼吸，待患者恢复平静自主呼吸时继续检查。如喉痉挛持续不能缓解，必要时可静脉注射短效肌松药并行气管内插管，手控或机控辅助患者呼吸，给予地塞米松 10 mg 或甲强龙 40 mg 缓解喉头水肿，静脉持续输注镇静药维持患者睡眠状态，可继续检查。检查结束后观察患者至符合拔管标准后可拔出气管导管。

（四）血压下降

丙泊酚可使外周血管阻力下降、心肌抑制、心排血量减少及抑制压力感受器对低血压的反应，从而引起血压下降。丙泊酚对循环功能的抑制呈剂量依赖性，并与注射速度呈正相关，因此应适当控制注射速度。如检查中患者血压比基础血压降低 30%，可静脉注射麻黄素 5~10 mg。检查时掌握好入镜的时机，可避免低血压的出现。

（五）心律失常

胃镜经过咽部及通过幽门时，患者常出现心率减慢，胃镜插入时刺激食管、胃，可通过胃迷走神经反射性引起冠状动脉痉挛，造成心肌一过性缺血、缺氧，引起心律失常。胃镜检查时，呼吸受阻，使心肌供氧减少。原有心肌缺血，慢性肺疾病及检查时紧张、焦虑、憋气、挣扎都有可能诱发心血管事件发生。因此，此时操作内镜动作要轻巧，避免过多刺激。注意心电图变化，严重心律失常应立即停止胃镜检查。如出现心率减慢至 55 次/分，不合并血压降低，给予静脉注射阿托品 0.2~0.25 mg，如合并血压下降，则给予静脉注射麻黄素 5~10 mg。必要时可应用抗心律失常药物，如利多卡因、可达隆等。

（六）恶心和呕吐

术后恶心呕吐（PONV）可使患者恢复延迟甚至必须在门诊留观。影响术后恶心呕吐发生的因素很多，包括患者的体型、健康状态、性别、是否怀孕、月经周期、麻醉药和镇痛药、低血压和年龄等。PONV 的危险因素主要有：年轻、女性、早期妊娠、有晕动病病史、曾经有过术后恶心和呕吐、月经期、糖尿病、焦虑、胃内容量增加、肥胖、极度焦虑等。可静脉注射止呕药如托烷司琼 2 mg。

（七）反流误吸

患者检查前均禁饮禁食，检查时采用侧卧位，且胃镜在检查过程中可负压吸引胃中的液体，故胃镜检查中出现反流误吸的概率很低。幽门梗阻的患者可能胃内排空延迟造成胃内有较多液体或食物残渣，使反流误吸的危险增大。患者在静脉全麻的情况下，喉头反射迟钝，不一定能观察到呛咳的动作，麻醉医生需要特别注意。患者在检查过程中如出现呛咳和反流，应保持患者侧卧位或把患者推至半俯卧位，立即使用吸引器吸出胃液。如血氧饱和度下降，常规处理后不能回升，应果断行气管插管，机械控制呼吸，行支气管镜检查并给予肺泡灌洗，防止出现吸入性化学性肺炎。

（八）穿孔

食管或胃穿孔是胃镜检查的严重并发症之一，其后果严重，最主要的症状是剧烈的胸背部疼痛，纵隔气肿和颈部皮下气肿，以后出现胸膜渗液和纵隔炎。胃和十二指肠发生穿孔会出现腹痛、腹胀、发热等继发气腹和腹膜炎的表现。检查中，患者处于静脉全麻状态，可能掩盖主要症状。如患者麻醉苏醒后诉腰背疼痛，应警惕是否发生了上消化道穿孔。

（九）出血

原有食管胃底静脉曲张等病变，伴有出血性疾病，活检损伤黏膜内血管等均有可能导致出血。出血可经内镜给药，如去甲肾上腺素生理盐水、凝血酶等，亦可采用镜下激光止血、注射药物等手段。保守治疗无效需行手术止血。检查中如出现大出血，应行气管插管，保证呼吸道通畅，维持患者呼吸。

九、病例分析

病例 1

男性患者，65 岁，体重 60 kg，因"呕吐伴腹部轻压痛 10 余天"，行无痛胃镜检查。患者自述检查前禁食禁饮 12 h，既往有贲门失弛缓症病史，一年前曾在相同麻醉下行胃镜检查。入室常规监测，生命体征平稳，取左侧卧位，经鼻导管吸氧后静脉推注丙泊酚 100 mg，待患者睫毛反射消失后开始胃镜检查。当胃镜通过咽部时，患者出现呛咳，静脉追加丙泊酚 20 mg，SpO_2 下降至 98%。胃镜进入食管后可见大量食物残渣，准备经过贲门时，患者突然从口鼻涌出大量胃内容物。立即退出胃镜，负压吸引器清除口鼻内胃内容物，面罩吸氧，予甲泼尼龙 40 mg 静脉注射。患者的 SpO_2 仍继续下降至 65%，血压升高，心率增快，伴偶发室性期前收缩（早搏），听诊左肺呼吸音较弱，有少量干性啰音，怀疑为误吸。予静脉推注甲泼尼龙 40 mg，局部麻醉（局麻）下行纤维支气管镜（纤支镜）检查，未发现气道异物。经左上肺冲洗后，面罩吸氧，SpO_2 上升至 95%，患者生命体征平稳，观察 15 min 后送回病房。

本例患者出现了典型的胃内容物反流现象，原因是麻醉医生忽视了患者贲门失弛缓症的病史。食管-贲门失弛缓症（esophageal achalasia）又称贲门痉挛、巨食管，是由于食管神经肌肉功能障碍所致的疾病，其主要特征是食管缺乏蠕动，食管下端括约肌（LES）高压和对吞咽动作的松弛反应减弱，临床表现为咽下困难、食物反流和下端胸骨后不适或疼痛。本病例中静脉麻醉药的运用以及胃镜操作，可进一步降低食管括约肌压力及升高胃内压，从而出现胃潴留及内容物反流。

由于全麻与胃镜检查均需占用同一个口咽通道，增加了麻醉的风险性。静脉麻醉下胃镜操作出现胃内容物反流，一旦误吸将直接危及患者生命，因此对于此类麻醉务必引起重视。拟行胃镜检查的患者术前要严格禁食禁饮 6 小时以上，如患者有胃排空延迟或幽门梗阻，禁食时间应延长。另外还应作好麻醉前访视，仔细询问病史，认真评估，严格掌握无痛胃镜的适应证，排除上呼吸道感染、食管病变、贲门失弛缓症及胃内排空延迟、幽门梗阻等，对高血压、冠心病、肺源性心脏病（肺心病）和神经系统疾病患者，也应进行相应的检查和评估，在全麻和局麻的选择上也应慎重。

一旦出现胃内容物反流现象，应立即停止胃镜操作，体位调整为头低侧卧位，用粗吸引管清理咽喉及口腔中异物，并快速抽吸胃内容物，避免患者呛咳误吸，如果出现误吸可立即行气管插管，经气管导管进行支气管冲洗，直至吸出的盐水为无色透明为止，同时在此过程中给予纯氧吸入并加深麻醉，防止诱发喉痉挛和加重呕吐误吸。

病例 2

女性患者，60 岁，突发上腹胀痛 1 小时步行到医院求诊，到院后不能平地行走，稍活动即感觉气促。拟急诊行无痛胃镜检查。连接监护后发现患者心律不齐，频发性室性早搏。麻醉医生综合评估后建议推迟检查，请心血管内科会诊。行相关检查后诊断为急性心肌梗死。

部分患者冠心病急性发作的临床表现不典型，甚至表现为急腹症的症状，故拟行无痛胃镜检查明确诊断。行无痛胃镜检查的麻醉前，麻醉医生必须要严格评估患者情况和麻醉风险，可防止延误正确诊断和治疗而造成患者的生命危险。

第三节　无痛结肠镜

一、概述

结肠镜的发展历史可以追溯到 200 年前，德国的 Bozzini 用烛光通过内镜看到了直肠的内腔。在漫长的时间里，结肠镜经过不断发展，至 1963 年 Oerhonet 首先研制出纤维结肠镜并应用于临床。1983 年美国 Welch Allyn 公司首先创造发明了电子内镜，结肠镜进入电子时代。结肠镜主要用于：①原因不明的便血或持续便潜血阳性者；②慢性腹泻原因未明者；③钡剂检查疑有回肠末段及结肠病变需明确诊断者；④有低位肠梗阻及腹块，不能排除肠道疾病者；⑤需切除结肠息肉，止血，乙状结肠扭转或肠套叠复位者；⑥结肠癌术后，息肉切除术后需要定期进行内镜随访者；⑦大肠肿瘤的普查。

结肠镜的检查通路如下：肛门—直肠—乙状结肠—降结肠—结肠左曲—横结肠—结肠右曲—升结肠—回肠末端，以盲肠开口处为结束标志。通路经过的消化道黏膜都可以加以检查，有需要可以进行结肠镜下肠息肉摘除。

肛门皮肤黏膜敏感性高，进肠镜时会造成疼痛。另外结肠镜检查需要用气体膨开肠道内腔，膨肠和推进肠镜时，会造成肠道的机械性牵拉，使接受检查的患者觉得肚子疼痛不适，部分患者疼痛剧烈而不能继续耐受检查。检查过程中的痛苦还会造成患者血流动力学的剧烈波动，严重的可能导致心血管系统或神经系统的并发症而危及患者生命安全。以往是采用局麻药涂抹在肠镜表面或者直接局麻药塞肛进行肛门表面麻醉。20 世纪 90 年代后，除了表面麻醉（表麻）外，还给接受结肠镜检查的患者注射镇静和镇痛药物。但肠道牵拉造成的疼痛还是不能很好解决。本世纪初，随着新型静脉全麻药丙泊酚的出现，麻醉医生开始采用丙泊酚为接受结肠镜检查的患者进行静脉全身麻醉。随着各种新型短效麻醉药物的问世、麻醉方法的不断研究完善，现在结肠镜检查真正能做到无痛、舒适、安全。无痛结肠镜检查的优点有：①患者在检查过程中无痛舒适，更愿意接受检查或复检，有利于患者早期发现病变和更好地治疗疾病；②更好保障患者安全，减少因患者紧张、应激引起的相关并发症；③有利于保证诊疗质量，使操作医生压力更小，可以从容仔细地完成检查；④使小儿等不合作患者可以接受肠镜检查。

二、适应证

1. 评估检查过程的刺激对其可能产生危险的患者；
2. 不能耐受检查痛苦的患者；
3. 不能配合检查的患者，如小儿或老年人；
4. 对检查有焦虑恐惧情绪的患者；
5. 要求对检查过程完全无感觉的患者。

三、禁忌证

(一)相对禁忌证

有以下情况者,为门诊无痛结肠镜检查的相对禁忌证:

1. 肥胖症伴有呼吸、循环系统症状的患者;
2. 中重度贫血的患者;
3. 肝功能中度以上损害的患者;
4. 预计麻醉后可能有中重度上呼吸道梗阻的患者;
5. 无人陪护的门诊患者或妊娠和哺乳期妇女。

(二)绝对禁忌证

1. 伴有严重心肺功能不全、严重心律失常、休克、腹主动脉瘤、急性腹膜炎、肠穿孔以及肝肾功能不全失代偿期的患者;
2. 预计麻醉后可能有重度上呼吸道梗阻并有困难气道史的患者。

四、麻醉评估

常规麻醉前评估,制订麻醉方案。

五、术前准备

1. 肠镜术前准备。 检查前1~2天进低脂、细软、少渣的半流质饮食,检查当日禁食,检查前禁饮4小时。清洁肠道,服泻药致泻,如未泻而行清洁灌肠,即使高位灌肠3~4次,也常于右侧结肠尤其升结肠积有粪便,影响进镜与观察病变。泻药可选蓖麻油或硫酸镁,忌用液体石蜡。液体石蜡不但不能满意导泻,且可使肠镜弯角部橡胶外皮老化、易于破损,液体渗入镜头内会损坏肠镜。

2. 麻醉前常规准备。 因为患者作肠道准备需要喝大量的水,麻醉前应注意患者最后一次喝水的时间,严格控制禁饮时间以保证患者安全。

3. 检查体位: 左侧卧位。

六、常用的麻醉方法

(一)概述

结肠镜检查的麻醉方法与胃镜检查类似,一般采用清醒镇静麻醉及非插管静脉全麻等方法。

1. 清醒镇静麻醉

很多患者在进行肠镜检查时都要求镇静,并且要求对检查过程无记忆。清醒镇静是指通过药物或非药物或联合使用两种方法,在意识水平进行浅抑制,保留患者自主呼吸,维持呼吸道通畅和对躯体刺激和语言指令作出反应的能力。深度镇静是通过药物或非药物或者联合使用两种方法,产生的一种可控制的意识抑制状态,保护性反射的部分丧失,不能对语言指令作出有意识的反应。对不适合进行门诊全麻的患者,可以在表麻下辅以镇静的状态下进行。常用于成人镇静的药物有:苯二氮䓬类减少焦虑和产生遗忘,阿片类用于止痛,小剂量的静脉全麻药用于镇静。为减轻肠镜刺激产生的疼痛,常合用镇静药物与阿片类药物。一般静脉给予咪达唑仑 0.05~0.07 mg/kg 及芬太尼 0.5~1 μg/kg，辅以肛管表麻。小儿常用氯胺酮，能提供镇静、镇痛和遗忘作用，可以通过静脉、口服、直肠、肌内注射给药。一般肌内注射 2 mg/kg，口服氯胺酮 5 mg/kg，与口服咪唑安定的起效时间相似，但是口服咪唑安定的患儿离院时间早于氯胺酮。应注意的是，氯胺酮常引起口腔和呼吸道分泌物增加，术前应加用抗胆碱药，抑制腺体分泌。

肠镜检查行清醒镇静麻醉时，可在插入肠镜前用 1%~2% 丁卡因或 4%~8% 利多卡因棉球塞入肛管内 2~3 分钟，以麻醉肛管敏感神经，减轻镜身对肛管刺激产生的不适及疼痛。

镇静时必须对生命体征进行适当的监测，特别注意氧饱和度监测。镇静时所用的药物都可能导致呼吸抑制而缺氧，患者应常规吸氧。应经常与患者对话以监测患者的镇静水平和意识状态。

2. 非插管静脉全麻

无痛肠镜检查最常用的麻醉方法是非插管静脉全麻，常用药物为丙泊酚、芬太尼、瑞芬太尼等。患者入室后，常规监测氧饱和度、心电图、无创血压等指标，开放静脉通道，鼻导管吸氧。采用丙泊酚静脉麻醉，单次推注或用微量泵静脉持续泵注，可复合芬太尼等短效阿片类药物，待患者入睡、睫毛反射消失后开始进镜检查，待结肠镜到达回盲部后停药。值得注意的是，结肠镜检查在进镜时一般要经过几个移行部位，分别是直肠-乙状结肠移行部、乙状结肠-降结肠移行部、脾曲、肝曲及回盲部等。当进镜到达这些部位时，刺激相对比较大，常常需要加深麻醉，到达回盲瓣后退镜，退镜过程中刺激相对较小，可以逐渐减轻麻醉。

丙泊酚由于起效快、清除快、可快速再分布到外周组织，苏醒迅速，时量相关半衰期较短，因此丙泊酚常采用 TCI 的给药方式。

（二）具体方法介绍

以下为几种临床常用的麻醉方法：

1. 单纯丙泊酚麻醉：丙泊酚 2~2.5 mg/kg 诱导剂量，20~50 秒内匀速静脉推注，待患者入睡、睫毛反射消失、呼吸平稳后开始进镜检查，如检查时间较长，出现睫毛反射或超过 10 分钟者，可以追加丙泊酚 0.3~0.5 mg/kg。

2. 丙泊酚复合芬太尼麻醉：芬太尼 1 μg/kg 静脉推注，30 秒后缓慢推注丙泊酚 2.0~2.5 mg/kg，待患者入睡、睫毛反射消失、呼吸平稳后开始进镜检查，必要时追加丙泊酚 0.3~0.5 mg/kg。

3. 丙泊酚复合舒芬太尼麻醉：舒芬太尼 0.1~0.2 μg/kg 静脉推注，30 秒后缓慢推注丙泊酚 1.0~2.0 mg/kg，待患者入睡、睫毛反射消失、呼吸平稳后开始进镜检查，必要时追加丙泊酚 0.3~0.5 mg/kg。

4. 丙泊酚复合瑞芬太尼麻醉：静脉缓慢注射瑞芬太尼 0.6~0.8 μg/kg，接着缓慢推注丙泊酚 1.0~2.0 mg/kg，必要时可追加瑞芬太尼 20~30 μg 或者丙泊酚 0.3~0.5 mg/kg。

5. 丙泊酚微量泵持续输注：丙泊酚 2~2.5 mg/kg 静脉注射，待患者入睡后静脉持续输注丙泊酚 2~10 mg/(kg·h)，待结肠镜到达回盲部后停药。

6. 单纯丙泊酚靶控输注麻醉：检查时，将患者年龄、身高、体重输入 TCI 系统，设定丙泊酚血浆靶浓度为 4~6 μg/ml，待结肠镜到达回盲部后停药。如检查过程中患者有体动,可提高靶浓度 1~2μg/ml 或者静脉单次追加 0.5mg/kg。

7. 丙泊酚靶控输注复合芬太尼麻醉：单次静脉注射芬太尼 1μg/kg,复合丙泊酚靶控输注,血浆靶浓度设为 3~5μg/ml。如检查过程中患者有体动,可提高靶浓度 1~2μg/ml 或者静脉单次追加丙泊酚 0.5mg/kg。待结肠镜到达回盲部后停药。

8. 丙泊酚靶控输注复合舒芬太尼麻醉：单次静脉注射舒芬太尼 0.1~0.2μg/kg,复合丙泊酚靶控输注,血浆靶浓度设为 3~5μg/ml。如检查过程中患者有体动,可提高靶浓度 1~2μg/ml 或者静脉单次追加丙泊酚 0.5mg/kg。待结肠镜到达回盲部后停药。

9. 丙泊酚靶控输注复合瑞芬太尼靶控输注麻醉：丙泊酚靶控输注,设定血浆靶浓度 3~4μg/ml,复合瑞芬太尼靶控输注,设定血浆靶浓度为 2~3ng/ml。如检查过程中患者有体动,可提高丙泊酚靶浓度 1~2μg/ml 或者静脉单次追加丙泊酚 0.5mg/kg。待结肠镜到达回盲部后停药。

10. 单纯依托咪酯或依托咪酯联合芬太尼麻醉：依托咪酯是短效静脉麻醉药,起效快,作用时间短,对呼吸和心血管系统无明显抑制,苏醒迅速,无镇痛作用,患者术中无记忆,对于老年或合并心血管系统疾病的患者尤为适用。不良反应有抽搐、恶心、呕吐、注射部位疼痛,联用芬太尼可达到较佳麻醉效果。可采用依托咪酯 0.3~0.5mg/kg 缓慢推注,或者合用芬太尼 1~2μg/kg 后缓慢推注依托咪酯 0.3mg/kg,患者意识消失后开始检查,必要时可追加依托咪酯 0.1mg/kg。需要注意的是,单独应用依托咪酯,有 60% 的患者发生肢体不自主运动,可能会影响检查,延长患者离院时间。

佛山市第一人民医院 2009 年无痛结肠镜占全部结肠镜检查的 94.4%。麻醉方法如下：患者入室后左侧卧于检查床上,以利于口腔分泌物引流和防止呕吐误吸。开放静脉通路,中流量鼻导管吸氧,连续监测 ECG、心率、血压、脉搏氧饱和度。检查前以丙泊酚 2~3mg/kg 在 20~50 秒内匀速静脉推注,待患者入睡,睫毛反射消失,呼吸平稳后开始进镜检查,如检查时间较长,出现睫毛反射或超过 10 分钟,可以追加丙泊酚 0.3~0.5mg/kg。结肠镜到达回盲部后停止用药。麻醉诱导时采用鼻导管给氧,视呼吸情况给予手控辅助通气。检查中 SpO_2<90% 时采用面罩供氧手控辅助呼吸,SpO_2 恢复到 90% 以上后继续鼻导管吸氧。平均血压下降大于基础血压 30% 时或心率低于 55 次/分时给予麻黄素 5mg（每次）静注。患者体动明显、平均血压高于基础血压 30mmHg 或心率高于 120 次/分钟时给予丙泊酚 0.5mg/kg（每次）快速推注。若 ECG 示心律失常马上结束检查,对症处理。检查结束后继续监测和吸入纯氧,保证充足的呼吸道通畅和氧供,直至患者清醒。患者在检查结束后 5 分钟左右清醒,对检查过程无任何记忆,苏醒后心情愉快,30 分钟左右离院。

佛山市第一人民医院麻醉科认为,肠镜检查主要不适来自于内镜经过肛门括约肌时造成的刺激和气体膨胀结肠造成的肠道机械性刺激所引起的腹痛,疼痛不是很剧烈,单纯丙泊酚麻醉可以提供满意的麻醉效果。一般行结肠镜辅助下的手术,如结肠息肉切除术等,都是在退镜的过程中进行的,膨胀结肠的刺激较轻微,而结肠对切割性损伤无疼痛感,所以手术造成的疼痛很小,单纯丙泊酚也可以满足麻醉需要而无需合用镇痛性药物。

七、并发症的预防及处理

结肠镜诊疗的并发症较少见,但可能是严重且致命的,其总的并发症发生率为 0.35%。无痛结肠镜检查的并发症如下：

（一）呼吸抑制

丙泊酚对呼吸有明显的抑制作用，可抑制患者对二氧化碳的通气反应。静脉注射时可发生呼吸暂停。合用芬太尼、瑞芬太尼等阿片类药物可能会加重呼吸抑制的不良反应，要注意适当减少用量，缓慢推注，避免严重呼吸抑制的发生。术中需要密切注意患者的呼吸和脉搏氧饱和度。如发现患者有呼吸抑制，应吸氧并采用面罩手控辅助呼吸，呼吸抑制多为一过性，待患者呼吸恢复正常，氧饱和度回升至95%再采用鼻导管吸氧。如患者持续呼吸抑制，应停用麻醉药物，吸氧并面罩手控辅助呼吸，必要时可气管插管或插入喉罩辅助呼吸至患者呼吸恢复正常。

（二）舌后坠

部分患者麻醉诱导后会出现舌根后坠。可轻轻托起患者的下颌，使患者呼吸道通畅。

（三）心血管系统并发症

丙泊酚可使外周血管阻力下降、心肌抑制、心排血量减少及抑制压力感受器对低血压的反应，从而引起血压下降。丙泊酚对循环功能的抑制呈剂量依赖性，并与注射速度呈正相关，因此应适当控制注射速度。如检查中患者血压比基础血压低30%，可静脉注射麻黄素5～10mg。

结肠镜检查时牵拉肠系膜，可造成迷走神经兴奋引起心率减慢，如出现心率减慢至55次/分，不合并血压降低，给予静脉注射阿托品0.2～0.25mg，如合并血压下降则给予静脉注射麻黄素5～10mg。如发生严重心律失常应立即停止检查，对症处理。

（四）恶心和呕吐

术后恶心呕吐（PONV）可使患者恢复延迟甚至必须在门诊留观。影响术后恶心呕吐发生的因素很多，包括患者的体型、健康状态、性别、是否怀孕、月经周期、麻醉药和镇痛药、低血压和年龄等。PONV的危险因素主要有：年轻、女性、早期妊娠、有晕动病病史、曾经有过术后恶心和呕吐、月经期、糖尿病、焦虑、胃内容量增加、肥胖、极度焦虑等。可静脉注射止呕药如托烷司琼2mg。

（五）反流误吸

患者在检查过程中如出现呛咳和反流，应保持患者于侧卧位或把患者推至半俯卧位，立即使用吸引器吸出胃液。如血氧饱和度下降，常规处理后不能回升，应果断行气管插管，机械控制呼吸，并予肺泡灌洗，防止出现吸入性化学性肺炎。

（六）穿孔

结肠镜操作过程中出现的结肠穿孔可能是由结肠镜对肠壁的机械损伤、气压伤或直接由于治疗所致。穿孔的早期症状有持续性腹痛和腹胀，后期症状主要由腹膜炎所致，包括发热和白细胞升高，胸腹平片发现膈下有游离气体。CT检查优于立位平片，因此，对怀疑有穿孔，而胸腹平片检查又没有发现有游离气体的患者，应考虑腹部CT检查。诊断性和治疗性结肠镜穿孔发生率差别不大。检查中，患者处于静脉全麻状态，可能掩盖主要症状。如患者麻醉苏醒后诉腹痛、腹胀，应警惕是否有肠道穿孔。离院前必须确认患者无腹胀、腹痛。

（七）出血

结肠镜诊治后出血属于下消化道出血范畴，其发生后可能需要输血、住院、重新行结肠镜或手术。出血可能在息肉摘除后很快发生，也有在操作后很长一段时间才出现的。出血部位可以通过内镜检查或红细胞核素扫描确定。如检查中出现大出血,麻醉医生应作好液体管理,按照患者实际情况输血补液,严密监测心率和血压,作好抢救的准备。

（八）肠道准备相关的并发症

在老年人、肾功能不全或淤血性心力衰竭的患者,肠道准备致泻可能引起致命性水、电解质紊乱。检查前,麻醉医生要作好相关的麻醉风险评估,检查中密切监测患者,出现情况对症处理。

八、病例分析

患者男,45岁,体重98 kg,身高约170 cm,因大便性状改变1个月行结肠镜检查。患者入室后左侧卧于检查床上,开放静脉通路,中流量鼻导管吸氧,连续监测ECG、心率、血压、脉搏氧饱和度。检查前以丙泊酚150 mg静脉推注,待患者入睡后开始进镜检查。当结肠镜到直肠与结肠交界处时,患者出现大幅度体动,予静脉追加丙泊酚50 mg。2分钟后发现患者SpO_2降至95%并持续下降,呼吸动作消失。马上停止检查,面罩加压辅助呼吸并准备气管内插管。患者上呼吸道梗阻严重,需一人托起下颌紧扣面罩,另一人加压挤压呼吸囊给氧,SpO_2维持在90%左右。5分钟后,患者呼吸道梗阻情况改善,加压给氧阻力减少,SpO_2达95%左右。10分钟后患者自主呼吸恢复,需托起下颌面罩吸氧,SpO_2维持在98%以上。继续行结肠镜检查并在5分钟后顺利结束检查,患者仍需托起下颌面罩吸氧,SpO_2维持在99%以上。整个过程中患者血压、心率波动在正常范围内。患者于检查结束后5分钟清醒,未诉不适,对检查过程无任何记忆。术后随访无任何并发症。追问病史,患者有睡眠呼吸暂停综合征病史2年。

肥胖患者于麻醉诱导后容易舌根后坠致上呼吸道梗阻,麻醉时应该予以重视。丙泊酚对呼吸有明显的抑制作用,可抑制患者对二氧化碳的通气反应,静脉注射时可发生呼吸暂停,应注意缓慢推注,避免严重呼吸抑制的发生。本例患者有睡眠呼吸暂停综合征病史而且体格肥胖,非常容易出现呼吸抑制和呼吸道梗阻,应引起麻醉医生的注意。但麻醉医生忽视了术前麻醉风险的评估,推注丙泊酚的量较多,速度较快,引起患者严重上呼吸道梗阻及呼吸抑制,导致通气不足、氧饱和度下降。发现患者呼吸抑制后处理较为及时和恰当,没有导致更严重的后果。

麻醉医师行无痛结肠镜检查的麻醉前,须重视麻醉评估,包括了解患者的病史和认真作好与麻醉有关的体格检查,作好充分的准备。应用静脉麻醉药物时注意缓慢推注,并密切注意患者的呼吸变化和脉搏氧饱和度。如发现患者出现舌根后坠,可轻托下颌或者放置口咽通气道,保持患者呼吸道通畅。如发现患者有呼吸抑制,应吸氧并采用面罩手控辅助呼吸,呼吸抑制多为一过性,待患者呼吸恢复正常,氧饱和度回升至95%再采用鼻导管吸氧。如患者持续呼吸抑制,应停用麻醉药物,吸氧并面罩手控辅助呼吸,必要时可气管插管或插入喉罩辅助呼吸至患者呼吸恢复正常。

第四节 无痛支气管镜

一、概述

支气管镜检查是临床上重要的检查、治疗手段。这种内窥镜有两种类型:一种由金属空心硬管制成，可以窥查各分叶支气管，常用于气管异物取出术等治疗。另一种是光导纤维支气管镜（fiberoptic bronchoscopy），管身细、柔软并可弯曲，照明充分，图像清晰，可导入各肺段支气管内，常用于诊断支气管病变，特别是早期肺癌等。纤支镜还可以通过安装在内镜顶端的电荷耦合固体件把光能转化成电能，再经视频处理把气管内的影像显示在电视监视屏上，使医生能更直观、更方便地观察和判断病变情况，称为电子支气管镜（electronic bronchoscopy）。

支气管镜主要用于气管及支气管黏膜检查和组织活检；清除分泌物；气管、支气管异物取出；支气管肺泡灌洗；气管、支气管治疗，如气管狭窄处放置支架、治疗气管食管瘘、治疗咯血等。

痛苦和恐惧使大部分接受支气管镜检查的患者抗拒检查或不能很好配合支气管镜检查。Poi PJH 等研究表明，62%的患者恐惧检查过程中可能出现的疼痛和呼吸困难，对检查产生焦虑。向患者讲解支气管镜的检查程序和介绍以往接受检查的患者的经验对消除患者的恐惧帮助不大。Mendes 等研究认为，68%的患者焦虑恐惧的主要原因是，害怕检查后可能被诊断为癌症和检查中出现的呼吸困难或窒息。镇静可以消除焦虑和减少应激，改善患者的舒适度和合作度，促进支气管镜检查的顺利进行，使患者遗忘痛苦的经历，更愿意接受重复检查。支气管镜检查引起的不适和反射会造成患者呼吸、循环系统的剧烈波动，包括氧饱和度降低、心率加快和血压升高，增加患有心血管疾病患者的风险。国外曾报道在支气管镜检查过程中，70%的患者发生心律失常，17%的患者发生心肌缺血。对接受支气管镜检查的患者采用麻醉是必要的。

接受支气管镜检查的患者大部分为中老年人，合并肺部疾病，可能合并心血管疾病，对刺激和麻醉药物的耐受力差。支气管镜检查占用气道，增加麻醉呼吸管理的难度。实施麻醉后，患者可能因肺泡换气不足造成低氧，引起心肌氧供和氧耗之间的不平衡，导致心律失常、心肌缺血和最终梗死。在支气管镜检查的并发症和死亡原因的分析中，提出因通气不足引起的严重低氧血症导致心律失常甚至心搏骤停的比例较高。鼻导管吸氧不能完全改善缺氧状态。阿片类药物有呼吸抑制的副作用，与剂量及合用的镇静药物有关。因此支气管镜检查的麻醉具有非常高的风险和难度。

二、适应证

1. 不能耐受检查的患者，检查过程中的刺激对其可能产生危险的患者；
2. 不能配合检查的患者，如小儿或老年人；
3. 对检查有焦虑、恐惧情绪的患者；
4. 要求对检查过程完全无感觉的患者。

三、禁忌证

（一）相对禁忌证

以下情况的患者进行无痛支气管镜检查的风险较大，是无痛支气管镜检查的相对禁忌证。经验丰富的麻醉医生经过对患者全身情况的细致评估后，制订合适的麻醉计划并作好有关的麻醉前及麻醉后抢救的充分准备，是可以进行无痛支气管镜检查的。

1. 气管部分狭窄，估计支气管镜不能通过的患者，可导致严重的通气障碍；

2. 肺功能较差，低氧血症及高碳酸血症的患者；

3. 预计麻醉后可能有中重度上呼吸道梗阻的患者；

4. 肥胖症伴有呼吸、循环系统症状的患者；

5. 食管气管瘘的患者；

6. 饱胃的患者；

7. 无人陪护的门诊患者或妊娠和哺乳期妇女。

（二）绝对禁忌证

以下情况的患者行无痛支气管镜检查的风险极大，为无痛支气管镜检查的绝对禁忌证：

1. 极度衰竭，肺功能极度低下，哮喘急性发作，呼吸运动耐受性差，呼吸衰竭不能平卧者，呼吸道有急性化脓性炎症伴高热，严重的肺动脉高压（活检时可发生严重的出血）；

2. 心血管功能或血流动力学不稳定，如低血压、高血压、心绞痛未控制，近期（3～6个月）急性心肌梗死，严重心律失常，严重心脏瓣膜病，严重的上腔静脉阻塞综合征，主动脉瘤患者，心力衰竭而端坐呼吸者；

3. 耐受缺氧能力较差，缺氧代偿能力低下；

4. 有气促、声嘶、呛咳症状（特别是前两者）伴氧饱和度低下，未排除喉头肿物或气管肿物的患者；

5. 患支气管扩张症、咯血量较大且症状持续者；

6. 肝功能重度损害；

7. 尿毒症，血尿素氮高于 30 mg/dl，血肌酐高于 3 mg/dl（活检时可发生严重的出血）；

8. 预计麻醉后可能有重度上呼吸道梗阻并有困难气道史的患者；

9. 凝血功能障碍，有不能纠正的出血倾向的患者。

四、麻醉评估

为保证患者安全和减少术后并发症，对接受无痛支气管镜麻醉的患者术前进行充分评估非常有必要。除常规麻醉前评估外，需特别注意患者合并的肺部疾患，评估心肺功能，注意有无端坐呼吸、气促，是否合并声嘶或呛咳等情况。长期患肺部疾病如慢性支气管炎、肺气肿的患者，可能合并心脏疾病，要注意评估。合并通气障碍的患者应了解其通气障碍为阻塞性还是限制性，注意发现哮喘病患者。患者术前都应常规行胸部正侧位 X 线检查，有需要的时候可以要求患者进行肺活量计检查（spirometry）、血常规和动脉血气分析。

1. 肺活量计测定可给肺功能评估提供有力依据。肺功能测定需通过肺活量计来进行，先让患者吸足空气，然后将吸入的空气用力快速呼入肺活量计直至残气位。从时间-容量曲线可以得出用力肺活量（FVC）、残气量（RV）、最大呼气中期流速（MMFR）、最大分钟通气量（MMV）等重要指标。这些指标有助于预测术后发生肺部并发症的危险性（见表 8-12）。

表 8-12 肺功能检测

测验项目	正常值	高危性值
肺活量（VC）	2.44～3.47 L	<1.0 L
第1秒用力呼气容积（FEV1）	2.83 L	<0.5 L
最大呼气流率（MEFR）	336～288 L/min	<100 L/min
最大通气量（MVV）	82.5～104 L/min	<50 L/min
动脉血氧分压（PaO_2）	75～100 mmHg（10～13.3 kPa）	<54.7 mmHg（7.3 kPa）
动脉血CO_2分压（$PaCO_2$）	35～45 mmHg（4.7～6.0 kPa）	>45 mmHg（6.0 kPa）

2. 慢性呼吸系统疾病的患者血红蛋白大于 160 g/L，血细胞比容大于 60% 往往提示有慢性缺氧，白细胞计数及分类可反映出有无感染。

3. 合并有肺源性心脏病和肺动脉高压的患者心电图可发生改变，如心电轴右偏、肺性 P 波、右心室肥厚及右束支传导阻滞，应行超声心动图进一步了解心脏功能。

五、术前准备

（一）肺部准备

1. 戒烟：对于长期吸烟者，术前应尽可能戒烟，越早越好。

2. 控制感染：急性上呼吸道感染患者择期检查应在经治疗好转后进行。慢性呼吸道疾病患者，合理应用抗生素治疗防止肺部感染，痰或气道分泌物的致病菌培养＋药敏试验有助于抗生素的选择。

3. 药物处理哮喘：支气管哮喘和慢性支气管炎患者都可出现支气管痉挛，是支气管镜检查常见的可逆性阻塞性病变。临床常用的支气管扩张剂包括：β_2-受体激动剂、抗胆碱能药物以及甲基黄嘌呤类（茶碱）药物，剂型和给药途径多样。对于部分急性重症患者，用 β_2-受体激动剂或抗胆碱能药物雾化吸入，因其剂量大，使用方便，效果较好。检查前接受此类治疗的患者应坚持用药至检查当日。嘱患者自行于检查前 2 h 应用沙丁胺醇、激素合剂喷雾。

（二）麻醉前准备

1. 排除相对或绝对禁忌证。

2. 常规麻醉前准备。

3. SpO_2 较低的患者，吸氧后 SpO_2 如能上升至 98% 者一般可耐受支气管镜检查。

4. 检查采用平卧位。

六、麻醉方法

（一）支气管镜检查的常用麻醉方法

目前国内外对支气管镜检查采用的麻醉方法主要有以下几种：①局麻药物作气道表面麻醉；②表麻的基础上使用咪达唑仑，或合用芬太尼麻醉；③表麻的基础上使用丙泊酚麻醉；④丙泊酚合用芬太尼或舒芬太尼或瑞芬太尼麻醉。单纯表面麻醉一般使用雾化吸入局麻药或直接对气道喷射局麻药实施，麻醉效果差，患者体动明显。单纯表麻不能达到满意的效果,即使在表麻的基础上合用镇静药物,大部分患者仍不能耐受检查。全身麻醉下行支气管镜检查是舒适诊疗的必然趋势,近年受到广泛接受与推广。

(二) 支气管镜检查的常用麻醉药物

1. 利多卡因:是最常用的局部麻醉药物,短效,安全性较高和组织毒性较小。适用于上气道黏膜,高峰期血清利多卡因的浓度是25%~50%,低于静脉注射相同剂量下的血清浓度。Mainland等发现,支气管镜检查的患者达到完全有效的局麻时需要雾化吸入1%利多卡因10~20ml,检查后患者血浆中利多卡因不能立即消除,可能引起局麻药中毒。

2. 安定类镇静药:地西泮镇静效果约为咪达唑仑的25%~50%,口服给药需要1小时才能产生镇静或抗焦虑作用。静脉注射地西泮镇静的患者比非注射镇静剂的患者更好地耐受检查和更少咳嗽。咪达唑仑是一种水溶性、短效苯二氮䓬类镇静药,提供良好的镇静和顺行性遗忘作用,可以多途径(口服、肌内注射、静脉注射)用药。咪达唑仑起效时间和达峰时间较迟,代谢较慢,检查结束后血浆有较高浓度的残余,患者离院时间延长。

3. 丙泊酚:近年来广泛应用于临床的静脉麻醉药,具有起效快、时效短的特性。它不仅恢复迅速,无蓄积作用,而且恢复后头脑清醒,精神愉快。在门诊麻醉中应用广泛。有研究比较咪达唑仑与丙泊酚镇静用于门诊支气管镜检查,报告丙泊酚比咪达唑仑更快起效和恢复,无苏醒延迟。临床上个体差异性大,有必要个体化给药。

4. 短效阿片类药物:芬太尼,镇痛作用产生快,持续时间较短,临床上常与丙泊酚复合用于门诊内镜检查的麻醉。金善良等研究报道,复合芬太尼$0.1\mu g/kg$,丙泊酚 TCI 血浆靶浓度$6\mu g/ml$下行支气管镜检查取得满意效果,并推荐当丙泊酚 TCI 效应室靶浓度为$4.5\mu g/ml$时开始检查。阿芬太尼,短效阿片类药,镇痛效果良好。国外一项研究比较单独使用咪达唑仑、阿芬太尼,或两者复合用于支气管镜检查麻醉,使用阿芬太尼的患者明显咳嗽较少,利多卡因需要量明显减少,咪达唑仑和阿芬太尼复合用药时,血氧饱和度比每种药物单独给予时有较大下降。瑞芬太尼,是一种新型超短效μ受体激动剂,主要经血液和组织中非特异性脂酶水解,起效迅速,作用持续时间短,清醒快且代谢不依赖肝肾功能,重复或长期用药无明显蓄积作用,特别适用于门诊麻醉。Agnew 等采用瑞芬太尼$2\mu/kg$单次静脉推注,伍用丙泊酚靶控输注作支气管镜检查麻醉,可以达到满意效果,患者清醒迅速。舒芬太尼,一种新型阿片类镇痛药,为芬太尼的衍生物,是高选择性μ受体激动剂,其镇痛作用更强,对呼吸有抑制作用,其抑制程度与等效剂量的芬太尼相似,但持续时间更长。国内也有医院采用单次静脉推注舒芬太尼,伍用丙泊酚 TCI 作为支气管镜麻醉的。

5. 右美托咪定:新一代α_2肾上腺素能受体激动剂,通过高选择性激动α_2肾上腺素能受体,具有镇静、镇痛、抗交感而无呼吸抑制等临床特点。静脉输注后,快速分布相的分布半衰期($t_{1/2}$)大约为6分钟;终末清除半衰期($t_{1/2}$)大约为2小时;稳态分布容积(Vss)大约为118L。清除率大约为39L/h。静脉注射$0.5\sim1.0\mu g/kg$可在5min内呈现镇静作用,达峰时间为15min,并可持续1.5h和2h。本品的镇静作用可被选择性α_2受体拮抗剂 atipamezole 完全逆转。右美托咪定可以改善心血管系统的稳定性,减轻喉镜检查、气管插管的心血管反应。最常见的不良反应包括低血压、高血压、恶心、心率减慢、发热、呕吐、缺氧、心动过速和贫血。右美托咪定明显的镇静作用和无呼吸抑制的特点,使其越来越受到麻醉学界的重视和研究应用。

6. 抗胆碱能药物：阿托品，用于气道干燥剂，防止心动过缓和支气管痉挛。makker 等在术前未使用阿托品，行 1000 例气管镜检查，没有发现心动过缓或分泌物增多。一项研究以支气管扩张、分泌物、气管/支气管出血、氧饱和度与心律失常作为参数进行调查，发现阿托品与安慰剂无显著差别。阿托品用药可能会引起口干、视物模糊、青光眼或室性心动过速。

7. 其他药物：可乐定可以减少气管插管应激反应，口服可以作为支气管镜检查前用药。

（三）支气管镜检查麻醉的通气与氧供

支气管镜检查占用气道、刺激咳嗽都可能导致患者通气不足。检查中患者血氧饱和度减少是公认的。检查时供氧一般是采用鼻导管吸氧，使 PaO_2、SaO_2 有所升高，但与术前比较仍明显降低。Milman 研究发现，对防止低氧血症，咽导管给氧优于鼻导管。有研究指出支气管镜对气道的刺激和阻塞，常引起患者通气量下降，可使患者的 PaO_2 下降 8~20mmHg。国外报道有患者在单独使用阿芬太尼或伍用丙泊酚，以及单独使用哌替啶（杜冷丁）或伍用咪达唑仑镇静下行支气管镜检查，吸氧下氧饱和度仍降至 30%。另一项研究中，丙泊酚镇静的患者和咪达唑仑镇静的患者，血氧饱和度中位数分别为 83% 和 86%。国内有关文献报道支气管镜检查中患者的 PaO_2 平均下降（2.64±1.72）kPa。缺氧可能无法被及时发现，而导致呼吸停止、高血压和心律失常。在支气管镜检查时监测 PCO_2，可以提供换气不足的证据。有效维持通气和氧饱和度是无痛支气管麻醉研究的重点。

全麻的患者，纤支镜可以通过气管导管专用转角接头的密封圈插入气管内，机械通气仍可照常进行，只是气管导管内存在支气管镜，使通气腔隙减小，增加了流经气管导管气流的阻力，因此，气管插管时应选用尽可能粗的气管导管，麻醉的维持也仍可用吸入麻醉。纤支镜检查也常用肌松药和机械控制呼吸，以减少气管黏膜刺激引起的呛咳反应。应用肌松药物后，复苏时间会有所延长。

在清醒镇静和麻醉的患者，喉罩气道（LMA）也可用做纤支镜插入的通路，虽然喉罩气道内腔比气管导管大，但当插入支气管镜后需控制呼吸时，仍需注意可能增加的气流阻力。且喉罩成本较高，会加重患者的经济负担。

另一种纤支镜检查的通气方法可用于保留自主呼吸的患者，即通过连接于麻醉面罩的转角接头或经过改良面罩上的另一开孔（PatrIsyracuse 面罩）将支气管镜插入上呼吸道。这一方法可避免在气管导管或喉罩气道中通气间隙减少的问题，但因为面罩的密闭性能较差，在控制呼吸的患者中应用受到限制。

有学者提出以高频喷射通气（HFJV）作为支气管镜检查供氧设备。有报道高频喷射通气管接鼻塞单侧给氧，取得满意的效果。谬东美等研究认为，以高频喷射通气管连接支气管镜的吸痰管道给氧，安全方便，但占用支气管镜的吸痰管道，不利于检查中清除呼吸道分泌物。

（四）无痛支气管镜检查的具体麻醉方法介绍

支气管镜检查除了给患者带来一定疼痛外，还有伴随窒息感的强烈不适和恐惧。真正做到支气管镜检查无痛，必须是进行全身麻醉，使患者对检查过程完全不知晓。而支气管镜检查刺激较大，全身麻醉必须维持足够的深度，用药量相较其他无痛内镜多，更容易造成呼吸抑制。而且检查占用气道，给维持患者足够的通气和氧供带来困难。清醒的患者可以因有窒息感而反射性增强呼吸，全身麻醉后的患者不能增强呼吸，可能因通气不足导致缺氧。采用气管内插管维持通气除了增加患者咽喉损伤的机会外，还需要加用肌松药物，使复苏时间大大长于检查时间。因此，支气管镜检查的麻醉常陷于两难境地，多年来一直没有重大突破。近年，随着新型麻醉药物的出现和麻醉设备的改进，使支气管镜检查的麻醉有了很大的改善空间，麻醉同行们都积极地进行研究。下面介绍几种常用的无痛支气管镜检查麻醉方法。

1. 丙泊酚复合芬太尼麻醉

①芬太尼 $1\sim 2\mu g/kg$ 静脉推注，30秒后缓慢推注丙泊酚 $1.5\sim 2.5 mg/kg$，待患者入睡、睫毛反射消失、呼吸平稳后开始进镜检查，必要时追加丙泊酚 $0.3\sim 0.5 mg/kg$。呛咳情况严重时可经支气管镜注入2%利多卡因 $1\sim 2ml$ 作表面麻醉。

②单次静脉注射芬太尼 $1\mu g/kg$，复合丙泊酚靶控输注，血浆靶浓度设为 $4\sim 6\mu g/ml$。待丙泊酚血浆靶浓度达到 $4.5\mu g/ml$ 后开始进镜检查。如检查过程中患者有体动或者呛咳，可提高靶浓度 $1\mu g/ml$ 或者静脉单次追加丙泊酚 $0.5 mg/kg$，也可经支气管镜注入2%利多卡因 $1\sim 2ml$ 作表面麻醉。检查结束前停药。

单纯丙泊酚静脉全身麻醉的方法，即使检查前患者的镇静深度已经到达麻醉状态，置镜后仍有很大部分患者出现无意识挣扎和剧烈咳嗽，迫使麻醉医生提高丙泊酚用量，呼吸抑制作用明显增加，经常需要停止检查，给予面罩手控辅助呼吸。丙泊酚复合芬太尼麻醉方法，相对单纯丙泊酚麻醉效果较好，可以明显减低丙泊酚的用量和维持较满意的氧饱和度。但患者苏醒较迟，醒后有头晕等宿醉感。

2. 丙泊酚靶控输注复合舒芬太尼麻醉

单次静脉注射舒芬太尼 $0.1\mu g/kg$，复合丙泊酚靶控输注，血浆靶浓度设为 $4\sim 6\mu g/ml$。待丙泊酚血浆靶浓度达到目标靶浓度后开始进镜检查。如检查过程中患者有体动或者呛咳，可提高靶浓度 $1\mu g/ml$ 或者静脉单次追加丙泊酚 $0.5 mg/kg$，也可经支气管镜注入2%利多卡因 $1\sim 2ml$ 作表面麻醉。检查结束前停药。值得注意的是，舒芬太尼可出现血浆第二峰值，应用于年老体弱患者可能会引起延迟性呼吸抑制，对于有肺部疾病的患者尤为危险，应强调对呼吸功能的严密监测。

3. 丙泊酚复合瑞芬太尼麻醉

缓慢推注丙泊酚 $2\sim 2.5 mg/kg$，患者入睡后以微量泵输入瑞芬太尼 $3\mu g/kg$，睫毛反射消失后置入喉罩，行控制呼吸及检查操作。以丙泊酚 $4\sim 6 mg/(kg\cdot h)$，瑞芬太尼 $0.5\sim 1\mu g/(kg\cdot min)$ 维持麻醉。根据患者反应情况调节用量。检查结束，拔除支气管镜前停止所有用药。患者自主呼吸恢复，潮气量正常，咳嗽、吞咽反射活跃时拔除喉罩。

4. 丙泊酚复合氟比洛芬酯麻醉

氟比洛芬酯 $50 mg$ 静脉推注，30秒后缓慢推注丙泊酚 $1.5\sim 2.5 mg/kg$，待患者入睡、睫毛反射消失、呼吸平稳后开始进镜检查。必要时追加丙泊酚 $0.3\sim 0.5 mg/kg$ 或经支气管镜注入2%利多卡因 $1\sim 2ml$ 作表面麻醉。

5. 依托咪酯复合瑞芬太尼麻醉

检查前依托咪酯靶控输注，血浆靶浓度为 $6\mu g/ml$，瑞芬太尼靶控输注，血浆靶浓度为 $3 ng/ml$，二者靶浓度达到目标浓度后开始检查。如检查过程中患者有体动或者呛咳，可提高依托咪酯靶浓度 $1\mu g/ml$。依托咪酯对心血管系统的影响很小，适用于年龄较大、身体状况较差的患者。对于部分合并心肺疾患而需要进行无痛支气管镜检查的患者，使用依托咪酯麻醉更为有利。但依托咪酯的麻醉效能较低，用量比较大才能达到满意的麻醉效果。依托咪酯用量增大后，肢体抖动现象明显，且提高了麻醉的费用。如维持依托咪酯的用量，加大瑞芬太尼的用量，则患者呼吸抑制明显且呕吐增加，需严密管理呼吸以及检查前伍用止呕药物单次静脉注射以预防呕吐。

6. 佛山市第一人民医院麻醉科自2005年开展无痛纤维支气管镜检查以来，一直致力于研究无痛支气管镜的麻醉方法，还就门诊支气管镜麻醉申请了2008年广东省卫生厅科研课题立项。至今无一例麻醉相关死亡，安全、有效。支气管镜检查的无痛比例逐年上升，2009年无痛支气管镜检查比例为89.8%，受到患者和呼吸内科医生的欢迎和好评。该院的无痛支气管镜检查麻醉方法在国内乃至国外都走在领先行列，吸引了大批同行前来参观学习，更有患者不远千里慕名而来检查。下面简单介绍三种方法。

①丙泊酚靶控输注复合瑞芬太尼、右美托咪定非插管全身麻醉：开放外周静脉，经面罩给予纯氧的同时右美托咪定 $0.2\sim0.4\,\mu g/kg$ 静脉泵注，5分钟左右泵注完毕后，采用威利方舟 TCI-Ⅲ型靶控输注泵，靶控输注丙泊酚 $4\sim6\,\mu g/ml$、瑞芬太尼 $1\,ng/ml$。继续嘱患者深呼吸，待其入睡后在F8吸痰管辅助下予2%的利多卡因喷洒鼻道和声门周围区域作表麻，完成后继续予纯氧吸入，保持患者自主呼吸。待麻醉深度达到要求后，嘱术者入镜，同时给予鼻导管吸氧。观察患者反应，调整丙泊酚血浆浓度在 $4\sim8\,\mu g/ml$，以保持患者自主呼吸为限。支气管镜窥见隆突或患者有呛咳反应时经气管镜侧孔推注2%的利多卡因。术中患者出现呼吸抑制或低氧，经调整麻醉深度无改善时嘱术者出镜，予麻醉机辅助通气或吸纯氧。术毕出镜时停药。这个方法优点在于应用右美托咪定加深镇静深度，减少丙泊酚，特别是瑞芬太尼的用药量，有利于保持患者自主呼吸和更好地维持血流动力学稳定；术前应用局部麻醉药物充分表麻可以减少刺激引起的缺氧或气道痉挛的危险。缺点在于麻醉诱导时间较长，患者清醒和定向力恢复较慢。适用于检查时间长、ASA 分级Ⅲ～Ⅳ级的住院患者；不适用于患有睡眠呼吸暂停综合征的患者和门诊患者。

②丙泊酚复合瑞芬太尼双靶控输注非插管全身麻醉：患者入室后开放静脉通路，给予0.9%氯化钠注射液 100 ml 静脉滴注，中流量鼻导管吸氧，连续监测 ECG、心率、血压、脉搏氧饱和度。检查前以丙泊酚复合瑞芬太尼行全凭静脉麻醉。采用威利方舟 TCI-Ⅲ型靶控输注泵，予丙泊酚效应室靶浓度 $5.0\sim6.0\,\mu g/ml$ 靶控输注、瑞芬太尼效应室靶浓度 $3.0\sim4.0\,ng/ml$ 靶控输注，二者效应室靶浓度均达到目标浓度时开始检查，成功进镜至气管隆突后可适当把丙泊酚效应室靶浓度调低至 $3.0\sim4.0\,\mu g/ml$、瑞芬太尼效应室靶浓度调整为 $1.5\sim2.0\,ng/ml$。检查结束准备抽出纤支镜时停止用药。麻醉诱导时采用面罩给氧，视呼吸情况给予手控辅助通气。检查期间采用特力 TKR-400（T）电脑多功能高频喷射呼吸机进行高频喷射通气。以F6吸痰管连接高频喷射呼吸机通气管，出气孔在距离纤支镜镜头 10 cm 处固定并贴附在纤支镜上。高频喷射通气模式为：频率150次/分，推动压力0.2 MPa，吸∶呼为 1∶1.5。检查结束后视患者呼吸情况给予面罩中流量吸氧或手控辅助通气，至患者完全清醒。

注意事项：入镜的同时予2%利多卡因重点喷洒咳嗽反射器密集的主气管后壁、隆突及其分叉处可减少呛咳，减少麻醉维持药量。$SpO_2<85\%$时纤支镜退至总气管行双侧肺高频通气，患者如有自主呼吸也可加盖面罩在口鼻上方增加吸入氧浓度，以上方法仍未缓

解者可退出纤支镜并采用面罩供氧手控辅助呼吸，SpO_2 恢复到 90% 以上后继续检查。检查中出现连续阵咳或支气管痉挛时，使用 2% 利多卡因 2.0ml 经纤支镜注入气管作表面麻醉。平均血压下降大于基础血压 30% 时或心率低于 55 次/分时予麻黄素 5mg（每次）静注。患者体动明显、平均血压高于基础血压 30% 或心率高于 120 次/分时升高丙泊酚靶浓度 1μg/ml，体动停止或血压、心率回稳后恢复原靶浓度。ECG 示心律失常马上结束检查，对症处理。

采用丙泊酚复合瑞芬太尼双靶控输注作为无痛支气管镜检查的麻醉方法，诱导快、苏醒迅速完全，可以使麻醉的可控性更高。但是，由于诱导麻醉的深度足够，在取得良好麻醉效果的同时，呼吸抑制和血流动力学影响较为明显。检查时间较长和 ASA 分级 Ⅲ～Ⅳ级的患者不建议采用这种方法。另外，由于该方法采用高频喷射通气给氧，不利于无自主呼吸的患者排出 CO_2，患有慢性阻塞性肺疾病（COPD）的患者慎用。

③丙泊酚复合瑞芬太尼气管内插管全身麻醉：检查前瑞芬太尼靶控输注，血浆靶浓度为 4ng/ml；丙泊酚靶控输注，血浆靶浓度为 6μg/ml；单次静脉给予罗库溴铵 0.6mg/kg 或者不给。瑞芬太尼和丙泊酚靶浓度达目标浓度后插入气管导管或喉罩，机械控制呼吸或者视自主呼吸情况辅助呼吸。纤支镜通过气管导管专用转角接头的密封圈插入气管内行检查。术中根据血压、心率等情况调整麻醉深度。无疑这种麻醉方法效果好且安全，不必担心患者呼吸管理问题。最大的缺点就是复苏时间大大延长，占用呼吸机，严重影响支气管镜检查室里患者的周转速度。如不伍用肌松药物，在深度镇静下置入喉罩后检查，可解决复苏时间长的问题。但喉罩的费用高昂，增大了患者的经济负担。因此，这种方法最适用于呼吸衰竭、气道梗阻、哮喘等高危患者的支气管镜检查麻醉。

支气管镜检查术后发生气道梗阻的危险明显增加，气道内出血、分泌物潴留、气道黏膜损伤水肿均可导致梗阻。这些导致梗阻的因素在术后一段时间内可持续存在甚至逐步加重，所以无论采用何种舒适支气管镜检查的麻醉方法，检查结束后必须继续监测和吸入纯氧，保证充足的氧供。必要时，直接在喉镜下吸出上呼吸道分泌物和血液。拔出支气管镜后，以面罩，或咽喉通气道，或喉罩，或插入气管导管以保证通气满意。活检后患者宜取病肺在下位，以保护健侧肺不受污染，直至咳嗽反射完全恢复。

实际上，支气管镜检查刺激性最大的是内镜经过声门至到达隆突的一段。过隆突后刺激性下降，可以调低静脉药物的靶浓度。决定什么时候降低药物靶浓度和停药，和支气管镜检查的操作者有很大关系。有些术者操作内镜的手法熟练轻柔，刺激性小，检查时间短，用药量也随之下降。有些术者操作内镜的手法生疏粗暴，刺激大，检查时间长，用药量也增加。作为麻醉医生，熟悉患者的病史、检查的过程和操作医生的习惯是相当有益的。如一位以肺部肿物为主诉的患者，检查时可能要取活检，就不应该过早停药，需要等活检取完、术野基本止血后，术者准备结束检查才停止用药，以免患者提前苏醒呛咳挣扎，血压升高引起出血等并发症。如以痰多为主诉的患者，检查可能只需要吸痰和观察支气管黏膜，过隆突后就可减药，检查完一侧支气管再到另一侧次级支气管时就可以停药了。其次，不同的术者处理基本情况相同的患者，支气管镜检查时间最短的为 2 分钟，最长的可达 20 分钟。另外，熟悉检查的流程也有利于决定用药时间。如检查过程中，发现支气管壁上有赘生物可能要取活检；发现痰液比较多的可能要取痰液培养；发现黏膜肿胀的可能要涮检；发现咯血后血块堵塞的可能要取血块；发现支气管异物的要取异物等等情况，都需要延长支气管镜检查的持续时间，麻醉时间也相应需要延长，不能过早停止麻醉药物的输入。如患者年轻因咳嗽行支气管镜检查，临床上无任何阳性体征或影像学的疾病证据，又正好术者操作技术极为熟练，在支气管镜进入气管时无其他异常情况，便可以在内镜经过隆突时就停止药物注射，术毕患者可呼之睁眼。当然，要做到麻醉可放可收，除了超短效的药物、先进的靶控技术外，还需要麻醉医生积累大量的经验。刚开始不熟悉术者时，可以嘱咐术者快结束检查的时候告知麻醉医生停止药物输入。为此，实施无痛支气管镜检查麻醉的麻醉医生相对固定，可以让麻醉医生更好地操控麻醉，使患者更安全、苏醒时间更短、术中更舒适。相对固定的麻醉医生可以使支气管镜室患者周转更快。

高频喷射通气是佛山市第一人民医院无痛支气管镜麻醉检查期间的供氧措施之一。高频通气（high frequency ventilation，HFV）的气体交换机制至今未充分阐明，其基本原理与直接肺泡通气、对流性扩散、并联单位间的气体交换、增强扩散以及纯粹的分子弥散均有关。高频喷射通气将喷射通气和高频通气技术紧密结合，是 HFV 最常用的一种方式。它兼具高频率、低潮气量、低气道压、循环干扰少、不影响自主呼吸、不增加颅内压及不产生因通气引起的手术区干扰等特点，合乎支气管镜麻醉的供氧要求。HFV 浅而频繁的呼吸方式依然可以维持正常的血气，为麻醉中应用 HFV 提供理论支持。全凭静脉麻醉行支气管镜检查中，如果选择保留患者呼吸，则麻醉深度不足以减少呛咳，反而容易诱发气道痉挛。保持相对较深的麻醉是气道安全的保障。深麻醉往往导致患者呼吸暂停，因患者缺氧加重而不得不退镜行人工通气，使麻醉风险增高且需中断检查，是开展"无痛支气管镜"的绊脚石。高频通气的设备简单，操作简便，适合在门诊应用。高频通气还使麻醉医生得以离开患者头部，避免妨碍检查者操作。在临床应用中，HFJV 可通过固定在支气管镜上的细吸痰管进入气道通气，与支气管镜并行，能保障通气位置无误，且避免吸痰管随喷射通气摆动。

TKR-400（T）高频呼吸机具有特别设计的程序Ⅰ、程序Ⅱ、CPAP 等多种通气模式。程序Ⅰ可在一个周期中用较长的时间进行高频通气，较短的时间辅以较大潮气量的常频通气，以达到迅速提高血氧含量和正常排出 CO_2 的作用；程序Ⅱ则与之相反，即在一个相同周期中，用较长时间进行常频通气，用剩下的时间辅以高频通气，以避免在长时间呼吸管理中的 CO_2 潴留。针对这两种通气模式的对比研究发现，HFJV 用于 ASA Ⅰ～Ⅱ级患者的支气管镜检查中缺氧发生率低，安全可靠，效果满意。常频与高频两种通气方式效应无明显差别，可单独应用或交替使用。常频组能维持与高频组相近的血氧分压的原因可能为：高频通气的潮气量小易有肺泡萎陷，常频通气每次喷射的时间较长，潮气量较大，气流经过的距离更远而有利于肺泡内气体交换，减少肺内功能性分流。该试验中，固定高频通气出气管口（即吸痰管口）距离支气管镜头端 8 cm 处，可使管口大部分时间位于隆突上方，保证检查过程的双肺通气，对提高供氧有帮助。在对 CO_2 排出的影响上，两种通气方式有一定的区别。有研究指出 HFV 附带产生的功能残气量或呼气末正压的效应会使肺过度膨胀，从而导致 CO_2 清除受阻；而常频通气气道压较高，不利于 CO_2 排出。另有文献指出，常频通气或常频、高频交替应用与单用高频通气相比可防止高碳酸血症，原因是高频通气每次呼气相较短易妨碍 CO_2 的排出。以上文献都着重于高频通气用于呼吸道疾病的治疗，属于长时间应用。对 HFV 辅助通气下行无痛支气管镜检查麻醉的有关研究发现，根据血气分析资料，高频与常频两种通气方式氧合效果良好，均没有导致二氧化碳潴留。原因可能是，一方面支气管镜检查时间较短，每例患者高频通气的时间约20 min，短时间通气方式的不同不足以引起血气分析的改变；另一方面，多数患者在入镜后呼吸动作逐渐恢复，也可缓解 $PaCO_2$ 的变化。该研究中除1例患者需中途直接退镜行人工面罩通气外，其余6例供氧不良患者均通过退镜至隆突处通气而得到缓解。临床应用中，灵活切换高频与常频两种通气方式也能收到良好效果，根据需要可自主选择 TKR-400（T）高频呼吸机的程序Ⅰ或程序Ⅱ。

麻醉中应用HFV需警惕潜在的风险。无症状的气胸患者或潜在肺大疱患者行高频通气时有导致大量气胸、纵隔移位甚至急性心肺衰竭的可能；高频通气管如果不慎进入食管或置于食管开口处，有胃肠过度充气、肠破裂、肠穿孔的风险；较长时间通气可并发二氧化碳潴留、酸中毒；通气压力过大可致气道伤。HFV应用于开放气道，在需克服气道阻力的情况下效果不理想。常频与高频两种通气方式，导致以上后果的严重程度与其通气压力、通气量及频率有关。有文献指出，严重心肾功能不全、频发心律失常、严重水/电解质紊乱、重度颅脑损伤以及胸肺顺应性明显降低和气道阻力显著增高的患者麻醉中使用HFJV应列为相对禁忌，以上患者行支气管镜检查时可否应用HFJV还需根据临床情况具体分析，镜检时间一般较短，在利大于弊以及可维持氧合的条件下可谨慎操作。同时应备有其他气道支持措施（气管内插管、呼吸机）及在严密监测下进行麻醉。特别指出的是，气道支持应急设备中还应包括双腔气管导管或支气管堵塞器，以应对镜检过程中难以控制的气道大出血。遇单侧肺大出血时快速隔离双肺是抢救成功的关键。

HFV在支气管镜检查麻醉中的应用会随着无痛医院的建设得到推广。高频双向喷射通气因使解剖和生理死腔量减少可增强 CO_2 的排出，使通气效能得到进一步改善；高频振荡通气已逐渐用于各类型的呼吸衰竭及小儿支气管镜检查，有望为临床麻醉带来更大益处。

七、并发症的预防及处理

（一）低氧血症

全身麻醉时，如果麻醉深度偏浅，当纤支镜置入时，患者常有屏气、呛咳，甚至发生呼吸暂停；静脉麻醉药物如丙泊酚、瑞芬太尼等都或多或少有呼吸抑制的作用；同时由于纤支镜占据气道空间，使通气阻力增加，易发生 CO_2 蓄积。这些都是造成无痛支气管镜检查期间患者低氧血症的原因。检查过程中要维持足够的麻醉深度，减少检查刺激对患者的影响，同时需要密切监测患者呼吸情况，如发现呼吸抑制和 SpO_2 降低，应暂停检查采用面罩手控辅助呼吸，待情况改善再继续检查。如情况不能改善，应果断进行气管插管，机械控制辅助呼吸，以保证患者的安全。高频通气时亦需注意通气不足导致的 CO_2 蓄积，并妥善固定好通气管道，防止通气管道误入食管而未能发现，导致气腹、皮下气肿等并发症。

（二）喉、支气管痉挛

多发生在支气管镜插入声门时，因支气管哮喘患者的气道反应性增高，故喉、支气管痉挛的发生率高，声门及气管麻醉不良常为诱发的原因。出现支气管痉挛后应立即加深麻醉，拔出支气管镜停止检查，并充分清除呼吸道分泌物，用支气管扩张剂如沙丁胺醇（舒喘灵）气雾剂或静脉滴注氨茶碱、糖皮质激素，吸氧，必要时给予气管内插管及人工通气。

（三）心血管并发症

插入支气管镜时，由于迷走神经反射兴奋可发生心动过缓，可能需要静注抗胆碱药物。操作刺激，也可引起儿茶酚胺释放增加导致心动过速。缺氧与高碳酸血症也可能引起心律失常，在给予抗心律失常药之前，应加强通气予以纠正。有严重高血压、冠心病患者术中易发生心血管意外事件，加深麻醉可以减少刺激，降低心血管系统并发症的发生率。

（四）出血

出血多由于活检时局部撕裂造成，术后痰中少量带血一般不予处理，出血多者可用1∶2000肾上腺素溶液2~4ml经支气管镜注入局部止血，仍不能止血者，可给予静脉滴注垂体后叶素，或果断行支气管动脉介入栓塞止血。对于大出血时镜下止血效果不佳且影响氧供者或考虑出血量较多导致浸润对侧肺者应果断行双腔气管插管隔离双肺或选择支气管堵塞器，必要时考虑手术。

八、病例分析

病例1　因支气管扩张行纤支镜检查并发大出血

患者女，44岁，因"双侧支气管扩张合并感染"行纤支镜检查，以明确出血的原因以及在纤支镜下行局部止血治疗。患者有咯血史，次数少，最多的一次量约150ml，既往体健，肺功能尚可，术前常规检查无异常，应患者要求予以全麻。术中给予丙泊酚及瑞芬太尼靶控输注非插管静脉全麻，应用连接于支气管镜侧孔的高频通气进行持续通气。术中生命体征平稳，术者发现右肺内有一小肿物，无搏动感，为明确肿物的性质，用活检钳钳夹组织，诱发大出血，镜下止血不成功，立即行气管内插管机械通气，同时输血、应用止血药、肾上腺素维持血压，但血液仍大量从支气管涌出。因出血较快、较凶猛，机械通气未能充分供氧，更换了双腔气管导管，试图分隔患侧肺维持健侧肺正常通气，但单肺通气下血氧饱和度不能维持正常。由于双腔管管径小，吸引不便，术者尝试在纤支镜辅助下夹闭出血的患处，但视野模糊，只能一边吸引一边通气，夹闭失败。后经全院会诊，拟行肺血管的数字减影血管造影（DSA）栓塞治疗，此时$SPO_2$60%，有创动脉血压60mmHg左右。送至放射科介入室，造影示双侧肺动脉出血，显示的出血部位是在隆突下1cm，而不是在取活检的部位。行栓塞治疗期间，患者出血情况无任何改善，全身情况迅速恶化，心率下降并出现心律失常，很快就出现心室颤动，经心肺复苏失败，1小时后宣告临床死亡。

本例支气管扩张（支扩）患者并发如此严重的大出血较为罕见。支扩患者有潜在的大出血危险，要高度重视。术前须做好麻醉前准备，备好双腔气管导管或堵塞管、中心静脉管、动脉监测仪器，作好充分的急救准备后再给予检查。取活检时须慎重。

肺大出血病例的抢救，如出血迅猛，不能在镜下止血，可试行体位引流，使患者处于患侧卧位，以免血液流至健肺，影响健肺的呼吸功能；及时清理患者呼吸道内的分泌物和血液（块），保持呼吸通畅；尽早隔离双肺；静脉应用止血药物，积极输血、输液维持循环稳定；果断考虑及早行肺血管栓塞治疗或紧急开胸行肺叶切除。

病例2　金属支气管镜检查并发支气管痉挛

患儿男，2岁，10kg，因"误呛花生米8天"入院，拟急诊行金属支气管镜下支气管异物取出术。入室前患儿咳嗽明显，听诊双肺呼吸音清，左侧较弱，胸部透视示纵隔轻微摆动，左下肺有轻微气肿。予基础麻醉，肌内注射氯胺酮60mg；阿托品0.15mg。入室监测心率135次/分，$SpO_2$95%，予丙泊酚30mg、罗库溴铵10mg、地塞米松3mg、甲泼尼龙15mg静脉注射，瑞芬太尼0.3mg/h，丙泊酚15mg/h持续泵注，手控辅助呼吸5分钟，SpO_2 100%，患儿生命体征平稳后开始行支气管镜检查。期间间断手控辅助通气，$SPO_2>90\%$，共约 20 分钟，仍未取出异物。退镜后发现手控呼吸阻力增大，即行气管插管，插管成功后发现手控呼吸阻力仍很大，怀疑重度支气管痉挛，此时患儿 SpO_2 开始下降，最低降至 30%，心率最低降至 45 次/分。给予甲泼尼龙 25 mg、罗库溴铵 10 mg 静脉注射，静注肾上腺素 0.1 mg，2 次。约 3 分钟后情况缓解，SpO_2 上升至 94%，心率 180 次/分，听诊双肺满布干、湿啰音，予呋塞米 4 mg 静脉注射。因气管镜长度不够，手术无法继续，遂予复苏。复苏时患儿曾呕吐三次，给予甘露醇 30 ml 静滴，拔管后患儿脱氧情况下 $SpO_2>95\%$，清醒后送回病房。

气道的高反应性是引起小儿麻醉时支气管痉挛的最主要内在因素，该病例由于患儿病程已达八天，咳嗽明显，已并发上呼吸道炎症，气道处于高反应状态，加之麻醉维持过浅，支气管镜反复操作，诱发了支气管痉挛。若气道分泌物过多，也易激发喉及支气管痉挛的发生。

与纤支镜不同，金属支气管镜可产生剧烈的黏膜刺激，压迫周围软组织，并需要颈椎尽量向后伸展，因此常需在全麻下进行，在小儿尤其如此。保留自主呼吸的患者进行金属支气管镜检查，因麻醉不充分引起的喉头痉挛或支气管痉挛较多，麻醉过深又可引起通气不足等并发症，因此可采用静脉麻醉药、肌松药及间歇肺通气的麻醉方法。通过支气管镜近端侧面的开口与麻醉机或通气系统相连接，氧气得以持续流入，也可以间断控制呼吸。但支气管镜通气的主要缺点是操作过程中去除目镜，可致通气中断，时间过长难免逐渐导致呼吸性酸中毒。对于操作时间较长的手术也可以通过支气管镜的文氏效应通气，即利用压缩氧连接在支气管镜近端，通过一根置于腔内并与其长轴平行的细管将氧气吹入，周围空气同时被卷吸，进入支气管镜内产生足以吹张肺的空氧混合气，这一装置不用关闭支气管镜的开口端，不会干扰肉眼观察或不必经支气管镜插入所需器械，且可维持给氧，但可能产生二氧化碳蓄积。术毕后若患儿自主呼吸未完全恢复可行气管插管，常规复苏拔管，完全清醒后送回病房

出现支气管痉挛后应立即拔出支气管镜，停止检查，并充分清除呼吸道分泌物，用支气管扩张剂如舒喘灵气雾剂或静脉滴注氨茶碱、糖皮质激素，吸氧，必要时加深麻醉，行气管插管及人工通气。

病例 3 Ⅱ型呼吸衰竭患者行无痛支气管镜检查抢救一例

患者女，53 岁，因"反复咳嗽、咳痰 2 周"入院，为明确病因拟行支气管镜检查，入院查血生化示低钾血症，未行血气分析。该患者半年前因支扩并发大出血行左下肺叶切除术，术后曾因呼吸衰竭有抢救史，出院后运动能力明显受限。患者神清合作，平卧位，轻度呼吸困难，甲床、嘴唇轻度发绀，入检查室血压 120/80 mmHg，心率 91 次/分，吸空气 SpO_2 85%，予鼻导管 5 L/min 吸氧后达 93%。

在征求患者意见并与家属签署麻醉知情同意书后为患者进行非插管静脉全麻。麻醉开始按效应室浓度靶控输注丙泊酚 5.0 μg/ml，瑞芬太尼 3.0 ng/ml 诱导，同时通过麻醉机面罩吸纯氧，呼吸消失后改人工加压通气，SpO_2 最高升至 97%。达靶浓度后插入支气管镜并随即调整丙泊酚浓度至 2.0 μg/ml，瑞芬太尼至 2.0 ng/ml。同时行高频通气。设置呼吸频率 150 次/分，吸呼比为 1∶1.5，工作压力为 0.1 mPa。入镜后 2.5 分钟 SpO_2 降至 87%，加大工作压力至 0.2 mPa 未见改善。入镜后 5 分钟 SpO_2 降至 70%，患者嘴唇明显

发绀。即退镜行人工通气，SpO_2渐升至 96% 后在支气管镜外套入镜检专用面罩再次入镜检查，开启高频通气。期间患者呼吸逐渐恢复，SpO_2 波动于 80%～90%，血压波动于 80～110/50～65 mmHg。镜检见右中叶支气管外压性狭窄并吸取左上叶支气管的大量脓性分泌物。检查历时 12 分钟，出镜后患者表现为明显的呼吸困难，以吸气性为主，需继续行人工通气，SpO_2 渐升至 93%～97%，出镜后 5 分钟意识恢复（拍肩膀可睁眼），改为普通面罩 5 L/min 吸氧。出镜后 8 分钟 SpO_2 降至 80%，重拍患者无反应。改麻醉机纯氧面罩通气后 SpO_2 可维持在 93% 以上，等待 10 分钟呼吸困难未见明显改善，意识仍未恢复。查双侧瞳孔等大等圆，对光反射存在。期间给予甲强龙 40 mg 及氨茶碱 0.1 g 静脉推注。急查床边血气分析示 pH 7.0，PaO_2 116 mmHg，$PaCO_2$ 182 mmHg，HCO_3^- 44.3 mmol/L，BE 6.8 mmol/L，SaO_2 95%，K^+ 3.1 mmol/L。静脉推注维库溴胺 6 mg、丙泊酚 50 mg 后气管内插管行过度通气。期间给予 5% 碳酸氢钠 100 ml 和氯化钾 1.5 g 静脉滴注；因患者心率渐增至 110～130 次/分，同时气管导管内吸出较多白色稀痰且听诊左上肺有水泡音，疑合并肺水肿予呋塞米（速尿）12.5 mg 静脉推注。

气管内插管通气后 1 h 患者清醒，血压 101/69 mmHg，心率 112 次/分，SpO_2 98%。复查血气分析示 pH 7.4，PaO_2 451 mmHg，$PaCO_2$ 67 mmHg，HCO_3^- 40.7 mmol/L，BE 13.3 mmol/L，SaO_2 100%，K^+ 2.8 mmol/L。予新斯的明 2 mg、阿托品 0.5 mg 静脉推注后呼吸动作增强，但仍需依赖呼吸机正压通气才能维持 SpO_2 在 95% 以上。期间因不能耐受导管出现烦躁，予丙泊酚 30～40 mg 推注，用药后血压较长时间波动于 70～100/40～65 mmHg，考虑为利尿后容量欠缺，予 6% 羟乙基淀粉溶液 500 ml 静脉滴注。

随后多次脱机吸氧 3～8 L/min，SpO_2 波动于 65%～90%，认为未达拔管条件而多次重上呼吸机。气管内插管后 4 h 脱氧吸空气 SpO_2 最低为 85%。因患者呼吸较前平顺，苏醒完全，试行拔除气管导管后予 2 L/min 面罩吸氧。拔管后 SpO_2 可稳定于 85%～90%。观察半小时后予氧袋吸氧送返病房，监测 SpO_2 为 93%。

该病例特点如下：①患者因支气管扩张症行肺叶切除术后出现慢性呼吸衰竭（呼衰），因合并肺部感染使肺功能进一步受损；②麻醉期间单凭高频通气氧合效果差，呼吸恢复期短时间的缺氧已出现中枢神经系统症状；③患者的缺氧状态不能通过吸入纯氧或高浓度氧来纠正；④血气分析提示 Ⅱ 型呼衰并以呼吸性酸中毒合并代谢性碱中毒为主要表现。

呼吸衰竭是指各种原因引起的肺通气和（或）换气功能严重障碍，以致不能进行有效的气体交换，导致缺氧伴（或不伴）二氧化碳潴留，从而引起一系列病理生理改变和相应临床表现的综合征。单纯低氧为 Ⅰ 型呼吸衰竭，低氧伴二氧化碳潴留为 Ⅱ 型呼吸衰竭。二氧化碳本是强有力的呼吸中枢兴奋剂，可使呼吸加深加快，但慢性高碳酸血症患者呼吸中枢的化学感受器对二氧化碳反应性差，呼吸的维持主要靠低氧血症对颈动脉窦、主动脉体的化学感受器的驱动作用。若吸入高浓度氧，使血氧迅速上升，解除了低氧对外周化学感受器的刺激，反而对患者的呼吸起抑制作用，使 $PaCO_2$ 上升，严重时可陷入二氧化碳麻醉状态。故 Ⅱ 型呼衰时必须用持续低流量吸氧，即吸氧浓度为 24%～28%。本例患者在拔除气管导管前吸入高浓度氧反而未能维持术前饱和度水平，甚至导致意识障碍，而脱氧及拔除气管导管后予低流量吸氧，才解除呼吸抑制，向较好的氧合状态方向发展，提醒我们需提高对 Ⅱ 型呼衰患者的麻醉处理技巧。

处理呼衰的原则包括改善缺氧和纠正二氧化碳潴留。本病例麻醉期间过于关注维持患者的 PaO₂ 在正常范围，却忽略了原有的二氧化碳潴留状态。原高碳酸血症进一步加重，导致严重酸碱失衡及电解质紊乱，使临床问题复杂化。在发现患者意识障碍后果断行气管内插管，有效提高氧分压和排出二氧化碳，对改善病情作用较大。另外，酸或碱血症容易发生血钾紊乱，应密切监测，必要时纠正。

靶控输注丙泊酚和瑞芬太尼结合高频喷射通气行支气管镜检查可改善大多数呼吸道疾病患者的缺氧状况，是安全可行的无痛支气管镜麻醉方法。本病例的抢救过程提醒我们高频通气在处理Ⅱ型呼衰患者的缺氧和二氧化碳潴留方面仍有不足之处。麻醉前在筛选病例时应就临床情况，特别是肺功能进行正确评估，以提高麻醉安全性。遇Ⅱ型呼衰患者麻醉后恢复时应注意避免高流量吸氧对呼吸中枢的抑制。

第五节 无痛宫腔镜

一、概述

宫腔镜检查技术的发展历史可以追溯到一个世纪以前。1869 年 Pantaleoni 首次使用长 20 cm、宽 12 mm 管状镜，借助外光源凹面镜反射至腔内的光线，检查了一位绝经期出血妇女的宫腔，发现宫底部有息肉样新生物。1893 年 Morris 使用金属鞘管通过反光镜观察子宫内膜及输卵管开口，并在直视下放入辅助器械，通过内镜取出病理标本。1925 年 Rubin 尝试用 CO_2 膨胀宫腔；1928 年 Gauss 尝试用液体介质膨胀宫腔。20 世纪 70 年代，随着纤维光学、冷光技术和有效膨宫技术的发展与采用，宫腔镜检查开始在临床普及应用。20 世纪 80 年代以后，纤维宫腔镜检查以及不同规格连续灌流式诊断宫腔镜的问世，不仅将宫腔镜诊断操作的侵袭性降到了最低，同时明显缩短了检查时间，减少了患者的损伤和痛苦，成为妇科出血和宫内病变的首选检查方法。

纤维宫腔镜检查采用膨宫介质扩张宫腔，通过纤维导光束和透镜将冷光源经宫腔镜导入宫腔内，直视下观察宫颈管、宫颈内口、子宫内膜及输卵管开口，可以针对病变组织直观准确取材并送病理检查，同时也可在直视下行宫腔内的手术治疗。宫腔镜手术可诊断和治疗多种疾病，如妇女的功能失调性子宫出血、黏膜下肌瘤、子宫内膜息肉、宫内节育环和流产后胚胎组织残留等。经宫腔镜治疗后不仅使原来靠传统方法需切除子宫的患者避免了开腹手术，同时还可保留子宫，对伴有出血性疾病的患者（如血小板减少症、血友病及白血病等患者）进行宫腔镜手术也是安全的。另外，宫腔镜还可对幼女及未婚女性进行阴道及宫腔检查，及时准确地发现该处的异常并进行相应治疗，同时还可保护处女膜的完整，减轻患者痛苦。宫腔镜检查也可用于不孕原因的诊断，矫正子宫畸形，在必要时还可用于早期子宫内膜癌的诊断。对于大部分适应于进行诊断性刮宫的患者，先行宫腔镜检查明确病灶部位后再作活组织检查或刮宫更为合理、有效。

宫腔镜常用于：①常见子宫出血，包括月经过多、月经过频、经期过长，不规则子宫出血等；②不孕症和反复自然流产，在男女双方全面系统评估的基础上，探查宫腔内病因并予以矫正；③B超、子宫输卵管碘油造影或诊断性刮宫（诊刮）检查提示有异常或可疑者，可经宫腔镜检查确诊、核实或排除；④有子宫腔内粘连或宫腔内异物残留者，后者包括胎儿骨片等；⑤疑有子宫内膜癌及其癌前病变者，应用宫腔镜检查、定位活检结合组织病理学评估,有助于早期诊断和及时处理;⑥替代传统的治疗方法,如宫腔镜下子宫内膜息肉切除手术;⑦术后随访。

目前临床上广泛应用的宫腔镜为电视宫腔镜,经摄像装置把宫腔内图像直接显示在电视屏幕上观看,使宫腔镜检查更方便直观。用于进行检查的诊断性宫腔镜按其构造分为纤维宫腔镜及硬性宫腔镜两种。临床使用的纤维宫腔镜插入端外径有 2.9mm、3.1mm、4.9mm 等不同规格;硬性宫腔镜鞘管外径有 4.5mm、5.5mm、7.0mm、8.0mm 等不同规格,在鞘管上设有操作孔,可以插入微型器械进行宫腔内的操作以及输卵管插管治疗。与硬性宫腔镜相比,纤维宫腔镜管径细,尖端又可弯曲,不仅适合子宫在解剖学上的前倾前屈或后倾后屈位置,对于未生育或绝经期妇女也更容易插入宫腔内,另外,也便于通过幼女或未婚成年妇女的处女膜处,进入阴道而窥视宫颈,有时还可通过宫颈管进入宫腔,进行宫腔镜检查。

用于宫腔镜检查的膨宫介质有三类:低黏度液体、高黏度液体和 CO_2 气体。①低黏度膨宫介质:低黏度膨宫介质又分为电解质和非电解质介质两类。低黏电解质介质,尤其是含 Na^+ 的液体,是宫腔镜下非电手术操作中最常用的液体膨宫介质。②高黏度膨宫介质(Hyskon 液),右旋糖酐的衍生物,是分子量为 70000 的 32% 葡萄糖溶液与 10% 葡萄糖液的混合物,该溶液不含电解质离子,清亮、透明,作为膨宫介质可提供极为清晰的观察视野;与低黏度液体相比,由于其较为黏稠,术中使用量较少,而且还不易与血液融合,尤其适合于子宫出血患者。缺点为价格昂贵,清洗困难,用毕需用热水浸泡,以免积垢于管壁或镜面,使用极为麻烦和不便。此外,还有发生过敏的报道。③CO_2 气体,是一种极好的膨宫介质,尤其在诊断性宫腔镜或不需要实施宫腔内操作时,气体介质膨宫视野相对较大,清晰度高。但是可以引起气泡或黏液增多,不适宜于出血患者,另外,使用不当,还有引起 CO_2 气腹或气栓的可能。

二、适应证

1. 未生育的年轻妇女或绝经后的妇女,宫颈管较紧,进行宫腔镜检查时需扩张宫颈口的可能性大,疼痛较剧烈,也容易引起人流综合征,做无痛宫腔镜可避免患者的痛苦。
2. 对检查异常恐惧焦虑的患者。
3. 流产术流产不全或多次人工流产术后行宫腔镜下再次手术的患者。
4. 合并其他内科疾病,评估不能耐受检查刺激的患者。

三、禁忌证

(一)无痛宫腔镜检查相对禁忌证包括
1. 肥胖症伴有呼吸、循环系统症状的患者。
2. 预计麻醉后可能有中重度上呼吸道梗阻的患者。
3. 无人陪护的门诊患者。
4. 妊娠和哺乳期妇女。

(二)绝对禁忌证有
1. 合并重要器官严重疾病的患者:哮喘急性发作,呼吸衰竭不能平卧者;心绞痛未控制,近期(3~6个月)急性心肌梗死,严重心律失常,严重心脏瓣膜病;严重肝肾功能不全等。

2. 预计麻醉后可能有重度上呼吸道梗阻并有困难气道史的患者。

四、麻醉评估

接受宫腔镜检查的患者年龄跨度比较大,为保证患者安全和减少术后并发症,对接受无痛宫腔镜检查的患者麻醉前进行充分评估非常必要,可减少术中不良事件的发生。拟行宫腔镜检查的患者,很多感觉焦虑、紧张。麻醉医生除了常规进行麻醉前评估外,还要对患者的心理状态进行评估。对焦虑的患者可口头安慰,必要时应用术前药物。

五、术前准备

1. 宫腔镜手术前准备: 除特殊情况外,一般月经干净后5天检查。对不规则出血的患者在止血后任何时期都可进行检查,必要时给予抗生素预防感染。

2. 麻醉前常规准备。

3. 检查体位: 膀胱截石位。

六、麻醉方法

目前临床用于诊断的宫腔检查镜直径在3.1~7.0mm,其中3.1~5.5mm的检查镜最为常用。检查一般需时5~10分钟,需要在宫腔镜下进行取环、内膜息肉电切、清宫等治疗的需时延长。子宫主要由骨盆神经丛支配,除了交感和副交感神经外,还有丰富的感觉神经,感觉神经在宫颈口处尤为丰富。宫腔镜检查操作造成阴道扩张、宫颈扩张和膨胀子宫引起的子宫收缩除了可以引起强烈疼痛外,还会引起迷走(副交感)神经反射性兴奋,导致冠状动脉痉挛,心脏传导阻滞,心率减慢,血压下降,从而产生一系列的影响,出现主要表现为心动过缓、心律失常、血压下降、面色苍白、大汗淋漓、头晕、胸闷等的人流综合征,严重时可危及患者生命安全。未经产妇或绝经后子宫萎缩者疼痛更为剧烈,患者的焦虑和紧张会加重这种疼痛的影响。

无痛宫腔镜检查可采用静脉全身麻醉,宫腔镜手术时根据手术难易选择椎管内麻醉或全麻。椎管内麻醉包括脊椎麻醉(脊麻)、硬膜外麻醉或骶管阻滞。一般较短的手术,可采用静脉麻醉进行全麻,异丙酚和芬太尼或瑞芬太尼联合应用效果确切,术后苏醒迅速。较长时间的手术可行气管内插管或喉罩全身麻醉,术中静脉或吸入麻醉维持,应用肌松药有助于防止患者体动造成子宫穿孔等并发症。

常用的麻醉方法有:

(一)静脉全身麻醉

1. 丙泊酚静脉麻醉

丙泊酚是新型的静脉麻醉药物,起效迅速,苏醒快,镇静作用强,对循环和呼吸系统有轻微抑制作用,缓慢推注可减轻抑制作用。丙泊酚给药方法有单次静脉注射、微量泵持续推注和靶控输注几种。丙泊酚无镇痛作用,需要大剂量使用才能消除手术给患者带来的疼痛,随着剂量的增加,副作用随之增加。伍用芬太尼、舒芬太尼和瑞芬太尼等短效镇痛药可以消除包括钳夹宫颈、扩张宫颈和膨胀子宫带来的疼痛,使麻醉效果更好,从而减少丙泊酚用量,副作用更少。开放比较粗的静脉和减慢静脉注射速度可以减少丙泊酚的注射痛。

(1) 单纯丙泊酚麻醉：方法一，丙泊酚 2.5～3 mg/kg 诱导剂量，20～50 秒内匀速静脉推注，待患者入睡，睫毛反射消失，呼吸平稳后开始进镜检查，如手术时间延长，可以追加丙泊酚 20～30 mg（每次）。方法二，丙泊酚 2～2.5 mg/kg 静脉注射，待患者入睡后静脉持续输注丙泊酚 2～10 mg/(kg·h)，手术结束前停药。静脉持续泵注比单次静脉注射更容易维持血药浓度的稳定，且呼吸循环抑制的发生率也比较低。方法三，手术前将患者年龄、身高、体重输入 TCI 系统，设定丙泊酚血浆靶浓度为 5～6 μg/ml，手术结束前 1～2 min 停药。如手术过程中患者有体动，可提高靶浓度 1～2 μg/ml 或者静脉单次追加 0.5 mg/kg。使用 TCI 技术，可使血液或血浆药物浓度快速达到所设定的目标浓度，并可根据需要随时调整给药，避免了诱导的时候血流动力学剧烈波动，而且维持麻醉时可以根据临床需要进行调节靶浓度，显示出计算的血药浓度，并自动补偿中断的药物输注，迅速达到预期靶浓度。还可预测患者清醒时间，并且能很好地控制麻醉深度，使麻醉过程平稳，减少循环和呼吸波动，使麻醉处于最佳状态，停药后患者可迅速清醒。

(2) 丙泊酚复合芬太尼麻醉：芬太尼为阿片类镇痛药，镇痛效价高，单次小剂量静脉注射作用时间短，对呼吸抑制轻，不抑制心血管系统。术前采用芬太尼 1 μg/kg 静脉推注，30 秒后缓慢推注丙泊酚 1.5～2.5 mg/kg，待患者入睡、睫毛反射消失、呼吸平稳后开始手术，必要时追加丙泊酚 20～30 mg（每次）。

(3) 丙泊酚复合舒芬太尼麻醉：舒芬太尼是芬太尼家族中镇痛作用最强的阿片类药物，呼吸抑制轻，血流动力学稳定性好，在组织中无明显蓄积现象。单次静脉注射后药物作用达峰时间为 5.6 分钟，半衰期为 3 分钟。术前采用舒芬太尼 0.2～0.3 μg/kg 静脉缓慢推注，30 秒后缓慢推注丙泊酚 1.0～2.0 mg/kg，待患者入睡、睫毛反射消失、呼吸平稳后开始手术，必要时追加丙泊酚 20～30 mg（每次）。

(4) 丙泊酚复合瑞芬太尼麻醉：瑞芬太尼是一种新型 μ 受体激动药，镇痛作用强，代谢不依赖肝肾功能，起效迅速，作用时间短，消除快，重复用药无蓄积作用，非常适用于门诊手术麻醉。方法一，静脉缓慢注射瑞芬太尼 0.6～0.8 μg/kg，接着缓慢推注丙泊酚 1.0～2.0 mg/kg，待患者入睡、睫毛反射消失、呼吸平稳后开始手术，必要时可追加瑞芬太尼 20～30 μg 或者丙泊酚 20～30 mg（每次）。方法二，瑞芬太尼 1.0 μg/kg 缓慢静脉注射持续 60 秒，随后静脉注射丙泊酚 1.0 mg/kg，以瑞芬太尼 0.1 μg/(kg·min) 或丙泊酚 3 mg/(kg·h) 持续输注维持麻醉至负压吸引结束用药，待患者入睡、睫毛反射消失、呼吸平稳后开始手术，必要时追加丙泊酚 20～30 mg（每次）。方法三，丙泊酚靶控输注，设定血浆靶浓度 3～4 μg/ml，复合瑞芬太尼靶控输注，设定血浆靶浓度为 2～3 ng/ml。待患者入睡、睫毛反射消失、呼吸平稳后开始手术。如手术过程中患者有体动，可提高丙泊酚靶浓度 1～2 μg/ml 或者静脉单次追加丙泊酚 20～30 mg（每次）。手术结束前停药。

瑞芬太尼的呼吸抑制作用较强，与静脉注射的速度相关，复合丙泊酚时呼吸抑制更明显。二者复合用药时在降低血压方面也较为明显。麻醉诱导时应注意缓慢注射，必须要密切监测患者的呼吸和血压，出现情况及时处理。

(5) 丙泊酚复合氯诺昔康麻醉：氯诺昔康是一种新型非甾体抗炎镇痛药，能减少前列腺素的合成和提高体内 5-羟色胺和内啡肽的浓度，降低中枢对疼痛的敏感性而达到中枢性镇痛作用，无循环和呼吸抑制作用。氯诺昔康复合丙泊酚可以减少丙泊酚用量，还可以减轻人流术后的疼痛。手术前静脉注射氯诺昔康 8 mg，丙泊酚 2.0～2.5 mg/kg 缓慢推注，待患者入睡、睫毛反射消失、呼吸平稳后开始手术。如手术过程中患者有体动，可静脉单次追加丙泊酚 20～30 mg（每次）。

（6）丙泊酚复合氟比洛芬酯麻醉：氟比洛芬酯是一种新型静脉注射用脂微球非甾体抗炎镇痛药，可以靶向性地聚集在手术切口、损伤血管和炎症部位而增强药效，脂微球结构还可以缩短药物起效时间并控制药物释放，使药效延长。复合丙泊酚用于无痛人流术的麻醉，可以减少丙泊酚用量，减轻呼吸抑制等不良反应，还可以作为人流术的术后镇痛。术前静脉注射氟比洛芬酯 1 mg/kg，10 分钟后缓慢静脉注射丙泊酚 2.0～2.5 mg/kg，待患者入睡、睫毛反射消失、呼吸平稳后开始手术。如手术过程中患者有体动，可静脉单次追加丙泊酚 20～30 mg（每次）。

2. 芬太尼复合咪达唑仑麻醉

咪达唑仑是苯二氮䓬类药，具有良好的镇静和顺行性遗忘作用。检查前芬太尼 1～1.5 μg/kg 稀释后缓慢静脉注射，2 分钟后给予咪达唑仑 0.1 mg/kg 稀释后缓慢静脉注射，待患者入睡、睫毛反射消失、呼吸平稳后开始手术。咪达唑仑与丙泊酚相比起效时间和达峰时间较迟，代谢较慢，可造成中枢性呼吸抑制，可能会造成离院时间延迟。临床上已逐渐被丙泊酚代替。

3. 依托咪酯麻醉

依托咪酯是短效静脉麻醉药，起效快，作用时间短，对呼吸和循环影响小，清醒迅速完全，无镇痛作用，不良反应有抽搐、恶心、呕吐和注射部位疼痛等。复合短效阿片类镇痛药，使麻醉效果更好，也可对抗依托咪酯的不良反应。方法一：依托咪酯 0.3～0.5 mg/kg 缓慢静脉注射，待患者入睡、睫毛反射消失、呼吸平稳后开始手术，必要时追加 0.1 mg/kg。方法二：芬太尼 1～1.5 μg/kg 缓慢静脉注射，随后依托咪酯 0.2～0.4 mg/kg 缓慢静脉注射，患者入睡、睫毛反射消失、呼吸平稳后开始手术，必要时追加 0.1 mg/kg。

（二）吸入全身麻醉

吸入麻醉是利用气体通过呼吸道进入体内而起到麻醉作用。吸入麻醉药具有麻醉效能强和易于调控麻醉深度的优点，门诊检查采用吸入全身麻醉可以避免患者忍受穿刺的疼痛。但麻醉气体吸入至产生麻醉效果需要一段时间，不如静脉全身麻醉起效迅速，还可能造成检查室内麻醉气体污染。可考虑给患者插入喉罩连接麻醉机行吸入全身麻醉，既保证患者安全也可避免麻醉气体污染检查室。

七氟醚是一种新型吸入麻醉药，诱导和苏醒迅速，镇痛作用强大，无刺激气味，对呼吸循环抑制轻。检查前使用专用的挥发罐都以半开放式吸入浓度为 6%～8% 的七氟醚和大流量氧气（5 L/min）诱导，待患者意识消失后改用半紧闭模式吸入 2%～3% 的七氟醚和中流量氧气（3 L/min）维持麻醉，检查结束前停止吸入七氟醚并吸入大流量氧气（5～6 L/min）把吸入麻醉药排出。

（三）椎管内麻醉

椎管内麻醉是将局麻药注入椎管内的不同腔隙，使脊神经所支配的相应区域产生麻醉作用，包括蛛网膜下腔阻滞麻醉（腰麻）和硬膜外阻滞麻醉两种方法，后者还包括骶管阻滞。宫腔镜辅助下治疗，如子宫内膜息肉、子宫黏膜下肌瘤切除等，患者需要麻醉的时间比较长，可以选择进行椎管内麻醉。椎管内麻醉效果确切，可以提供稳定而长时间的麻醉作用,对呼吸循环系统的影响小,术后还可以有一段时间的镇痛作用。宫腔镜手术刺激主要由 T_{10} 以下神经传导,宫颈刺激主要由骶神经传导。硬膜外和蛛网膜麻醉可选择 $L_{2\sim3}$ 椎间隙穿刺,维持麻醉平面在 T_8 以下。椎管内麻醉穿刺是有创操作,可增加麻醉并发症的发生风险。而且术前麻醉准备时间较长,术后麻醉平面消退、下肢恢复活动需要时间也较长,可能造成离院时间延迟。故穿刺操作时需谨慎细致,避免麻醉并发症的出现。选择短效局麻药,使患者术后尽快恢复。以下介绍几种椎管内麻醉的用药方法。

1. 硬膜外麻醉

患者麻醉前开放静脉通路,输注胶体液 300～500ml。选择 $L_{2\sim3}$ 椎间隙穿刺,向骶管方向置入硬膜外导管 3cm。回抽无血及脑脊液,硬膜外腔注入 2%利多卡因或 1.73%碳酸利多卡因 3ml 作为试验剂量,5 分钟后无局麻药中毒或全脊麻,给予 2%利多卡因或 1.73%碳酸利多卡因 13～15ml 作为诱导剂量,维持麻醉平面在 $T_8\sim S_5$。麻醉效果满意后行宫腔镜手术。有需要可硬膜外腔追加 2%利多卡因或 1.73%碳酸利多卡因 3～5ml。

2. 蛛网膜下腔麻醉

患者麻醉前开放静脉通路,输注胶体液 300～500ml。方法一:选择 $L_{3\sim4}$ 椎间隙进行蛛网膜下腔穿刺,见脑脊液回流畅顺,缓慢注射 0.5%丁哌卡因(布比卡因)10～12.5mg,维持麻醉平面在 $T_8\sim S_5$。麻醉效果满意后行宫腔镜手术。也有学者提出使用 0.3%罗哌卡因 2ml 进行蛛网膜下腔麻醉,但近年来对罗哌卡因用于蛛网膜下腔麻醉仍有争议,建议慎重使用。方法二:选择使用腰硬联合穿刺包,选择 $L_{3\sim4}$ 椎间隙行常规硬膜外穿刺后,置入腰麻针见脑脊液回流畅顺,缓慢注射 0.5%布比卡因 7.5～10mg,退出腰麻针并向头端置入硬膜外导管,在硬膜外腔留置 3cm,回抽无血、无脑脊液后予以固定。维持麻醉平面在 $T_8\sim S_5$。麻醉效果满意后行宫腔镜手术。必要时于硬膜外腔追加 2%利多卡因 3～5ml。

3. 骶管麻醉

患者麻醉前开放静脉通路,输注胶体液 300～500ml。常规骶裂孔穿刺后,回抽无血、无脑脊液,缓慢注入 1.5%利多卡因(1:20 万单位肾上腺素)15～20ml,3～5 分钟注完,注药期间多次与患者交流,注意患者有无出现不良反应。注药完毕后嘱患者截石位平卧,麻醉效果满意后行宫腔镜手术。

佛山市第一人民医院麻醉科 2009 年无痛宫腔镜检查占全部宫腔镜检查的 87.2%。麻醉方法如下:患者入室后采用膀胱截石位卧于检查床上。开放静脉通路,中流量鼻导管吸氧,连续监测 ECG、心率、血压、脉搏氧饱和度。检查前静脉单次注射氯诺昔康 8mg,以丙泊酚 2～3mg/kg 在 20～50 秒内匀速静脉推注,待患者入睡、睫毛反射消失、呼吸平稳后开始进镜检查,如检查时间较长,出现睫毛反射或超过 5 分钟者,可以追加丙泊酚 0.3～0.5mg/kg。麻醉诱导时采用鼻导管给氧,视呼吸情况给予手控辅助通气。检查中 $SpO_2<90\%$ 时采用面罩供氧手控辅助呼吸,SpO_2 恢复到 90%以上后继续鼻导管或面罩吸氧。平均血压下降大于基础血压 30%时或心率低于 55 次/分时予麻黄碱(麻黄素)5mg(每次)静注。患者体动明显、平均血压高于基础血压 30mmHg 或心率高于 120 次/分时予丙泊酚 0.5mg/kg(每次)单次推注。ECG 示心律失常马上结束检查,对症处理。检查结束后应继续监测和吸入纯氧,保证呼吸道通畅和充足的氧供,直至患者清醒。患者在检查结束后 5 分钟左右清醒,对检查过程无任何记忆,苏醒后心情愉快,30 分钟左右离院。

宫腔镜检查的疼痛除了检查过程中膨胀子宫、宫颈和阴道引起的疼痛外,检查后由于受刺激的子宫持续宫缩反应也会引起患者的下腹胀痛,严重的时候情况如同痛经,可能诱发患者迷走神经兴奋心率减慢、血压下降甚至晕厥。所以行无痛宫腔镜检查麻醉,除了术中镇痛外,还应给予患者术后镇痛药物,让患者真正远离痛苦,轻松进行检查,检查后愉快回家。非甾体抗炎药无疑是这种宫缩疼痛的最佳镇痛药物,无呼吸系统和循环系统抑制作用,无头晕,恶心呕吐等副作用少。除了氯诺昔康外,氟比洛芬酯和帕瑞昔布钠也可以作为宫腔镜检查术后镇痛的选择。

七、并发症预防及处理

(一) 呼吸抑制

无痛宫腔镜诊疗有时会出现轻度低氧血症,可能原因为麻醉药物对呼吸有明显的抑制作用,可抑制患者对二氧化碳的通气反应,静脉注射时可发生呼吸暂停。一般为一过性,操作开始后的刺激会使患者的呼吸恢复或略微增快。芬太尼、瑞芬太尼和丙泊酚均有呼吸抑制的不良反应,伍用时要注意适当减少用量,缓慢推注,避免严重呼吸抑制的发生。术中需要密切注意患者的呼吸和脉搏氧饱和度。如发现患者有呼吸抑制,应立即吸氧并采用面罩手控辅助呼吸,呼吸抑制多为一过性,待患者呼吸恢复正常,氧饱和度回升至95%再继续采用面罩或鼻导管吸氧。如患者持续呼吸抑制,应停用麻醉药物,吸氧并面罩手控辅助呼吸,必要时可气管插管或插入喉罩辅助呼吸至患者呼吸恢复正常。

(二) 舌后坠

部分患者麻醉诱导后会出现舌根后坠,影响患者的呼吸。可轻轻托起患者的下颌,使患者呼吸道通畅。

(三) 血压下降

丙泊酚可使外周血管阻力下降、心肌抑制、心排血量减少及抑制压力感受器对低血压的反应从而引起血压下降。丙泊酚对循环功能的抑制呈剂量依赖性,并与注射速度呈正相关,因此应适当控制注射速度。如检查中患者血压比基础血压降低30%,可静脉注射麻黄素5~10mg。

(四) 人流综合征

宫腔镜诊疗操作扩张阴道、宫颈和膨胀子宫时,可能引起迷走神经兴奋,患者出现心率减慢,严重的可引起以心动过缓、心律失常、血压下降、面色苍白、大汗淋漓、头晕、胸闷等为主要表现的人流综合征,严重时可危及患者生命安全。手术时患者紧张、焦虑都有可能诱发和加重人流综合征。接受无痛宫腔镜诊疗的患者,处于麻醉状态,伤害刺激的传入被阻断,大大减少了人流综合征的出现。另外,宫腔镜操作动作要轻柔,避免过多刺激。麻醉中要密切注意心率变化,如出现心率减慢至55次/分,不合并血压降低的予静脉注射阿托品0.2~0.25mg,如合并血压下降的予静脉注射麻黄素5~10mg。必要时停止手术,静脉注射肾上腺素,并作好心肺复苏的准备。

(五) 气栓或水中毒

应用二氧化碳气体作为膨宫介质,有发生气栓的危险。一旦出现气急、胸闷、呛咳等症状,应立即停止操作,并给予吸氧并对症处理,维持呼吸和循环功能稳定。宫腔镜应用大量灌流液时,液体被吸收入血液循环,可导致血容量过多及低钠血症,严重者表现为急性左心衰竭和肺水肿。为预防其发生,术中应采取有效低压灌流,控制手术时间。一旦发生水中毒，应立即停止手术，给予吸氧、利尿剂，纠正低钠等电解质失调。

（六）恶心和呕吐

术后恶心呕吐（PONV）可使患者恢复延迟甚至必须在门诊留观。丙泊酚有内在的镇呕作用，发生恶心呕吐的概率较小。一旦发生恶心可静脉注射止呕药如托烷司琼 2 mg。

（七）反流误吸

患者检查前均禁饮禁食，可以减少手术中出现反流误吸的概率。患者在静脉全麻的情况下，喉头反射迟钝，不一定能观察到呛咳的动作，麻醉医生需要特别注意。患者在检查过程中如出现呛咳和反流，应把患者推至侧卧位甚至半俯卧位，立即使用吸引器吸出胃液。如血氧饱和度下降，常规处理后不能回升，应果断行气管插管，机械控制呼吸，并予肺泡灌洗，防止出现吸入性化学性肺炎。

八、病例分析

经宫腔镜子宫黏膜下肌瘤等离子双极电切术（PKRM）是目前宫腔镜电切手术治疗子宫黏膜下肌瘤、功能性子宫出血等疾病时应用广泛的一种微创技术，其以 0.9％生理盐水为膨宫液，切除肌瘤组织，电凝止血，冲洗清除宫腔残余碎块组织，具有有效、微创、安全的特点。

患者女，25 岁，ASA Ⅰ级，因"子宫黏膜下多发肌瘤，继发性中度贫血"，于非插管全麻下行宫腔镜子宫黏膜下肌瘤电切术。麻醉诱导顺利，取截石头低位，手术开始后持续以生理盐水为膨宫液灌洗。术中患者生命体征平稳，手术进行至 90 分钟时，已静脉滴注胶体 500 ml，生理盐水灌洗约 20 000 ml，尿量 800 ml，外周静脉补液不畅，有明显反流，检查发现腹胀明显，立即停止手术，掀开无菌单，发现全身明显水肿，右耳有少量流血，鼻孔有清亮液体流出，眼睑、球结膜水肿，瞳孔散大，直径约 6 mm，听诊双肺呼吸音粗，有少量湿啰音。马上恢复平卧位，给予呋塞米 20 mg、甲泼尼龙 80 mg 静脉注射，并快速静滴 5％甘露醇 250 ml。立即行气管内插管、右颈内静脉穿刺置管，测气道压 25 mmHg，中心静脉压（CVP）28 cmH$_2$O，动脉血气提示代谢性酸中毒并低钾、低钙，血钠正常，继续给予呋塞米并补钾、补钙、补碱，此时尿量渐增多，气管导管内可见较多的白色泡沫痰涌出，双肺满布湿啰音，气道压 30 cmH$_2$O，给予间断吸痰，PEEP 5 cmH$_2$O 通气。一小时后复查动脉血气提示混合性酸中毒。半小时后再复查动脉血气，酸中毒明显改善，测 CVP 12 cmH$_2$O，气道压降至 23 cmH$_2$O，气管导管内无白色泡沫痰涌出，全身水肿症状明显减轻，瞳孔较前缩小，对光反射存在。妇科医生于阴道后穹窿切开放入引流管，引出清亮液体 200 ml。将该患者转入 ICU，继续予机械通气、脱水、补钾、纠酸、抗感染治疗，术后 11 小时患者清醒，拔除气管导管，术后五天顺利康复出院。

本例患者出现严重的过度水化综合征，即俗称的水中毒，其是由于大量非电解质膨宫液吸收入血液，导致血容量过多，血浆渗透压下降及血钠过低，通常发生在手术近结束或术后数小时内，轻者出现足部水肿和多尿，重者可出现肺水肿、脑水肿、急性左心衰竭，甚至心脏骤停死亡。该病例三次血气结果示血钠不低，与膨宫液为生理盐水有关。用生理盐水灌洗，虽能避免低钠血症水中毒，但仍不能防止水中毒。

由于该病例是在全麻下手术，术中生命体征较平稳，患者的意识情况不能监测，掩盖了早期水中毒的征象，直到发生肺水肿。因此宫腔镜诊疗期间应时刻注意观察患者，是否有眼睑、球结膜水肿，听诊双肺是否有啰音，并严格控制膨宫压力在 100 mmHg 以下。还要密切观察膨宫液的灌入量和流出量，膨宫液总量控制在 15 000 ml 以下。手术超过一小时，应监测血电解质。预计手术时间较长的可选用腰麻或硬膜外麻醉，可及时观察患者，如出现淡漠、抽搐、昏迷等精神症状能及时作出诊断和处理。

过度水化综合征的发生除与灌流液量有关外，还与手术时间长短、宫腔压力及宫腔创面大小等有关。本病例由于患者宫腔内部黏膜下肌瘤较多，且有多个息肉状赘生物，导致手术创面较大，时间较长，大量灌洗液进入循环而导致液体过度负荷。另外缩宫素可直接兴奋子宫平滑肌，子宫收缩使宫内压升高，有助于促进灌洗液的快速吸收，因此缩宫素是否常规用于宫腔镜手术还有待进一步研究。

过度水化综合征的处理原则是吸氧、利尿、纠正电解质紊乱，防治肺、脑水肿，应急措施有：①正压吸氧，可用 3~5 cmH$_2$O 的 PEEP；②利尿；③当血钠过低时（＜130 mmol/L），也可按下列公式补钠：所需钠量＝（血钠正常值－实际测得血钠值）×52%×（千克体重），一般补充血钠至 135 mmol/L 即可，同时监测血钠浓度，及时调整用量；④如发生充血性心力衰竭，可酌情用洋地黄类药物，如有脑水肿征象，应快速脱水治疗并静滴地塞米松；⑤选择对肾功能无明显损害的抗生素预防感染。

第六节 无痛逆行胰胆管造影（ERCP）

一、概述

内窥镜逆行胰胆管造影（endoscopic retrograde cholangiopancreatography，ERCP）是诊断和治疗胆管疾病简单易行的介入治疗方法，具有创伤小、恢复快、可重复性强、疗效肯定等优点，近年来已逐渐成为普外科或消化科医生处理肝胆道疾病，特别是肝胆道梗阻问题比较成熟的一项技术。主要用于检查胆道梗阻引起的黄疸；临床、实验室或影像学支持胰腺或胆道疾病的确诊；症状或表现提示胰腺恶性肿瘤而直接的影像学结果模棱两可或正常时的疾病确诊；原因不明的胰腺炎查找病因；慢性胰腺炎或胰腺假性囊肿的术前评价；Oddis 括约肌测压；胆总管结石、乳头狭窄、Oddis 括约肌功能不全、Sump 综合征、胆总管囊肿以及无手术适应证的壶腹癌需行内镜下乳头括约肌切开术；良恶性狭窄、瘘管、术后胆瘘或大的胆总管结石的支架治疗；胆管狭窄的气囊扩张、鼻胆引流管放置；胰腺假性囊肿引流；胰管或胆管组织活检；胰腺疾病的一系列治疗。

ERCP 是技术要求高、风险最大的消化内镜操作，要求患者能很好地配合检查。但像胃镜检查一样，患者在检查过程中会觉得强烈恶心、咽喉疼痛甚至不能配合检查。无痛 ERCP 检查可以使患者在睡眠中完成检查，完全感觉不到痛苦，操作的医生也可以更仔细从容地完成检查或者手术治疗，保证质量减少并发症。因为 ERCP 要求患者俯卧位，如何使患者有良好的麻醉效果而且维持患者呼吸循环稳定，是无痛 ERCP 麻醉的关键。

二、适应证

1. 不能耐受检查的患者，检查过程的刺激对其可能产生危险的患者。
2. 不能配合检查的患者。

3. 对检查焦虑恐惧的患者。
4. 要求对检查过程完全无感觉的患者。

三、禁忌证

(一) 无痛 ERCP 的相对禁忌证

1. 阻塞性肺通气障碍的患者，吸空气 SpO_2 低于 90% 的患者。
2. 预计麻醉后可能有中重度上呼吸道梗阻的患者。
3. 中度肝功能损害的患者。
4. 肥胖症伴有呼吸、循环系统症状的患者。
5. 饱胃的患者。
6. 妊娠和哺乳期妇女。
7. 无人陪护的门诊患者。

(二) 无痛 ERCP 的绝对禁忌证

1. 呼吸衰竭不能平卧、哮喘急性发作、呼吸运动耐受性差、呼吸道有急性化脓性炎症伴高热的患者。
2. 心血管功能或血流动力学不稳定，如低血压、高血压、心绞痛未控制，近期（3~6个月）急性心肌梗死，严重心律失常；严重心脏瓣膜病；严重的上腔静脉阻塞综合征，主动脉瘤患者。
3. 严重的肝功能损害，有凝血功能异常的患者。
4. 尿毒症失代偿期的患者。
5. 预计麻醉后可能有重度上呼吸道梗阻并有困难气道史的患者。

四、麻醉评估

胰、胆管的疾病很有可能影响肝功能，肝功能障碍患者的病理生理变化是全身性和多方面的。做无痛 ERCP 麻醉评估需要从病史、体格检查和实验室检查中着重了解患者的肝功能情况，进行恰当的术前肝储备功能的估计和针对病情进行必要的术前准备，选择最佳麻醉方案和实施最适宜的麻醉方法，做好术中和术后管理。

患有胰、胆疾病的患者可能合并肝功能不全。轻度肝功能不全的患者对麻醉的耐受力影响不大；中度肝功能不全或濒于失代偿时，麻醉耐受力显著减退。肝功能十分复杂，虽然检查肝功能的试验很多，但事实上不能反映全部肝功能的试验。对于具体的患者来说，应当有针对性地进行合理选择。现有肝功能试验的不足有：肝有较丰富的储备功能和代偿能力；肝的功能是多方面的，每一种肝功能试验只能反映某一侧面；肝功能试验大多是非特异性的，其他非肝脏疾病亦可引起异常反应；肝功能试验的结果可受操作方法、仪器、试剂、pH 值、温度以及操作者的责任和技术熟练程度等多种因素的影响。因此，肝功能试验的解释必须与临床密切结合，如片面地或孤立地根据肝功能试验作出诊断，常可能造成错误或偏差。各种试验中，血浆蛋白，特别是白蛋白含量，是比较敏感的数据，白蛋白降低越多，肝损害越严重。胆红素的代谢在肝损害时受到的影响也很明显。一般都主张采用此两种试验，结合临床表现，于术前估计肝损害的程度（表 8-13）。

表 8-13 肝损害程度的估计

	轻度损害	中度损害	重度损害
血清胆红素	<34.2 μmol/L*	34.2～51.3 μmol/L	<51.3 μmol/L
血清白蛋白	>35 g/L	30～35 g/L	<30 g/L
腹水	无	易控制	不易控制
神经症状	无	轻度	昏迷前期
营养状态	好	尚好	差，消瘦
手术危险性	小	中	大

* μmol/L×0.058 47=mg/dl

当估计患者的手术危险性时，还可以用计分法来估计（见表 8-14）。当患者得 5～6 分时，手术危险性小（相当于轻度肝损害），8 分或 9 分为中等（相当于中度肝损害），而 10～15 分则危险性大（相当于重度损害）。

表 8-14 肝病严重程度的分级计分法

临床与生化检查	疾病严重性		
	1	2	3
脑病（程度分级）	无	1～2	3～4
胆红素（μmol/L）	<25	25～40	>40
白蛋白（g/L）	>35	28～35	<28
凝血酶原延长时间（S）	1～4	4～6	>6

相关的实验室检查有：

1. 蛋白质代谢的试验

肝是人体新陈代谢最重要的脏器，它几乎参与各方面的蛋白质代谢，肝能合成大部分血浆蛋白、酶蛋白及凝血因子，血浆蛋白与肝内蛋白经常处于动态平衡状态，检测血浆蛋白可以作为观察肝功能的一种试验。正常成人血清白蛋白为 35～55 g/L，前白蛋白为 280～350 mg/L，球蛋白为 20～30 g/L，清/球蛋白比例为（1.5～2.5）：1，若将血清作蛋白电泳，则白蛋白占 54%～61%，α_1 球蛋白占 4%～6%，α_2 球蛋白占 7%～9%，β 球蛋白占 10%～13%，γ 球蛋白占 17%～22%。

2. 胆红素代谢的试验

正常人血清内总胆红素浓度为 3.4～18.8 μmol/L（0.2～1.1 mg/dl）。血清总胆红素测定的价值在于了解有无黄疸、黄疸的程度及动态演变，肝胆疾病中胆红素浓度明显升高反映有严重的肝细胞损害。

五、术前准备

1. ERCP 术前准备同胃镜检查的术前准备。
2. 常规麻醉前准备，严格禁食 6 h，禁饮 8 h。
3. 检查体位：俯卧位。

六、麻醉方法

无痛ERCP的麻醉方法目前被广泛研究探讨，新型麻醉药物的问世和先进麻醉方法的使用将使无痛ERCP的麻醉方法日趋完善。丙泊酚伍用阿片类药物用于ERCP麻醉为较多国内外文献所推荐的药物组合。丙泊酚是公认的用于日间手术麻醉的权威药物，老年甚至高龄患者行ERCP选择丙泊酚为麻醉用药屡见于文献报道。可选用于与丙泊酚配伍的阿片类药（包括瑞芬太尼、芬太尼和舒芬太尼）。瑞芬太尼超短的半衰期为门诊麻醉用药的首选，但需要注意其剂量相关性的呼吸抑制可能增加麻醉的风险。舒芬太尼时效过长有延迟患者离院的可能。

ERCP特殊要求的俯卧体位为确保医疗安全的麻醉处理带来困难。丙泊酚用于其他镜检麻醉时，发生短暂呼吸抑制可通过面罩辅助呼吸处理，用于ERCP时为俯卧位的患者有效实施面罩辅助呼吸却显得较为困难。如何解决呼吸抑制问题已成为全面开展无痛ERCP工作的关键。

下面介绍几钟较为常用的无痛ERCP静脉全身麻醉方法。必须郑重提醒的是，以下麻醉方法都有可能导致患者出现呼吸抑制，一定要经验丰富的麻醉医师负责实施，术中密切监测患者的心率、血压、呼吸和氧饱和度，发现情况及时有效处理，以保证患者的安全。

（一）丙泊酚复合舒芬太尼麻醉

1. 丙泊酚靶控输注

患者入室前肌内注射（肌注）山莨菪碱（654-2）10 mg，开放右上肢静脉，取俯卧位，右侧肩、髋部各垫一直径约15 cm的圆垫，颈部放松，头偏向右侧。静脉缓慢（30 s）注射舒芬太尼 $0.1\sim0.15\,\mu g/kg$，2分钟后丙泊酚效应室靶浓度 $1\,\mu g/ml$ 靶控输注，每隔2分钟提高丙泊酚靶浓度 $0.5\,\mu g/ml$ 直至靶浓度为 $3.0\sim3.5\,\mu g/ml$ 维持麻醉，患者睫毛反射消失、生命体征稳定后进十二指肠镜。术中视患者情况增减丙泊酚靶浓度。术毕退镜前停药。

2. 丙泊酚恒速输注

患者行ERCP前5～10 min静脉注射阿托品 $0.25\sim0.5$ mg，麻醉诱导前含服2%利多卡因 5 ml作口咽部局麻，鼻导管吸氧（2～3 L/min）。静脉缓慢注射舒芬太尼 $0.1\sim0.15\,\mu g/kg$，2 min后再缓慢静注丙泊酚至患者睫毛反射消失，呼之不应，以丙泊酚 $4.0\sim5.0$ mg/(kg·h)持续泵注，必要时追加舒芬太尼 $2.5\sim5.0\,\mu g$（每次）或者丙泊酚 $20\sim30$ mg（每次）。ERCP结束退镜前停止用药。

（二）丙泊酚复合芬太尼麻醉

1. 丙泊酚靶控输注

患者入室后开放静脉，缓慢静脉推注（静推）山莨菪碱 0.2 mg/kg。10分钟后嘱患者俯卧头右侧位，鼻导管吸氧 3 L/min。麻醉开始予芬太尼 $1\,\mu g/kg$ 静脉注射，丙泊酚以血浆靶浓度 $3\sim6\,\mu g/ml$ 靶控输注作麻醉诱导，成功入镜后减至诱导浓度的1/2维持，以对操作无体动反应来调节麻醉深度，必要时每次增减 $0.5\,\mu g/ml$ 以加深或减浅麻醉。术毕出镜时停药。佛山市第一人民医院麻醉科的经验是把丙泊酚的靶浓度设为 $4.0\sim5.0\,\mu g/ml$，可为插入十二指肠镜提供良好的麻醉，设为 $2.0\sim2.5\,\mu g/ml$ 可满足入镜后的麻醉维持，遇操作难度大的情况可升至 $3.0\sim4.0\,\mu g/ml$。

2. 丙泊酚恒速输注

患者入室后开放静脉,缓慢静推山莨菪碱 0.2 mg/kg。10 分钟后嘱患者俯卧头右侧位,鼻导管吸氧 3 L/min。麻醉开始予芬太尼 1 μg/kg 静脉注射,丙泊酚 1.5～2.5 mg/kg 微泵推注诱导,睫毛反射消失后开始检查,入镜后以 0.1～0.15 mg/(kg·min) 泵注维持。以对操作无体动反应来调节麻醉深度。术毕出镜时停药。

麻醉中如发生呼吸动作停止 1 分钟以上或脉搏氧饱和度低于 95% 者,采用面罩紧闭供氧,必要时转仰卧位面罩手控辅助呼吸;如收缩压低于 80 mmHg 或下降大于基础值的 30% 者,予麻黄碱 5～15 mg 静脉注射;如心率低于 55 次/分则予阿托品 0.25～0.5 mg 静脉注射。

(三) 丙泊酚复合瑞芬太尼麻醉

患者入室后开放静脉,缓慢静推山莨菪碱 0.2 mg/kg。10 分钟后嘱患者俯卧头右侧位,鼻导管吸氧 3 L/min。麻醉开始以瑞芬太尼血浆靶浓度 1.5～2 ng/ml、丙泊酚血浆靶浓度 3～6 μg/ml 靶控输注作麻醉诱导,成功入镜后丙泊酚减至诱导浓度的 1/2 维持,以对操作无体动反应来调节麻醉深度,必要时每次增减丙泊酚靶浓度 0.5 μg/ml 以加深或减浅麻醉。术毕出镜时停药。

(四) 丙泊酚复合依托咪酯麻醉

患者行 ERCP 检查 5～10 min 前肌内注射山莨菪碱 10 mg,入室后开放上肢静脉通道,以 6% 羟乙基淀粉 500 ml 静脉滴注,鼻导管吸氧,常规监测,芬太尼 50 μg 静脉注射。静脉缓慢注射依托咪酯 0.1～0.3 mg/kg,患者入睡、睫毛反射消失后开始检查,入镜后以丙泊酚 1～3 mg/(kg·h) 持续泵注维持。必要时间断静脉推注丙泊酚 30～50 mg(每次)。术毕出镜时停止用药。

2005 年以前在佛山市第一人民医院做 ERCP 的患者只能选择清醒镇静下接受 ERCP,2005 年以后麻醉科开始开展"无痛 ERCP"。经过近 5 年的反复实践,逐渐形成较切实可行的麻醉方法,采用芬太尼复合丙泊酚靶控输注或瑞芬太尼复合丙泊酚双靶控输注进行麻醉,具体方法见上文。无痛 ERCP 受到外科医生和患者广泛欢迎,2009 年接受无痛患者的比例达到了 98.7%。

有条件的单位,选择丙泊酚靶控输注更为安全平稳。靶控输注(target control infusion,TCI)是以经典的药代-药效学理论为依据,利用计算机对药物在体内过程、效应过程进行模拟,并寻找最为合理的用药方案,继而控制药物注射泵,实现血药浓度或效应部位浓度稳定于预期值的一种静脉给药方法。TCI 改变以往静脉用药的方式,使静脉麻醉得到极大的改善和发展。对某些日间手术如 ERCP、支气管镜检查的麻醉来说,TCI 正显示着其不可替代的巨大优势。TCI 可迅速靠近并达到预设浓度,人工推注却有可能瞬间超出预计浓度,从而增加呼吸抑制的风险。另一方面,在恒速注射模式中,随输注时间延长药物清除速率减慢,其再分布及蓄积作用使麻醉医生不容易凭经验随时调节麻醉深度;而 TCI 考虑了静脉输注即时半衰期,可以改善持续静脉注射的药物蓄积。在靶控泵内完成的一系列计算过程代替了人为经验,使患者的循环和呼吸不因药物浓度过度改变而波动。ERCP 术中遇入镜、切开乳头、扩张胆管等操作需适当调整麻醉深度时,TCI 快速平稳地升高靶浓度比人工推药显得科学而客观,克服了人为估计用药量或推药过快的缺点;当患者出现麻醉过深导致呼吸循环抑制现象时,靶控组可立即设置一较低的靶浓度,靶控泵随即停药一段时间，再根据计算结果恢复用药，以最快的速度将麻醉深度降下来，继而维持另一较低浓度。微泵输注不能进行类似的计算，只能根据经验加减药量。TCI 增加或减浅麻醉深度更迅速，可控性更强，在减轻呼吸抑制方面是更为安全的给药方法。TCI 可控性强的优点有利于老年体弱患者。ERCP 常常是高龄患者手术以外的选择，对全身情况较差、胆道严重梗阻患者尤可体现优势。此类患者更适合选用对血流动力学影响小、过程更平稳的麻醉方法。短效药物持续泵注是较好的选择。TCI 内嵌模型考虑了年龄的差异，在合理安排用药速度上更显优势，可维持平稳的血药浓度。减少循环的波动，对老年患者意义最大。

要提高无痛 ERCP 的麻醉质量，还需注意以下几点：①严格筛查麻醉适应证，未达空腹要求、未排除严重心脏疾患或估计其不能耐受长时间俯卧位的心功能欠佳患者应慎重对待。②患者胸腹部下方垫软长枕以利于呼吸运动。③加强对患者生命体征的监测、备好有效抢救设施，全麻下行 ERCP 与清醒镇静的区别在于麻醉医生的参与，麻醉医生应该成为确保患者生命安全的卫士，要有随时实施心肺支持的准备。④用于减少胃肠蠕动的抗胆碱类药（如山莨菪碱）术前推注速度必须缓慢，以避免因心动过速而增加心肌耗氧，不利于麻醉管理，对疑合并心肌缺血的患者使用应慎重，可改为在术中必要时以小剂量（3～5 mg）推注。⑤ERCP 患者常常选择鼻导管吸氧以不影响术者操作，故应备吸氧面罩在旁待用，当患者 SpO_2 有下降趋势时，罩上面罩可提高吸入氧浓度，是快速提升肺组织氧合的有效方法。⑥ERCP 术开始入镜时的刺激最强，需确保足够的麻醉深度以防喉痉挛或躁动发生，从血浆浓度到效应室浓度的平衡需一定时间，故当靶控泵显示即时血药浓度刚升至目标靶浓度时仍未到入镜时机，应再等待约 3～5 分钟后麻醉深度才是合适的，这时应嘱术者尽快入镜，镜子对喉头的刺激同时有兴奋呼吸的作用，可避免无应激情况下呼吸抑制的发生，入镜后马上将靶浓度降低也是减少呼吸抑制的关键。⑦术中需加深麻醉时宜直接升高靶浓度，不建议使用"BOLUS"键加药，更能减少呼吸抑制的发生。⑧宜将患者留置静脉套管针的部位暴露在视野内，以方便随时观察药物进入体内的情况，避免药物反流或外渗不被发现而盲目加药导致呼吸抑制的发生，此技术问题以外的失误容易被忽略，是影响麻醉质量的常见原因。⑨老年体弱患者宜从较低的靶浓度用起，逐步升高并根据其反应调整。

七、并发症

（一）呼吸抑制

无痛 ERCP 出现低氧血症的原因有：①麻醉药物的呼吸抑制作用，如丙泊酚静脉注射速度过快时可发生呼吸暂停。值得注意的是，芬太尼、瑞芬太尼和丙泊酚均有呼吸抑制的不良反应，伍用要注意适当减少用量，缓慢推注，避免严重呼吸抑制的发生。②内镜部分压迫呼吸道，引起通气障碍。③患者采用俯卧位，胸腹部受压可限制呼吸时胸廓的扩张，引起限制性呼吸困难，使肺活量和功能残气量降低，严重时可导致 CO_2 蓄积和低氧血症。

麻醉药物静脉注射时速度应缓慢。术中需要密切注意患者的呼吸和脉搏氧饱和度。如发现患者有呼吸抑制，应暂停检查，吸氧并采用面罩手控辅助呼吸，必要时转为仰卧位，待患者呼吸恢复正常、氧饱和度回升至 95% 再继续检查。如患者持续呼吸抑制，应停用麻醉药物，吸氧并面罩手控辅助呼吸，必要时可气管插管或插入喉罩辅助呼吸至患者呼吸恢复正常。

（二）喉痉挛

麻醉较浅时喉头应激性增高，受到刺激可诱发喉部肌肉群反射性收缩，发生喉痉挛，如处理不及时会危及患者的生命安全。保持足够的麻醉深度和轻柔地操作胃镜可预防喉痉挛的发生。检查中需要密切观察患者，一旦发生喉痉挛要及时处理，立即停止检查，加深麻醉，转仰卧位吸氧并采用面罩加压手控辅助呼吸，待患者恢复平静自主呼吸时继续检查。如喉痉挛持续不能缓解，必要时可静脉注射短效肌松药并行气管内插管，手控或机控辅助患者呼吸，给予地塞米松10 mg或甲强龙40 mg缓解喉头水肿。静脉持续输注镇静药维持患者睡眠状态，可继续检查。检查结束后观察患者至符合拔管标准可拔出气管导管。

（三）血压下降

患者采用俯卧位，胸腹部受压，可压迫下腔静脉使静脉血回流受阻，使心排血量降低。另外丙泊酚可使外周血管阻力下降、心肌抑制、心排血量减少及抑制压力感受器对低血压的反应而引起血压下降。可在患者身下垫软枕，减轻患者自身重力对胸腹的压迫。丙泊酚对循环功能的抑制呈剂量依赖性，并与注射速度呈正相关，因此应适当控制注射速度。如检查中患者血压比基础血压降低30%或收缩压低于80 mmHg时，可静脉注射麻黄素5～10 mg。

部分患者，特别是老年人，会在检查结束翻身后血压突然下降。原因可能是患者从俯卧位转为仰卧位，下腔静脉的压迫突然解除，大量的血液淤积在内脏和下肢的血管床，回心血液大量减少，血压下降。某些心功能不好的患者还可能引起反射性心率减慢，造成更大危险。因此，ERCP术后患者翻身前不要把所有的监护接头全部拆除，翻身后可轻压腹部一段时间，避免腹压短时间内骤降引起血压下降。待患者转为仰卧位后监测一段时间，确认循环稳定再转送复苏室，以免在转送期间发生意外而未发现。

（四）心律失常

胃十二指肠镜经过咽部及通过幽门时，患者常出现心率减慢，内镜插入时刺激食管、胃，通过胃迷走神经反射性引起冠状动脉痉挛，造成心肌一过性缺血、缺氧，引起心律失常。胰胆管造影时有可能引起胆心反射，心率减慢。术前可应用山莨菪碱静脉注射或肌内注射，术中操作内镜动作要轻巧，避免过多刺激。注意心电图变化，严重心律失常应立即停止操作，对症处理。如出现心率减慢至55次/分，不合并血压降低的予静脉注射阿托品0.2～0.25 mg，如合并血压下降的予静脉注射麻黄素5～10 mg。

（五）恶心和呕吐

术后恶心、呕吐（PONV）可使患者恢复延迟甚至必须在门诊留观。影响术后恶心、呕吐发生的因素很多，包括患者的体型、健康状态、性别、是否怀孕、月经周期、麻醉药和镇痛药、低血压和年龄等。可静脉注射止呕药如托烷司琼2 mg。

（六）反流误吸

患者检查前均禁饮禁食，检查时采用俯卧位，且胃镜在检查过程中可负压吸引胃中的液体，故ERCP中出现反流误吸的概率不大。患者在静脉全麻的情况下，喉头反射迟钝，不一定能观察到呛咳的动作，麻醉医生需要特别注意。患者在检查过程中如出现呛咳和反流，应保持半俯卧位，立即使用吸引器吸出胃液。如血氧饱和度下降，常规处理后不能回升，应果断行气管插管，机械控制呼吸，并予肺泡灌洗，防止出现吸入性化学性肺炎。

（七）胆道休克（术后）

有报道患者在 ERCP 术后，特别是放置胆道引流管后，出现休克的现象。其原因还不明确，笔者认为可能与胆管引流后，胆道压力下降比较快，引起胆心反射致心率减慢、血压降低有关。出现这种情况与麻醉无关，不是麻醉的相关并发症。但是接受无痛 ERCP 术后的患者，如果在全麻未苏醒或刚苏醒时出现胆道休克，可能掩盖休克本身的症状，如血压下降、心率减慢等。对于麻醉医生，要特别注意患者的生命体征变化，包括术前、术中和术后，不可以因为手术结束就掉以轻心。即使不明确血压下降的病因，及时发现情况并及时对症处理，往往能挽救患者的生命。

八、病例分析

病例 1

患者男性，67 岁，57 kg，因胆道梗阻 1 周行 ERCP。患者入室后开放静脉，乳酸林格液静脉点滴，缓慢静推山莨菪碱 0.2 mg/kg。10 分钟后嘱患者俯卧头右侧位，胸腹部下方垫软长枕，鼻导管吸氧 3 L/min。麻醉开始予芬太尼 1 μg/kg 静脉注射，丙泊酚以血浆靶浓度 5 μg/ml 靶控输注作麻醉诱导，睫毛反射消失后开始检查，入胃、十二指肠镜。成功入镜后以丙泊酚血浆靶浓度 2.5 μg/ml 维持麻醉。进镜过程中麻醉效果满意。当造影管插入胆总管十二指肠开口部乳头时，患者出现体动，升高丙泊酚血浆靶浓度至 3.0 μg/ml，1 分钟后继续操作，患者又出现体动，继续升高丙泊酚血浆靶浓度至 3.5 μg/ml 并加快补液速度，患者仍有无意识体动。发现患者开放静脉的右手下布单润湿，检查见患者补液针脱出。立即予重新开放静脉后，丙泊酚血浆靶浓度调至 3.0 μg/ml 维持麻醉。检查过程中麻醉效果满意，患者平静入睡，呼吸平顺，生命体征稳定。检查结束前停止用药，患者 10 分钟后完全清醒，对术中情况无任何记忆。

患者行 ERCP 取俯卧位，开放静脉的位置容易被遮盖，造成隐患。本例患者体动时把套管针扯脱，造成药物无法进入患者体内，麻醉效果不佳。如套管针位置偏移造成药物外渗，麻醉医生又盲目加大麻醉药物剂量，后果更为严重。丙泊酚有局部刺激作用，大量外渗至患者的软组织间，可能会造成患者软组织损伤甚至坏死，重新吸收入血还有延迟性呼吸抑制的危险。故行 ERCP 麻醉诱导前，宜将患者留置静脉套管针的部位暴露在视野内并妥善固定，以方便随时观察药物进入体内的情况，避免药物反流或外渗不被发现而盲目加药导致呼吸抑制或者软组织损伤的发生。此技术问题以外的失误容易被忽略，是影响麻醉质量的常见原因。

病例 2

患者男性，78 岁，体重 58 kg，因胆道结石行无痛逆行胰胆管造影，术前有高血压病史，一直服用药物控制，术前未用降压药。入室时患者血压 153/98 mmHg，心率 65 次/分，SpO₂ 96%。以鼻导管中流量吸氧，芬太尼复合丙泊酚静脉全身麻醉下，俯卧位行 ERCP 术，术中过程顺利，患者生命体征平稳，血压 110～125/85～95 mmHg，心率 70～86 次/分，SpO₂ 99%。历时半小时后检查结束，放置经鼻的胆道引流管。因及时停药，固定好鼻胆管后患者已经苏醒，呼之能应答。拆除监护仪器，翻身过床准备转送复苏室。患者翻身时能配合，抬过床后面色突然变苍白，随即变为灰暗，神志不清。立即重新接上监护，发现心搏停止。立即予心肺复苏，气管内插管、胸外心脏按压、静脉注射肾上腺素。

患者心搏很快恢复，测血压 180/112 mmHg，心率 128 次/分，SpO_2 98%。转送 ICU 进一步监护，一天后患者病情恶化，循环衰竭，抢救无效宣告临床死亡。

此例患者为翻身时出现血压骤降、心搏骤停，与腹压降低过快有关。发现神志不清再重新接上监护，拖延了抢救时间。而且患者年龄大，术前有高血压，循环系统功能不佳，心搏骤停后虽抢救成功仍在 ICU 死亡。教训是，翻身过床前后连续监测生命体征，待患者转仰卧位一段时间后，确认循环稳定再转送复苏室。患者翻身后，可轻压腹部一段时间，避免腹压短时间内骤降引起血压下降。

第七节 无痛膀胱镜

一、概述

膀胱镜检查是临床应用最早的内窥镜检查之一，是泌尿外科医生诊断和随访膀胱及输尿管疾病最直接、最确切的手段。它主要用于无痛性血尿、尿路结石的检查和膀胱癌术后随访。膀胱镜的外形与尿道探子相似，由电镜鞘、检查窥镜、输尿管插管窥镜以及镜芯四部分构成，并附有电灼器、剪开器和活组织检查钳等附件。近年来膀胱镜的照明系统有了改变，备有冷光源箱，经反向的强冷光通过光学纤维导光束，传送到膀胱内部，替代膀胱镜鞘前端的灯泡照明，具有照明良好、显示清晰、调光随意等优点。通过膀胱镜可对膀胱、尿道及上尿路疾病进行一系列深入检查而准确诊断。可确定血尿的原因及出血部位，确定膀胱肿瘤部位及确切大小，确诊膀胱异物或结石等。通过输尿管插管窥镜，可向输尿管插入细长的输尿管导管至肾盂，分别搜集尿液，进行常规检查和培养；静脉注入靛胭脂溶液，观察两侧输尿管的排蓝时间，可以分别估计两侧肾功能；经导管向肾盂或输尿管注入 12.5% 碘化钠造影剂，进行逆行肾盂造影术，可以了解肾、肾盂和输尿管的情况。膀胱镜技术不仅用于尿路疾病的诊断，也可以治疗尿路疾病，如：膀胱镜电灼术、活检术、压力碎石术、输尿管口剪开术、输尿管下端结石取出术等多种手术。其治疗具有微创、疼痛轻、恢复快、并发症少等优点。近年问世的软性膀胱镜，是一种对尿道损伤更小、更安全舒适的膀胱镜检查方法，镜身仅有筷子粗细，而且可以根据尿道情况随意弯曲，直视下操作，检查时患者不用摆出难受的特殊体位，仅仅普通的平卧位即可完成，更适于行动不便的老年患者。因为其在膀胱内可以弯曲，因此检查视野更广泛，不会像硬性膀胱镜受到检查视野的影响而漏诊。

膀胱镜检查是一种侵入性操作，需要将周径 1.7~2.3cm 的金属镜鞘经尿道口置入膀胱。检查时会因为镜鞘摩擦尿道而产生疼痛和出血。患者因为疼痛产生会阴部肌肉收缩，更会增加检查难度、延长检查时间、加重损伤，往往在检查后仍会有 12~48 小时的疼痛和血尿，所受痛苦巨大，严重者可诱发心脑血管意外。许多患者因为对此项检查恐惧而拒绝检查，使许多能早期发现的肿瘤肆意生长，以致错过了最佳治疗时机。无痛膀胱镜是指在做膀胱镜检查前，先由医生对患者实施麻醉，使患者在舒适的睡眠中接受检查。检查完毕后 1~2 分钟即可完全苏醒，检查后患者仅有轻微的排尿不适。特别适合老年患者和膀胱癌术后需长期多次进行膀胱镜检查的患者。无痛膀胱镜检查的优点主要表现在以下几个方面：

1. **无痛**：检查的全过程患者无尿道疼痛及恐惧感等任何痛苦的感觉，在睡眠中完成检查。
2. **安全**：由于检查过程无痛苦，不会造成反射性的恶心、呕吐、大汗、血压下降等并发症，一些身体状况较差的患者也可耐受检查，全程有麻醉医生监护生命安全。
3. **保证诊疗质量**：患者肌肉完全放松，检查者心情轻松，便于术者充分了解膀胱、尿道情况，认真仔细进行治疗，减少漏诊和保证治疗质量。
4. **检查时间短**：不会因为患者挣扎而暂停检查或手术，缩短检查时间。
5. **术后并发症少**：患者完全放松，配合治疗，不会出现因挣扎而导致对尿道黏膜的损伤，术后反应轻，术后患者仅有少量血尿或轻微的排尿不适。

二、适应证

1. 估计检查时间较长，或者可能在膀胱镜辅助下手术却不能耐受检查，检查过程的刺激对其可能产生危险的患者。
2. 不能配合检查的患者，如小儿或老年人。
3. 膀胱癌术后需长期多次进行膀胱镜检查的患者。
4. 对检查焦虑恐惧的患者。
5. 要求对检查过程完全无感觉的患者。

三、禁忌证

除合并重要器官严重疾病的患者，如哮喘急性发作，呼吸衰竭不能平卧者；心绞痛未控制，近期（3～6个月）急性心肌梗死，严重心律失常，严重心脏瓣膜病患者；严重肝、肾功能不全等患者外，无痛膀胱镜基本无禁忌证，以下情况需谨慎处理：

1. 肥胖症伴有呼吸、循环系统症状的患者。
2. 妊娠和哺乳期妇女。
3. 无人陪护的门诊患者。
4. 预计麻醉后可能有中重度上呼吸道梗阻并有困难气道史的患者选择静脉全身麻醉时需慎重。
5. 凝血功能障碍的患者禁忌椎管内穿刺。

四、术前评估

需要膀胱镜检查的患者年龄偏大，绝大部分合并泌尿系统的疾病，有可能影响肾功能。且膀胱镜检查或手术需要液体膨胀膀胱，长时间可能吸收大量液体入循环系统，对中老年患者心功能是一种考验。术前需要麻醉医生详细评估其麻醉风险。

依据病史和体格检查，可得到比较可靠的信息评估麻醉风险。有需要时麻醉医生可以要求患者进行相关实验室检查以更准确地评估风险。

1. **肾小球滤过功能（glomerular filtration rate，GFR）**：是临床上了解肾功能的重要指标之一。肾小球滤过与许多代谢产物排泄有重要关系，肾病过程中，或多或少都会影响肾小球的形态或功能，从而导致代谢产物滤过减少并在血中潴留，严重时可产生许多临床症状。GFR正常水平与最大峰值间的差距称为肾储备力，但GFR并不完全与肾损害程度相平行，应结合其他指标加以综合判断。

2. 肾血流量：包括肾血流量（renal blood flow，RBF）及肾血浆流量（renal plasma flow，RPF）。临床上一般不作为常规检查要求，但也是肾功能的一个重要指标，特别是通过 RPF 与 GFR 测定，可以计算出滤过分数（filtration fraction，FF），这对了解许多生理和病理生理情况有重要意义。在肾血管病变、肾小管病变或对氨基马尿酸（PAH）在肾小管上皮转运受干扰时，有效肾血浆流量（ERPF）均下降，心脏功能不良时 ERPF 也会下降。

3. 滤过分数：是指肾小球滤过率与肾血浆流量的比值，通常该值用百分比（％）来表示。滤过分数与有效滤过压及肾小球毛细血管对水的通透性有关。

4. 血尿素氮/血肌酐（BUN/Cr）：肾功能正常时 BUN/Cr 通常为 10/1。当 BUN＞8.9 mmol/L 时，即可诊断为氮质血症。当发生氮质血症且 BUN/Cr 增高时，常说明此氮质血症系肾前因素引起。氮质血症伴 BUN/Cr 下降时，多为肾本身实质性病变所致。

五、术前准备

1. 膀胱镜检查前排光膀胱内尿液。
2. 常规麻醉前准备，禁饮 4 小时、禁食 6 小时。
3. 采用膀胱截石位作为检查体位。

六、麻醉方法

传统的膀胱镜是以利多卡因、丁卡因等局部麻醉药注入尿道作表面麻醉，麻醉效果经常不尽如人意。无痛膀胱镜检查可以使患者在睡眠中舒适地完成检查，减少因疼痛造成的心血管并发症。无痛膀胱镜麻醉可采用静脉全身麻醉，膀胱镜辅助手术时根据手术难易选择椎管内麻醉或全麻。椎管内麻醉包括脊椎麻醉（脊麻）、硬膜外麻醉或骶管阻滞。一般较短的手术，全麻可采用静脉麻醉，异丙酚和芬太尼或瑞芬太尼联合应用效果确切，术后苏醒迅速。较长时间的手术可行气管内插管或喉罩全身麻醉，术中静脉或吸入麻醉维持，应用肌松药有助于防止患者体动造成膀胱穿孔等并发症。

（一）静脉麻醉

主要用于无痛膀胱镜检查和短小膀胱镜辅助手术时。丙泊酚是新型的静脉麻醉药物，起效迅速，苏醒快，镇静作用强，无镇痛作用。伍用芬太尼、舒芬太尼和瑞芬太尼等短效镇痛药可以消除镜鞘摩擦尿道和膨胀膀胱产生的疼痛，使麻醉效果更好，从而减少丙泊酚用量，副作用更少。2％利多卡因 2 ml 加入 1％丙泊酚 20 ml 中静脉注射可以减少丙泊酚的注射痛。

1. 单纯丙泊酚麻醉

方法一，单次静脉输注。丙泊酚 2.5～3 mg/kg 诱导剂量，20～50 秒内匀速静脉推注（3 mg/s），待患者入睡、睫毛反射消失、呼吸平稳后开始进镜检查，如检查时间延长，可以追加丙泊酚 20～30 mg（每次）。方法二，微泵持续输注。静脉持续泵注比单次静脉注射更容易维持血药浓度的稳定，且呼吸循环抑制的发生率也比较低。检查前丙泊酚 2～2.5 mg/kg 静脉注射（3 mg/s），待患者入睡后静脉持续输注丙泊酚 2～10 mg/(kg·h)，睫毛反射消失、呼吸平稳后开始进镜检查，手术结束前停药。方法三，靶控输注。TCI 可使血液或血浆药物浓度快速达到所设定的目标浓度,避免了诱导的时候血流动力学剧烈波动,维持麻醉时可以根据临床需要随时调节靶浓度,显示出计算的血药浓度,并自动补偿中断的药物输注,迅速达到预期靶浓度。还可预测患者清醒时间,并且能很好地控制麻醉深度,使麻醉过程平稳,减少循环和呼吸波动,使麻醉处于最佳状态。停药后患者可迅速清醒。检查前将患者年龄、身高、体重输入 TCI 系统,设定丙泊酚血浆靶浓度为 $4\sim5\,\mu g/ml$,手术结束前 $1\sim2\,min$ 停药。如手术过程中患者有体动,可提高靶浓度 $0.5\sim1\,\mu g/ml$ 或者静脉单次追加 $0.5\,mg/kg$。

2. 丙泊酚复合芬太尼麻醉

芬太尼为阿片类镇痛药,镇痛效价高,单次小剂量静脉注射作用时间短,对呼吸抑制轻,不抑制心血管系统。术前采用芬太尼 $0.5\sim1\,\mu g/kg$ 静脉推注,2 分钟后缓慢推注丙泊酚 $1.5\sim2.5\,mg/kg$,待患者入睡、睫毛反射消失、呼吸平稳后开始手术,必要时追加丙泊酚 $20\sim30\,mg$(每次)。

3. 丙泊酚复合舒芬太尼麻醉

舒芬太尼是芬太尼家族中镇痛作用最强的阿片类药物,单次静脉注射达峰时间和半衰期短,呼吸抑制轻,血流动力学稳定性好,在组织中无明显蓄积现象。术前采用舒芬太尼 $0.1\sim0.2\,\mu g/kg$ 静脉缓慢推注,1 分钟后缓慢推注丙泊酚 $1.0\sim2.0\,mg/kg$,待患者入睡、睫毛反射消失、呼吸平稳后开始手术,必要时追加丙泊酚 $20\sim30\,mg$(每次)。

4. 丙泊酚复合瑞芬太尼麻醉

瑞芬太尼是一种新型 μ 受体激动药,镇痛作用强,代谢不依赖肝肾,起效迅速,作用时间短,消除快,重复用药无蓄积作用,非常适用于门诊手术麻醉。瑞芬太尼的呼吸抑制作用较强,与静脉注射的速度相关,复合丙泊酚时呼吸抑制更明显。二者复合用药时在降低血压方面也较为明显。麻醉诱导时应注意缓慢注射,必须要密切监测患者的呼吸和血压,出现情况及时处理。方法一,静脉缓慢注射瑞芬太尼 $0.4\sim0.6\,\mu g/kg$,接着缓慢推注丙泊酚 $1.0\sim2.0\,mg/kg$,待患者入睡、睫毛反射消失、呼吸平稳后开始手术,必要时可追加丙泊酚 $20\sim30\,mg$(每次)。方法二,瑞芬太尼 $0.5\,\mu g/kg$ 缓慢静脉注射持续 60 秒,随后静脉注射丙泊酚 $2.0\,mg/kg$,待患者入睡、睫毛反射消失、呼吸平稳后开始手术,以丙泊酚 $5\sim8\,mg/(kg\cdot h)$ 持续输注维持麻醉至检查结束退镜前停止用药,必要时追加丙泊酚 $20\sim30\,mg$(每次)。方法三,丙泊酚靶控输注,设定血浆靶浓度 $3\sim4\,\mu g/ml$,复合瑞芬太尼靶控输注,设定血浆靶浓度为 $2\sim3\,ng/ml$。待患者入睡、睫毛反射消失、呼吸平稳后开始手术。如手术过程中患者有体动,可提高丙泊酚靶浓度 $1\sim2\,\mu g/ml$ 或者静脉单次追加丙泊酚 $20\sim30\,mg$(每次)。手术结束退镜前停止用药。

(二)椎管内麻醉

主要用于需时较长的膀胱镜辅助下膀胱手术,如膀胱取石术、膀胱息肉切除、膀胱镜下前列腺电切术等。

1. 硬膜外麻醉

患者麻醉前开放静脉通路,输注胶体液 $300\sim500\,ml$。选择 $L_{2\sim3}$ 椎间隙穿刺,向骶管方向置入硬膜外导管 $3\,cm$。回抽无血及脑脊液,硬膜外腔注入 2% 利多卡因或 1.73% 碳酸利多卡因 $3\,ml$ 作为试验剂量,5 分钟后无局麻药中毒或全脊麻,给予 2% 利多卡因或 0.5% 罗哌卡因 $13\sim15\,ml$ 作为诱导剂量,维持麻醉平面在 T_8 至 S_5。麻醉效果满意后行膀胱镜手术。有需要可于硬膜外腔追加2%利多卡因或0.5%罗哌卡因3～5 ml。

2. 蛛网膜下腔麻醉

患者麻醉前开放静脉通路，输注胶体液300～500 ml。方法一：选择$L_{3\sim4}$椎间隙进行蛛网膜下腔穿刺，见脑脊液回流顺畅，缓慢注射0.5%布比卡因10～12.5 mg，维持麻醉平面在T_8至S_5。麻醉效果满意后行膀胱镜手术。方法二：选择使用腰硬联合穿刺包，选择$L_{3\sim4}$椎间隙行常规硬膜外穿刺后，置入腰麻针见脑脊液回流顺畅，缓慢注射0.5%布比卡因7.5～10 mg，退出腰麻针并向头端置入硬膜外导管，在硬膜外腔留置3 cm，回抽无血无脑脊液予以固定。维持麻醉平面在T_8至S_5。麻醉效果满意后行膀胱镜手术。必要时硬膜外腔追加2%利多卡因或0.5%罗哌卡因3～5 ml。

3. 骶管麻醉

患者麻醉前开放静脉通路，输注胶体液300～500 ml。常规骶裂孔穿刺后，回抽无血无脑脊液，缓慢注入1.5%利多卡因（1∶200 000单位肾上腺素）或者0.5%罗哌卡因20～25 ml，3～5分钟注完，注药期间多次与患者交流，注意患者有无出现不良反应。注药完毕后嘱患者取截石位平卧，麻醉效果满意后行膀胱镜手术。联合静脉麻醉效果更好，可以减少静脉用药量，安全舒适。

佛山市第一人民医院65岁以下，ASA Ⅰ～Ⅱ级的患者择期膀胱镜检查和膀胱镜下手术都在内镜中心膀胱镜室进行。

无痛膀胱镜检查麻醉方法如下：患者入室后采用平卧位卧于检查床上，双腿分开。开放静脉通路，6%羟乙基淀粉500 ml静脉滴注。中流量鼻导管吸氧，连续监测ECG、心率、血压、脉搏氧饱和度。检查前以芬太尼1 μg/kg静脉推注，2分钟后缓慢推注丙泊酚2 mg/kg，在20～50秒内推注完毕，待患者入睡、睫毛反射消失、呼吸平稳后开始进镜检查。麻醉诱导时采用鼻导管给氧，视呼吸情况给予手控辅助通气。$SpO_2<90\%$时采用面罩供氧手控辅助呼吸，SpO_2恢复到95%以上后继续鼻导管或面罩吸氧。平均血压下降大于基础血压30%时或心率低于55次/分时予麻黄素5 mg（每次）静注。患者体动明显、平均血压高于基础血压30 mmHg或心率快于120次/分时予丙泊酚0.5 mg/kg（每次）静脉匀速推注。ECG示心律失常马上结束检查，对症处理。检查结束后继续监测和吸入纯氧，保证充足的呼吸道通畅和氧供，直至患者清醒。患者在检查结束后5分钟左右清醒，对检查过程无任何记忆，苏醒后心情愉快，30分钟左右离院。

无痛膀胱镜辅助下手术麻醉方法如下：患者麻醉前开放静脉通路，6%羟乙基淀粉500 ml静脉滴注。中流量鼻导管或面罩吸氧，连续监测ECG、心率、血压、脉搏氧饱和度。使用腰硬联合穿刺包，选择$L_{3\sim4}$椎间隙进行常规硬膜外穿刺后，置入腰麻针见脑脊液回流顺畅，缓慢注射0.5%布比卡因7.5～10 mg，退出腰麻针并向头端置入硬膜外导管，在硬膜外腔留置3 cm，回抽无血无脑脊液予以固定。维持麻醉平面在T_8至S_5。麻醉效果满意后行膀胱镜手术。必要时于硬膜外腔追加2%利多卡因或0.5%罗哌卡因3～5 ml。平均血压下降大于基础血压30%时或低于80 mmHg时予麻黄素5 mg（每次）静注，心率低于55次/分伴血压明显降低时予麻黄素5～10 mg（每次）静注，心率低于55次/分不伴血压明显降低时予阿托品0.1～0.25 mg（每次）静注。术后根据手术种类（如膀胱镜辅助下前列腺电切术）和患者的意愿留置术后病人自控镇痛泵。

七、并发症的预防与处理

（一）低氧血症

麻醉药物如丙泊酚、芬太尼、瑞芬太尼等对呼吸有明显的抑制作用，可抑制患者对二氧化碳的通气反应，静脉注射速度快时可发生呼吸暂停。部分患者麻醉诱导后会出现舌根后坠，影响患者的呼吸。采用椎管内麻醉的患者，有可能因麻醉平面过高而影响呼吸动作。这些都是可能导致低氧血症的原因。

对出现舌根后坠的患者可轻轻托起下颌，使其呼吸道通畅。芬太尼、瑞芬太尼和丙泊酚伍用要注意适当减少用量，缓慢推注，避免严重呼吸抑制的发生。椎管内麻醉时局麻药物用量要适宜，推注不要过多过快，尤其对于老年患者，可分次少量推注椎管内用药，仔细测试麻醉平面，以免造成麻醉平面过高引起呼吸抑制。术中需要密切注意患者的呼吸和脉搏氧饱和度。如发现患者有呼吸抑制，应立即吸氧并采用面罩手控辅助呼吸，呼吸抑制多为一过性，待患者呼吸恢复正常，氧饱和度回升至95%再继续采用面罩或鼻导管吸氧。如患者持续呼吸抑制，应停用麻醉药物，吸氧并面罩手控辅助呼吸，必要时可气管插管或插入喉罩辅助呼吸至患者呼吸恢复正常。

（二）血压下降

丙泊酚可使外周血管阻力下降、心肌抑制、心排血量减少及抑制压力感受器对低血压的反应从而引起血压下降。采用椎管内麻醉的患者，有可能因麻醉平面过广，血管扩张，血液回流减少而造成血压下降。丙泊酚对循环功能的抑制呈剂量依赖性，并与注射速度呈正相关，因此应适当控制注射速度。椎管内麻醉时局麻药物推注不要过多过快，以免造成麻醉平面过广引起血压下降。如检查中患者血压比基础血压降低30%，可静脉注射麻黄素5~10mg。

（三）心律失常

膨胀膀胱、牵拉输尿管可能引起迷走神经兴奋，患者出现心率减慢，严重的可引起以心动过缓、心律失常、血压下降、面色苍白、大汗淋漓、头晕、胸闷等表现，严重可危及患者生命安全。接受无痛膀胱镜检查的患者，处于麻醉状态，伤害刺激的传入被阻断，大大减少了心律失常的出现。另外，手术操作动作要轻柔，避免过多刺激。麻醉中要密切注意心率变化，如出现心率减慢至55次/分，不合并血压降低的予静脉注射阿托品0.2~0.25mg，如合并血压下降予静脉注射麻黄素5~10mg。必要时停止手术，给予肾上腺素，并作好心肺复苏的准备。

（四）水中毒

膀胱镜应用大量灌流液时，液体被吸收入血液循环，可导致血容量过多及低钠血症，严重者表现为急性左心衰竭和肺水肿。为预防其发生，术中应采取有效低压灌流，控制手术时间。一旦发生水中毒，应立即停止手术，给予吸氧、利尿剂、纠正低钠等电解质失调。必要时立即改气管内插管全身麻醉，正压控制呼吸，对症处理。

（五）恶心和呕吐

牵拉输尿管或大量液体吸收入血都可能造成恶心、呕吐。丙泊酚有内在的止呕作用，发生恶心、呕吐的概率较其他静脉药小。一旦发生恶心可静脉注射止呕药如托烷司琼2mg。

（六）反流误吸

患者检查前均禁饮禁食，可以减少手术中出现反流误吸的概率。患者在静脉全麻的情况下，喉头反射迟钝，不一定能观察到呛咳的动作，麻醉医生需要特别注意。患者在检查过程中如出现呛咳和反流，应把患者推至侧卧位甚至半俯卧位，立即使用吸引器吸出胃液。如血氧饱和度下降，常规处理后不能回升，应果断行气管插管，机械控制呼吸，并予肺泡灌洗，防止出现吸入性化学性肺炎。

（七）误入蛛网膜下腔

硬膜外阻滞的局麻药误入蛛网膜下腔，可能导致阻滞平面异常升高或全脊麻。全脊麻的主要特征是注药后迅速发展的广泛的感觉和运动神经阻滞，出现低血压、呼吸抑制甚至呼吸停止。随着低血压及缺氧，患者可能很快意识不清、昏迷。全脊麻的处理原则是维持患者循环及呼吸功能。患者神志消失，应行气管插管人工通气，加速输液以及滴注血管收缩药升高血压。若能维持循环功能稳定，30分钟后患者可清醒。全脊麻持续时间与使用的局麻药有关，利多卡因可持续1~1.5小时，而布比卡因持续1.5~3.0小时。尽管全脊麻来势凶猛，影响患者的生命安全，但只要诊断和处理及时，大多数患者均能恢复。预防措施包括硬膜外小心穿刺，避免穿破硬膜，一旦穿破硬膜，最好改换其他麻醉方法，如全麻或神经阻滞。强调注入全量局麻药前先注入试验剂量，观察5~10分钟有无脊麻表现，改变体位后若需再次注药也应再次注入试验剂量。首次试验剂量不应大于3~5 ml。麻醉中若患者发生躁动可能使导管移位而刺入蛛网膜下腔。

八、病例分析

患者男性，71岁，因排尿不畅3个月入院，诊断为前列腺增生，拟行膀胱镜下前列腺电切术。患者入室后，常规监测ECG、心率、血压、脉搏氧饱和度。开放静脉通路，6%羟乙基淀粉500 ml静脉滴注。中流量面罩吸氧。使用腰硬联合穿刺包，选择$L_{3~4}$椎间隙行常规硬膜外穿刺后，置入腰麻针见脑脊液回流顺畅，缓慢注射0.5%布比卡因7.5~10 mg，退出腰麻针并向头端置入硬膜外导管，在硬膜外腔留置3 cm，回抽无血无脑脊液予以固定。平躺后测麻醉平面为T_9至S_5，10分钟后再测麻醉平面为T_7至S_5。予咪达唑仑2.5 mg静脉注射强化麻醉。麻醉效果满意，患者入睡未诉不适，生命体征平稳后行膀胱镜手术。手术开始后50分钟，患者开始出现烦躁，血压由110/58 mmHg升至154/110 mmHg，心率由65次/分升至90次/分。予硬膜外腔追加1%罗哌卡因5 ml。10分钟后，患者继续烦躁不安，神志开始模糊，血压下降至95/45 mmHg，心率115次/分，SpO_2由99%缓慢下降至92%。立即予麻黄素10 mg静注。效果不明显，血压降低，心率增快，SpO_2降低到90%以下。双侧肺部可闻及弥漫性湿啰音，抽桡动脉血行血气分析，Na^+ 123 mmol/L。马上予气管内插管全身麻醉机械控制呼吸，20%甘露醇250 ml快速静脉输注，速尿10 mg静脉推注，10%氯化钠溶液10 ml加入0.9%氯化钠溶液500 ml静脉点滴，并根据血气分析情况调整滴速。经处理后患者情况好转，血压105/55 mmHg，心率75次/分，SpO_2 98%，Na^+ 133 mmol/L。迅速完成余下手术，患者转送PACU复苏。复苏过程顺利，安返病房。术后给予高压氧仓治疗2次，随访无任何并发症。

膀胱镜下尿道前列腺电切术（TURP）是用高频电经尿道将肥大的前列腺或前列腺肿瘤切除的一种手术。具有侵袭性小，出血少及恢复快的优点。现在已逐步取代经腹切除的传统术式。为了暴露手术野必须用不含电解质的透明液体作膀胱灌注并持续冲洗，因此液体易经手术创面及切断的前列腺静脉或静脉窦进入血液循环而致血容量急剧增加。使血管内负荷加大，又由于所用灌洗液是一种无离子溶液而导致稀释性离子紊乱，尤其是低钠血症和水中毒等。前列腺增生症多为老年患者，心肺储备功能不全，对于急剧的容量增加往往不能代偿，发生水中毒时，患者血压、中心静脉压升高，同时出现恶心、呕吐、躁动及意识恍惚等症状，重者可出现肺及脑水肿。

最有效的预防措施之一是尽量缩短手术时间，减少并发症。麻醉医生应对术者的术式有明确的了解，术前就此问题与术者进行必要的交流。术前对患者的全身情况了解透彻，了解患者的心功能与血压情况，如高血压患者应将血压控制得较为满意再行手术。术中密切关注患者的任何不适主诉，观察患者的神志，呼吸循环状况，以及密切观察术野情况，是否切破静脉窦，创面范围，暴露在冲洗液中有多长时间等都可能为早期诊断提供依据。连续监测血压、脉氧饱和度、呼吸频率等，如能监测中心静脉压则最好。有条件时应该尽可能动态监测血浆电解质和血细胞比容。若没有条件动态监测电解质和血细胞比容，手术时间较长，术野出血多的时候，可预防性地静滴3%的氯化钠溶液100～250 ml，静注速尿10～20 mg。

一旦发生了TURS，病情发展快，必须及时迅速处理。处理要点包括：①中止手术，避免冲洗液进一步进入体内，已经失代偿的心功能、电解质与酸碱平衡会由于继续手术而加重；②气管插管，最好使用有呼吸治疗功能的呼吸机通气；③强心，可使用强心药与血管活性药升压，亦可适当输血以纠正低血压，并尽量下调麻醉平面，以改善心脏对升压药的反应；④利尿，可用20%甘露醇，其作用缓和，如使用速尿，剂量宜小，忌大剂量使用强力利尿剂，因此时合并低血压，易导致顽固性低血压危及生命；⑤高渗盐纠正低钠血症及其他电解质紊乱，可使用10%氯化钠加入生理盐水中静脉滴注；⑥纠正低血压与酸中毒，静滴5%碳酸氢钠以纠正酸中毒，加大氧气的吸入，通常在低血钠、酸中毒纠正后，低血压亦较快得以纠正。

本例处理及时正确，取得较好的疗效，避免了严重的并发症发生。

第八节 无痛人流

一、概述

人工流产术是指妊娠14周内以人工的方法终止妊娠的手术。常用的人流术有吸宫术和钳刮术两种，前者适用于10周内的妊娠妇女，后者适用于10～14周的妊娠妇女。妊娠超过14周不能进行人工流产术，需要住院行引产手术。

人工流产术手术虽小，由于在手术时扩张宫颈管，负压吸引或刮宫壁过程中所引起的疼痛不适会导致患者产生紧张、恐惧、焦虑等心理应激反应而影响手术顺利进行。过去人流手术不使用麻醉，患者的痛苦比较大，并发症较多，除了伤害性刺激造成的疼痛、心理恐惧外，还可能引起人工流产综合征，主要表现为心率减慢、血压下降、恶心、呕吐、出汗、面色苍白，严重的可危及生命安全。随着人民生活物质水平的日益改善，对生活质量的要求也不断提高，患者在检查或治疗上对减轻痛苦的要求越来越强烈。新型麻醉药物的出现,使无痛人流术得以迅速发展和普及。无痛人流术是指在静脉全身麻醉下进行人工流产手术,患者在睡眠中接受手术,无任何痛苦,术后迅速苏醒,对手术过程无任何记忆。

相对于传统的人流手术,无痛人流术的优点有:①解除患者生理上和心理上的痛苦;②解除手术医生的心理压力,有利于保证手术质量;③减少手术并发症,减低人流综合征的发生率,有利于保障患者的生命安全。

二、适应证

1. 初次妊娠、瘢痕子宫等估计手术需时较长的患者。
2. 多次流产术后精神紧张难以配合手术的患者。
3. 因高血压、心脏病不能耐受疼痛刺激的患者。
4. 对传统人流手术恐惧或不能忍受其中痛苦的患者。
5. 要求对手术过程无任何感觉的患者。
6. 不规则阴道流血需要诊断性刮宫(诊刮)的患者。
7. 长期放置同一宫内节育环需要取环的患者。

三、禁忌证

(一)相对禁忌证
1. 未按要求执行禁饮禁食等术前准备的患者。
2. 呼吸道评估预测困难气道或有呼吸道管理困难史需慎重。
3. 无人陪护的门诊患者。

很多患者手术当时才决定使用全身麻醉,未能按全麻要求禁饮禁食。丙泊酚有内在的抗呕吐作用,而全身麻醉后基本避免了人流综合征的出现,迷走神经反射性兴奋引起恶心呕吐概率也可极大降低。故只要不是饱胃的患者,未严格禁饮禁食行无痛人流术不是绝对的禁忌证。备好负压吸引等抢救措施,由经验丰富的麻醉医生进行麻醉,还是可以保证患者安全的。

(二)绝对禁忌证
1. 严重心脏疾病或心功能不全、心律失常的患者。
2. 严重呼吸系统疾病或肺功能不全,哮喘急性发作的患者。
3. 预计麻醉后可能有中重度上呼吸道梗阻并有困难气道史的患者。
4. 对手术所需麻醉药品过敏的患者。

四、术前评估

为保证患者安全和减少术后并发症,对接受门诊腔镜诊疗麻醉的患者术前进行充分评估非常必要。麻醉前要针对与麻醉实施有密切关系的全身情况和器官部位进行重点复查。根据麻醉前访视结果,将病史、体格检查和实验室检查资料与手术麻醉的安危联系起来,进行综合分析,可对患者的全身情况和麻醉手术耐受力作出比较全面的估计。

值得注意的是患者精神状态的评估。很多要接受人流术的患者心理上都有很大负担,特别是年轻未婚女性,或者保胎失败不得不行清宫术的患者,失去胎儿的不舍和对于未来生育能力影响的忧虑,使这些患者非常敏感而紧张。有的患者不愿意摆好膀胱截石位或在清洗外阴时就惊叫喊疼甚至痛哭流涕。麻醉医生应在术前对患者的心理状态作好评估，给予耐心细致的解答和适当流露出关心都可以使患者得到一定的安慰，从而减少焦虑，产生对麻醉医生的信任，增加医从性。言语安慰无效精神异常紧张的患者，也可以在外阴清洗前就实施麻醉，不必坚持进窥器前才进行麻醉，以免增加患者的焦虑紧张。

五、术前准备

1. 人流术前准备：测量血常规和凝血功能，避免贫血和术中异常出血。治疗外阴炎症。
2. 麻醉前准备：禁饮禁食等常规麻醉前准备，稀释阿托品针备用。
3. 体位采用膀胱截石位。

六、麻醉方法

随着医疗技术的提高，现今人工流产术一般只需 5 分钟左右的时间。这短短 5 分钟对于接受流产手术的患者是"漫长"的煎熬。人工流产术中的疼痛主要来自阴道扩张、宫颈扩张和吸刮子宫壁引起的子宫收缩，主要经 $T_{10\sim12}$、$L_{1\sim2}$ 交感神经支和 $S_{2\sim4}$ 副交感神经支传导。手术的刺激除了可以引起强烈疼痛外，还会引起迷走（副交感）神经自身反射，出现迷走神经兴奋症状，对心脑血管系统的一系列影响，表现为心动过缓、心律失常、血压下降、面色苍白、大汗淋漓、头晕、胸闷等，严重时可危及患者生命安全。患者的焦虑和紧张会加重这种影响。无痛人流术选择的麻醉方法必须要解除流产术中的疼痛和不良影响。

对于无痛人流术的麻醉有如下要求：①麻醉方法安全、平稳，对生命体征、子宫回缩、出血量无影响；②麻醉药物效能确切，镇痛完全，患者术中无知晓，术后无不适；③麻醉药物起效快，代谢迅速无蓄积，患者苏醒快而完全；④麻醉药物无呼吸、循环抑制等不良反应，无任何后遗作用；⑤麻醉方法及药物能为手术创造有利条件，如有效松弛阴道和宫颈口等；⑥麻醉的操作和设备简单、费用实惠，适合在门诊开展。目前临床已经基本能达到上述要求。

（一）静脉全身麻醉

1. 单凭丙泊酚静脉麻醉

丙泊酚是新型的静脉药物，镇静作用强，无镇痛作用，起效迅速，患者苏醒快而完全，苏醒后心情愉快。对循环和呼吸系统有轻微抑制作用，注射速度增加则抑制作用增强，宜缓慢推注。常用的方法有单次静脉注射，微量泵持续推注和靶控输注。

（1）单次静脉推注：丙泊酚 2.5～3 mg/kg 诱导剂量，20～50 秒内匀速静脉推注，待患者入睡、睫毛反射消失、呼吸平稳后开始进镜检查，如手术时间延长，可以追加丙泊酚 20～30 mg（每次）。

（2）微量泵持续推注：静脉持续泵注比单次静脉注射更容易维持血药浓度的稳定，且呼吸循环抑制的发生率也比较低。手术前采用丙泊酚 2～2.5 mg/kg 静脉注射，待患者入睡后静脉持续输注丙泊酚 2～10 mg/(kg·h)，手术结束前停药。

（3）靶控输注：TCI 是智能化连续控制输注技术，由计算机自动算出诱导用量和诱导时间，使血液或血浆药物浓度快速达到所设定的目标浓度，并可根据需要随时调整给药，避免了诱导的时候血流动力学剧烈波动，而且维持麻醉时可以根据临床需要进行调节靶浓度，显示出计算的血药浓度，并自动补偿中断的药物输注，迅速达到预期靶浓度。还可预测患者清醒时间，并且能很好地控制麻醉深度，使麻醉过程平稳，减少循环和呼吸波动，使麻醉处于最佳状态。一旦停药，患者可迅速清醒。手术前将患者年龄、身高、体重输入TCI系统，设定丙泊酚血浆靶浓度为 $5\sim6\,\mu g/ml$，手术结束前 $1\sim2\,min$ 停药。如手术过程中患者有体动，可提高靶浓度 $1\sim2\,\mu g/ml$ 或者静脉单次追加 $0.5\,mg/kg$。

2. 丙泊酚复合其他药物麻醉

丙泊酚无镇痛作用，需要大剂量使用才能消除手术给患者带来的疼痛，随着剂量的增加，副作用随之增加。伍用其他短效镇痛药可以消除包括钳夹宫颈、扩张宫颈和宫内吸引带来的疼痛，使麻醉效果更好，从而减少丙泊酚用量，副作用更少。常用的镇痛药有芬太尼、舒芬太尼和瑞芬太尼。

（1）丙泊酚复合芬太尼麻醉：芬太尼为阿片类镇痛药，镇痛效价高，单次小剂量静脉注射作用时间短，对呼吸抑制轻，不抑制心血管系统。术前采用芬太尼 $1\,\mu g/kg$ 静脉推注，30秒后缓慢推注丙泊酚 $1.5\sim2.5\,mg/kg$，待患者入睡、睫毛反射消失、呼吸平稳后开始手术，必要时追加丙泊酚 $20\sim30\,mg$（每次）。

（2）丙泊酚复合舒芬太尼麻醉：舒芬太尼是芬太尼家族中镇痛作用最强的阿片类药物，呼吸抑制轻，血流动力学稳定性好，在组织中无明显蓄积现象。单次静脉注射后药物作用达峰时间为5.6分钟，半衰期为3分钟。术前采用舒芬太尼 $0.2\sim0.3\,\mu g/kg$ 静脉缓慢推注，30秒后缓慢推注丙泊酚 $1.0\sim2.0\,mg/kg$，待患者入睡、睫毛反射消失、呼吸平稳后开始手术，必要时追加丙泊酚 $20\sim30\,mg$（每次）。

（3）丙泊酚复合瑞芬太尼麻醉：瑞芬太尼是一种新型 μ 受体激动药，镇痛作用强，代谢不依赖肝肾功能，起效迅速，作用时间短，消除快，重复用药无蓄积作用，非常适用于门诊手术麻醉。方法一，静脉缓慢注射瑞芬太尼 $0.6\sim0.8\,\mu g/kg$，接着缓慢推注丙泊酚 $1.0\sim2.0\,mg/kg$，待患者入睡、睫毛反射消失、呼吸平稳后开始手术，必要时可追加瑞芬太尼 $20\sim30\,\mu g$ 或者丙泊酚 $20\sim30\,mg$（每次）。方法二，瑞芬太尼 $1.0\,\mu g/kg$ 缓慢静脉注射持续60秒，随后静脉注射丙泊酚 $1.0\,mg/kg$，以瑞芬太尼 $0.1\,\mu g/(kg\cdot min)$ 持续输注维持麻醉至负压吸引结束用药，待患者入睡、睫毛反射消失、呼吸平稳后开始手术，必要时追加丙泊酚 $20\sim30\,mg$（每次）。方法三，丙泊酚靶控输注，设定血浆靶浓度 $3\sim4\,\mu g/ml$，复合瑞芬太尼靶控输注，设定血浆靶浓度为 $2\sim3\,ng/ml$。待患者入睡、睫毛反射消失、呼吸平稳后开始手术。如手术过程中患者有体动，可提高丙泊酚靶浓度 $1\sim2\,\mu g/ml$ 或者静脉单次追加丙泊酚 $20\sim30\,mg$（每次）。手术结束前停药。

有文献报道，在静脉推注瑞芬太尼的过程中，部分患者出现呛咳，可能与瑞芬太尼肌强直和呼吸抑制有关。另外，瑞芬太尼的呼吸抑制作用较强，与静脉注射的速度相关，复合丙泊酚时呼吸抑制更明显。二者复合用药时在降低血压方面也较为明显。麻醉诱导时应注意缓慢注射，必要时要密切监测患者的呼吸和血压，出现情况及时处理。

（4）丙泊酚复合氯诺昔康麻醉：氯诺昔康是一种新型非甾体抗炎药，能减少前列腺素的合成和提高体内5-羟色胺和内啡肽的浓度，降低中枢对疼痛的敏感性达到中枢性镇痛作用，无循环和呼吸抑制作用。氯诺昔康复合丙泊酚可以减少丙泊酚用量，还可以减轻人流术后的疼痛。手术前静脉注射氯诺昔康 $8\,mg$，丙泊酚 $2.0\sim2.5\,mg/kg$ 缓慢推注，待患者入睡、睫毛反射消失、呼吸平稳后开始手术。如手术过程中患者有体动,可静脉单次追加丙泊酚 20～30 mg(每次)。

(5) 丙泊酚复合氟比洛芬酯麻醉:氟比洛芬酯是一种新型静脉注射用脂微球非甾体抗炎药,可以靶向性地聚集在手术切口、损伤血管和炎症部位而增强药效,脂微球结构还可以缩短药物起效时间并控制药物释放,使药效延长,与丙泊酚合用于无痛人流术的麻醉,可以减少丙泊酚用量,减轻呼吸抑制等不良反应,还可以作为人流术术后镇痛。术前静脉注射氟比洛芬酯 1 mg/kg,10 分钟后缓慢静脉注射丙泊酚 2.0～2.5 mg/kg,待患者入睡、睫毛反射消失、呼吸平稳后开始手术。如手术过程中患者有体动,可静脉单次追加丙泊酚 20～30 mg(每次)。

(6) 丙泊酚复合氯胺酮麻醉:氯胺酮对中枢系统的作用主要抑制丘脑-新皮质系统和大脑的联络径路,具有镇痛作用,对呼吸、循环影响较少。氯胺酮和丙泊酚联合用于人流术的麻醉,可以减少丙泊酚的用量,减少呼吸抑制的发生,减轻丙泊酚的降血压作用。术前静脉注射氯胺酮 0.15 mg/kg,丙泊酚 2.0～2.5 mg/kg 缓慢推注,待患者入睡、睫毛反射消失、呼吸平稳后开始手术。如手术过程中患者有体动,可静脉单次追加丙泊酚 20～30 mg(每次)。

应用氯胺酮后,麻醉恢复期中少数患者会出现恶心或呕吐,个别患者可呈现幻梦、错觉甚至幻觉,有时伴有谵妄、躁动现象,联用丙泊酚可减少这种中枢性反应。患者苏醒后可能有头晕等宿醉感。另外,氯胺酮可引起分泌物增多,麻醉中需加以注意。如开展无痛人流手术的单位条件有限,也可采用氯胺酮麻醉,镇痛效果确切,对呼吸抑制小。但氯胺酮会引起心率加快,血压上升,颅内压增高,且复苏时间可延长。麻醉医生使用时需谨慎观察患者。方法一:氯胺酮 0.7 mg/kg 缓慢静脉注射,待患者入睡后开始手术。方法二:缓慢静脉注射氯胺酮 0.5 mg/kg,咪达唑仑 0.05 mg/kg,患者入睡后开始手术。方法三:手术前静脉注射阿托品 0.3 mg、安定 2 mg,氯胺酮 0.4 mg/kg 缓慢静脉注射,患者入睡后开始手术。

(7) 其他:丙泊酚复合利多卡因麻醉,文献报道少量利多卡因联合丙泊酚应用,可以减少丙泊酚的注射痛。方法是 2% 利多卡因 2 ml 加入 1% 丙泊酚 20 ml 中,静脉注射丙泊酚 2.0～3 mg/kg 缓慢推注,待患者入睡、睫毛反射消失、呼吸平稳后开始手术。如手术过程中患者有体动,可静脉单次追加丙泊酚 20～30 mg(每次)。丙泊酚联合阿托品麻醉,可以扩张宫颈,有利于人流手术顺利进行。米索前列醇 400 μg 术前 2 小时口服或阴道放置,或者米非司酮术前 24 小时口服 3 次,每次 50 mg,术前联合丙泊酚麻醉,可以松弛宫颈,减少手术出血。

3. 单纯瑞芬太尼麻醉:瑞芬太尼 1.5 μg/kg 微量泵持续静脉注射 60 秒诱导,0.15 μg/(kg·min) 持续输注维持麻醉至手术结束前停止用药。

有报道指出单纯瑞芬太尼麻醉,部分患者出现术中知晓,甚至有患者围术期始终清醒,有牵拉痛和感觉不适,加大瑞芬太尼剂量则呼吸抑制明显增加。建议瑞芬太尼复合丙泊酚等镇静药物麻醉,效果更好。

4. 芬太尼复合咪达唑仑麻醉:芬太尼 1～1.5 μg/kg 稀释后缓慢静脉注射,2 分钟后给予咪达唑仑 0.1 mg/kg 稀释后缓慢静脉注射,待患者入睡、睫毛反射消失、呼吸平稳后开始手术。

咪达唑仑是苯二氮䓬类药，具有良好的镇静和顺行性遗忘作用，但与丙泊酚相比起效时间和达峰时间较迟，代谢较慢，用于需时 3～5 分钟的人工流产手术可能会造成离院时间延迟。有报道指出咪达唑仑 0.07～0.1 mg/kg 可造成中枢性呼吸抑制，在注射后 10 分钟内最明显，1 小时后恢复正常，稀释后缓慢注射可以大大减轻呼吸循环抑制作用，仍需引起麻醉医生注意。

5. 依托咪酯麻醉：依托咪酯是短效静脉麻醉药，起效快，作用时间短，对呼吸和循环影响小，清醒迅速完全，无镇痛作用，不良反应有抽搐、恶心、呕吐和注射部位疼痛等。复合短效阿片类镇痛药，使麻醉效果更好，也可对抗依托咪酯的不良反应。方法一：依托咪酯 0.3～0.5 mg/kg 缓慢静脉注射，待患者入睡、睫毛反射消失、呼吸平稳后开始手术，必要时追加 0.1 mg/kg。方法二：芬太尼 1～1.5 μg/kg 缓慢静脉注射，随后依托咪酯 0.2～0.4 mg/kg 缓慢静脉注射，患者入睡、睫毛反射消失、呼吸平稳后开始手术，必要时追加 0.1 mg/kg。

（二）吸入全身麻醉

1. 七氟醚吸入麻醉

七氟醚是一种新型吸入麻醉药，诱导和苏醒迅速，镇痛作用强大，无刺激气味，对呼吸循环抑制轻。术前使用专用的挥发罐以半开放式吸入浓度为 6%～8% 的七氟醚和大流量氧气（5 L/min）诱导，待患者意识消失后改用半紧闭模式吸入 2%～3% 七氟醚和中流量氧气（3 L/min）维持麻醉，手术结束前停止吸入七氟醚。

2. 笑气吸入麻醉

笑气（N_2O）毒性小，对呼吸道无刺激，对心肺肝肾等重要器官无损害，镇痛效能强大而迅速，诱导和苏醒迅速。笑气无肌肉松弛作用，不影响宫缩。手术常规消毒时采用面罩紧闭式吸入 50% 笑气，待患者意识模糊后进行手术操作，手术结束前停止吸入笑气。

由于患者采用面罩吸入麻醉气体，很难做到完全紧闭，可能造成手术室内麻醉气体污染，是门诊手术室应用吸入全身麻醉药的最大不足。另外，麻醉气体吸入至产生麻醉效果需要一段时间，相比之下，静脉全身麻醉起效更为迅速。笑气的麻醉效能较弱，患者在术中可能一直保持清醒，无法达到患者术中完全不知晓的要求。患者复苏的时间也比用超短效静脉麻醉药全身麻醉的患者长。建议门诊手术还是采用静脉全身麻醉为佳。

佛山市第一人民医院麻醉科无痛人流手术占全部人流手术的 80% 以上。麻醉方法如下：患者入室后取膀胱截石位于检查床上。开放静脉通路，中流量鼻导管吸氧，连续监测心电图、心率、血压、脉搏氧饱和度。检查前静脉注射氯诺昔康 8 mg，以丙泊酚 2.5～3 mg/kg 在 20～50 秒内匀速静脉推注，待患者入睡、睫毛反射消失、呼吸平稳后开始进镜检查，如检查时间较长，出现睫毛反射或超过 5 分钟者，可以追加丙泊酚 0.3～0.5 mg/kg。麻醉诱导时采用鼻导管给氧，视呼吸情况给予手控辅助通气。检查中 SpO_2＜90% 时采用面罩供氧手控辅助呼吸，SpO_2 恢复到 90% 以上后继续鼻导管吸氧。平均血压下降大于基础血压 30% 时或心率低于 55 次/分时予麻黄素 5 mg（每次）静注。患者体动明显、平均血压高于基础血压 30 mmHg 或心率高于 120 次/分时予丙泊酚 0.5 mg/kg（每次）静脉推注。ECG 示心律失常马上结束检查，对症处理。检查结束后继续监测和吸入纯氧，保证充足的呼吸道通畅和氧供，直至患者清醒。患者在检查结束后 5 分钟左右清醒，对检查过程无任何记忆，苏醒后心情愉快，30 分钟左右离院。

接受人流手术或者诊断性刮宫的患者，术后由于子宫受刺激而收缩，仍觉得下腹胀痛不适，部分患者因疼痛剧烈引起迷走神经反射性兴奋，产生类似人流综合征的表现。本着一切以患者为中心的思想和人文关怀，无痛人流术的麻醉方案里应包含术后镇痛，使患者全身麻醉苏醒后，刚好衔接术后镇痛，真正做到整个过程的无痛舒适。适合作为无痛人流术术后镇痛的药物有氯诺昔康、氟比洛芬酯和帕瑞昔布等非甾体抗炎药。

七、并发症的预防与处理

（一）呼吸抑制

人流手术有时会出现轻度低氧血症，原因为麻醉药物对呼吸有明显的抑制作用，可抑制患者对二氧化碳的通气反应，静脉注射时可发生呼吸暂停。一般为一过性，手术开始后的刺激会使患者的呼吸恢复或略微增快。芬太尼、瑞芬太尼和丙泊酚均有呼吸抑制的不良反应，伍用时要注意适当减少用量，缓慢推注，避免严重呼吸抑制的发生。术中需要密切注意患者的呼吸和脉搏氧饱和度。如发现患者有呼吸抑制，应立即吸氧并采用面罩手控辅助呼吸，呼吸抑制多为一过性，待患者呼吸恢复正常，氧饱和度回升至95%再继续采用面罩或鼻导管吸氧。如患者持续呼吸抑制，应停用麻醉药物，吸氧并面罩手控辅助呼吸，必要时可气管插管或插入喉罩辅助呼吸至患者呼吸恢复正常。

（二）舌后坠

部分患者麻醉诱导后会出现舌根后坠，影响患者的呼吸。可轻轻托起患者的下颌，使患者呼吸道通畅。

（三）血压下降

丙泊酚可使外周血管阻力下降、心肌抑制、心排血量减少及抑制压力感受器对低血压的反应而引起血压下降。丙泊酚对循环功能的抑制呈剂量依赖性，并与注射速度呈正相关，因此应适当控制注射速度。如检查中患者血压比基础血压降低30%，可静脉注射麻黄素5~10mg。

（四）人流综合征

人工流产手术扩张阴道、宫颈和吸刮子宫壁时，可能引起迷走神经兴奋，患者出现心率减慢，严重的可引起以心动过缓、心律失常、血压下降、面色苍白、大汗淋漓、头晕、胸闷等为主要表现的人流综合征，严重可危及患者生命安全。手术时患者紧张、焦虑，都有可能诱发和加重人流综合征。接受无痛人流术的患者，处于麻醉状态，伤害刺激的传入被阻断，大大减少了人流综合征的出现。另外，手术操作动作要轻柔，避免过多刺激。麻醉中要密切注意心率变化，如出现心率减慢至55次/分，不合并血压降低的予静脉注射阿托品0.2~0.25mg，如合并血压下降的予静脉注射麻黄素5~10mg。必要时停止手术，可静脉注射肾上腺素，并作好心肺复苏的准备。

（五）恶心和呕吐

术后恶心、呕吐（PONV）可使患者恢复延迟甚至必须在门诊留观。丙泊酚有内在的止呕作用，发生恶心、呕吐的概率较小。一旦发生恶心可静脉注射止呕药如托烷司琼2mg。

（六）反流误吸

患者检查前均禁饮禁食，可以减少手术中出现反流误吸的概率。患者在静脉全麻的情况下，喉头反射迟钝，不一定能观察到呛咳的动作，麻醉医生需要特别注意。患者在检查过程中如出现呛咳和反流，应把患者推至侧卧位甚至半俯卧位，立即使用吸引器吸出胃液。如血氧饱和度下降，常规处理后不能回升，应果断行气管插管，机械控制呼吸，并予肺泡灌洗，防止出现吸入性化学性肺炎。

八、病例分析

患者女，20岁，因早孕40天行人工流产手术。患者步行入人流手术室，麻醉医生询问其是否愿意选择静脉麻醉，与其沟通麻醉的利弊，患者拒绝在麻醉状态下行手术。手术开始后，患者表现异常紧张，痛苦面容，大汗淋漓，面色苍白，医护人员多次给予口头安慰。手术持续约5分钟结束，出刮宫条后患者突然出现抽搐，SpO_2未能测出，尚可触及颈动脉搏动，立即给予"阿托品0.5mg"肌注，面罩吸氧，通知麻醉医生到场协助抢救，同时护士给予开放静脉通道。1分钟后发现患者面色发绀，神志不清，伴尿失禁，即换面罩接简易呼吸气囊正压辅助呼吸。辅助呼吸约30秒后发绀无改善，麻醉医生触及患者颈动脉搏动消失，立即给予胸外心脏按压，同时给予阿托品0.5mg、肾上腺素0.5mg静脉注射。注射药物1分钟后情况未改善，再予肾上腺素1mg静脉注射，同时继续心肺复苏。胸外按压2分钟后可触及股动脉搏动，心脏听诊可闻及心音，给予5%碳酸氢钠注射液250ml静滴，停止胸外按压，继续面罩加压控制呼吸，口唇渐变红润，给予甲强龙80mg静脉注射，甲强龙200mg+生理盐水100ml静脉点滴。监护仪显示心率160~170次/分，血压160/105mmHg，血氧饱和度92%。4分钟后患者自主呼吸恢复，面罩吸氧，但神志尚不清。10分钟后患者呼吸、心率逐渐平稳，血气分析好转，但仍神志不清，转送ICU监护。1小时后患者神志恢复，次日转送普通病房留观。2天后出院，随访未发现任何后遗症。

人工流产综合征是指在人工流产术时，患者出现剧烈腹痛、头晕、胸闷、心慌、恶心、呕吐、面色苍白、大汗淋漓、四肢湿冷、血压下降，甚至晕厥和抽搐的临床症候群，重者抢救不及时将危及生命。本例是人流综合征的严重病例，术前患者精神紧张、恐惧，加上疼痛刺激和体位不适，不能耐受宫颈扩张、牵拉和过高的负压宫内吸引进而刺激迷走神经兴奋释放大量乙酰胆碱，抑制心脏自律性和心肌收缩，使冠状动脉血管收缩，减少心肌内冲动的传导，使心肌供血不足，影响周身血液循环，出现末梢循环障碍，进而意识丧失、抽搐，甚至出现严重的心律失常致心搏骤停。

因此在手术的同时，应严密观察患者的生命体征变化，做到早发现早治疗。人流综合征的发生，是神经、精神综合作用的结果，同心理因素有很大关系。据临床观察，这种综合征比较容易发生在精神紧张，对人流手术充满疑虑的孕妇中。预防此综合征的发生，首先要从心理因素上着手，消除对人流的恐惧心理，避免精神过度紧张，也要尽可能避免在过分疲劳、饥饿的情况下实施手术。手术中，尽可能减轻对子宫口和宫壁的刺激强度（包括牵拉、扩张宫口，刮搔宫壁等），开始操作的动作宜尽量轻柔。对于曾发生过人流综合征的孕妇，在再次行人流术时，可于术前20~30分钟，肌内注射阿托品0.25mg，对预防人流综合征的发生可起到良好的效果。对接受手术的患者进行麻醉，可以从生理和心理上消除患者的痛苦，是预防人流综合征的最好方法。

第九节 其他舒适内镜检查

无痛胆道镜

一、概述

胆道镜（cholangioscopy）及胆道镜技术在临床上广泛应用，已经成为肝内外胆道疾病最重要的微创诊断和治疗方法之一。胆道镜根据其应用分为经口胆道镜和标准胆道镜，标准胆道镜包括诊断型和治疗型。纤维胆道镜有光学性或电子性两种，目前普遍使用的是光学纤维镜。电子胆道镜的最大优势是视野清楚，尤其是电子经口胆道镜。根据胆道镜的入路途径，可以将胆道镜及其技术分为经口胆道镜技术、经手术切口胆道镜技术、经腹腔镜入路胆道镜技术、经瘘道胆道镜技术（T管、U管）、经皮经肝胆道镜技术（PTCS）和经皮-腹腔/实质性脏器坏死腔内镜技术六种类型。

在早期，胆道镜技术主要用于术中探查和术后经T管探查取出胆道残留结石。随着技术的不断发展，其适应范围越来越广泛。目前，其适应证除早先的适应证外，还包括胆总管巨大结石（常规治疗ERCP技术直接取石、胆道内机械碎石失败并不能手术者）、Mirizzi综合征、胆肠吻合口狭窄伴肝内胆管结石-梗阻性黄疸、肝内胆管结石、胆管癌、肝移植术后胆道并发症。

二、适应证和禁忌证

适应证：评估检查过程的刺激对其可能产生危险的患者；不能配合检查的患者；对检查焦虑恐惧的患者；要求对检查过程完全无感觉的患者。

禁忌证：一般情况极度衰竭的患者；心、肺、肝、肾等重要器官严重功能不全的患者；预计静脉全身麻醉后可能有中重度上呼吸道梗阻并有困难气道史的患者为绝对禁忌。妊娠和哺乳期妇女；无人陪护的门诊患者为相对禁忌。

三、麻醉评估

1. 了解病史，询问病情。
2. 体格检查，麻醉前要针对与麻醉实施有密切关系的全身情况和器官部位进行重点复查。
3. 查看相关实验室检查资料，必要时可要求患者进行更进一步的检查。
4. 根据病史、体格检查和有关实验室检查评估麻醉风险，作好详细麻醉计划和麻醉准备。

四、麻醉方法

（一）麻醉准备

术前禁食6小时，禁饮8小时。

（二）麻醉方法

行胆道手术的患者基本都是采用气管内插管复合全身麻醉，术中胆道镜探查无特殊的麻醉处理，需要严密监测心率，及时发现处理因胆心反射引起的心率减慢。术后经T管瘘道行胆道镜检查或取石的患者，可采用静脉全身麻醉。现介绍几种无痛胆道镜检查的麻醉方法。

1. 丙泊酚麻醉：单次静脉推注，丙泊酚1～2mg/kg静脉缓慢（30s）推注，待患者入睡、睫毛反射消失、呼吸平稳后开始进镜检查，如检查时间较长，出现睫毛反射或超过10分钟者，可以追加丙泊酚0.3～0.5mg/kg。微量泵持续输注，丙泊酚1～2mg/kg静脉缓慢注射，待患者入睡后静脉持续输注丙泊酚2～10mg/(kg·h)，根据患者反应增减输注速度，待检查结束退镜时停药。靶控输注麻醉：检查时，将患者年龄、身高、体重输入TCI系统，设定丙泊酚血浆靶浓度为3～5μg/ml，检查过程中患者有体动，可提高靶浓度0.5～1μg/ml或者静脉单次追加丙泊酚0.5mg/kg，检查结束退镜时停药。

2. 丙泊酚复合芬太尼麻醉：方法一，芬太尼1μg/kg静脉推注，30秒后缓慢推注丙泊酚2.0～2.5mg/kg，待患者入睡、睫毛反射消失、呼吸平稳后开始进镜检查，必要时追加丙泊酚0.3～0.5mg/kg。方法二，单次静脉注射芬太尼1μg/kg，复合丙泊酚靶控输注，血浆靶浓度设为3～4μg/ml。如检查过程中患者有体动，可提高靶浓度0.5～1μg/ml或者静脉单次追加0.5mg/kg。检查结束退镜时停药。

3. 丙泊酚复合舒芬太尼麻醉：方法一，舒芬太尼0.1～0.2μg/kg静脉推注，30秒后缓慢推注丙泊酚1.0～2.0mg/kg，待患者入睡、睫毛反射消失、呼吸平稳后开始进镜检查，必要时追加丙泊酚0.3～0.5mg/kg。方法二，单次静脉注射舒芬太尼0.1～0.2μg/kg，复合丙泊酚靶控输注，血浆靶浓度设为3～4μg/ml，如检查过程中患者有体动，可提高靶浓度0.5～1μg/ml或者静脉单次追加丙泊酚0.5mg/kg。检查结束退镜时停药。

4. 丙泊酚复合瑞芬太尼麻醉：方法一，静脉缓慢注射瑞芬太尼0.4～0.6μg/kg，接着缓慢推注丙泊酚1.0～2.0mg/kg，必要时可追加瑞芬太尼20～30μg或者丙泊酚0.3～0.5mg/kg。方法二，丙泊酚靶控输注，设定血浆靶浓度3～4μg/ml，复合瑞芬太尼靶控输注，设定血浆靶浓度为2～3ng/ml。如检查过程中患者有体动，可提高丙泊酚靶浓度1～2μg/ml或者静脉单次追加丙泊酚0.5mg/kg。检查结束退镜时停药。

五、并发症的预防及处理

（一）呼吸抑制

麻醉药物如丙泊酚静脉注射速度过快时可发生呼吸抑制甚至暂停。而且芬太尼、瑞芬太尼和丙泊酚均有呼吸抑制的不良反应，伍用时要注意适当减少用量，缓慢推注，避免严重呼吸抑制的发生。术中需要密切注意患者的呼吸和脉搏氧饱和度。如发现患者有呼吸抑制，应吸氧并采用面罩手控辅助呼吸，待患者呼吸恢复正常，氧饱和度回升至95%再继续鼻导管或面罩吸氧。如患者持续呼吸抑制，应停用麻醉药物，吸氧并面罩手控辅助呼吸，必要时可气管插管或插入喉罩辅助呼吸至患者呼吸恢复正常。麻醉后如出现舌根后坠可轻托下颌，或置入鼻咽通气管、口咽通气管保持上呼吸道通畅。

（二）血压下降

丙泊酚可使外周血管阻力下降、心肌抑制、心排血量减少及抑制压力感受器对低血压的反应从而引起血压下降。丙泊酚对循环功能的抑制呈剂量依赖性，并与注射速度呈正相关，因此应适当控制注射速度。如检查中患者血压比基础血压降低30%，可静脉注射麻黄素 5~10 mg。

（三）心律失常

胆道镜置入胆管时有可能引起胆心反射，心率减慢。有报道术中胆道镜检查时心脏骤停。术前可应用山莨菪碱静脉注射或肌内注射，术中操作内镜动作要轻巧，避免过多刺激。注意心电图变化，严重心律失常应立即停止操作，对症处理。如出现心率减慢至 55 次/分，不合并血压降低的予静脉注射阿托品 0.2~0.25 mg，如合并血压下降则给予静脉注射麻黄素 5~10 mg。

（四）恶心和呕吐

胆道镜置入有可能引起迷走神经兴奋，发生恶心、呕吐。一旦发生呕吐，马上推患者至侧卧位，由负压吸引吸干净呕吐物，可静脉注射止呕药如托烷司琼 2 mg。

（五）反流误吸

胆道镜冲洗时可能使冲洗液反流入胃，量过多时容易引起反流误吸。患者在静脉全麻的情况下，喉头反射迟钝，不一定能观察到呛咳的动作，麻醉医生需要特别注意。患者在检查过程中如出现呛咳和反流，应推患者至侧卧位，立即使用吸引器吸出反流液体。如血氧饱和度下降，常规处理后不能回升，应果断行气管插管，机械控制呼吸，并予肺泡灌洗，防止出现吸入性化学性肺炎。

六、离室标准

患者接受无痛胆道镜检查后可送往观察室或麻醉后恢复室复苏，待患者神志完全清醒、定向力恢复、肌张力正常、生命体征平稳、呼吸循环稳定、呼吸空气 $SpO_2>96\%$ 或不低于术前，可转送患者回病房继续观察。

无痛输尿管镜

一、概述

输尿管镜技术是膀胱镜技术在上尿路的延伸，是通过一细长的窥镜，经尿道、膀胱、输尿管口进入输尿管，对输尿管疾患进行诊断与治疗。输尿管镜的每一步发展都来自新技术的发展。无论是硬镜还是软镜，纤维光束的引入显著缩小了镜鞘的口径，从而也大大减小了输尿管镜本身对输尿管的损伤。在此同时，扩张技术从扩张管盲目扩张到导丝引导的扩张器和气囊扩张，再到如今的单纯液压扩张，这使输尿管镜进入输尿管变得更为简便。镜下直视碎石工具也不断发展，从超声、液电碎石器到气压胆道碎石器、激光碎石器，都使输尿管镜下碎石的效率不断提高。如今，输尿管镜作为一种诊断和治疗工具已确立其临床地位。由于输尿管镜经验的积累，其适应证也不断拓宽。输尿管镜下切割技术已广泛应用于输尿管狭窄和上尿路肿瘤，输尿管软镜结合激光已用于处理复杂性肾结石。随着技术的发展，输尿管镜技术将在泌尿系统疾病的诊断和治疗中起到更加重要的作用。

输尿管镜手术充分利用了人体自然的腔道进行一些手术操作，避免了传统手术必须在腹部作一个很大的切口，减少了患者的痛苦，加快了患者疾病恢复的时间。目前最常用于输尿管结石的治疗，以及用于诊断输尿管的梗阻原因、输尿管肿瘤的明确、不明原因血尿的进一步检查、输尿管肿瘤局部切除术后复查、输尿管结石的碎石和取石、输尿管狭窄的治疗、输尿管内异物的取出、输尿管浅表肿瘤的电切等。输尿管过度扭曲、固定、狭窄及先天畸形、前列腺重度增生、尿道狭窄、膀胱挛缩、急性泌尿系统感染、凝血功能障碍等情况下不能进行输尿管镜手术。输尿管镜治疗输尿管结石的方法有：输尿管镜下套石篮套石术、输尿管镜下鳄鱼钳取石术、输尿管镜下气压弹道碎石术、激光碎石术、超声碎石术、液电碎石术，有时根据需要2～3种方法一起使用。

二、适应证和禁忌证

适应证：估计检查或手术时间在半小时以上的患者；虽然检查时间短，但检查过程的刺激对其可能产生危险的患者，以及不能配合检查或对检查有焦虑恐惧情绪的患者。

禁忌证：一般情况极度衰竭的患者。心、肺、肝、肾等重要器官严重功能不全的患者为绝对禁忌，凝血功能异常的患者为椎管内麻醉禁忌证。预计麻醉后可能有中重度上呼吸道梗阻并有困难气道史的患者需谨慎，可采用椎管内麻醉；妊娠和哺乳期妇女、无人陪护的门诊患者为相对禁忌。

三、麻醉评估

1. 了解病史，询问病情。
2. 体格检查，麻醉前要针对与麻醉实施有密切关系的全身情况和器官部位进行重点复查。
3. 查看相关实验室检查资料，必要时可要求患者进行更进一步检查。
4. 根据病史、体格检查和有关实验室检查评估麻醉风险，作好详细麻醉计划和麻醉准备。

四、麻醉方法

（一）麻醉准备

术前禁食6小时，禁饮8小时，行输尿管镜辅助下手术的患者术前30分钟肌注苯巴比妥钠0.1g、阿托品0.5mg。

（二）麻醉方法

短小的输尿管镜检查可以采用静脉全身麻醉，时间较长的检查或输尿管镜辅助下手术可采用椎管内麻醉复合静脉强化麻醉。现介绍几种无痛输尿管镜检查或手术的麻醉方法。

1. 静脉麻醉

（1）丙泊酚复合芬太尼麻醉：方法一，芬太尼1μg/kg静脉推注，30秒后缓慢推注丙泊酚2.0～2.5mg/kg，待患者入睡、睫毛反射消失、呼吸平稳后开始进镜检查，持续输注丙泊酚2～10mg/(kg·h)维持麻醉，根据患者反应增减输注速度，待检查结束退镜时停药。方法二，单次静脉注射芬太尼1μg/kg，复合丙泊酚靶控输注，血浆靶浓度设为3～5μg/ml，如检查过程中患者有体动，可提高靶浓度0.5～1μg/ml或者静脉单次追加丙泊酚0.5mg/kg。检查结束退镜时停药。

（2）丙泊酚复合舒芬太尼麻醉：方法一，舒芬太尼0.1～0.2μg/kg静脉推注，30秒后缓慢推注丙泊酚1.0～2.0mg/kg，待患者入睡、睫毛反射消失、呼吸平稳后开始进镜检查，必要时追加丙泊酚 0.3~0.5 mg/kg。方法二，单次静脉注射舒芬太尼 0.1~0.2 μg/kg，复合丙泊酚靶控输注，血浆靶浓度设为 3~4 μg/ml，如检查过程中患者有体动，可提高靶浓度 0.5~1 μg/ml 或者静脉单次追加丙泊酚 0.5 mg/kg。检查结束退镜时停药。

(3) 丙泊酚复合瑞芬太尼麻醉：方法一，瑞芬太尼 1.0 μg/kg 缓慢静脉注射持续 60 秒，随后静脉注射丙泊酚 1.0~2.0 mg/kg，待患者入睡、睫毛反射消失、呼吸平稳后开始手术，以瑞芬太尼 0.1 μg/(kg·min) 或丙泊酚 3 mg/(kg·h) 持续输注维持麻醉。手术结束前停止用药，必要时追加丙泊酚 20~30 mg（每次）。方法二，丙泊酚靶控输注，设定血浆靶浓度 3~4 μg/ml，复合瑞芬太尼靶控输注，设定血浆靶浓度为 2~3 ng/ml。待患者入睡、睫毛反射消失、呼吸平稳后开始手术。如手术过程中患者有体动，可提高丙泊酚靶浓度 1~2 μg/ml 或者静脉单次追加丙泊酚 20~30 mg（每次）。手术结束前停药。瑞芬太尼呼吸抑制作用比较明显，有必要时可插入喉罩辅助呼吸。

2. 吸入麻醉

七氟醚面罩自主吸入浓度为 8% 的七氟醚和大流量氧气（6 L/min）作诱导，待患者意识和睫毛反射消失后开始进镜检查，以 3%~5% 七氟醚和中流量氧气（2 L/min）维持麻醉，检查结束前停止吸入七氟醚并吸入大流量氧气（5~6 L/min）把吸入麻醉药排出。采用吸入麻醉必须注意麻醉气体污染的问题。

3. 椎管内麻醉

(1) 硬膜外麻醉：患者麻醉前开放静脉通路，输注胶体液 300~500 ml。选择 $L_{2~3}$ 椎间隙穿刺，向头部方向置入硬膜外导管 3 cm。方法一，回抽无血及脑脊液，于硬膜外腔注入 2% 利多卡因或 1.73% 碳酸利多卡因 3 ml 作为试验剂量，5 分钟后无局麻药中毒或全脊麻，根据麻醉平面给予 2% 利多卡因或 1.73% 碳酸利多卡因 10~15 ml 作为诱导剂量，维持麻醉平面在 T_7 至 S_5。方法二，回抽无血及脑脊液，于硬膜外腔注入 2% 利多卡因 3 ml 作为试验剂量，5 分钟后无局麻药中毒或全脊麻，根据麻醉平面给予 0.75% 罗哌卡因 8~12 ml 作为诱导剂量，维持麻醉平面在 T_7 至 S_5。麻醉效果满意后行输尿管镜手术。可以静脉伍用咪达唑仑 0.05 mg/kg 或丙泊酚 1~2 mg/(kg·h) 持续静脉推注强化麻醉。术中有需要可于硬膜外腔追加 2% 利多卡因或 0.75% 罗哌卡因 3~5 ml。

(2) 腰硬联合麻醉：患者麻醉前开放静脉通路，输注胶体液 300~500 ml。选择使用腰硬联合穿刺包，选择 $L_{2~3}$ 椎间隙进行常规硬膜外穿刺后，置入腰麻针见脑脊液回流顺畅，缓慢注射 0.5% 布比卡因 1.5~2.0 ml，退出腰麻针并向头端置入硬膜外导管，在硬膜外腔留置 3 cm，回抽无血无脑脊液予以固定。维持麻醉平面在 T_7 至 S_5。麻醉效果满意后行输尿管镜手术。可以静脉伍用咪达唑仑 0.05 mg/kg 或丙泊酚 1~2 mg/(kg·h) 持续静脉强化麻醉。必要时于硬膜外腔追加 2% 利多卡因或 0.75% 罗哌卡因 3~5 ml。

佛山市第一人民医院麻醉科无痛输尿管镜检查麻醉方法如下：患者入室后平卧于检查床上。开放静脉通路，输注胶体液 300~500 ml。中流量鼻导管吸氧，连续监测 ECG、心率、血压、脉搏氧饱和度。单次静脉注射芬太尼 1~2 μg/kg，复合丙泊酚靶控输注，血浆靶浓度设为 3~5 μg/ml。如检查过程中患者有体动，可提高丙泊酚靶浓度 0.5~1 μg/ml 或者静脉单次追加 0.5 mg/kg。待患者入睡、睫毛反射消失、呼吸平稳后开始进镜检查。如检查时间较长，出现睫毛反射或超过 5 分钟者，可以追加丙泊酚 0.3~0.5 mg/kg，检查结束退镜时停药。麻醉诱导时采用鼻导管给氧，视呼吸情况给予手控辅助通气。检查中$SpO_2<90\%$时采用面罩供氧手控辅助呼吸，SpO_2恢复到90%以上后继续鼻导管或面罩吸氧。平均血压下降大于基础血压30%时或心率低于55次/分时予麻黄素5mg（每次）静注。检查结束后继续监测和吸入纯氧，保证充足的呼吸道通畅和氧供，直至患者清醒。

无痛输尿管镜辅助手术麻醉方法如下：患者麻醉前开放静脉通路，输注胶体液300~500ml。选择$L_{1\sim2}$或$L_{2\sim3}$椎间隙穿刺，向头部方向置入硬膜外导管3cm，回抽无血及脑脊液，硬膜外腔注入2%利多卡因3ml作为试验剂量，5分钟后无局麻药中毒或全脊麻，根据麻醉平面给予0.75%或1%罗哌卡因8~12ml作为诱导剂量，维持麻醉平面在T_7至S_5。也可以采用腰硬联合麻醉，于蛛网膜下腔注入0.5%布比卡因1.5~2.5ml，硬膜外腔留置硬膜外导管备用，维持麻醉平面在T_7至S_5。麻醉效果满意后行输尿管镜手术。术中有需要可于硬膜外腔追加0.75%或1%罗哌卡因3~5ml。静脉伍用咪达唑仑0.05mg/kg或丙泊酚1~2mg/(kg·h)持续静脉推注强化麻醉。

五、并发症的预防及处理

常见并发症有呼吸抑制、血压下降、心律失常、恶心和呕吐、反流误吸等，还可见椎管内麻醉的并发症。预防和处理可参见本章无痛膀胱镜的介绍。

六、离室及离院标准

患者接受无痛输尿管镜检查或手术后可送往观察室或麻醉后恢复室复苏。椎管内麻醉的患者术后可送回病房继续观察。

无痛小肠镜

一、概述

是胃镜检查的延续，检查路径与胃十二指肠镜相同，可检查胃镜、十二指肠镜或结肠镜检查不能到达的肠段。主要用于：①原因不明的腹痛、腹泻、消瘦等可疑小肠病变，特别是经X射线造影检查未发现病变，或发现可疑病变者；②原因不明的消化道出血；③疑有小肠良恶性肿瘤；④X射线发现病灶需活检确诊者；⑤为配合诊断吸取小肠液或进行黏膜活检者；⑥部分胆管疾病的内镜下治疗。

二、适应证和禁忌证

1. 不能耐受检查痛苦或检查过程的刺激对其可能产生危险的患者。
2. 不能配合检查的患者。
3. 对检查焦虑恐惧的患者。
4. 要求对检查过程完全无感觉的患者。

有以下情况者，应该列为门诊无痛小肠镜检查的禁忌：

1. 伴有重要器官的严重疾病，如心肺功能不全、严重心律失常、肝肾功能不全失代偿期等。
2. 肥胖症或预计麻醉后可能有中重度上呼吸道梗阻并有困难气道史的患者。

3. 妊娠和哺乳期妇女、无人陪护的门诊患者为相对禁忌证。

三、麻醉评估

评估方式、评估内容与无痛胃镜相同。

四、麻醉方法

（一）术前准备

检查前 1~2 天进低脂、细软、少渣的半流质饮食，检查前禁食 12 小时、禁饮 4 小时。清洁肠道，服泻药致泻，泻药可选蓖麻油或硫酸镁。

（二）麻醉方法

无痛小肠镜检查的麻醉方法与无痛胃镜检查时类似，详细内容可参见本章第一节。小肠镜的检查时间比胃镜长，使用微泵输注或靶控输注可使麻醉更平稳，效果更满意。

佛山市第一人民医院麻醉科采用的无痛小肠镜麻醉方法如下：患者入室后左侧卧位，开放静脉通路，中流量鼻导管吸氧，连续监测 ECG、心率、血压、脉搏氧饱和度。检查前以丙泊酚 2~2.5 mg/kg 在 20~50 秒内匀速静脉推注，待患者入睡、睫毛反射消失、呼吸平稳后开始进镜检查，持续输注丙泊酚 2~10 mg/(kg·h) 维持麻醉，检查结束前停药。麻醉诱导时采用鼻导管给氧，视呼吸情况给予手控辅助通气。检查中 $SpO_2 < 90\%$ 时停止检查采用面罩供氧手控辅助呼吸，SpO_2 恢复到 90% 以上后继续检查，经鼻导管吸氧。平均血压下降大于基础血压 30% 时或心率低于 55 次/分时予麻黄素 5 mg（每次）静注。患者体动明显、平均血压高于基础血压 30 mmHg 或心率快于 120 次/分时予丙泊酚 0.5 mg/kg（每次）静脉推注。ECG 示心律失常马上结束检查，对症处理。检查结束后视患者呼吸情况给予鼻导管或面罩中流量吸氧至患者完全清醒。继续监测和吸入纯氧，保证呼吸道通畅和充足的氧供，直至患者清醒。

五、并发症的预防及处理

常见并发症有呼吸抑制、舌后坠、喉痉挛、低血压、心率下降、恶心和呕吐、反流误吸等，与操作相关的并发症有出血、穿孔等。表现和处理可详见本章无痛胃镜的介绍。

六、离室和离院标准

患者接受无痛小肠镜检查后可送往观察室或麻醉后恢复室复苏，待患者神志完全清醒，定向力恢复，肌张力正常；生命体征平稳，呼吸循环稳定；呼吸空气 $SpO_2 > 96\%$ 或不低于术前，可将患者转送至休息室，住院患者可转送回病房继续观察。在休息室的患者休息半小时左右，无恶心、呕吐、头晕、疼痛及出血，可自己穿衣行走，有家人陪同，留下有效的联系方式者，可离院。嘱离院患者检查当天禁止开车和高空作业。

无痛胸腔镜（内科胸腔镜）

一、概述

胸膜疾病和胸腔积液是临床上的多发疾病，特别是结核性胸膜炎引起的胸腔积液与肿瘤胸膜转移引起的胸腔积液更是数不胜数，传统的诊断由于技术上的局限，只能通过反复抽取积液进行检验分析及结合影像学判断，由于很难得到细胞学等病理诊断，胸膜疾病和胸腔积液的真正原因得不到确诊，从而往往拖延了疾病的诊断及治疗。内科胸腔镜手术的引入，为胸膜疾病和胸腔积液患者带来了光明和希望。内科胸腔镜（medical thoracoscopy，又称 pleuroscopy）是一项有创性操作技术，主要用于经无创方法不能确诊的胸腔积液患者的诊治，只需在患者的胸壁切开约 1.2～1.5 cm 的皮肤切口，利用胸腔镜在直视下对胸膜（脏层、壁层）的病灶进行直接活检，阳性率高（几乎达 100%），痛苦小，费用低，对于肺胸膜疾病的诊断具有很重要的实际意义。出现于 20 世纪 90 年代的外科胸腔镜主要是电视辅助胸腔镜，（VATS）其应用和推广使得更多呼吸内科医师了解并使用内科胸腔镜。欧美肺科医师使用内科胸腔镜技术进行肺胸膜疾病诊治相当普遍，我国近年也有多家医院采用硬质胸腔镜或支气管镜代胸腔镜进行肺胸膜疾病诊治。近几年还出现了一种新型软硬结合的胸腔镜（flexirigid thoracoscopy 或 semi-rigid thoracoscopy）。它由可弯曲的前端与硬质的操作杆组成，比传统的硬质胸腔镜更易于操作。内、外科胸腔镜各有其不同的适应证。内科胸腔镜主要用于诊断，同时也可以进行部分胸腔内治疗。主要适应证为：①经多种无创方法仍不能明确病因的胸腔积液，是诊断不明原因胸腔积液的"金标准"；②肺癌或胸膜间皮瘤的分期；③对恶性积液或复发性良性积液患者行滑石粉胸膜固定治疗；④Ⅰ期和Ⅱ期自发性气胸的局部治疗；⑤其他还包括膈肌、纵隔及心包活检等。绝对禁忌证为胸腔闭塞，如严重胸膜粘连者不宜行该检查。相对禁忌证包括：①出血性疾病，有人以血小板低于 $40\times10^9/L$ 作为临界值；②低氧血症；③严重心血管疾病；④持续的不能控制的咳嗽；⑤极度虚弱者。

内科胸腔镜操作过程：①选择穿刺点：胸腔镜操作的前提条件是有足够的胸腔空间，至少 6～10 cm。如果没有足够的胸腔空间，则需要在胸腔镜操作前或当时在 X 线引导下建立人工气胸来制造一个安全的穿刺空间，以避免损伤肺。超声定位可替代内科胸腔镜前的人工气胸。操作时，患者通常取健侧卧位，切口选择在患侧腋部胸壁第 4～8 肋间，尤以 6～7 肋间最常用。②局部麻醉：穿刺点处给予 1% 利多卡因 5～20 ml 局部麻醉，伍用静脉麻醉药物麻醉，并进行心电、血压和血氧饱和度监测，保持患者自主呼吸良好。③作切口、置入胸腔镜和观察胸腔：在穿刺点作一 9 mm 的切口，钝性剥离皮下各层至胸膜，置入穿刺套管，将胸腔镜经套管送入胸腔，按照内、前、上、后、侧、下的顺序观察脏层、壁层、膈面胸膜和切口周围胸膜，并对可疑病变进行活检。如遇到胸腔粘连，可采用电凝或电切进行粘连带的松解，但需注意出血。需行胸膜固定术的恶性积液或复发性良性积液，常用 3～5 g 消毒的干滑石粉通过硬质或可弯曲的带吸引器的雾化装置均匀喷入胸腔。对于气胸患者，2～3 g 滑石粉即可，术后需要留置胸腔闭式引流管进行负压吸引。④操作完成后，经穿刺套管置入胸腔闭式引流管，术后行 X 线检查了解置管位置及胸腔变化。

内科胸腔镜的常见并发症包括良性心律失常、轻度高血压或低氧血症，但这些并发症通过吸氧几乎都能完全纠正。活检后出血多数可自行止血，对于相对微小的持续性出血，可以采用电凝止血。相对少见但严重的并发症是血管损伤造成的出血，这也是引起死亡的主要原因，需要紧急开胸手术止血，多项研究显示这一并发症极为罕见。活检后气胸、支气管胸膜瘘少见。选择安全的穿刺点和小心操作可避免这一并发症。人工气胸造成的最严重并发症是空气或气体栓塞，发生率小于 0.1%。胸腔积液吸引后复张性肺水肿发生危险很小,即使有数千毫升胸液在胸腔镜诊治过程中被完全吸出。由于胸腔与大气相通,等量的气体也会很快从胸壁穿刺套管中进入胸腔,使肺部不能完全复张,胸腔置管时间延长。当出现脓胸时胸腔引流时间明显延长,甚至需要外科治疗。此外,皮下气肿、滑石粉胸膜固定术后发热、切口局部感染、切口皮肤感觉异常和肿瘤胸部种植转移均有可能发生。对于胸膜间皮瘤患者,胸腔镜手术后10～12天可进行局部放疗,以预防穿刺点肿瘤种植。总之,内科胸腔镜是一项安全的有创性检查,其并发症发生率报道不同(3%～22.6%),但严重并发症少见,已报道的死亡率为0.01%～0.6%。

二、适应证和禁忌证

适应证:评估检查过程的刺激对其可能产生危险的患者,以及不能配合检查或对检查焦虑恐惧的患者。

禁忌证:一般情况极度衰弱的患者,心、肺、肝、肾等重要器官严重功能不全的患者,预计静脉全身麻醉后可能有中重度上呼吸道梗阻并有困难气道史的患者为绝对禁忌。妊娠和哺乳期妇女、无人陪护的门诊患者为相对禁忌。

三、麻醉评估

接受内科胸腔镜检查的患者有90%是胸腔积液原因不明需要协助诊断的,而胸腔积液对肺功能有一定的影响。故麻醉评估时除了对与麻醉相关的全身情况和重要器官功能进行检查评估外,还要详细了解肺功能情况评估麻醉风险。

四、麻醉准备和麻醉方法

1. 检查前禁饮4小时,禁食6小时。
2. 麻醉方法:传统内科胸腔镜都是采用局部麻醉下进行,人工气胸造成的呼吸困难感可能使患者恐惧焦虑,造成心率、血压剧烈波动,甚至诱发心血管疾病发作。无痛胸腔镜让患者在睡眠中舒适地接受检查,越来越受到患者和呼吸内科医生的欢迎。

(1)丙泊酚复合芬太尼麻醉:方法一,芬太尼1～2μg/kg静脉推注,30秒后缓慢推注丙泊酚1.5～2.5mg/kg,待患者入睡、睫毛反射消失、呼吸平稳后开始进镜检查,必要时追加丙泊酚0.3～0.5mg/kg。方法二,丙泊酚2～2.5mg/kg静脉注射,待患者入睡后静脉持续输注丙泊酚2～10mg/(kg·h),必要时追加丙泊酚0.3～0.5mg/kg,手术结束前停药。方法三,单次静脉注射芬太尼1μg/kg,复合丙泊酚靶控输注,血浆靶浓度设为4～6μg/ml,待丙泊酚血浆靶浓度达到4.5μg/ml后开始进镜检查。如检查过程中患者有体动,可提高靶浓度1μg/ml或者静脉单次追加0.5mg/kg,检查结束前停药。

(2)丙泊酚复合舒芬太尼麻醉:舒芬太尼0.2～0.3μg/kg静脉缓慢推注,30秒后缓慢推注丙泊酚1.0～2.0mg/kg,待患者入睡、睫毛反射消失、呼吸平稳后开始检查,必要时追加丙泊酚20～30mg(每次)。

(3)丙泊酚复合瑞芬太尼麻醉:方法一,静脉缓慢注射瑞芬太尼0.6～0.8μg/kg,接着缓慢推注丙泊酚1.0～2.0mg/kg,待患者入睡、睫毛反射消失、呼吸平稳后开始手术,必要时可追加瑞芬太尼20～30μg或者丙泊酚20～30mg(每次)。方法二,瑞芬太尼1.0μg/kg缓慢静脉注射持续60秒,随后静脉注射丙泊酚1.0mg/kg,待患者入睡、睫毛反射消失、呼吸平稳后开始手术，以瑞芬太尼 0.1 μg/(kg·min) 或丙泊酚 3 mg/(kg·h) 持续输注维持麻醉，必要时追加丙泊酚 20～30 mg（每次）。方法三，丙泊酚靶控输注，设定血浆靶浓度 3～4 μg/ml，复合瑞芬太尼靶控输注，设定血浆靶浓度为 2～3 ng/ml。待患者入睡、睫毛反射消失、呼吸平稳后开始手术。如手术过程中患者有体动，可提高丙泊酚靶浓度 0.5～1 μg/ml 或者静脉单次追加丙泊酚 20～30 mg（每次），手术结束前停药。

佛山市第一人民医院麻醉科无痛胸腔镜检查麻醉方法介绍如下：患者入室后开放静脉通路，中流量鼻导管吸氧，连续监测 ECG、心率、血压、脉搏氧饱和度。检查前以芬太尼 1 μg/kg 静脉缓慢注射，1 min 后以丙泊酚血浆靶浓度 3～6 μg/ml 靶控输注作为麻醉诱导，成功入镜后减至诱导浓度的 1/2 维持，以对操作无体动反应来调节麻醉深度，必要时每次增减 0.5 μg/ml 以加深或减浅麻醉。术毕出镜时停药。麻醉诱导时采用面罩给氧，视呼吸情况给予手控辅助通气。麻醉中如收缩压低于 80 mmHg 或下降大于基础值的 30%，予麻黄碱 5～15 mg 静脉注射；如心率低于 55 次/分则给予阿托品 0.25～0.5 mg 静脉注射。检查结束后给予面罩中流量吸氧，继续监测生命体征至患者完全清醒。

五、并发症的预防和处理

（一）低氧血症

由于人工气胸引起患者通气量不足，全身麻醉以后呼吸代偿受到一定的抑制，无痛胸腔镜检查患者可能出现低氧血症。检查过程可采用面罩大流量吸氧，严密监测患者呼吸情况，一旦出现 SpO_2 下降可采用辅助呼吸，必要时气管插管辅助呼吸。

（二）心律失常

胸腔操作时，可能会刺激主动脉或心脏造成心律失常。心律失常一般为良性，停止操作后可恢复正常。故操作应轻柔，避免刺激心脏和动脉。一旦发生心律失常，马上停止操作。情况无改善者应终止检查，对症处理，作好心肺支持的准备。

（三）血压下降

丙泊酚可使外周血管阻力下降、心肌抑制、心排血量减少及抑制压力感受器对低血压的反应而引起血压下降。丙泊酚对循环功能的抑制呈剂量依赖性，并与注射速度呈正相关，因此应适当控制注射速度。如检查中患者血压比基础血压降低 30%，可静脉注射麻黄素 5～10 mg。

六、离室标准

患者接受无痛胸腔镜检查后可送往观察室或麻醉后恢复室复苏，待患者神志完全清醒、定向力恢复、肌张力正常、生命体征平稳、呼吸循环稳定、呼吸空气 $SpO_2>96\%$ 或不低于术前，可转送患者回病房继续观察。

无痛阴道镜

一、概述

阴道镜是在 1925 年由德国 Hinselman 所发明的，经过半个多世纪的发展已普遍应用于下生殖道疾病的诊断，尤其是对下生殖道癌前病变以及早期癌的诊断。主要的原理是将子宫颈可疑病变予以放大，配合光源及滤镜，并加上醋酸或其他溶液显示病灶，使视野更为清楚，观察子宫颈上的血管增生、白色上皮等可疑病变处的变化，以诊断是否有不正常的病变，同时判定病灶的严重程度。必要时经由阴道镜进行切片检查，获得最精确的诊断，作为治疗的依据。

阴道镜检查的目的在于：①及时诊断下生殖道的癌前病变，以降低癌症的发生率；②及时诊断原位癌、镜下早期浸润等早期癌，使患者能得到早期诊断和治疗，从而提高恶性肿瘤患者的生存率；③避免盲目地对下生殖道进行创伤性的多点活检，在阴道镜下仅对可疑病变处作活检，既减少损伤，又提高阳性检出率；④提高对生殖道湿疣的亚临床型的诊断阳性率，以提高治疗效果，有效地控制性病的传播，进而达到预防下生殖道恶性肿瘤发生的目的；⑤确定病变范围，制订正确的治疗方案。主要用于①有异常的临床症状和体征，如异常增多的阴道分泌物药物治疗无效、接触性出血、宫颈炎久治不愈等；②阴道细胞学异常，巴氏涂片二级或二级以上；③临床上肉眼检查发现可疑病灶或不能确诊的新生物；④病理切片可疑时可在阴道镜下活检，以提高病理诊断的正确率；⑤临床诊断和病例诊断不符时，可在阴道镜检查的帮助下作出正确的诊断；⑥宫颈癌前病变、可疑宫颈癌者及可疑宫颈转移癌者；⑦阴道病变，如阴道赘生物、结节等性质不明者；⑧对外阴瘙痒、外阴色素改变及外阴赘生物性质不明等外阴病变的诊断；⑨尖锐湿疣的诊断，尤其是诊断亚临床型的病变；⑩宫颈炎、宫颈癌前病变、尖锐湿疣、阴道病变、外阴病变等治疗后，均可通过阴道镜检查来随访评价治疗效果和动态观察疾病的发展。阴道镜虽属内视镜的一种，但只需在体外对准子宫颈，无需将镜头放到人体内即可进行检查，非常快速方便，故除非患者无法配合或处于月经期无绝对禁忌证，其相对禁忌证即镜下活检的禁忌证：①外阴、阴道、宫颈、盆腔急性炎症；②大量阴道流血；③宫颈恶性肿瘤。

二、麻醉适应证和禁忌证

适应证：不能配合检查或对检查焦虑恐惧的患者；阴道镜下宫颈治疗（如 LEEP 刀）。

禁忌证：一般情况极度衰竭的患者，心、肺、肝、肾等重要器官严重功能不全的患者，预计麻醉后可能有中重度上呼吸道梗阻并有困难气道史的患者为绝对禁忌；妊娠和哺乳期妇女、无人陪护的门诊患者为门诊麻醉的相对禁忌。

三、麻醉评估

对与麻醉相关的全身情况和重要器官功能作检查，评估麻醉风险。

四、麻醉准备和麻醉方法

（一）麻醉准备

检查前均禁饮 4 小时，禁食 6 小时。

（二）麻醉方法

患者入室后采取膀胱截石位，开放静脉通路，中流量鼻导管吸氧，连续监测 ECG、心率、血压、脉搏氧饱和度。丙泊酚 2～2.5mg/kg 诱导剂量，20～50 秒内匀速静脉推注，待患者入睡、睫毛反射消失、呼吸平稳后开始进镜检查，如检查时间较长，出现睫毛反射或超过 10 分钟者，可以追加丙泊酚 0.3～0.5mg/kg。麻醉中如收缩压低于 80mmHg 或下降大于基础值的30%者,予麻黄碱5~15 mg静脉注射;如心率低于55次/分则予阿托品0.25~0.5 mg静脉注射。检查结束后给予面罩中流量吸氧,继续监测生命体征至患者完全清醒。

五、并发症的预防和处理

常见并发症有呼吸抑制、血压下降、心律失常等,其预防及处理详见本章无痛宫腔镜的介绍。

六、离室和离院标准

患者接受无痛阴道镜诊疗后可送往观察室或麻醉后恢复室复苏,待患者神志完全清醒,定向力恢复,肌张力正常,生命体征平稳,呼吸循环稳定;呼吸空气 $SpO_2>96\%$ 或不低于术前,可将患者转送至休息室,住院患者可转送回病房继续观察。在休息室的患者休息半小时左右,无恶心、呕吐、头晕、疼痛及出血,可自己穿衣行走,有家人陪同,留下有效的联系方式的,可离院。嘱离院患者检查当天禁开车和高空作业。

除了以上介绍的无痛内镜诊疗技术外,还有以下几种内镜:

关节镜:就是用直径仅为1.7~4.0 mm的内窥镜,经5 mm的小切口插入关节腔内,通过彩色闭路电视监视系统可以清晰地观察各种关节内结构的改变,比其他非创伤性辅助检查(包括CT、MRI)更为直观、全面,并可动态地观察异常组织对关节稳定性和功能的影响程度,也可酌情取病变组织活检。因此使得诊断更为明确、可靠和完整,有利于选择最佳治疗方案。在治疗时,通过另外1~2个小切口,置入各种专用的手术器械,在关节镜监视下准确地对各种病变组织施行切除、修整、汽化、缝合、固定等各种镜下手术。借助关节镜及其附带的彩色成像系统,医生可以看到关节内几乎所有的部位,病变部位可以看得更为清楚,因此比开放式手术切开关节看得更全面;病灶图像经过放大,比开放式手术切开术看得更准确;此外,由于切口极小(传统手术切口一般为10 cm左右,而微创手术切口一般为5 mm左右),手术对周围组织的损伤小,创伤小并发症少,瘢痕小且出血少。无痛关节镜技术,需要常规的麻醉处理,不在本章加以讨论。

腹腔镜:与电子胃镜类似,是一种带有微型摄像头的器械,腹腔手术就是利用腹腔镜及其相关器械进行的手术;使用冷光源提供照明,将腹腔镜镜头(直径为3~10 mm)插入腹腔内,运用数字摄像技术使腹腔镜镜头拍摄到的图像通过光导纤维传导至信号处理系统,并且实时显示在专用监视器上。医生通过监视器屏幕上所显示患者器官不同角度的图像,对患者的病情进行分析判断,并且运用特殊的腹腔镜器械进行手术。腹腔镜手术的开展,减轻了患者开刀的痛楚,同时使患者的恢复期缩短,并且相对降低了患者的支出费用,是近年来发展迅速的一个手术项目。无痛腹腔镜技术,需要通过常规的麻醉处理,不在本章加以讨论。

鼻窥镜:通过窥镜观察外鼻道的情况时,患者无痛苦,不需要麻醉。鼻窥镜辅助下鼻窦手术则需要常规麻醉处理,不在本章讨论。

耳窥镜:通过窥镜观察外耳道的情况时,患者无痛苦,不需要麻醉,不在本章讨论范围内。

第十节 小儿舒适内镜检查

一、概述

随着医疗技术的不断进步，越来越多的内镜技术可用于协助诊断小儿疾病。但不同于成人，小儿不能忍受内镜检查所带来的不适和疼痛，不能配合内镜检查，必须进行全身麻醉。小儿是舒适内镜检查的绝对适应证。

小儿舒适内镜检查的麻醉也是风险最大的麻醉之一。年龄在1个月以内者称为新生儿，1个月至1岁称为婴儿，2～3岁称为幼儿，4～12岁为儿童。年龄越小，在解剖、生理、药理方面与成人的差别越大。新生儿、幼儿时期各项生理功能都发生迅速而急剧的变化，与成人的差别大，至学龄儿童与成人的差别减小。因此，不能把小儿看成是成人的缩影。进行小儿舒适内镜检查麻醉的医生必须熟悉与麻醉有关的小儿解剖、生理、药理特点，并应用相应的麻醉方法和适合小儿的监测设备，使小儿在麻醉期间能处于生理内境恒定的状态，从而使小儿安全渡过麻醉和手术，并在术后迅速而顺利地从麻醉状态中恢复。

二、小儿的生理特点

（一）呼吸系统

婴儿头部及舌相对较大，颈短。婴儿鼻腔较狭窄，易被分泌物或黏膜水肿所阻塞。由于婴儿主要经鼻腔呼吸，因此鼻腔阻塞可产生呼吸困难。鼻咽部淋巴组织丰富，腺样体增大。婴儿喉头位置较高，位于第3～4颈椎平面（成人第5～6颈椎平面），且较向头侧及向前，其长轴向下向前，而会厌软骨较大，与声门成45°角，因此会厌常下垂，妨碍声门显露。婴儿喉头最狭窄部位是环状软骨处，该处呈圆形，6岁以后儿童，喉头最狭窄部位在声门，而声门并不呈圆形。婴儿气管短，直径小，气管支气管分叉高，在第2胸椎平面（成人在第5胸椎平面）。

婴儿呼吸系统的特征是呼吸节律不规则，各种形式的呼吸均可出现。胸廓不稳定，肋骨呈水平位，膈肌位置高，腹部较膨隆，呼吸肌力量薄弱，纵隔在胸腔所占位置大，容易引起呼吸抑制。而头大，颈短，舌大，鼻腔、喉及上呼吸道较狭窄，唾液及呼吸道分泌物较多，均有引起呼吸道阻塞的倾向。婴儿每千克体重有效肺泡面积是成人的1/3，每千克体重耗氧量是成人的2倍，说明换气效率不佳，故小儿麻醉时应特别重视呼吸的管理。

（二）循环系统

正常新生儿收缩血压是60～80 mmHg（8～10.7 kPa）。脉搏120～140次/分，随着年龄增长，血压逐渐升高，脉搏亦逐渐下降。小儿心血管资料见表8-15。小儿麻醉时应测量血压，但袖套应选用适宜，如袖套宽，则血压读数低，袖套窄则读数高。正确的袖套宽度应是上臂长度的2/3。

婴儿脉搏较快，6个月以下婴儿，麻醉期间如脉搏频率慢于100次/分，应注意有无缺氧、迷走神经反射或深麻醉，应减浅麻醉，纠正缺氧，用阿托品治疗，必要时暂停手术。小儿血容量按千克体重计算比成人大，但因体重低，血容量绝对值很小，手术时稍有出血，血容量明显降低。

新生儿血红蛋白170g/L，大部分是胎儿血红蛋白（fetal Hb），胎儿血红蛋白氧离曲线左移，P_{50}为18 mmHg（2.4 kPa），成人P_{50}为26 mmHg（3.5 kPa）。6个月时胎儿血红蛋白由成人血红蛋白替代，血红蛋白也降至110g/L，故6个月以内婴儿，血红蛋白携氧能力显著下降。

表8-15 小儿心血管资料

项目 年龄	收缩压 mmHg（kPa）	脉搏 次/分	心脏指数 L/(min·m²)	血红蛋白 g/L	氧耗量 ml/(kg·min)	血容量 ml/kg
新生儿	65（8.7）	130	2.5	170	6	85
6个月	90（12.0）	120	2.0	110	5	80
1岁	95（12.7）	120	2.0	120	5	80
5岁	95（12.7）	90	3.7	125	6	75
12岁	120（16.0）	80	4.3	130	3	70

（三）体液平衡和代谢

小儿细胞外液在体重中所占比例较成人大，成人细胞外液占体重的20%，小儿占30%，新生儿占35%～40%。小儿水转换率（turnover rate）比成人大，婴儿转换率达100ml/(kg·d)，故婴儿容易脱水。婴儿脱水5天，细胞外液间隙即空虚，成人脱水10天才达同样水平。细胞外液与细胞内液比例在出生后逐渐下降，2岁时与成人相近。

小儿新陈代谢率高，氧耗量也高，成人氧耗量3ml/(kg·min)，小儿6ml/(kg·min)，故小儿麻醉期间应常规吸氧。新生儿及婴儿对禁食及液体限制耐受性差，机体糖及脂肪储备少，较长时间禁食易引起低血糖及代谢性酸中毒，故婴儿手术前禁食时间应适当缩短，术中应适当输注葡萄糖。

小儿基础代谢率高，细胞外液比例大，效应器官的反应迟钝，常需应用较大剂量的药物，易于出现用药过量及毒性反应。麻醉时应考虑麻醉药的吸收和排泄，从而控制用药剂量。

三、小儿的药理特点

小儿尤其是新生儿对药物的反应与身体组成（脂肪、肌肉、水含量）、蛋白结合、体温、心排血量的分布、血-脑脊液屏障、肝肾功能等有关。新生儿体液总量、细胞外液量和血容量与体重之比大于成人，应用水溶性药物时由于分布容积较大，故新生儿按体重给药需较大剂量以达到需要的血液药物浓度（如抗生素、琥珀胆碱）。体内脂肪及肌肉含量随年龄增长而增加，新生儿及婴儿脂肪及肌肉相对较少，应用依赖再分布至脂肪而终止其作用的药物（如硫喷妥钠）时，临床作用时效较长。同样，应用再分布至肌肉的药物（如芬太尼），其作用时间也延长。新生儿出生时血-脑脊液屏障未发育完全，故许多药物在脑内的浓度比成人高。

肝是药物代谢的主要器官，药物的代谢速率取决于肝的大小和肝微粒体酶系统的代谢能力。肝的大小（体积）与体重的比例从出生到成年逐渐缩小。新生儿体内与药物代谢有关的酶系统发育不全，氧化药物的能力最差，而水解药物的能力与成人相仿。新生儿血液及血浆酶的活力低且血浆蛋白少,血浆酶活力随着年龄的增长而增加,并与血浆蛋白的增加一致,1岁时达成人值。各类药物与血浆蛋白结合量在新生儿、婴儿与成人是不同的。虽然新生儿肝体积占体重的4%,但酶系统未发育,故药物的血浆半衰期较长,至婴儿及儿童期,肝体积仍占体重4%,但酶系统已成熟,故药物的血浆半衰期较短。成人肝体积占体重的2%,肝代谢药物的功能好,药物半衰期也短。大多数药物及其代谢产物最终都经肾排泄。新生儿肾小球滤过率低,影响药物的排泄。随着年龄增长,肾小球滤过率增高。

小儿吸入麻醉药最低肺泡气浓度(MAC)随年龄而改变,早产儿麻醉药需要量比足月新生儿低,新生儿比3个月婴儿低,而婴儿则比年长儿和成人麻醉药需要量大,其原因尚未明确。小儿呼吸频率快,心脏指数高,大部分心排血量分布至血管丰富的器官,加上血气分配系数随年龄而改变,故小儿对吸入麻醉药的吸收快,麻醉诱导迅速,但同时也易于过量。

四、术前评估与准备

小儿由于住院,离开家庭及父母,可产生严重的心理创伤,麻醉医师于术前必须对患儿进行访视,与患儿建立感情,并取得小儿的信任。应对麻醉操作及手术的必要性进行解释,减少其恐惧心理。麻醉前访视除了解患儿心理状况外,应从家长处了解病史及过去史,有无变态反应史、出血倾向、肾上腺皮质激素应用史以及麻醉手术史。并询问家族中有无遗传性缺陷病或麻醉后长期呼吸抑制(可能血浆假性胆碱酯酶不足或有神经肌肉疾病)。应注意患儿体重,并与预计体重[年龄(岁)×2+8kg]比较,可了解患儿营养发育情况,有无体重过低或超重。体格检查时注意牙齿有无松动,扁桃体有无肿大,心肺功能情况以及有无发热、贫血、脱水等情况。脱水程度可从皮肤张力、囟门、眼球、神志、血压等体征来估计(见表8-16)。如有脱水,应在麻醉前纠正,每脱水1%需输液10ml/kg。

表8-16 脱水程度估计

体征	脱水程度(占体重%)
皮肤张力低、舌唇黏膜干燥	5
前囟凹陷、心动过速、少尿	10
眼球凹陷、低血压	15
昏迷	20

应注意化验资料,有无低血糖、低血钙以及钾钠情况,有无凝血功能障碍。肛温38℃以上,血红蛋白80g/L以下,上呼吸道炎症,严重心肺功能不全,严重水、电解质紊乱等情况,应待病情改善后再行检查。

小儿不易合作,应按全身麻醉准备。向父母强调空腹的重要性,说明麻醉诱导前保持胃空虚,可减少呕吐误吸危险,保证麻醉安全。小儿禁食时间超过12h可发生低血糖并有代谢性酸中毒倾向,故小儿禁食时间以不超过8h为宜。近年研究小儿胃内液体排空快,进液体后有1/2在11分钟内自胃排出,2小时内其余液体可自胃排出,故主张适当缩短麻醉前禁食禁饮时间，见表 8-17。

表 8-17 小儿术前禁食时间（h）

项目 年龄	固体食物、牛奶	糖水、果汁
6 个月以下	4	2
6~36 个月	6	3
>36 个月	8	3

麻醉前用药的目的是产生术前镇静和安定，抑制呼吸道黏膜分泌，阻断迷走神经反射以及减少全麻药需要量。小儿新陈代谢旺盛，术前用药按千克体重计算，用量较大。硫喷妥钠、γ-羟丁酸钠、氯胺酮、氟烷、琥珀胆碱等药均需应用阿托品以对抗其副作用（迷走神经兴奋或唾液分泌增加），因此，阿托品在小儿麻醉前用药中占重要地位。

五、常用的麻醉药物

（一）七氟烷

血/气分配系数为 0.63，因此诱导及苏醒迅速，七氟烷 MAC 比氟烷及异氟烷高，新生儿 MAC 是 3%，1~6 个月小儿为 3.3%，6 个月以上小儿为 2.5%。七氟烷气味比异氟烷好，对呼吸道无刺激性，易为患儿所接受。七氟烷很适合于小儿麻醉诱导及维持，其麻醉深度易于控制，合用肾上腺素不诱发心律失常。七氟烷对心肌收缩有一定抑制作用，但临床应用浓度下，血压不下降。七氟烷对呼吸有抑制作用，能增强非去极化肌松药的作用。七氟烷体内代谢率为 2.9%，比异氟烷高，但用药后肝肾功能仍正常。七氟烷与钠石灰相互作用可产生肾毒性代谢产物，在小儿低流量紧闭麻醉时应予以注意。目前认为对肝肾功能不全、颅内高压、恶性高热易感患儿，以及肥胖小儿均应慎用或不用。

（二）氯胺酮

氯胺酮易溶于水，无刺激性，有良好的镇痛作用。氯胺酮不仅静脉注射而且肌内注射也有效。氯胺酮对各器官毒性作用小，可以重复用药，已广泛应用于小儿麻醉。静脉注射 2mg/kg，注射后 60~90 秒入睡，维持 10~15 分钟，肌内注射 5~6mg/kg，2~8 分钟入睡，维持 20 分钟。氯胺酮使唾液及呼吸道分泌物增加，麻醉前必须应用颠茄类药物。氯胺酮适用于浅表小手术、烧伤换药、诊断性操作的麻醉以及全麻诱导。

氯胺酮诱导时有暂时性心血管兴奋作用，使血压、心排血量、脉搏均升高，中心静脉压及外周血管阻力也增加。休克及低心排血量小儿用氯胺酮后，由于其负性心肌肌力作用，可引起血压下降，甚至心搏骤停。国内外文献均已有报道，休克患儿不宜用氯胺酮麻醉。研究发现，氯胺酮麻醉时喉反射有一定抑制，故饱胃患儿不能用氯胺酮。新生儿或 6 个月以下婴儿用氯胺酮后可发生呼吸抑制，麻醉时应给氧，应严密观察、监测 SpO_2，及时处理。氯胺酮麻醉后恶心、呕吐发生率高（33%~44%），术后苏醒延迟，有时呈烦躁不安，是其缺点，术后幻觉及噩梦在小儿少见，如与咪达唑仑或地西泮合用，发生率还可下降。

（三）丙泊酚

丙泊酚是具有高度亲脂性的静脉麻醉药，静脉注射后快速分布至血管丰富的器官，麻醉起效快而平顺，能在一次臂脑循环内发挥作用，呛咳、呃逆发生率低。麻醉强度是硫喷妥钠的1.8倍，代谢清除率快，是硫喷妥钠的10倍。由于小儿中央室分布容积大，且清除率快，故小儿丙泊酚剂量按千克体重计算比成人大，需2.5~3 mg/kg方能达到诱导效果。由于清除快，分布广，需连续静脉输注才能达到预计的稳态血药浓度，维持镇静催眠效果。丙泊酚有呼吸抑制作用，其发生及持续时间与剂量有关，2.5 mg/kg静脉注射时20%患儿有呼吸暂停，故麻醉时需吸氧和加强呼吸道管理。使用丙泊酚后收缩压、舒张压、平均压、心排血量和体循环阻力有不同程度下降，但不引起心率增快，故可减轻气管插管的血流动力学反应。丙泊酚可直接抑制心肌，心肌氧耗量下降；可降低颅内压，脑氧耗量、脑血流量及脑代谢率均有下降，眼内压也有降低。丙泊酚麻醉恢复时间早，患儿清醒迅速，脑功能如精神活动、认知能力恢复完善，麻醉后恶心、呕吐发生率低。丙泊酚的缺点是注射时疼痛，发生率高达33%~50%，应选择肘前大静脉注射，缓慢注射可减轻甚至消除注射痛。小儿用丙泊酚诱导时可发生不自主运动，其原因不明。由于诱导平顺，起效迅速，麻醉深度易控，苏醒快且脑功能恢复完善，术后恶心、呕吐发生率低，故丙泊酚适宜用于小儿门诊手术及某些诊断性检查的麻醉。

（四）咪达唑仑

咪达唑仑0.05~0.1 mg/kg单独肌内注射1 min即起效，10~15 min达作用高峰，产生良好的镇静及抗焦虑作用。也可使用咪达唑仑0.25~0.5 mg/kg加适量糖浆或含糖饮料口服给药，用药后10~15 min即产生镇静作用，20~30 min作用达峰值，口服咪达唑仑后不影响术后苏醒时间。曾有研究比较小儿口服咪达唑仑不同剂量（0.25 mg/kg、0.5 mg/kg、1.0 mg/kg）术前用药效果，发现三组镇静及抗焦虑效果相同，但0.5 mg/kg及1.0 mg/kg组起效较快。

（五）阿托品

术前可应用阿托品，减少腺体分泌和拮抗某些麻醉药物的迷走神经兴奋作用。剂量为0.02 mg/kg，肌内注射，其作用维持约1小时。阿托品的副作用是引起热潴留，对已有高热或脱水的患儿，可应用术前静脉注射给药（剂量较肌注量减半）。

（六）维库溴铵

维库溴铵是潘库溴铵衍生物，肌松强度是潘库溴铵的1.5倍，时效仅潘库溴铵的1/3~1/2，维库溴铵无明显心血管作用。本药自肝摄取自胆汁排出，肾消除维库溴铵的作用较小，肾功能不全患儿仍可应用。剂量0.08 mg/kg，维持25~30 min。

（七）罗库溴铵

罗库溴铵是单季铵甾类肌松药，ED_{90}是0.3 mg/kg，按2倍ED_{90}剂量（0.6 mg/kg）给药，起效时间1~2 min，如按1.2 mg/kg给药，可在60 s时达到满意的气管插管条件。罗库溴铵有中度迷走神经阻滞作用，血压轻度增高，心率有时可加快，但无组胺释放作用。常用剂量0.3~0.6 mg/kg，维持20~24 min。

六、几种小儿舒适内镜检查的麻醉方法

儿童的焦虑多系与父母分开有关。如果父母能平静而游戏般地将患儿转给麻醉医生或护士,就无需使用术前用药。清醒患儿被带进手术间后,一般都比较配合,但往往会受到那些说话声音大、表情严肃的医护人员或无影灯的强光等意外事物的惊吓。所以要不断安慰患儿,手术间应保持安静,除了麻醉医师与患儿交谈,其他人员最好不要开口,大声说笑会使小婴儿惊恐,较大儿童则会误认为被嘲笑,患儿意识未消失前在其身上安放监护设备(血压袖带、听诊器、ECG 电极、脉搏氧饱和度仪探头等)也会使某些患儿感到不安,可以以言语转移患儿的注意力。虽然小儿门诊麻醉时是否允许患儿家长于麻醉诱导时在场陪伴仍有争议,但有越来越多的麻醉医师赞同这样做。需要注意,必须选择适当的家长并对他们进行必要的解释,使他们能保持冷静和支持,令麻醉诱导顺利进行,而且要在医生要求离场时及时离开。

(一)小儿舒适消化道内镜

小儿消化系统疾病是十分常见的,不仅与其独特的消化系统解剖与生理特点相关,也与小儿不良生活习惯如挑食、偏食、喜吃零食、少吃主食、爱吃冷饮、暴饮暴食等有关。另外小儿易受幽门螺杆菌的感染、学习任务繁重,压力与持续的紧张等,也容易造成小儿消化系统功能失调,严重的会出现小儿消化系统疾病。现今,由于内镜技术的发展,内镜检查和治疗已广泛应用于儿科临床,国内外的大量资料证明这是一种安全可靠的诊疗方法。但是,内镜检查是一种需要插管的侵入性检查,会给患儿带来一些不适、恐惧,使相当部分需要内镜检查的患儿不接受内镜检查或拒不配合检查。无痛小儿消化内镜检查技术,可解决年幼不合作患儿的内镜检查问题。

1. 小儿无痛胃镜

国外从 20 世纪 70 年代初期,国内于 20 世纪 80 年代中后期开始将胃镜应用于儿童,且由于细径化小儿电子胃镜的出现,胃镜能满足各种不同年龄段小儿上消化道疾病诊治的需要。主要用于:①诊断吞咽困难或吞咽疼痛,应排除到口咽或食管疾患。②诊断原因不明的呕吐,应除外消化系统疾患引起的呕吐。③诊断原因不明的胸痛,在除外心、肺疾患后,胸痛多见于食管的炎症或溃疡,其胸痛特点是疼痛常伴随进食而发生。④诊断原因不明的腹痛,是儿科临床常见的症状,涉及范围较广,有功能性的,也有器质性的,胃镜对确诊十分有利。⑤上消化道出血,其原发病除全身性疾病外(例如血液系统疾病或严重的感染性疾病),来自消化系统的出血多来自食管、胃、十二指肠的急慢性炎症,消化性溃疡,门脉高压症引起的食管、胃底静脉曲张破裂出血,以及血管瘤,过敏性紫癜等。⑥吸收不良和慢性炎症性肠病:临床上常碰见一些难治性腹泻或吸收不良的患儿,这类患儿一般表现为病史长,发育、营养状况欠佳,用常规检查方法很难找到病因。这类病例适合进行内镜检查,可观察上消化道的黏膜状况,同时可以从食管、胃和十二指肠,乃至空肠近端取黏膜活检,做病理组织学检查。⑦误吞腐蚀剂:可以预测愈后。⑧内镜治疗:如取消化道内异物或蛔虫;消化道出血止血;消化道息肉摘除等。然而小儿毕竟不是成人,首先在心理上对胃镜操作易产生恐惧感,导致检查不合作,体位难以固定,增加操作困难,致胃镜操作时易损伤消化道黏膜,易造成胃镜检查中的盲端,导致漏诊及误诊,影响检查的准确性;再加上小儿的自身生理特点,消化道管腔较小,蠕动较快,脏器娇嫩,在胃镜检查时容易因咽喉部敏感而出现强烈的恶心、呕吐、嗳气而发生窒息、呼吸抑制以及血压升高、心率增快致心血管意外等并发症,因此在小儿胃镜检查治疗时借助麻醉就显得尤为重要。

小儿无痛胃镜检查术前应禁食6小时、禁饮4小时，在空腹时进行检查，否则胃内存有食物则影响观察，且增加呕吐误吸的危险。向患儿家属解释说明麻醉过程中可能出现的异常情况，征得同意后签署麻醉知情同意书。检查室内必须配备氧气、多功能监护仪、中心吸引、各种急救药品、小儿面罩及简易呼吸囊、喉镜、各种型号的气管导管。一台麻醉用呼吸机备用。患儿入室后左侧卧位于检查床上，开放静脉通路，中流量鼻导管吸氧，连续监测ECG、心率、血压、脉搏氧饱和度。现介绍几种小儿无痛胃镜检查的麻醉方法：

(1) 丙泊酚麻醉：检查前30 min患儿肌注阿托品0.02 mg/kg，入检查室后丙泊酚3 mg/(kg·h) 微量泵静脉持续注射（<3岁患儿丙泊酚以5%葡萄糖溶液双倍稀释后再静注）。待患儿睫毛反射迟钝、睡眠安静、呼吸规律时开始置镜。术中根据患儿的反应（如有肢体活动、呻吟等）及检查时间的长短调整丙泊酚用量，可追加0.5 mg（每次）以维持满意的麻醉，术毕前5 min停药。

(2) 氯胺酮麻醉：检查前30 min患儿肌注阿托品0.02 mg/kg，入检查室后用盐酸氯胺酮2~3 mg/kg静脉缓慢推注，患儿进入睡眠状态、肌肉松弛、睫毛反射消失开始进镜检查，患儿体动明显时追加氯胺酮0.5~1 mg（每次）。

(3) 咪达唑仑（咪唑安定）复合丙泊酚麻醉：检查前均予咪达唑仑（0.02~0.03 mg/kg）及丙泊酚（0.6~0.7 mg/s）静脉推注，2种药物间隔时间为3~5 min，待患儿进入浅睡眠状态、肌肉松弛、睫毛反射消失开始进镜检查，患儿体动明显时追加丙泊酚0.5~1 mg/kg。

2. 小儿无痛肠镜

小儿大肠镜检查已普遍开展，主要用于：①原因不明的慢性腹泻、黏液便、黏液脓血便的协助诊断；②急慢性消化道出血的诊断和治疗；③结肠息肉摘除；④肠套叠复位治疗；⑤X线钡餐造影发现可疑病变的确诊；⑥异物取出；⑦结肠术后及炎症性肠病治疗效果的观察等。坏死性结肠炎、中毒性巨结肠、肛门病变伴有明显疼痛者和有全身性重症疾病患者不能行结肠镜检查。结肠镜检查过程中有一定痛苦，且小儿由于恐惧而不配合，增加插入的困难和危险，这时短暂、安全的全身麻醉甚为必要。小儿大肠镜检查实行静脉麻醉，能明显减轻患儿恐惧及痛苦，增加肠镜插入成功率，降低插入危险性。由于肠镜检查过程中，患儿无知觉，所以手法必须轻柔，动作准确，减少滑镜长度，少注气，多吸气，能发现病灶，明确诊断即可，不必每例都要求插至回盲部，以减少操作时间，避免不必要的并发症。

小儿无痛肠镜检查术前常规肠道准备，禁食6小时、禁饮4小时。向患儿家属解释说明麻醉过程中可能出现的异常情况，征得同意后签署麻醉知情同意书。检查室内必须配备氧气、多功能监护仪、中心吸引装置、各种急救药品、小儿面罩及简易呼吸囊、喉镜、各种型号的气管导管。一台麻醉用呼吸机备用。患儿入室后左侧卧位于检查床上，开放静脉通路，中流量鼻导管吸氧，连续监测ECG、心率、血压、脉搏氧饱和度。现介绍几种小儿无痛肠镜的麻醉方法：

(1) 丙泊酚麻醉：术前30 min肌注阿托品0.02 mg/kg，入室后丙泊酚2 mg/kg静脉缓慢注射，患儿进入浅睡眠时停止推注，开始肠镜检查，若检查未结束患儿清醒或手脚不自主活动，追加丙泊酚0.5 mg/kg。

(2) 氯胺酮麻醉：术前30 min肌注阿托品0.02 mg/kg，入检查室后氯胺酮1~2 mg/kg

缓慢静脉注射，于30～60 s内推注完，患儿无睫毛反射即行肠镜检查，若检查中患儿手足活动，追加氯胺酮0.5～1 mg/kg。

（3）七氟醚吸入麻醉：术前建立静脉通路，七氟醚2%～5%面罩吸入，达到深度镇静，即处于入睡状态，意识消失、呼之不醒、睫毛反射消失、轻痛刺激无躯体反射后由内镜医师开始进镜检查，检查过程中密切观察患儿的血压、心率、呼吸、血氧饱和度及患者反应。进行内镜检查操作过程中，根据患者的具体情况，若因不适致不自主动作较多时，适当增加吸入浓度，当插镜到达回盲部时，停止吸入七氟醚，吸入4～6 L/min氧气至患儿清醒。

（二）小儿无痛支气管镜

小儿支气管镜最常用于小儿的气道异物取出，多见于2～5岁小儿。小儿呼吸系统特殊的解剖与生理特点，术中麻醉与手术共用呼吸道，气道异物对呼吸道刺激后的病理生理变化，这都大大增加了手术中的麻醉风险。小儿咽喉腔较小，容易受刺激后出现喉痉挛；会厌长，声门下环状软骨水平处最狭窄，局部水肿易继发呼吸道阻塞；机体代谢率高，心排血量高和功能残气量小，在气道阻塞或窒息时较快出现低氧血症；刺激婴幼儿气道可引起迷走神经兴奋造成心动过缓。麻醉前应作好充分的准备，包括器械与药物的准备（小儿呼吸机、监护仪、小儿喉镜、气管导管、小儿简易呼吸囊、小儿面罩、麻醉药物等）、小儿病情的评估（既往史、禁饮禁食情况、发绀程度、异物位置、双肺呼吸音与啰音等）。术前给予抗胆碱药物可以减少手术刺激或麻醉药物所引起的分泌物增多，不合作患儿应给予基础麻醉，避免小儿哭闹加重发绀程度。术前应该与患儿的家长充分沟通，向其详细说明手术与麻醉的风险，并取得其信任。

无痛支气管镜一般采用全身麻醉，有保留自主呼吸或不保留自主呼吸两种方式。①保持患儿自主呼吸。麻醉后面罩辅助呼吸，吸氧（去氮）给予一定氧储备后立刻手术，同时气管镜连接呼吸机或高频喷射通气机供氧。目的是通过保持患儿的自主呼吸，吸入纯氧后能维持血氧饱和度。但此方法缺点是麻醉深度不容易控制，麻醉过深易致呼吸抑制，麻醉过浅则手术操作刺激容易引起喉痉挛与支气管痉挛等呼吸道并发症，同时不能给术者提供一个满意的手术气道环境，延长了手术时间，间接提高了患儿的麻醉风险。②不保留自主呼吸方式则给予肌松药打断患儿自主呼吸，可选择气管内插管、间歇性暂停通气、气管镜与呼吸机相连接控制呼吸或喷射通气几种通气管理形式。这种方法下麻醉医生可以给予患儿足够的麻醉深度，既有效防止了麻醉过程中各种呼吸道并发症的发生，同时也给术者提供了一个好的气道环境。但要注意严密监测患儿氧饱和度，维持患儿足够的通气和氧供。应注意小儿气管导管内径较细，纤维支气管镜进入管腔后可造成严重的通气困难，需适当延长呼气时间，避免引起气压伤，采用喷射通气的方式时尤应注意。在喷射通气早期，小儿喷气驱动压力可设定为0.35～0.7 bar，其后根据胸廓起伏适当调整通气压力。当存在上呼吸道梗阻，特别是存在呼气相阻塞情况时，造成气压伤的风险增大，声门下进行喷射通气造成气压伤的发生率明显高于声门上，应适当降低声门下喷射通气的驱动压。高频通气模式和应用肌松药有助于改善气道压力，通气频率一般为60～180次/分。

麻醉方案主要根据患儿的年龄、发育和健康情况、病变部位、气道堵塞情况、手术方式、麻醉和手术设备的情况，以及麻醉医生和手术医生的能力与经验等因素制订。年龄较小的患儿可采用吸入麻醉药诱导麻醉，七氟烷无刺激气味易为患儿接受，且诱导迅速。在咽喉部和上呼吸道黏膜表面应用利多卡因或丁卡因，可以减少喉痉挛、咳嗽或屏气现象的发生。年龄较大的患儿可采用静脉麻醉诱导麻醉。值得注意的是镇静药物可能加剧呼吸功能的损害，所以应用芬太尼或咪达唑仑等药物时，应严密监测并充分关注可能造成的气道阻塞加重或呼吸功能衰竭。由于此种手术的时间多较短，应选择联合使用短效药物维持麻醉，可采用氯胺酮-丙泊酚或丙泊酚-瑞芬太尼联合应用，不保留患儿自主呼吸的可以伍用肌松药物。气道管理方面，间歇性地退出支气管镜，通过面罩、喉罩或气管导管等进行有效通气的方式最常用。佛山市第一人民医院麻醉科使用的硬式支气管镜可连接呼吸机螺纹管，在进行镜检的同时，可以机控或手控辅助患儿呼吸，只需在用异物钳钳夹异物时才暂停患儿呼吸，充分保证了术中的氧供。手术操作和支气管镜的多次往返容易造成术中或术后的气道黏膜水肿，可适当使用激素以减轻或预防水肿的发生。术前、术后观察核对患儿牙齿数目和状况，避免牙齿脱落造成气道堵塞。术毕若患儿自主呼吸未完全恢复可行气管插管，后常规复苏拔管，完全清醒后送回病房。

七、并发症的预防和处理

小儿对麻醉的代偿能力有限，麻醉期间必须严密观察，如能在出现异常反应的早期及时发现和处理，很多并发症是可以避免的。只要术前作好充分准备，配备必要的小儿麻醉器械，麻醉期间使用监测仪器（特别是脉搏氧饱和度仪和呼气末 CO_2 监测）并严密观察病儿，及时发现及处理各种异常情况，麻醉并发症是可以减少至最低限度的。

（一）呼吸系统并发症

呼吸系统并发症是小儿麻醉最常见的并发症，主要由于呼吸抑制、呼吸道阻塞及氧供应不足所致，可发生于术中及术后，处理原则包括清除呼吸道分泌物，进行辅助呼吸以及增加氧供应。

1. 呼吸抑制：小儿呼吸易于抑制，用药过量或病儿对麻醉药有高敏反应即可引起呼吸抑制。应用肌松药后必须加强呼吸管理及监测，术后呼吸抑制可因全麻过深和（或）肌松药残余作用引起，应针对原因进行处理。

2. 呼吸道梗阻：呼吸道阻塞在小儿麻醉时很常见，舌后坠及分泌物过多是上呼吸道阻塞的常见病因。小儿即使进行气管内麻醉，仍有呼吸道阻塞的潜在危险，因导管可能扭曲，导管腔也可因稠厚分泌物结痂而阻塞，故吸入麻醉气体应加以湿化，使分泌物易于吸出，从而避免痂皮形成。小儿气管插管后喉梗阻发生时间多在气管拔管后 2h 以内，也可在拔管后即出现吸气性凹陷，严重的有典型的"三凹"征，血氧饱和度下降。喉镜检查可见喉部充血，黏膜水肿，以杓状软骨部位最明显，处理包括：①镇静、吸氧；②静脉注射地塞米松 2～5mg；③局部给予麻黄碱及地塞米松喷雾（喷雾液配方：麻黄碱 30mg、地塞米松 5mg 加 0.9％氯化钠液至 20ml），病情常可好转并逐渐消退。

3. 喉痉挛和支气管痉挛：喉痉挛是小儿麻醉期间常见并发症，多因浅麻醉下局部刺激（机械性或分泌物）所致，经吸氧或加深麻醉而缓解，严重喉痉挛需行面罩加压氧辅助呼吸，如无效，应及时用肌松药（琥珀胆碱或维库溴铵）静脉注射后进行气管插管。拔除气管导管有时可产生拔管喉痉挛，故拔管前应清除咽喉部分泌物，并拔除食管听诊器及测温探头，以减少刺激性。拔管后可让病儿自主呼吸，不能用强烈的加压呼吸，否则反而引起喉痉挛。严重喉痉挛可引起缺氧，如加压呼吸无效，有时需用肌松药物静脉注射后再经气管插管给氧，故小儿拔管时应准备好再行气管插管的器械。

支气管痉挛是下呼吸道阻塞的常见原因。支气管痉挛时有喘鸣音，气管导管通常很畅通，但吹张肺时阻力很大，此时可试用阿托品、氨茶碱或地塞米松静脉注射，支气管痉挛可望获得改善，如仍未改善，可应用肌松药物静脉注射。

（二）循环系统并发症

小儿麻醉期间，心率、心律及血流动力学改变较呼吸系统少见。正常婴儿应用阿托品后心率可增快达 180 次/分，一般情况下并无不良后果。麻醉期间心率减慢可因低氧血症、迷走神经刺激或心肌抑制所致。心动过缓在小儿麻醉时提示有危险性因素存在。婴儿依靠心率维持心排血量，当心率减慢时，心排血量随之降低。小儿对缺氧代偿能力差，如未及时治疗，可导致心搏骤停。心搏骤停是麻醉期间最严重的并发症，麻醉期间心电图监测可早期发现各种心律异常，及时诊断心搏骤停。发现心搏骤停时应立即停止麻醉，进行胸外挤压，静脉注射肾上腺素，非气管内麻醉者应立即行气管插管，并用纯氧进行过度通气。与成人有所不同，小儿胸壁弹性较好，胸外挤压效果满意。

（三）神经系统并发症

中枢神经缺氧可因麻醉期间缺氧造成。一旦发生脑缺氧，病儿术后昏迷，甚至有抽搐，必须及时用低温、脱水治疗，并给予氧气吸入，有抽搐可应用地西泮或硫喷妥钠治疗，如治疗不及时，即使病儿清醒，也可造成智能低下、痴呆等后遗症。氯胺酮麻醉时可发生肌震颤，减浅麻醉后很快消失，通常无后遗症。

八、离室和离院标准

（一）离室标准

患儿接受无痛支气管镜检查后可送往观察室或麻醉后恢复室复苏，要求配备吸氧设备、监护仪和负压吸引设备，患儿卧床休息，一级护理，有专门的麻醉护士监护患者。在观察室的患者符合以下条件可转送患者回休息室，住院患者可转送回病房继续观察。

1. 气管插管的患儿已拔除气管导管。
2. 神志完全清醒，定向力恢复，肌张力正常。
3. 生命体征平稳，呼吸循环稳定。
4. 呼吸空气 SpO_2 不低于术前。

（二）离院标准

患儿在休息室，需一般护理，可让患儿家长在旁陪伴，病情有需要时可经静脉输液给药。患儿在休息室休息半小时左右，符合以下条件可离院。

1. 无恶心、呕吐、头晕、疼痛及出血。
2. 可自己穿衣行走或配合护理，有家长陪同。
3. 留下有效的联系方式。

有条件的医院可把患者转送麻醉后恢复室，由麻醉医生和麻醉护士管理，患儿符合以上条件者，可离院。行气管异物取出术的患儿离院留观时间应延长，出院后门诊随诊。

第十一节　特殊患者的门诊舒适内镜的麻醉处理

一、老年患者

从医学概念看,老年是指因年龄增长而致全身器官功能减退和组织细胞退行性改变的阶段。但对老年的定义及其年龄界限迄今并无公认的标准。目前用以划定老年的标准是人为的从管理和流行病学角度来考虑的。在我国界定59岁以上为老年,国际上多以65岁开始称为老年。对于健康老年人来说,此时的生理变化和对药理的影响尚不显著,还不是生理意义上的老年。WHO定义45~59岁为中年,59~74岁为较老年,75~89岁为老年,90岁以上为长寿老年。随着人类社会的发展,物质和文化生活的提高,医疗保健事业的进步,各国人口的平均寿命正在不断延长。在我国,人口的平均寿命约比新中国成立前延长了一倍。由于老龄人口的增加,我国已接近进入老龄社会(占人口的10%以上),个别城市则已提前进入老龄社会。健康地度过晚年是老年人普遍的愿望,老龄人口的增加必然导致老年人因病就医的增多。在佛山市第一人民医院的门诊内镜中心,前来接受内镜诊疗的患者中大约有30%是60岁以上的老年人。

(一) 麻醉评估

纪年年龄(chronologic age)与生理年龄常不一致,而生理年龄缺乏判定标准。在临床上常可看到有的患者纪年年龄不大,却未老先衰;有的患者年事已高,但体质健壮,脏器功能和思维等仍然良好。麻醉医师在对老年患者进行评估时,除参照其实际年龄外,应根据其病史、化验和特殊检查、体格检查等对其全身情况、脏器功能作出评估。应注意对老年人造成威胁的是其并存症而非年龄本身。

1. 生理、病理特点

老年人神经系统呈退行性改变,储备功能降低。老年人自主神经反射的反应速度减慢,反应强度减弱,反应幅度较小,不能有效地稳定血压。故老年人不易维持血流动力学的稳定,其适应外界因素改变的能力和反应速度下降。老年人自主神经系统的自我调控能力差,如使用能降低血浆儿茶酚胺水平或能破坏终末靶器官功能的麻醉药,或采用迅速阻滞交感神经的麻醉技术如蛛网膜下腔阻滞或硬脊膜外腔阻滞,都很可能导致低血压。

随着年龄的增长,主动脉和周围动脉管壁增厚,硬化程度增加,对血流的阻抗增加,收缩压、脉压增加。一般认为老年人心功能降低,难以承受强度较大的应激。老年人的心血管功能除受衰老进程的影响外,还常受到各种疾病的损害,在老年人中约50%~65%有心血管疾病。故在评估其心血管功能状态时应特别重视其储备功能,在围术期要特别注意对心功能的支持、维护和及时处理。

呼吸系统的功能随年龄增长而减退,特别是呼吸储备和气体交换功能下降。在59岁以后呼吸功能减退较明显,但女性的减退程度较轻。老年人在应激时易于发生低氧血症、高二氧化碳血症和酸中毒。在围麻醉期间应注意监测、维护和支持呼吸功能,防止呼吸并发症和呼吸衰竭的发生。

2. 药理特点

临床上,老年人对各种麻醉药物的耐受性和需要量均降低。年龄增长,则相对的

MAC 或 ED_{50} 的需要量进行性降低，此种降低对已知的所有麻醉药都一样，降幅可高达 30%。虽然对其机制尚不明了，但认为它基本上是生理过程而非药理过程。根据以上特点，对老年人用药应该酌减剂量，慎重从事，加强监测。

3. 麻醉风险评估

老年人由于全身性生理功能降低，对麻醉和手术的耐受能力较差，并存其他疾病的发生率高，因而麻醉和手术的风险普遍高于青壮年患者。术前评估包括患者的全身状况及心、肺、肝、肾等重要器官的功能，以及中枢神经系统和内分泌系统的改变。老年人由于衰老过程所带来的生理改变，虽然增加了手术和麻醉的风险，但其危险程度远不如其术前存在的并存症以及并存症发展加重的可能性。此外，老年人常服用多种药物，药物的不良反应常对老年人构成严重的威胁。应详细了解患者的现在和过去病史，通过体格检查、辅助检查，必要时增加一些特殊检查，对所获得的资料加以综合分析。老年人麻醉、手术的危险，主要与原发病的轻重，并存疾病的多少及其严重程度密切相关。在评估麻醉和手术的风险程度时，一般均需考虑患者、手术、麻醉三方面的危险因素。

（二）麻醉特点

1. 麻醉前准备：嘱患者不必停服日常药物，停药反而打破患者长期的平衡状态，容易诱发并发症的出现。常有患者咨询，禁饮禁食如何服药？通常 10 ml 的水送服药物是不会增加反流误吸的危险的。需要进行胃镜检查的患者是否应该服药？少量药片对于空腹状态的患者，很快就可排空，即使残留在胃中，对胃镜的视野也不会有影响。

2. 麻醉处理：检查室内备好各种抢救药物及设备。对于老年患者，门诊内镜的麻醉并发症最常见的是血压下降、心律失常，其次是呼吸抑制。应稀释好麻黄素、阿托品或山莨菪碱备用，常规吸氧提高氧储备。一般门诊内镜检查及内镜辅助下手术，时间比较短，只要维持好患者麻醉期间的呼吸循环稳定，对患者的生理情况不会有很大的影响。麻醉应尽量选择对生理干扰较少、麻醉停止后能迅速恢复生理功能的药物和方法。其次在麻醉、手术实施过程中应能有效地维持和调控机体处于生理或接近生理状态（包括呼吸、循环和内环境的稳定），并能满足手术操作的需要。切忌麻醉过深或过浅，以免引起血压和心率的大幅波动。给药必须小量多次应用，推注速度须缓慢，给药过程中密切观察患者的神志、生命体征等情况。如采用静脉全身麻醉，可应用靶控输注，使给药更个体化、更安全。

二、高血压患者

高血压病是最为常见的心血管疾病之一，又与冠心病、脑血管疾病的发生和发展密切相关，随着全球老龄化，高血压病的发病率逐年增加，估计我国已有 1 亿人口患有程度不等的高血压病，如包括一些继发性和症状性的高血压患者则比例更大。在临床上合并有高血压病或血压异常升高的患者行内镜诊疗的病例也愈来愈多，由于麻醉药、麻醉方法和监测技术的迅速发展，大大减少了麻醉中的并发症和术后死亡发生率。

（一）麻醉评估

1. 高血压的诊断标准和分期：2004 年《中国高血压防治指南》中基本采用的是世界卫生组织诊断高血压的标准。其中，将 120～139/80～89 mmHg 列为正常高值是根据我国流行病学数据分析的结果。血压处于此范围内者，应认真改变生活方式，及早预防，以免发展为高血压（见表 8-18）。

表 8-18 高血压诊断标准和分期

类别	收缩压（mmHg）	舒张压（mmHg）
正常血压	<130	<85
正常高值	120～139	80～89
高血压	≥140	≥90
1级高血压（"轻度"）	140～159	90～99
2级高血压（"中度"）	160～179	100～109
3级高血压（"重度"）	≥180	≥110
单纯收缩期高血压	≥140	<90

2. 麻醉风险评估

高血压患者进行麻醉前应对其病情作出客观评估。其风险除了与血压水平有关外，还与心血管危险因素有关。主要的危险因素有吸烟、高血脂、糖尿病、年龄大于 60 岁、男性或绝经期女性、有心血管病家族史、靶器官损害（如左心室肥厚）、心绞痛/心衰及有冠状动脉重建术史、脑血管意外、肾病、周围血管病和视网膜病等。

（1）低危组：男性年龄低于 55 岁，女性低于 65 岁的 1 级高血压患者，10 年内发生心血管疾病的可能性小于 15%，如为临界高血压者危险性更低。该组患者对麻醉和手术的耐受程度与非高血压患者无明显区别。

（2）中危组：包括有不同水平的高血压和危险因素，一些患者血压水平不高但有多种危险因素，另一些患者相反，血压水平很高而无或有少量危险因素，10 年内发生心血管等并发症的概率为 10%～15%。麻醉手术的风险与靶器官的损害程度有关。

（3）高危组：存在有 3 个危险因素的 1 级和 2 级高血压患者或不伴有其他危险因素的 3 级高血压患者，10 年内发生心血管并发症的概率为 20%～30%。麻醉风险较大，所以在麻醉前应详细了解病情，作好充分准备，加强麻醉中的管理，减少麻醉中和术后的心血管并发症。

（4）极高危组：3 级高血压伴有 2～3 项危险因素，预计 10 年心血管并发症的发生率超过 30%，一般不宜做手术，否则术中、术后的死亡率高。

（二）麻醉特点

1. 麻醉前准备： 即使术前血压控制较好，也难免对内镜诊疗存在恐惧和焦虑。医护人员尽量让患者进入手术室时处于安静、合作、血压适当的良好状态。有些患者平时血压并不高，看见医护人员后血压异常升高，是所谓的"白大衣"高血压。这时，医护人员应该尽量安慰患者，使患者放松心情。现在临床上长期应用的降压药有 β 受体阻滞剂、钙通道阻滞剂、血管紧张素转化酶抑制剂和利尿剂等。因门诊内镜诊疗需时较短，对患者的生理影响小，麻醉前不必停用高血压药物。但要注意高血压药物与麻醉药物的协同作用，以免麻醉期间引起患者血压过低的情况。在我国有一定比例的高血压患者是不知晓病情的，往往在手术前体检中发现，只要血压稳定，不必强调降至正常血压才能手术，适当配用镇静剂即可。

2. 麻醉处理

（1）检查室内备好各种抢救药物及设备。应稀释好麻黄素、阿托品或山莨菪碱备用，常规吸氧提高氧储备。

（2）麻醉应尽量选择对血压干扰较少的药物。丙泊酚有心肌抑制和外周血管扩张作用，常引起血压下降和心率减慢，应用时应缓慢注射，减轻心血管反应。依托咪酯是对心血管影响最小的静脉麻醉药，适用于高血压患者的麻醉诱导，氯胺酮有较强的交感神经兴奋作用，麻醉诱导时常引起一过性的血压升高、心率加快，心肌的氧耗也增加，在高血压患者中不宜应用。

（3）麻醉管理比麻醉选择更为重要，原则是尽量保持术中的血压稳定，防止血压剧烈波动造成的心律失常、心力衰竭或脑血管意外的发生，保证心、脑、肾等重要脏器的血液灌注。麻醉维持期应保持一定的麻醉深度，根据内镜操作调节给药的浓度和速度，避免因麻醉深度不稳定造成的血压波动，为此，强调术中麻醉药血药浓度的恒定，间断给药对血药浓度波动较大易造成麻醉深度不稳，微量注射泵持续输注能保持恒定的血药浓度，靶浓度给药（TCI）通过手术中各时期对麻醉深度的要求设定所需浓度，由计算机根据该药物的血代动力学参数来决定给药速度和给药量，是较为理想的给药方法。加强麻醉中监测，及早发现低血压以及给予处理，避免影响重要脏器的血液灌注，引起心肌梗死或脑血栓形成等相关并发症的出现。无论原血压值高低，凡血压低于原水平 25%～30% 即为低血压或严重低血压。一旦发现低血压发生，要及时处理，在补充血容量和减浅麻醉的同时可适量应用作用缓和的血管活性药如麻黄素 10～15 mg 静注，必要时可小剂量应用多巴胺 10～20 mg/250～500 ml 静滴。比原血压水平升高 30 mmHg 以上者均称为手术期高血压，血压过高可增加心肌作功和氧耗，并可诱发心律失常和心力衰竭直至心搏骤停。当血压急剧升高时可加深麻醉，必要时可用降压药，如乌拉地尔 0.3～0.5 mg/kg，钙通道阻滞剂尼卡地平 1～2 mg 缓慢静注，0.01%～0.02% 硝酸甘油或 0.05% 硝普钠静脉滴注。

三、肥胖患者

体质指数（body mass index，BMI）现已普遍用于衡量肥胖。体质指数为体重（kg）除以身高（m）的平方，即 BMI（kg/m^2）＝体重（kg）/身高（m）^{2}。标准体重男性的 BMI 为 22 kg/m^2，女性为 20 kg/m^2。BMI≤25 kg/m^2 属正常，BMI 26～29 kg/m^2 为超重（over weight），相当于体重超过标准体重 20% 以上。BMI≥30 kg/m^2 而体重尚未超过标准体重 100% 或 45 kg 者为肥胖（Obesity），BMI＞40 kg/m^2，体重超过标准体重 100% 以上者，为病态肥胖（morbid obesity）。大部分病态肥胖患者的动脉 CO_2 分压（$PaCO_2$）仍在正常范围，属单纯肥胖；但有 5%～10% 患者可出现低通气量及高碳酸血症，即所谓肥胖性低通气量综合征（obesity-hypoventilation syndrome，OHS）或匹克威克综合征（pick-wickian syndrome）。随着经济发展，饮食结构改变，我国的肥胖人数日益增多。肥胖人常伴随重要脏器生理功能改变及并存相关疾病，影响健康，增加麻醉及手术的风险，解剖异常也给麻醉管理带来困难。佛山市第一人民医院内镜诊疗中心每天都会迎来一定数量的肥胖患者，给麻醉医生带来不少挑战。

(一) 麻醉评估

1. 肥胖对生理的影响

肥胖患者胸腹部堆积大量脂肪，胸顺应性降低，膈肌升高，功能残气量（FRC）、肺活量（VC）及肺总量（TLC）减少，容易产生通气/灌注（V/Q）失调，静脉血掺杂增加，氧分压降低（PaO_2）。体位改变对肥胖患者肺容量的影响非常明显。仰卧位时，麻醉后功能残气量进一步减少，加重肺顺应性低下及通气/灌注比例失衡。随着肥胖程度的增加，肺部并发症及由肺动脉高压所引起的病变越来越重，使得患者的健康状况越来越差，可演变为OHS。OHS主要见于在静息状态下出现低通气量及高碳酸血症的病态肥胖患者，约占病态肥胖患者的5%～10%。此综合征包括极度肥胖、嗜睡、低肺泡通气量、周期性呼吸、低氧血症、继发性红细胞增多症、肺动脉高压、左右心室增大（尤以右心室增大为主）、右心功能不全、凹陷性水肿、肺部啰音和肺水肿。患者常于睡眠开始后即出现舌后坠致上呼吸道梗阻，继而因缺氧及CO_2蓄积迫使患者苏醒而恢复呼吸，入睡后又再次发生舌后坠，周期性发作呼吸暂停，使患者不得安眠，以白天嗜睡为其特殊表现，此种情况也可称为睡眠呼吸暂停综合征（sleep apnea syndrome，SAS），其病因尚不清楚，可能为中枢神经系统对通气调节失控和（或）呼吸肌对神经冲动不起反应所致。OHS患者手术和麻醉的风险非常高，仅取仰卧位对他们来说就可能是致命的。如果患者有坐位睡觉的经历，应引起高度重视。

肥胖人的循环血量、血浆容量和心排血量随着体重和氧耗量的增加而增加，但脑和肾的血流量与正常人相似，而内脏的血流却比正常体重的人增加20%，其增加的心排血量主要供应脂肪组织。肥胖人氧耗量增加显著降低了心血管储备功能，增加围术期的风险。有心血管疾病的肥胖患者围术期的风险更大。肥胖患者患高血压的风险是正常体重人的10倍。长期的前负荷增加，使左室心肌肥厚、扩大，心室壁顺应性降低，收缩功能减退，左室舒张末压和肺毛细血管楔压增高。加之长期的心排血量和血容量增加，体血管阻力增加，最终导致左室功能不全。大多数肥胖患者的肺动脉压增高，肺动脉压增高可导致右室功能不全。50岁以下的肥胖患者，并发冠心病、心肌梗死和猝死的概率明显增加。

虽然肥胖患者的胰岛细胞增生，血浆胰岛素含量高于正常，但其糖耐量降低，故常并发非胰岛素依赖型糖尿病。

过度肥胖患者90%有肝内脂肪浸润，但常规临床肝功能试验多无异常表现。

2. 肥胖对药理作用的影响

肥胖患者肝功能常发生一些异常，影响经肝代谢药物的清除，但不影响药物的Ⅰ相代谢（如氧化、还原及水解反应），而通过Ⅱ相结合途径（葡萄糖醛酸及硫酸盐结合）清除的药物，肥胖患者较正常人似乎代谢得更快。

卤素类吸入麻醉药在肥胖人体内的代谢高于正常人，从而可能引起血浆氟离子浓度增高。药物血浆浓度受稳态分布容积和清除率的影响。

肥胖患者脂溶性麻醉药的分布容积更大，一次给药剂量的血浆浓度低于正常人，最终消除半衰期延长。肥胖患者和非肥胖患者异丙酚的初始分布容积没有差别，在稳态血药浓度下，全身清除率和分布容积与体重相关，分布容积和清除率的同时增加抵消了消除半衰期的延长，故没有证据表明异丙酚在肥胖患者体内有蓄积现象。肥胖患者芬太尼的分布容积并不增大，按标准体重给药时，和非肥胖患者的药代动力学参数相似；舒芬太尼在肥胖患者的分布容积增大，消除半衰期延长，但血浆清除率与非肥胖患者相似；肥胖患者阿芬太尼的分布容积与非肥胖患者相似，但血浆清除率降低，故致消除半衰期延长。

3. 麻醉风险评估

肥胖患者麻醉前评估除应详细了解病史及体检外，应着重了解呼吸和循环系统的问题。呼吸系统的评估应注意呼吸道通畅程度，询问与麻醉和手术有关的上呼吸道梗阻、气道暴露困难史及睡眠时有无气道阻塞的症状（经常性的夜间打鼾、呼吸暂停等），这些现象提示患者在意识模糊或麻醉诱导时，可能发生机械性气道梗阻或难以处理的气道暴露困难。体检注意评估气管插管困难程度。应详细了解患者的活动度及对体位改变的适应能力。如果有异常发现，必要时应作进一步检查，如动态心电图、超声心动图等检查。必须了解空腹血糖、糖耐量；如果发现有糖尿病或酮症时，应该在诊疗前给予治疗。此外还应询问患者是否有食管反流症状。

（二）麻醉特点

1. 麻醉前准备： 检查室内备好各种抢救药物及设备。麻醉诱导前必须详细评估气管插管困难的程度及风险，应备好困难气管插管所需的器具，如氧气面罩、口咽通气道、鼻咽通气道、导管芯、枪式喷雾器、多种型号的喉罩、各种型号的咽喉镜片及纤维喉镜等。患者入室后常规吸氧提高氧储备。

2. 麻醉处理： 肥胖患者一旦出现呼吸和心血管系统的紧急情况，处理极为困难，因此任何潜在的危险都必须尽可能早地被发现并进行有效的处理，所以，术中严密监测非常重要。低氧血症是肥胖患者围术期的主要危险，因此必须监测脉搏血氧饱和度。行无痛内镜检查时，可先联合应用局麻药物表面麻醉，尽量减少静脉麻醉药的用量。给药时必须缓慢少量分次给予，给药后等足够的起效时间。因为肥胖患者给药后可能起效较慢，切忌给药后马上检查，患者挣扎又追加药物，容易造成药量过多。

四、糖尿病患者

生活水平的不断提高，糖尿病患者也在不断地增多，如何处理糖尿病患者无痛内镜检查的麻醉，是各位麻醉医生经常遇到的问题。

（一）麻醉评估

1. 糖尿病分型

（1）1型糖尿病：也称为胰岛素依赖型糖尿病（insulin-dependent diabetes mellitus, IDDM），约占10%。发病年龄多数在30岁以下，儿童与青少年发病，故又称为青少年糖尿病。这类患者胰岛素缺乏，口渴多饮，消瘦，尿量显著增加，易于发生酮症酸中毒。

（2）2型糖尿病：也称为非胰岛素依赖型糖尿病（non-insulin dependent diabetes mellitus, NIDDM），占糖尿病的90%。发病年龄多在成年以后，故称为成人型糖尿病。这类患者起病缓慢、隐匿，通常胰岛β细胞仍具有一定的分泌功能，但分泌高峰后移。胰岛素靶细胞上的胰岛素受体或受体后缺陷使得外周对胰岛素利用障碍。这类患者通常有明显的家族遗传性，体重超重或肥胖，无明显酮症倾向，但易出现非酮症高渗昏迷。多数患者经饮食控制或口服降糖药物可控制血糖，少数患者需要外源性胰岛素控制血糖。

（3）营养不良性有关的糖尿病：多发生于贫困地区。以青年男性多见，患者显著消瘦。胰岛β细胞可分泌少量的胰岛素，所以患者很少发生酮症。通常需要外源性胰岛素治疗以控制血糖。

(4) 其他：继发于胰腺疾病，以及其他内分泌疾病，如胰腺囊性纤维化、胰腺手术切除、慢性胰腺炎等均可引起胰岛素分泌不足；胰高血糖素瘤、嗜铬细胞瘤、肢端肥大症或糖皮质激素分泌过量的患者，胰岛素的作用可能被抑制，从而产生胰岛素相对不足的表现。糖尿病也可继发于一些药物使用之后，如抗高血压药、噻嗪类利尿药及精神病药物等。糖尿病也可能是某些遗传综合征的一部分，如 Wolfram 综合征，Friedrich 共济失调等。妊娠糖尿病在妊娠妇女中发病率为 2%～3%，是妊娠期发生流产、死胎及巨大儿的重要原因。

2. 麻醉风险评估

轻型糖尿病或控制良好的糖尿病患者，无糖尿病并发症，这类患者对手术和麻醉的耐受性较好，围术期死亡率与常人无异。但病情较重或已出现糖尿病并发症的患者，如合并了心血管疾病则死亡率为常人5倍，手术和麻醉的风险性增加。所以，麻醉医师通过术前访视患者，应充分了解病情。术前应详细了解患者的糖尿病类型，是否有低血糖、酮症酸中毒和高渗性非酮症昏迷等病史；了解病程的长短、血糖最高水平、现在控制血糖的方法（饮食、口服降糖药、胰岛素）及所用药物剂量。应注意药物作用高峰及其降低血糖的效应，如应用胰岛素后常常出现低血糖反应者，提示患者糖原储备较低，需特别注意血糖变化。判断有无糖尿病的并发症及对全身脏器的影响；有无水、电解质紊乱及酸碱失衡。对伴有器官（如心、肾）功能损害者，应进一步了解其功能受损情况。

(二) 麻醉特点

1. 麻醉前准备

准备好各种抢救药品和仪器。患者常规吸氧，增加氧储备。无痛内镜诊疗都要禁饮禁食，应用降糖药物的患者应嘱咐其术前停用一次，以免造成内镜诊疗期间低血糖。

2. 麻醉处理

无痛内镜检查的时间一般很短，对患者的影响不大。术前评估好麻醉风险，一般血糖控制良好的患者麻醉风险不高；血糖控制不好的患者，笔者认为麻醉前最好作一次床边血糖监测，确定患者血糖情况，若血糖很高，可考虑应用胰岛素，若血糖很低，应适当静脉补充葡萄糖。已经有严重合并症的患者如非必要，最好控制好原发和继发疾病再行内镜诊疗，必须做的，要慎重给药，严密监测，以维持好患者各器官系统稳定、水/电解质平衡为原则，以免加重病情，必要时增加床边血糖监测的次数。

（李渭敏）

参考文献

1. 庄心良，曾因明，陈伯銮. 现代麻醉学. 第3版. 北京：人民卫生出版社，2003.
2. Ronald D. Miller，米勒麻醉学. 曾因明，邓小明，主译. 北京：北京大学医学出版社. 2006.
3. Ronald D. Miller. Miller's Anesthesia（第7版）. 北京：人民卫生出版社. 2009.
4. Roberta L. Hines, Ronalds S. Litman. 小儿麻醉学. 姚尚龙，于布伟，主译. 北京：人民卫生出版社. 2006.
5. 曾因明，邓小明. 麻醉学新进展. 北京：人民卫生出版社. 2006.

6. 曾因明. 2007 麻醉学新进展. 北京：人民卫生出版社. 2007.
7. 邓小明. 2009 麻醉学新进展. 北京：人民卫生出版社. 2009.
8. 徐启明. 临床麻醉学（第 2 版）. 北京：人民卫生出版社. 2005.
9. 赵素真, 邓硕曾. 门诊手术麻醉进展. 临床麻醉学杂志, 2003, 19：127-128.
10. 徐福涛. 内镜术的镇静与麻醉. 中华消化内镜杂志, 2002, 6：325-326.
11. Gupta H. Use of topical pharyngeal anaesthesia before gastroscopy by British gastroenterologists. Gastrointest Endosc, 2007, V65N7：1101-1102.
12. Seip B, Huppertz-Hauss G, Sauar J, et al. Patients'satisfaction：an important factor in quality control of gastroscopies. Scand J Gastroenterol, 2008, V43N8：1004-1011.
13. Milne SE, Kenny GN, Schraag S. Propofol sparing effect of remifentanil using close-loop anaesthesia. Br J Anaesth, 2003, 90：623-629.
14. 马跃成, 袁川, 刘兰香. 不同配伍的丙泊酚用于纤维结肠镜检的临床观察. 四川医学, 2004, 09：1027.
15. 封卫征, 祝义军, 周仁龙, 等. 雷米芬太尼复合丙泊酚在老年患者无痛肠镜检查中的应用. 临床麻醉学杂志, 2006, 05：342-344.
16. Matot I. Sedation in outpatient bronchoscopy. Respir Med, 2000, 94：1145-1153.
17. Kawamoto M. Anesthetic management of patients with tracheal bronchus. Masui, 2008, V57N2：152-157.
18. 张丽娜, 钟涛, 王瑞珂, 等. 氟比洛芬酯复合丙泊酚在无痛纤维支气管镜检查中的应用. 中国内镜杂志, 2009, 15：61-63.
19. 刘政, 雍文成, 黄伟栋, 等. 咪唑安定或丙泊酚复合雷米芬太尼喉罩通气下纤维支气管镜检查的临床观察. 临床麻醉学杂志, 2009, 25：261-262.
20. 朱宏伟, 徐美英, 李劲松. 支气管镜检查术患者不同麻醉方法的效果. 中华麻醉杂志, 2007, 27：126-128.
21. Kuroiwa M. Knowledge and lessons learned from the results of perioperative pulmonary thromboembolism research by the Japanese Society of Anesthesiologists（JSA-PPT Research）. Masui, 2007, V56N7：760-768.
22. Thome UH, Carlo WA, Pohlandt F. Ventilation strategies and outcome in randomized trials of high frequency ventilation. Arch Dis Child Fetal Neonatal Ed, 2005, 90：F466-F473.
23. 叶嫣华, 陈敏芳. 常规高频通气配合纤支镜检查的价值. 中国内镜杂志, 2000, 6：72.
24. Mainland PA, FANZCA, FHKCA, et al. Absorption of lidocaine during aspiration anesthesia of the airway. J Clin Anesth, 2001, 13：440-446.
25. Agnew NM, Tan NH, Scawn ND, et al. Choice of opioid supplementation for day-case rigid bronchoscopy：a randomized placebo-controlled comparison of a bolus of remifentanil and alfentanil. J Cardiothorac Vasc Anesth, 2003, 17 (3)：336-400.
26. 金善良, 张富军, 于布为. 纤维支气管镜检查术患者不同效应室靶浓度丙泊酚麻醉效果的比较. 中华麻醉学杂志, 2008, 28：108-111.
27. Campos JH.. Update on tracheobronchial anatomy and flexible fiberoptic bronchoscopy in thoracic anesthesia. Curr Opin Anaesthesiol, 2009, V22N1：4-10.
28. 刘永前, 颜丽晖, 吴爱平, 等. 异丙酚芬太尼静脉复合麻醉用于电视宫腔镜检查术的临床观察. 中国内镜杂志, 2004, 10：81-82.
29. 朱慧莉, 张琦. 硬膜外麻醉用于宫腔镜电切术的临床观察. 中国内镜杂志, 2002, 8：75.
30. 徐金娥, 赵文翠, 孙福先. 静脉复合麻醉用于宫腔镜电切术的临床效果观察. 中国内镜杂志, 2002,

8：54-55.
31. 常峻，周建慧，马琍. 丙泊酚复合芬太尼用于宫腔镜手术. 临床麻醉学杂志，2004，10：630.
32. 陈慧荣，余剑波. 依托咪酯诱导丙泊酚维持麻醉在老年病人 ERCP 治疗中的应用. 中国中西医结合外科杂志，2008，03：204-206.
33. 肖继成. 异丙酚复合芬太尼静脉麻醉用于膀胱镜检查. 中国现代医生，2009，06：117.
34. 阚智勇，黄菲，王龙刚. 丙泊酚与芬太尼复合麻醉在膀胱镜检查中的临床观察. 四川医学，2005，09：1008.
35. 李淑萍. 丙泊酚联合用药应用于无痛人工流产. 临床医学，2009，02：110-111.
36. 邹子林，佘守章，刘继云，等. 瑞芬太尼用于无痛人工流产手术麻醉的临床观察. 临床麻醉学杂志，2004，20：493-495.
37. 何志龙，周振苇，黄猛. 无痛人工流产术中丙泊酚靶控输注的临床观察. 广东医学，2007，28：120-121.
38. 刘睿，周易. 七氟醚吸入麻醉与丙泊酚-芬太尼全凭静脉麻醉用于输尿管镜下气压弹道碎石术的比较. 海南医学，2009，07：28-31.
39. 熊源长，陈辉，杨小虎，等. 不同剂量瑞芬太尼用于喉罩麻醉下输尿管镜钬激光碎石术的效果比较. 第二军医大学学报，2007，220-222.
40. 尤新民，韩玲，鲍泽民，等. 电视胸腔镜手术的麻醉处理. 中国内镜杂志，2004，8：18-22.
41. 王俊. 电视胸腔镜在胸部疾病治疗中的应用现状. 临床外科杂志，2005，6：384-385.
42. 宋言峥，江南，王萍，等. 局部麻醉下经电视胸腔镜和小切口开胸诊治胸膜、肺部疾病. 中国胸心血管外科临床杂志，2007，3：188-191.
43. 廖刃，李羽. 小儿气管异物取出术不同麻醉方法的比较. 四川大学学报（医学版），2008，3：516-518.
44. Davis PJ，Finkel JC，Orr RJ，et al. A reandomized，double-blinded study of remifentanil versus fentanyl for tonsillectomy and adenoidectomy surgery in pediatric ambulatory surgical patients. Anesth Analg，2000，90：863-871.
45. Hussein SA. Anesthesia for pediatric endoscopies. Int Anesthesiol Clin，2006，V44N1：81-93.
46. Allan P. Reed，Francine S. Yudkowitz. 临床麻醉病例（第3版）. 李文志，曾因明主译. 北京：北京大学医学出版社，2008.

第九章　术后镇痛

疼痛是一种不愉快的感觉和情绪反应，伴随着现存的或潜在的组织损伤。外科手术引起组织损伤，皮肤感觉神经纤维兴奋，肌肉组织中的神经纤维末梢也因受到损伤或牵拉而兴奋，引起反射性肌肉挛缩，产生疼痛。据报道，美国每年大约有7300万手术患者，其中80%的患者经历急性手术后疼痛，20%的患者有严重的术后疼痛。引起术后疼痛的主要原因有：①手术操作造成神经纤维末梢切断、受损，受损部位释放炎症因子或化学性递质（如缓激肽、K^+、组胺、前列腺素、白三烯等）刺激感觉神经终末感受器产生疼痛。②局部受损的神经其远端发生非特异性变性，神经元电活动增加，神经末梢发芽，产生痛觉过敏，痛阈降低，即使弱小的阈下刺激也能产生疼痛。

手术后疼痛给患者带来巨大痛苦，造成心理上恐惧，精神上抑郁，延缓患者康复。积极的术后镇痛治疗可以消除或减轻患者的痛苦，促进患者康复，缩短住院时间。术后镇痛治疗也是建设无痛医院的重要组成部分，可以提高患者对医院的信任度和忠诚度，提高就诊率和复诊率，改善医患关系，促进医院发展。

第一节　术后镇痛的意义

由于手术创伤、内脏器官损伤、引流物的刺激等所导致术后疼痛，是人体受到伤害性刺激后的一种反应。这种疼痛表现为锐痛，程度剧烈，尤其是在术后48小时期间，不仅给患者带来精神上的打击，还将影响全身各系统的功能，导致一些严重的并发症发生。

一、术后疼痛对机体的影响

（一）对心血管系统的影响

术后疼痛刺激可引起机体内源性活性物质释放，使心率增快，血压升高，增加心脏负荷，增加心肌耗氧量，导致心肌缺血，这些变化对于正常人可能无危险，但对于有心血管方面基础疾病的患者将产生严重的后果。疼痛刺激引起交感神经末梢和肾上腺髓质释放儿茶酚胺，儿茶酚胺与α受体和β受体结合，加快心率，升高血压，增加外周阻力，增加心肌氧耗；伤害性刺激引起下丘脑视上核和室旁核神经元分泌血管加压素，促进肾对水的重吸收，增加血容量；血管加压素可作用于血管平滑肌的血管加压素受体，引起血管平滑肌收缩；肾上腺皮质释放的醛固酮、皮质醇的保钠排钾作用可引起机体内水钠潴留，增加心脏前负荷，甚至发生充血性心力衰竭。疼痛刺激激活肾素-血管紧张素-醛固酮系统，释放的血管紧张素Ⅱ可引起全身血管收缩而产生相应的生理学效应。

（二）对呼吸系统的影响

疼痛可使呼吸变浅快，呼吸肌僵硬，通气量减少，常延缓术后呼吸功能的恢复。疼痛可使胸腹部肌肉肌张力增高，降低肺顺应性，通气功能下降，造成缺氧和二氧化碳蓄积，甚至发生肺不张。上腹部和胸腔手术对肺功能的最明显影响是由于膈肌功能失常，胸壁顺应性降低和疼痛限制吸气功能而导致的功能残气量降低。研究发现，在腹部手术后 FRC 至少降低 20% 以上，在 24~48 小时达到最低水平，直到 1 周左右才恢复到正常水平。在大手术或高危患者，术后疼痛可能导致功能残气量的明显减少（仅为术前的 25%~50%），早期缺氧和二氧化碳蓄积可刺激每分钟通气量代偿性增加，但长时间的呼吸作功增加可导致呼吸衰竭。疼痛常限制病人的咳嗽，呼吸道分泌物的排出受限，增加术后肺部感染和肺不张发生的风险。

（三）对神经内分泌系统及代谢的影响

术后疼痛对病人的精神和心理状态产生不良影响，可使患者心情烦躁、忧虑、情绪低落，长期慢性疼痛还可致患者精神抑郁；情绪过度紧张，烦躁等又加重疼痛。术后疼痛、创伤所致的应激反应，可引起一系列神经-内分泌激素释放，如儿茶酚胺、皮质醇、血管紧张素Ⅱ、抗利尿激素、肾上腺皮质激素、促肾上腺皮质激素、生长激素和胰高血糖素等的释放。另外，术后疼痛对机体的代谢也产生较大影响，应激反应可降低睾酮和胰岛素的分泌，抑制代谢；皮质醇、胰高血糖素等可产生胰岛素抵抗，蛋白质和脂肪的分解可提供糖原异生的基质，增加糖原异生而产生高血糖。

（四）对胃肠道及泌尿系统的影响

疼痛时交感神经兴奋，反射性抑制内脏平滑肌与胃肠道功能，使平滑肌张力降低，肠蠕动减慢，导致术后恶心、呕吐、腹胀。疼痛可降低膀胱肌张力，增加尿潴留及泌尿系统感染等并发症的发生率。

（五）对免疫系统的影响

术后疼痛可致淋巴细胞减少，白细胞增多，网状内皮细胞处于抑制状态，单核细胞活性下降。抑制细胞及体液免疫功能，增加围术期感染的概率。术后疼痛可引起血清免疫抑制性激素增高，而免疫增强性激素、淋巴细胞、CD3、CD4 减少。

（六）对凝血功能的影响

术后疼痛应激激素的分泌，使机体处于高凝状态，凝血酶原、纤维蛋白原增高，血小板的黏附功能增强，纤溶功能降低。这对老年、肿瘤、烧伤等术前本身存在高凝状态或有心脑血管疾病的患者极为不利，可能导致血栓形成，甚至危及生命。

（七）其他影响

手术创伤、疼痛可致间质水肿及水/电解质平衡紊乱，机体调节体液平衡能力降低。术后疼痛增加患者痛苦，使患者畏惧必要的功能锻炼，拒绝早期下床活动，延长恢复时间。部分术后疼痛如不处理可发展为慢性神经病理性疼痛，将对患者精神及心理上产生持久的不良影响。疼痛使交感神经兴奋，增加机体耗氧量，对缺血脏器有不良影响。

二、术后镇痛的必要性

（一）抑制应激反应

手术创伤、术后疼痛可引起机体强烈的应激反应，它是一种以交感神经兴奋和下丘脑-垂体-肾上腺皮质功能增强为主要特点的非特异性防御反应。可引起心率加速，血压、血糖升高。长时间的应激反应，可使机体产生疲劳和损害，易诱发高血压、糖尿病、胃溃疡等慢性病。应激时糖皮质激素分泌增加，显著抑制了机体的免疫力，增加机体对传染病的易感性。疼痛是围术期机体应激反应的主要刺激因素，术后镇痛通过减轻甚至消除疼痛可以调控这些应激反应，抑制过度的应激反应，保护机体功能不受损害。有研究表明，术后镇痛患者其血清儿茶酚胺浓度和尿液中的皮质醇浓度明显减少。

（二）降低心脏不良事件的发生率

疼痛时交感神经兴奋，心率增快，血压升高，心肌耗氧量增加；另一方面，交感神经兴奋后引发的内源性儿茶酚胺释放增加，通过作用于α肾上腺素能受体，使冠状动脉收缩并拮抗血管舒张药的效应，使心肌的氧供明显降低，从而导致心肌的氧供/氧需平衡失调，导致 ST 段改变、心绞痛、心律失常和心肌梗死等心脏不良事件的发生。研究证实胸段硬膜外镇痛可有效地阻断心交感神经传入和传出纤维（T1 至 T5），减轻手术所致的儿茶酚胺增高，从而减轻或消除围术期交感神经过度兴奋和应激反应所引发的上述心血管系统的不良事件。硬膜外镇痛扩张冠状动脉，增加缺血心肌区的血流，降低心肌的氧需求量，增加心肌氧供，改变心内膜至心外膜血流的比例，使心肌血流的区域分布更加趋向合理，有利于预防围术期心肌缺血的发生。

（三）减少肺部并发症的发生

完善的术后镇痛可以改善患者呼吸功能，促使患者咳嗽、排痰，保持肺泡膨胀，减少肺不张、肺部感染等肺部并发症的发生。有研究报道，硬膜外镇痛术后肺部并发症的发生率比静脉镇痛时明显低，其原因可能是硬膜外镇痛能明显减轻咳嗽、体位改变时的疼痛感，呼吸频率并不增快，呼吸作功并不增加，每分钟通气量和 SpO_2 保持在正常范围，有利于术后改善通气、减少氧耗；硬膜外术后镇痛可部分阻滞心交感神经，同时也部分阻滞了由 T5 至 L1 支配的肾上腺髓质神经，使患者术后体内血清中儿茶酚胺及促肾上腺皮质激素的浓度明显降低，有利于降低肺动脉压，降低右心负荷，减少肺水肿、肺部感染的发生。

（四）促进胃肠功能恢复

良好的术后镇痛可以促进患者尽早下床活动，减少肠粘连的发生。硬膜外镇痛时，交感神经阻滞，副交感神经相对兴奋，促进胃肠蠕动，减少术后麻痹性肠梗阻和胃淤滞的发生；同时增加胃肠血流量，促进肠吻合口的愈合。硬膜外镇痛促进胃肠功能的恢复可能与以下因素有关：①阻滞伤害性传入神经；②阻滞胸腰段交感传出神经；③副交感传出神经兴奋性增强；④减少术后阿片类药物的需求量；⑤增加胃肠道血流量。

（五）改善术后高凝状态

手术创伤及术后疼痛应激，交感神经系统兴奋，使因子Ⅷ和因子Ⅷ相关抗原明显升高；通过血浆纤溶酶原激活抑制物-1（PAI-1）抑制纤维蛋白溶解，降低抗凝血酶Ⅲ水平和启动血小板聚集。血小板黏附性及聚集性增高，纤维蛋白溶解减少，机体处于高凝状态。血液高凝状态不仅促使了心脏并发症的发生，而且与术后血管阻塞和血栓性并发症的形成存在密切联系。硬膜外镇痛能增加动脉血流，促进静脉血回流，改善下肢血液循环，减少血小板聚集，促进纤溶活性，降低血液黏度。硬膜外镇痛通过减轻手术的交感神经反应而对凝血级联产生明显的影响，如降低 PAI-1 和升高抗凝血酶Ⅲ水平，并能保持因子Ⅷ和因子Ⅷ相关蛋白水平在正常范围内。有研究证实局麻药的全身吸收可通过阻滞血栓素 A_2 的信号转导而起到抗凝血的作用和通过减少蛋白质、红细胞和血小板聚集而降低血液的黏滞度。

（六）调节人体免疫功能

手术后免疫系统受损，与术后感染的增加和肿瘤的进展密切相关。术后镇痛通过抑制手术的应激反应可在一定程度上保护机体的细胞免疫和体液免疫功能，有助于维持免疫系统的功能正常，改善病人的转归。

（七）减少术后认知功能的损害

研究表明非心脏手术后大约20%的病人发生认知功能障碍，以术后第二天最为明显，约术后一周消失，但有10%的病人持续到术后三个月，尤以老年病人为甚。Hole 等的研究发现在进行全髋关节置换的老年病人中硬膜外术后镇痛能明显改善术后精神状态和PaO_2水平。

（八）促进患者早日康复，缩短住院时间

术后镇痛可改善伤口血液循环，有利于术后伤口的愈合。病人可及早下床活动，促进伤口复原、肠道蠕动、提早排气、减少并发症；完善的镇痛还可以使病人得到充足的睡眠、尽早恢复体力以及缩短住院时间。一项关于多模式超前镇痛与术后镇痛的荟萃分析表明，术后镇痛可以明显缩短人工关节（膝关节、髋关节）患者住院时间，尤其多模式超前镇痛患者，其平均住院时间比术后经静脉给药者平均住院时间缩短0.6天。

（九）减少慢性疼痛的发生

常规手术后约10%~50%的患者会发生慢性疼痛，通常持续3~6个月，其中2%~10%的患者表现为疼痛剧烈。其危险因素包括：神经损伤、中至重度的疼痛、慢性炎症、电离辐射、化疗、抑郁以及心理易感性。其中，手术后疼痛不能及时有效处理是术后急性疼痛转化为慢性疼痛的重要原因之一。这是因为外周神经损伤后使得伤害感受器末梢的静息膜电位升高，使其与兴奋阈值距离缩小，结果导致神经元疼痛阈值降低，外周伤害感受器对于随后的刺激敏感性增加，形成痛觉敏化，痛阈下降。完善的术后镇痛则可以阻滞伤害性感觉神经元的敏感化形成，减少慢性痛的发生。

（十）术后镇痛的其他益处

术后寒战是麻醉后常见的并发症，增加机体的耗氧量，对一些不能耐受耗氧量大幅增加的患者如心肺储备功能差的患者，寒战将增加心脏不良事件的发生率。常用术后镇痛药物如阿片类药物，可降低寒战反应的阈值，从而降低寒战反应的发生率。曲马朵是非阿片类中枢性镇痛药，是目前比较常用的防治寒战反应的药物，能抑制脊髓5-羟色胺（5-HT）和去甲肾上腺素的重摄取，使脊髓水平的5-HT和去甲肾上腺素浓度增高，二者均参与抑制寒战反应，从而阻断寒战的发生。

综上所述，术后疼痛对机体产生一系列的病理生理改变，对机体产生不良影响，增加术后并发症的发生，完善的术后镇痛治疗不仅可以减轻或消除患者肉体上和精神上的痛苦，促进患者早日康复，对提高医院的服务水平、树立无痛医院的品牌形象也具有重要作用。

第二节 术后疼痛的机制及其影响因素

一、术后疼痛的机制

手术或创伤等组织损伤导致大量致痛物质的释放，激活外周伤害性感受器，伤害性信号经脊髓上行传导束传导至丘脑和大脑皮质，在中枢整合后产生疼痛，同时中枢神经系统

又经下行传导通路对疼痛进行调节。

（一）致痛物质

作用于伤害感受器并能引起疼痛的化学物质被称为致痛物质，主要有缓激肽、前列腺素、P物质、H^+、K^+、5-羟色胺等。这些物质可直接兴奋伤害感受器；或者通过改变生理环境，间接提高伤害性感受器的兴奋性从而产生疼痛。免疫细胞进一步释放细胞因子（如白介素、干扰素、肿瘤坏死因子等）和生长因子（如神经生长因子）等介质，其中有的炎症介质直接激活外周伤害性感受器，并导致自发性疼痛；而其他的则通过炎性细胞的间接作用刺激另外的致痛物质的释放。这些炎症介质或物质作用于外周神经末梢，使高阈值伤害性感觉器初级感觉神经元的传导敏感性增加。

（二）术后疼痛的传导通路

1. 痛觉神经纤维

包括有髓鞘的 Aδ 纤维和无髓鞘的 C 纤维，其中 Aδ 纤维将快速痛觉传入脊髓。C 纤维负责传导慢痛。Aδ 和 C 纤维在行进的过程中发出分支进入脊髓灰质背角，最后止于脊髓灰质第一至六层，通常 Aδ 神经纤维终止在脊髓灰质的第一、第五层，而 C 神经纤维终止在第二与第三层（即胶状质），之后，神经纤维横过脊髓到达对侧的前侧索再上行到脑部。

2. 疼痛传导的神经束

痛觉神经纤维经由背根进入脊髓，止于脊髓灰质背角内的神经元，经脊髓背角神经元初步整合后，经脊髓白质的腹外侧索、背外侧索等传递到丘脑，再到大脑皮层产生痛觉。参与疼痛信号传导的神经束主要有：①脊髓丘脑束，主要传导皮肤、关节、肌肉及内脏的特异性或非特异性的伤害性感觉。②脊髓网状束，指由脊髓上行终止于延髓和脑桥内侧网状结构的纤维，具有双侧投射、多突触传递、弥散分布和会聚等特点，其对伤害性刺激的时空特性不敏感，只能反映其性质和程度。③其他神经束如脊髓中脑束、脊髓颈核束、脊髓下丘脑束等都参与伤害性信息的传递。

3. 痛觉中枢

①脊髓，是痛觉信息整合的初级中枢，背根节细胞是感觉传入的第一级神经元。②脑干网状结构，是多种感觉传入冲动的汇集处，广泛分布于延髓、脑桥被盖和中脑被盖部，与疼痛时的警觉状态和防御反应有关。③丘脑，与疼痛的调整有关，主要有腹侧核群、髓板内核群等。④边缘系统，与疼痛时的情绪反应有关。⑤大脑皮层，大脑皮层是感觉的最高级中枢，它接受身体各部分传来的冲动，进行精细的分析与综合后产生痛觉，并发生相应的反应。大脑皮层对疼痛整合的确切机制还不明确，有待进一步研究。

（三）术后疼痛的机制

1. 外周敏化

外周敏化是初级传入纤维的变化引起的伤害性感受器敏感性增加，表现为对刺激反应阈值的下降、对阈上刺激反应增强、自主活动增强、感受野扩大。其原因可能与损伤部位受炎症刺激，释放缓激肽和前列腺素等致痛物质有关。损伤组织释放缓激肽，缓激肽降解产生的脱精氨酸缓激肽（des-Arg9-缓激肽）刺激初级传入神经元，并致痛敏。而前列腺素可与伤害性感受器末梢膜表面的特异性受体结合，激活腺苷酸环化酶（cAMP），使 cAMP 水平升高，继而激活 cAMP 依赖性蛋白激酶 A（PKA），PKA 及 PKC 可使多种蛋白中的丝氨酸和苏氨酸残基磷酸化，改变蛋白质的结构，从而改变受体或离子通道的活性及激活阈值，参与外周敏感化的形成。

2. 中枢敏化

初级传入神经元 C 纤维被炎性介质反复持续激活，致使中枢神经通路及活性产生实质变化。手术创伤或炎症状态下，外周伤害刺激经初级传入神经元 C 纤维传入，并释放糖、神经肽、神经营养因子等，使脊髓神经元致敏，引起损伤区周围正常组织对机械刺激或阈上刺激的反应增强，痛敏区范围扩大，持续时间延长，强度增加，兴奋阈下降而出现超常痛敏，即中枢敏化，表现为：①对阈上刺激反应增强，持续时间延长，即痛敏；②兴奋性感受野扩大，致脊髓神经元对伤害性区域之外的刺激产生反应；③神经元兴奋阈值降低，致使正常时无伤害性刺激激活经常传递伤害性信息的神经元，产生异常疼痛。

中枢敏化有两种形式：①活性依赖性形式，通过磷酸化和电压变化来调节突触传递，这种致敏可在数秒钟发生，N-甲基-D-门冬氨酸受体（NMDAR）在这一过程中起重要作用，谷氨酸激活 NMDAR，使 NMDAR 磷酸化，继而 N-甲基-D-门冬氨酸（NMDA）从细胞内向突触膜分布，使细胞膜的兴奋性增加，表现为自发痛、痛觉过敏及触发痛。NMDAR 拮抗剂如氯胺酮则可以减轻疼痛，提示 NMDAR 拮抗剂可以作为术后疼痛治疗的药物选择。②转录依赖形式，形成的时间比较晚，且持续时间较长，其机制与细胞内激酶的激活、蛋白的磷酸化以及基因转录等有关，突触介导的细胞内转导途径的激活或体液信号可能引发这种中枢致敏作用。

3. 抑制性中间神经元

抑制性中间神经元在疼痛形成中也起重要作用，脊髓背角抑制性中间神经元和脑干下行抑制系统均与疼痛形成有关。外周组织损伤引起脊髓背角神经元细胞内 PKA、PKC 和 PKG 等蛋白激酶活化，导致这类神经元的 GABA 和甘氨酸受体发生磷酸化，降低 GABA 和甘氨酸的活性，使其抑制作用减弱，结果增强了这些神经元的兴奋性和反应性。

二、影响术后疼痛的因素

（一）心理因素

心理因素将对疼痛的性质及程度以及临床表现产生巨大影响。疼痛不仅是病理生理反应，也有心理因素的参与，它是一种不愉快的感觉和情绪体验，具有主观性，是疼痛信号由周围神经系统传入中枢神经系统并在大脑皮层整合，在意识水平上被感知。神经质、焦虑、认知、周围病人的暗示和患者对疼痛的注意力等心理因素均对术后疼痛有一定的影响：神经质倾向越明显、焦虑水平越高、对手术越担心、术前心理准备越不充分、对术后疼痛越惧怕、对康复的信心越不足以及周围病人暗示越严重，术后疼痛越重。在上述因素的综合作用中，状态焦虑（特定情境引起的暂时的不安状态）的作用最强，其次是周围病人的暗示和患者对疼痛的注意力，其余心理因素的作用则相对较小。特性焦虑：指作为一种人格特质的相对稳定的且具有个体差异的焦虑倾向。在研究的单因素分析中，特性焦虑与术后疼痛密切相关，但在多因素分析中，该因素未能进入最优回归方程，提示在多因素综合作用中它对术后疼痛的影响作用很小，被状态焦虑的强大作用所掩盖。周围病人的暗示指周围病人借助言语、表情、动作表达术后疼痛的强烈程度，对患者产生的某种暗示。

有研究发现，人格特征对疼痛有一定影响。个性外向者对疼痛的耐受性强，内向者差；性格活泼、敏感的人，痛阈就低，性格沉着、安静、严肃的人痛阈就高；遇事惯于夸张的人，对疼痛的耐受性均差，而坚毅、刚强和有自制力的人，耐受力显著增强。

对心理作用影响疼痛的认识有利于促进疼痛生物心理社会模式的发展，以往仅强调疼痛体验中解剖与生理病理异常的关系，把疼痛的治疗局限于医疗干预的范围内。而生物心理社会模式强调不论是急性或慢性疼痛，它总是其他的机体症状、心理问题、社会因素、文化差异、精神异常等的组合，强调术后疼痛治疗的其他非医学方面的必要性。有效的心理干预可降低患者术后疼痛的程度，提高痛阈，促进术后康复。

（二）个人经历

经受过疼痛折磨的人会对疼痛产生恐惧心理，对疼痛的敏感性增强。社会文化背景不同，对疼痛的感受和表达也有所不同。在推崇勇敢和忍耐精神的文化氛围中，人更善于耐受疼痛。此外，病人的文化修养也对疼痛的程度有一定影响，文化水平高的患者比较理智，能正确对待术后疼痛，文化水平比较低的人，往往遇事不冷静，不能正确对待术后疼痛。

（三）年龄因素

年龄对疼痛的敏感性有一定影响。一般认为婴儿对疼痛刺激不敏感，疼痛感受弥散，随着年龄的增长，痛觉逐渐变清晰、敏感和定位确切。老年人痛阈提高，对疼痛敏感性降低。

（四）性别差异

有研究表明女性对疼痛更敏感，相同手术术后女性疼痛相对更剧烈，女性约需要高于男性 30% 的吗啡才能达到相同的镇痛效果。κ-受体介导的镇痛存在明显的性别差异，κ-阿片类药物使雌鼠的疼痛得到抑制，但对雄鼠没发挥作用。在人类，纳布啡和喷他佐辛等 κ-受体激动剂对女性的镇痛效果明显优于男性。

（五）外科情况

外科手术的种类、术式、切口的大小及位置都对术后疼痛的程度有影响。开腹手术比腹腔镜手术的疼痛剧烈，切口大所激动的伤害感受器多，其疼痛程度比小切口手术重。胸部手术疼痛较剧烈，特别是横切口，这是因为手术时肋间神经及其分支受到损伤，且手术过程中需撑开肋间隙或切断肋骨，胸壁创伤大。

综上所述，影响术后疼痛的因素很多，包括生理、心理、社会等多方面。在临床工作中，应考虑到各方面因素，尽量消除各种不利影响，最大程度地减轻患者痛苦，促进患者康复！

第三节　术后疼痛的评估

在临床上，临床医生对疼痛的错误评估常致使疼痛得不到有效治疗。疼痛作为第五大生命体征，目前还没有令人满意的评估方法。理想的疼痛评估应从多个角度进行，包括病史、疼痛强度、情绪反应、行为改变等方面。对术后疼痛进行评估可以：①了解疼痛的强度、性质，制订合适的治疗方案；②评价疼痛治疗的效果，适时地调整镇痛药物剂量；③对疼痛的变化进行监测，了解不同性质疼痛的发生发展及其演变过程。

进行疼痛评估时应注意以下原则：①相信患者的主诉。患者的主诉是评估疼痛最重要的依据，应主动询问患者的疼痛病史，仔细倾听并相信患者关于疼痛感受的主诉和叙述，并鼓励患者积极参与疼痛评估。②全面评估疼痛。包括了解疼痛病史、疼痛性质、疼痛程度，对生活质量的影响，镇痛治疗史，体检及相关检查。③动态评估疼痛。评估疼痛的发作、治疗效果及转归。动态评估疼痛程度，有利于监测疼痛病情变化及镇痛治疗疗效及不良反应，制订和调整镇痛药的用药剂量，以获得理想镇痛效果。

一、成人疼痛的评估

（一）数字评分法（numerical rating scales，NRS）

用0到10这11个点来描述疼痛的强度。0表示无疼痛，疼痛较强时增加点数，10表示最剧烈的疼痛。这是临床上最简单、最常使用的测量主观疼痛的方法，容易被病人理解和接受，可以口述也可以记录，结果较为可靠。也可用标有0至100共101个点的直尺来测量，0表示无痛，100表示最剧烈的疼痛，由于可供选择的点增多，从而使疼痛的评分更加具体化。

（无痛）1 2 3 4 5 6 7 8 9 10（最剧烈疼痛）

（二）视觉模拟评分法（visual analogue scale，VAS）

VAS通常采用10 cm长的直线，两端分别标有"无疼痛"和"最剧烈的疼痛"，病人根据自己所感受的疼痛程度，在直线上某一点作一标记，以表示疼痛的强度。从起点至记号处的距离长度即为疼痛的量。这种方法简单实用，有利于对疼痛指标进行量化。麻醉可使患者认知功能暂时减退，从而降低了VAS值与患者主观感受的相关性，使VAS值存在±20 mm的误差。VAS亦可用于评估疼痛的缓解情况。在线的一端标上"疼痛无缓解"，而另一端标上"疼痛完全缓解"，疼痛的缓解也就是初次疼痛评分减去治疗后的疼痛评分，此方法称为疼痛缓解的视觉模拟评分法。

无痛————————————————————最剧烈疼痛

（三）口述分级评分法（verbal rating scales，VRS）

VRS是采用形容词来描述疼痛的强度，如4级法分为无、轻微、中等、重度，5级法则为轻微、不适、痛苦、严重和剧烈。这些词通常按从疼痛最轻到最强的顺序排列，最轻程度疼痛的描述常被评估为0分，以后每级增加1分，因此每个形容疼痛的形容词都有相应的评分，以便于定量分析疼痛。口述分级评分法的缺陷在于可选的词汇有限，要求患者有一定的文化知识，且此法对形容词的限定使患者在选择的时候可能产生偏离。

（四）面部表情疼痛评分

由6个面部表情图组成，分别代表不痛、基本不痛、轻度疼痛、中度疼痛、重度疼痛、剧烈疼痛。面部表情疼痛评分更适合于那些不便交流的人群如小儿、老年人、智力低下者、语言障碍和教育程度低者。

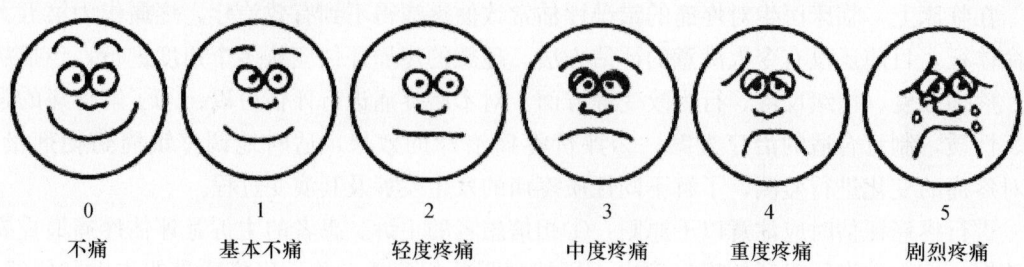

表 9-1 疼痛面部表情评分

评分	面部表情
0	眼睑闭合,面部表情放松无皱褶,口唇轻微分开,鼻孔无活动
1	眼睑闭合,口周、眼周和额上皮肤皱起
2	面部皮肤无皱褶,眼睛缓慢眨动,口慢慢张开、闭拢,舌缓慢伸出、回缩
3	眼睑部分闭合,眼周出现皱褶,皱眉,可出现下颌颤抖、斜视
4	额部皮肤皱起,眼睛紧闭,眼周很多皱褶,鼻翼煽动,口唇紧闭
5	上述表情持续存在,眼睛紧闭,面色苍白,额部紧皱,鼻翼煽动,口唇绷紧

(五) 疼痛问卷表 (pain questionnaires)

根据疼痛的生理感受、情感因素和认识成分等多方面因素设计而成,能较准确地评价疼痛的强度与性质。

1. McGill 疼痛问卷调查表 (McGill Pain Questionnaire, MPQ)

MPQ 从感觉、情感、评价和其他相关类四个方面因素以及现时疼痛强度 (present pain intensity, PPI) 对疼痛强度进行评价。由 78 个描述疼痛的形容词组成,分为 20 组。其中 1~10 组为感觉类,11~15 组为情感类,16 组为评价类,17~20 组未分类。被测者在每一组词中选一个与自己痛觉程度相同的词。从 MPQ 可以得到三个重要的指数:①疼痛评级指数 (pain rating index, PRI),根据被测者所选的词给予一个分值,所有分值之和则为 PRI。PRI 可以求四类的总数,也可以分类计算。②词的总数 (the number of words chosen, NWC)。③现时疼痛强度,它是将选择的词与词数目相结合以代表总的疼痛强度,即 0~5 级的疼痛强度。MPQ 早先为慢性疼痛的评估所设计,现已证实其在急性疼痛,尤其是术后疼痛中同样适用,与慢性疼痛相比,急性疼痛在生理角度评分偏高,而在情感角度评分则偏低。MPQ 语言文字比较复杂,理解有一定的困难,需详细解释,病人才能理解,因此,MPQ 仅适合文化水平相对较高的患者。

简化的 McGill 疼痛问卷 (short-form of McGill pain questionnaire, SF-MPQ) 是由 MPQ 简化而来。它仅由 11 个感觉类和 4 个情感类对疼痛的描述词以及 PPI 和 VAS 组成。最常用的感觉类词包括:跳痛、刺痛、锐痛、痉挛痛、捏痛、烧灼痛、隐痛、触痛和割裂痛等。最常用的情感类形容词包括:疲劳的、厌烦的、恐惧的、令人痛苦的。所有描述词均用 0~3 分别表示"无"、"轻"、"中"和"重"的不同程度。由于可以得出分类 PRI 或总的 PRI,SF-MPQ 适用于对疼痛的快速评价,与 MPQ 一样,SF-MPQ 也是一种敏感、可靠的疼痛评价方法 (表 9-2)。

表 9-2 简化的 McGill 疼痛问卷表

Ⅰ. 疼痛评级指数 (PRI) 的评估

疼痛的性质	疼痛的程度			
	无	轻	中	重
A 感觉项				
跳痛	0	1	2	3
刺痛	0	1	2	3

续表

疼痛的性质	疼痛的程度			
	无	轻	中	重
放射痛	0	1	2	3
锐痛	0	1	2	3
痉挛痛	0	1	2	3
隐痛	0	1	2	3
烧灼痛	0	1	2	3
捏痛	0	1	2	3
触痛	0	1	2	3
撕裂痛	0	1	2	3
感觉项总分:				
B 情感项				
疲劳	0	1	2	3
厌烦	0	1	2	3
恐惧	0	1	2	3
痛苦	0	1	2	3
情感项总分:				

Ⅱ. 视觉模拟评分（VAS）

无痛————————————————————最剧烈疼痛

Ⅲ. 现时疼痛强度（PPI）评分

0-无痛　1-轻微　2-轻中度疼痛　3-中度疼痛　4-重度疼痛　5-剧烈疼痛

2. 简明疼痛调查表（brief pain questionnaire, BPQ）

BPQ 是一种快速的多维的疼痛评价方法，将感觉、情感以及评价 3 个因素分别量化。此调查表包括了疼痛原因、疼痛性质、疼痛部位、生活质量等的描述。

（六）疼痛日记

疼痛日记是临床上常用的测定疼痛的方法。此法具有比较真实可靠、便于比较、易于发现病人的行为与疼痛、易于发现疼痛与药物用量之间的关系等特点。由病人、病人亲属或护士记录每天各时间段与疼痛有关的活动。在疼痛日记表内注明某时间段内某种活动方式，使用的药物名称和剂量。疼痛强度用 0～10 的数字量级来表示，睡眠过程按无疼痛计分。疼痛日记使病人能主观意识疼痛，有助于患者更全面地关注疼痛。作为对自理行为的指导，疼痛日记还有助于持续监测药物和记录每次用药及下次给药时间。通过疼痛日记可以找到疼痛发生发展的规律和诱因，为术后疼痛治疗药物及剂量的及时调整提供参考。

（七）生理生化评估指标

疼痛是一种情绪反应，不仅是心理活动，且伴随生理反应，常引起生理生化指标的改变，这些指标可作为疼痛的间接评估参数。生理指标如患者自主神经功能的变化，包括血压、心率、呼吸、瞳孔、汗液的分泌等的改变。如疼痛刺激，呼吸浅快，潮气量会降低，但少数情况下会发生过度通气;各种程度的疼痛均可通过刺激交感神经系统而使心率增快,血压升高并可伴有出汗或心律不齐;交感神经活动增强,心电图可表现为 R-R 间期缩短,ST-T 变化或明显的心律不齐。肌电图、脑电图、诱发电位等也可以作为疼痛评估的生理指标。疼痛引起内分泌的改变,通过实验室检查可以测定血中儿茶酚胺、环磷酰胺、5-羟色胺、促肾上腺皮质激素、抗利尿激素、生长激素等指标,作为疼痛评估的辅助指标。

(八) 疼痛反应的行为学指标

疼痛不仅引起心理生理变化,还可产生行为学的改变,这些改变也可作为疼痛评估的参考指标。这些行为学改变包括:①躲避反射,是机体为躲避或缓解疼痛的一种主动行为,如固定某种特殊体位可以缓解疼痛。②患者服药的规律,是评价疼痛较为可靠的指标,包括服药的次数、间隔时间、剂量、是否规律等。③睡眠习惯的改变。有研究结果表明,术前睡眠时间和质量如果与平时睡眠时间和质量无明显差别,术后清醒快,疼痛分级低,而术前睡眠质量低且时间明显缩短的病人,术后疼痛分级高,止痛药用量大。④应答反应,如呻吟、叹气或其他希望引起别人注意的异常行为。疼痛引起的行为学改变受患者性别、性格因素影响。一般男性对疼痛的耐受性好,所需药物相对较少,行为学改变不如女性明显。性格外向者对疼痛往往比较夸张,性格内向者对疼痛则常隐忍。

(九) 痛阈的测定

痛觉包含感觉和情感两种成分。痛阈和耐痛阈是区分感觉成分和情感成分的指标。阈值是感觉系统对刺激反应的一个特性,痛阈是对痛觉刺激的最小感知。耐痛阈是指忍耐疼痛的最大程度或指对疼痛的躲避阈值,它有很大的变异性。痛阈完全相同的人,耐痛阈有明显的不同,这与性格和环境因素有密切的关系。利用机械、温热、电流等物理或药物等刺激方法,使被试者确认刺激强度逐步增加到感受到疼痛的那一点即是痛阈。如果将刺激的强度继续增加至病人无法忍耐而产生逃避反射时的刺激强度则为病人的耐痛阈。

1. 机械刺激法

机械刺激法通常以压力作为刺激,采用特制弹簧压力定量测试器,所施的压力可以通过弹簧压力计上的刻度读数。顶端面积约 1 mm 直径,接触皮肤后,逐渐匀速加压致痛时的压力值即为痛阈,再继续加压至被试者不能忍受时的压力值为耐痛阈。

2. 温度刺激试验

以温度作为刺激源,保持周围温度恒定,常以 20～25℃ 为宜,冷刺激时以 1℃ 左右的冷水为刺激源,热刺激时以辐射灯照射为刺激源,分别记录疼痛出现时的温度和时间,使用冷热刺激法时应注意调节温度梯度,避免皮肤冻伤或烧伤。评测温度痛阈的方法分两种:①限定法:指当外界温度刺激不断增加或不断减少时,患者刚刚感觉到热痛或冷痛时的温度值,作为热痛阈或冷痛阈。从测试开始的刺激量逐渐增加至刚刚引起疼痛时的强度值即为强度痛阈;而达到强度痛阈后继续增加刺激强度直至病人无法忍受时的强度值即为耐痛阈;在固定刺激强度不变的情况下,连续给予刺激直至刚刚引起疼痛的时间即为温度痛敏潜伏期。②选择法:给予患者在两次不同时间里两个不同外界温度刺激,选择一个能感觉到的温度刺激。温度刺激能够评测感觉传导神经,特别是传导热痛和冷痛的细感觉传导纤维的 Aδ 和 C 纤维。

3. 电刺激法

电刺激法（electrical stimulation，ES）：目前常用的为方波电刺激，这种刺激电流的上升和下降速率极高，波幅在瞬间内即可达到最大刺激值，也可降低到零，并且方波的波形规则，不仅有利于掌握刺激强度，也易于测量和计算。在具体操作中，电刺激的波幅、波宽、串长、程序和时间间隔等指标可随意调整，它除用于皮肤测痛，也可以用于外周神经和中枢神经系统的测定，除了可以产生疼痛感觉外，也产生麻木感。

（十）其他手术后疼痛评分法

1. Prince-Henry 评分法

该评分方法主要用于胸腹部手术后疼痛的测量。从 0 分到 4 分共分为 5 级，评分方法如下：①0 分：咳嗽时无疼痛；②1 分：咳嗽时才有疼痛发生；③2 分：深度呼吸时即有疼痛，安静时无疼痛；④3 分：静息状态下即有疼痛，但较轻，可忍受；⑤4 分：静息状态下即有剧烈疼痛，难以忍受。此方法用于评价开胸手术后疼痛较常用，也很简便，对于那些术后因气管切开或保留气管导管不能说话的病人，应在术前训练，病人用 5 个手指来表达从 0~4 的 5 级疼痛评分。

2. 六点行为评分法（the 6-point behavioral rating scale, BRS-6）

六点行为评分法是由 Budzynski 等推出的，目前临床上多用于测定头痛和其他疼痛，也用于对疼痛病人的对比性研究，该方法将疼痛分为 6 级：①无疼痛；②有疼痛，但易被忽视；③有疼痛，无法忽视，不干扰日常生活；④有疼痛，无法忽视，干扰注意力；⑤有疼痛，无法忽视，所有日常活动均受影响，但能完成基本生理需求如进食和排便等；⑥存在剧烈疼痛，无法忽视，需休息或卧床休息。此方法的特点在于将行为改变列入评分范围。病人回答时以疼痛及对行为的影响来表达疼痛强度。病人的回答贴近个人的生活，有一定的客观性。每级定为 1 分，从 0 分（无疼痛）到 5 分（剧烈疼痛，无法从事正常工作和生活），都容易与病人的描述相关联，便于病人理解。此方法也用于病人出院后随访。病人将疼痛复发后的感受及影响以日记的方式记录下来，便于医生分析病情。

3. 术后疼痛的分级

根据世界卫生组织标准和术后病人的表现，将术后疼痛程度分为如下四级：①0（无痛）：病人咳嗽时切口无痛。②1（轻）：轻度可忍受的疼痛，能正常生活，睡眠基本不受干扰；咳嗽时感受切口轻度痛，但仍能有效地咳嗽。③2（中）：中度持续的疼痛，睡眠受干扰，需用镇痛药；病人不敢咳嗽，怕轻微振动，切口中度疼痛。④3（重）：强烈持续的剧烈疼痛，睡眠受到严重干扰，需用镇痛药物治疗。

二、小儿疼痛的评估

正确评估小儿疼痛是小儿疼痛治疗的基础。儿童处于生长发育阶段，其生理结构和器官、系统的功能均处于不平衡状态，不同年龄阶段的儿童表达疼痛方式不同，对待疼痛的感觉以及痛阈存在个体差异，因此儿童疼痛的评估变得更加复杂。小儿，尤其是婴儿不能将他们的疼痛感用语言表达，与大部分成年人不同，儿童缺少认知和行为能力来理解与他们疼痛有关的问题和描述他们疼痛，尤其是较小的儿童没有疼痛的经历，与成人的合作受到限制，临床上常常忽视了他们疼痛的治疗需求。对于儿童来说，疼痛的解释和表达与他们的年龄、发展阶段、以往的疼痛经历和其他可变的环境因素有关。小儿疼痛评估主要有三方面：自我报告、生理学体征变化和行为学征象。另外，还有一些针对儿童术后疼痛的评分，也是评估儿童疼痛的可靠依据。

（一）自我报告

自我报告是儿童疼痛评估的最佳的评估手段，但婴儿、幼儿或有先天缺陷的孩子常无法提供对疼痛的自我描述，这就需要从生物学体征和行为学特征来间接评估疼痛了。3岁以上的儿童可用自我报告的量表评估疼痛感觉。选择疼痛评估量表时，应该考虑多种因素，包括以往的检查、可操作性、儿童的年龄、经历的疼痛类型等。5岁的孩子就可以用标准化的方法来评估了，如Hester的扑克牌工具对该年龄段儿童很有效，四张牌摆在孩子面前，分别代表"痛一点点"、"痛多一点"、"更痛"和"最痛"，问孩子"你现在感受到几张牌的痛？"，然后确认孩子的反应。6岁或7岁的学龄前儿童可以用图文尺评分，要求他们在1条有5个刻度的线上显示疼痛程度。也可以应用0～10或0～100评分法，0代表没有疼痛，10或100代表可能的最疼痛。8～16岁学龄期儿童已经有良好的认知能力及表达能力，能够准确地提供疼痛的相关信息，一般采用疼痛自我报告的方法进行评估。在此年龄段的儿童常用视觉模拟量表（VAS）、McGill疼痛评估表、疼痛的词语描述法等评估方式。

（二）生理指标评估

对于短时的锐痛，心率先下降后上升。在呼吸周期内的迷走张力变化和心律变异性也可作为反映疼痛和抑郁的指标。血氧饱和度在疼痛过程中可以下降，但无特异性，它也可由其他原因引起；另一方面，即使存在长时程剧烈疼痛，儿童仍可以保持正常氧饱和度。手术或创伤可引起应激激素释放入血，测定血清中这些激素水平可间接反映疼痛的程度，但这些指标也无特异性，如在婴儿和儿童疼痛时皮质醇释放增加，但在许多其他不利情形下都可以导致皮质醇增高。

（三）行为学指征及常用儿童评分量表（表9-3至表9-5）

通过小儿的哭、肢体动作和姿势、面部表情等指标可以间接评估疼痛，如FLACC评分就包括面部表情、肢体动作、行为、哭闹和可安慰性等五个方面，每项内容按0～2分评分，总分为10分。CRIES评分量表则由美国Missouri大学制定，用于评估32孕周以上新生儿的术后疼痛，以哭、需吸氧以使SaO_2达95％以上、生命体征（心率和血压）上升、表情、失眠，其中生命体征在最后测量，以免惊醒患儿，失眠是基于记录1h前的观察结果。CHEOPS（东安大略儿童医院疼痛评分）标准用于评价1～5岁患儿术后疼痛，主要指标包括哭闹情况、面部表情、疼痛的口头表达、紧张程度、对于疼痛点的反应、腿部活动。

新生儿面部编码系统（NFCS）：NFCS由加拿大British Columbia儿童医院制定，用于评估早产儿和新生儿的疼痛，为最可靠有效的新生儿疼痛评估方法。NFCS有10项指标：皱眉、挤眼、鼻唇沟加深、张口、嘴垂直伸展、嘴水平伸展、舌呈杯状、下颌颤动、嘴呈"O"形、伸舌（只用于评估早产儿）。NFCS最初用于评估操作性疼痛，因为需要录像，故仅用于科研。现已有研究将其应用于床旁。研究表明，评估术后疼痛时，NFCS信度、效度高并且可行，将NFCS减少至5项：皱眉、挤眼、鼻唇沟加深、嘴水平伸展和舌呈杯状，提高了对疼痛评估的特异性，但并不改变其效度和敏感性。婴儿躯体编码系统（IBCS）通过手、足、上臂、腿、头和躯干的运动评分来评估婴儿粗大运动的活跃性，与

NFCS 联合应用。

表 9-3 CRIES 评分法（用于新生儿和婴儿）

	0 分	1 分	2 分
啼哭	无	高声	不可安抚
$SpO_2 > 95\%$ 时对 FiO_2 的需求	无	<30%	>30%
生命体征较术前升高（心率、血压）	无	上升<20%	上升>20%
表达	无	做鬼脸，扭歪	咕哝
不能入睡	无	间断苏醒	频繁苏醒

表 9-4 儿童 FLACC 疼痛评分（2 个月～7 岁小儿）

	分值		
	1	2	3
面部表情	微笑	偶尔皱眉，表情淡漠	下巴颤抖，牙关紧闭
腿	放松位	不能放松，紧张	弯曲，僵硬或急扭
活动	活动自如或静卧	来回动	紧张，扭曲
哭闹	无	呻吟，啜泣	大声哭，不停哭
可安慰性	不用安慰	抚摸，拥抱可安慰	无法安慰

表 9-5 东安大略儿童医院疼痛评分 CHEOPS（用于 1～5 岁）

项目	行为	定义	评分
哭吵	不哭	不哭	1
	呻吟	呻吟或平静无声地哭泣	2
	哭吵	哭泣，但哭声较低	2
	尖叫	大声哭叫，伴随抱怨或者没有	3
表情	复合	中性表情	1
	做鬼脸	明确的负性表情才能评分	2
	微笑	明确的正性表情才能评分	0
语言	无	不说话	1
	抱怨其他	抱怨，但与疼痛无关	1
	抱怨疼痛	抱怨疼痛	2
	抱怨两者	抱怨疼痛和其他	2
	正性	任何积极的表述或者其他，无抱怨	0
躯干	中性	身体休息，躯干静止	1
	扭动	身体摆动或呈扭曲状	2
	紧张	身体弓形或者僵硬	2
	颤抖	身体发抖或者偶尔发抖	2
	直立	处于垂直或者直立位	2
	受限	身体受限	2

续表

项目	行为	定义	评分
触摸	没有	没有触摸或者搔抓伤口	1
	伸手	想去触摸伤口但是没有碰到	2
	触摸	轻柔触摸伤口或伤口周围	2
	搔抓	用力搔抓伤口	2
	受限	上肢被束缚	2
下肢	中性	下肢处于任何位置，放松	1
	扭动/踢	明显不适，不停动，踢脚	2
	静止/紧张	下肢紧张，伸直身体	2
	是否站立	站立，蹲伏或者下跪	2
	受限	下肢被束缚	2

第四节 术后疼痛的治疗原则

手术后疼痛治疗应考虑疼痛的部位、程度、病史，因人而异地选择镇痛方案。手术后疼痛治疗的目的是为了减轻或消除手术创伤所致的疼痛，改善功能，提高生活质量，将疼痛对机体带来的不利影响降到最低，促进患者伤口恢复，使患者尽早康复。疼痛治疗时，选用多种药物联合应用、多种给药途径交替使用、按时用药、个体化用药，可提高镇痛效果。对手术后疼痛治疗应注意以下原则：①对手术后疼痛有充分的认识，避免手术疼痛认识上的误区，及时正确评估疼痛的程度、分析疼痛的原因，满足患者术后疼痛治疗的需求。②根据患者个体差异，制订镇痛方案，定时评估，并及时调整镇痛方案以保证和维持镇痛效果。③根据病人个体差异以及不同药物的疗效及其副作用，选择镇痛效果佳、副作用小的药物或药物组合。④采用不同药物的联合或不同给药途径或镇痛方法联合的多模式镇痛，以达到最佳的疗效和最低不良反应的发生率。

一、对手术后疼痛治疗的正确认识

传统的观念认为"术后疼痛不可避免"，"开刀哪有不痛的"，对术后镇痛不够重视。手术后疼痛对机体产生许多不利影响，影响患者的康复，甚至发生严重的不良反应。从伦理学上来说，消除疼痛是病人的一项基本权利。随着学科水平的提高，新的镇痛药物及镇痛方法的出现，完善的术后镇痛已经成为可能。临床医生应该了解不同镇痛治疗方法的利弊，并运用其临床经验和专业知识进行取舍，以满足不同病人术后镇痛的个体化需求。

在手术后疼痛治疗过程中，医护人员常在对术后疼痛的认识上存在一些误区：只在疼痛剧烈时才用镇痛药，轻微疼痛则不需要镇痛；镇痛治疗能使疼痛部分缓解即可；非阿片类药物比阿片类药物更安全；用阿片类药出现呕吐、镇静等不良反应，应立即停药；术后镇痛会影响伤口的愈合；术后镇痛可导致认知功能障碍等。

要达到安全有效的手术后镇痛，应对上述观点有正确的认识。对于疼痛患者，及时、按时用镇痛药才更安全有效，镇痛治疗的目的是缓解疼痛、改善功能、提高生活质量。无痛睡眠是镇痛治疗的最低要求，理想的镇痛治疗除达到此目标外，还应争取让患者达到无痛休息和无痛活动的目标，以实现真正意义上提高患者生活质量的目的。对于需要长期接受镇痛药物治疗的病人，使用阿片类药更安全有效。对于既往未接受过阿片类药物治疗的患者，大剂量阿片类药物可能出现呼吸抑制和中枢神经系统不良反应，但是如果正确滴定用药剂量，防治药物的不良反应，长期用药对肝及肾等重要器官无毒性作用。相比之下，非甾体抗炎药（NSAID）类药物长期应用可引起胃肠道和肾毒性，并且会明显抑制血小板功能。大剂量对乙酰氨基酚可引起肝毒性。因此，如果能正确使用，阿片类比 NSAID 更安全。除便秘不良反应外，阿片类药物的不良反应大多是暂时性或可耐受的。阿片类药物的呕吐、镇静等不良反应一般仅出现在用药的最初几天，数日后症状多自行消失，使用抗呕吐药也可以减轻患者呕吐症状。目前并无术后镇痛影响伤口愈合或增加感染的临床试验结论，相反，有人观察到良好的术后镇痛可改善伤口部位的组织氧分压，这可能和镇痛可抑制患者的应激反应、降低体内儿茶酚胺的水平，从而改善伤口部位的血液供应有关。非心脏手术的病人大约有 20% 出现认知功能障碍，10% 的病人可持续 3 个月以上，原因不明，可能与术后缺氧、睡眠紊乱、镇静镇痛药物应用有关。目前临床试验结果并不支持术后镇痛可引起认知障碍，硬膜外镇痛与静脉镇痛相比也没有显著差异。

此外，传统观点认为长期用阿片类镇痛药不可避免会成瘾，实际上长期使用阿片类镇痛药治疗，尤其是口服或透皮贴剂按时给药，很少发生成瘾。阿片类药物成瘾的发生率与药物剂型、给药途径及给药方式有关。阿片类控释、缓释剂型或透皮给药的方式，可以避免出现过高的峰值血药浓度，从而减少发生成瘾的危险。静脉直接注射使血药浓度突然增高，容易出现欣快感及毒性反应，易导致成瘾。由于术后疼痛是急性的、短期的疼痛，而短期使用阿片类药物并不会导致成瘾，对此应有充分的理解。

二、术后疼痛的药物治疗原则

（一）合理选择给药途径

世界卫生组织提倡的用药原则：能口服就不注射，能肌内注射就不静脉注射。因为药品对用于外用、口服、注射时的原料药质量要求越来越高，越来越纯净。静脉注射是直接进入血液循环的，对药剂的质量要求更高。而口服药通过肠胃，经过肝的解毒，一般来说比较安全。临床上根据术后疼痛程度、性质和患者自身情况，选择安全有效的给药途径。

（二）合理选择镇痛药物

根据手术部位、大小以及药物的疗效，选择合适的镇痛药。不同部位的手术及手术方式的差异导致术后疼痛程度存在很大差异，对于门诊短小手术，单独应用非甾体抗炎药即可满足镇痛需求，但对于那些开腹的大手术，则应使用强阿片类镇痛药，甚至复合多种药物才能达到满意的镇痛效果；同时对镇痛药物既要看到起镇痛疗效的一面，也要注意其不良反应，如过敏反应、成瘾性、头晕、过度镇静、恶心呕吐等。有些药物尽管镇痛效果好，但不良反应多且严重，在选择镇痛药物时就必须权衡利弊，合理选择镇痛药。

（三）坚持个体化给药原则

根据患者个体差异调整药物剂量。疼痛治疗初期有一个药物剂量调整过程，需根据个体耐受情况不断调整追加药物剂量，增加药物幅度一般为原用剂量的 25%～50%，最多不超过 100%，以防各种不良反应，特别是呼吸抑制的发生。老年人血浆中蛋白结合率低，游离型血浆蛋白增高,同等剂量的镇痛药物在老年患者产生明显的镇痛作用,不良反应也相应增加。

(四) 联合用药与辅助治疗

两种或两种以上不同作用机制的药物联合应用可增强镇痛效果,减少各自用量,减少不良反应的发生。如非甾体抗炎药与阿片类药物联合应用,不仅可以增强镇痛效果,还可减少阿片类药的用量,延长镇痛时间。阿片类药物辅助止呕药联合应用,则可以减少阿片类药恶心、呕吐等不良反应的发生。

(五) 按时用药原则

按时用药是指止痛药物应有规律地按规定时间给予,不是等患者要求时再给予。使用止痛药,必须先测定能控制患者疼痛的剂量,下一次用药应在前一次药效消失前给药。患者出现突发剧痛时,可按需给予止痛药控制。

三、多模式镇痛的治疗原则

(一) 多模式镇痛的概念

多模式镇痛(multimodal analgesia),又称平衡镇痛,是指联合应用两种或两种以上的镇痛药物或镇痛方法,作用于疼痛的不同靶位产生镇痛作用,以获得更好的镇痛效果,同时降低不良反应的发生率。最为理想的镇痛方法是不同阶段(术前、术中、术后)、不同靶位(外周水平、脊髓水平、脊髓上水平)、不同药物(阿片类药、非甾体抗炎药、局麻药、NMDA 受体拮抗药、α_2 受体激动剂等)的联合治疗,以满足镇痛的要求,既达到完善的镇痛又最大限度地减少其不良反应。

(二) 多模式镇痛的影响因素

选择多模式镇痛方法时应考虑以下几方面的因素:①年龄,如老年人由于生理改变,胆碱能和多巴胺能系统的神经元和神经递质的合成及其受体数目减少、活性降低,交感反应明显下降。另外,老年人常伴心血管疾病,心血管系统最大的改变是心排血量下降,大约 30 岁后每年下降 1%。液体负荷的耐受力降低,血管内容积或静脉容量的微小变化都会引起心血管功能的不稳定,低血容量或硬膜外镇痛时交感神经反应减弱,都会产生严重的后果。老年人对药物的耐受性和需要量均降低,尤其对中枢性抑制药如全麻药、镇静催眠药及阿片类镇痛药均很敏感。因此,在进行多模式术后镇痛的时候应充分考虑年龄因素,选择最佳组合。②并存疾病,如患者并存心血管疾病、呼吸系统疾病、肝肾疾病等基础病时,选择镇痛药物和方法的时候则应注意这些疾病对用药的影响。③手术部位及创伤大小,如小手术或小切口手术,创伤小,所需的镇痛药物剂量减少,或单纯的一种镇痛方法即可满足镇痛需要,相反,对于创伤大的手术,则需要不同的镇痛药物、镇痛方法联合使用才能达到满意的镇痛效果。④脊柱条件,如有脊柱病变患者,则不适合选择椎管内镇痛。⑤是否不良反应的高发人群。⑥术后是否哺乳,如芬太尼可经母体的乳汁进入新生儿,在使用这些药进行术后镇痛时应注意其对新生儿呼吸的影响。⑦术后是否使用抗凝药物。对已经接受抗凝治疗和将要接受抗凝治疗的患者是否能够或何时能够使用椎管内镇痛是麻醉医生高度关注的一个问题。对凝血功能异常的患者则不宜椎管内镇痛;接受溶栓治疗的患者 10 天内不宜进行椎管内镇痛,如果导管已经放置在硬膜外腔进行镇痛,则应选择低浓度的药物镇痛,以便观察双下肢的运动阻滞和感觉功能的变化,有利于对神经功能进行评估，必须待溶栓治疗结束后至少24小时才能拔管。服用抗血小板药物的病人应在停药14天后进行椎管内镇痛。给予低分子肝素后至少12小时再进行椎管内穿刺、硬膜外腔内置管。接受大剂量低分子肝素的病人，至少24小时后判断病人凝血功能正常，才能够进行椎管内穿刺、硬膜外腔内置管。给予低分子肝素至少12小时后再拔除硬膜外腔内导管，拔除硬膜外腔内导管后至少2小时再使用低分子肝素。长期使用华法林的病人术前4～5天应停止服用华法林，并注意监测凝血酶原时间（PT）和国际标准化比值（INR）。麻醉科医师在为使用抗凝药物的病人进行椎管内镇痛时，应该在手术完成、椎管内阻滞作用消退后，使用低浓度、低剂量局麻药和麻醉性镇痛药行术后镇痛，定期监测病人神经系统的功能。感觉已恢复但运动未恢复，通常是由于椎前动脉痉挛或堵塞的结果；感觉和运动均未能按时恢复，应考虑椎管内血肿形成，必须积极地诊断（经MRI诊断）和及时地处理（12小时内清除血肿），避免导致严重的不良后果。⑧其他，如精神意识、知识水平、交流程度等。有些患者精神失常，或无意识，或知识水平低下无法交流沟通，这些患者则不适合使用病人自控镇痛。

（三）多模式镇痛的方法

多模式镇痛的方法有：①联合应用几种不同的镇痛药，以达到药物之间的互补和协同作用。②选择不同的时间给药，使血药浓度保持在一定水平，如术前、术中和（或）术后间断或连续给药。③联合应用不同的给药途径，如局麻联合硬膜外麻醉，神经阻滞联合全身静脉给药等。④外周与中枢神经系统联合镇痛，通过不同的作用位点阻断疼痛信息的传递。

1. 不同作用机制药物的联合镇痛

不同作用机制的药物联合镇痛，不仅可以增强镇痛效果，同时减少各种药物的剂量，降低不良反应的发生率。阿片类药物是治疗中、重度急性疼痛的首选药物，但因具有呼吸抑制、成瘾、耐药等不良反应而使其临床应用受到限制。临床上常将阿片类药物与非阿片类药物联合应用镇痛，如对乙酰氨基酚、NSAID、α_2受体激动剂、NMDA受体拮抗剂、局麻药等。非阿片类镇痛药物在多模式镇痛中有重要作用，可以减少阿片类药物不良反应，促进患者的术后恢复。局麻药联合小剂量阿片类药物进行硬膜外镇痛可以产生良好镇痛效果，加速术后胃肠道功能的恢复。

2. 不同时间点的联合镇痛

完善的手术后疼痛治疗包括术前充分的准备、超前镇痛，术中完善、平稳的麻醉，以及术后及时安全有效的疼痛处理。术前给药镇痛可以阻断外周损伤冲动向中枢的传导，减少有害刺激传入所导致的外周和中枢敏感化，抑制神经可塑性变化，从而达到创伤后镇痛和减少镇痛药用量的目的。术中完善的麻醉也是减少术后疼痛的重要一环，研究表明，术中阻滞不全的患者术后疼痛评分明显高于术中阻滞完善的患者，这除了与伤害刺激有关外，还与病人的恐惧心理有关。因此，手术后疼痛的处理应该是贯穿于整个围术期，根据药物的药理学特点，在不同时间点间断或连续给药，以达到稳定有效的药物浓度。

3. 不同给药途径的联合镇痛

不同患者手术后疼痛所需止痛药剂量存在个体差异。全身给药途径所需剂量较大，不良反应发生率也高，局部给药途径对全身影响小，不良反应少。临床上常采用全身给药复合局部给药途径联合镇痛，如静脉或肌内注射镇痛镇静药物联合椎管内镇痛；或静脉给药联合神经阻滞镇痛等方法。

4. 外周与中枢的联合镇痛

手术后疼痛发生机制包括外周和中枢机制,外周与中枢的联合镇痛则可以从疼痛传导的不同靶位阻断伤害性信息的传导与整合,从而减少或消除手术后疼痛的发生。局部浸润或神经阻滞可阻断外周伤害性刺激向中枢的传递,通过外周途径产生镇痛作用。阿片类药物作用于中枢神经系统的阿片受体而产生强大的镇痛作用。

(四) 多模式术后镇痛的阶梯治疗

多模式术后镇痛的阶梯治疗,与 WHO 推荐的癌性疼痛阶梯治疗相仿,在术后镇痛的多模式对策中也可以实施阶梯治疗。体表外科小手术如活检手术其术后疼痛较轻;而较大的或更广泛的手术如矫形外科手术、上腹部手术或胸腔手术,其术后疼痛则剧烈。与 WHO 的癌性疼痛阶梯治疗相仿,每一个病人的治疗应从第一步开始,并根据疼痛强度决定是否实施下一步骤的用药或方法。多模式术后镇痛阶梯治疗的第一步包括连续给予一种非阿片类镇痛药(对乙酰氨基酚、NSAID 或 COX-2 选择性抑制剂)和外科小手术后的切口给予局麻药浸润;第二步,对中度术后疼痛的外科手术,按需加入阿片类镇痛药;第三步,对于涉及更广泛的外科手术病人、进行创伤程度大的操作的病人或可能术后需大剂量阿片类药的病人全身性联合应用 NSAID 和阿片类镇痛药,研究证实全身性联合应用阿片类药和 NSAID 于术后镇痛的效应优于单独用药方案。

第五节 术后镇痛的常用途径

镇痛药可以通过不同的给药途径达到局部或全身,并产生镇痛效果,临床上通常根据疼痛的部位与性质、疼痛的严重程度、患者的一般情况、镇痛药物本身的药代动力学和药效动力学特点等来决定给药方法和途径。

一、全身给药

(一) 全身给药的途径

1. 口服给药

口服给药法是临床最常用的一种给药方法,药物经胃肠道黏膜吸收。除有恶心呕吐、胃排空延迟、药物吸收不良和昏迷患者外,口服给药的禁忌证很少。口服给药的药物疗效与药物的吸收、药物的剂型(如片剂、胶囊、缓释片与速释片等)、药物的生物可用度(药物的首过消除效应)有关。

2. 皮下注射给药

皮下注射阿片类镇痛药是术后疼痛治疗较常用的一种给药方法。将药物注入皮下结缔组织后,经毛细血管吸收入血液而发挥药物的疗效。如循环差时可影响药物吸收入血,使疗效降低。

3. 肌内注射给药

是从肌肉层慢慢进入血液,血管越丰富的部位药物吸收就越快。可避免口服给药的缺点,药物吸收较好,起效快,易迅速产生峰作用。对于短小手术或轻度疼痛患者,单次肌内注射即可满足镇痛需求。但肌内注射也有其缺点,如:①不灵活,因为病人对镇痛药物需要量存在个体差异,间断注射药物后,在同一病人体内,血药浓度波动很大,真正达到最低有效镇痛药浓度的时段仅占35%,效果不确切;②不及时,肌内注射药物后,药物尚需要一定时间达到有效血药浓度并扩散到中枢作用位点,才能产生镇痛作用;③注射部位疼痛,病人对肌内注射有恐惧感,可能引起呼吸抑制以及血药浓度波动而影响镇痛效果。注射部位的药物吸收取决于药物的脂溶性以及局部血流情况。肌内注射吗啡或哌替啶后,病人血浆药物浓度的差别可达3倍之多,药物的峰作用时间也从4分钟到108分钟不等,这些因素导致不良反应或镇痛不全发生。

4. 静脉注射给药

药物不宜口服、皮下或肌内注射,需迅速产生药效时,可采用静脉注射法。常用的有肘窝的贵要静脉、正中静脉、头静脉,或手背、足背、踝部等处浅静脉,如留置深静脉导管,也可经中心静脉给药。单次静脉注射起效快,血药浓度短期内即可达到峰值,但与肌内注射相比,由于药物在体内快速重新分布,单次注射后作用时间较短,需反复注药,同时不良反应发生的概率也高。临床上静脉注射阿片类药时应密切观察其不良反应,如呼吸抑制,严重时发生低氧血症甚至呼吸停止。

5. 经皮给药

经皮给药指经皮肤贴敷方式用药,药物由皮肤吸收进入全身血液循环并达到有效血药浓度而产生治疗作用。经皮给药可以避免胃肠道pH值、酶、食物及其他药物的相互作用而引起的胃肠道吸收困难;无首过效应,防止消化酶或肝药酶引起的药物活性降低;维持恒定有效血药浓度或生理效应,避免口服给药引起的血药浓度峰谷现象,降低毒副作用;减少给药次数,提高治疗效能,延长作用时间,避免多剂量给药,使大多数病人易于接受。芬太尼和丁丙诺啡是目前临床上使用的两种经皮给药的镇痛药剂型。芬太尼透皮贴剂在72小时的应用期间可持续地、系统地释放芬太尼,芬太尼的释放速率保持恒定,该速率由异分子聚合物释放膜及芬太尼透皮的速率所决定。应用此药后血清芬太尼的浓度逐渐增加,在12～24小时内达到稳定,并在此后保持相对稳定直至72小时。芬太尼的血清浓度一般在首次使用后的24～72小时内达到峰值。与静脉注射相比,通过皮肤持续吸收芬太尼的方法,其药物浓度的降低比静脉注射法缓慢。老年、恶病质或虚弱的患者其芬太尼的清除率可能会降低,因此在这些患者中,芬太尼的半衰期可能延长。初始剂量应依据患者阿片类药物的应用史,包括对阿片类药物的耐受性,同时应考虑患者的一般状况和医疗状况。与阿片类药物相关的不良反应包括:恶心,呕吐,便秘,低血压,嗜睡,精神错乱,幻觉,欣快,瘙痒及尿潴留。与所有的强效阿片类制剂相同,最严重的不良反应为肺通气不足。偶见局部皮肤反应的报道,如发红、红斑及刺痒。这些反应通常在去除贴剂后24小时内消失。

6. 经黏膜给药

黏膜给药是指使用合适的载体将药物通过人体的一些黏膜部位,如鼻黏膜、口腔黏膜、眼黏膜、直肠黏膜、子宫及阴道黏膜,转运入大循环而起全身作用的给药方式。黏膜给药方式因其使用方便,可避免肝的首过作用,以及通过特定区域黏膜吸收而具有一定的靶向作用等特点,近年来已引起人们的广泛关注和重视。这里简单讨论一下经直肠给药途径。直肠给药是指通过肛门将药物送入肠管,通过直肠黏膜的迅速吸收进入体循环,发挥药效以治疗全身或局部疾病的给药方法。其主要方法有:①保留灌肠法;②直肠点滴法;③栓剂塞入法。直肠给药,药物混合于直肠分泌液中,通过肠黏膜被吸收,其传输途径大致有：①由直肠中静脉、下静脉和肛门静脉直接吸收进入体循环，因不经过肝从而避免了肝的首过解毒效应，提高血药浓度；②由直肠上静脉经门静脉进入肝，代谢后再参与体循环；③直肠淋巴系统也吸收部分药物。上述途径均不经过胃和小肠，避免了酸、碱消化酶对药物的影响和破坏作用，亦减轻药物对胃肠道的刺激，因而直肠给药大大地提高了药物的生物利用度。

（二）全身给药的镇痛药物

1. 阿片类药

阿片类药物是目前已发现镇痛作用最强的药物，其镇痛作用随剂量的增加而增加。阿片类药物的镇痛机制是多水平的，它可与外周神经、脊髓背角胶质层感觉神经元和大脑及脑干等疼痛中枢的阿片受体结合，在脊髓层面上可以抑制P物质的释放，在脊髓上水平则可发挥下行性疼痛抑制作用。阿片药可使神经末梢释放的乙酰胆碱、去甲肾上腺素、多巴胺及P物质减少，同时可抑制cAMP，使细胞内cAMP浓度下降，从而进一步作用于G蛋白。

目前临床上术后镇痛常用的阿片类药主要有哌替啶、吗啡、芬太尼、舒芬太尼、丁丙诺啡等药物。曲马朵是一种结构与吗啡类似的中枢性镇痛药，含有两种对映异构体，分别通过不同的作用机制发挥镇痛作用，曲马朵不仅可与μ受体结合产生镇痛作用，还能抑制神经元对去甲肾上腺素和5-羟色胺的再摄取，减少这些递质对中枢神经系统下行性抑制的影响而产生镇痛效应。曲马朵由于具有对呼吸系统影响轻微、不易成瘾、对血流动力学无明显影响而成为术后疼痛治疗中的常用药物。口服曲马朵可用于日间手术镇痛，因为它没有呼吸抑制效应，可以离院后使用。此外，曲马朵还可以经直肠给药、肌内注射给药以及静脉给药。曲马朵静脉注射不但能减轻疼痛，还可以预防和治疗围术期寒战反应，静脉注射 0.7~2.5 mg/kg 曲马朵可剂量相关性减轻围术期寒战程度和发生率。

全身给药是阿片类药物术后镇痛最常用的给药方法，阿片类药物使用的基本原则是：①准确的疼痛评估。②个体化治疗方案。③按时给药。④尽可能减轻疼痛，镇痛不足时可调整剂量。⑤对于疼痛剧烈的患者合用其他类镇痛药，如 NSAID、NMDA 受体拮抗剂、抗惊厥药或 α_2 受体激动剂等药物，但不应联合使用作用机制类似的两种药，如阿片类药与阿片类药联合使用，不但疗效不能增加，不良反应反而增多。⑥使用辅助药物以减少阿片类药的不良反应，如止呕药等。⑦对治疗效果定期评估，以随时调整止痛药的用量。

2. 非甾体抗炎药（NSAID）

非甾体抗炎药是一类具有解热镇痛，兼有抗炎、抗风湿、抗血小板聚集作用的药物。NSAID 对炎症引起的轻、中度疼痛有较强的镇痛作用，对各种严重创伤性剧痛及内脏平滑肌绞痛效果不明显。与阿片类药比较，不产生欣快感和无成瘾性。NSAID 是术后多模式镇痛用药的重要组成部分，与阿片类药物合用，不但可以取得良好的镇痛效果，还可减少阿片类药物引起的不良反应。非甾体类药物的用药原则是：①剂量个体化。应明确即使按体重给药，仍可因个体差异而使血中药物浓度各不相同。应结合临床对不同病人选择不同剂量。②中、小剂量 NSAID 有退热止痛作用，而大剂量才有抗炎作用。③通常选用一种 NSAID，不推荐同时使用两种 NSAID，因为疗效不会增加，而副作用增加。④有 2~3 种胃肠道危险因素存在时，应加用预防溃疡病的药物。⑤用 NSAID 时，注意与其他药物的相互作用，如 β 受体阻滞剂可降低 NSAID 药效；应用抗凝剂时，避免同时服用阿司匹林；与洋地黄合用时，应注意防止洋地黄中毒。

3. NMDA 受体拮抗剂

神经突触兴奋释放谷氨酸使 NMDA 受体激活，增强伤害性信息的传导，与急、慢性疼痛有关，脊髓水平 NMDA 受体的激活可导致痛觉过敏。临床常用的 NMDA 受体拮抗剂主要有氯胺酮和右美沙芬。氯胺酮单用或与其他药合用，能够改善疼痛、触发痛和痛觉过敏，并且减少其他镇痛药的用量。亚麻醉剂量的氯胺酮即具有镇痛作用，单次静脉注射氯胺酮 0.15～0.5 mg/kg，继而持续输注 3～5 μg/(kg·min) 可用做术后镇痛或超前镇痛。氯胺酮口服生物利用度高，口服给药可以缓解舌咽神经痛或截肢后的残肢痛。

右美沙芬在临床上主要作为非麻醉性中枢性镇咳药，同时它又是低亲和力、非竞争性 NMDA 受体拮抗药，也可作为术后多模式镇痛的辅助用药。右美沙芬能抑制中枢致敏，非竞争性抑制 NMDA 受体的活性，阻滞兴奋性氨基酸与 NMDA 受体的结合，减少 NMDA 受体 Ca^{2+} 内流，抑制伤害性刺激导致的中枢敏感化，从而减轻疼痛。NMDA 受体的激活减少神经元对阿片受体激动剂的敏感性，NMDA 受体和阿片受体交互影响脊髓背角感受伤害的神经元，引起痛觉过敏并导致阿片类药物耐受，联合应用 NMDA 受体拮抗剂和阿片类药可防止对阿片类药的耐受并增强镇痛效能。右美沙芬本身的镇痛作用较弱，不推荐单独用做镇痛治疗，通常作为多模式镇痛的辅助用药，尤其在超前镇痛中具有优势。在伤害性刺激前给药，可降低机体对疼痛的敏感性，并减少术后其他镇痛药的用量及副作用。术前口服 30～90 mg 右美沙芬可减轻术后疼痛而无明显不良反应，同时可减少术后 50% 的阿片类药的用量。腹腔镜胆囊切除术患者术前 30 min 肌注右美沙芬 40 mg 可减轻术后疼痛。

镁离子可以阻断 NMDA 受体通道。有研究报道大剂量（3～3.5 g）静脉注射硫酸镁能减少术后吗啡用量，但对镇痛评分无影响，且血流动力学无明显改变。但更大剂量不仅不能改善镇痛效果，相反会减慢心率。由于硫酸镁不能通过血脑屏障，目前还不清楚硫酸镁是否与中枢 NMDA 受体的拮抗机制有关。

4. 抗惊厥药

抗惊厥药以往常作为慢性疼痛治疗的辅助用药，近年来也用于术后镇痛治疗，尤其作用于电压依赖性钙通道的 $α_2δ$ 亚基的抗惊厥药镇痛效果明显。

加巴喷丁，是广泛用于慢性痛治疗的辅助用药，其作用机制是作用于钙离子通道的 $α_2δ$ 亚基，半衰期 5～7 h，麻醉前或手术前给予加巴喷丁可以完善镇痛效果，但对阿片类药的用量无明显影响。其主要不良反应是过度镇静，很少有恶心呕吐等不良反应。研究表明，加巴喷丁可以减少术后急性疼痛向慢性疼痛转变的发生概率。对于有转变为慢性痛的急性术后疼痛患者，可选用加巴喷丁。

普瑞巴林，与加喷喷丁作用相似，但作用更强，小剂量就能达到镇痛效应，且可以改善睡眠，副作用更少。与加巴喷丁比较，普瑞巴林的优点是具有很高的生物可用度和线性药代动力学特点。总之，在多模式镇痛中，普瑞巴林并不是对所有类型的手术都有良好的短期或长期镇痛作用。

二、局部给药

除全身给药途径外，还可以通过椎管内给药、神经丛阻滞、关节腔内给药以及局部浸润等途径给药。

（一）局部给药途径

1. 椎管内给药途径

椎管内给药途径镇痛包括硬膜外间隙途径和蛛网膜下腔途径。术后硬膜外镇痛是指在手术结束后通过硬膜外隙途径给予局部麻醉药或镇痛药，以减轻或消除术后疼痛。同样，蛛网膜下腔镇痛也是通过将镇痛药注入蛛网膜下腔来产生镇痛作用的。椎管内镇痛的优点是：镇痛完善，病人可以早期活动，加速关节手术后的恢复，可以早期进行功能锻炼；可以减少阿片药的用量；降低术后恶心、呕吐及过度镇静的发生率；可阻滞交感神经，抑制应激反应，迷走神经相对兴奋，胃肠血流增加，促进肠吻合口的愈合，肠蠕动增强，促进肠道排气，缩短住院时间；减少阿片类药物所致的便秘；有利于改善肺功能；有利于下肢血管手术后移植组织的存活；减少心肌缺血的发生。其适应证有：胸腹部手术病人；下肢手术后需要早期肢体活动的病人（包括主动与被动的肢体锻炼）；下肢血管手术，需要交感神经阻滞的病人；未接受抗凝治疗且在术后早期也不会接受抗凝治疗的病人；特别适用于心功能或肺功能不良的病人。禁忌证：病人拒绝接受；凝血病病人；目前正在或准备接受低分子肝素（LMWH）治疗的病人；存在菌血症的病人；硬膜外穿刺部位存在局部感染的病人；存在脊柱疾患的病人（相对禁忌证）。

单次蛛网膜下腔注射阿片类镇痛药可提供长时间的镇痛作用，其起效时间与所给药物的脂溶性呈正相关，作用时间长短则取决于药物的亲水成分。其缺点在于药物剂量难以掌握，需反复给药增加了感染的危险，同时需较长时间的监测。蛛网膜下腔镇痛易发生呼吸抑制（5%～7%），其影响因素有：高龄，年龄可影响脑脊液的容量及压力，高龄患者呼吸中枢易受镇痛药物的抑制；水溶性镇痛药如吗啡；剂量的大小；患者胸腹腔压力的改变；患者对镇痛药物的敏感性；体位，坐位可以减少蛛网膜下腔镇痛后的呼吸抑制的发生率；此外，高比重的吗啡也可减少呼吸抑制的发生率。其他主要并发症包括皮肤瘙痒（60%）、恶心/呕吐（20%～30%）以及尿潴留（50%），处理以对症治疗为主。蛛网膜下腔置管也易导致低颅压、蛛网膜下腔感染等比较严重的并发症，故临床上采用者较少。

2. 神经阻滞

神经阻滞是指在末梢的脑、脊神经（或神经节）、交感神经节等神经内或神经附近注入药物或以物理的方法阻断神经传导功能，如上肢神经丛阻滞（臂丛神经、尺神经、桡神经、正中神经阻滞等）、下肢神经阻滞（股神经阻滞、腰丛神经阻滞）等。神经阻滞镇痛治疗具有许多优点：①阻断感觉神经传导，消除疼痛的恶性循环。局部疼痛经感觉神经传入脊髓，反射性引起交感兴奋，导致血管收缩，组织缺氧代谢异常，使局部的病损不易修复，同时产生致痛物质，使疼痛加重，形成恶性循环。神经阻滞后阻断了恶性循环，局部血液循环改善，疼痛可明显减轻。有时原发性疼痛的病因可能已去除，但恶性循环仍残留，神经阻滞治疗就可一次阻滞，使疼痛治愈。②改善局部循环：交感神经阻滞，可使局部血流增加，促使局部组织修复。③抗炎作用，交感神经阻滞有抗炎作用，局部用少量皮质激素，具有抗炎作用。

外周神经连续阻滞可有效地延长麻醉时间，解决了单次局麻药应用后作用维持时间短的问题，降低局麻药毒性的风险。可以提供经硬膜外腔给药途径和经静脉给药途径相似的镇痛效果，安全有效，同时减少阿片类药物的用量及与剂量相关的不良反应，对生理干扰小。

外周神经阻滞的并发症主要是神经损伤和局麻药毒性反应。随着神经刺激器和超声指引下穿刺技术的发展，与传统的异感法相比，神经损伤的发生率显著降低。穿刺部位血运丰富，穿刺时损坏小血管不易发现，尤其是反复穿刺时，大量的局麻药短时间内经损伤的血管吸收入血或误入血管而出现局麻药中毒。

3. 关节腔内给药

通过在关节周围和关节腔内注入镇痛药物或激素类药物，减少关节滑膜的炎症和渗出，消除关节肿胀，缓解关节疼痛，达到治疗骨性关节炎、恢复关节功能的目的。对膝关节置换术患者术后关节腔内注射布比卡因及吗啡可以获得良好的镇痛效果。单纯使用小剂量吗啡关节内注射用于膝关节镜手术后的镇痛，其镇痛时间至少可持续24小时且无不良反应，其机制可能与膝关节慢性炎性组织阿片受体数量增多有关，由于关节腔内注射吗啡的剂量很小，相应的血浓度很低，因此呼吸抑制、恶心呕吐、尿潴留、皮肤瘙痒等不良反应少见。

4. 局部浸润

局部麻醉药能阻断伤害性感受达到中枢神经系统，外科手术前给予局麻药能减轻手术及术后疼痛强度，缩短疼痛持续时间，减少病人对镇痛药的需要量。采用长效局麻药浸润麻醉，可以作为术后镇痛的一种辅助手段。在一项对全麻下行腹股沟疝修补术的学龄儿童伤口局部浸润的对比研究中发现，于切皮前、缝皮前行罗哌卡因 3 mg/kg 伤口浸润的患者术后伤口疼痛明显减轻，提示局部使用罗哌卡因浸润麻醉能够降低患儿对手术和术后疼痛的应激反应。在成年人的研究中也得到相似的结果，病人能早期活动。另一项研究表明，罗哌卡因浸润胆囊切除伤口，能明显减少伤口疼痛，延长术后首次要求止痛的时间。在腹腔镜胆囊手术中采用罗哌卡因局部浸润（切口、筋膜、肌肉、腹膜外间隙和壁层腹膜、脐部筋膜、肝十二指肠韧带的脏层腹膜等）复合全麻，能明显抑制切口及内脏牵涉痛，有效减少术后伤口的疼痛和肩部的疼痛，且无局麻药毒性反应。同样在开颅手术研究中提示缝皮后使用0.375%的布比卡因和肾上腺素混合液或者0.75%的罗哌卡因进行头皮局部浸润麻醉，能明显减少术后2小时内静脉镇痛所需要的吗啡用量。在甲状腺手术中皮肤缝合前使用0.75%的罗哌卡因局部浸润也能明显降低术后使用镇痛药的量，增加病人的满意度，缩短住院时间。中小手术术后切口部位进行局麻药浸润镇痛，能降低术后静脉镇痛和口服镇痛药的用量且方便易行。目前并无证据表明术后并发症如切口血肿、切口感染、腹部脓肿、术后出血和胸痛与局麻药的应用直接相关。

（二）局部给药的常用药物

1. 阿片类药物

阿片类药物在椎管内镇痛中具有重要作用，不论是硬膜外间隙还是蛛网膜下腔途径镇痛，其作用机制都是阿片类药物进入脑脊液后直接作用于脊髓后角胶质中的阿片受体而达到镇痛作用。因此，椎管内镇痛对穿刺点的选择并不严格，即使是腰段椎管内给予阿片类镇痛药对胸部手术同样可以获得满意的镇痛效果。蛛网膜下腔镇痛对药物要求很严格，所需的剂量非常小，如阿片类药物，蛛网膜下腔所需的镇痛剂量仅为硬膜外间隙给药的十分之一。椎管内阿片类药物的镇痛机制主要为：①外源性阿片类药物注入硬膜外腔后，透过硬脊膜和蛛网膜进入脑脊液，然后与脊髓阿片受体结合，使脊髓后角神经内 K^+ 外流增多，细胞膜处于超极化状态，细胞兴奋性降低而产生抗伤害性刺激作用。②阿片类药物与受体结合后,激发内源性阿片肽释放。其中的β-内啡肽一方面直接作用于阿片受体产生镇痛作用,另一方面通过抑制P物质的释放发挥镇痛作用。③阿片类药物抑制交感神经兴奋引起的去甲肾上腺素释放,血浆中去甲肾上腺素浓度降低,机体痛阈提高。④另外,阿片类药物也可被硬膜外腔的椎内静脉丛吸收从而产生全身作用。

药物的脂溶性是影响药物吸收及其生物利用度的最重要因素之一。在硬膜外腔,脂溶性强的阿片类药物如芬太尼等,能迅速溶解于硬膜外脂肪,很快穿透硬脊膜和蛛网膜到达脑脊液并渗入脊髓与阿片受体结合发挥药效,因此吸收迅速起效时间短(4~5 min),持续时间为2~5 h。而脂溶性低的阿片类药如吗啡等,则不易透过硬脊膜进入脑脊液,一旦进入则易停留在脑脊液中直到有足够的浓度才能渗入脊髓与阿片受体结合发挥药效,因此硬膜外给予吗啡起效时间长。

硬膜外阿片类药物的作用时间主要决定于脑脊液及脊髓中的药量。吗啡的低脂溶性使其易于聚集在脑脊液中,由此可解释硬膜外注射单次剂量的吗啡能够提供长达24 h的镇痛。而脂溶性强的芬太尼,虽能迅速穿透硬脊膜但会很快被椎内静脉丛吸收或继续被留于硬膜外脂肪中,从而加快了脊髓中药物浓度降低的速度,导致作用时间较短(约2 h)。因此,硬膜外腔给予脂溶性强的阿片类药物时最好是持续输注,以保证维持比较稳定的镇痛水平。

由于脂溶性低的阿片类药物易于停留在脑脊液中并随之扩散,所以镇痛部位较广,所需要的剂量相对低,如吗啡硬膜外腔镇痛的剂量是静脉注射剂量的四分之一。脂溶性高的阿片类药物则主要通过与原位的脊髓阿片受体结合发挥药效,而不是随脑脊液扩散,所以镇痛部位主要位于硬膜外穿刺部位周围。如芬太尼等阿片药物注入硬膜外腔后进入脂肪组织和脊髓白质中较多,所用剂量较大,虽起效快,但作用时间相对较短。

阿片类受体不仅存在于中枢神经系统,在外围神经组织中亦存在,且能被激活产生局部的镇痛作用。

2. 局部麻醉药

可选用利多卡因、布比卡因、罗哌卡因以及丁卡因等。利多卡因为中效酰胺类局部麻醉药,具有起效快、穿透性强、弥散广、无明显血管扩张作用的特点。成人神经阻滞或硬膜外腔给药一次用量为400 mg,浓度为1%~2%,神经阻滞可维持120~240 min,硬膜外腔阻滞也可维持90~120 min。布比卡因是长效酰胺类局部麻醉药,其麻醉作用比利多卡因强3~4倍,起效时间短,约3~5 min,作用时间5~10 h。0.25%~0.5%布比卡因溶液适用于神经阻滞,0.5%等渗溶液可用于硬膜外阻滞,但对腹部手术肌松作用不够满意,起效时间15~20 min,时效可达400 min。术后镇痛常用0.125%的溶液,对运动功能无影响。左旋布比卡因的中枢神经系统和心血管系统毒性较低,而药代动力学和药效动力学特征与布比卡因相仿,临床安全性明显提高。有学者将其用于胸段持续硬膜外术后镇痛,取得良好效果。罗哌卡因也是长效酰胺类局部麻醉药,它对感觉纤维的阻滞优于运动纤维,其神经系统毒性、心脏毒性均比布比卡因小。罗哌卡因适用于神经阻滞和硬膜外阻滞,常用浓度为0.5%~1%,0.5%以下溶液可用于产科镇痛或术后镇痛,可避免运动神经阻滞,感觉神经阻滞时间可达4~6 h。丁卡因是一种长效酯类局部麻醉药,麻醉效能高,时效长,其心脏毒性和神经毒性弱于布比卡因,与利多卡因相似。

3. α₂ 肾上腺受体激动剂

α₂ 肾上腺素受体在体内分布广泛，有三种亚型，分别为 $α_{2a}$、$α_{2b}$、$α_{2c}$，其中 α₂ 受体能产生麻醉、镇痛及抗交感作用。脊髓背角存在 $α_{2a}$ 肾上腺素受体亚型，在初级感觉神经元中含有 $α_{2a}$、$α_{2c}$ 亚型。α₂ 肾上腺素能药物的镇痛作用是通过突触后抑制产生的。激活 α₂ 肾上腺素受体触发背角内的钾离子内流，引起突触后背角神经元超极化，从而降低神经元的兴奋性，产生镇痛作用。

α₂ 受体激动剂作用于脊髓、大脑中枢等部位的 α₂ 受体，产生镇痛效应，同时也有心血管抑制等不良反应，这就限制 α₂ 受体激动剂只能作为术后疼痛治疗的辅助用药。可乐定早期主要用于控制血压和心率，现在也常用于疼痛治疗的辅助用药，它不仅作用于 α₂ 受体，也作用于咪唑啉受体。现在认为可乐定作用于脊髓 α₂ 受体，刺激乙酰胆碱释放，能发挥毒蕈碱样和烟碱样作用，缓解术后疼痛。右美托咪定是一种 α₂ 激动剂，可用于麻醉和疼痛治疗。它作用于 α₂ 受体/α₁ 受体特异性比例为 1600：1。它在蓝斑发挥镇静作用，与 α₂ 受体的结合比可乐定更强。研究显示，当右美托咪定剂量逐渐增加时，镇静作用逐渐增强。在较低浓度时，镇静-镇痛效果出现，而回忆-识别不受影响。这些药物可减少围术期阿片类药物的使用。鞘内注射右美托咪定并联合另外一种 α₂ 激动剂 ST-91 可产生协同增强镇痛效果。右美托咪定主要作用于 $α_{2a}$ 肾上腺素受体，而 ST-91 主要作用于 $α_{2C}$ 肾上腺素受体。这提示可将 α₂ 激动剂联合用于治疗疼痛。因为传统 α₂ 激动剂的镇静作用多由 α₂a 受体亚型介导，不同的 α₂ 激动剂之间的协同增效作用可降低每种药物的剂量。

4. 其他药物

除了上述药物外，临床上也将咪唑安定或氯胺酮用于硬膜外术后镇痛，产生良好效果。前者使脊髓中苯二氮䓬类受体被阻滞，发挥脊髓水平的镇痛作用。后者阻断脊髓内 NMDA 受体，从而阻滞脊髓至网状结构对痛觉传入的信号及与阿片受体的结合，因而产生镇痛作用。另有研究表明，硬膜外腔注入新斯的明、东莨菪碱、布比卡因混合液，可产生非剂量依赖性镇痛效应。脊髓中毒蕈碱受体被认为参与新斯的明的脊髓中镇痛作用。毒蕈碱结合于脊髓灰质胶状质，其分布恰好与阿片类和肾上腺素能受体分布重合，而且脊髓肾上腺素能 α₂ 受体介导的镇痛效应也部分由胆碱能受体激活介导。曲马朵是一种非吗啡类阿片受体激动药，可通过作用于脊髓部位交感神经及感觉神经上的阿片受体发挥镇痛作用，还可作用于去甲肾上腺素能、5-羟色胺及胆碱能系统，使之发挥调节作用。糖皮质激素在疼痛治疗中也有重要作用，其镇痛机制为：稳定神经元的细胞膜，抑制敏感化的背根神经节和受损神经纤维的异位放电；通过阻断神经肽的合成，抑制 PLA2 的活性；减轻神经根水肿，改善微循环，减轻神经根的缺血损伤；抑制前列腺素的合成，降低后角神经元敏感化及中枢敏感化的"上发条"现象；糖皮质激素在局部通过抑制酸性黏多糖的合成而使胶原纤维和细胞间质减少，抑制成纤维细胞的生成，达到血管收缩、减轻炎症反应并减少瘢痕形成，抑制炎症介质的释放，产生镇痛作用。糖皮质激素仅作为术后急性疼痛治疗的辅助用药，除全身给药途径外，还可以通过硬膜外腔、关节腔内、关节腔周围注射等途径给药。

三、其他非药物镇痛途径

(一) 音乐疗法

音乐可以减轻患者术后疼痛,其可能原因是:①音乐的放松作用,音乐能影响大脑神经递质如乙酰胆碱和去甲肾上腺素的释放,应激改善后,人的血压下降、呼吸频率减缓、皮温增高、肌电下降、血容量增加;②音乐刺激听觉中枢,对疼痛有抑制作用,同时音乐可提高垂体脑啡肽的浓度,脑啡肽能抑制疼痛;③音乐具有心理渲泄作用,在治疗忧郁型和狂躁型精神痛患者中,利用音乐以渲泄心理的积郁、愤怒,使心理的不平静得到情感上的渲泄,使原来急躁的心情稳定下来。

(二) 消除焦虑和恐惧反应

病人术前、术后的焦虑和恐惧反应,往往能降低痛及耐痛阈,结果在术中及术后可产生一系列的心理生理反应,如感觉疼痛和痛苦、全身肌肉紧张、对止痛药的依赖以及长期卧床不起等,从而影响预后。健康人在紧张和痛阈之间存在显著正相关,在紧张和内源性疼痛控制系统之间有一个相关联机制。焦虑对手术前后疼痛的影响很大,腹部手术的患者术前焦虑对术后疼痛有着直接和间接的影响。术前焦虑与术后疼痛呈显著正相关,术前焦虑对术后的一系列疼痛反应可能起关键作用。

环境刺激是干扰睡眠的因素之一,病房的噪声来自报警、电话、呼吸机及工作人员的交流,噪音超过80分贝就能吵醒病人,噪声低于35分贝才有利于睡眠。在一项志愿者聆听ICU环境噪声的试验中,使用耳塞有效减弱噪声干扰,并提高快速动眼期(REM)睡眠。改善患者术后睡眠,也可减轻焦虑,同时减轻术后疼痛。其他如按摩治疗、放松措施也可减轻患者术后紧张的情绪,改善患者的睡眠,解除焦虑,减轻患者术后疼痛。

(三) 经皮神经电刺激疗法

经皮神经电刺激疗法(transcutaneous electrical nerve stimulation,TENS),是根据疼痛闸门控制学说于20世纪70年代发展起来,应用电池供电的袖珍仪器以治疗疼痛为主的无损伤性治疗方法。产生镇痛作用的TENS的强度往往只兴奋A类纤维。在肌电图上使外周神经复合动作电位A波产生去同步,对传导伤害性信息的C波没有影响,但明显减弱甚至完全抑制A波和C波传入引起的背角神经元的反应,TENS治疗过程中和治疗后背角神经元的自发性动作电位活动亦明显减少。

TENS疗法与传统的神经刺激疗法的区别在于:传统的电刺激,主要是刺激运动纤维;而TENS则是依据刺激感觉纤维而设计的。TENS仪应具备:①频率较高,多在2~160Hz之间,属低频范围。②脉冲短,一般脉冲宽度多在9~350μs之间。脉冲太宽,传递疼痛的纤维便被激活,而且极板下离子化增加。③强度适宜,采用使病人有一种舒适感、不出现肌肉收缩的阈下强度。这样TENS便可选择性地激发感觉传入神经纤维的反应,而不触动运动传出神经纤维的反应。④电流形态不一:对称的双向方波;被单向方波调制的中频或高频电流;对称的双向脉冲;单向方波;另一种不对称的双向脉冲。

目前认为TENS镇痛作用机制主要有:①闸门控制假说,认为TENS是一种兴奋粗纤维的刺激,粗纤维的兴奋,关闭了疼痛传入的闸门,从而缓解了疼痛症状。电生理实验证明,频率100Hz左右,波宽0.1ms的方波,是兴奋粗纤维较适宜的刺激。②内源性吗啡样物质释放假说,一定的低频脉冲电流刺激,可能激活了脑内的内源性吗啡多肽能神经元，引起内源性吗啡样多肽释放而产生镇痛效果。阿片肽在两种方式的 TENS 镇痛中作用有所不同。高强度针刺样 TENS（2 Hz）引起的镇痛可以被纳洛酮逆转，腰段脑脊液中的脑啡肽水平明显升高，而强啡肽无明显变化，说明内源性阿片肽起重要作用。常规 TENS（弱强度、100 Hz）使强啡肽有所升高，脑啡肽不受影响。高强度、高频率（100 Hz）的 TENS 的作用能被 picrotoxin 逆转，说明 GABA 能神经元参与了镇痛机制。

TENS 用于术后的切口止痛，包括各种胸、腹部手术，关节手术等，效果满意。TENS 能减少止痛药物的摄入，使患者能早期活动，减少并发症。对某些病人能缩短 ICU 或住院时间。一般在术前就应给病人应用 TENS，以确定合适的参数。在手术结束前将一次性电极平行放置于切口两旁，伤口缝合后立即通电治疗。通常持续刺激 48～72 小时，可由病人自行调节电流强度。一般情况下，电极置于痛点、运动点、扳机点、穴位上的疗效比置于其他位置好，电流强度应逐渐加大至耐受量。TENS 治疗的副作用很少，最常见的不良反应是皮肤刺激反应，这与其他低频电流疗法相似；其次是过敏反应，因患者对电极材料、导电胶甚至电极固定带过敏所致。TENS 禁忌用于：①带有心脏起搏器的病人，特别是按需型起搏器更应注意，因为 TENS 的电流容易干扰起搏器的步调。②刺激颈动脉窦。③早孕妇女的腰部和下腹部。④局部感觉缺失和对电过敏的患者。

第六节　术后镇痛的常用方法

一、单次给药镇痛

对于轻中度疼痛或短小手术术后疼痛，可以采用单次给药的方法镇痛。给药途径可以口服、肌内注射、静脉注射或椎管内单次给药镇痛。此法简便，不需要特别的装置。如吗啡硬膜外或蛛网膜下腔单次给药术后镇痛效应可以维持 12～24 小时。单次给药的缺点是给药剂量常较大，不良反应发生率高，维持时间常不足以满足患者术后镇痛的要求而需重复给药，势必造成血药浓度波动，影响患者对术后镇痛的满意度。

二、间断给药镇痛

单次给药后，血药浓度逐渐升高达到高峰，然后再逐渐降低，当血药浓度降到不足产生镇痛效应后则患者开始疼痛，此时常需要反复间断多次给药以达到镇痛效果。虽然间断给药可以产生良好的镇痛效果，但应注意到反复多次的间断给药可能产生一些不良反应，特别是麻醉性镇痛药，连续多次给药后机体易产生耐受性和成瘾性。成瘾性：表现为躯体依赖性和精神依赖性，停药后出现戒断症状，甚至意识丧失，病人精神出现变态，有明显强迫性觅药行为等。戒断症状：停药后出现兴奋、失眠、流泪、流涕、出汗、震颤、呕吐、腹泻，甚至虚脱、意识丧失等，造成很大痛苦。耐受性：药物反复使用后，机体对药物反应强度递减，表现为使用剂量逐渐增大和用药间隔时间缩短。可能原因：①受体下调；②受体磷酸化；③受体下陷；④G 蛋白脱偶联；⑤激活腺苷酸环化酶上调；⑥孤啡肽生成增加，对抗阿片类药物作用。

三、连续给药镇痛

指使用注液泵持续给药，由医生根据患者一般情况及手术情况合理配制镇痛药物，设定给药速度持续给药,适用于疼痛程度变化不大的患者术后镇痛。其优点是患者不需参与,药物连续输注,血药浓度比较稳定。其缺点是无法根据患者的需要进行调整剂量,往往会导致因镇痛药物剂量不够而产生镇痛不足或因为剂量过大而发生不良反应(如呼吸抑制、循环抑制、过度镇静等)。

四、病人自控镇痛(PCA)

(一)PCA 概述

产生临床镇痛作用的最小镇痛药物浓度为最低有效浓度(MEAC),当阿片类药物浓度大于 MEAC,可以产生有效的镇痛作用,小于 MEAC 时则相反,病人会感觉疼痛。传统的单次或间断给药方法镇痛不灵活、镇痛不及时、血药浓度波动大,即使连续给药也不能达到按需镇痛的要求,病人自控镇痛(PCA)则可以有效地克服上述缺点。应用 PCA 镇痛时病人可自行给药进行镇痛,标准 PCA 是病人感觉疼痛时按压启动键,通过由计算机控制的微量泵向体内注射设定剂量的药物,其特点是在医生设置的范围内,病人自己按需调控注射止痛药的时机和剂量,达到不同病人、不同时刻、不同疼痛强度下的镇痛要求。在遵循"按需止痛"原则的前提下,可有效地减少不同病人个体之间药代动力学和药效动力学的波动,防止药物过量;减少医务人员操作,减轻患者心理负担,在疼痛药理、疼痛心理学方面有一定的优越性。

不同个体在不同条件下,所需最低有效止痛药剂量和最低有效血药浓度不同。使用常规剂量的止痛药物存在着剂量不足和用药过量的双重危险。间断注射或口服止痛药物难于保证患者血液中稳定的药物浓度,如间断肌内注射吗啡后患者血中吗啡浓度峰谷波动大;静脉持续滴注则血浆吗啡浓度逐渐增加,有过量中毒的危险。因此,间断注射镇痛药物,患者血浆药物浓度波动较大,或低于有效浓度或接近中毒水平;持续静脉注射过程中,血药浓度逐渐升高难于维持在恒定水平。PCA 治疗可维持血药浓度持续接近最低有效浓度(MEAC),具有稳定的血药浓度,可以以最小剂量的镇痛药达到最大程度的镇痛。

在心理学方面,PCA 病人保持"自我控制"有一定的意义。住院及手术后病人往往感觉自己失去了自我控制能力,产生恐惧感和心理压力,使术后疼痛更加明显。在心理学上将个人控制能力分为 3 种类型:行为的控制、认识的控制和决断的控制。行为控制是指对直接影响或改变一个威胁客观事件作出反应的能力。认识控制则是指解释和评估威胁事件的能力。决断控制指不同行为过程中作出选择机会的能力。行为控制进一步又分为两种类型:即一定程度的调节和减轻刺激。对于手术后疼痛,调节是指疼痛时能进行一定程度的控制。减轻刺激则是指减轻疼痛的个人能力,以及在减轻疼痛时的非药物技术。从心理学上讲,手术后病人能否拥有对疼痛的控制能力以及是否具有减轻疼痛的方法对病人实际疼痛有明显影响。PCA 让病人主动参与镇痛,则为病人提供了可选择自身控制的机会。PCA 允许病人自己给药镇痛,增加他们对疼痛治疗的可控制感,不必再求助于他人给药镇痛,还可以自己调定镇痛药剂量,在缓解疼痛与病人可耐受的副作用程度之间达到平衡。PCA 给病人行为控制能力和决断控制能力,使病人对手术后疼痛的耐受性增加。

(二)PCA 技术参数

PCA 的技术参数包括负荷剂量(loading dose)、单次给药剂量(bolus)、锁定时间(lockout time)、最大给药剂量(maximal dose)、连续背景输注给药(basal infusion or background infusion）等。

1. 负荷剂量　给予负荷剂量旨在迅速达到镇痛所需要的血药浓度，即最低有效镇痛浓度（MEAC），使病人迅速达到无痛状态。手术刚结束麻醉恢复期，由于麻醉药的镇痛作用消退，为快速达到 MEAC，必须给予负荷量才能达到快速镇痛的效果。不同的阿片类药物、不同病人之间以及不同手术的 MEAC 差异很大，应根据上述因素来确定 MEAC。

2. 单次给药剂量　病人每次按压 PCA 泵所给的镇痛药剂量，PCA 采用小剂量多次给药的方法，目的在于维持一定的血药浓度，又不至于产生过度镇静作用。不同病人之间的疼痛耐受程度及对镇痛药的敏感性不一样，单次给药剂量过大或过小均有可能导致并发症或镇痛效果欠佳，小剂量多次给药可以对镇痛药的剂量进行调整，实现个体化给药原则。如果病人在积极按压 PCA 泵给药后仍存在镇痛不完全，则应将剂量增加 25%～50%，相反，如果病人出现过度镇静，则应将剂量减少 25%～50%。

3. 锁定时间　是指该时间内 PCA 装置对病人再次给药的指令不作反应。锁定时间可以防止病人在前一次给药完全起效之前再次给药，这是 PCA 安全用药的重要环节，可以减少病人无意中过量给药的潜在危险性。此锁定时间需根据药物的起效速度以及 PCA 给药途径而定。如果药物起效迅速而且从作用部位排出也迅速，则锁定时间短，反之则锁定时间长。锁定时间还与单次给药的剂量有关，单次给药剂量大，锁定时间长。

4. 最大给药剂量　最大给药剂量或限制量是 PCA 装置在单位时间内给药剂量限定参数，是 PCA 装置的另一保护性措施。其目的在于对超过平均使用量的情况引起注意并加以限制。

5. 连续背景输注给药　指 PCA 在持续给药的基础上进行。PCA 泵除了 PCA 镇痛给药功能外，还有其他多种给药方式：①单纯 PCA（P 模式）：完全由患者自控给药，疼痛时按压 PCA 泵控制键，使一定量镇痛药注入体内。②背景剂量＋PCA（CP）模式：PCA 泵自动持续输入一定量的镇痛药以达到基础镇痛，而患者仍感疼痛时通过按压控制键给予 PCA 剂量。③负荷量＋背景剂量＋PCA（LCP 模式）：LCP 模式为临床最常用的模式。

6. 注射次数/按压次数　指患者已经接受的成功注射镇痛药的次数与患者需求单次注射镇痛总数的比值，它可表示镇痛是否充分，需求次数/给药次数超过 3∶1，提示输注程序设置不当，如锁定间隔时间太长。

（三）PCA 的给药途径

PCA 的给药途径可以分为经静脉给药途径（PCIA）、经硬膜外腔给药途径（PCEA）、外周神经阻滞 PCA（PCNA）。

静脉 PCA（PCIA）特点：①方法简便：PCA 泵通过三通开关与静脉通路相连，镇痛药按设定速率进入体内。②起效快：经静脉给药，药物起效最快，一般 2～3 min 即可出现效果。③适应范围广：适用于全身任何部位的术后镇痛。④需用药量较大：与椎管内给药相比，PCIA 需用较大的药量才能获得满意的止痛效果，并且对运动性疼痛的镇痛效果较差。⑤对全身影响较大：由于药物作用是非针对性的而是全身性的，同时用药量较大，因此对全身的影响较大，尤其是以单一药物进行镇痛时更为明显，如大剂量应用阿片类药物，有可能影响胃肠运动功能的恢复。临床常用药物：①麻醉性镇痛药：阿片类镇痛药如吗啡、舒芬太尼、芬太尼、曲马朵、丁丙诺啡等。②辅助镇痛药：可增强麻醉性镇痛药物的镇痛作用，减少其用量，从而降低并发症和副作用的发生率。常用药物有 NSAID、咪唑安定、可乐定、氟哌利多（氟哌啶）等。③预防副作用药物：如抗呕吐药、减少尿潴留药等（见表9-6）。

表9-6 成人PCIA方案

药物（浓度）	负荷剂量	冲击剂量	持续输注	锁定时间
吗啡（1 mg/ml）	1~4 mg	1~2 mg	1~2 mg/h	5~15 min
芬太尼（10 μg/ml）	10~30 μg	20~40 μg	0~10 μg/h	5~10 min
舒芬太尼（2 μg/ml）	1~3 μg	2~4 μg	1~2 μg/h	5~10 min
布托啡诺	0.5~1 mg	0.2~0.5 mg	0.1~0.2 mg/h	10~15 min
曲马朵	50~100 mg	20~30 mg	1~15 mg/h	6~10 min

硬膜外PCA（PCEA）特点：①用药量小：阿片类药用量小于PCIA，尤其是低脂溶性的吗啡。②镇痛效果可靠：阿片类镇痛药与局部麻醉药联合应用，对静息性和运动性疼痛均有满意的镇痛效果，是目前所有镇痛技术中效果最好的方法。③作用范围局限：镇痛作用范围与硬膜外阻滞范围密切相关，适用于胸部及以下部位的镇痛。④阻断神经传导：由于伤害性刺激、交感神经等被阻滞，从而可有效减轻应激反应，改善心肌血供，促进胃肠功能恢复。⑤全身影响小，并发症或副作用少。⑥硬膜外穿刺困难或禁忌的患者不能使用。临床常用药物：①局部麻醉药：0.1%~0.2%布比卡因、0.1%~0.25%罗哌卡因、0.1%~0.2%左旋布比卡因。②阿片类镇痛药：吗啡是硬膜外镇痛最经典的用药，镇痛作用强、持续时间长，不需连续用药。芬太尼类药物需与局部麻醉药联合应用。③预防副作用药物：如将小剂量阿片类药物的拮抗药、新斯的明、抗呕吐药等加入镇痛药液中以减少PCEA的副作用（见表9-7）。

表9-7 PCEA常用方案

局麻药	阿片药	PCEA方案
罗哌卡因0.1%~0.2%	舒芬太尼0.3~0.6 μg/ml	首次剂量6~10 ml
或布比卡因0.1%~0.125%	或芬太尼2~4 μg/ml	维持剂量4~6 ml
或左旋布比卡因0.1%~0.2%	或吗啡20~40 μg/ml	冲击剂量6 ml
或氯普鲁卡因0.8%~0.14%	或布托啡诺10~20 μg/ml	锁定时间20~30 min 最大剂量 12 ml/h

外周神经阻滞PCA（PCNA）：常用于神经丛和神经干的阻滞，如颈丛、臂丛、腰丛、股神经、坐骨神经等。镇痛效果可靠，几乎无全身影响，副作用少。是近几年临床逐渐开展的镇痛技术，尤其适用于高龄和危重患者。

（四）PCA的安全性

PCA的安全性，主要包括：副作用、机械问题。

1. 副作用 主要是指镇痛药物所致的不良反应。阿片类药物是PCA镇痛最常用的药物，主要包括吗啡、芬太尼类药物、曲马朵等药物，这类药物的主要不良反应是恶心呕吐、皮肤瘙痒、尿潴留、呼吸抑制等。阿片类药物能减弱内脏运动，引起便秘和胃潴留，增加胃内容物反流误吸的危险；此外，这类药物也存在中枢神经系统的一些症状，如欣快感、幻觉、惊厥、抽搐以及成瘾等不良反应。

2. 机械问题 如虹吸现象和机械故障等。虹吸现象是液态分子间引力与位能差所造成的,即利用水柱压力差,使水上升后再流到低处,由于管口水面承受不同的大气压力,水会由压力大的一边流向压力小的一边,直到两边的大气压力相等,容器内的水面变成相同的高度,水就会停止流动。以玻璃或塑料为材料的 PCA 泵发生泄漏、管道裂缝时可发生虹吸现象,导致大量药物持续进入体内造成过量而发生严重不良反应。

机械故障可导致药物输送障碍。连接管堵塞、扭曲、爆裂等都可导致危险发生。因此,PCA 泵的连接管应使用硬质、内容积小、不易扭曲的材料,且不易堵塞。为减少因机械问题造成的危险,PCA 泵一般都有单向阀和防虹吸现象。由于 PCA 常与静脉输液通道连接,如果没有单向阀门,镇痛药可反流到镇痛泵内,当静脉输液压力高时,病人反复给药将导致大量镇痛药在管道中累积,一旦静脉通路畅通,大量镇痛药物将进入病人体内而发生危险。单向阀内腔容积应尽量小,否则可影响给药速度,延缓镇痛药的起效时间,并影响锁定时间,使病人在前一次给药未完全发生作用时又再次给药。

五、超前镇痛

超前镇痛是指在伤害性刺激发生前给予镇痛治疗,防止外周和中枢敏感化发生,从而减轻伤害后疼痛。其方法可以是联合应用不同作用机制的镇痛药物和(或)多种镇痛方式,作用于疼痛病理生理机制的不同时相和不同靶位,减少外周和中枢致敏,以求达到创伤后镇痛和减少镇痛药用量的目的。神经生理学研究表明,创伤后先出现保护性的生理性疼痛,此种疼痛持续时间较短,范围局限,继之则是创伤后炎症反应与神经受损所致的病理性疼痛,使致痛物质释放,导致损伤区的痛阈降低、疼痛感增强,即原发性痛觉过敏;同时,其周围的非损伤区也出现疼痛,出现继发性痛觉过敏,统称为末梢可塑性变化。组织损伤后,其伤害性冲动向上传导到达脊髓,脊髓中枢也发生可塑性变化,于是痛阈降低,兴奋增强,疼痛加重。动物疼痛模型研究表明,疼痛刺激会引起脊髓和脑内的疼痛传递增强,最终导致对疼痛的感知提高。这种"上调"和"中枢敏化"现象将导致术后疼痛加剧,甚至形成慢性疼痛综合征。疼痛相关因子在受损伤组织中增加痛觉感受器敏感性,即外周敏感化。外周的敏感化降低传入神经末梢的痛阈,直接导致了术中常见的疼痛高敏状态,即对疼痛敏感的增加和痛阈的下降。对背根神经节(dorsal root ganglion,DRG)的研究深入发现疼痛状态的产生、传导都和 DRG 有着密切的关系。DRG 中的神经递质起到放大、传导疼痛的作用。有效进行超前镇痛可通过对 DRG 上的受体、离子通道和神经递质等进行干涉,在疼痛产生的初级阶段打断或者抑制痛传导链,通过降低外周神经敏感化来降低中枢神经敏感化的程度。联合镇痛作为超前镇痛具有较好的术后镇痛效果。联合镇痛可以选择术前与术中、术后联合,或术前联合应用不同的镇痛方法或药物。联合镇痛用于超前镇痛的原则是:①应用多种不同的镇痛药(如局麻药、阿片类药和 NSAID)以作用于不同的部位,从而实现所谓的均衡镇痛(balanced analgesia);②应用不同药物之间的正性协同作用而形成特殊联合,如大型腹部手术时联合应用局麻药和阿片类药优于两者单独应用;③适当应用术前和术中治疗以防止中枢敏化状态的形成。

(一)局麻药与外周神经阻滞

包括沿手术切口的浸润麻醉、末梢神经阻滞和术中的浸润麻醉。局麻药能阻断伤害性感受到达中枢神经系统，从而防止中枢致敏化；局麻药还有抗炎作用，能减轻初始阶段致敏，术前给予局麻药能减轻或根除背角神经元过度兴奋，减轻术后疼痛强度，缩短疼痛持续时间并推迟术后疼痛的发作。术前、术后使用局麻药均能降低术后疼痛，且术前使用较术后使用效果更佳，说明神经阻滞开始时间的选择在超前镇痛中起重要作用。此外，局部浸润阻滞较椎管内阻滞能更有效地阻止伤害性感受向中枢传递，从而抑制中枢致敏。

（二）非甾体抗炎药（NSAID）

非甾体抗炎药（NSAID）通过可逆性抑制环氧化酶来抑制前列腺素的合成。NSAID降低外周环氧化酶（COX）和前列腺素合成酶活性，从而减少痛觉神经对内源性炎性因子的反应，抑制外周敏感化，达到超前镇痛目的。由于前列腺素本身不能引起疼痛，而是在损伤部位激活多种神经化学因子受体，如缓激肽、降钙素基因相关肽（CGRP）等。NSAID比任何止痛药具有更好的抗痛觉过敏作用。NSAID能减弱有害刺激引起的外周和中枢的敏感化，使有害刺激引起的疼痛和炎症反应减轻。

伤害性刺激导致大量致痛物质及炎症介质的释放，导致毛细血管的渗透性增加和扩张局部血管，使白细胞释放多种酶，包括氧自由基，引起组织的进一步损害和炎症介质的释放。这些介质增加外周的敏感化，使感觉神经放电阈降低。这些效应导致痛觉过敏及异常性疼痛，使受外周疼痛刺激的背角中P物质和CGRP释，诱发兴奋性氨基酸和神经递质的释放，延长背角神经元的激活时间，降低上行神经传导的阈值。

NSAID的超前镇痛效果一方面通过降低炎症免疫应答，从而降低外周敏化而实现；同时它影响中枢感受伤害的过程。除了外周机制，可能通过抑制中枢前列腺素的合成而减弱突触前和突触后神经递质从终级神经末端和脊髓中间神经元的释放，起到超前镇痛的作用。这两种作用的最终结果可能是阻止或极大地减弱脊髓背角神经元的激活状态。

（三）NMDA受体阻滞药

介质性氨基酸和神经肽类介导脊髓背角神经元伤害性感受的传递，介质性氨基酸受NMDA及非NMDA感受器调节，机体细胞长期接受刺激，引起NMDA感受器兴奋并使其兴奋时间延长，这便是NMDA造成术后疼痛并使其延长的原因。NMDA受体阻滞药可阻止中枢敏化。手术创伤可激活NMDA受体而导致痛觉敏感性增强及延长术后疼痛，氯胺酮是一种非竞争性NMDA受体阻滞药。硬膜外腔给予氯胺酮可产生明显超前镇痛作用，在对抗手术创伤引起的炎性反应时，静注氯胺酮除具有拮抗NMDA受体作用外，还具有抑制缓激肽等炎性因子释放、抑制炎性反应诱发的单胺类物质合成的作用，同时静脉亚麻醉剂量的氯胺酮有一定的镇静作用。与硬膜外给药相比，静脉氯胺酮超前镇痛更有效、更简单。右美沙芬作为NMDA受体拮抗药，它在提高痛阈、减少阿片类药物用量、改善疼痛状况等方面在许多基础研究和临床应用中都得以证实。如前所述，手术、创伤等伤害性刺激及其后的炎症反应能导致兴奋性氨基酸和炎症介质的释放，它们除直接致痛，还可引起血管扩张、组织水肿，使感受器敏感性增高、痛阈降低，从而导致痛觉过敏。全身或鞘内应用右美沙芬（DM）可以抑制外周组织损伤或炎症所引起的伤害性反应，提高痛阈。DM能广泛与中枢神经的NMDA受体结合，竞争性地抑制NMDA受体活性，减少NMDA受体Ca^{2+}内流，调节电压依赖性（L型与N型）Ca^{2+}离子通道的激活。有实验指出，吗啡耐受性的产生与NMDA受体有关，利用右美沙芬抑制NMDA受体活性，可以预防甚至还原吗啡耐受性。右美沙芬能降低谷氨酸盐神经毒性，椎管内注射可以降低因脊髓谷氨酸盐释放引发的疼痛。由于 DM 与 NMDA 受体的亲和力较低，从而不良反应少，但能减少术后吗啡的用量进而减少了吗啡镇痛带来的不良反应。

（四）阿片类药

外周感觉神经元上也有阿片受体，组织损伤后，神经末梢阿片受体增多。外周给予阿片类药物可阻断痛觉过敏和异常疼痛。应用阿片类药物能在突触前膜阻断从 C 纤维释放的神经递质，去除脊髓中枢痛觉敏感性的提高。硬膜外腔预先注射芬太尼进行超前镇痛，其效果要比在伤害性刺激产生之后更有效。超前镇痛作用应在感受伤害性刺激之前或当时产生，药物分子应占据脊髓及中枢的阿片受体。静脉应用芬太尼同样有超前镇痛作用，用芬太尼进行全麻诱导和维持与未用芬太尼全麻比较，首次要求止痛时间前者较后者延迟，且对止痛剂需求量小；用芬太尼者术后痛阈也较高。吗啡能减少或阻断 C 纤维向脊髓背角神经元的传递而阻止或延迟疼痛发作。术前给予吗啡可阻止手术过程中的中枢致敏作用，减少术后疼痛程度，减少止痛药需求量及继发的伤口疼痛。静脉或硬膜外给药均能产生明显的超前镇痛作用。

（五）α_2 肾上腺素受体激动药

α_2 肾上腺素受体激动药的镇痛作用是通过激活蓝斑核 α_2 受体；抑制去甲肾上腺素的释放；抑制脊髓背角的初级传入神经末梢的突触前与神经递质释放偶联受体，抑制原位 P 物质及其他伤害性肽类物质释放，阻止 C 纤维和 Aδ 纤维的传导。可乐定在蛛网膜下隙或硬脊膜外隙使用，其镇痛效果与脑脊液内的浓度有关，与血药浓度无关。神经损伤处神经生长因子的摄入也可以导致外周和中枢的敏感化，可乐定可通过影响神经生长因子的产生和中枢摄取，降低外周痛敏状态，从而起到超前镇痛作用。

（六）丙泊酚

丙泊酚是临床常用的静脉麻醉药，它单独及复合其他麻醉药均可抑制伤害性刺激引起的运动反应。痛刺激之前或之后给予丙泊酚均可减少 fos 免疫样（FLI）阳性神经元的数量，而丙泊酚本身并不诱导脊髓内神经元的 c-fos 表达，说明丙泊酚可能通过抑制与痛信息的传导和调控有关的脊髓背角 FLI 神经元的活动，阻止痛信息在脊髓内的传导，从而产生抗伤害作用。丙泊酚可减少脊髓背角神经元对伤害性及非伤害性刺激感受野的面积，提示对外周的传入有抑制作用。丙泊酚有可能直接作用于脊髓，或通过对脊髓上中枢的下行调节系统的影响而发挥抗伤害作用。

六、靶控镇痛

靶控输注技术是在药代动力学研究基础上与现代计算机技术相结合而形成的一种用药控制技术，广泛应用于围麻醉手术期以进行麻醉、镇痛以及其他各种药物的恒速输注，一般可分为两大类，即开放回路式和闭合回路式。开放回路式 TCI 是给病人输入一定剂量麻醉药及镇痛药后，将用药前后的血压、心率、脑电图、心电图、呼吸量、肌肉松弛程度等数据输入计算机，由计算机分析判断处理，并输出相应信号供医师进一步调整用药的剂量和速度。由于开放回路式的输出信号并无反馈效应，而仍需要由临床医师根据预定的目的（如疼痛程度等）以及药物的药效学指标，来决定给药剂量和给药方式，所以称为开放回路式 TCI 技术。闭合回路式 TCI 是一种自动控制技术，由传感器、监护仪、控制计算机、输出执行仪以及人员组成，具有反馈信号控制性能，这是与开放回路式系统的根本区别，其特点是医师制订预置剂量和控制系统（proportion-integral-derivative，PID）等参数，如开关控制、自适应控制、比例-积分-导数控制等。在开始输注预置量后，反复检测和比较输入参数和计算机输出信号，以随时对用药速度进行调整。闭合回路系统通过输注泵用药，经过信息反馈，最后由医师及时进行调控用药。靶控输注计算机所采用的药代动力学数据，是从特定人群中测得的药代动力学数据编制而成的计算机软件，由此来控制输液泵的输注速度，以达到临床所需要的血药浓度和效应室浓度，即靶浓度。按照靶浓度输注用药后，计算机根据病人的反应情况对输注速度进行计算，并显示最适宜的初始量和维持量，并以秒为单位对输液的泵速进行随时调整，以尽快达到靶浓度，并保持靶浓度水平恒定。

TCI 用于镇痛，可以快速获得镇痛所需的血药浓度，也可以根据病人自身的需要快速调整镇痛所需的血药浓度。靶控静脉输注自控镇痛，适用于各种手术后镇痛。靶控输注阿芬太尼镇痛，根据病人需要调节目标浓度，或由病人在疼痛时自行按压按钮，以增加芬太尼目标浓度，将脉搏血氧饱和度仪（SpO_2）与计算机连接，设定 SpO_2 在安全界限之上。静脉 PCA（PCIA）靶控输注的装置由注药泵、自动控制装置和输注管道三部分组成，由微电脑通过数据输入随时按需修正注速、注药量和锁定时间。可用的药物有阿片类或非阿片类镇痛药、非甾体抗炎药以及具有镇痛作用的麻醉药（如氯胺酮），可以单一用药，也可两种药物联合使用。

第七节 常见手术的术后镇痛

手术后疼痛程度常与手术部位及术式有关，胸科手术及上腹部手术疼痛程度剧烈，切口大的手术比切口小的手术术后疼痛剧烈。临床上应对不同部位、不同类型手术的术后疼痛进行正确评估，并选择最佳镇痛方案来镇痛。

一、眼科手术

眼科手术虽然比较局限，但眼球是非常敏感的器官，术后不适或疼痛的机会较多。眼科手术后的疼痛程度一般并不剧烈，不需很多的麻醉性镇痛药。内眼手术宜保持眼内压处于正常水平，眼压过高常可使眼内血流减少、眼内容物脱出导致手术失败和病情恶化。使眼压增高的因素有麻醉过浅、呛咳、躁动、血压升高、呼吸道不通畅、呼吸阻力增大、动脉血二氧化碳分压升高、头低位以及任何使颅内压增高的因素。

COX-2 抑制剂可作为眼科术后疼痛治疗的首选药，具有镇痛作用强、胃肠副作用轻、恶心呕吐发生率低等特点。麻醉性镇痛药由于易发生恶心、呕吐，在眼科手术中的应用受到限制。神经安定药和镇静药有降低眼压的趋势，所以一般眼科术后疼痛采用神经安定药即可获得较好的镇痛效果，如有剧烈疼痛，也可应用适量哌替啶，同时并用止吐药。需要特别注意的是眼部疾病常为全身性疾病在眼部的一种表现，某些全身性疾病部分表现在眼部，易于发现，所以常以眼科发病而就医，如脑瘤的阵发性视物不清；眼肌型重症肌无力的眼睑下垂；血液病的结膜出血；糖尿病病人发生的糖尿病性白内障，发病 5 年以上患者还可出现眼底病变；小儿眼科病人常伴有先天性疾病如与晶状体疾病有关的综合征；马方综合征心血管受累、眼-脑-肾综合征，先天性肾小管功能异常等；先天性白内障因代谢障碍而引起，以糖代谢障碍和氨基酸代谢障碍多见，如半乳糖血症、酪氨酸血症、同型胱氨酸尿症。在处理术后疼痛时应注意到全身情况，甚至要以处理全身疾病为主。

二、耳鼻喉科手术

与其他手术相比，耳部手术的术后恶心呕吐（PONV）发生率较高（为40%～50%），这与手术刺激面部神经的分支耳大支（外耳手术）和迷路通路（中耳手术）有关。耳部手术后以保持患者镇静为主，给予镇静药或神经安定药即可，一般不需要使用麻醉性镇痛药。术后应注意对恶心呕吐等不良反应的处理，避免因恶心呕吐造成的不利影响。

口咽手术后应注意维持气道的保护性反射，如咳嗽、吞咽反射，及时清除口咽分泌物，防止误吸。鼻腔手术通常术后给予纱布填塞止血，鼻腔不能通气，患者常有恐惧感，术后常有烦躁、焦虑的表现，此类患者不宜大量使用镇静药，应尽可能使患者保持清醒。全喉切除、气管造口术患者，常发生气管痉挛或频繁咳嗽，除及时清除分泌物外，可在气管造口处用2%利多卡因1～2ml作气管内喷雾或者用适量的氨茶碱静脉注射，以缓解和减少气管痉挛，同时使用少量阿托品也可使分泌物减少。

三、口腔颌面部手术

口腔、颌面整形甚至颈部手术，术后可有出血，分泌物增多，软组织肿胀，可引起呼吸道梗阻或部分梗阻，影响通气，进而产生术后焦虑和躁动。扁桃体切除术后疼痛主要表现为吞咽痛，其原因为手术破坏了扁桃体隐窝黏膜，炎症、水肿使局部乳酸、白三烯及前列腺素浓度增高，迷走神经和舌咽神经末梢暴露其中，使咽部肌肉产生强烈而持久的收缩，进而又加重局部水肿、缺血，形成恶性循环。腭裂修补累及硬腭、软腭，创伤大，术后创面填塞止血，黏膜水肿明显，病人常有强烈的不适感及疼痛。伤口加压包扎和特殊的固定位置也可以是术后疼痛的主要原因。手术后疼痛治疗不仅可以减轻患者痛苦，还可以减轻手术应激反应对免疫功能的抑制。处理中首先要注意通气问题，然后再处理疼痛问题，为保持自主呼吸与保护性反射功能，如手术部位允许，可采用局部神经阻滞镇痛，如眶上、眶下神经以及三叉神经第2、3支阻滞等，药物可用0.25%～0.5%罗哌卡因，镇痛持续时间长达6h。对于轻中度疼痛首选NSAID药镇痛，对于中重度疼痛，可以复合阿片类药或糖皮质激素，治疗效果更佳。

四、颈部手术

颈部手术最常见的是甲状腺手术，一般术后疼痛不太剧烈，咳嗽、吞咽动作常是疼痛的主要因素，头部位置不当也可使疼痛明显或加剧。头部予以软枕加以适当抬高固定于舒适的位置，可以明显缓解术后疼痛。颈部淋巴结清扫手术，创面大，手术时间长，术后应注意创面渗血引起气管压迫，遇有患者发生呼吸急促、躁动、出冷汗时，要考虑有血肿压迫气管、呼吸道梗阻的可能。常用的镇痛方法以静脉注射镇痛药物为主，局部神经阻滞镇痛可明显减轻颈部手术患者术后不适，术前进行枕大、枕小神经阻滞可预防及减轻术后疼痛。

五、神经外科手术的术后镇痛

颅脑手术患者尽管疼痛程度较轻,但确实存在,尤其是开颅手术,疼痛主要与头皮软组织损伤及颅骨切开有关。神经外科手术后镇痛不仅可以减轻病人痛苦,还可提高患者自理能力,有利于患者术后恢复。良好的术后镇痛,可以减少内源性儿茶酚胺的释放,抑制应激反应,有利于维持血流动力学平稳,保持脑血流动力学和颅内压的相对稳定。麻醉性镇痛药还有降低脑代谢率和颅内压的作用,起到脑保护的作用。

意识水平和瞳孔变化是神经外科手术术后评估的重要指标,除非有特殊原因,神经外科手术要求患者意识尽早恢复。颅脑手术后镇痛用药中应注意:①尽可能使患者保持清醒,至少应呼之能醒;②不宜应用可能使颅内压增加的药物,如有恶心、呕吐等不良反应;③对瞳孔应无大的影响,以免影响病情的观察;④除用呼吸机者外,尽可能不抑制呼吸。

芬太尼、舒芬太尼等麻醉性镇痛药是神经外科手术病人常用的镇痛药,不仅可以降低脑代谢率及脑耗氧量,也不影响脑血流自身调节及脑血流对 CO_2 的反应。应用吗啡时应注意监测呼吸,避免呼吸抑制。氯胺酮由于增加颅内压,增加脑血流及脑耗氧量,且对意识的恢复有一定影响,因此不适合用于神经外科病人的镇痛。非甾体抗炎镇痛药也常用于神经外科手术病人镇痛,但应注意这类药对胃肠黏膜的影响,因颅脑手术,尤其是急诊手术胃肠道的应激反应非常明显,应用这类药物可能加重胃肠黏膜的损伤。

六、胸部手术的术后镇痛

胸科手术后疼痛一般比较剧烈,其疼痛的主要原因在于:切口周围和胸腔引流管周围的胸壁锐痛,这与皮肤、皮下组织、筋膜、韧带、肌肉和肋骨等受损组织释放多种致痛物质刺激周围神经末梢有关;同侧肩部的牵涉痛,由于开胸手术的特殊体位所致,如后胸韧带、肩关节、臂丛神经损伤导致的疼痛;开胸术后疼痛综合征,部分患者在伤口愈合后伤口周围仍存在烧灼痛、痛觉过敏,这可能与手术中损伤肋间神经形成神经瘤及受损的神经在修复过程中兴奋性增加等有关。

胸科手术患者因害怕疼痛而不敢用力呼吸,呼吸顺应性下降,产生限制性通气障碍。由于对疼痛的恐惧,患者不敢咳嗽、排痰,分泌物潴留,引起肺炎、肺不张,导致通气/血流比例失衡和肺内分流增加,产生低氧血症。术后镇痛可以消除患者痛苦,抑制应激,促进排痰,减少肺不张及肺部感染等并发症的发生。

心血管手术通常需要劈开胸骨,创伤大,术后疼痛剧烈,特别是咳嗽和运动时更明显,持续时间更长。术后疼痛对心血管病人康复极为不利,剧烈疼痛导致术后血浆儿茶酚胺升高,交感神经活动增强,心率增快,心肌收缩力增强,心脏作功增加。疼痛应激也对凝血功能产生影响,血小板活性增强和聚集,抗凝血酶原Ⅲ减少,抑制纤溶,使机体处于高凝状态,这对于有冠心病或血管外科手术的病人不利。

开胸手术后镇痛的常用方法如下:

(1) 静脉镇痛,胸科手术疼痛剧烈,静脉镇痛用药量大,可出现嗜睡、呼吸抑制、恶心、呕吐等不良反应。临床上常采用联合镇痛,如阿片类药与 NASID 类药联合应用,不仅增强镇痛效果,还可以减少阿片类药物的用量,减少不良反应的发生。

(2) 肋间神经阻滞　适用于全身情况差、胸椎穿刺禁忌患者，也可以作为静脉镇痛的辅助治疗方式，是将局麻药沿肋间神经沟阻滞，常用局麻药为 0.25%～0.5% 的罗哌卡因。肋间神经阻滞的优点是操作简单有效，安全性高，不需要特殊的设备和技术。其缺点在于多节段的肋间神经阻滞需要较大剂量的局麻药，易发生局麻药中毒，且不易阻滞肋间神经背侧支、交感神经链、迷走神经和膈神经，易发生镇痛不全，常需辅助阿片类药或 NASID 类药镇痛。

(3) 胸膜间镇痛　胸膜间镇痛是指将局麻药注入胸膜腔产生区域镇痛的方法。其机制是局麻药在胸膜腔内扩散，从而阻断多节段的肋间神经，局麻药扩散进入椎旁间隙，阻滞其他穿过胸膜腔的神经，如迷走神经、膈神经、壁胸膜的疼痛感受器和交感神经等。影响胸膜间镇痛效果的因素包括：局麻药经胸腔引流管流失使镇痛效果不能持久；局麻药被胸腔渗出液稀释或药液在胸膜腔内分布不均匀。胸膜间镇痛方法简单，对血流动力学影响轻，镇痛效果确切，但由于局麻药扩散入膈肌和肋间内肌，阻滞膈神经及其分支，导致膈肌和肋间内肌麻痹，改善术后肺功能的作用不明显。此外，胸膜间镇痛存在局麻药中毒、胸交感神经阻滞、星状神经节阻滞、Horner 综合征等副作用。

(4) 硬膜外镇痛　硬膜外镇痛在开胸手术后疼痛治疗中的地位无可争议。其镇痛效果确切，可改善开胸手术后病人呼吸功能，降低肺不张及肺部感染的发生率。胸部硬膜外局麻药镇痛对有冠心病的患者尤其有利，可阻滞心交感神经纤维，降低体循环阻力，减慢心率，降低心肌氧耗，扩张冠脉循环，改善缺血心肌的血供。局麻药通过血液吸收后可抑制血小板聚集，对抗手术后的血液高凝状态，降低冠状动脉血栓形成的风险。

硬膜外镇痛常选用阿片类药物和局麻药联合应用。局麻药常用 0.125% 罗哌卡因 4～6 ml/h；阿片类药物如吗啡 2 mg，一次给药可维持镇痛 20 h 以上，芬太尼 0.1 mg 单次给药可维持 8 h 以上。临床上常用上述药物行 PCA 镇痛。关于胸科手术硬膜外镇痛穿刺点的选择，有研究发现术后胸部和腰部硬膜外镇痛作用相当，特别对于阿片类药物来说，硬膜外穿刺点对镇痛效果无明显影响。

(5) 胸段椎旁神经阻滞　是将局麻药注入脊神经通过椎间孔离开椎管分为前支和后支的附近，可以阻滞一侧胸部的感觉、运动、交感神经，可用于开胸手术后镇痛治疗。其操作方法：确定阻滞部位脊突后常规消毒铺治疗巾，在胸椎棘突尖端旁开 1.5～2.0 cm 处用局麻药作一皮丘。局麻药可阻滞到椎板外侧上部。用带有深度标记的 12 cm 长 7 号穿刺针垂直刺入皮肤，直至针尖触及椎板外侧，然后将针退至皮下，向外移 0.5 cm 再次沿椎板外侧缘进针直至针尖超过椎板外侧缘，刺至椎体横突上、下缘之间的肋-横突韧带。如感觉针尖刺入此韧带，即在针尾连接吸有 2 ml 生理盐水的注射器并试推注生理盐水有阻力感。此时左手缓慢进针，一旦穿刺针尖刺透肋-横突韧带，进入椎旁区域右手即刻感觉阻力消失。回吸无血或脑脊液（CSF）即可注药。应说明的是，本操作应在影像监视下进行，所穿刺椎旁间隙定位的棘突是上一椎体的棘突。

七、腹部手术后镇痛

腹部手术后疼痛主要来自于手术切口疼痛及内脏器官引起的内脏痛。腹部手术切口大小直接影响手术后疼痛程度。腹直肌切口对肌肉损伤大，正中或正中旁切口虽然影响到两侧脊神经，但对肌肉破坏少，所以术后疼痛程度不如腹直肌切口强烈。内脏器官的神经主要由迷走神经和内脏神经丛所支配,个别器官的某些部位还可影响到膈神经,疼痛时可放射到肩部,疼痛部位不确定,常为钝痛和难忍的性质。腹部手术后疼痛治疗通常采用静脉给药镇痛和硬膜外给药镇痛。静脉注射给药方式包括间歇给药、持续给药、患者自控静脉镇痛(PCIA)等。间歇给药的药物为阿片类药和NSAID,阿片类药物静脉给药较肌内注射血中峰值高,半衰期短,更易用于临床。持续给药的药物以阿片类药物最常用,优点是持续给予镇痛药物后,患者疼痛可得到良好的控制,缺点是镇痛药的剂量不能随患者疼痛变化而变化,易发生过量或不足。患者自控静脉镇痛(PCIA),可设置背景输注,按需给药镇痛,很少发生因过量给药而致呼吸抑制,过分镇静。硬膜外隙注药镇痛是腹部手术后镇痛方法中最基本的、最适宜的方法,镇痛效果确切,能较快地恢复腹部手术后消化功能,呼吸系统并发症发生率低下,能缩短住院时间和ICU停留时间。单纯局麻药,不发生迟发性呼吸抑制、瘙痒症、尿潴留,但因交感神经阻滞有并发低血压的可能性。单纯阿片类药物也可产生良好的镇痛作用。PCEA镇痛常联合应用局麻药和阿片类药物,既可以避免单纯用局麻药或阿片类药所致的镇痛不足,又可以减少不良反应的发生率。

八、剖宫产患者手术后镇痛

提供安全有效的术后镇痛对促进剖宫产手术患者术后早期下床活动、尽早母乳喂养、增进母婴关系以及防止术后不良事件如肺炎等发生具有重要意义。镇痛方法应做到安全有效,且对母婴不良反应最小。

(一) 椎管内阿片类药物镇痛

椎管内阿片类药物镇痛的优点在于其镇痛强度大于胃肠外同等剂量的药物,特别是水溶性药物如吗啡更加明显。允许应用极小剂量,并且阿片类药物用药总量较少,这就可以减少阿片类药物的胎盘转移、母乳蓄积等不利于新生儿哺乳的事件发生。与局麻药相比,阿片类药物镇痛的同时不阻滞运动及交感神经,促进患者行走,并降低术后低血压的风险。吗啡是非脂溶性阿片类药物,硬膜外吗啡的最佳剂量为 $2.5 \sim 3.75$ mg,作用高峰在给药后 $60 \sim 90$ min,可维持长达 24 h 的镇痛效果,有研究发现,硬膜外连续给予吗啡的镇痛作用并不比单次吗啡镇痛效果好,相反,副作用的发生率却增加。芬太尼等是脂溶性药物,硬膜外给药起效快,但作用时间短,因此,芬太尼等脂溶性药物不适合单次给药镇痛。脂溶性药物也可与吗啡联合应用,因为阿片类药物起效迅速、可弥补吗啡的起效潜伏期,可平稳消除区域阻滞作用消退后产生的疼痛。

阿片类药物也可经鞘内给药,所需剂量更小,如鞘内吗啡 $100\,\mu g$ 即可获得满意的镇痛效果,起效时间为 30 min,镇痛作用的高峰在给药后 $45 \sim 60$ min,持续时间为 $18 \sim 24$ h,不良反应与硬膜外给药类似。

(二) 椎管内阿片类药物的不良反应

椎管内阿片类药物镇痛患者瘙痒、恶心、呕吐发生率增加,特别是瘙痒在产科病人中比其他病人更为常见。鞘内吗啡镇痛时瘙痒的发生率与吗啡的剂量相关,剂量大于 $100\,\mu g$ 者发生率明显增加。呼吸抑制是椎管内阿片类药物应用时最应顾虑的并发症,特别是延迟性呼吸抑制,可能与亲水性的吗啡通过脑脊液头侧扩散到脑干所致,发生在鞘内给药后 $6 \sim 10$ h。早发性呼吸抑制则常发生在给药后 30 min,是由于血管吸收脂溶性阿片类药物所引起的。呼吸抑制多呈缓慢进行性,典型发生在嗜睡后。由于临产妇具有较高水平的呼吸刺激剂——孕酮，产科病人发生呼吸抑制比较少见，但应加强监测，特别是病态肥胖或接受硫酸镁治疗的产妇，应加强观察呼吸力度、幅度、呼吸频率以及是否嗜睡等。

（三）静脉镇痛

产科病人静脉镇痛可选用阿片类药物和非甾体抗炎药等药物，应用阿片类药物的主要顾虑是药物经乳汁进入婴儿体内而发生呼吸抑制。研究表明，静脉哌替啶镇痛对新生儿呼吸的影响比吗啡强，母亲接受哌替啶的哺乳婴儿在其出生第三天时警觉性显著降低，定向反应较差。相反，静脉吗啡镇痛对正常婴儿行为学评分无明显影响。应用NSAID是产科病人术后镇痛的有效方法，这类药物在切口部位有抗炎作用，抑制子宫收缩，减轻子宫痉挛性疼痛，同时也应注意，抑制宫缩可能导致宫缩乏力和出血。

九、整形外科手术后镇痛

充分的手术后疼痛治疗是整形外科手术成功与否的重要影响因素。整形科手术后病人常需要制动，长时间的被动体位使病人极度不适；手术后疼痛使病人不敢进行有效的功能锻炼；对于一些血管重建的手术如断指（肢）再植术、皮瓣转移术等手术，即使术中血管再通良好，但由于手术创伤及应激反应，大量儿茶酚胺释放，使小动脉和毛细血管括约肌强烈收缩，导致血流缓慢，血栓形成而致手术失败。这类手术后镇痛要求：患者安静，避免躁动而影响伤口；局部血运良好，保持血液畅通，防止血管栓塞；完善的术后镇痛，避免因疼痛而引起血管痉挛。术后镇痛的意义在于最大程度地减轻患者的疼痛，抑制应激反应，消除病人紧张焦虑感，减少儿茶酚胺的释放，扩张外周血管，改善手术部位的血供。

对于四肢整形手术后疼痛治疗，神经阻滞是最理想的镇痛方法，上肢手术可用臂丛神经阻滞镇痛，持续时间长，效果确切，且可以扩张血管，对断指再植手术病人残指的存活非常有利。也可采用留置套管针或细导管于臂丛神经处作局麻药注射镇痛，一般用布比卡因或罗哌卡因等长效局麻药效果较好，全身应用麻醉性镇痛药也极为有效，镇痛时间常需2～3天。遇有术后剧烈疼痛，上述镇痛处理效果欠佳时要考虑肢体有无缺血可能，应予以密切注意，切忌盲目追加麻醉性镇痛药，以免误诊、漏诊，造成不良后果。下肢手术后疼痛治疗除静脉镇痛和硬膜外镇痛外，也可以选用下肢神经丛阻滞法。

十、烧伤病人的疼痛治疗

烧伤病人疼痛主要分为操作痛（procedural pain）和背景痛（background pain）。操作痛表现为急性、短暂的特点，疼痛强度大，常在治疗操作中出现，例如创面处理、清创术、关节功能锻炼等。背景痛表现为持续、迟钝的特点，疼痛强度相对较弱，疼痛相对模糊，持续的时间较长，一般在安静休息时出现。严重的背景痛可影响睡眠，甚至引发抑郁症和焦虑症。烧伤创面疼痛发病机制复杂，其主要原因是损伤和暴露的痛觉神经末梢受到刺激。组胺、缓激肽等组织代谢产物和微生物侵袭是伤后主要的致痛因素。

阿片类镇痛药是烧伤镇痛时使用最普遍的药物，给药途径可口服、肌内注射、静脉注射等。长效阿片类镇痛药常用于治疗背景痛，例如口服吗啡控释片镇痛效果良好；静脉自控输注吗啡镇痛已应用于烧伤术后痛及背景痛的治疗。短效阿片类镇痛药常用于治疗操作痛，如烧伤创面换药前患者常需要短期的深度镇痛，宜使用起效较快的阿片类药物。严重烧伤疼痛患者应用阿片类药物联合抗焦虑药物，可减少对阿片类药物的需求并产生更强的抗焦虑效应。氯胺酮对体表的镇痛作用较强，常用于烧伤病人的镇痛和麻醉。严重烧伤患者采用小剂量氯胺酮[6~9 μg/(kg·min)]镇痛效果良好，患者情绪稳定，不良反应小，无明显呼吸、循环抑制作用。

十一、腹腔镜手术患者术后镇痛

与开腹手术比较，腹腔镜手术有切口小、损伤小、术后疼痛轻、出血少、并发症低、死亡率低、住院时间短、恢复快等优点。通常开腹手术后的疼痛是伤口痛，而腹腔镜手术后除伤口疼痛外，许多患者自述膈下及肩部疼痛。腹腔镜手术后的肩部疼痛可限制呼吸而引起肺部并发症。腹腔镜手术后疼痛与气腹有关，为了获得充分的手术操作空间，腹腔镜手术时要形成气腹，充气压力一般控制在14 mmHg以下，气腹对膈的牵拉及由此产生的膈神经的损伤可能与术后疼痛有关，腹腔镜手术后颈4神经支配的皮区的疼痛就与膈神经损伤导致的牵涉痛有关。CO_2气体产生气腹，CO_2经腹膜吸收后在局部组织内造成的酸性环境会对膈神经产生损伤，并造成全身的呼吸性酸中毒；CO_2气体的温度对妇科腹腔镜术后疼痛也有影响，使用37℃气体的病人术后疼痛明显减轻，尤其是膈肌及肩部的疼痛。残余在腹腔内气体会导致腹腔镜术后疼痛，腹腔镜术后CO_2没有完全排出，手术后二氧化碳扩散，腹腔内酸化，刺激腹膜，残余气还可导致腹膜张力下降，腹膜对腹腔内脏器的支持力下降引起术后疼痛。此外，腹腔镜手术后疼痛还与充气速度、气腹持续时间等有关，充气速度越快，手术时间越长，术后疼痛也明显。腹腔镜手术后疼痛还与切口疼痛、引流管刺激等有关。

腹腔镜术后疼痛的原因是多方面的。单独处理一个方面的因素不会达到预期的效果。手术医生应该了解患者的个人因素，向其解释手术操作方法，以及术后可能产生的疼痛的原因。手术时，尽可能用较小的腹壁切口手术，在切开前或缝合前给予局麻药。充气时腹腔内压应控制在14 mmHg以下，控制充气速度，避免不必要的压力高峰及不必要地延长充气时间。伤口引流应个体化，尽量不放引流管，不应该将引流作为常规。术后应在直视下尽量吸尽腹腔内残留的气体。手术后镇痛则可以应用阿片类药物或非甾体抗炎药。

第八节 特殊患者术后镇痛

临床上有些特殊病例的患者经历手术后疼痛，常常需要安全有效的镇痛治疗。老年病人常伴有一些基础疾病，手术后疼痛常可带来一些严重的并发症，如心血管的不良事件等；小儿的术后疼痛如不处理将对儿童的生长发育产生不利影响，甚至在儿童心理上形成阴影；精神障碍患者、药物依赖性患者术后均应采用安全有效的镇痛方案镇痛，减少不良反应的发生。

一、老年病人手术后镇痛

老年外科病人常并存各种疾病，如高血压、冠心病、慢性呼吸系统疾病、慢性肾病、慢性肝病、代谢性疾病等。老年人对药物的耐受性和需要量均降低，尤其对中枢性抑制药如全麻药、镇静催眠药及阿片类镇痛药均很敏感。在治疗老年病人手术后疼痛时，应当注意老年病人的病理生理变化及药代动力学的改变。

(一) 老年病人生理特点

1. 外周和中枢神经系统 老年人胆碱能和多巴胺能系统的神经元和神经递质合成及其受体数目减少、活性降低，交感反应明显下降。侧丘脑的 β-内啡肽分泌和 GABA 合成减少，γ-氨基丁酸和 5-羟色胺的浓度也下降，而且所有视、听、触、嗅和本体等感觉功能减退，认知功能损害。老年人外周神经纤维萎缩和退损，神经传导功能下降，表现为伤害性刺激传导的能力和速度下降，C 纤维和 Aδ 纤维功能降低，运动通路的电传导也减弱。虽然交感神经抑制通路的神经元退化和纤维化，但血浆儿茶酚胺水平是高的，因自主神经反应减弱掩盖了儿茶酚胺的作用，所以没有明显的临床表现。

2. 心血管系统 50%～65%的老年人有心血管疾病，心排血量下降，液体负荷的耐受力降低，血管内容积或静脉容量小的变化都会引起心血管功能的不稳定，低血容量或硬膜外镇痛时交感神经反应减弱，都会产生严重的后果。心排血量下降则肝血流量减少，大多数药如阿片类药的肝摄取率高，阿片类药物的清除不受肝酶活性的影响，但对肝血流量敏感，因此，肝血流量下降时，药物清除率下降25%～40%。心排血量是一个重要的药代动力学参数，静注一个剂量镇痛药（如吗啡）后，因心排血量的稀释和肺的首过消除，所以在最初几分钟动脉血药浓度升高，心排血量下降10%～20%将导致动脉血药浓度出现较高的峰值。

3. 呼吸功能 老年人呼吸中枢对缺氧和二氧化碳蓄积的敏感性降低，睡眠时周期性呼吸或呼吸暂停发生率增加，术后易出现窒息和气道梗阻。胸部或上腹部手术后疼痛是减弱呼吸功能最主要的因素，将导致咳嗽反射和深呼吸能力减弱、肺不张、低氧血症、感染和呼吸衰竭。

4. 肝肾功能 老年人心排血量下降引起肝血流量下降，肝清除率也随之下降，在肝代谢的药物清除减慢，阿片类、巴比妥类、苯二氮䓬类、丙泊酚、依托咪酯、大多数非去极化肌松药以及其他一些需经肝进行生物转化的药物，其血浆清除率降低；随着年龄增加肾功能逐渐减弱，表现为肾小球滤过率下降，肾血流量减少，老年人的肾功能改变对药代动力学的主要影响是，需经肾清除的麻醉药及其代谢产物的消除半衰期延长。

(二) 常用镇痛途径和方法

对于短小手术或门诊手术，术后疼痛不剧烈的老年患者，可以采用口服镇痛药的方法止痛。肌内或静脉注射给药也是传统的术后镇痛方法，但应注意用药的剂量以及不同药物可能带来的不良反应。

1. 椎管内注射 阿片类药物通过蛛网膜下腔或硬膜外腔途径，直接作用于脊髓和神经根，镇痛效果好且持续时间长，可减少阿片类药物的某些副作用的发生率和程度。硬膜外用药还可联合应用局部麻醉药和阿片类药物，二者具有协同作用，合用后可减少硬膜外阿片类药物的用量。硬膜外镇痛的优点在于镇痛效果好，有利于改善肺功能，有利于下肢血管手术后移植组织的存活，促进肠道排气，缩短住院时间，减少心肌缺血发生，加速关节手术后的恢复，可以早期进行功能锻炼。特别适用于心功能或肺功能不良的老年病人。

2. 外周神经阻滞（PNB） 可有效阻止疼痛刺激的传入，防止中枢敏化和神经可塑性的发生。PNB 对机体病理生理影响小，尽早功能恢复，无需特殊监测；减少了严重神经根损伤、尿潴留以及对凝血功能异常病人造成影响的担忧；减少了围术期病人对阿片类药物的需求及其相关的副作用；外周神经阻滞（如臂丛、坐骨神经、股神经等）采用长效局麻药（如罗哌卡因或布比卡因）可提供 12 小时以上的镇痛。全身副作用少，病人可早期下床活动，有利于病人尽快恢复出院。

3. 超前镇痛 术前即对伤害性感受加以阻滞而达到术后止痛或减轻疼痛的目的。临床应用的超前镇痛药物有阿片类药、局麻药、NSAID、钙通道阻滞剂等。给药途径可以口服、静脉、局部阻滞或椎管内给药。对虚弱的老年人，特别是对阿片类药物副作用敏感的患者，可考虑超前镇痛。如术前区域阻滞可减少四肢手术后镇痛药的需求量。预先使用阿片类药物不仅可减轻疼痛，而且能延长术后第 1 次需要止痛的时间。

4. 病人自控镇痛（PCA） 病人可以根据自己的镇痛需要而自我控制给药，最小程度地减少药代动力学和药效动力学个体差异对镇痛药剂量的影响。给药途径可以分为静脉途径、硬膜外给药途径等。

5. 多模式（multimodal）镇痛 应用不同类型镇痛药并通过不同部位给药以达到改善镇痛和减少不良反应的目的。

（三）常用镇痛药物

1. 阿片类药物 老年人吗啡平均消除半衰期明显长于年轻人，分布容积降低，清除率下降，蛋白结合率降低。静注吗啡后，作用增强，持续时间延长。吗啡主要的代谢产物是吗啡-6 葡萄糖苷酸，它的作用较吗啡强，有镇痛和镇静作用，当肾功能损害时，吗啡和吗啡-6 葡萄糖苷酸蓄积，不良反应增加，应该监测镇静程度，防止呼吸抑制的发生。芬太尼的作用强度是吗啡的 50～100 倍，静脉 PCA 或皮下电离子透入均获得与吗啡标准静脉 PCA 的效果，和吗啡 PCA 相比，芬太尼 PCA 在老年人中引起认知功能障碍的情况较少，但芬太尼聚集在骨骼肌和脂肪，缓慢释放入血，老年人的清除减慢。舒芬太尼是芬太尼 N-4 噻吩基衍生物，其脂溶性更强，与 μ 阿片受体亲和力是芬太尼的 7.7 倍，临床效价为芬太尼的 5～10 倍，作用时间为芬太尼的两倍，并具有起效快、不引起组胺释放、对心血管系统影响小等特点。呼吸抑制是阿片类药物在老年病人镇痛时最严重的不良反应，尤其要注意延迟性呼吸抑制的发生。

2. 曲马朵 通过结合 μ 阿片受体和抑制去甲肾上腺素、5-羟色胺的再摄取发挥作用。与阿片类药相比，其呼吸抑制的发生率低。大于 75 岁的健康志愿者，曲马朵的半衰期较年轻人长，有随年龄增长生物利用度也增加的趋势，故大于 75 岁的病人应减少给药剂量和延长给药间隔。

3. NSAID 非选择性的 NSAID 通过减少外周和（或）中枢前列腺素的合成，抑制环氧化物同工酶的作用，减轻疼痛和炎症反应。非选择性的 NSAID 特别是双氯芬酸和布洛芬，较吗啡用量少但能提供良好的镇痛效果，改善术后恢复，吗啡相关的不良反应如尿潴留、恶心呕吐也少。环氧化物酶-2（COX-2）特异性抑制剂与传统的 NSAID 相比，具有相同的镇痛作用，但出现的不良反应少，不影响血小板的功能，也很少引起胃激惹。但 COX-2 抑制剂和非选择性的 NSAID 同样影响肾功能，因此，肾功能损害，脱水，大出血手术后虚弱和服用氨基糖苷类、万古霉素、血管紧张素转化酶抑制剂的病人应慎用。

4. 局部麻醉药 老年人利多卡因的蛋白结合率和清除率下降。年龄对硬膜外麻醉后血浆局麻药浓度的影响一直存在争议，一些研究表明，利多卡因和布比卡因血浆浓度峰值、感觉阻滞的范围及血浆浓度-时间曲线下的面积与年龄无关。而一些学者报道，随着年龄增加，硬膜外麻醉后布比卡因的清除明显下降，消除半衰期中度延长，表明持续硬膜外输注可引起老年人药物更广泛的蓄积。局麻药产生的感觉阻滞水平与年龄有密切关联。老年人的硬膜外腔发生解剖改变,椎间孔闭锁,局麻药在硬膜外腔的纵向扩散广,局麻药吸收表面积增大,因此利多卡因血浆峰值增高。老年病人神经丛阻滞后,感觉和运动阻滞的持续时间延长,阻滞时间与年龄明显相关。

（四）老年病人手术后疼痛治疗的注意事项

1. 充分的镇痛前准备　老年病人常有营养不良、贫血、高血压、呼吸道阻塞性疾病、糖尿病等疾病,术前应积极纠正;对手术后疼痛的程度进行评估,判断手术后病人可能会出现哪些不良事件,作好预防措施。

2. 椎管内镇痛应在充分扩容的基础上进行,降低局麻药浓度,采用 PCA 或多模式镇痛,原则上既要达到镇痛、镇静,又不发生呼吸抑制,并面罩常规吸氧,防止缺氧的发生。

3. 老年病人对药物耐受性较差,心血管及呼吸系统功能减退,术后疼痛可使高血压病人血压骤然升高而发生脑血管意外,镇痛不当又可使血压急剧下降诱发脑血栓发生,阿片类药物术后镇痛可发生呼吸抑制,应加强监测。

4. 老年人中枢神经系统有不同程度的退行性改变,甚至存在认知功能障碍,在使用 PCA 镇痛时应防止因病人理解力不够而导致药物过量或镇痛不足的发生。

5. 术后应严密监测呼吸频率、节律、呼吸幅度、脉搏血氧饱和度,注意患者意识、瞳孔;及时发现并处理尿潴留、恶心、呕吐等不良反应。

二、小儿手术后疼痛治疗

（一）小儿生理学特点

胎儿早期即形成外周感受器,14 周时即通过传播通路与脊髓后角相接,20 周时与丘脑相接。新生儿已有传导痛觉的神经末梢,外周神经与脊髓背角有交通支,中枢神经系统髓鞘已发育完全。与成人一样,新生儿由无髓鞘的 C 纤维传导外周痛觉信息。发育中的胎儿脊髓后角细胞含有 P 物质、降钙素基因相关肽、生长抑制素等与痛觉传递有关的递质,同时也存在 β-内啡肽,因此,婴儿的感觉通路和皮质具有内在联系。新生儿对疼痛性刺激有生理及生化反应。

新生儿肝功能发育未全,与药物代谢有关的酶系统虽已存在,但药物的酶诱导作用不足,随着年龄的增长,肝血流增加,酶系统发育完全,肝代谢药物的能力迅速增加。新生儿体内对药物的结合能力差,对药物的降解反应减少,以致药物清除半衰期延长。早产儿肝糖原储备少,且处理大量蛋白负荷的能力差,故早产儿有低血糖和酸中毒倾向。新生儿比婴儿血浆中清蛋白和其他与药物结合的蛋白含量低,清蛋白浓度低时蛋白结合力低,血浆中游离药物的浓度高。

新生儿肾灌注压低且肾小球滤过和肾小管功能发育不全,按体表面积计算,肾小球滤过率是成人的 30%。肾功能发育很快,出生 20 周时,肾小球滤过率和肾小管功能已发育完全,至 2 岁时肾功能已达成人水平。

小儿细胞外液在体重中所占比例较成人大,成人细胞外液占体重的 20%,小儿占 30%,新生儿占 35%~40%。小儿水转换率比成人大,婴儿转换率达 100ml/(kg·d),故婴儿容易脱水。小儿新陈代谢率高,氧耗量也高,成人氧耗量为 3ml/(kg·min),小儿为

6ml/(kg·min)。新生儿及婴儿对禁食及液体限制耐受性差,机体糖及脂肪储备少,较长时间禁食易引起低血糖及代谢性酸中毒倾向,故婴儿手术前禁食时间应适当缩短,术中应适当输注葡萄糖。小儿基础代谢率高,细胞外液比例大,效应器官的反应迟钝,常需应用较大剂量的药物,易于出现用药过量及毒性反应。

(二)小儿药理学特点

小儿尤其是新生儿对药物的反应与身体组成(脂肪、肌肉、水含量)、蛋白结合率、体温、心排血量的分布、血-脑脊液屏障、肝肾功能等有关。新生儿体液总量、细胞外液量和血容量与体重之比大于成人,应用水溶性药物时由于分布容积较大,故新生儿按体重给药需较大剂量以达到需要的血液药物浓度。体内脂肪及肌肉含量随年龄增长而增加,新生儿及婴儿脂肪及肌肉相对较少,应用再分布至肌肉的药物(如芬太尼),其作用时间延长。新生儿出生时血-脑脊液屏障未发育完全,故许多药物在脑内的浓度比成人高。肝是药物代谢的主要器官,药物的代谢速率取决于肝的大小和肝微粒体酶系统的代谢能力。药物代谢主要经过两个主要途径:第Ⅰ相降解反应(氧化、还原及水解)。第Ⅱ相合成反应(结合);大部分Ⅰ相反应在肝微粒体酶进行。新生儿体内与药物代谢有关的酶系统发育不全,氧化药物的能力最差,而水解药物的能力与成人相仿。新生儿血液及血浆酶的活力以及血浆蛋白含量低,血浆酶活力随着年龄的增长而增加,并与血浆蛋白的增加一致,1岁时达成人值。新生儿肝酶系统未发育,故药物的血浆半衰期较长,至婴儿及儿童,酶系统已成熟,药物的血浆半衰期缩短。大多数药物及其代谢产物最终都经肾排泄。新生儿肾小球滤过率低,影响药物的排泄。随着年龄增长,肾小球滤过率增高。

(三)小儿术后镇痛常用方法

根据手术类型及小儿的疼痛程度,合理选择镇痛方法,对于中度以下疼痛、术后不要求禁食的患儿可以采用口服给药的方法,对于不能口服或不接受口服的患儿,也可经直肠给药。对于切口比较大的手术或腔镜手术,可以在切口周围采用局麻药浸润的方法,既可延长术后需求镇痛的时间,同时减少其他镇痛药物的应用。经静脉给药镇痛时,由于血药浓度波动大,药物起效快,不良反应常见,应加强监测。区域神经阻滞可提供完善的镇痛,全身不良反应少见,尤其适用于不宜使用阿片类药物镇痛的患儿。腹部手术也可经硬膜外给药镇痛,对于下腹部等手术,可经骶管给药镇痛。5岁以上的患儿,经充分交流和沟通,并仔细告诉患儿使用方法,可以进行PCIA、PCEA等镇痛,并可取得满意的镇痛效果,5岁以下患儿,则需要在护士或父母的指导下使用PCA。此外,也可以通过一些非药物的方法治疗小儿手术后镇痛,如分散注意力、玩游戏、看电视、玩玩具等方法。总之,对于小儿手术后疼痛的治疗,应坚持简单、安全、有效及多模式的镇痛原则,最大程度地减轻患儿的痛苦,减少不良反应的发生。

(四)小儿术后镇痛常用药物

阿片类药物是最常用的镇痛药,但不良反应明显,如:呼吸抑制、过度镇静、恶心和呕吐。尤其在新生儿及婴幼儿,易通过血脑屏障,在脑内浓度增高,同时由于肝酶系统发育不成熟,药物作用增强,易发生呼吸抑制,应予以呼吸循环监护。NSAID如对乙酰氨基酚和酮洛酸,常用于轻、中度小儿疼痛,可单独或复合阿片类药应用,减少阿片类药物的用量及其不良反应,NSAID用于小儿时,胃肠道症状少见,且安全剂量范围大,常是小儿镇痛的首选药。局麻药常用于区域阻滞或骶管阻滞镇痛,常用药物有布比卡因和罗哌卡因等。局麻药的清除和排泄较慢,血浆中游离药物的浓度高,易发生全身毒性反应(见表 9-8 至表 9-10)。

表 9-8 小儿常用局麻药

	常用浓度	单次给药剂量(mg/kg)	持续输注(区域阻滞)最大剂量 [mg/(kg·h)]
布比卡因	0.0625%~0.25%	2	0.2
罗哌卡因	0.0625%~0.25%	2.5	0.4

表 9-9 小儿常用 PCEA 方案(局麻药/阿片类药)

局麻药	阿片类药	PCEA 方案
罗哌卡因 0.0625%~0.12% 或布比卡因 0.0625%~0.1% 或左布比卡因 0.0625%~0.2% 或氯普鲁卡因 0.8%~1.4%	舒芬太尼 0.5 μg/ml 或芬太尼 2 μg/ml 或吗啡 10 μg/ml	负荷量 0.1~0.3 ml/kg 背景剂量 0.1~0.3 ml/(kg·h) 锁定时间 20~30 min 冲击剂量 0.1~0.3 ml/kg

表 9-10 小儿常用阿片类药物及 PCIA 方案

	单次静脉注射剂量	持续静脉给药剂量	PCIA 方案
吗啡	儿童 50 μg/kg 新生儿减半	10~25 μg/(kg·h)	负荷量 50 μg/kg,冲击剂量 10~20 μg/kg,背景剂量 0~4 μg/(kg·h),锁定时间 5~15 min
芬太尼	0.5~1.0 μg/kg 新生儿减量	0.3~0.8 μg/(kg·h)	负荷量 0.5 μg/kg,冲击剂量 0.1~0.2 μg/kg,背景剂量 0.1~0.2 μg/(kg·h),锁定时间 5~10 min
舒芬太尼	0.05~0.1 μg/kg	0.02~0.05 μg/(kg·h)	负荷量 0.05 μg/kg,冲击剂量 0.01~0.02 μg/kg,背景剂量 0.02~0.05 μg/(kg·h),锁定时间 5~10 min
曲马朵	1~2 μg/kg,4~6 h	100~400 μg/(kg·h)	负荷量 0.5 μg/kg,冲击剂量 100~200 μg/kg,背景剂量 100~400 μg/(kg·h),锁定时间 5~10 min

(五)小儿手术后镇痛的注意事项

1. 尽量选择患儿容易接受的给药方法 如能经口服或直肠给药而镇痛,则尽量不肌内注射,不增加患儿痛苦。

2. 个体化给药 剂量由小到大,定时限量给药,定期、反复评估疼痛程度,及时调整给药剂量。

3. 多模式镇痛 复合不同机制的镇痛药物及镇痛方法,不但增加镇痛效果,还可以减少各种药物单独应用时的不良反应。

4. 超前镇痛 在术前及术中给予止痛药,可在术后疼痛发生之前降低中枢伤害感受神经元的敏感性,消除或减轻急性疼痛及术后的异常感受性及其所引起的行为改变,加强术后镇痛效果。

5. 加强监测 特别是阿片类药物,存在呼吸抑制的风险,水溶性阿片类药物如吗啡发生率相对较高，而脂溶性药物如芬太尼则发生率低。处理包括停药、纳洛酮拮抗、吸氧，必要时呼吸支持。此外，还应注意其他不良反应，如恶心呕吐、局麻药毒性反应等。

三、门诊手术后镇痛

随着新型短效麻醉药的出现以及外科微创技术的发展，越来越多的手术可以在门诊完成。门诊手术不仅越来越复杂，而且慢性疾病患者如糖尿病、心绞痛等患者也在增多。对于门诊手术患者，术后不适或疼痛是最主要的不良反应，常影响病人的睡眠及日常工作生活。因此，门诊病人手术后疼痛治疗应该是安全有效、副作用小，不影响病人的工作生活，有利于个人恢复和方便病人在家中使用。根据手术类型及疼痛程度选用合适的镇痛药物及镇痛方法，采用多模式镇痛及超前镇痛的原则，最大程度减轻患者疼痛。口服药物镇痛是门诊手术患者家中持续镇痛的主要方式，轻微疼痛，服用NSAID类药物即可，轻度到中度的疼痛，则常常联合局部区域阻滞及镇痛药物如NSAID或弱阿片类药。

患者教育在门诊手术镇痛中也起关键作用，告诉患者术后可能疼痛，可以通过什么方法解决，有情况怎么联系医生，让患者熟悉疼痛管理的概念，懂得定期评价疼痛程度以调整疼痛治疗方案。跟患者详细介绍术后镇痛的方法，告诉患者应该按时服药，可能出现哪些不良反应，如何处理，什么情况下停药等等。这些措施可以减轻患者焦虑，减轻术后疼痛的程度，使术后疼痛得到安全有效的治疗。

局部麻醉技术在门诊手术后疼痛治疗中有重要地位。局部麻醉技术包括皮下浸润、腔内或关节内滴注、区域阻滞、周围神经阻滞、神经丛或轴索阻滞等麻醉技术。区域阻滞可以单独使用也可与全身麻醉合用，为术中及术后提供镇痛治疗。区域阻滞对患者的益处在于可以避免全麻，减轻疼痛，缩短痊愈时间，减少术后恶心呕吐的发生。对于外科医生来说，区域阻滞可以使外科医生第一时间内进行快速的术后评估。对医院来说，区域阻滞技术使患者快速恢复和早期出院，减少术后护理工作量，减少意外入院，提高医院的工作效率，降低医疗成本。

四、精神障碍患者的手术后镇痛

精神障碍患者往往不合作，不同程度地缺乏自制力。手术后疼痛诱导的交感神经活动亢进可引起胃肠道反射性抑制，导致肠麻痹，引发恶心、呕吐，可加重或诱发精神障碍患者的精神症状。精神病治疗药物主要是抗精神病药、抗抑郁药和抗躁狂药等。这些药物主要在肝代谢，长期使用会对肝损害；一些药物长期服用可导致药物耐受，药效降低；不同药物之间的相互作用可引发毒性反应，如单胺氧化酶抑制剂与三环类抗抑郁药或选择性5-羟色胺再摄取抑制剂合用，可促发5-羟色胺综合征。

精神障碍患者由于不能配合，对其手术后疼痛程度的评估比较困难，除了根据手术部位、手术方式、切口大小等因素外，还需结合一些客观指标来判断，如面部表情、行为表现、机械刺激或其他电刺激后反应来评估。正确对术后疼痛程度的评估是这类患者术后镇痛治疗的关键，既不能忽视了手术后疼痛的治疗，也不能镇痛过度。对于意识障碍患者，不宜使用病人自控镇痛，因为这类患者不能理解PCA的操作方法及注意事项，难以得到安全有效的镇痛治疗。

选择止痛药物时，应充分了解患者术前的治疗用药，尤其是精神方面的用药，明确其用量、用药时间以及这些药物与止痛药之间的相互作用，评估心、肺、肝、肾功能，酌情调节给药剂量。局麻药、阿片类药、NSAID 都可以作为精神障碍患者镇痛用药，但氯胺酮由于具有精神障碍的不良反应，可能加重精神病患者的精神症状，不宜用于此类患者术后镇痛。

对于精神障碍患者，麻醉医生应加强术后监测及随访，了解镇痛效果以及有无不良反应等。出现并发症时应鉴别是抗精神病药的不良反应，还是镇痛药的副作用，并及时处理，必要时可请精神科医生协助诊疗。

五、药物依赖患者的手术后镇痛

长期应用阿片类药物或苯二氮䓬类药物患者可能发生药物依赖或成瘾。药物依赖患者应区分是生理性（躯体）依赖还是药物成瘾。躯体依赖性是一种神经生理适应，是通过药效动力学上的底物-受体相互关系所产生的一种生理反应，突然停药后可产生戒断综合征，表现为高血压、心动过速、腹泻、失眠和其他一些精神过激行为。药物成瘾则是指间断或持续应用药物以获得快感或满足感，其显著标志是其强迫性使用合法或非法的药物。一般认为，药物成瘾是一种长期、易复发、使人逐渐衰弱的精神疾病。耐受是指患者需要不断增大药物用量来达到同样药理学效应的一种现象。在耐药患者中，要达到预期效果就必须使用较大剂量的镇痛药。一般来说，药物依赖患者术后疼痛处理不当主要有以下两种情况：使用过量的镇痛药物进行过度的治疗；治疗不足，疼痛缓解不全，患者感觉疼痛。

对药物依赖患者的疼痛处理应从手术前就制订一个有效的方案以准确评估患者手术后疼痛，以及如何选择药物，特别是当镇痛不足时可以采用其他何种方法来处理疼痛控制不足。

（一）术前阶段

手术前应了解患者是否服用或正在服用酒精类制品、烟草制品、阿片类或苯二氮䓬类等易成瘾的药物，了解其剂量、服用时间、途径等。了解是否有手术麻醉史，其疼痛控制方法及效果如何。与患者共同讨论术后疼痛处理的方案，了解病人对疼痛控制的预期效果，了解术前是否已经存在慢性疼痛。手术当日患者照常服用阿片类药的维持剂量。

（二）术中处理

阿片类药物依赖或成瘾的患者术中需要更大剂量的麻醉性镇痛药，可通过观察患者的心血管反应来评估麻醉性镇痛药的用量。椎管内麻醉或区域神经阻滞可以减少手术部位伤害性疼痛的传入冲动，对术中及术后疼痛控制有利。

（三）术后处理

药物依赖或成瘾患者在手术后疼痛可能更加剧烈，所需的镇痛药物更多，是术后疼痛治疗的难点。长期使用阿片类药物治疗的患者术后镇痛不足的一个原因是患者术前没有服用通常的基础维持量。因此，对于这类患者必须恢复其常规剂量的阿片类药物，住院期间宜继续服用基础水平量的药物。术后疼痛更加剧烈的另一原因是患者对阿片类药物的耐受，除了基础维持量外，往往还需要术中及术后给予更大剂量的镇痛药。

椎管内镇痛或区域神经阻滞可以明显减少药物依赖患者对阿片类药物的需求，但仍然需要一个基础维持量，以免诱发戒断综合征。此外，其他一些辅助镇痛药如 NSAID 等也能减少阿片类药的用量。术后一旦患者胃肠功能恢复，建议给药途径改为口服。

六、手术后慢性疼痛的治疗

任何手术术后都有可能形成慢性疼痛,特别是截肢手术、乳房手术、胸科手术、腹股沟疝气手术等发生慢性疼痛的概率更高。术前疼痛、神经损伤或神经功能紊乱是手术后慢性疼痛发生的重要因素。术前疼痛持续时间超过 1 个月或更长时间,则手术后易发生幻肢痛、乳腺术后幻乳痛等慢性痛。慢性疼痛与手术方式有关,病人经前侧入路胸廓切开术较少导致肋间神经功能障碍和胸廓切开术后疼痛综合征。乳腺手术后,肋间神经疼痛程度与神经损伤有关,保留神经可减少慢性疼痛的发生率。值得注意的是,神经损伤并不一定引起疼痛。此外,腹股沟斜疝手术后形成的慢性腹股沟疼痛则是由于腹股沟区感觉和运动神经功能紊乱所引起的。手术后慢性疼痛除上述因素外,还与社会心理因素、遗传因素等有关。

手术后慢性痛的处理包括术前及术后的疼痛处理,研究发现,对于手术后慢性痛的高危病人,术前预先给药止痛可以减少神经功能改变形成的慢性疼痛。对于术后后期疼痛,可用阿片类药、NSAID 等止痛药以及抗精神病药、抗抑郁药或抗癫痫药。神经阻滞也是最常用的治疗方法,如腹股沟斜疝患者在手术切口周围给予局麻药浸润可以明显减少术后慢性痛的发生。

第九节 术后镇痛的不良反应及防治

术后疼痛治疗的目的是最大程度上减轻或消除患者的疼痛,促进患者康复。但由于不同患者对术后镇痛治疗的需求存在个体差异,术后镇痛治疗存在一些并发症,如镇痛不全、恶心呕吐、呼吸抑制、尿潴留、椎管内镇痛并发神经功能障碍等,正确认识这些不良反应是保证术后疼痛治疗安全的前提。

一、镇痛不全

引起镇痛不全的原因主要有:①对手术类型及方式估计不够,导致对术后疼痛程度的估计不足,从而影响镇痛药物的使用。②未能对患者进行个体化镇痛治疗,使用千篇一律的镇痛配方。不同患者对疼痛的敏感程度不一样,身体情况也不一样,对不同患者即使进行相同手术方式其术后镇痛用药也不一样,应坚持个体化原则。③对镇痛治疗的误解,许多医务人员担心镇痛药剂量过大引起呼吸抑制等严重不良反应,认为疼痛总比呼吸抑制安全。④镇痛装置故障,如硬膜外镇痛时导管脱落、折叠、扭曲或堵塞,PCA 泵故障等。

对于镇痛不全患者,应仔细分析镇痛不全的原因,及时发现和排除镇痛装置的故障,对术后疼痛进行动态评估,坚持个体化镇痛的治疗原则,及时调整镇痛药的配方,最大程度地减轻或消除患者手术后疼痛。

二、恶心、呕吐

术后恶心呕吐(PONV)在手术患者中发生概率为 20%~37%,主要发生在术后 24~48 小时内,少数患者可能持续到术后一周内。引起术后恶心呕吐的因素包括病人因素、手术因素、麻醉因素等,尤其是麻醉药物及麻醉方式的选择,是术后恶心、呕吐的重要原因。

(一) 影响术后恶心呕吐的因素

1. 病人因素

PONV 的发生率与患者的年龄有关,研究表明,小儿 PONV 的发生率高于成人(3 岁以上发病率增高,14 岁时达到高峰)。PONV 的发生率还存在性别差异,女性 PONV 的发生率明显高于男性,这可能与女性月经周期的激素变化有关。肥胖病人 PONV 的发生率增高,可能与脂溶性麻醉药大量积聚在脂肪组织,使药物作用时间延长有关;此外,肥胖病人全麻诱导时可能会有大量的气体进入胃肠道,也是 PONV 发生率增高的一个因素。PONV 还与病人术前焦虑、术前禁食等有关。

2. 手术因素

某些部位的手术的 PONV 发生率明显增高,如腹部手术时肠管、肠系膜、盆腔脏器受牵拉时能兴奋迷走神经和内脏传入神经,并传导至中枢神经系统,肠管本身操作能刺激嗜铬细胞释放 5-HT,刺激肠壁细胞释放 CCK、前列腺素、白介素等介质,从而诱发PONV。妇科手术病人也可能由于体内激素水平变化,改变脑干及后区对催吐刺激的敏感性。耳部手术 PONV 的发生率增高,可能与刺激面部神经的分支耳大支(外耳手术)和迷路通路(中耳手术)有关。儿童中,斜视矫正术后 PONV 发生率高,可能与牵拉眼内肌引起眼心反射和视觉变形有关。腺样体扁桃体切除术也有较高的 PONV 发生率,这与血液刺激胃化学感受器、手术刺激三叉神经等因素有关。此外,头颈部手术、骨科手术后PONV 的发生率也较高。

3. 麻醉因素

除非存在病人和手术因素,一般来讲局部麻醉或神经阻滞后 PONV 的发生率低。椎管内麻醉如阻滞平面广,出现血压低,则易发生 PONV,这与低血压引起呕吐中枢缺氧有关。全身麻醉中,与 PONV 相关的重要因素是药物。引起 PONV 最主要药物是阿片类药物,吗啡、哌替啶、芬太尼、瑞芬太尼直接作用于呕吐中枢,使 PONV 的发生率增高,阿片类药物还促使垂体后叶释放升压素,诱发恶心呕吐。不同的静脉诱导药物,PONV 的发生率不同。依托咪酯比硫喷妥钠容易引起 PONV。氯胺酮也被认为可引起 PONV。而丙泊酚能降低 PONV 的发生率,研究发现,用异丙酚诱导并维持麻醉后 PONV 发生率明显低于用氟烷诱导并维持麻醉后 PONV 的发生率。用镇静剂量的异丙酚治疗严重术后呕吐,与对照组相比可明显改善 PONV,这可能与异丙酚的抗 $5-HT_3$ 作用有关。吸入麻醉药如乙醚和环丙烷可能因血中儿茶酚胺高而易致 PONV,但异氟烷、安氟烷、氟烷、地氟烷和七氟烷麻醉后 PONV 的发生率较低。氧化亚氮可能引起 PONV,其机制可能为:作用于中枢性阿片受体;改变中耳的压力;兴奋交感神经;扩张胃肠道。

阿片类药物术后镇痛增加恶心呕吐的发生率,其主要原因是:阿片类药减慢胃排空,增加胃窦及十二指肠紧张度,使机械感受器的传入冲动增加,刺激呕吐中枢引起呕吐;阿片类药物能增加迷路张力诱发呕吐反射的敏感性,使病人恶心呕吐的发生率增加。

(二) 术后恶心呕吐的发生机制

恶心是一种可以引起呕吐冲动的胃内不适感,呕吐则是通过胃的强力收缩迫使胃内容物经口排出的病理生理反射。两者可相互伴随,也可单独存在。呕吐是一种复杂的病理生理反射过程,反射通路包括三部分:①传入部分:信息经自主神经传入。②反射中枢:延髓呕吐中枢和化学感受器触发区（chemical trigger zone，CTZ）为反射中枢。③传出神经：包括迷走神经、交感神经、脑神经。通常把内脏神经末梢传来的冲动引起的呕吐称为反射性呕吐把化学感受器触发区（CTZ）受刺激后引起的呕吐称为中枢性呕吐。延髓呕吐中枢位于延髓外侧网状结构背外侧，迷走神经核附近，主要接受来自消化道和内脏神经、大脑皮质、前庭器官视神经、痛觉感受器和CTZ的传入冲动。CTZ位于第4脑室底部的后极区，为双侧性区域，有密集多巴胺受体。多巴胺受体在CTZ对呕吐介导的过程中起重要作用，多巴胺受体激动药可引起呕吐，而其拮抗药有止吐作用。化学感受器触发区的5-羟色胺、去甲肾上腺素、神经肽物质和r-氨基丁酸等神经递质也可能参与呕吐反射过程。CTZ主要接受来自血液循环中的化学、药物等方面的呕吐刺激信号，并发出引起呕吐反应的神经冲动。但CTZ本身不能直接引起呕吐，必须在延髓呕吐中枢完整及其介导下才能引起呕吐。某些药物如麻醉剂、化学药物、麦角衍生物类药物等及体内某些多肽物质如甲状腺激素释放激素、P物质、血管紧张素、胃泌素、加压素、血管肠肽等均可作用于CTZ引起恶心呕吐。传出神经将呕吐信号传至各效应器官，引起恶心呕吐过程。呕吐开始时，幽门关闭，胃内容物不能排到十二指肠；同时，贲门口松弛，贲门部上升，腹肌、膈肌和肋间肌收缩，胃内压及腹内压增高，下食管括约肌松弛，导致胃内容物排出体外。

（三）术后恶心、呕吐的防治

选择防治PONV的药物应针对受累的神经递质和受体，这些药物主要作用于呕吐中枢和化学感受器触发区。联合应用作用于不同受体位点的抗呕吐药物较单一药物能更有效地防治PONV，不仅可以减少每种药物的剂量，减少其不良反应，而且可以增强疗效。临床上常用于PONV治疗的药物有以下几种

1. 5-HT_3受体拮抗剂

5-HT受体主要存在于胃肠道黏膜下和肠嗜铬细胞中，小部分分布在中枢化学感受器触发区。术后恶心、呕吐与胃肠道黏膜下5-HT_3受体激活有关。临床上常用药有昂丹司琼、格拉司琼、托烷司琼、阿扎司琼等，这些药物具有显著的药理学特性，减少术中应激，降低术后恶心、呕吐的发生率，但并不能完全阻断恶心、呕吐的发生，因为5-HT_3受体的激活并非恶心、呕吐的唯一途径，还存在其他影响因素。这类药物不良反应很少，偶可见头晕、头痛、腹泻、面部潮红、过敏等。

2. 丁酰苯类

通过对呕吐中枢和化学感受器触发区多巴胺受体的拮抗而发挥镇吐效应。常用的药物有氟哌利多和氟哌啶醇。氟哌利多可引起QT间期延长、尖端扭转型室速等严重心律失常，导致致命性事件的发生。但研究表明，上述严重并发症的发生具有时间和剂量依赖性，主要发生在抗精神病的治疗过程中。成人应用小剂量（50 μg/kg以下）的氟哌利多治疗PONV是安全的，但在应用氟哌利多前检查心电图，并于应用后3小时内连续监测心电图。氟哌利多在剂量大于50～75 μg/kg时易发生锥体外系症状。

3. 吩噻嗪类

如氯丙嗪、异丙嗪等，主要抑制化学感受器触发区的D2受体，也有抗组胺和抗胆碱能作用，但对刺激前庭引起的呕吐无效。这类药物的成本较低，但不良反应较大，如镇静过度、低血压、锥体外系反应等，故目前临床已较少用于治疗PONV。

4. 抗组胺药

组胺受体分为 H_1、H_2、H_3 三种类型，H_1 受体与过敏、炎性反应有关，H_2 受体与胃酸分泌有关，H_3 受体与组胺释放有关。苯海拉明、羟嗪等抗组胺药通过阻断前庭器的乙酰胆碱受体和孤束核的 H_1 受体，用于防治运动性眩晕和控制中耳手术后的呕吐。

5. 苯甲酰胺类

甲氧氯普胺通过拮抗外周和中枢多巴胺受体起作用，大剂量时还介导 $5-HT_3$ 受体的拮抗作用。它还能促进胃和小肠运动以及提高食管下括约肌的张力，加速胃的排空。常规剂量的甲氧氯普胺对 PONV 并无预防作用，大剂量虽然有抗呕吐作用，但同时出现锥体外系症状等不良反应。一般作为肿瘤病人化疗后的胃动力药及抗呕吐的辅助用药，很少用于 PONV 的防治。

6. 抗胆碱药

由于前庭器和孤束核含有大量的 M 受体，抗胆碱药通过抑制 M 受体，抑制乙酰胆碱释放产生止吐效应。这类药可阻滞前庭的冲动传入，主要用于治疗晕动病、眩晕、病毒性内耳炎、梅尼埃病和肿瘤所致的恶心呕吐，东莨菪碱贴剂则用于防治 PONV。这类药物可产生口干、谵妄、瞳孔扩大等不良反应。

7. 糖皮质激素

其抗恶心、呕吐的机制可能是通过外周和中枢两种途径抑制 $5-HT_3$ 受体的产生和释放，也可能是改变了血-脑屏障对血清蛋白的通透性，降低了血液中的 $5-HT_3$ 作用于 CTZ 的浓度，从而抑制了恶心、呕吐。地塞米松可通过抑制前列腺素的合成，起到抗吐作用；地塞米松与其他抗吐药复合应用比单纯用抗吐药的抗吐作用更强。

除药物治疗外，术后常规吸氧也可以减少 PONV 的发生率。其机制可能与充分供氧减少区域性肠缺血有关。术后病人由于疼痛及炎症反应，可能存在潜在轻度缺氧，造成区域性肠缺血，使局部肠黏膜酸碱度变化，刺激了位于肠壁黏膜的化学感受器，经传入纤维将冲动传递到呕吐中枢引起恶心、呕吐。术后给予常规吸氧可明显提高氧分压，改善组织供氧情况，减少区域性肠缺血的发生，从而减少恶心、呕吐的发生。

三、呼吸抑制

呼吸抑制是术后镇痛用药的主要顾虑，指患者通气不足，$PaCO_2$ 上升，二氧化碳蓄积，在吸氧条件下，患者可不伴有缺氧。临床表现为皮肤潮红、心率快、血压高、呼吸浅或慢。

（一）病因

1. 麻醉相关因素

（1）麻醉药残留，如吸入麻醉药、肌松药、镇静药、麻醉性镇痛药等的残留均可导致术后过度镇静、嗜睡、舌后坠、呼吸抑制等的发生，应根据病人本身情况及药物代谢情况确定呼吸抑制是否与麻醉药残留有关并及时对症处理。

（2）术中过度通气，导致低 CO_2 血症，术后发生过度通气综合征，呼吸中枢缺少 CO_2 刺激，易致呼吸暂停。此外，当病人存在呼吸性碱中毒时，可使中枢神经系统的阿片类药物浓度升高而发生呼吸抑制；急性呼吸性酸中毒可降低 pH 值，使病人体内游离芬太尼增加，增加呼吸抑制的风险。

(3) 椎管内镇痛,由于局麻药浓度过高,用量过大等原因导致阻滞平面广泛,可致呼吸抑制的发生,尤其是老年病人常见。

2. 术后镇痛药物所致的呼吸抑制

呼吸抑制是阿片类药物的最常见也是最严重的不良反应,无论是椎管内或静脉给药都可发生呼吸抑制,分为早发性(首次给药后 2 h 内发生)和迟发性(给药后 4~24 h 内发生)。阿片受体的 μ、δ 受体的活化与这两种类型的呼吸抑制有关,而 κ 受体与呼吸抑制的关系不明显。吗啡有显著的呼吸抑制作用,表现为呼吸频率减慢。潮气量变化则依给药途径而异:静脉注射后一般都减少;其他途径给药时先增加后减少。呼吸频率减慢但潮气量增加时,分钟通气量仍可正常;而潮气量减少时,则分钟通气量亦随之下降。呼吸抑制程度与剂量相关,大剂量可导致呼吸停止,这是吗啡急性中毒的主要致死原因。吗啡对呼吸的抑制,主要在于延髓呼吸中枢对二氧化碳的反应性降低;其次在于脑桥呼吸调整中枢受抑制。此外,吗啡还降低颈动脉体和主动脉体化学感受器对缺氧的反应性。有研究表明,向一侧延髓面神经后核内侧区注射吗啡能明显抑制呼吸节律,两侧注射则呼吸停止,如预先向双侧延髓面神经后核内侧区注射纳洛酮,则可完全阻断吗啡引起的呼吸抑制的发生,这提示吗啡发生的呼吸抑制是通过脑脊液流动到延髓呼吸中枢而引起的。

3. 手术类型

胸部和上腹部手术可影响呼吸功能,术后易发生呼吸抑制,主要表现为浅表呼吸,肺活量(VC)、用力肺活量(FVC)、第 1 秒用力呼气容积(FEV_1)和最大呼气流率(PEFR)均趋下降,PaO_2 和 SaO_2 降低,呈限制性通气功能障碍。术后功能残气量(FRC)减少,导致肺泡通气不足、咳嗽乏力、肺内分泌物潴留,可引起肺炎和肺不张等并发症,从而导致肺内通气/血流比例失调,肺内分流增加和低氧血症。有研究表明,上腹部手术病人术后第 1 天 VC、FVC、FEV_1 仅为术前的 27.4%、27.1% 和 26.7%。PaO_2、SaO_2 和肺动脉血氧分压明显低于术前水平。到术后第 7 天 VC、FVC 和 FEV_1 仅恢复到术前的 70.4%、69.6%、68.0%。与术前相比均有显著性差异。

(二)呼吸抑制的监测

呼吸抑制通常表现为呼吸频率的减慢及潮气量的减少。临床上可通过观察呼吸运动来监测是否发生呼吸抑制。呼吸抑制有以下几种形式:①急性上呼吸道梗阻:舌后坠,呕吐物、分泌物增多,或凝血块阻塞,喉痉挛,"鼾鸣"等。②呼吸停止:肌松药残余、心搏骤停、麻醉药未完全代谢导致的呼吸停止或呼吸暂停。③通气不足和交换气体障碍引起的缺氧及二氧化碳蓄积:吗啡 5 mg、哌替啶(杜冷丁)50 mg、肌松药的应用,都有可能引起呼吸暂停。

常用呼吸功能检测有:①动脉血氧分压(PaO_2)测定,通过血气分析仪测出,也可以通过经皮氧分压测定仪测出,代表溶解在动脉血中的氧量,反映了动脉血的氧合状态:正常值 80~110 mmHg(10.6~14.7 kPa),当 <80 mmHg(10.6 kPa)为轻度缺氧,<60 mmHg(8 kPa)为中度缺氧,<50 mmHg(6.6 kPa)可诊断为呼吸衰竭。②动脉血氧饱和度(SaO_2)测定,可通过无创动脉血氧饱和度检测仪直接读数,反映了氧合状态,正常值 96%~98%,低于正常值为缺氧,低于 70% 即出现发绀。③潮气量(V_T)检测:为静息时一次吸入或呼出的气量,V_T 与呼吸频率(R)的乘积为分钟通气量(V_E),其正常值为

7~8 ml/kg，<5 ml/kg 为呼吸机支持疗法的指标之一，实质性病变、阻塞性病变及呼吸抑制可使 V_T 减低。④动脉血二氧化碳分压（$PaCO_2$）测定，可通过血气分析仪测出，也可通过无创呼气末 CO_2 检测仪测得呼气末 CO_2。$PaCO_2$ 正常值为 35~40 mmHg（4.7~6.0 kPa），当>40 mmHg（6.0 kPa），说明通气不足，当<35 mmHg（4.7 kPa）说明通气过度。当>50 mmHg（6.6 kPa）即可诊断为呼吸衰竭。⑤肺活量（V_C）的测定，正常值为 65~75 ml/kg，它反映了肺的储备能力和病人自主通气能力，对病人预后的估测有意义。⑥肺胸顺应性的测定：包括肺胸综合弹性静态顺应性与综合弹性及气道阻力二者的动态顺应性，反映了呼吸气管的弹性和气道阻力，凡是限制性肺疾病、肺水肿、肺炎及小气道病变等，均可使顺应性下降，它的动态变化可提高治疗效果与预后。⑦其他：如胸片、血液学、血液生化、细菌学及心血管功能检测等。

（三）呼吸抑制的防治

呼吸抑制应以预防为主，坚持个体化用药原则，避免阿片类药物过量。加强术后监测，及时发现呼吸抑制并正确分析呼吸抑制发生的原因。保持呼吸道通畅，舌后坠的病人可以放置口咽通气道，及时吸痰，清理口腔分泌物。常规吸氧，避免术后病人潜在的缺氧发生。阿片类药物过量或残余导致的呼吸抑制，可以使用阿片受体拮抗剂如纳洛酮。纳洛酮为纯粹的阿片受体拮抗药，本身无内在活性，但能竞争性拮抗各类阿片受体，对 μ 受体有很强的亲和力，起效迅速，拮抗作用强。可迅速逆转阿片镇痛药引起的呼吸抑制，引起高度兴奋，使心血管功能亢进，不产生吗啡样的依赖性、戒断症状和呼吸抑制。应用纳洛酮拮抗大剂量麻醉镇痛药后，由于痛觉恢复，可产生高度兴奋，表现为血压升高，心率增快，心律失常，甚至肺水肿和心室颤动。心功能不全和高血压患者慎用。同时由于此药作用持续时间短，药物起效后，一旦其作用消失，可使患者再度陷入昏睡和呼吸抑制，用药需注意维持药效。

四、椎管内镇痛相关神经功能障碍

（一）药物毒性相关并发症

1. 马尾综合征

马尾综合征是以脊髓圆锥水平以下神经根受损为特征的临床综合征，其表现为：不同程度的大便失禁及尿道括约肌麻痹、会阴部感觉缺失和下肢运动功能减弱。引起马尾综合征的可能原因有：①局麻药鞘内应用时的直接神经毒性；②压迫性损伤：如硬膜外腔血肿或脓肿；③操作时损伤。

马尾综合征应以预防为主，一旦发生目前尚无有效的治疗方法，可用以下措施辅助治疗：①早期可采用大剂量激素、脱水、利尿、营养神经等药物；②后期可采用高压氧治疗、理疗、针灸、功能锻炼等；③局麻药神经毒性引起马尾综合征的患者，肠道尤其是膀胱功能失常较为明显，需要支持疗法以避免继发感染等其他并发症。

2. 短暂神经症（TNS）

临床表现为：症状常发生于脊麻作用消失后 24 小时内；大多数患者表现为单侧或双侧臀部疼痛，50%~100% 的患者并存背痛，少部分患者表现为放射至大腿前部或后部的感觉迟钝。疼痛的性质为锐痛或刺痛、钝痛、痉挛性痛或烧灼痛。通常活动能改善，而夜间疼痛加重，给予非甾体抗炎药有效。至少 70% 的患者的疼痛程度为中度至重度，症状在

6小时到4天消除，约90%可以在一周内自行缓解，疼痛超过二周者少见。体格检查和影像学检查无神经学阳性改变。

治疗：①椎管内阻滞后出现背痛和腰腿痛时，应首先排除椎管内血肿或脓肿、马尾综合征等，再开始TNS的治疗；②最有效的治疗药物为非甾体抗炎药；③对症治疗，包括热敷、下肢抬高等；④如伴随肌肉痉挛可使用环苯扎林；⑤非甾体抗炎药治疗无效可加用阿片类药物。

（二）椎管内血肿

椎管内血肿是一种罕见但后果严重的并发症。临床表现为在12小时内出现严重背痛，短时间后出现肌无力及括约肌功能障碍，最后发展到完全性截瘫。如感觉阻滞平面恢复正常后又重新出现阻滞或达到更高的感觉阻滞平面，则应警惕椎管内血肿的发生。其诊断主要依靠临床症状、体征及影像学检查。

1. 血肿形成的因素：①椎管内阻滞时穿刺针或导管对血管的损伤；②椎管内肿瘤或血管畸形、椎管内"自发性"出血。大多数"自发性"出血发生于抗凝或溶栓治疗之后，尤其后者最为危险。有些病人在接受硬膜外镇痛的同时正在进行抗凝治疗，这些病人拔出硬膜外导管后硬膜外腔出血的发生率为0.01%~0.1%。如果病人接受大量肝素治疗，又必须拔出硬膜外导管，则应在停止肝素治疗2~3小时后拔出导管，并在导管拔出后2小时内不再接受肝素治疗。小剂量肝素（预防治疗）不是导管拔出的禁忌证。使用小分子量肝素治疗的病人应该在停药至少12小时后拔出硬膜外导管，并且在拔出后8~12小时之内不再使用小分子量肝素。对患有凝血病的病人应该在拔出硬膜外导管后的24小时内严密监测，避免发生硬膜外血肿。

2. 诊断及治疗 对于新发生的或持续进展的背痛、感觉或运动缺失、大小便失禁，尽可能快速地进行影像学检查，最好为磁共振成像（MRI）。椎管内血肿治疗的关键在于及时发现和迅速果断处理，避免发生脊髓不可逆性损害，脊髓压迫超过8小时则预后不佳。

（三）感染

椎管内阻滞的感染并发症包括穿刺部位的浅表感染和深部组织的严重感染。前者表现为局部组织红肿或脓肿，常伴有全身发热。后者包括蛛网膜炎、脑膜炎和硬膜外脓肿。细菌性脑膜炎多表现为发热、脑膜刺激症状、严重的头痛和不同程度的意识障碍，潜伏期约为40小时。其确诊依靠腰穿脑脊液化验结果和影像学检查。

（四）神经机械性损伤

1. 临床表现及诊断

对于椎管内阻滞后发生的神经损伤，迅速地诊断和治疗是至关重要的。①穿刺时的感觉异常和注射局麻药时出现疼痛提示神经损伤的可能；②临床上出现超出预期时间和范围的运动阻滞、运动或感觉阻滞的再现，应立即怀疑是否有神经损伤的发生；③进展性的神经症状，如伴有背痛或发热，则高度可疑硬膜外腔血肿或脓肿，应尽快行影像学检查以明确诊断；④值得注意的是产科患者椎管内阻滞后神经损伤的病因比较复杂，并不是所有发生于椎管内阻滞后的神经并发症都与椎管内阻滞有关，还可能由妊娠和分娩所引起，应加以鉴别诊断；⑤影像学检查有利于判定神经损伤发生的位置，肌电图检查有利于神经损伤的定位。由于去神经电位出现于神经损伤后两周，如果在麻醉后不久便检出该电位则说明麻醉前就并存神经损伤。

2. 治疗

出现神经机械性损伤后应立即静脉给予大剂量的类固醇激素（氢化可的松 300 mg/d，连续 3 天），严重损伤者可立即静脉给予甲泼尼龙 30 mg/kg，45 min 后静注甲泼尼龙 5.4 mg/(kg·h) 至 24 小时，同时给予神经营养药物。有神经占位性损伤时应立即请神经外科会诊。

（五）脊髓缺血性损伤

1. 产生脊髓缺血性损伤的原因

①直接损伤血管或误注药物阻塞血管可造成脊髓缺血性疾病；②病人原有疾病致脊髓血供减少，如脊髓动静脉畸形、椎管内占位性病变的压迫或动脉粥样硬化和糖尿病；③外科手术时钳夹或牵拉胸、腹主动脉致脊髓无灌注或血供不足；④椎管内血肿或脓肿压迫血管引起脊髓血供不足或无灌注；⑤局麻药内加入强效缩血管药或肾上腺素的浓度高、剂量大，致动脉长时间显著收缩影响脊髓血供。

2. 防治

重视预防，椎管内阻滞时应注意：①测试穿刺针或导管是否在硬膜外腔时建议使用生理盐水；②椎管内避免使用缩血管药；③控制局麻药容量，避免一次注入过大容量药液；④术中尽可能维护血流动力学稳定，避免长时间低血压；⑤对发生椎管内血肿和脓肿病例应尽早进行减压术。

五、其他并发症

尿潴留、皮肤瘙痒、术后低血压等也是术后镇痛常见不良反应。术后尿潴留可导致膀胱的过度膨胀和永久的逼尿肌损伤；阿片类药物导致的皮肤瘙痒与疼痛过敏类似，是神经末梢异常敏感所致。术后镇痛常诱发低血压，可能与术中失血、失液、血容量不足、交感神经阻滞等有关。

手术后 8 h 内患者不能自行排尿或膀胱尿量＞600 ml 称为术后尿潴留。术后尿潴留主要由全身及椎管麻醉后排尿反射受到抑制，手术损伤神经，切口疼痛引起膀胱括约肌反射性痉挛，机械性梗阻以及患者不习惯床上排尿等原因引起。术后尿潴留的发生随年龄、手术、麻醉、液体输入量、药物、有无尿道功能障碍史等情况而不同。一般年龄越大，手术后尿潴留发生率越高，60 岁以上的病人手术后尿潴留的发生率明显增加。不同手术类型术后尿潴留的发生率也不同，经尿道前列腺手术、肛肠手术、疝气等下腹部手术发生率高。椎管内麻醉，当 S_2 至 S_4 发出支配膀胱的副交感神经被阻滞后，抑制膀胱逼尿肌的收缩和膀胱内括约肌的松弛，产生排尿困难，通常阻滞作用消除后排尿功能会立即恢复。有研究表明，椎管内麻醉下进行肛肠手术患者，术中输液＜1000 ml 者很少发生尿潴留，输液＞1000 ml 患者，尿潴留的发生率则明显增加。阿片类药物可引起骶管副交感神经抑制，使膀胱逼尿肌松弛，膀胱张力下降而发生尿潴留。

对于尿潴留患者，可以通过物理疗法、中医治疗或药物治疗等处理来促进排尿。用 40~45℃温水冲洗病人会阴部，或用热毛巾热敷骶尾部，可以刺激尿道周围神经而促进排尿；为病人下腹部膀胱膨隆处左右轻轻按摩，并自病人膀胱底部向下按压，可促进尿液排出。药物治疗如新斯的明 0.25~0.5 mg 肌内注射，可通过兴奋膀胱逼尿肌，使其收缩排尿；α

受体阻断剂如酚苄明作用于膀胱内阔约肌上的α受体，使膀胱内阔约肌松弛，促进排尿。对于上述方法仍不能促进排尿时，可在严格无菌的条件下进行导尿术。

椎管内阿片类药物镇痛治疗常有皮肤瘙痒等不良反应发生。对于瘙痒的发生机制目前还不十分明确，可能与神经末梢异常敏感有关；阿片类药物引起的瘙痒还与受体亲和力有关，μ受体激动剂（吗啡、芬太尼）发生率高，κ受体激动剂的发生率则低。轻度瘙痒无需特殊处理，重度者可用苯海拉明或异丙嗪。小剂量丙泊酚对皮肤瘙痒有效，其机制可能是：直接抑制阿片类药物的易化作用，抑制μ受体的兴奋，抑制兴奋性氨基酸、5-羟色胺的释放。

局麻药椎管内镇痛，因交感神经被阻滞，机体血管反应性降低，如患者血容量不足或者改变体位时常可诱发低血压。低血压常首先表现为恶心、呕吐、打呵欠，严重时有四肢厥冷、皮肤苍白、尿量减少、神志淡漠，应加强监测，定时测量血压、尿量。手术中彻底的止血及补充血容量是纠正低血压的有效措施，必要时可以使用血管活性药物如麻黄素等升高血压，维持重要脏器的血流灌注。

第十节 总 结

手术后疼痛给病人带来巨大痛苦，消除疼痛是病人的基本权利。在临床工作中，既要消除或尽最大可能减轻患者手术后疼痛（这也是建设无痛医院、实施舒适医疗的基本要求）；又要保证患者的生命安全，加强术后镇痛的管理，防治并发症的发生。佛山市第一人民医院近年来为患者实施数万例术后镇痛治疗，未发生过严重不良反应，这与对该院术后镇痛治疗的严格管理及科学流程是分不开的。现介绍佛山市第一人民医院开展术后镇痛治疗的经验如下：①术前与患者充分沟通，对病人及家属进行术后疼痛治疗的宣教工作，消除病人恐惧心理，向患者介绍术后镇痛知识。②积极引进镇痛效果好、作用确切、不良反应少、适合手术后疼痛治疗的镇痛药物，如舒芬太尼、吗啡、帕瑞昔布钠、氟比洛芬酯、罗哌卡因等药物，这些药物镇痛作用强大，副作用相对较少，用于手术后镇痛效果肯定。③对于新药的临床应用，参考相关文献，但不照搬文献，比如剂量、给药方法或途径。特别是椎管内镇痛时，科室严格规定不得擅自用药，这就避免了一些椎管内神经功能障碍的并发症的发生。④对于一些神经阻滞等操作技术，对实习和进修医生有严格要求，必须在带教老师的指导下进行，不得独自操作，且一次操作不成功即交由带教老师实施，避免反复穿刺带来的神经损伤及其他不良反应。⑤对于开腹手术或手术切口大、器官切除手术或估计术后会产生剧烈疼痛的患者，除非有禁忌证，要求进行椎管内镇痛，减少术后镇痛不全的发生率。⑥镇痛泵的配方由该手术的麻醉医生进行充分评估后制订并由麻醉医生亲自配制，因为只有麻醉医生对病人术后疼痛的评估及病人的一般情况最清楚。⑦超前镇痛，在手术开始前或术中开始镇痛治疗，特别是吗啡椎管内镇痛，主张超前给予。⑧多模式镇痛，对于手术后疼痛剧烈的患者，采用多种药物联合镇痛，局部浸润和神经阻滞技术也是多模式镇痛的一个重要组成部分。⑨对于下腹部或会阴部手术，采用单纯局麻药硬膜外镇痛（PCEA），不使用阿片类药物，其药物配方为 $0.075\% \sim 0.15\%$ 罗哌卡因，负荷量为 $5\sim10\ ml$，冲击剂量为 $2\ ml$，背景剂量为 $5\ ml/h$，锁定时间 $15\ min$。由于未使用阿片类药物，避免了阿片类药物的相关不良反应的发生。⑩由一名专职麻醉主治医生对术后镇痛患者进行跟踪评估,对患者术后镇痛方案进行调整,做到个体化镇痛治疗,患者随时(24 h)可以和麻醉医生取得联系。

(文先杰)

参考文献

1. Shorten. Carr, Harmon. Browne. 术后疼痛管理——循证实践指导. 邓小明,熊源长,译. 北京:北京大学医学出版社,2009.
2. 王春晓. 现代术后镇痛学. 广州:广东科技出版社,2008.
3. 肖晓山,徐世元. 无痛舒适医疗. 郑州:郑州大学出版社,2009:103-160.
4. 陈伯銮,曾因明,庄心良. 现代麻醉学. 第3版. 北京:人民卫生出版社,2004.
5. 中华医学会麻醉学分会. 椎管内阻滞并发症防治专家共识(2008). 中华麻醉在线.
6. 徐建国. 手术后恶心呕吐的防治. 临床麻醉学杂志,2006,22(7):556-558.
7. 徐建国. 规范化手术后疼痛治疗. 临床麻醉学杂志,2008,16(7):444-445.
8. 龚健,陈仲清. 靶控输注在镇静镇痛方面的研究与应用. 实用医学杂志,2007,23(1):9-11.
9. 中华医学会麻醉分会. 小儿术后镇痛专家共识(2009). 中华麻醉在线.
10. 中华医学会麻醉分会. 成人术后疼痛处理专家共识. 中华麻醉在线. 临床麻醉学杂志,2010,26(3):190-196.
11. Fong HK, Sands LP, Leung JM, et al. The role of postoperative analgesia in delirium and cognitive decline in elderly patients: a systematic review. Anesth Analg, 2006, 102: 1255-1266.
12. Liu SS, Wu CL. Effect of postoperative analgesia on major postoperative complications: a systematic update of the evidence. Anesth Analg, 2007, 104: 689-702.
13. Hayashida M, Maruyama K. How can we cope with wide individual variations in pain intensity and opioid requirements after surgery? Masui, 2009, 58 (9): 1086-1092.
14. Berti M, Baciarello M, Troglio R, et al. Clinical uses of low-dose ketamine in patients undergoing surgery. Curr Drug Targets, 2009, 10 (8): 707-715.
15. Baldini G, Carli F. Anesthetic and adjunctive drugs for fast-track surgery. Curr Drug Targets, 2009, 10 (8): 667-686.
16. Akkaya T, Ozkan D. Chronic post-surgical pain. Agri, 2009, 21 (1): 1-9.
17. De Cosmo G, Aceto P, Gualtieri E, et al. Analgesia in thoracic surgery. Minerva Anestesiol, 2009, 75 (6): 393-400.
18. Snidvongs S, Nagaratnam M, Stephens R. Assessment and treatment of pain in children. Br J Hosp Med (Lond), 2008, 69 (4): 211-213.
19. White PF. Multimodal analgesia: its role in preventing postoperative pain. Curr Opin Investing Drugs, 2008, 9 (1): 76-82.
20. Aubrun F, Marmion F. The edlderly patient and postoperative pain treatment. Best Pract Res Clin Anaesthesiol, 2007, 21 (1): 109-127.
21. Duellman TJ, Gaffigan C, Milbrandt JC, et al. Multi-modal, Pre-emptive Analgesia Decreases the Length of Hospital Stay Following Total Joint Arthroplasty. Orthopedics, 2009, 32: 167.
22. 徐建国. 疼痛药物治疗学. 北京:人民卫生出版社,2007.

第十章 分娩镇痛

分娩疼痛是大多数妇女一生中可能会经历的剧烈疼痛,其疼痛程度高于牙痛、背痛以及撕裂伤所导致的疼痛(图10-1)。不同情况下产妇对分娩疼痛的感受可能有所不同。分娩痛的程度与产妇年龄、体重、体位、种族、文化、伦理方面的差异等有关。十几岁未婚初产妇因严重焦虑而感觉疼痛较剧烈,年龄较大(40岁以上)初产妇较年轻者疼痛更剧烈。与经产妇比较,初产妇在分娩早期子宫收缩更强,持续时间较长,因而初产妇对分娩疼痛的感觉更加强烈。难产、头盆不称、胎位不正的产妇比正常产妇疼痛剧烈。单位身高的体重越重,疼痛越强烈。产妇分娩时如果采用垂直体位(坐位、站立、蹲位),疼痛较轻。既往有痛经史的产妇分娩疼痛较重,这与前列腺素分泌过多有关。种族、文化、伦理方面的差异也是影响产妇分娩疼痛感受的重要因素。根据观察,意大利人、有拉丁文化背景的或居住在地中海的犹太人在表述疼痛时更加情感化或用更夸张的词语;而盎格鲁撒克逊人、斯堪的纳维亚人、亚洲人、美洲人、爱斯基摩人对疼痛的忍受力更强。

过去由于传统观念的束缚,大多数人没有采取任何镇痛措施而承受着"自然分娩"的痛苦。随着医学理念的更新和医疗技术的进步,分娩镇痛从最开始的探索、实施到推广,

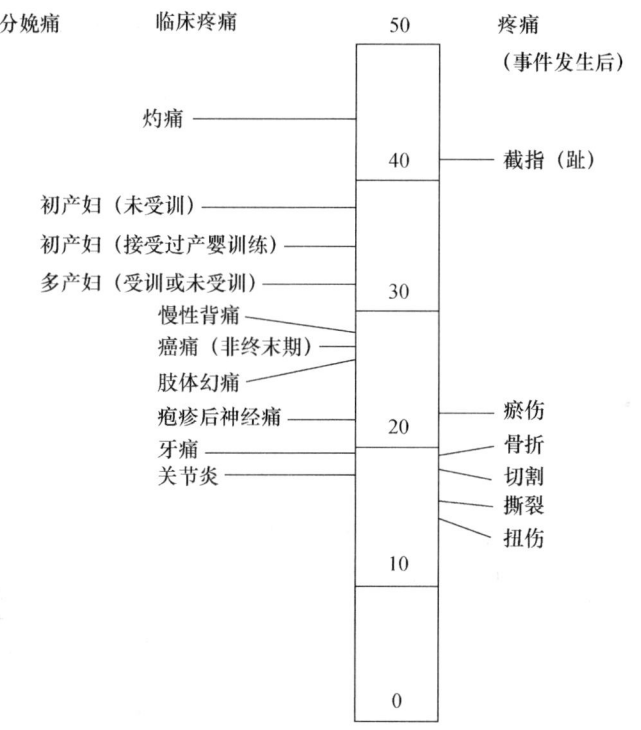

图10-1 分娩痛与其他临床疼痛的评分比较(根据McGill疼痛问卷调查)

经历了一个较长的发展历程。分娩镇痛人性化的服务使产妇能在无痛苦条件下顺利分娩，这不仅是提高医疗服务质量的重要保证，也是创建无痛医院必须开展的影响力较大的无痛项目之一。用先进的镇痛技术为产妇解除分娩过程中的疼痛是我们医护人员的责任和义务。我们要普及和加强分娩镇痛专业知识的学习，提高所有医护人员对分娩镇痛的认识，促进全民对分娩疼痛控制的关注，进一步发挥麻醉医师在创建无痛医院中的重要作用。

第一节 分娩疼痛的机制及其不良影响

一、子宫及阴道的神经支配

子宫的感觉和运动受自主神经支配。来自脊髓 T_5 至 T_{10} 节段的交感神经节前纤维，在交感神经节内交换神经元后，其节后纤维支配子宫体运动；子宫体的感觉由交感神经纤维传入胸段和腰段的交感干，经 T_{11} 至 L_1 神经传至脊髓。子宫颈的运动和感觉主要由 S_2 至 S_4 的副交感神经传导。

阴道的感觉由副交感神经和阴部神经支配。阴道上部的感觉神经纤维经骨盆神经丛及骨盆神经通过 S_2 至 S_4 发出的副交感神经传导到脊髓；阴道下部的感觉神经纤维则由阴部神经支配，阴部神经由 S_2 至 S_4 的前支组成，与股后皮神经的会阴支共同支配会阴和阴唇等部位。

二、分娩疼痛产生的生理生化机制

虽然分娩是一个连续的过程，但传统上将其分为三个阶段（图10-2）：第一产程指从规律宫缩到宫口开全，由潜伏期和活跃期两个时相组成，初产妇需要11~12小时，经产妇需要6~8小时；第二产程是从宫口开全到胎儿娩出，初产妇需要1~2小时，经产妇需时较短；第三产程为胎盘娩出期，一般在30分钟以内。分娩不同时期所涉及的解剖位置不同，因此不同产程阶段疼痛产生的机制不同。

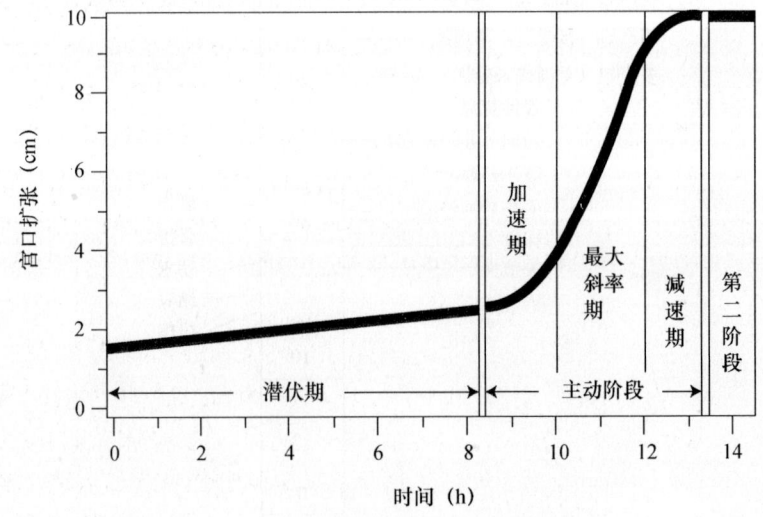

图10-2 初产妇平均宫口扩张曲线合成图

在分娩的第一产程，疼痛部位在腰、背、大腿和小腿等处。疼痛起始于子宫及其附件的收缩，疼痛刺激被感受器接受后，经过子宫的神经纤维传入至 T_{10} 至 L_1 脊髓背角，继而上传至中央后回。在此期间，子宫收缩与宫颈扩张使应激-内分泌-免疫平衡发生明显改变，钾离子、缓激肽、组胺和 5-羟色胺、P 物质和前列腺素等致痛物质释放，这些物质刺激子宫体和基底部肌肉纤维中的神经末梢，激发传入冲动，引起疼痛感受。子宫肌肉收缩缺血和交感神经张力亢进可导致血管痉挛，子宫肌肉可发生炎性改变，这些因素使产妇疼痛加剧。在第一产程，疼痛的强度与宫内压力和子宫收缩的力度有关。潜伏期子宫收缩较弱，可持续 70 s，宫内压力达到 40 mmHg（5.33 kPa），子宫收缩 20 s 后疼痛出现，疼痛可持续 30 s。在活跃期，子宫收缩较强，可持续 75 s，宫内压力达到 50 mmHg（6.67 kPa），在子宫收缩后 10 s 疼痛出现，可持续 40 s。当宫口扩张至 7~8 cm 时疼痛最为剧烈。

在分娩的第二产程，子宫颈扩张完全，来自子宫颈的伤害性刺激减少了，这一阶段疼痛主要来自于子宫体及其下段的收缩和阴道、外阴、会阴的膨胀牵拉甚至撕裂，疼痛刺激传至 S_2 至 S_4 脊髓背角（图 10-3）。随着产程的推进，盆腔和会阴部所受到的压力进行性增加，疼痛加剧。在第二产程，子宫收缩可持续 80 s，宫内压力达到 50~60 mmHg（5.67~8.0 kPa），疼痛在子宫收缩后 5 s 左右出现，可持续 50 s。

第三产程的疼痛是由于胎盘娩出时宫颈扩张和子宫收缩所致。

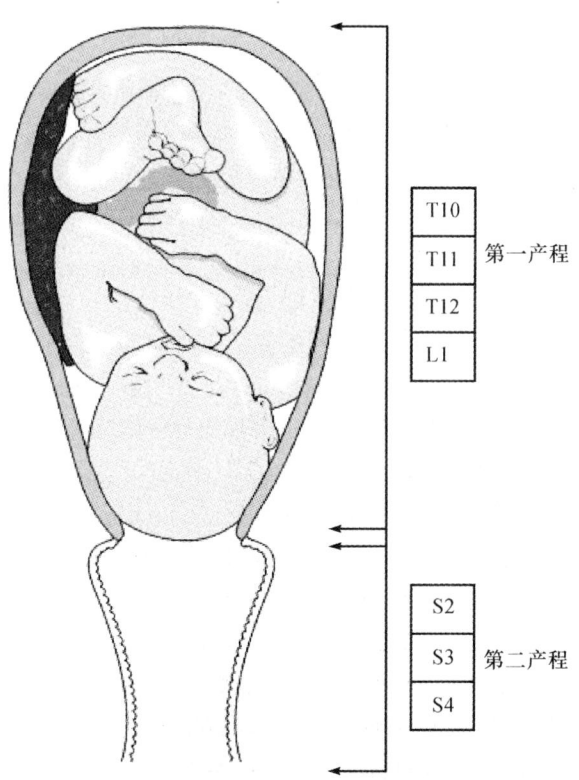

图 10-3 不同产程分娩疼痛的神经传导

三、分娩疼痛产生的心理因素

产妇分娩时的态度、情绪、情感等可影响产痛的程度。对分娩的无知或错误的理解、对死亡的恐惧、对胎儿的过分担心等可导致产妇精神紧张、焦虑、恐惧甚至绝望,使疼痛阈值明显降低,神经介质分泌增加,疼痛加剧。如果在产前对产妇进行正确的分娩教育,使产妇对分娩树立信心,则有助于减轻分娩时的疼痛。另外,分娩时产妇的丈夫或父母是否陪伴,对产痛也有明显影响。目前许多医院设置了允许家属陪伴分娩的"温馨产房",就是为了从心理上减轻产妇对分娩疼痛的感受。

四、分娩疼痛对产妇的不良影响

(一) 分娩疼痛对产妇内环境的影响

分娩疼痛可导致产妇过度换气。子宫收缩是引起产妇过度换气最强烈的刺激。Cole 和 Nainby Luxinoore 报道,分娩时剧烈的疼痛可使产妇呼吸频率高达 60~70 次/分,潮气量高达 2250 ml,吸气流速的最大峰值达 340 ml/min。Bonica 观察到初产妇在子宫收缩间歇期每分钟平均换气量为 10 L/min,宫缩时平均每分钟换气量增至 33 L/min,部分产妇甚至可高达 35 L/min 或更多。过度换气使血液中 $PaCO_2$ 从正常妊娠水平即 32 mmHg (4.25 kPa) 降至 16~20 mmHg (2.13~2.67 kPa),某些产妇甚至降至 10~15 mmHg (1.33~2 kPa),pH 值增至 7.55~7.60,低碳酸血症引起短暂的慢换气,从而使产妇 PaO_2 降低。

分娩疼痛诱发的交感神经兴奋和焦虑使产妇代谢和氧耗量增加,同时又降低胃肠和膀胱动力。胃肠道及膀胱动力下降使胃排空延迟并导致产妇恶心、呕吐,严重时可导致代谢性碱中毒和低钾血症。分娩过程中氧耗增加及疼痛引起呼吸性碱中毒,导致肾代偿性碳酸氢盐丢失和碳水化合物摄入减少,产生渐进性的代谢性酸中毒,而酸性物质可通过胎盘转移使胎儿发生酸中毒。

(二) 分娩疼痛对产妇心血管系统的影响

产妇的心排血量随产程的进展而不断增加,其增加的程度与分娩疼痛的程度密切相关。没有实施分娩镇痛的产妇,在第一产程早期宫缩间歇期心排血量比分娩发动前增加 15%~20%,而第一产程末增加 35%~40%,第二产程增加 45%~50%。每一次子宫收缩时心排血量比子宫收缩间歇期增加 20%~30%,宫缩可引起收缩压增高 20~30 mmHg (2.66~4.0 kPa),舒张压升高 15~20 mmHg (2~2.66 kPa)。心排血量和收缩压的升高使左室负荷显著增加,只有身体健康的产妇才可耐受,而患有心脏病或妊娠高血压综合征(妊高征)、原发性高血压、肺动脉高压或重度贫血的产妇则可能导致病情恶化。

(三) 分娩疼痛对产妇激素水平的影响

分娩疼痛可使血中肾上腺素浓度升高 3~6 倍,去甲肾上腺素的浓度升高 2~4 倍,皮质醇的浓度升高 2~3 倍,多巴胺的浓度升高 2 倍,皮质激素和促肾上腺皮质激素 (ACTH) 的水平也明显升高。有研究表明不仅疼痛引起了交感-肾上腺系统兴奋,而且分娩本身消耗体能也可导致这些激素升高。

(四) 分娩疼痛对产妇消化系统的影响

分娩疼痛影响胃肠功能,明显抑制胃肠蠕动,抑制胃肠排空,胃内容物可滞留在胃中达 36 h，导致胃酸分泌增加，胃液的 pH 值迅速减低至 2.5 以下，一旦发生误吸则后果严重。

（五）分娩疼痛对产妇宫缩和产程的影响

分娩疼痛使儿茶酚胺升高，影响子宫的收缩。去甲肾上腺素升高会加强子宫收缩，而肾上腺素和皮质醇升高会抑制子宫收缩。分娩疼痛还可导致产妇子宫收缩不协调，收缩强度不足，收缩频率增加或呈痉挛性收缩，使产程延长。

（六）分娩疼痛对产妇心理的影响

剧烈的分娩疼痛可导致产妇严重的情绪障碍，这将影响产妇的心理及精神健康；而在产后最初几天里，也影响产妇与新生儿之间的交流；由于惧怕再次妊娠而影响夫妻生活。Kartchner 报道，经过自然分娩的产妇，由于分娩疼痛，在产褥期可能出现异常的精神反应。

五、分娩疼痛对胎儿的不良影响

在分娩过程中，周期性子宫收缩达高峰时引起间歇性绒毛间隙血流量减少，从而使胎盘气体交换量下降，疼痛引起的过度换气导致产妇低碳酸血症，继而引起短暂的慢换气，使产妇 PaO_2 降低，当母血 $PaO_2<70\,mmHg$（9.33 kPa）时，胎儿可发生宫内窘迫。严重的低氧血症将使胎盘气体交换进一步减少。分娩疼痛使产妇血液中去甲肾上腺素等缩血管物质释放增加，引起子宫血流量下降，进一步影响胎盘气体交换。在正常分娩时，这种间断、短暂的气体交换下降，正常胎儿是可以耐受的。如果上述各种因素再合并子宫收缩过强，将会引起胎儿缺氧。产妇合并有妊高征、心脏病、糖尿病等疾病，已经使胎儿处于高危状态，胎盘气体交换量减少将会增加围产儿的发病率和死亡率。

第二节 分娩镇痛的历史和现状

分娩镇痛通常是指利用某种方法将分娩时的疼痛减轻到最低程度而不影响产妇的自然分娩。如何采用科学的方法使产妇能清醒而无痛苦地分娩，人们进行了一个多世纪的探索和研究。随着分娩镇痛技术不断发展和完善，分娩镇痛的理念也被越来越多的人所接受。

一、分娩镇痛的历史

在远古时代，人们为了减轻分娩时的疼痛，采取念咒挂符等方法。

1660 年 Wecker 首次在分娩期间使用酒精以减轻分娩疼痛。

1846 年 Morton 最先在麻省总医院演示了乙醚麻醉。之后英国爱丁堡的产科教授 James Yong Simpson 尝试将乙醚用于产科，成为乙醚麻醉在产科应用的第一位医师。而美国波士顿的牙科医师 Nathan polley Keep 是第一位将乙醚用于自然分娩镇痛的医师，1847 年他在产妇的分娩过程中给予乙醚，产妇的意识没有消失，且分娩过程没有停滞。

1848 年美国纽约的 Gardner 在产科应用氯仿。随着 Charming 的书《分娩麻醉论文 (A treatise on Etherization in Childbirth)》的出版，美国的分娩镇痛变得很普遍。于 1848 年美国医学会议上，产科专家报告了在 2000 例产妇中应用氯仿的观察结果，发现镇痛效果明确，并发症极少。次年产科委员会建议在产科施行分娩镇痛，最好用氯仿来减轻分娩疼痛。然而，在接下来的几年时间里，关于到底有没有必要使用分娩镇痛，医学界发生了激烈的争吵。《Lancet》杂志的主编 Wakley 认为，正常分娩时没有必要应用氯仿。很多产科学家认为产妇对产痛的反应是有益的指标，而消除它是很危险的。Pickford 总结到："疼痛表明产妇是安全的，而消除疼痛则不安全"。还有人认为分娩时疼痛是微小的、短暂的，无需镇痛。爱丁堡的产科教授 James Yong Simpson 则反对这些不能接受分娩镇痛的人，称他们是在阻碍医学进步，把他们的阻力与 50 年前引入疫苗接种时相比。直到 1857 年产科医师 Sir James Clark 把氯仿介绍给待产的 38 岁的英国 Victoria 女王，女王在 John Snow 医师指导下，在每个宫缩时经手绢间断吸入氯仿，安全无痛苦地生下了王子 Beatrice。女王感叹"氯仿的镇痛、安静和兴奋作用是不可估量的"。这之后在英国越来越多的人承认并接受了分娩时氯仿镇痛。

1858 年 Alexander Wood 在《British medical magazine》上发表了文章，他把吗啡注射到神经痛病人疼痛部位附近，起到了明显的镇痛效应。1860 年德国的 Kormann 提出皮下注射吗啡来控制分娩疼痛，但吗啡用于分娩镇痛的最大缺点是婴儿的呼吸抑制，因此吗啡单独用于分娩镇痛并不多，通常要同其他麻醉药联合使用。

1868 年 Evans 在英国国家医院证实了氧化亚氮的麻醉效能，自此氧化亚氮在英国得以普及。1880 年，Stanislav Kilkovich 第一次应用 80% 氧化亚氮和 20% 氧气的混合物提供分娩镇痛。他观察到此混合物在整个分娩过程中都能有效镇痛，对母婴都很安全，但此装置很昂贵，也很难运输。1911 年 A E Guedel 设计了第一个产科应用自控氧化亚氮和空气的装置，并将这种装置用于分娩镇痛。然而这种装置因易导致产妇缺氧、胎儿也可能受到低氧血症的影响而被废弃了。1949 年，Seward 在《皇家医学进展》杂志的一篇文章中描述了他使用的一个新机器，此机器调节给予 25% 的氧气和 75% 的氧化亚氮，它带有安全活瓣，如果没有氧气供给时可以切断氧化亚氮的供给。1961 年，Tunstall 应用的一种储气筒中有 50% 氧化亚氮和 50% 氧气的混合气体，此储气筒的优点是在安全的氧浓度中为产妇释放氧化亚氮。这种装置由英国氧气公司研发，叫做 Entonox（安桃乐），这个筒有双向活瓣，助产士即可应用，Entonox 极大地降低了产妇和胎儿缺氧的概率。

1900 年 Oscar Kreis 在瑞士首先应用腰麻行阴道分娩镇痛。他把可卡因注入几位产妇的蛛网膜下腔，结果能减轻分娩时的疼痛，而对宫缩的肌力无影响。1902 年在美国，Marx 用腰麻来缓解产妇经阴道分娩时的痛苦。1903 年 Fourneau 发明斯妥伐因（stovaine）及 1904 年 Einhorn 发明普鲁卡因使腰麻在分娩镇痛领域再获发展。Parmley 和 Adriani 于 1946 年将重比重的布比卡因鞍麻用于分娩镇痛。

1901 年产科学家 Stoeckel 将普鲁卡因注入骶部硬膜外隙用于分娩镇痛。他认为如果产痛主要源自子宫，那么此项技术应该可以缓解分娩痛，他将这种方法命名为"骶麻"。他对这种镇痛方法很感兴趣，他应用普鲁卡因能获得 1～1.5 h 的分娩疼痛缓解。1909 年在德国骶麻被批准用于分娩镇痛。

1933 年英国的妇产科医生 Dick-Read 提倡"自然分娩法"或称"生理分娩法"，反对使用药物。他指出分娩痛是恐惧、紧张、疼痛综合征，是可以靠产妇自身控制的。他强调教育、运动和放松，即为产妇讲解所在医院、产房环境和分娩流程等，鼓励其阅读一些适当的正面影响性资料，使其在产前就有一定的心理准备，解除其恐惧心理；训练肌肉放松的方法，加强分娩期的护理，使产妇在分娩过程中精神放松、肌肉尽量松弛。

1938年在美国，Graffagnino和Seyler开始应用硬膜外阻滞实施分娩镇痛。当时采用单次硬膜外注药，由于阻滞时间太短不能满足产妇分娩的需要，人们开始尝试硬膜外置管进行连续镇痛。1942年，Hingson和Edwards发明了能半弯曲的金属钢针，使用这种穿刺针，在硬膜外腔置入Lemmon导管，完成了连续硬膜外分娩镇痛。1944年，Hingson和Southworth发表关于腰部硬膜外阻滞用于产科镇痛的第一篇文章，他们使用的是Baker腰麻针和类似于Aburel于1931年用的尿管。1949年Torsten Gordh引入利多卡因，推动了硬膜外阻滞分娩镇痛的广泛应用。1963年Widman将布比卡因引入产科镇痛，布比卡因可重复注射，引起麻药蓄积的危险更小，作用时间更长，这促进了硬膜外阻滞技术在分娩镇痛中的应用。1961年Bromage证明了分娩时产痛的脊髓传入通路，这推动了腰部硬膜外阻滞分娩镇痛的发展。他写到："分娩过程中腰部硬膜外阻滞给分娩镇痛带来革命性变化，不再需要中枢抑制性镇痛药，分娩可以从开始到结束都是无痛的，也没有药物对胎儿的呼吸抑制，谨慎地硬膜外隙给药，'无痛产科'变得可能。"1979年欧洲Revil提出硬膜外麻醉是分娩镇痛的最有效的方法。1988年首次报道将硬膜外病人自控镇痛技术用于分娩镇痛。

1939年德国的Schaumann和Eisleb在寻找具有阿托品特性的解痉性镇痛药时合成哌替啶。哌替啶结合了镇痛、解痉和镇静作用，提示它可能作为产科镇痛的有用药物。1940年Benthin在德国首次将哌替啶用于分娩镇痛，随后1943年Gilbert和Dixon在美国应用，次年Spitzer在西班牙应用于分娩镇痛。1970年Scott应用一种分娩中静脉自控哌替啶的技术，如果产妇在药物的影响下睡着了，钳子会自动夹住。此方法避免了肌内注射时药物作用的峰浓度，89%的产妇认为此方法较好。

1992年美国妇产学院（ACOG）分娩镇痛委员会提出："分娩导致许多妇女剧烈疼痛，而这种痛楚往往被人们视为'正常的过程'而被忽略，产妇剧烈的痛苦理应引起人们对分娩镇痛的重视。分娩镇痛方法的选择，应尽可能避免对胎儿的影响并且不影响产程"。理想的分娩镇痛必须具备下列特征：对母婴影响小；易于给药，起效快，作用可靠，满足整个产程镇痛的需求；避免运动阻滞，不影响宫缩和产妇活动；产妇清醒，可参与分娩过程；必要时可满足手术的需要。由此看来，椎管内镇痛不失为接近理想的分娩镇痛方法，其中"可行走硬膜外分娩镇痛"（walking epidural labor analgesia，WELA），是目前自然分娩的最佳选择。

二、分娩镇痛的现状

自1847年产科教授James Yong Simpson将乙醚用于分娩镇痛以来，分娩镇痛技术一直都在争论与分歧中缓慢发展与完善，分娩镇痛也逐渐被医务人员和产妇所接受。但由于地域、文化和经济发展的不同，至今世界各国和地区分娩镇痛的实施存在较大差异。

（一）发达国家的分娩镇痛现状

分娩镇痛的实施情况通常以分娩镇痛率来衡量。分娩镇痛率指无痛分娩的人数占经阴道分娩人数的百分率。英国分娩镇痛率高达90%以上；美国为85%以上；加拿大约81%；在法国，据凡尔纳大学妇产医院统计，该院分娩镇痛率为96%左右；澳大利亚Flinders医学中心是南澳大利亚Flinders大学的教学总医院，其分娩镇痛率达80%，硬膜外分娩镇痛率为52%；西班牙的分娩镇痛率为80%～82.1%；在智利圣地亚哥的一家公立医院，分娩镇痛率为88.03%，其中硬膜外和腰麻占48.05%，阴部神经阻滞占39.25%；在日本无痛分娩仅为54.8%，其原因之一是日本81%的产妇由产科医师在分娩时给予麻醉，麻醉科医师给予的仅占5.7%。

（二）中国的分娩镇痛现状

在我国，一直以来传统落后的思想观念给人们套上了难以解开的枷锁，阻碍了分娩镇痛在产科的运用。目前分娩镇痛率与发达国家之间存在相当大的差距，就全国而言分娩镇痛率不足1%，在经济落后地区较低，经济发达地区较高，佛山市第一人民医院地处经济发达的珠三角地区，2010年1月至8月该院分娩镇痛率为58.8%，比2009年同期增长7%。

在一些贫穷落后地区，"生孩子必然会痛的"这种观念仍然束缚着人们的思想，产妇仍然习惯于忍受分娩的痛苦，并且认为这种痛苦是"理所当然"要承受的。一些产妇认为分娩时疼痛是微小的、短暂的，而又担心麻醉会影响自己和胎儿，故不愿接受分娩镇痛。相当一部分产妇和家属因不了解分娩镇痛知识，而又恐惧剧烈分娩痛，所以放弃自然分娩而选择了剖宫产的方式，尤其是在初产妇中这一现象一直占据相当大的比例。四川大学华西第二医院麻醉科的李华凤等对该院2004年5月至9月接受产前保健教育的妊娠妇女进行问卷调查，显示她们对分娩疼痛和分娩镇痛的认识为：认为只是轻度宫缩痛的产妇占11%，认为不需要分娩镇痛的产妇占39%，认为分娩镇痛不影响自然分娩信心的产妇占30%，认为分娩镇痛对胎儿会产生不利影响的产妇占35%；有55.8%的产妇因考虑产后健康恢复、66.7%考虑产后形体恢复而不选择镇痛自然分娩。可见孕妇对自然分娩疼痛的恐惧以及缺乏正确的妊娠分娩知识可能影响对分娩镇痛的正确选择。

在一些经济落后地区，医疗条件差，对分娩镇痛的技术还不能熟练掌握，这必然影响分娩镇痛的实施与推广。北京大学第一医院麻醉科于2003年4月至2004年5月对全国140余家不同级别的医院进行了问卷调查，仍然有近4%的医院麻醉科对分娩镇痛技术掌握不足。

"痛，是不会死人的"仍成为当今社会上某些产科的一句名言，一些产科医护人员认为产妇对分娩疼痛的反应是有益的指标，而消除它很危险。分娩镇痛是否会影响产程和宫缩，是否影响产妇及胎儿的安全，这个问题一直以来都困扰着医疗界人士。医务人员是医疗技术的传播者，必然影响产妇的最终选择。河南省郑州市妇幼保健院的李建英等针对分娩镇痛的17个问题，对所在市区二、三级甲等医院妇产科、麻醉科和其他科室工作人员进行了问卷调查。结果显示：对待分娩痛，仍有20%的医务人员选择不一定要缓解疼痛，在影响第二产程、减弱子宫收缩力、增加催产素用量方面，妇产科医师有27.7%选择会影响产程，90.1%选择减弱子宫收缩力，93.2%选择增加催产素用量，与麻醉医师的3.8%、20.1%和23.1%选择结果相比有极显著性差异。分别有7%左右的麻醉医师和妇产科医师认为可能影响新生儿神经行为，而90%以上的其他科医师不清楚是否影响新生儿神经行为。这表明对分娩镇痛研究的新动向，麻醉专业人士可能已经认识，但要使这一技术在国内推广应用，各学科互相沟通配合、加强共识是至关重要的。

一些医院分娩镇痛的开展受到科室间工作不协调、利益分配不均、麻醉科人员配备不足等问题的严重阻碍。北京大学第一医院麻醉科就"开展分娩镇痛的最大障碍"进行全国性问卷调查,结果显示:认为缺少足够的麻醉医师的占55.3%;产科大夫不支持的占30.2%;医院领导不支持的占11.8%;没有分娩镇痛技术的收费标准或收费不合理占21.1%;麻醉科与产科利益分配关系不协调的占18.4%;担心麻醉意外的占10.5%;麻醉科不支持的占3.9%。河南省郑州市妇幼保健院的李建英等的问卷调查显示,问及科室协调、利益分配、人员设备因素是否影响开展分娩镇痛时,90%的医务人员认为在分娩镇痛实施过程中有制约因素,提示目前的医疗分配体制限制和阻碍无痛分娩的普及,有待深入医疗体制改革,体现奖罚分明、多劳多得,促进医疗技术的发展。

第三节 分娩镇痛对产妇、胎儿和新生儿的影响

一、分娩镇痛对产程的影响

对于分娩镇痛,国外早年文献报道认为:分娩期应用麻醉性镇痛药、全身麻醉药或区域阻滞麻醉都会延长产程。其后关于分娩镇痛对产程的影响存在不同的观察结果和意见。一些人认为椎管内阻滞后子宫收缩力减弱,第一、第二产程均延长,催产素的使用率和手术助产率增加;而另一些研究结果则认为,椎管内阻滞对子宫收缩基本无影响,也不影响第一、第二产程,甚至可缩短第一产程活跃期及第二产程。对于这一问题,人们一直在进行进一步的研究,目前已经取得比较一致的认识:因分娩疼痛可促使机体释放大量儿茶酚胺,抑制子宫的有效节律性、对称性和极性宫缩。因此,对分娩不采取任何镇痛措施,同样会使产程延长。如果在分娩早期采取镇痛措施,可收到如下预期效果:采用椎管内阻滞行分娩镇痛时,第一产程中,如果麻醉阻滞平面控制不超过T_{10},维持有效的血液循环,不存在胎位、胎先露异常因素,活跃期子宫收缩和产程就不受明显的影响。第二产程中,椎管内阻滞时采用高浓度局麻药可明显延长产程,若使用较低浓度的局麻药,可保留腹壁、盆底肌肉张力及其收缩力,或停用15~30 min,就可防止麻醉引起的第二产程延长,同时减少了产钳的使用。

分娩时影响子宫收缩和产程进展与多种因素有关,如胎位不正、精神紧张、体力不足、氧耗增加等。因此,遇到宫缩乏力和滞产时不能仅仅考虑分娩镇痛因素的影响,应全面分析、正确进行处理。临床观察认为,在第一产程结束时及时停止给予镇痛药是十分必要的,可避免镇痛药物对腹肌、肛提肌等的抑制,有助于产妇正确用力,从而不致延长第二产程和增加阴道助产分娩概率。同时,在较长的第一产程中,宫缩是由内分泌系统(胎盘、垂体等)引发的,产妇不需要主动用力,但产妇常常因为抵挡疼痛而疲惫不堪;而到了第二产程,需要产妇向下主动用力时,体力又成了问题。所以良好的镇痛使产妇在第一产程得到较好的休息是很有好处的。

由于用药种类、药物浓度以及用药时间的不同,分娩镇痛对宫缩的影响各不相同。行椎管内阻滞时一般采用较低浓度局麻药、用药时间恰当、镇痛过程中辅以一定量的催产素,都可以减轻宫缩抑制作用。近年来,人们一直试图尽量减小分娩镇痛时的运动阻滞,鼓励患者分娩期间行走。极度稀释的局麻药硬膜外注射能有效地发挥镇痛作用,且不阻滞运动神经;鞘内阿片类或小剂量麻醉药进行蛛网膜下腔联合硬膜外镇痛技术,可达到广泛镇痛,同时很少产生运动阻滞,研究表明这类镇痛技术可能有益于分娩的进程和结果。

二、分娩镇痛对阴道分娩结局的影响

许多医务人员都会担心分娩镇痛是否导致产妇经阴道分娩困难而行剖宫产,这将影响他们是否鼓励产妇选择分娩镇痛。早期 Thorp 的研究提示,10.3%~11.4%接受分娩镇痛的产妇最终不得不进行剖宫产,而不采用镇痛的产妇仅有 2.4%~3.8%行剖宫产。然而,这些报告在第二产程期间决定镇痛的时机和剖宫产标准方面可能存在偏差。后来的一些研究报告并不支持 Thorp 的结果。美国爱荷华大学研究了在不同产程进行分娩镇痛的时机对剖宫产概率的影响。在产程早期接受硬膜外镇痛组(宫口开 3 cm 但小于 5 cm)和后期接受硬膜外镇痛组(宫口开大>5 cm)的剖宫产产妇分别为 10%~18%和 8%~19%,无统计学差异。因此认为无需等到宫口开至 5 cm 才开始硬膜外镇痛,但宫口开至 3 cm 之前硬膜外镇痛对阴道分娩结局的影响尚有待进一步研究。总之,硬膜外镇痛本身并非影响阴道分娩结局的重要因素。剖宫产概率还和很多因素有关,如产妇对剖宫产的看法(受社会、经济因素影响)、医生的处理方法、手术指征的把握、没有大样本在相同治疗条件下的比较等。

三、分娩镇痛对产妇生理和心理的影响

分娩镇痛可以在很大程度上减轻产妇因产痛引起的过度通气,维持正常的血氧分压,避免了一过性低氧血症的发生;可以有效地减少分娩时交感-肾上腺系统兴奋引起的肾上腺素、去甲肾上腺素、皮质醇、多巴胺等激素水平的升高;可以使产妇的血压和心排血量增加幅度减小,可有效减轻产妇心脏的负担,尤其有利于患有心脏病、妊娠子痫和肺动脉高压的产妇;还可以降低产妇血中的游离脂肪酸和乳酸水平,减少机体的耗氧量,减轻代谢性酸中毒;可解除分娩疼痛引起的胃肠蠕动和胃排空抑制,防止出现反流误吸;可保护产妇的心理健康,防止产妇产生剧烈的情绪反应和不良记忆,可减少产后抑郁的发生。

四、分娩镇痛对胎儿的影响

不同药物、不同镇痛方法分娩镇痛对胎儿产生不同的影响。

硬膜外阻滞分娩镇痛时如果选择适宜浓度的局麻药(如 0.125%~0.25%布比卡因、0.75%~1%利多卡因、0.1%~0.2%罗哌卡因等)并且维持麻醉平稳,一般对胎心率无明显影响,而硬膜外阻滞中使用的辅助药物可能影响胎心率。麻黄素常用于治疗硬膜外麻醉期间发生的产妇低血压,这是一种脂溶性药物,可通过胎盘并导致胎儿心率增快。局麻药中加入肾上腺素可改善硬膜外阻滞的效果,减少局麻药的吸收,肾上腺素理论上可能减少子宫血流,引起胎心率加快,但临床研究显示在硬膜外局麻药中加入肾上腺素对胎儿心率并无明显影响。

蛛网膜下腔阻滞所使用的局麻药剂量很小,加之脑脊液循环的速度较慢,单纯蛛网膜下腔阻滞后产妇的血浆药物浓度很低,经胎盘转运至胎儿的局麻药量很少,药物对胎心率的影响可以忽略。

蛛网膜下腔芬太尼镇痛可能导致胎儿心动过缓的发生。Friedlander 等的观察显示鞘内注射芬太尼后子宫张力升高、收缩增强,认为胎儿心动过缓与子宫收缩增强导致子宫、胎盘血流减少有关。蛛网膜下腔给予芬太尼后子宫收缩增强的机制尚不清楚,可能也与产妇

疼痛减轻、体内儿茶酚胺水平降低有关，因为静脉给予特布他林（terbutaline，β肾上腺素受体激动剂）可短暂缓解子宫收缩。蛛网膜下腔舒芬太尼镇痛可导致胎心异常，表现为反复发作的迟发性胎儿心变慢和（或）胎儿心动过缓，发生率为15%~21.5%。胎心异常的发生机制还不清楚，可能也与镇痛后子宫兴奋性增高有关，也可能与产妇低血压有关。因此蛛网膜下腔给予阿片类镇痛药后应密切监护产妇血压、子宫收缩和胎心心率变化。

宫颈旁阻滞导致胎心率缓慢的发生率较高（可达8%~39%），一般发生在阻滞后2~10min，持续3~30min，胎心缓慢的发生常伴随胎儿酸中毒、氧供减少，程度与心动过缓的严重性和持续时间相关，偶有宫旁阻滞导致新生儿死亡的报道。宫颈旁阻滞导致胎心缓慢的发生机制可能与局麻药引起子宫动脉收缩，继而导致子宫血流量减少有关，也可能与局麻药吸收后胎儿循环中药物浓度过高有关，或者是两者综合作用所致。宫颈旁阻滞时注药部位距子宫动静脉很近。研究发现高浓度局麻药对子宫动脉直接作用的结果是导致血管收缩，胎儿心电图监护的结果也提示胎心缓慢与缺氧有关。局麻药也可能直接透过子宫动脉壁到达胎儿体内，有研究显示发生心动过缓的胎儿其血浆局麻药浓度高于产妇。

五、分娩镇痛对新生儿的影响

对分娩镇痛方式和药物的评价，应以新生儿的良好结局为主要标准。分娩镇痛所使用的镇痛药与麻醉药都具有中枢抑制作用，而且均能迅速通过胎盘屏障进入胎儿的血液循环和组织中，对胎儿的呼吸、神经功能和肌肉张力产生不同程度的抑制作用。镇痛药和麻醉药一般通过两种方式对胎儿产生不良的影响：一是通过血液循环直接抑制胎儿的呼吸中枢和心血管中枢；另一种是抑制产妇的呼吸和循环，使产妇发生缺氧、低血压或高碳酸血症，继而影响胎儿。因此，要想达到既能减轻分娩疼痛又能保证产妇及胎儿的安全，用药过程中的监测方法、镇痛药物和方法的选择显得特别重要。

新生儿Apgar评分和脐血血气测定仅能粗略反映分娩镇痛药物或方法对新生儿的影响，对轻微和延迟出现的抑制更不敏感，对新生儿远期行为是否有影响，尚需进一步观察。新生儿Apgar评分和血气分析都在正常范围内并不表示神经行为正常，许多Apgar评分正常的新生儿可出现神经行为方面的异常。为此，近年来产科学家们更强调新生儿神经适应能力评分（neurological and adaptive capacity score，NACS）的重要性。NACS评分由Amiel-Tison于1982年提出，基于20个标准，从5个方面进行评估：①适应能力；②被动张力；③主动张力；④原始反射；⑤警觉、哭叫及运动。NACS总分为35~40分被认为是神经系统正常的新生儿。临床实践表明利用该评分标准可以发现药物所致的中枢神经系统抑制并将其与新生儿损伤和围产期窒息相区别。

早期曾有人报道利多卡因用于产妇硬膜外阻滞可导致新生儿神经行为功能抑制，但随后的研究并未证实这种副作用。局麻药罗哌卡因与母血蛋白结合力高，在新生儿体内平均半衰期短，是较为安全的局部麻醉药。目前认为如果分娩镇痛过程维持平稳，局麻药硬膜外阻滞对新生儿神经行为功能无明显影响。另有人报道采用小剂量的局麻药进行低平面硬膜外阻滞可改善阴道分娩后新生儿的神经行为功能，认为这可能与硬膜外镇痛减轻了应激反应有关。于硬膜外腔使用吗啡、哌替啶可迅速吸收入血，很容易通过胎盘进入胎儿体内。研究发现在常用剂量范围内，这两种药对新生儿呼吸、神经行为均无明显影响，当药物剂量大、从注药到胎儿娩出的时间很短时有可能造成新生儿抑制。芬太尼、舒芬太尼硬膜外给药经胎盘转运至胎儿的概率较低，在常用剂量范围内对新生儿无明显抑制，是相对较为安全的阿片类镇痛药，但反复或持续给药可导致产妇药物蓄积，大剂量可能导致新生儿抑制。目前的研究均表明，低浓度芬太尼等阿片类镇痛药对新生儿是安全的，但随着剂量的增加，潜在的危险性会增加。

硬膜外阻滞常导致产妇发生低血压，蛛网膜下腔阻滞时产妇低血压的发生率也较高，当产妇存在脱水或在平卧位注药时更容易发生低血压。产妇轻度低血压（平均动脉压低于70 mmHg 持续 2～5 min）虽然对新生儿 Apgar 评分和酸碱平衡无影响，却可明显抑制新生儿吸吮反射和寻找反射，影响新生儿哺乳。阴部神经阻滞时局麻药注射后可很快吸收并转运至胎儿血液循环，早期的研究认为阴部神经阻滞对新生儿神经行为功能没有影响，但最近 Ransjo-Arvidson 的研究显示这种镇痛方法可干扰新生儿出生后早期的某些行为（如寻找乳头的能力、哭泣反应等）。

第四节　非药物性分娩镇痛

一、Lamaze 精神预防法

分娩是一个自然的生理过程，能否顺利分娩取决于产力、产道、胎儿三个因素之间的互相协调。产力主要受孕妇精神因素与体力的影响，对正常顺产有重要意义。初产妇初次体验分娩，对她们来说分娩确实是一种持久而强烈的刺激。对分娩过程、胎儿情况的担忧常使产妇产生焦虑、恐惧等不良情绪反应，这种不良情绪作为应激源导致机体产生一系列的应激反应，可使产妇对疼痛的敏感性增加，使产程延长造成难产、产后出血及胎儿窘迫。因此，消除产妇对分娩的紧张焦虑情绪，将有利于产妇和胎儿的安全，有利于分娩的顺利进行。

Lamaze 精神预防性镇痛是通过消除产妇对分娩过程的恐惧和焦虑而减轻分娩疼痛的一种方法，在 20 世纪中叶由英国学者 Read 提出，20 世纪 50 年代初应用广泛，20 世纪 70 年代英国 M. Klaus 医生倡导 Doula（导乐）陪伴分娩。目前，国际上导乐陪伴分娩在产科又再次被倡导应用，陪伴分娩应从产前作好宣传，成立孕妇学校，介绍妊娠和分娩知识，学会产时的助产动作，提倡家庭病房，由其丈夫及家属陪伴，由助产士在待产和分娩期间持续地给予产妇生理、心理及感情上的支持指导。导乐陪伴分娩可安慰产妇，消除疑虑，解除紧张与孤独，鼓励产妇增强信心，从而提高痛阈，减轻疼痛，在希望中度过分娩期，这是当今心理疗法的重要模式。

导乐陪伴分娩强调人性化服务，由一位有责任心且具有专业知识的助产士通过语言交流了解产妇的心理状态，针对不同的情况给予适时恰当的心理护理及健康教育。分娩过程中通过交谈、心理暗示、产时按摩让产妇了解分娩的进展情况，及时发现问题并予以纠正，解除产妇的焦虑恐惧，给产妇以持续科学的生理和心理上的支持，使产妇的心理状态相对稳定，能积极配合。产后及时进行健康指导，确保母婴安全，使产妇身心健康直至顺利出院。导乐分娩能够有效降低产妇分娩时的焦虑恐惧，稳定产妇心理状态，缓解产时疼痛从而改善不良精神因素对产妇分娩过程的影响，缩短产程，促进顺利分娩，有效降低剖宫产率、减少围产期母婴并发症，从而保证母婴安全。在产科领域推行导乐陪伴分娩是适应医学模式转变的要求，对提高产科围产期质量具有很重要的临床意义。

佛山市第一人民医院自1997年建立导乐陪伴分娩这种以人为本的产时服务模式，至今已取得巨大社会效益。其具体实施程序如下。

1. 产妇入院后，经过专业培训的助产士主动与产妇交流，向产妇进行自我介绍、医院环境介绍，对产妇的生理和心理状态作出评估，而后针对产妇特定的心理状态进行有效的宣教、指导及情感支持，解释分娩的全过程。使产妇能正确认识分娩的正常生理过程，并与家属建立联系，消除产妇的陌生感，取得产妇及家属的信任和配合。

2. 进入第一产程后，助产士据宫缩情况指导产妇作腹式呼吸，采用一边抚摩腹部及腰骶部，一边随意交谈的方式来分散产妇对产痛的注意力，及时调整产妇的心理，使产妇主动参与配合此项方法。并鼓励产妇进行拉玛泽呼吸法，这是一种分娩预备和训练的方法，由产科医生拉玛泽先生根据巴甫洛夫的条件反射原理研究而成。当分娩疼痛来临时，拉玛泽呼吸法使准妈妈将注意力集中在对自己呼吸的控制上，以转移疼痛，并将原本疼痛时立即出现的肌肉紧张，经过多次呼吸练习转化为主动肌肉放松，从而使疼痛减轻。

3. 产妇宫缩间歇期时，协助饮水、喂饭以补充体力消耗，及时督促协助排尿，出汗多时及时用毛巾擦干，促进孕妇舒适，加速产程进展。

4. 上产床后，助产士陪伴在产妇身旁并握住产妇的手，随着子宫收缩的加剧，指导产妇屏气用力，嘱产妇勿大喊大叫，以保持体力。宫缩间歇期闭眼休息，当胎头拨露越来越大时，嘱产妇改为张口哈气，让胎头慢慢娩出，以减少阴部软组织的损伤。

5. 当胎儿娩出30分钟之内，首先抱婴儿与产妇亲昵一下，然后将婴儿放在产妇胸前进行皮肤接触，早吸吮，以巩固吸吮反射，刺激子宫收缩，减少产妇疼痛，减少产后出血，促进母乳分泌，增加分泌量。

6. 产妇分娩后在产房观察2小时，此间注意观察宫缩及阴道流血情况。为产妇准备好热的红糖水协助饮入。同时进一步强化母乳喂养知识及产褥期护理保健。2小时后助产士将母婴一同送回母婴同室病房。

7. 助产士应时常关心体贴产妇，指导合理休息和饮食，产后适当活动，尽快恢复体力，保证分泌充足的乳汁，保证精神愉快、身体健康。另外对产妇作好出院指导，使她们顺利度过产褥期。

二、针刺镇痛

研究认为针刺镇痛与激活内源性镇痛系统有关。针刺促进阿片肽的释放，其中β-内啡肽（β-EP）和脑啡肽在脑内具有很强的镇痛效应，激活下丘脑、垂体活动，可引起广泛的镇痛及其他生理效应。通过针刺还可以使脑内具有镇痛作用的递质如乙酰胆碱（Ach）、5-羟色胺（5-HT）数量增加或作用加强，而使拮抗镇痛作用的递质如去甲肾上腺素、多巴胺（DA）减少，从而获得镇痛效应。实施针刺的条件必须是产妇相信针刺作用，产科和麻醉科医生对此项技术熟悉，有针刺哲学观的心理学和暗示作用的精神支持。常用方法：①体针：常选用的穴位有足三里、三阴交、合谷、内关、太冲穴等。②耳针：常选取子宫、神门、内分泌、交感穴，针刺以调气血，安神定志，从而达到无痛分娩的目的。有文献报道取上述耳穴进行针刺镇痛有效率达80%，产后出血量也明显减少。③头针：头针是在头部特定穴位（大脑皮层功能在头皮上的相应投射区）进行针刺治疗的一种方法。针刺头部的有关刺激点，通过经络的传导，可以调整脏腑、躯干和四肢的功能。在宫口开大3 cm时对孕妇头部生殖区进行针刺镇痛，镇痛效果较好。

三、神经电刺激镇痛

神经电刺激分娩镇痛（transcutaneous electrical nerve stimulator，TENS）最早用于分娩镇痛是在瑞典，并引发了人们对它的进一步研究。TENS是一种通过电刺激外周神经并施加心理学影响，而提高疼痛阈值，提供某种程度躯体镇痛作用来减轻分娩痛的方法。这种方法源于1965年Melzack提出的闸门控制的理论（gate control theory），他认为脊髓背索具有闸门样作用机制，刺激A_δ和C纤维可"开放"闸门，使冲动经突触向中枢传递增加，而刺激粗A_β纤维可"关闭"闸门，抑制突触传递。因此外周神经的刺激作用可激活粗神经纤维，抑制疼痛的上行性传递。20世纪70年代早期，经皮神经电刺激仪在许多疼痛诊所就成为止痛的标准方法（图10-4）。TENS的实施方法为：分娩镇痛时电极被置于背部痛觉传入神经相应皮区，即脊髓背索的入路。第一产程时置一对电极于背部$T_{12}\sim L_1$节段脊柱两侧，第二产程时另一对电极置于$S_4\sim S_2$节段脊柱两侧。根据需要调节电刺激器释放4～150 Hz双极双相方波脉冲，刺激强度在0～55 mA。分娩镇痛时，推荐频率为40～80 Hz，而刺激强度依病人自身宫缩情况来调节，通常宫缩时此强度应在25～40 mA；宫缩间隔时应在5～10 mA。TENS单独用于分娩镇痛的有效率为40%左右，常需加用镇痛剂或局部阻滞以增强镇痛效果，同时还需要有强烈的暗示作用。TENS在分娩的第一产程较第二产程更有效（第二产程通常需要阴部神经阻滞）。TENS对宫缩时背痛的止痛效果最佳，而耻骨上和会阴部的止痛效果最差。分娩时TENS镇痛作用的量化似乎很困难，但能够减少产程中全身用药的需要量。TENS没有副作用，唯一的缺点是干扰胎儿心率的监测和禁用于植入起搏器的产妇。

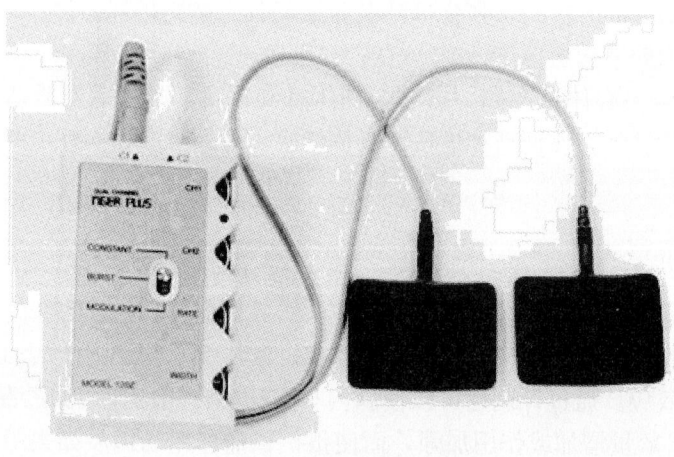

图10-4　经皮神经电刺激仪

四、外周穴位按摩

按摩外周穴位可以调养气血，使血随气行，气顺血和，气血运行通畅，在产妇分娩时进行正确的穴位按摩可使产妇宫缩痛明显减轻。通常从第一产程有规律宫缩起使用，直到第二产程结束。可取三阴交、血海两穴位各按摩 1~3 min。产妇感疼痛时即开始按摩，疼痛缓解时可停止，随着宫缩可反复按摩至胎儿娩出，可取得一定的镇痛效果。

五、水针分娩镇痛

水针分娩镇痛是基于分娩疼痛的神经传导机制，在疼痛传导涉及的区域行皮内推注注射用水以减轻分娩疼痛的一种方法。研究表明，第一产程时阻断脐部到腹股沟及股上部区域的神经传导（T_{10}~L_1 脊段的神经支配区），能使产妇的疼痛感得到缓解。Lamaze 腹部分娩减痛法就是选择双侧髂前上棘及耻骨联合上缘作为腹部减痛区域。而 T_{10}~L_1 下行背侧支和外侧支可向腰段躯体、体表分布，子宫颈扩张所产生的内脏痛亦可在腰部皮肤区反映出来，所以阻滞腰部的相应神经，可有效地缓解产妇分娩时难以忍受的腰痛。水针注射点的选择及注射方法：在腰部，取第 5 腰椎棘突划一纵行中线，左右旁开 2 cm，由此向下 2 cm，共 4 个注射点，在注射点处局部皮内注射 0.5 ml 无菌注射用水，形成直径 0.5 cm 的 4 个皮丘；在腹部，取耻骨联合上缘 2 cm，两侧髂前上棘内侧 2 cm 为注射点，在注射点处皮内注入 0.5 ml 注射用水，皮下注入 1 ml 注射用水，形成 0.5 cm 皮丘（因腹部皮下组织松软，故除皮内注射外，还可皮下注射）。水针分娩镇痛通常选用无菌注射用水，注射用水并非药物，其渗透性小，弥散慢。也可选用利多卡因、曲马朵等局麻药与镇痛药。其镇痛机制可能是：注射液在局部起到机械性强刺激及压迫作用，阻断部分神经传导，同时还可能与激活内源性镇痛系统有关，可通过促进体内 β-内肽（β-EP）的升高，提高产妇对疼痛的耐受力而达到镇痛目的。

第五节　椎管内阻滞分娩镇痛

椎管内阻滞是目前最有效的分娩镇痛方式。由于良好的镇痛和产妇交感神经活动被阻断，子宫灌注良好，胎盘的物质交换得以较好地维持，胎儿及新生儿的酸碱平衡状态也得到改善，产妇的满意度高，因此是最值得推荐的一种镇痛方式。即使是高危妊娠的产妇，椎管内阻滞依然能为其自然分娩提供安全、有效的镇痛。

一、椎管内阻滞分娩镇痛常用药物

（一）布比卡因

布比卡因具有高蛋白结合率，在所有局部麻醉药中，其运输到胎盘及胎儿的量最小，其长时间的镇痛效应可以提供足够的感觉神经阻滞。但布比卡因具有显著的心脏毒性和中枢神经系统毒性。其心脏毒性的主要表现为室性心律失常和负性肌力作用等，中枢神经系统的毒性表现为呼吸抑制和惊厥。因此，布比卡因并非理想的椎管内阻滞分娩镇痛用药。

（二）罗哌卡因

罗哌卡因是一种新型长效的酰胺类局部麻醉药，是哌啶甲苯胺盐酸盐水化物的单一"左"对映体，也是第一个人工合成的纯单一"左"对映体局部麻醉药，罗哌卡因蛋白结合率较低，并且还具有一定的内在缩血管活性，对子宫胎盘血流无影响。罗哌卡因的心血管毒性明显低于布比卡因，Feldman 等发现，在犬齿动物模型，静脉内注射罗哌卡因的致死量比布比卡因大,在人类虽然没有罗哌卡因的心脏毒性研究,但是 Scott 等发现人类志愿者在静脉内注射罗哌卡因产生神经症状的用量比布比卡因要大。在临床分娩镇痛使用的剂量和浓度下,两者都不具有心脏毒性,对母婴是安全的。罗哌卡因硬膜外腔注射起效比布比卡因快,但硬膜外罗哌卡因的效能明显低于硬膜外布比卡因,其镇痛强度之比约为 5∶8。0.2%~0.25%罗哌卡因镇痛效果确切,且有明显运动神经阻滞,浓度在 0.125%以下时罗哌卡因仍有良好的镇痛作用,且产生感觉和运动分离的效果。硬膜外小剂量芬太尼可提高罗哌卡因的镇痛效果,并减少局麻药的用量和不良反应,对运动神经影响轻微。硬膜外 0.1%罗哌卡因加 1 mg/L 芬太尼是"可行走"分娩镇痛较为理想的用药方案。

(三) 左旋布比卡因

左旋布比卡因是布比卡因的一种异构体,是从消旋布比卡因中单独提取而制成的新型局麻药,经试验研究及临床观察显示其药代及药效动力学与消旋布比卡因相仿,但毒性相对较小,可替代布比卡因用于产科分娩镇痛。左旋布比卡因可用于腰硬联合阻滞,其腰麻镇痛持续时间与同等剂量的布比卡因相同,硬膜外首次相同负荷量的镇痛持续时间也相似,但左旋布比卡因运动阻滞的发生率明显低于布比卡因。蛛网膜下腔先注入左旋布比卡因 2.5 mg 及芬太尼 20 mg,然后以 12 ml/h 的速度向硬膜外腔注入 0.1%左旋布比卡因加 1 g/L 芬太尼,能够达到"可行走式"分娩镇痛的效果。

(四) 托尼卡因(tonicaine)

Wang 等发现利多卡因衍生物——托尼卡因(tonicaine,即 N-β 苯乙基利多卡因)是一种较布比卡因作用强、持续时间长的钠通道阻滞药,并且有明显的感觉运动差异性阻滞特点。Peter 等经大鼠蛛网膜下隙给予 0.5 mmol 托尼卡因发现其对运动功能、本体感觉及抗伤害性刺激反应的完全抑制时间分别是(9.2 ± 1.5) min,(11.7 ± 2.1) min,(17.5 ± 2.8) min,明显长于等容量的布比卡因(28.8 mmol)组及利多卡因(37.0 mmol)组,且有明显感觉运动差异性阻滞。利多卡因组感觉运动阻滞无差异,布比卡因组感觉运动阻滞有差异但无统计学意义。可见托尼卡因是一种能产生显著感觉运动差异性阻滞的长效的局麻药,尤其适用于分娩镇痛。目前有关托尼卡因的研究尚限于动物实验及离体膜片钳实验阶段。

(五) 阿片类药

椎管内阻滞分娩镇痛如果只使用局麻药,则运动神经阻滞的程度与局麻药的累积剂量相关。如果合并使用小剂量阿片类药物,局麻药在亚治疗剂量范围内可产生足够的镇痛效应,同时减少了所用局麻药剂量,也可减轻对运动神经的阻滞。

临床上对硬膜外分娩镇痛时局麻药与阿片类药物的配伍进行了大量的研究,这其中使用最多的是布比卡因和芬太尼以及罗哌卡因和芬太尼。其他阿片类药物如舒芬太尼、吗啡、哌替啶或二氢吗啡也具有对局麻药的减少剂量效应。其中,舒芬太尼的脂溶性比芬太尼强,其镇痛效应更强,作用时间也更长,用于椎管内分娩镇痛更有其独特的优越性。舒芬太尼是芬太尼的衍生物,因脂溶性高,与芬太尼比较具有镇痛性能强、作用时间长的特点,具有良好的硬膜外镇痛效果。舒芬太尼静脉用药时效价是芬太尼的 10 倍,当硬膜外腔用药时,舒芬太尼因脂溶性强(辛醇/水分配系数 1778,芬太尼 813),容易被硬膜外周脂肪组织摄取,使之效价降低。有文献报道当复合 0.125%布比卡因硬膜外分娩镇痛时,舒芬太尼的 ED_{50} 为 8 μg,而芬太尼的 ED_{50} 为 50 μg,就是说二者的效价比为 6.25∶1。

Rolfseng 等报道等效剂量的舒芬太尼和芬太尼硬膜外分娩起效时间、镇痛效果和病人满意度均无差异，而芬太尼的恶心、呕吐发生率要略低一些。Le Guen 比较了 0.25 μg/ml 舒芬太尼和 2 μg/ml 芬太尼复合 0.125% 布比卡因硬膜外病人自控分娩镇痛的效果，尽管舒芬太尼的剂量是芬太尼的 1/8，但结果是两组的镇痛效果和分娩方式无差异，舒芬太尼组运动阻滞和皮肤瘙痒发生率较低，因此作者认为舒芬太尼是较芬太尼更适宜于硬膜外镇痛的药物。舒芬太尼在硬膜外镇痛时具有封顶效应，随着舒芬太尼剂量的增加，镇痛效应并不再增加，但皮肤瘙痒等副作用的发生率却随剂量而增加，因此应合理控制舒芬太尼硬膜外镇痛的剂量。在硬膜外分娩镇痛时加入适量吗啡，可以在不增加不良反应的情况下延长药物作用时间。而有研究认为哌替啶用于硬膜外复合镇痛，其恶心、呕吐等不良反应较吗啡少。

通过硬膜外或鞘内单独使用阿片类药物行分娩镇痛亦有效，因无运动神经阻滞，对产程不会有明显影响。但鞘内注射阿片类药物对在第二产程的挤压感所产生的不适无作用，也不能减轻与会阴扩张有关的疼痛。分娩镇痛时鞘内阿片类药物的使用可能使第二产程延长，增加催产素的用量。尤其值得注意的是，硬膜外或鞘内使用阿片类药物可能引起胎儿心率的变化，与硬膜外小剂量应用相比，鞘内单独使用阿片类药物会导致胎儿娩出时所需复苏时间的比例增高，而阿片类药物的不良反应如恶心呕吐、皮肤瘙痒等随着所用阿片类药物剂量的增加，其发生率亦随之增高。

（六）其他辅助药

除了局麻药和阿片类镇痛药外，还有一些药物被尝试着注入硬膜外或蛛网膜下腔以达到延长镇痛时间、改善镇痛质量或减少局麻药及阿片类镇痛药用量的目的。

1. 新斯的明：是胆碱酯酶抑制剂，10 μg 新斯的明鞘内注射不仅没有明显增强布比卡因的镇痛作用，反而可引起严重的呕吐反应，而改为硬膜外注射 4 μg/kg 新斯的明＋10 mg 罗哌卡因可产生与 20 mg 罗哌卡因等效的镇痛，却没有明显的副作用。6～7 μg/kg 新斯的明＋10 μg 舒芬太尼可产生与 20 μg 舒芬太尼硬膜外注射相同的镇痛作用，而没有明显呼吸、循环及胃肠道副作用。

2. 可乐定：是 α_2 肾上腺素受体激动剂，15～45 μg 鞘内注射不能明显延长布比卡因＋芬太尼或罗哌卡因＋舒芬太尼的镇痛时间，却可能造成产妇明显的低血压，从而影响到胎儿及新生儿的预后。硬膜外注射 60 μg 可乐定可将罗哌卡因的最低局部镇痛浓度（MLAC）从 0.097% 显著下降至 0.035%，但是仍可能会增加产妇低血压及镇静的发生率。最近有研究表明，不复合局麻药时，硬膜外 75 μg 可乐定＋500 μg 新斯的明可产生 90 min 左右的有效镇痛，而没有镇静或低血压等不良反应，并能明显减少之后硬膜外局麻药的使用量。

3. 肾上腺素：硬膜外注射 66 μg 肾上腺素［1∶（30 万）］可使布比卡因的 MLAC 从 0.09% 显著降至 0.065%，但不会使胎心率加快。鞘内给药的研究表明，大剂量（100 μg）的肾上腺素不仅无助于延长布比卡因或芬太尼的镇痛时间，反而会造成产妇严重的呕吐和下肢运动阻滞的加重。

4. 咪唑安定：单独鞘内注射 2 mg 没有明显的镇痛作用，但是与 10 μg 芬太尼合用却能明显增强芬太尼的镇痛作用，而不会影响产妇的血压和下肢运动，也不会增加产妇和胎儿的其他不良反应。

5. 镁盐：是一种非竞争性的 N-甲基-D-天门冬氨酸（NM-DA）受体拮抗剂，静脉给药时不会通过血脑屏障。动物实验表明，鞘内注射硫酸镁通过阻断 NMDA 谷氨酸通道可以增强阿片类药的抗伤害效应，并且鞘内给药的安全性也得到证实。

6. 氯胺酮：是一种强效镇痛药和麻醉剂，0.2%氯胺酮用于硬膜外分娩镇痛，可使疼痛缓解，较少抑制呼吸和宫缩。有学者比较了第 1 组 0.0625%布比卡因和 0.2%氯胺酮，第 2 组单纯 0.0625%布比卡因和第 3 组 0.0625%布比卡因加 0.0002%芬太尼用于分娩镇痛的效果，结果发现三组均能产生相似的镇痛效果，但第 1 组用药量最小，认为氯胺酮更有利于母儿，不增加器械助产率。

7. 曲马朵：是一种合成的非阿片类镇痛药，无呼吸抑制作用，等效剂量的曲马朵较哌替啶副作用明显减少。临床应用 0.125%布比卡因加曲马朵混和液（每 1 ml 含曲马朵 4 mg）硬膜外镇痛，镇痛效果与 0.25%布比卡因一样，但宫缩和产力不受抑制。

二、椎管内阻滞分娩镇痛的实施方式

（一）硬膜外阻滞

硬膜外分娩镇痛通过硬膜外导管给药，药物起效较慢。其优点是在镇痛过程中可以通过硬膜外导管按需给药，从而调节麻醉平面和延长镇痛时间。与此相反，腰麻起效快，但再次给药或者持续给药却十分不便。腰-硬联合阻滞的方法是在腰麻迅速起效后，通过硬膜外腔置入的导管进行硬膜外分娩镇痛。临床研究表明，尽管腰-硬联合阻滞的起效时间明显缩短，单侧阻滞的发生率有所下降，但鞘内注射阿片类药物导致瘙痒的发生率明显增高，与腰麻相关的术后头痛和脑脊膜炎亦有发生。因此，腰-硬联合阻滞与硬膜外阻滞相比，并无明显的优势，硬膜外阻滞仍是目前临床上应用最广泛、技术最成熟的分娩镇痛方法。

1. 连续硬膜外输注镇痛（continuous infusion epiduralanalgesia，CIEA）。CIEA 指经硬膜外腔连续输注低浓度的局麻药和脂溶性阿片类药物。这种镇痛方式的优点：①镇痛效果稳定、持续；②所需局麻药浓度相对较低；③运动阻滞明显减轻；④能使血药浓度保持在最低有效镇痛浓度，停止注药后可较快恢复，降低低血压的发生率；⑤母婴耐受良好。通常采用的局麻药为 0.125%布比卡因或罗哌卡因加芬太尼 1~2 mg/L 或舒芬太尼 0.25~0.5 mg/L。具体操作方法：在宫口开至 2~3 cm 时，选取 $L_{2~3}$ 间隙行硬膜外穿刺。成功后经硬膜外导管单次给予上述混合液 5~10 ml，麻醉平面控制在 T_{10} 以下。将硬膜外导管接至微泵以 8~12 ml/h 的速度持续输注上述混合药液，至宫口开全时停药。连续输注给药也存在一些缺点：产程中镇痛需求发生变化时，难以及时调整给药量，导致连续给药量超过实际需要，因此副作用发生率甚至高于按需给药法。

2. 产妇自控镇痛（patient-controlled analgesia，PCA）。传统的硬膜外分娩镇痛主要采用相对高浓度的镇痛药单次注射，往往产生较深的运动神经阻滞。通常在前次给药的药物效应逐渐消退、患者感到疼痛时，才追加镇痛药。由于药物起效需要一段时间，因此，在这段时间内产妇存在明显的"临界点疼痛"出现。随着输入技术的发展，现在的硬膜外分娩镇痛常结合产妇自控镇痛技术。硬膜外输注泵可给予低浓度的局麻药复合小剂量阿片类药物，通过设置负荷量、背景输注量、单次 PCA 量来控制给药的剂量和时机，从而有效地减少"临界点疼痛"的出现，便于用药个体化，并可通过时间锁定和时间限量来确保患者用药安全。由于这种小剂量、低浓度的给药方法对运动神经阻滞轻微，被称为"可行走的"硬膜外阻滞。PCA技术明显提高了正常分娩的概率，减少了器械助产率。

佛山市第一人民医院采用PCA行硬膜外分娩镇痛已有10年之久。其具体步骤如下：

(1) 硬膜外操作前准备：检查耗材、急救器械和药品；手背静脉穿刺留置套管针，予林格液500 ml静脉滴注；作好胎心监护和孕妇心率、血压、脉搏血氧饱和度监测。

(2) 产妇宫口开大2 cm开始行硬膜外穿刺：消毒腰背部皮肤，铺巾，选$L_{1\sim 2}$或$L_{2\sim 3}$棘突间隙以1%利多卡因2 ml局麻，行硬膜外穿刺置管。

(3) 硬膜外腔给试验量：在宫缩间歇期注入2%利多卡因3 ml，观察45~60 s看产妇心率是否加快，判断有无局麻药中毒，确定硬膜外麻醉有效。

(4) 硬膜外给负荷量：硬膜外给予负荷量，0.1%罗哌卡因10 ml+芬太尼10 μg混合液10 ml。

(5) 测试感觉阻滞平面（应达到T_{10}），麻醉医生监测产妇和胎儿生命体征30 min，如发生低血压，可加快输液速度，或给予血管活性药物以纠正。

(6) PCEA：将硬膜外管接至PCA泵。PCEA镇痛药物的配法为1%罗哌卡因10 ml+芬太尼0.1 mg（2 ml）+生理盐水88 ml，配制成浓度为0.1%罗哌卡因+芬太尼1 μg/ml的镇痛药液100 ml。PCA泵参数设置：PCA单次加药2 ml，锁定时间间隔15 min，背景输注量5 ml/h，每小时最大量13 ml。

(7) 向产妇介绍PCEA的使用方法及注意事项。

(8) 第一产程结束时停止PCEA。

常规PCA泵不能控制的疼痛（breakthrough pain）的处理：正常PCA泵不能控制的疼痛可经硬膜外导管推注0.1%~0.125%罗哌卡因5~10 ml缓解，注意麻醉平面不要超过T_{10}；使用产钳或会阴侧切修补时，可提前5 min经硬膜外推注1%利多卡因5 ml。

但是在PCEA的给药模式中，是否应联合持续背景输注存在一定的争议。有人认为联合背景持续输注的PCEA相对无背景输注的PCEA来说麻醉药的消耗量明显增加，但却没有进一步改善镇痛效果和产妇的满意度，反而可能延长产程。更多的研究认为联合背景输注的PCEA没有明显增加麻醉药用量，镇痛效果却更令人满意，因而这可能是目前应用最多的一种方式。造成研究结果不一致的原因，可能与研究方法的不同、使用的药物、剂量等存在差别有关。部分学者认为硬膜外镇痛的持续时间具有一定的昼夜节律，相同剂量的药物在白天产生的镇痛时间长于夜间，因此提示我们在研究不同方法、不同药物的镇痛效果时要考虑到这种昼夜节律特点，使研究的各组在这一方面具有可比性。前述结果的不一致也许与此也有一定的关系。最近有两个研究对背景输注方式提出了改进，Lim等采用了计算机整合PCEA（CI-PCEA）的技术，背景输注速率根据产妇的个体需求自动调整。当产妇在前1 h有过一次PCEA按压，则背景输注速率由0变成5 ml/h；有过2次或3次按压，则相应的背景输注速率变成10 ml/h或15 ml/h；如果前1 h没有按压，则背景输注速率减去5 ml/h。作者认为CI-PCEA相对无背景输注的病人自控镇痛（PCA）没有增加麻醉药用量，但却提高了产妇的满意度。Wong等认为与硬膜外持续输注相比，单次注射相同的剂量可使麻醉药在硬膜外腔更好地扩散分布。因此他们把背景持续输注的剂量12 ml/h（0.0625%布比卡因+2 μg/ml芬太尼）改为每30 min单次注射6 ml，称为程序化的间断硬膜外给药（PIEB）。在此背景输注基础上出现镇痛不足时产妇自行按压，如仍有镇痛不足则由麻醉医生单次注入0.125%布比卡因进行解救（rescue boluse）。研究表明这种镇痛模式与持续背景输注的 PCEA 相比镇痛效果相当,但所需的解救次数更少,总的药物消耗量更小,产妇满意度更高。

3. 可行走硬膜外镇痛（ambulatory or working epiduralanalgesia, AEA） 近年来倡导在产妇接受硬膜外分娩镇痛时不影响产妇的活动能力,即所谓"可行走硬膜外镇痛"。AEA 是指在硬膜外镇痛分娩中,尽量提供满意镇痛的同时,保持最小的运动阻滞程度。采用的方法包括利用 PCEA 方式给药以减少药物剂量;局麻药物及其浓度、剂量的选择,如低浓度罗哌卡因等;或利用局麻药与阿片类药物的协同作用而减少局麻药的用量。硬膜外镇痛期间保持产妇活动能力的优点在于:能够提高产妇的自控能力和自信心,可活动下肢,直立位可缓解疼痛,缩短产程,自然分娩率高。Collis 等应用腰硬联合阻滞技术进行可行走分娩镇痛,发现产妇未发生低血压,并可下床自由行走。目前,"可行走硬膜外镇痛"仍有待于进一步研究,以确定用药剂量和最佳模式以及对产程、生产方式和器械助产需求程度的影响。

4. 骶管阻滞

骶管阻滞是硬膜外阻滞的一种方法,但在产科镇痛中并不常用。骶管阻滞是经骶裂孔穿刺,注局麻药于骶管腔以阻滞骶脊神经。骶管穿刺成功的关键,在于掌握好穿刺针的方向。如果针与皮肤角度过小,即针体过度放平,针尖可在骶管的后壁受阻;若角度过大,针尖常可触及骶管前壁。穿刺如遇骨质,不宜用暴力,应退针少许,调整针体倾斜度后再进针,以免引起剧痛和损伤骶管静脉丛（图 10-5）。

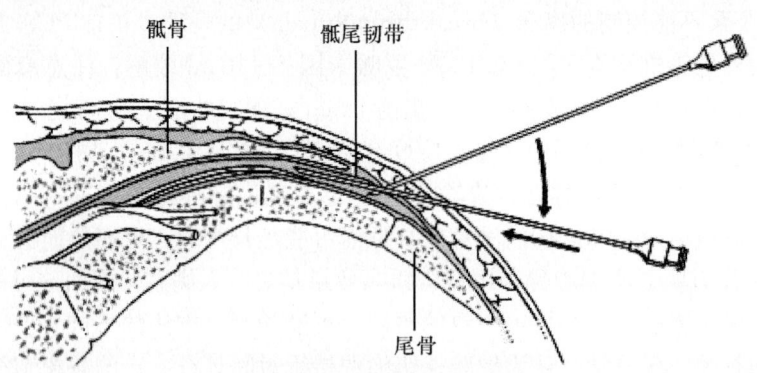

图 10-5 骶管阻滞进针示意图

骶管有丰富的静脉丛,除容易穿刺损伤出血外,对麻药的吸收也快,故较易引起局麻药毒性反应。此外,当抽吸有较多回血时,应放弃骶管阻滞,改用腰部硬膜外阻滞。约有20%正常人的骶管呈解剖学异常,骶裂孔畸形或闭锁者占10%,如发现有异常,不应选用骶管阻滞。传统的骶管阻滞法由于注射针的方向不好准确把握,所以失败率较高。近年来对国人的骶骨进行解剖学研究,发现自 S_4 至 S_2 均可裂开,故可采用较容易的穿刺方法,与腰部硬膜外阻滞法相同,在 S_2 平面以下先摸清骶裂孔,穿刺针自中线垂直进针,易进入骶裂孔。改进的穿刺方法失败率减少,并发症发生率也降低。

骶管阻滞通常采用注射布比卡因或罗哌卡因镇痛,0.25% 布比卡因 20 ml 可以使骶神经阻滞达 1~2 h,可满足第一产程末和第二产程的镇痛需要,因此骶管阻滞分娩镇痛的优点为较长的骶神经阻滞时间和易使宫口松弛,在产妇合并特殊疾病,如脊柱手术后硬膜外间隙穿刺失败时，是一个不错的选择。骶管阻滞分娩镇痛的缺点是其镇痛作用时间毕竟有限，满足第一产程的镇痛需要更大的局麻药量。

（二）连续蛛网膜下腔阻滞（CSA）

近年来许多学者在分娩镇痛中采用28G微导管进行连续蛛网膜下腔镇痛，并获得满意的分娩镇痛。CSA能取得最快、最大程度的疼痛减轻。采用28G微导管进行连续蛛网膜下腔给药，给予负荷剂量舒芬太尼后持续泵注舒芬太尼，必要时可加用少量布比卡因。与硬膜外腔镇痛比较，除瘙痒发生率较高外，其他如婴儿Apgar评分、助产率、腰椎穿刺后疼痛等均无明显差异。但此法对技术要求较高，需要专业医务人员陪同并及时处理，而且产妇往往不能下地活动，影响了此法的临床应用。持续性腰麻镇痛，可以减少用药量，增强镇痛效果，但由于神经毒性可能会增加，因而曾经被美国食品与药品监督管理局（FDA）禁止采用，后经FDA反复论证，最终证明该方法是有效和安全的。

（三）腰硬联合阻滞（CSEA）

1979年，Curelaru首次提出腰麻-硬膜外联合麻醉，他分别在不同的腰椎间隙进行硬膜外和蛛网膜下腔穿刺。1982年，Coates在整形外科手术时首次使用硬膜外针内套有腰麻针的技术，这是真正的CSEA（图10-6）。1984年Carrie和sullivan将之用于产科麻醉。CSEA的优点是起效快，阻滞效果好，镇痛作用完善。局麻药量比单纯腰麻时少，低血压的发生率低，降低了对心血管及神经系统毒性的潜在危险。有良好的可控性，并可以在腰麻效果不完善时通过留置的硬膜外导管给药予以补充，或腰麻后于硬膜外持续给药。蛛网膜下腔穿刺针的针尖形状呈笔尖式，开有侧孔，对组织损伤小，硬脊膜创面易于愈合，脑脊液外漏少，减少甚至避免了腰麻后头痛，用于分娩镇痛时产妇（包括早产或过期产）的满意度更高。腰麻-硬膜外联合镇痛通常在第一产程时经蛛网膜下腔注入阿片类药物或加入局麻药，阿片类药物常用芬太尼10~25μg或舒芬太尼2.5~5μg；局麻药用布比卡因2.5mg或罗哌卡因3mg。镇痛作用消失后可采用自控硬膜外镇痛或连续硬膜外镇痛，直到第二产程。有报道，对比腰-硬联合镇痛与"可行走的硬膜外镇痛"对产妇分娩镇痛的效果，发现腰-硬联合镇痛能在入盆后的第一产程阶段产生更好的止痛效果。舒芬太尼2.5~5μg和布比卡因2.5mg复合用药能迅速产生镇痛作用且无运动阻滞，镇痛作用明显，时效比单独使用舒芬太尼要长。与单纯硬膜外镇痛相比，CSEA镇痛起效更快，而维持镇痛的药物用量大大减少，但是瘙痒的发生率可能较高。至于产妇的运动能力、器械产及剖宫产率、硬脊膜穿破后头痛（PDPH）发生率以及对新生儿的影响，两者均没有明显差异。

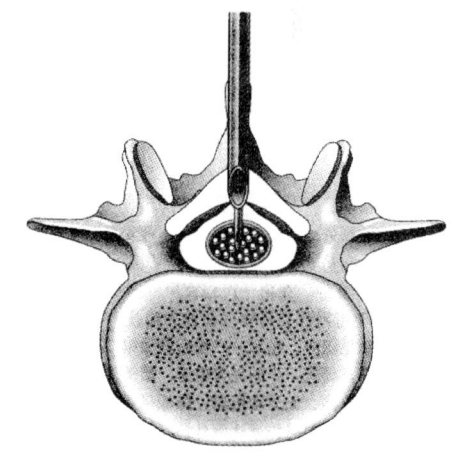

图10-6 腰硬联合阻滞时使用的"针内针"技术

佛山市第一人民医院分娩镇痛除采用硬膜外阻滞的方式外，也使用腰硬联合阻滞的镇痛方式。其具体步骤如下：

（1）CSEA操作前准备同硬膜外阻滞。

（2）产妇宫口开大2cm开始行CSEA操作：消毒腰背部皮肤，铺巾，选$L_{2\sim3}$或$L_{3\sim4}$

棘突间隙以1%利多卡因2ml局部浸润，硬膜外穿刺成功后用27G腰穿针从硬膜外针中刺入蛛网膜下腔给药。宫口开大不足4cm的初产妇给予50μg/ml的芬太尼0.5ml，宫口开大4cm以上的初产妇或经产妇给予芬太尼15μg+0.25%布比卡因0.5~1ml，确定感觉阻滞平面（应达到T_{10}）。

(3) 硬膜外腔留置导管后给试验量：在宫缩间歇期注入2%利多卡因3ml，观察45~60s看产妇心率是否加快，判断有无局麻药中毒。

(4) 麻醉医生监测产妇和胎儿生命体征30min，如发生低血压，可加快输液速度，给予血管活性药物以纠正。

(5) PCEA：PCEA镇痛药物的配制和PCA泵参数设置同硬膜外阻滞分娩镇痛。

(6) 向产妇介绍PCEA的使用方法及注意事项。

(7) 第一产程结束时停止PCEA。

第六节　吸入麻醉分娩镇痛

一、氧化亚氮（笑气）吸入分娩镇痛

（一）笑气的理化特性和药理作用

笑气（N_2O）为一种有轻微甜味、性能稳定的气体，其分子量44，沸点为-89℃，气态的比重为1:53，在$50.66×10^5$Pa（50atm）压力下呈液体状态，常贮存于高压钢管中，经减压变为气态后使用。笑气吸入至血液后，不与血红蛋白结合，仅以物理状态溶解于血液中，血/气分配系数为0.47；脑/气分配系数为1.06。笑气化学性稳定，与橡胶、金属均不起反应。其本身不燃烧，不爆炸，但能助燃。在体内稳定，不被分解，几乎全部经肺呼出。极少量笑气可经肠胃道细菌生物转化而产生亚硝酸盐和氮气。笑气麻醉的有效浓度为诱导期70%，维持期60%，但必须与30%~40% O_2同时使用。其MAC值（肺泡气最低有效浓度）为105%，动脉有效血药浓度为40~60mg/dl。

笑气麻醉诱导迅速平稳，病人有愉快感，无兴奋期；苏醒也快而平顺，即使长时间吸入，一旦停药也能在1~4min完全清醒。笑气对呼吸道无刺激性，不增加分泌物，不抑制纤毛活动，对机体通气量无明显影响。笑气与其他全麻药或麻醉性镇痛药复合则可增强呼吸抑制作用。笑气有强大的镇痛效能，20%的笑气镇痛作用与15mg吗啡相当。随着吸入浓度增高，镇痛作用也增强。笑气的镇痛机理为抑制中枢神经系统兴奋性神经递质的释放和神经冲动的传导，改变离子通道的通透性。笑气的镇痛作用可被纳洛酮部分拮抗，提示其镇痛作用与内源性阿片样肽-阿片受体系统有关。笑气兴奋交感神经系统高级中枢，增强交感神经系统活动。笑气使脑血管扩张，脑血流量增多，脑代谢增高，颅内压升高。笑气对肝、肾、肠胃道、子宫均无影响，较少引起恶心、呕吐。高浓度时对心肌产生直接抑制，但弱于其他挥发性麻醉药。低浓度不致引起血流动力学影响。笑气很少引起心律失常，偶尔诱发房室交界性心律。但笑气与其他麻醉药合用，可产生一定的心血管系统影响：①笑气可减轻含氟类全麻药的心血管抑制作用，例如笑气与氟烷合用，血压、外周血管阻力和心排血量增加；②笑气与异氟烷合用，使异氟烷的降压作用减弱；③笑气与麻醉性镇痛药合用，可加重后者对心血管系统的抑制；④笑气与氟烷并用，因笑气增加儿茶酚

胺释放，使心肌对儿茶酚胺的敏感性增强，容易出现心律失常。

（二）笑气用于分娩镇痛的优缺点

1. 优点：①使用方便，不需特殊设备，镇痛效果明显，无呼吸道刺激性，产妇易于接受，且不影响分娩方式，不增加产后出血量，产妇始终保持清醒，能主动配合完成分娩。②起效迅速、排出快。由于笑气在血液中的溶解度、血气分配系数均低，因此笑气浓度在血液与脑组织之间很快达到平衡。实际上只用10次呼吸或大约45 s的时间，吸入的笑气就可以达到最大作用。停止给药后，在两次宫缩之间肺就可以快速排出体内的笑气，在下一次宫缩开始时只有微小的笑气残留。③笑气的安全范围广。如果以笑气/空气的方式吸入，容易因为吸入氧浓度低而导致低氧血症。但改为笑气/氧气混合的方式吸入镇痛，可减少低氧血症的发生，并且这种情况下允许吸入较高浓度的笑气。通常50%笑气可使70%的产妇获得满意的分娩镇痛效果，使用70%笑气可以使更多的产妇满意。Jones发现74%笑气是最理想的镇痛浓度，但是应注意可引起嗜睡与合作能力减退。④对新生儿无不良影响。笑气为脂溶性气体，分子量低，故容易通过胎盘屏障到达胎儿循环系统和神经系统。但笑气在体内蓄积少，可以快速被新生儿排出，故并不显示出会引起新生儿抑制的不良后果，通常在胎儿出生后24 h也没有见到任何的抑制作用。一般使用50%笑气/氧混合气体吸入镇痛是安全可靠的。

2. 缺点：①对于分娩前并未禁食的产妇有误吸的危险，其发生与镇静程度有关。通常吸入50%的笑气并不影响会厌的关闭反射，但在吸入时间较长的情况下可能产生影响。有一项临床研究观察到吸入高浓度笑气超过30 min时，10位志愿者中有2位的气管内发现放射性不透光染料，即出现了反流和误吸。②使用高浓度笑气有发生产妇缺氧的危险。所以笑气必须与氧按规定的比例同时使用，笑气浓度最好不要超过70%，以60% N_2O 与40% O_2 合用为宜。③分娩镇痛中也可能发生弥散性缺氧。常发生于停吸笑气后的最初几分钟，组织内的大量笑气排入血液，进入肺泡后使肺泡内的氧浓度被大量稀释，导致氧分压急剧下降，此即为"弥散性缺氧"。因此，应在停吸笑气后继续吸入纯氧5~10 min，可预防此类并发症。④可能发生骨髓抑制。动物实验表明吸入50%笑气24 h后，笑气可与维生素 B_{12} 发生竞争，从而干扰某些依赖维生素 B_{12} 的酶活性，并抑制骨髓功能，从而引起贫血、白细胞和血小板减少。但临床应用笑气镇痛一般仅几小时，不至于出现骨髓抑制。⑤镇痛不足。N_2O 主要用于分娩第一产程，由于 N_2O 镇痛有30~45 s的潜伏期，在第二产程因频繁宫缩不能达到满意镇痛且存在吸入过量的危险。

总之，笑气虽然不是最佳的分娩镇痛方法，但母儿安全，可使大多数产妇实现分娩镇痛。

（三）笑气用于分娩镇痛的实施

目前国内外应用笑气吸入分娩镇痛，常采用两种方法实施，即产妇自助式和麻醉医生控制式。

1. 产妇自助式：采用50% N_2O 和50%氧气（O_2）混合气体（Entonox，安桃乐）吸入，预先混合储存于加压钢瓶中，借助专用气体呼吸设备，由产妇手拿面罩主动呼吸安桃乐，吸入时间和频率由产妇自己掌握，一旦产妇出现嗜睡，面罩就会掉下来，离开产妇面部，这样由于不能继续吸入药物，镇痛及镇静随即减浅，产妇意识逐渐恢复清醒。大多数情况下，产妇会自己调节位置，将面罩比较好地固定在面部，避免空气进入而稀释药物浓度，有助于保证持续性镇痛。这种方法较安全，镇痛有效率达50%或以上。镇痛成功依赖于对产妇在分娩前进行合适的指导以及麻醉医师和助产士对这项技术的熟练程度。胎儿娩出之前，产妇应熟悉吸入性镇痛的设备以及紧密固定面罩的方法，避免有空气进入吸入系统而稀释了所吸入的麻醉药物浓度，以至于镇痛作用不足。通常在第一产程期间，每次宫缩时吸30s就可以出现镇痛作用。产妇有自己子宫张力性紧张的感觉，这时鼓励产妇深快呼吸，以使在疼痛开始之前中枢神经系统的吸入性麻醉药浓度达到一定水平。然后保持深慢呼吸直到宫缩结束，以维持镇痛水平。第二产程期间，由于产道呈现部分膨胀性压力的作用，在宫缩开始时就会觉得疼痛。而此时宫缩仍是有规律间隔的，一般间隔3~5 min一次。这样产妇和助产士就可以预知下一次宫缩可能开始的时间，从而在每次宫缩开始前30~60s就开始吸入麻醉药。产妇为胎儿娩出而作屏气努力，每次约10s，两次屏气努力之间应当鼓励产妇行深快呼吸，以保证有效的镇痛作用。

2. 麻醉医生控制式： 需要麻醉医生使用麻醉机来给予氧化亚氮/氧气混合气体，产妇处于被动状态。通常由麻醉医生事先调节好所需要的气体流量、准确的氧化亚氮用药浓度，对产妇和助产士要进行短暂的讲解和训练，设备和场所相对产妇自助式（安桃乐）而言要求更高，一般的医疗中心难以实施。

二、其他吸入麻醉药

其他吸入麻醉药也曾被尝试用于分娩镇痛，如三氯乙仿、甲氧氟烷、氟烷、安氟烷、异氟烷、七氟烷、地氟烷等，绝大多数是因为对产妇和胎儿的器官毒性、过度镇静、降低子宫张力、因气味不易为产妇接受而很少在分娩镇痛中使用。

到目前为止，除笑气外，异氟烷在分娩镇痛中的应用是最有希望的，一种名为Isonox的气体呼吸设备可提供50%笑气+50%氧气+0.2%异氟烷，目前已被开发使用。

（一）异氟烷的理化性质

异氟烷为无色透明液体，有挥发性，对呼吸道无刺激，化学性质极其稳定，无燃爆性。其血气分配系数为1.4，进入血液后迅速通过血-脑屏障，麻醉诱导、清醒均较快，麻醉效能极强。

（二）异氟烷的镇痛机制

主要作用于脑干和脊髓的皮层下区域，但确切机制仍不明了，可能是抑制了与疼痛刺激反应有关的脊髓背侧中间神经元的兴奋性，减少了疼痛刺激的传导；另外还可影响神经元和神经分泌细胞跨膜钙信息的传递。而胞浆内Ca^{2+}浓度对机体生理功能的维护具有重要作用，它可改变细胞膜上某些K^+、Na^+、Cl^-通道的状态，对神经兴奋性产生重大影响；可激活蛋白激酶C，在突触传递和疼痛感知中发挥作用。

（三）异氟烷吸入用于分娩镇痛

在某些方面异氟烷优于笑气。异氟烷的血/气分配系数（1.4）高于笑气（0.47），药物排泄比笑气慢，作用时间相对延长，不同于笑气吸入时每次宫缩均需重新诱导，异氟烷是在前次镇痛作用的基础上进行诱导，因而镇痛的起效加快，镇痛效果增强。

异氟烷吸入分娩镇痛对母亲、胎儿及新生儿的影响：

1. 异氟烷对宫缩的影响： 有研究显示氟类吸入剂有松弛子宫平滑肌的作用，因此产科一般不用此类药物。但人类子宫平滑肌的离体实验表明，低浓度（0.5 MAC）的异氟烷对子宫平滑肌抑制作用轻微。另外，在低浓度麻醉剂的作用下，子宫对催产素的反应良好，临床常用剂量下产妇的各产程时间、分娩方式及产后出血量均不受影响。

2. 异氟烷对胎儿的影响：异氟烷为液态可溶的非离子剂，分子量低，容易透过胎盘。但吸入异氟烷并不干扰胎儿正常的中枢神经系统调节功能及生理代谢，对子宫胎盘血流也无明显影响。只要子宫、胎盘及脐带的血流良好，氧合作用正常，健康胎儿能够耐受较大剂量的异氟烷，但如有胎儿窘迫则药物的转运会变慢，可导致异氟烷相对过量而产生不良后果。故在分娩镇痛实施前需排除胎儿窘迫。

3. 异氟烷对新生儿神经行为的影响：由于孕妇异氟烷的最低肺泡有效浓度（MAC）是 0.8%，而新生儿约为 1.6%，临床低浓度异氟烷未达到新生儿的 MAC 水平，故不会产生新生儿抑制。新生儿 Apgar 评分和脐血血气测定可粗略反映异氟烷对新生儿的影响，但对轻微和延迟出现的抑制不敏感，故常采用新生儿神经适应能力评分（NACS）来评价新生儿神经行为方面的异常。Klaus 发现异氟烷吸入镇痛下出生 2～4 小时的新生儿 NACS 评分有所下降，但其下降程度与笑气吸入镇痛时相同。

第七节 其他分娩镇痛方法

一、静脉麻醉分娩镇痛

在一些不适合（凝血功能障碍等）或拒绝使用椎管内阻滞镇痛的产妇，可使用静脉自控镇痛（PCIA）的方法达到缓解和消除疼痛的目的。PCIA 操作简单，起效快，效果可靠，但其用药针对性差，且对母婴有一定影响，应注意加强产妇生命体征的监测和胎心监测。

临床上曾将吗啡、哌替啶、喷他佐辛、曲马朵、二氢埃托啡等用于静脉分娩镇痛，但因镇痛效能差、呼吸抑制或胃肠道反应等副作用，近年来已少使用。目前应用较多的是芬太尼、纳布啡、甲氧氯普胺和瑞芬太尼。

（一）芬太尼

芬太尼是分娩镇痛时公认常用的阿片类药物，芬太尼在镇痛的同时，不抑制感觉、运动和交感神经，可为第一产程提供充分的镇痛。芬太尼的镇痛效能是吗啡的 100 多倍，是哌替啶的 550～1000 倍，静注后可迅速产生镇痛作用，其具有作用快、维持时间短的特点，国外使用芬太尼分娩镇痛表明其效果确切，但是芬太尼的脂溶性强，易通过胎盘屏障，对胎儿可能产生呼吸抑制，故使用时应严密监测母婴的生命体征。采用 PCIA 静脉注射芬太尼推荐方法为：负荷剂量为 50～100 μg，单次给药剂量为 10～25 μg，锁定时间为 6～10 min。

（二）纳布啡

纳布啡是一种 κ 受体激动剂，同时拮抗 μ 受体。纳布啡可产生与哌替啶相近的镇痛作用，而恶心呕吐发生率低，但经常导致产妇昏睡，研究证明纳布啡比哌替啶更易通过胎盘，并导致更大程度的早期新生儿神经行为改变，以 PCA 方式给予时，纳布啡的镇痛评分好于哌替啶。建议采用 PCA 静脉注射纳布啡，负荷剂量为 5～10 mg，单次给药剂量为 10～25 μg，锁定时间为 6～10 min，4 h 限制量为 20 mg。

（三）甲氧氯普胺

甲氧氯普胺 10 mg 静脉注射，可增强芬太尼或纳布啡的镇痛效果，减少阿片类镇痛药的用量。其镇痛机制可能与甲氧氯普胺为中枢和外周多巴胺激动剂，伴有外周胆碱能作用，能减少宫缩的不适感并增加产力有关。

（四）瑞芬太尼

瑞芬太尼是一种新型人工合成的阿片类药物，其药效强、起效迅速，药物持续输注后半衰期（context-sensitive half time）为 3～5 min，因此作用消失快、无蓄积作用，静脉输注易控制，对肝肾功能影响小，安全可靠。瑞芬太尼与其他阿片类药物一样，易通过胎盘，其药物代谢在新生儿脐动脉/脐静脉的比率为 30%，在产妇中的血浆清除率为 93 ml/(kg·min)，是非产妇的 2 倍。由于其药代动力学在产科的特殊性，决定了瑞芬太尼在产妇和胎儿体内代谢迅速，无其他阿片类药物的长时间呼吸抑制和镇静作用。瑞芬太尼静脉自控分娩镇痛的效果优于氧化亚氮吸入镇痛和哌替啶静脉镇痛，在产妇瑞芬太尼 0.1 μg/(kg·min) 持续静脉泵注与芬太尼 100 μg 硬膜外腔使用相比，新生儿的 Apgar 评分没有差别。在临床应用中，瑞芬太尼分娩镇痛对母婴的安全性有待进一步证实，镇痛过程中应连续监护产妇呼吸指标（呼吸频率、SpO_2）、镇静程度及胎心等指标，并在胎儿娩出前 15 min 停用瑞芬太尼。

二、局部阻滞分娩镇痛

（一）宫颈旁神经阻滞

1926 年德国 Gelled 首先描述了宫颈阻滞，之后在斯堪的纳维亚、欧洲其他国家、美国等地逐步应用。早期多由产科医师进行，后来逐渐由助产士实施。宫颈周围阻滞在第一产程是一种有效的麻醉镇痛方法，但阻滞持续时间较短，效果差异较大，利多卡因注入镇痛时间为 60～120 min。有人应用 0.1%～0.15% 盐酸丁卡因 20 ml，阻滞时间可达 2～3 h。鉴于布比卡因毒性较大，一般不用。

适应证：会阴切开，阴道手术助产，胎头异常需经阴道胎头旋转及软产道裂伤的产后检查等，胎头已降至会阴时进行自然分娩又需助产者。主要适用于第一产程。

禁忌证：早产、胎盘前置、胎盘早剥、子宫胎盘功能不全及胎儿窘迫等，胎儿宫内窒息，妊娠高血压综合征，糖尿病以及过期妊娠等。因为宫颈阻滞可使胎儿心率明显减慢，多数学者认为在产科实践中，其应用范围应从严掌握，除非有广泛的脊柱异常或不宜进行椎管内阻滞时才可应用，而且需持续监测胎儿的心率变化。

实施方法：在两侧阔韧带的基部有来自子宫神经丛和骨盆神经丛的丰富神经分布，经子宫两侧的阴道穹窿注射局麻药可阻滞子宫下段和阴道上段的神经，从而消除宫颈扩张时的疼痛。在分娩进入活跃期、宫颈口开大 3～4 cm 时，产妇取膀胱截石位，术者以右手食、中指作引导，将 7 号长针刺入宫颈 3、4 点之间和 8、9 点之间，深度 0.5 cm 左右，每点注射 1% 利多卡因（或 2% 的氯普鲁卡因）10 ml。注意针不要过分压迫阴道壁。另一种阻滞方法是选择一个有导针的外斜面针，外斜 250° 角注药。如产程过长尚需重复给药，而且消除疼痛效果较硬膜外阻滞差，局部置管重复给药法可弥补该缺点，但由于保持导管尖端的正确位置困难，所以持续宫颈周围阻滞未被广泛应用。

宫颈旁神经阻滞可能的并发症：随着宫缩发动，产程进展，可发生宫颈周围血肿、局部神经受压或损伤等。宫颈周围阻滞后胎儿心律失常的发病率较高,尤其是窦性心动过缓,有50%～70%的患者发生于注药后10 min内,甚至可伴有胎儿酸中毒和新生儿呼吸抑制,胎儿心电图检查也可发现QT间期、PR间期延长。

宫颈旁神经阻滞导致胎儿心律失常的机制尚不十分清楚。可能是:①宫颈周围药物吸收快,局麻药透过子宫动脉吸收进入胎盘,发生局麻药中毒,对胎儿有直接抑制作用;②宫颈阻滞可引起子宫动脉血管收缩,继而导致胎盘灌注减少、胎儿缺氧和窦性心动过缓;③由于较高浓度的局麻药在宫颈周围阻滞后引起局部组织张力增高,致胎儿缺氧,也可能与子宫张力增高、局部供血减少有关;④子宫血管机械性扭曲、腹主动脉受压等。不管宫颈阻滞后胎儿窦性心动过缓发生机制如何,临床上观察发现单独应用氯普鲁卡因的发生率少于布比卡因等酰胺类局麻药物,这可能与氯普鲁卡因被血浆中胆碱酯酶快速水解有关。在宫颈阻滞后娩出的新生儿仅能测得微量氯普鲁卡因的主要代谢产物(2-氯胺苯酸)。但是氯普鲁卡因作用时间短,分娩中常需数次给药,因此并未推广使用,而1%利多卡因则被多数产科及麻醉科医师应用。

(二) 阴部神经阻滞

阴部神经阻滞是阴道下部及会阴部位麻醉,是经阴道分娩常用的镇痛与麻醉方法。

适应证:会阴切开,阴道手术助产,胎头部异常需经阴道胎头旋转及软产道裂伤的产后检查等,胎头已降至会阴时进行自然分娩又需助产者。适用于第二产程。

禁忌证:病人需要倒转胎儿或产钳助产效果不佳者。

实施方法:该法是通过局麻药阻滞阴部神经,减轻分娩过程中由于产道和盆底扩张所致的疼痛,并使阴道、会阴松弛,从而缩短第二产程。阴部神经阻滞可经阴道或会阴途径实施。经阴道途径阻滞时病人取截石位,经阴道触及坐骨棘。取12～14 cm长20号法氏针头连接20 ml Luer-lok三圈注射器。阻滞左侧时,由左手示指、中指引导经阴道导入注射针头至坐骨棘区域,注入局麻药,最好由针头导针引导,以防止穿刺中损伤胎儿及产妇血管。当针头刺至骶棘韧带后约1.5 cm可遇到阻力,针头穿过骶棘韧带有落空感后回抽无血时,再注入2%利多卡因10 ml。以同样方法再阻滞对侧。方法为取截石位,从后正中至坐骨结节处进针,注入局麻药2～3 ml形成皮丘,由示指置入阴道引导,若胎头已完全降至会阴时则经肛门处触摸坐骨棘引导注药。常用1%的利多卡因或甲哌卡因25 ml,即可产生理想的阻滞效果,可持续90～120 min。也可应用1.5%～2%氯普鲁卡因,但麻醉持续时间仅60～90 min。会阴阻滞的范围仅限于阴唇后2/3和部分臀部,若需阻滞阴唇前1/3则应加局部浸润麻醉。所有阴部阻滞方法注药速度一定要缓慢。反复回抽并保持和病人语言交流,确认无进入血管之误。满意的阴部神经阻滞后,阴道、阴唇、会阴、肛门区域可达到良好的无痛与肌肉松弛。会阴阻滞的成功率与麻醉科医师的经验有关,据报道成功率为85%,若助产士或实习医师操作,则经阴道双侧阻滞的成功率仅为50%,经会阴的成功率仅为25%。

并发症及其处理:阴部神经阻滞时可发生局部麻醉药中毒,故每次注药之前须反复回抽无血方可注药,以免发生局麻药中毒反应。一旦发现局麻药中毒早期症状如头晕、耳鸣等时应立即停止给药,发生惊厥时应注意保护产妇,防止意外损伤,同时吸氧及进行辅助呼吸,静脉注射安定5～10 mg,维持血流动力学稳定。穿刺定位不准,反复穿刺可引起血肿、感染等。

(三) 其他局部阻滞方法

其他局部阻滞方法还有椎旁阻滞、腰交感阻滞、骶神经根阻滞等，但这些方法操作复杂，危险性高，故不推荐用于分娩镇痛（图10-7）。

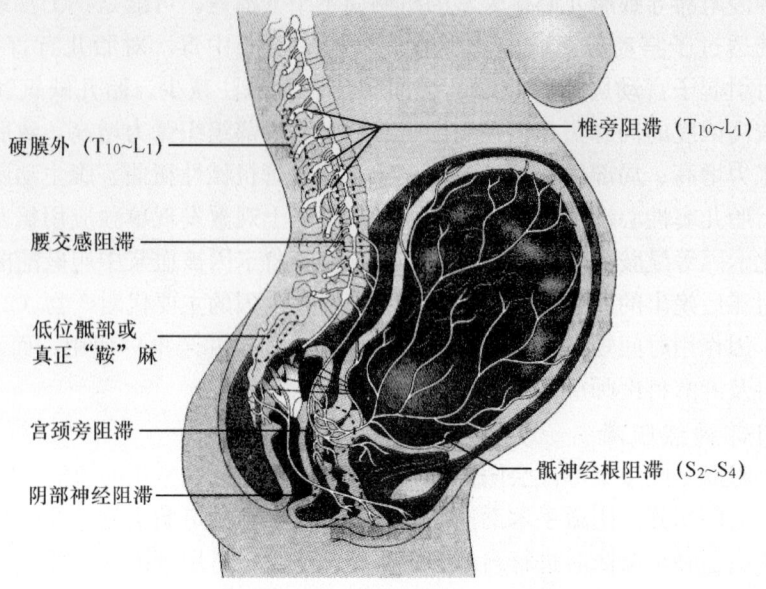

图10-7 分娩镇痛中使用的各种神经阻滞示意图

第八节 特殊病人的分娩镇痛

一、伴有呼吸系统疾病产妇的分娩镇痛

妊娠本身可引起产妇呼吸系统显著的生理变化，容易引发病理改变，如果产妇伴有严重呼吸系统疾病，增加了其实施分娩镇痛的风险。常见呼吸系统疾病包括支气管哮喘、肺囊性纤维化和吸烟引起的气道功能障碍。硬膜外或腰硬联合阻滞的方法对产妇和胎儿影响较小，尤其不影响产妇的呼吸功能，故通常推荐使用这两种方式行分娩镇痛。

（一）支气管哮喘

支气管哮喘是妊娠期间最为常见的呼吸系统伴发疾病，约4%的产妇有支气管哮喘，其症状通常在围产期加重。最近25年来，产妇支气管哮喘的患病率和致死率均有显著增高，围产期支气管哮喘严重危害产妇和胎儿的生命，因此必须有效治疗产妇支气管哮喘，同时，针对产妇支气管哮喘的各种治疗措施应避免影响产妇和胎儿。

1. 病理生理学

潜在的遗传缺陷可能导致产妇支气管哮喘的临床发作，到目前为止其机制尚不明确。支气管哮喘具有以下三种病理学特征：①气道高反应性，指气道对各种刺激产生过度的反应，包括冷空气、组胺、乙酰胆碱、前列腺素；②气道炎症，可引起气道梗阻使气道反应过激；③可逆性的气道梗阻，可引发临床症状如呼吸困难、喘鸣和咳嗽。

2. 诊断

根据有反复发作的哮喘史、典型的支气管哮喘症状（包括胸壁紧张、咳嗽、呼气性呼吸困难、胸部喘鸣音、呼吸频率在 28 次/分以上、脉搏在 110 次/分以上等）、能自行缓解或支气管解痉剂处理有效，除外心源性哮喘、喘息型支气管炎、支气管肺癌等疾病，一般容易明确诊断。肺功能测试可用来评估支气管哮喘的严重程度和气道梗阻的可逆性。

3. 药物治疗

产妇支气管哮喘的治疗目的应该是预防急性支气管哮喘发作，避免支气管哮喘持续状态，通常的治疗用药包括氨茶碱、吸入性 β 受体激动剂、抗胆碱药、皮质激素和色甘酸钠。硫酸镁也可缓解急性症状。分娩过程对产妇支气管哮喘有无影响尚无定论，但只要给予正确的药物处理和重视急性发作时使之及时缓解，绝大多数产妇都能顺利分娩。

4. 产科处理

几方面产科处理应引起特别注意，包括：①产程的启动（应避免使用或慎用前列腺素）；②高血压的治疗（β 肾上腺受体拮抗药可诱发支气管痉挛，故应避免使用）；③产后出血的管理（麦角生物碱类可引起支气管痉挛，应避免使用）。

5. 分娩镇痛的实施及管理

分娩镇痛前应评估支气管哮喘的严重程度、持续时间和药物治疗的程度，胸片检查有助于诊断有无上呼吸道感染或肺炎，动脉血气分析有利于了解有无低氧血症和呼吸性碱中毒（急性支气管哮喘发作时过度通气），严重的病人还可采用肺量测定法评估气道梗阻程度。

患有支气管哮喘的产妇进行分娩镇痛的目的包括：①减轻分娩疼痛；②消除焦虑，防止过度通气；③减少产妇应激性过度通气可防止急性支气管哮喘发作，减少体液丢失，预防脱水。

分娩镇痛方式：①阿片类镇痛药静脉分娩镇痛时应慎用。阿片类药有支气管收缩作用，如果产妇有明显咳嗽或气道刺激症状，则应避免使用这种分娩镇痛方法。②局部麻醉药和阿片药硬膜外阻滞分娩镇痛。这种方式较为合适，不仅能显著减轻疼痛，而且对呼吸道无不良刺激。如果产妇有严重支气管哮喘，则应控制好阻滞平面，过高的阻滞平面将会影响产妇的呼吸肌力度，一旦胸段脊神经被阻滞，将阻断交感神经通路，导致副交感神经张力相对过高，易引起支气管痉挛。③低位腰麻（或腰硬联合）或阴部神经阻滞法。

（二）肺囊性纤维化（CF）

肺囊性纤维化是一种致命的遗传性疾病，具有常染色体隐性遗传特性。有一项高加索地区的调查表明该地区 1/2500 产妇患有这种疾病。肺内有针对性的冲洗和积极抗菌治疗可以使许多患 CF 的产妇度过分娩期，诊治伴发肺囊性纤维化的产妇，对产科医生以及麻醉医生来说都是一种挑战。

1. 病理生理

患 CF 产妇的临床症状是由呼吸道上皮组织病变引起的。浓稠的黏液分泌过多引起中小气道阻塞，继发支气管炎和支气管扩张，通气/血流比例失衡使产妇动脉血氧输送减少，CF 产妇常继发气胸、肺不张、渐进性低氧血症、肺源性心脏病等，慢性气道阻塞和黏液清除功能受损增加了肺部感染概率。大多数产妇易感染假单胞菌属细菌。

2. 诊断

临床诊断 CF 的条件包括：①有 CF 家族史；②存在急、慢性阻塞性肺疾病；③呼吸道病原学检测发现假单胞菌属细菌；④胰液分泌不足；⑤生殖系统内皮组织病变；⑥实验室检查汗液氯化物浓度超过 60 mmol/L。肺功能检测有助于评估疾病的严重程度。

3. 治疗

患有 CF 的产妇首要的是对症处理，包括每日体位排痰、胸背叩击、抗生素治疗、支气管扩张剂、间断的化痰治疗（对乙酰氨基酚）、维生素、胰酶替代品、持续氧疗有利于肺源性心脏病和低氧血症的改善。

4. 分娩镇痛实施及管理

分娩镇痛前评估包括肺功能和心功能评估、动脉血气分析。第一产程分娩镇痛可采用连续腰段硬膜外阻滞。蛛网膜下腔阿片药镇痛有引起严重呼吸抑制的可能，因此应慎用。由于这类产妇通常经汗液丢失大量体液，应注意液体补充。一些镇静药的使用应酌情减量，以避免抑制呼吸和咳嗽反射。笑气吸入麻醉也不宜采用，其操作可能引起肺大疱破裂，导致气胸。合并囊性纤维化的产妇适宜选择的分娩镇痛方式是低位腰麻、硬膜外阻滞或阴部神经阻滞。麻醉管理要点与患严重支气管哮喘产妇类似。

（三）吸烟引起的呼吸系统病变

当今世界妇女吸烟也并不少见，甚至有些产妇也吸烟。一些发达国家妇女吸烟已达到高峰，开始有下降趋势，而发展中国家还有更多的年轻妇女加入吸烟者的队伍中。吸烟妇女中约有 80% 怀孕后仍无法戒掉。在挪威的一项全民调查中，约 21% 产妇甚至在怀孕 4～6 个月时还无法自制，在美国，约 3% 育龄妇女有吸烟史。

1. 病理生理

吸烟首先会影响肺功能，烟草反复刺激会抑制纤毛运动，增加痰液分泌，干扰气体交换。烟草中有 1000 种成分之多，其中尼古丁、一氧化碳和氰化氢最为有害。尼古丁的血管收缩作用可使胎盘血流减少，加重胎儿低氧血症，血红蛋白对一氧化碳的亲和力是氧的 200 倍，这可降低产妇和胎儿组织氧供。通常不吸烟的妇女血液碳氧血红蛋白浓度不足 1%，而吸烟妇女该物质可高达 7%～10%，吸烟增加了动脉粥样硬化、外周血管病变、冠心病、急性心肌梗死的发病率。

2. 药物处理

美国妇产学院高度重视产妇戒烟的问题。他们积极宣传教育，并且推荐使用尼古丁替代品疗法。一种尼古丁皮肤贴片可使产妇仅少量吸收尼古丁，而没有香烟中的其他化学物质。有些产妇还可以接受安非他酮（又称丁氨苯丙酮，一种抗抑郁药）缓释片治疗，该药是美国市场上用于戒烟的第一种非尼古丁处方药，其用于戒烟的作用机制尚不完全清楚。有人认为与非竞争性地阻断尼古丁受体有关，也有人推测是通过抑制神经元对去甲肾上腺素（NE）、5-HT 及多巴胺（DA）的重吸收而发挥戒烟作用。丁氨苯丙酮通过增加蓝斑等部位的神经突触间隙 NE、5-HT 及 DA 的浓度，降低了吸烟者对尼古丁的渴求，同时不引起戒断症状；通过增加中枢 NE、5-HT 及 DA 含量，减少了与烟草戒断综合征相关的一些症状的发生。

3. 分娩镇痛管理

吸烟过多影响呼吸系统功能，烟草使气道分泌物增多，抑制纤毛运动，小气道功能受损，气体交换功能受损。烟草可影响肝酶活性，改变麻醉药物的代谢。吸烟的产妇通常要求实施分娩镇痛前4～6周戒烟。有调查表明停止吸烟48小时后血液碳氧血红蛋白浓度即可恢复至正常水平，即便是戒烟几天时间也可显著改善纤毛运动。椎管内阻滞行分娩镇痛最适合于吸烟的产妇，这种镇痛方式可避免发生支气管痉挛、分娩后呼吸功能异常。

二、伴有心脏病产妇的分娩镇痛

伴有心脏病的产妇实施分娩镇痛对于麻醉医师是一个挑战，这类产妇的病理生理改变极易导致产妇左心衰竭，分娩镇痛管理不当也可造成产妇左心衰竭，这就要求麻醉医师综合掌握产妇的病理生理变化，在此基础上进行分娩镇痛风险评估，选择合适的镇痛药物和镇痛方式，合理进行分娩镇痛管理，以确保分娩安全。

（一）产妇合并的心脏病类型

1. 先天性心脏病

在妊娠合并心脏病的患者中，先天性心脏病（先心病）占35%～50%，位居第一。这类心脏病包括左向右分流（室间隔缺损、房间隔缺损、动脉导管未闭）、右向左分流（法洛四联症）及先天性瓣膜病、血管损害（主动脉缩窄、主动脉瓣狭窄、肺动脉瓣狭窄）。先心病对孕产妇的影响主要取决于肺动脉压力，对育龄女性，原发性肺动脉高压是妊娠的禁忌，这类患者的死亡率位居先心病的首位，达到30%～50%；其次为主动脉瓣膜病变，主要由于心内膜炎（平均每8000例中会出现1例）或主动脉解剖异常引起，如马方综合征。第三位则是先天性冠脉解剖异常引起的心肌梗死，在妊娠合并心肌梗死中占30%。缺血性心脏病较少，平均每10 000例中大约会出现1例。

2. 获得性心脏病

包括风湿性心脏病（风心病）、心肌炎、心肌病、妊高征性心脏病和红斑狼疮的心脏病变等。其中，风心病的发病率在发展中国家仍然居高不下，常见单纯二尖瓣狭窄，死亡率为5%，病变严重伴有肺动脉高压者是妊娠的高危人群。在系统性红斑狼疮患者中，瓣膜增厚、瓣膜赘生物形成等较常见，据报道有10%的患者可发展为严重瓣膜疾病，出现左心衰竭症状。尽管妊娠合并继发性肺动脉高压的孕产妇死亡率高达32%，获得性心脏病对孕产妇的影响却不仅仅局限于肺动脉压力的增高，冠脉挛缩、心肌扩张受限等都会引起血流动力学的异常改变，使妊娠和分娩镇痛的风险增加。

（二）伴有心脏病产妇的病理生理改变

伴有心脏病的产妇妊娠期间会出现血容量增加、心率加快、心排血量增加和外周血管顺应性降低。因胎儿代谢的需求，妊娠时孕妇的血容量可以增加30%～50%，从孕6周时开始，孕20～24周时达高峰，直至妊娠结束。随着血容量的增加，心排血量也相应增加了30%～50%，同时，通过瓣膜时的血液流速也加快，出现轻度的二尖瓣和三尖瓣反流。妊娠时外周血管顺应性的降低幅度在30%左右，而肺血管顺应性的降低，在一定程度上弥补了血流的增加。分娩时，疼痛、焦虑、子宫收缩等同样对血流动力学产生影响。如宫缩使心率和血压瞬间增加50%以上，大约300～400 ml的血液从子宫进入循环，心排血量相应增加50%。产后由于下腔静脉的突然减压，回心血量增多，心排血量增加60%～80%。因而产后的风险仍然存在，也是各种并发症的高发期。对于合并有心血管疾病的产妇，妊娠时这些生理变化则会导致机体的失代偿甚至产妇和胎儿的死亡。

肺动脉高压引起右心后负荷增加，从而使心室壁张力、心肌耗氧量以及冠状动脉阻力增加，冠脉血流减少；右心室在慢性压力负荷过重的情况下室壁肥厚，以克服增加的后负荷，从而维持正常的泵功能。当呼吸道感染、缺氧加重等原因使肺动脉压进一步增高，超过右心室的负担时，右心排血量不完全，收缩末期存留的残余血液过多，使右室舒张末期压增高，右室扩张加重，最后导致右心衰竭。孕妇通常无法耐受肺动脉高压引起的血流动力学变化，因而合并原发性肺动脉高压者被列为高危妊娠。

二尖瓣狭窄时，左室流入道阻力增高，左房发生代偿性扩张及肥厚，以增强心肌收缩。随着瓣口面积的减少，左房压力逐渐增高，肺静脉和肺毛细血管压力相继增高，导致肺顺应性降低，血浆可渗出到毛细血管外；若压力上升过高过快，血浆及血细胞进入肺泡，临床上会发生急性肺水肿，出现急性左心衰竭。慢性二尖瓣狭窄可导致左房扩大，引起心房颤动，而心率增快使舒张期心室充盈时间减少，对肺循环的影响进一步加重。

先天性心脏病、风湿性心脏病、妊高征性心脏病、围生期心肌病、心肌炎、产后过多过快输液（尤其是产后大出血时），均可导致心力衰竭，其中尤以风湿性心脏病二尖瓣狭窄为常见，先天性心脏病次之，其他如妊高征等使心室压力负荷过重亦能引发心力衰竭。二尖瓣狭窄使血液从左心房流至左心室受阻，妊娠后由于血容量增加、宫缩时回心血量骤增、胎儿娩出后大量血液（约 500 ml）涌向心脏等因素，引起肺循环血量突然增多，左心排血量低于右心造成左心房压力骤增，从而使静脉及肺部毛细血管压力增高。因此，有器质性心脏病的产妇在分娩期及产褥期最初 3 天内极易发生心力衰竭，当左房压力超过血浆渗透压时大量血清渗出至肺泡及间质内，易造成急性肺水肿。

（三）伴有心脏病产妇的分娩镇痛

产妇的心功能状态与病死率有直接关系，因此，实施分娩镇痛前，应明确产妇在静息状态及活动时的心功能状态。大部分无症状、心脏功能正常的产妇麻醉及镇痛的风险并不增加，但应尽量选用对循环系统影响较小的镇痛方法及镇痛药物，避免剧烈的循环变化。但无症状的肺动脉高压、右向左分流、主动脉瘤、主动脉瓣狭窄产妇及有明显症状、心功能不全的产妇，分娩镇痛时的危险性明显增加，必须给予足够的重视，实施分娩镇痛需要权衡各种镇痛方式的利弊，考虑其可能对产妇及胎儿产生的影响，这部分产妇分娩镇痛过程中应避免增加肺血管阻力，维持右室前负荷、左室后负荷和右室的收缩力；避免低体温、酸中毒、低氧血症、高压通气以及交感兴奋药物如肾上腺素和去甲肾上腺素的使用；可行有创性循环监测如心排血量、血管阻力、中心静脉压（CVP）、肺毛细血管楔压（PCWP）等。

伴有心脏病的产妇可选择硬膜外阻滞分娩镇痛，但硬膜外阻滞可抑制交感神经系统，使小动脉和静脉扩张，显著降低前后负荷，减慢心率。其中，后负荷的急剧降低会发生血压下降和心肌缺血，对伴有严重主动脉瓣关闭不全的患者影响更重；心室充盈量降低、迷走神经兴奋、反射性心动过缓使心脏收缩力减弱，冠脉灌注量减少，均会导致急性心力衰竭甚至心脏停搏。另外，硬膜外阻滞分娩镇痛时，应注意随着阻滞平面的升高，尤其当平面升高至 T_6 以上时，会出现明显的呼吸抑制，应严格控制阻滞平面。实施硬膜外分娩镇痛时，应采用左倾体位、适量输液（避免输液过快）、控制阻滞范围、应用麻黄碱等综合措施预防低血压。

蛛网膜下腔阻滞出现低血压甚至昏厥、心脏停搏的发生率比硬膜外阻滞时要高得多，不仅威胁到产妇的安危，还会导致胎儿的酸血症，目前的相关研究均认为降低药物剂量不能稳定血流动力学,并不能减少发生上述并发症的风险。

三、妊娠高血压综合征产妇的分娩镇痛

妊娠高血压综合征(pregnancy-induced hypertension syndrome,PIH),也称先兆子痫,是导致产妇死亡的常见原因之一。PIH 在美国是直接导致产妇死亡的第三大因素,仅次于栓塞和产后出血,而在英国则仅次于栓塞,位居第二。妊娠 20 周后的妊高征妇女高血压进一步恶化,并伴有蛋白尿和(或)病理性水肿。同一妇女再次怀孕后再发妊高征的概率也很高,这说明该疾病与遗传因素有关,但目前其遗传特性尚不明确。其病理、生理与机制涉及免疫学、遗传、内皮因子、血小板因子、钙、凝血因子、脂肪酸代谢等多方面因素。

伴有妊高征的产妇常有多系统器官受累,包括心血管、血液、内分泌和代谢、呼吸系统、肝肾、神经系统、子宫胎盘血流的变化,这些变化直接影响了分娩镇痛的选择和实施。

(一) PIH 的诊断标准

高血压的诊断标准:收缩压(SBP)≥140 mmHg 或舒张压(DBP)≥90 mmHg。之前血压正常的孕妇孕 20 周后出现上述高血压而无蛋白尿,且血压于产后 12 周恢复称为妊娠期高血压。妊娠 20 周后出现高血压和蛋白尿称为先兆子痫。在先兆子痫基础上孕妇发生抽搐称为子痫。蛋白尿:24 小时尿液蛋白含量≥300 mg。轻中度先兆子痫通常不影响分娩镇痛方式的选择,如发生重度子痫,则实施分娩镇痛时应格外慎重。先兆子痫的产妇有下列情形之一者可视为重度先兆子痫:①SBP≥160 mmHg 或 DBP≥110 mmHg,产妇安静时持续 6 h 以上;②24 h 尿液蛋白含量≥5 g;③少尿:24 h 尿量<500 ml;④头痛、视物模糊、意识改变;⑤心前区疼痛;⑥血小板减少;⑦肺水肿;⑧胎儿生长缓慢。

(二) 病理生理改变

①基本病理改变为全身小动脉(特别是直径小于 200 μm 的动脉)痉挛。由于血管痉挛,血管腔狭窄,血液充盈量减少,周围阻力增加,血管壁受损,通透性增加,液体和蛋白质渗出,临床可表现为高血压、蛋白尿。先兆子痫的产妇血管活性明显增强,对血管紧张素Ⅱ和去甲肾上腺素等血管收缩药敏感性增强。②先兆子痫的产妇往往存在血容量不足,这可能是血管通透性增加、全身小血管收缩的结果。③常发生凝血功能改变,有血小板减少,或血小板计数正常但血小板功能缺陷。④病理性组织水肿是先兆子痫的产妇常有的表现,常累及四肢、颈部甚至咽喉部。肺水肿是较严重的并发症,这类产妇虽然多数心功能正常,但白蛋白丢失及外源性液体输入和体内液体转移,导致胶体渗透压降低,肺动脉压升高,胶体渗透压与肺动脉楔压差减少,使液体更易渗透到肺间质中,产生肺水肿。

(三) 先兆子痫和子痫的处理

先兆子痫通常要给予药物治疗,而这些药物必然与分娩镇痛中使用的麻醉药产生相互作用。产科医师和麻醉医师都应了解这些药物的药理作用、使用剂量和给药时机。肼屈嗪、拉贝洛尔、硝苯地平、硝普钠等降压药和呋塞米、甘露醇等利尿剂很少影响麻醉药的作用。硫酸镁是治疗先兆子痫最常用的药物,只要正确使用硫酸镁,其副作用相当少见。硫酸镁主要影响神经肌肉接头,抑制突触前膜乙酰胆碱的释放,减弱突触后膜肌电活动。硫酸镁过量容易使肌张力减弱,导致呼吸抑制。实施分娩镇痛时应注意到这一点,以免加

重产妇的分娩无力和呼吸抑制，必要时可静脉注射钙剂拮抗。镇静药往往有抗惊厥作用，也可加强硫酸镁的治疗作用，应注意两种药物的相互作用。

当子痫发作时，首先要注意保持气道通畅。置入牙垫或口咽通气道可能会损坏牙齿或引起反流，应谨慎使用；可立即让病人左侧卧位，带上氧气面罩并仔细观察呼吸受阻的情况，如果病人不能维持气道通畅，发生反流或子痫再次发作，应果断行气管内插管，以此来保证气道畅通。小剂量戊硫代巴比妥（50～75 mg）可制止子痫并且不会进一步引起抑制，可为进一步行神经系统检查创造条件。地西泮（安定）也是常用的镇静药，作用时间较长，可引起新生儿肌力减退和体温过低，应采用小剂量地西泮注射。如果产妇发生酸中毒或低氧血症，胎儿会在产妇痉挛时或痉挛后立即出现窘迫迹象，此时应尽快采取措施纠正产妇的酸中毒或低氧血症，胎儿宫内窘迫也就很快得以解除。如产妇在使用治疗剂量的硫酸镁后仍发生痉挛，应进一步检查产妇的神经系统，防止漏诊中枢神经系统的损伤，如颅内出血等，并同时使用苯妥英钠缓解痉挛。

（四）分娩镇痛管理

先兆子痫产妇的分娩镇痛方式可有多种选择：①硬膜外阻滞是最常用的分娩镇痛方式。低浓度局麻药硬膜外阻滞可避免广泛的交感神经阻滞，硬膜外给予阿片类药可增强局麻药的镇痛作用，而不会增加交感和运动神经阻滞。对合并 PIH 的产妇，在局麻药中加入肾上腺素应慎重。正常产妇对内源性和外源性儿茶酚胺的反应逐渐减弱，而先兆子痫的产妇不会产生这种适应性的反应，含肾上腺素的局麻药一旦误入血液，将导致灾难性的后果。硬膜外肾上腺素也可减少子宫胎盘血流，但就其减少程度说法不一。所以如果要在局麻药中加入肾上腺素，应使用小剂量、低浓度的溶液，尽量避免血管内注射。②其他分娩镇痛方式。采取鞘内单次注射或连续注射阿片类镇痛药，或选择阴部神经阻滞或者骶麻，可完全避免交感抑制。对 PIH 的产妇不宜使用局麻药行蛛网膜下腔阻滞，这种方式可能引起广泛交感神经阻滞。但如果采用持续输注技术，或者有些产妇虽符合 PIH（重度）诊断但并无明显容量不足，也可考虑选择这种镇痛方式。

一项普查结果表明，对于合并 PIH 的产妇，大多数麻醉医师在进行分娩镇痛管理时很容易陷入误区，常常仅仅考虑孕妇单方面的病理生理变化而忽略了其他因素。因此正确、周密的分娩镇痛管理对产妇的安全、无痛分娩显得格外重要。

1. 正确处理血容量不足。 在实施硬膜外阻滞时，由于交感神经阻滞，可引起血压显著下降，严重影响重要器官和胎盘的血流。通常分娩镇痛前采用扩容措施来加以预防，通过中心静脉压或肺动脉压的监测可准确了解产妇的血容量。许多先兆子痫的产妇中心静脉压偏低，所以常需要输注大量液体加以提升，然而这又增加了产后肺水肿的发生率（大量输液使胶体渗透压显著降低）。随着硬膜外阻滞方法的改进，更精确的补液方法不仅能降低液体超负荷的风险，而且能稳定产妇的血压。如何选择输液种类、是晶体液好还是胶体液好，目前学术界仍存在争议。许多研究认为白蛋白对容量不足的妊高征产妇是有利的。先兆子痫的产妇往往经肾脏丢失大量的白蛋白，因而血浆蛋白和胶体渗透压降低，补充白蛋白是必不可少的。一些学者反对常规使用白蛋白，他们认为，血管内膜通透性的改变必然使白蛋白也能渗透到组织间隙，这将使组织间的水肿液更难消除。不过，在如下情况的处理方面学术界取得了一致的认识：如果产妇存在明显水肿，或胶体渗透压过低，或输注晶体液效果不佳，则可输注 25% 无盐白蛋白。输注的目的在于纠正容量不足，以提高产妇耐受麻醉的能力。输注白蛋白时必须注意椎管内神经阻滞对血容量的影响。

2. 合理纠正低血压。先兆子痫的产妇大血管阻力增加可导致子宫胎盘血流量减少，椎管内阻滞常常使产妇血压下降甚至产生低血压，但只要产妇血压在可承受范围内（收缩压降低不超过25%），椎管内阻滞不会减少子宫胎盘血流量，甚至可以增加子宫胎盘的血流量。由于产妇对血管收缩药更敏感，麻醉医生在纠正产妇低血压时应使用低剂量的血管收缩药。

3. 正确对待凝血功能异常。严重先兆子痫的产妇常发生凝血功能改变，常有血小板减少，实施硬膜外分娩镇痛过程中，发生硬膜外血肿的风险增加，麻醉医生一般不愿为这类产妇实施硬膜外分娩镇痛。有些产妇血小板计数正常，但血小板功能缺陷，也可使出血时间延长。出血时间延长时一般不宜进行椎管内阻滞，但也并非绝对禁忌，并没有文献证实硬膜外血肿的发生与血小板减少或出血时间延长存在正相关，有学者甚至质疑出血时间的诊断和预见价值。但无论如何对先兆子痫的产妇行硬膜外阻滞时必须谨慎。合乎以下条件者可考虑进行硬膜外分娩镇痛：出血时间（BT）短于12 min；血小板计数短于$100\times 10^9/L$（100 000/mm^3），但多项检查显示血小板功能正常；血栓弹力图正常。虽然血栓弹力图对硬膜外出血的预见作用不确定，但对先兆子痫及正常妊娠妇女凝血功能的评估仍有一定指导意义。

四、伴有神经系统疾病产妇的分娩镇痛

部分产妇可能伴有神经系统疾病，如多发性硬化症、重症肌无力、癫痫、脊髓损伤和蛛网膜下腔出血等。伴有神经系统疾病的产妇如何进行分娩镇痛目前还没有统一的指南，是否可采用局部阻滞的镇痛方式要根据具体病情而定。这些产妇能否顺利无痛分娩，取决于产科医生、神经科医生和麻醉科医生的共同努力与合作，有赖于他们对产妇病理生理改变和神经系统疾病的理解和正确处理。

（一）多发性硬化症

多发性硬化症好发于年轻人，表现为中枢神经系统慢性炎症、神经脱髓鞘和神经胶质增生，其发病原因尚不清楚，目前尚无有效的治疗手段。这些病变反复不定，时而恶化，时而改善，但对生育能力、流产概率、孕期和产程并无不良影响，怀孕也不影响多发性硬化症的进程，但有文献报道怀孕期间多发性硬化症的再发率有所下降，而产后恶化的概率增加。

局麻药对多发性硬化症累及的神经组织有较强的毒性作用，但临床应用剂量远远低于引起神经毒性作用的剂量，所以低浓度局麻药可安全用于多发性硬化症的产妇；硬膜外或鞘内给予阿片类镇痛药对于合并多发性硬化症的产妇也是安全、有效的。多项研究表明，分娩镇痛的实施和产科处理一般不会引起多发性硬化症的恶化，但是合并多发性硬化症的产妇应慎用抗胆碱药，这些药物可加重多发性硬化症，另外，虽然多发性硬化症并不是使用局麻药阻滞行分娩镇痛的禁忌证，但应告知病人有增加产后多发性硬化症再发的可能。

（二）重症肌无力

重症肌无力是一种自身免疫性疾病，发病率为1∶20 000，好发于20～30岁的年轻妇女。重症肌无力通常最先表现为眼部或咽喉部肌肉无力，其他肌肉组织相继受累。其中10%～20%重症肌无力病人因胸腺瘤引起，胸腺增生比较常见，多发性肌炎和类风湿关节

炎也可引起重症肌无力。

依据其严重程度可分为眼肌无力、轻度全身肌无力、中度全身肌无力、急性进展性肌无力和晚期重症肌无力,其治疗包括:①吡啶斯的明等胆碱酯酶抑制剂,或环磷酰胺、硫唑嘌呤等免疫抑制剂,或皮质激素;②血浆置换;③胸腺瘤切除手术,术后症状明显减轻。

孕期重症肌无力的改变因人而异,约 1/3 产妇有所改善,1/3 显著恶化,1/3 产妇临床表现无变化。分娩前后都应给予胆碱酯酶抑制剂治疗,产妇血液中抗乙酰胆碱受体抗体极易通过胎盘,约有 15% 重症肌无力产妇娩出的胎儿患有新生儿重症肌无力症。

重症肌无力产妇可进行椎管内阻滞分娩镇痛。麻醉医生对重症肌无力产妇的延髓和呼吸肌受累程度应了解清楚,必要时应行肺功能测定。为避免运动神经阻滞,应选用较低浓度的局麻药。应注意控制阻滞平面,平面过高将会影响呼吸功能。

(三) 癫痫

孕期癫痫发作的产妇通常孕前存在癫痫病史。癫痫病人影像学检查一般并没有脑实质病变和(或)代谢异常,但癫痫发作时容易引起产妇和胎儿严重的并发症,约有 1/3 患癫痫的产妇孕期发作频率增高。故应进行良好的孕前计划、健全的产科保健和产后随访以降低这些风险。

多种抗癫痫药可控制癫痫发作,但最好采用单种药物来治疗,而且尽可能选择最低有效剂量。最近的多项研究表明抗癫痫药丙戊酸钠比乙胺嗪更易致胎儿畸形,两药联合使用则更具致畸作用。

如果产妇分娩时癫痫发作,则应立即采取措施保护气道,维护正常通气。静注少量苯二氮䓬类或巴比妥类药即能终止癫痫发作,但癫痫发作往往引发胎儿心动过缓,严重时必须紧急行剖宫产手术。

对患有癫痫病的产妇行分娩镇痛可选择椎管内阻滞方式(包括硬膜外、腰麻或腰-硬联合阻滞)或阴部神经阻滞等。哌替啶和氯胺酮这两种药物可降低癫痫发作阈值,故应慎用。七氟烷吸入也可引起癫痫发作,不宜用于癫痫病产妇的分娩镇痛。

(四) 脊髓损伤和截瘫

随着产科学的发展,截瘫的妇女孕产成功率大大提高。脊髓损伤的节段和程度决定了产妇的分娩反应,若脊髓损伤在 T_{10} 平面以下,则产妇能感受到分娩痛,若超过 T_{10} 平面,则产妇仅仅感受到子宫收缩。截瘫产妇产程一般正常,但因腹肌无力,第二产程阶段有效产力受损,故增加了产钳使用率。

截瘫还可引起产妇自主反射亢进。自主反射亢进现象常存在于那些脊髓受损平面在 T_7 及以上的产妇。表现为严重高血压、心动过缓、头痛、心室期前收缩、出汗和毛发竖立。严重高血压如果控制不佳,易导致中枢神经系统出血、心功能不全甚至死亡。这通常由脊髓损伤平面以下的刺激引发,如膀胱或直肠扩张、皮肤摩擦、生殖器的刺激、包括子宫在内的各种空腔脏器的收缩等。刺激产生的冲动传导到脊髓,由于缺乏高级中枢的调制,该处脊髓反射亢进,导致外周交感神经末梢释放大量去甲肾上腺素,引起一种失控的肾上腺素能放电活动。

脊髓损伤的产妇是否还有必要进行分娩镇痛呢?答案是肯定的,即使产妇没有感受到分娩疼痛,适当阻滞传入神经冲动将有利于产妇安全分娩。使用局麻药和阿片药行连续硬膜外阻滞可有效抑制分娩期自主反射亢进。无论单次给药还是连续输注给药，蛛网膜下腔阻滞均可有效降低血压。实施椎管内阻滞时确定阻滞平面比较困难，因为截瘫的产妇受损平面以下是无痛觉的，所用局麻药阻滞平面必须正好达到能感知疼痛的节段以上。麻醉中也可采用多种抗高血压药来抑制自主反射亢进，如酚妥拉明和硝普钠。另外，截瘫平面在上胸段的产妇其胸腹部肌肉均较瘦弱，这些产妇更适宜使用硬膜外阻滞分娩镇痛，而不宜选择蛛网膜下腔阻滞。这是因为前者运动神经阻滞程度轻，而且是逐渐起效，而后者往往迅速起效，并易广泛抑制交感神经，致血压突然下降。

当然，对脊髓损伤产妇分娩前进行详细的评估也是相当重要的。美国加利福尼亚大学圣地亚哥分校就建立了一所高危产科镇痛门诊，在预产期前几周对高危产妇（包括脊髓损伤的产妇）进行产前评估，由各科医学专家组成评估小组，包括产科医生、产科麻醉医生、神经科医生、泌尿科医生、理疗师和高级护理人员，为分娩镇痛和分娩时自主反射亢进的预防作好准备。

（五）蛛网膜下腔出血

产妇蛛网膜下腔出血并不多见，一旦发生可严重威胁产妇和胎儿生命安全。产妇的生理改变可增加颅内出血的风险，如心排血量增多、血容量增加、体内激素水平变化引起血管间结缔组织软化等。

蛛网膜下腔出血通常需要外科手术治疗，手术可显著提高产妇的存活率。对那些暂不需要行神经外科手术治疗的产妇是可以行分娩镇痛的，但应注重以下几点：①分娩镇痛期间可采用控制性降压减少产妇颅内出血，使用低温技术降低脑代谢，必要时可进行利尿脱水；②这类产妇不宜进行Valsalva动作操作，因为该操作可引起压力突然变化，有可能致使颅内病变血管破裂；③硬膜外阻滞分娩镇痛可有效预防颅内压升高，但对于颅内高压的产妇硬膜外穿刺应相当谨慎，一旦穿破硬脊膜将引起小脑疝；④硬膜外腔注射的液体理论上也存在使颅内压升高的危险，但这种压力升高是很微小、短暂的，只要缓慢推注，减小用量，一般不会使颅内压升高；⑤蛛网膜下腔阻滞适用于颅内压正常的产妇，但应注意用量和推注速度，避免阻滞平面过高影响血流动力学。

五、脊柱手术后产妇的分娩镇痛

曾行脊柱手术的产妇实施分娩镇痛比较棘手，这类产妇可能仍存在脊柱后侧凸畸形。行分娩镇痛时可能遇到很多问题，如棘突间隙摸不清、硬膜外置管困难、硬膜外血管损伤、局麻药误入硬膜下间隙、意外穿破硬脊膜等。

（一）脊柱后侧凸和脊柱手术

脊柱后侧凸往往表现为驼背和脊柱侧弯，其中特发性脊柱后侧凸占80%以上，而脊柱后侧凸在人群中的发病率为4/1000，其病因是痉挛性肢体麻痹、肌肉营养不良和脊髓灰质炎。这种疾病也与家族遗传有关，女性受累概率为男性的4~5倍。弯曲度超过40°为重度畸形，通常合并有循环呼吸系统疾病。限制性肺通气障碍容易导致肺源性心脏病，继续发展易导致死亡率增加。这类病人多数采取手术方法矫正畸形（如置入哈氏棒）。

（二）脊柱手术后分娩镇痛的实施

脊柱手术后产妇行腰段硬膜外阻滞分娩镇痛对麻醉医生来说无疑是一种挑战。不仅因为手术后增加了硬膜外阻滞的难度，而且这方面的文献报道也很少。

Calleja 报道一例脊柱手术后初产妇硬膜外穿刺给予局麻药后迅速起效，感觉阻滞平面广泛，即刻行硬膜外造影，证实了硬膜外解剖结构的改变导致局麻药起效迅速并且扩散广泛。

Lee 等报道了一例曾行哈氏棒置入手术的产妇，在行硬膜外分娩镇痛时发生广泛的硬膜下阻滞。取 $L_3\sim L_4$ 间隙两次穿刺失败后改选 $L_5\sim S_1$ 间隙，穿刺中有阻力消失感，置管成功后给予 0.25％布比卡因 9 ml（合 1/20 万肾上腺素），20 分钟后产妇感到吞咽和呼吸困难，随后出现低血压，感觉阻滞平面过高，操作者迅速诊断为广泛硬膜下阻滞。经过及时处理，随着阻滞平面逐渐下移，产妇吞咽和呼吸恢复正常，未行紧急气管内插管，操作者没有拔除硬膜下导管，而是等待产妇感觉阻滞消失后给予 0.25％布比卡因 2 ml，结果阻滞平面控制良好，产妇顺利分娩。所以曾行脊柱手术的产妇分娩镇痛时行硬膜外阻滞应格外小心，以免引起严重并发症。

Crosby 和 Halpern 总结了他们 5 年来为哈氏棒置入术后产妇行硬膜外分娩镇痛的经验。16 例哈氏棒置入术后产妇有 9 例硬膜外置管成功，其中 5 例顺利，4 例间隙摸不清、导管置入血管内或意外穿破硬脊膜，经多次穿刺操作，最后成功置入硬膜外导管，硬膜外阻滞期间无不良并发症，因而作者认为脊柱矫形术后的产妇分娩镇痛可以选择硬膜外阻滞，但应注意其并发症的发生概率也增高。

Moeller-Bertrama 等报道一例脊柱矫形术后的产妇采用单次骶麻行分娩镇痛。这名产妇曾因 L_3 椎体压缩性骨折而行哈氏棒置入内固定术，X 线检查显示哈氏棒从 L_1 椎体到骶骨。产妇宫颈口开至 6～7 cm 时开始行硬膜外穿刺，先后取 $L_5\sim S_1$ 和 $L_4\sim L_5$ 间隙穿刺都失败，麻醉医生遂决定改用骶管阻滞，结果一次穿刺成功，骶管给药为 0.25％布比卡因 8 ml 和芬太尼 100 μg，阻滞效果良好，新生儿 Apgar 评分为 9 分（娩出时、娩出后 1 min、娩出后 5 min）。作者认为脊柱内固定术后的产妇由于解剖结构的改变，不利于腰段硬膜外阻滞，而骶麻不失为一种更好的选择。

Villevieille 等对他所在产科医院 6 年间 31 例脊柱手术后的产妇作了一项回顾性的分析。其中 20 例产妇经历 22 次硬膜外穿刺；有 2 例（10％）穿刺置管失败，另 2 例（10％）镇痛效果很差。作者认为这类产妇硬膜外分娩镇痛总失败率为 20％。

Wyatt 和 Brighouse 报道一名曾患 Friedrieich 共济失调和肥厚型心肌病的产妇，哈氏棒胸椎融合术后，在腰硬联合阻滞下顺利无痛分娩。

总之，对脊柱矫形术后的产妇实施分娩镇痛其难度和风险均大大增加，不仅操作应格外谨慎，而且要警惕发生各种危害产妇和胎儿安全的并发症。

（张亚军）

参考文献

1. 杭燕南，庄心良. 当代麻醉学. 上海：上海科学技术出版社，2002.
2. 徐铭军，吴新民. 分娩镇痛的现状和临床应用. 中国实用妇科与产科杂志，2006，22（7）：548-550.
3. American Society of Anesthesiologists Task Force on Obstetric Anesthesia. Practice guidelines for obstetric anesthesia: an updated report by the American Society of Anesthesiologists Task Force on Obstetric Anesthesia. Anesthesiology，2007，106（4）：843-863.

4. Boselli E, Debon R, Cimino Y, et al. Background infusion is not beneficial during labor patient-controlled analgesia with 0.1% ropivacaine plus 0.5 mg/ml sufentanil. Anesthesiology, 2004, 100 (4): 968-972.
5. 罗爱伦. 病人自控镇痛. 北京: 北京医科大学中国协和医科大学联合出版社, 1999: 129.
6. Bremerich DH, Waibel HJ, Mierdl S, et al. Comparison of continuous background infusion plus demand dose and demand-only parturient-controlled epidural analgesia (PCEA) using ropivacaine combined with sufentanil for labor and delivery. Int J Obstet Anesth, 2005, 14: 114-120.
7. 贾真, 苏中宏, 马欣, 等. 罗比卡因复合舒芬太尼行硬膜外分娩镇痛的最低有效浓度探讨. 临床麻醉学杂志, 2006, 22 (3): 183-185.
8. 冯丹, 姚尚龙, 张小铭. 不同浓度的罗比卡因用于可行走式分娩镇痛. 临床麻醉学杂志, 2003, 19 (8): 496-472.
9. Carvalho B, Cohen SE, Giarrusso K, et al. "Ultra-light" patient-controlled epidural analgesia during labor: effects of varying regimens on analgesia and physician workload. Int J Obstet Anesth, 2005, 14 (3): 223-229.
10. Carvalho B, Wang P, Cohen SE. A survey of labor patient-controlled epidural anesthesia practice in California hospitals. Int J Obstet Anesth, 2006, 15 (3): 217-222.
11. 姚尚龙. 分娩镇痛. //徐建国. 疼痛的药物治疗学. 北京: 人民卫生出版社, 2007: 326-332.
12. 孙莹杰, 张铁铮, 宋丹丹, 等. 三种复合镇痛药物用于术后硬膜外自控镇痛效果的比较. 医学研究生学报, 2005, 18 (3): 224-225.
13. 孟冬祥, 尹常宝, 陈雪花, 等. 不同人群对无痛分娩的认知及其临床应用影响因素的调查. 中国疼痛医学杂志, 2005, 11 (3): 150.
14. Boselli E, Debon R, Duflo F, et al. Ropivacaine 0.15% plus sufentanil 0.5 mg/ml and ropivacaine 0.10% plus sufentanil 0.5 mg/ml are equivalent for patient-controlled epidural analgesia during labor. Anesth Analg, 2003, 96 (4): 1173-1177.
15. Fischer C, Blanie P, Jaouen E, et al. Ropivacaine, 0.1%, plus sufentanil, 0.5 mg/ml, versus bupivacaine, 0.1%, plus sufentanil, 0.5 mg/ml, using patient-controlled epidural analgesia for labor: a double-blind comparison. Anesthesiology, 2000, 92 (6): 1588-1593.
16. 赵普文, 施永平, 余大松. 1500 例镇痛分娩的临床分析. 临床麻醉学杂志, 2005, 1 (1): 38.
17. 曲元, 吴新民, 赵国强, 等. 规模化分娩镇痛的可行性. 中华麻醉学杂志, 2003, 4 (23): 268.
18. 陈治军, 田玉科, 张咸伟, 等. 罗哌卡因复合芬太尼用于可行走硬膜外分娩镇痛的可行性. 中华麻醉学杂志, 2001, 12 (21): 727.
19. Nikkola E, Laara A, Hinkka S, et al. Patient-controlled epidural analgesia in labor does not always improve maternal satisfaction. Acta Obstet Gynecol Scand, 2006, 85 (2): 188-194.
20. Owen MD, Thomas JA, Smith T, et al. Ropivacaine 0.075% and bupivacaine 0.075% with fentanyl 2 mg/ml are equivalent for labor epidural analgesia. Anesth Analg, 2002, 94 (1): 179-183.
21. 吴贵龙, 朋元超, 蒋克泉, 等. 硬膜外分娩镇痛对产妇血清泌乳素和新生儿神经行为的影响. 临床麻醉学杂志, 2005, 3 (21): 162.
22. 张战红. 两种椎管内阻滞方法用于分娩镇痛的临床比较. 中华妇产科杂志, 1998, 33 (7): 400.
23. 曲元, 吴新民, 王薇. 腰麻-硬膜外联合麻醉和患者自控镇痛用于分娩镇痛的可行性. 中华麻醉学杂志, 2000, 20 (4): 216-219.
24. Lyons GR, Kocarev MG, Wilson RC, et al. A comparison of minimum local anesthetic volumes and doses of epidural bupivacaine (0.125% w/v and 0.25% w/v) for analgesia in labor. Anesth Analg, 2007, 104 (2): 412-415.

25. 蒋洲海，蔡嘉慧，苗得璎，等. 氧化亚氮吸入镇痛分娩200例分析. 中华妇产科杂志，2000，35（6）：362-363.
26. 鲍瑞军. 椎管内分娩镇痛的临床进展. 医学综述，2008，14（12）：1902-1903.
27. Sia AT, Lim Y, Ocampo C. A comparison of a basal infusion with automated mandatory boluses in parturient-controlled epidural analgesia during labor. Anesth Analg, 2007, 104（3）：673-678.
28. 杨芳，黄东林. 分娩镇痛相关问题研究. 医学综述，2007，13（11）：840-842.
29. 刘兴会，吴连方. 分娩镇痛的临床应用与管理. 中华妇产科杂志，2005，40（6）：362-364.
30. Stratmann G, Gambling DR, Moeller-Bertram T, et al. A randomized comparison of a five-minute versus fifteen-minute lockout interval for PCEA during labor. Int J Obstet Anesth, 2005, 14（3）：200-207.
31. 李华凤，刘兴会，杨沛. 孕妇对分娩方式和分娩镇痛认知情况的调查. 中华妇产科杂志，2005，40（6）：421-423.
32. van der Vyver M, Halpern S, Joseph G. Patient-controlled epidural analgesia versus continuous infusion for labour analgesia: a meta-analysis. Br J Anaesth, 2002, 89（3）：459-465.

第十一章 其他临床诊疗中无痛技术的应用

21世纪以来，医务工作者逐步提高了对缓解甚至消除疼痛在疾病诊疗中重要性的认识，患者对诊疗质量、就医舒适度等的要求越来越高，因此，无痛分娩、无痛内镜、术后镇痛、慢性疼痛治疗、癌痛治疗等普遍应用于临床。但由于牙科治疗、烧伤治疗及放射性介入治疗等操作的疼痛刺激往往被临床医生忽视，误认为单纯局部麻醉或清醒镇静足以达到减轻疼痛的目的，同时，实施无痛技术本身存在的风险及其繁琐的操作过程也让临床医生在应用时有心无力。另外，患者受传统就医观念影响，也认为此类诊疗伴随的疼痛、恐惧、紧张是理所当然存在的并且是应该接受的。因此，在牙科治疗、烧伤治疗及放射性介入治疗等临床诊疗过程中，能达到真正无痛、舒适要求的无痛技术很少得到应用。事实上，在此类临床诊疗操作过程中实施无痛技术，不仅有助于增强患者诊治、复诊的信心，调动患者在诊治过程中的积极性，还可以培养和谐的医患关系，以及避免对一些特殊患者的心理造成不良影响等。本章重点介绍除无痛分娩、无痛内镜、术后镇痛、慢性疼痛和癌痛等治疗之外的其他临床诊疗中无痛技术的应用。

第一节 牙科诊疗的无痛技术

牙科治疗时实施的局部麻醉或清醒镇静，不能完全消除或有效缓解患者在治疗过程中的疼痛及恐惧。随着社会进步和生活水平的提高，人们在越来越关注口腔卫生与保健的同时，对牙科治疗时的舒适度也提出了更高的要求，舒适、无痛苦将成为每个患者接受牙科治疗的基本要求。麻醉学理论基础知识和麻醉技术的进步，已使舒适、无痛苦的牙科治疗成为可能。

一、牙齿结构及其神经分布

牙体内有神经纤维分布，在拔牙等诊疗操作时，牙齿的神经组织直接或间接受到刺激，传递至中枢产生疼痛。

纵剖面观察可看到牙齿有三层硬组织和一层软组织，即牙釉质、牙本质、牙骨质和牙髓。牙齿的最外层包有乳白色、半透明、质地坚硬的牙釉质，是全身钙化程度最高也是最硬的组织，正常情况下可透出其下方淡黄色的牙本质而使牙冠呈现出黄白色。牙根的外层则包有淡黄色较硬的牙骨质，在牙颈部的牙骨质和牙釉质可以互相连接，牙骨质外也可能会覆盖牙釉质，而少数情况下两者之间也会不连接而使牙本质暴露。在牙釉质与牙骨质的内层则是淡黄色的牙本质，是构成牙齿的主体，硬度仅次于牙釉质，牙本质的外形与牙的外形基本一致。在牙体的中部，有一个与牙体外形相似但又显著缩小的空腔，即髓腔。髓腔在牙根部显著缩窄成管状，称为根管。髓腔里面充满了牙髓，即"牙神经"。牙髓的基本构成有神经、细胞、血管和淋巴管等，主要通过狭窄的根尖孔与牙周组织相联系。牙本质小管内有神经纤维，对外界机械、温度和化学刺激有明显的反应。

牙髓腔内的神经很丰富，来自牙槽神经的分支伴随血管自根尖孔进入牙髓，然后分为很多细的和更细的分支。进入牙髓的神经大多数是有髓神经，传导痛觉，少数为无髓神经，为交感神经，可调节血管的收缩和舒张。所以，拔牙损伤牙本质和牙髓时，病人会感到明显的牙痛。

二、牙科诊疗操作致痛原因

（一）牙科诊疗操作引起疼痛的学说

外界刺激直接刺激牙本质的神经末梢传递至中枢；外界刺激引起牙本质小管内容物流动，间接使牙髓和牙本质交界处的神经末梢受到冲击（流体力学假说）；牙髓细胞突受到刺激后传至细胞体引起细胞体表面电荷改变而影响与之接触的神经末梢。

（二）临床上牙科诊疗操作引起疼痛的原因

1. 牙科治疗本身的刺激：疼痛刺激排在首位的是拔牙，其次是牙的钻磨充填，然后是注射术和根管治疗术等牙科治疗。
2. 牙科治疗的创面刺激：切割创面的疼痛、肿胀及出血等。
3. 患者本身情绪方面：恐惧、紧张等不适感。
4. 医务人员方面：医务人员的粗暴操作、恶劣服务态度等。
5. 骨组织的创伤引起，如钻骨时产热过多灼伤骨组织，器械对骨组织的创伤等。
6. 拔牙后遗留尖锐的骨缘或过高的牙槽骨间隔也可引起疼痛。
7. 软组织创伤引起的治疗后疼痛，如拔牙时黏骨膜瓣设计得过小，操作时为显露手术野，过度牵引，甚至撕裂软组织；翻瓣术时未切透黏骨膜瓣达骨面，将黏膜与骨膜分开，亦能引起疼痛。
8. 引起牙科治疗后疼痛的一个很重要的原因是干槽症。干槽症可发生于任何拔牙创面，以下颌阻生智齿拔除后最为多见，疼痛为持续性，可向耳颞部放射，常发生于术后3~4天。原因是拔牙创面被细菌感染，血块分解破坏，拔牙创面成为开放腔，食物残渣等异物进入拔牙创面，与骨壁接触而导致更严重感染，这时拔牙创面内的神经末梢显露，受到各种刺激而产生剧烈疼痛。

三、牙科恐惧症

牙科恐惧症（dental fear，DF）也称牙科焦虑症（dental anxiety，DA），是指患者对牙科诊治过程中的某些环节所特有的焦虑、紧张或害怕的心理状态，以及在行为学上表现为敏感性增高，耐受性降低，甚至逃避治疗的现象。该疾病已成为口腔预防保健及治疗面临的主要问题之一，常导致患者就诊时依从性差，影响牙科治疗的开展和效果。虽然现代麻醉学的进步使口腔治疗中无痛成为可能，但目前无痛牙科技术仍未普及，牙科恐惧症使许多患者在口腔发生疾患时失去治疗的最佳时机，使疾病加重或迁延。据统计，超过50%的患者对看牙医心存畏惧，最主要的原因就是怕痛，半数以上的人会对看牙医有着或多或少的恐惧，其中5%~7%的人会恐惧到不敢接受牙科治疗的地步。

（一）DF 的病因

1. 不愉快口腔治疗经历（尤其是幼年期发生的痛苦经历）是引起 DF 的主要原因。

2. 患者的个性、人格特征。DF 的焦虑程度与患者的内向程度和神经质呈正相关，内源性 DF 多数都和患者的内向人格有关，而外源性的 DF 主要病因是环境和外界的因素（疼痛、治疗方式等）。

3. 对口腔疾病及其治疗的错误认知。相当一部分的 DF 患者是由于经受了间接的口腔痛苦经历，包括从亲友或者好友处获知的错误认识。

4. 值得一提的是母亲的经历对儿童的影响也是儿童 DF 产生的不可忽视的原因。

（二）DF 的临床表现

1. 患者的生理反应：在候诊和治疗时呼吸不由自主地加快；血压增高、心率增快；对口腔内的刺激变得敏感以及不同程度的恶心、流汗等副交感神经活性增强的表现。

2. 行为上的表现：主要是对口腔治疗的各种逃避行为或潜在的逃避倾向，在儿童主要表现为哭闹、尖叫、拒绝治疗，甚至恐惧白大褂等；成人主要表现是取消预约和不愿按时就诊，以及由于紧张害怕而变得不善言辞。

（三）DF 的评估方法

1. Corah 在 1969 年提出的 DAS 量表（Corah's dental anxiety scale），DAS 分值小于 12 分为无焦虑型；DAS 分值 12~14 分之间为焦虑型；DAS 分值为 15~18 分为高度焦虑型；DAS 分值为 19 分或者更高为严重焦虑型。

2. Gatchel 在 1989 年提出的 GFS 量表评价焦虑害怕程度，GFS 分值大于 8 分就可被诊断为 DF。

3. 改良牙科焦虑量表（MDAS）附加了性别、来源、学校、年级等信息，另由 4 个问题条目组成，每个条目有 5 个备选答案，A 为 1 分，B 为 2 分，C 为 3 分，D 为 4 分，E 为 5 分，4 题选项分数之和为 MDAS 得分。MDAS 评分≥11 分可诊断为牙科焦虑症，分数越高，牙科焦虑状态水平越高，MDAS 评分＜11 分为非牙科畏惧症患者。

（四）DF 分型

Ⅰ型，单纯环境条件性（害怕打针、拔牙等）的 DF；Ⅱ型，害怕在治疗过程中发生晕倒等意外的 DF；Ⅲ型，综合型的 DF；Ⅳ型，对医护人员不信任的 DF。在对 1420 个成人的问卷调查中发现 DF 患者中Ⅰ型占 49.6%，Ⅱ型占 7.8%，Ⅲ型占 19.4%，Ⅳ型占 9.9%。

DF 还可分为内源型和外源型牙科焦虑症。

四、牙科诊疗的无痛技术

（一）牙科诊疗的无痛技术发展史

20 世纪以来，西方国家的牙科麻醉经历了弗拉哈迪的"催眠麻醉"、维尔托夫的"表面麻醉"、格里尔逊的"局部麻醉"和伊文思的"针刺麻醉"，仍未找到理想的牙科麻醉方法。近年来，现代麻醉技术和全新的镇痛理论使口腔无痛治疗理念有了实现的可能，口腔无痛治疗得到飞速发展。从镶牙、洗牙等一般口腔治疗到拔牙、补牙、种植牙等较复杂的牙科治疗，均可实施无痛技术，从而在很大程度上减轻了患者的痛苦。同时，应用持续镇痛理论还可以治疗伴有顽固性疼痛的口腔疾病如拔牙感染、口腔溃疡、三叉神经痛等。在一些发达国家，绝大多数拔除智齿的牙科手术和儿童口腔病的治疗都是在镇静、镇痛下完成的。美国牙科学会也因此在最新修订的《清醒镇静、深度镇静和全身麻醉的牙科应用指南》中对牙科麻醉作出了明确指引。

目前，国内牙科治疗的麻醉方法主要有局部麻醉、表面麻醉、针刺麻醉和全身麻醉。从近些年国内牙科治疗的麻醉现状来看，停滞的局面已经持续了一段时间，20世纪90年代至今，虽然国内许多牙科医生接受国外的"牙科清醒镇静"概念，但能够真正应用好此技术而完成牙科治疗的医疗单位不多。能够由麻醉专科医生实施，实现患者无任何痛苦的真正"无痛牙科"少之又少。

"睡眠牙科"（sleep dentistry）是"无痛牙科"的前身，也是"无痛牙科"发展的基础。约150多年前，美国牙医Horace Wells开创了"睡眠牙科"的先河。但由于当时的麻醉技术还不成熟，"睡眠牙科"不是每次都能成功实施。自此之后，学者们从各个方面展开了研究，直到20世纪90年代，"睡眠牙科"技术日益成熟，许多国家为此制定了规范标准。"睡眠牙科"严格来讲应称之为牙科清醒镇静（conscious sedation for dentistry），是指运用一种或多种药物，使中枢神经系统处于抑制状态，病人处于睡眠状态，使牙科治疗得以顺利进行，在治疗过程中，通过唤醒病人可转换为清醒状态，能够与医生进行语言沟通，听从医生的指令，但治疗结束后病人对整个过程毫无记忆。美国麻醉协会（ASA）制定了关于"非麻醉专业人员镇痛与麻醉操作指南"的标准，由于其治疗安全、可靠、镇痛效果明显等优点，正逐渐受到牙科专业人士的欢迎。"睡眠牙科"很大程度上减轻了牙科患者接受诊疗时的身心痛苦，但由于此技术多由牙科医生等非麻醉专业人员实施，麻醉深度的控制仍是个难题，"睡眠牙科"并不能像真正的"无痛牙科"技术一样，使患者既可配合牙科医生的治疗，又可在清醒、睡眠状态之间"任意转换"。

（二）美国牙医协会（ADA）牙科镇静/全麻分级

美国牙医协会（American dental association，ADA）制定了关于牙科镇静/全麻的分级，以指导牙科治疗中麻醉深度的评估。分为三级：清醒镇静（conscious sedation）、深度镇静（deep sedation）和全身麻醉（general anesthesia）。清醒镇静指实施者使用或不使用药物的情况下，使接受治疗者意识轻度受抑制，但能保持自主气道反射，并对物理刺激保留保护性反射。深度镇静指实施者应用药物使接受治疗者达到较深程度的镇静状态，其气道保护性反射受到一定程度的抑制，对于一些物理刺激不能作出应有的反应。全身麻醉指实施者应用药物使患者处于失去意识状态，不能维持气道保护性反射，对物理刺激不能作出反应。

（三）牙科诊疗的无痛技术

理想的牙科诊疗无痛技术应满足安全、舒适、方便牙科医疗、实施简便、可操控性强的要求。具体包括检查过程中患者呼吸道通畅，无呼吸抑制、缺氧，循环稳定，无心血管意外发生；患者在牙科治疗过程中不感觉疼痛，舒适，治疗结束后无不良回忆；患者达到适当的麻醉深度，无体动、安静可配合，肌肉松弛，不影响牙科医疗操作；无痛技术对实施场所、麻醉相关设施要求不高，麻醉深度可控性强，苏醒迅速。

下面分别介绍几种主要的牙科诊疗无痛技术。

1. 压力止痛、表面冷冻技术及中医中药等无痛技术

压力止痛在20世纪80年代就开始应用于牙科治疗，但由于镇痛效果不佳，目前很少在牙科治疗中应用。经皮电子刺激神经也被推荐作为减轻牙科治疗注射疼痛的方法之一，但其使用复杂，需人工持针保持姿势2 min，成本高，操作复杂、费时。此外，临床上还曾经采用腭部表面冷冻技术来减轻口内注射痛，但临床使用意义不大，目前已被淘汰。

"无痛拔牙散"取透骨草、蟾酥、荜拨、何首乌、金银花、薄荷脑、樟脑、冰片、仁珠、三七10味中草药，经泡制成散剂。涂于待拔除患牙周围数十分钟后可拔牙。"无痛拔牙散"采用中草药，取材方便，易于制作，成本低，对残牙牙根、龅牙、乳牙等使用后可快速将其拔除。针灸麻醉、指压穴位麻醉等中医方法早些年在一些国内基层医院的牙科治疗中曾有应用，但目前已不多见。

2. 无痛拔牙仪：水激光辅助无痛拔牙

水激光辅助无痛拔牙是牙科治疗设备进步带来的牙科治疗技术的提高，并非麻醉技术的应用。与传统的拔牙术相比有一定优点：大部分操作无需复合其他麻醉、无出血、无需缝合，很大程度上减少患者的痛苦；术后肿胀及疼痛轻，伤口愈合快；避免诸多高速牙钻的常见问题，噪声小，不会产生污染层，切割表面利于黏接，保持了健康的牙结构；高效切割软组织并有效止血、凝血，同步杀菌，始终保持口腔干净清爽；适用于各年龄段的人群，特别是怕疼的小孩和有牙本质过敏性疼痛的成人。此牙科治疗技术的缺点是需要特殊设备，推广难度大，并且对DF无明显缓解作用。

3. 表面麻醉等无痛技术

尽管现代注射技术不断改进，局部浸润麻醉可以基本阻滞大部分牙科医疗时的疼痛感觉，但腭部局部浸润麻醉时的注射痛对于患者而言仍然是痛苦的经历。许多技术被用来减轻口内注射的不适，如常用的表面麻醉。表面麻醉通常只能麻醉表面2~3 mm厚的组织，其深部组织的麻醉效果不佳。由于腭部软组织本身的致密性和其下面骨组织的紧密结合，表面麻醉只能阻断针刺的感受，表面麻醉后腭部注射时仍会感到疼痛。表面麻醉只能作为"无痛牙科"的一种辅助技术，以减轻患者的麻醉注射痛及恐惧心理。

4. 肠道/口服途径给药的"清醒镇静"

肠道/口服给予麻醉药物的无痛牙科治疗技术，是通过口服或其他肠道途径给予麻醉药物后进行牙科治疗的方法。一般临床使用的药物多为镇静药物。此种方式不需要特殊麻醉仪器或设备，给药方式简单，容易被患者接受，特别是小儿的牙科治疗应用较多。此法存在诸多缺点：给药的剂量个体差异大；麻醉深度难以掌控，镇静过度有呼吸抑制危险，镇静深度不够难以完成治疗；药物起效时间长，耽误治疗时间；难以根据治疗进度或疼痛刺激程度调整药物剂量；治疗结束后需继续观察的时间长等。

常用药物有三唑仑、咪达唑仑、阿普唑仑、唑吡坦、地西泮等药物及拮抗剂氟马西尼等。目前，虽然国内此方法应用较多，但此技术并不是理想的无痛技术，随着近年来新型麻醉药物和麻醉技术的发展，以及医务人员对"无痛医疗"理念的认可，此方法必将被更先进的无痛技术替代。

5. 笑气吸入无痛技术

笑气为无色、有甜味的惰性无机气体，化学性能稳定、不燃烧、不爆炸，抑制中枢神经系统兴奋性神经物质的释放、抑制神经冲动的传导及改变离子通道的通透性，从而产生镇痛作用。吸入笑气 30~50 s 即产生作用，停止吸入后几分钟作用消失，镇静作用强而麻醉作用弱，对呼吸、循环系统影响小。

据统计，在美国 76.5% 的口腔医院都配有口腔笑气镇痛系统，超过 50% 的全科牙医和接近 90% 的儿童牙医都为患者使用笑气来减轻治疗过程中的焦虑和疼痛。2003 年国内引进了口腔笑气镇痛系统，在国内某些医疗单位开始投入使用。笑气吸入，可以在很大程度上缓解局部浸润麻醉过程中产生的穿刺痛，减轻了患者治疗时的紧张、恐惧，具有一定的临床使用价值。但笑气镇痛效能低，实际临床应用的镇痛效果、患者配合治疗的程度并非十分理想。

6. 局部浸润麻醉：阿替卡因

局部浸润麻醉时，腭部注射痛通常较明显，主要是因为腭部黏膜有丰富的神经纤维分布，且腭部黏膜与其下的骨膜结合紧密，腭部注射时黏膜与骨膜分离导致疼痛明显。"碧兰麻"（Primacaine）是一种新型的口腔专用麻醉药，其主要成分是：4% 盐酸阿替卡因和 1/100 000 肾上腺素。阿替卡因属酰胺类局部麻醉药，具有非常明显的优点：麻醉起效快（约 2~3 min）、组织浸润性强、麻醉效能高、持续时间长、过敏反应少、毒副作用小。与其他局部麻醉药物相比，阿替卡因在软硬组织中具有更好的扩散性，上颌颊侧注射阿替卡因时可扩散入腭侧组织，为腭侧组织提供麻醉，从而可避免腭侧注射的疼痛与创伤。上颌骨颊侧骨质疏松多孔的解剖学特征也为麻醉药物的充分扩散提供了有利条件。阿替卡因是目前口腔科较为理想的局麻药，在国内口腔医院和综合医院口腔科得到广泛推广。

阿替卡因使用注意事项：①对利多卡因无过敏史的患者对阿替卡因一般也不过敏，常规应用无需进行皮试；②"碧兰麻"含肾上腺素，故对高血压患者和老年人应慎用，虽然实际注射到体内的肾上腺素量甚微，但注射时仍应注意速度要慢；③使用"碧兰麻"通常只采用黏膜局部浸润注射方法，在对多个牙齿治疗时采用一针传导阻滞麻醉方法更简单，但此时应注意回吸血，避免局麻药中毒；④临床上有个别患者拔牙后，由于肾上腺素的作用可能出现拔牙槽充血不全，为避免干槽症，拔牙后应搔刮拔牙创面，使拔牙槽充血完全，再压迫止血。

单独的局部浸润麻醉并不能达到牙科治疗的完全无痛，亦不能减少牙科恐惧症的发生。

7. 静脉无痛技术

丙泊酚是一种具有良好药代动力学的全身静脉麻醉药，主要优点是起效快、苏醒迅速、对呼吸抑制轻微。丙泊酚麻醉能使下颌松弛，咽反射减轻，术后呕吐发生少。Monk 等认为丙泊酚给药速度在 2 mg/(kg·h) 以上可以消除记忆，在术中有强烈的不良刺激时，加快给药速度能使患者对操作过程中的不愉快无记忆。拔牙等牙科治疗过程中，要求患者对医生的指令保持良好的依从性，以使患者可配合医生完成医疗行为。适量丙泊酚可使患者的意识处于清醒、睡眠的"平衡状态"，能够听从医生的指令，因此，丙泊酚尤其适合用于牙科治疗。丙泊酚虽然镇痛作用弱，但复合完善的局部浸润麻醉，可使患者在牙科诊疗操作过程中无痛、舒适，治疗结束后也无任何不愉快的记忆。应用靶控输注丙泊酚的静脉无痛技术对牙科治疗患者的循环、呼吸影响小，可控性更好，更加安全。

使用丙泊酚的静脉无痛技术需注意以下几点：①给予丙泊酚后患者处于半清醒状态，对外力的抵抗小，拔牙时用力不宜过猛，防止颌骨骨折；②麻醉过深会抑制吞咽和咳嗽等咽喉反射，这在牙科治疗过程中尤为危险；③异丙酚的剂量过大、推注速度过快时可发生呼吸、循环抑制，多为一过性，应密切监测、及时处理，对于老年患者或本身有循环基础疾病的患者可能会发生严重心血管反应，需慎用；④应配备简易呼吸机及给氧设备，静脉注射丙泊酚引起呼吸抑制时，行手控辅助呼吸。

佛山市第一人民医院的"无痛牙科"技术即采用此方法。现以拔牙术为例，介绍佛山市第一人民医院的"无痛牙科"技术。在实施拔牙术前，单次静脉给予丙泊酚 1~2 mg/kg，约 20~60 s 后患者下颌松弛、意识消失、对注射局麻药物的疼痛刺激不敏感、无体动，此时可在患者的腭部注射阿替卡因。拔牙操作开始后，给予丙泊酚 0.03~0.05 mg/(kg·min) 维持麻醉，根据医生的要求和患者的反应调整丙泊酚输注速度。拔牙操作过程中，患者放松、舒适、无紧张焦虑感，能听从指令，可配合治疗。该无痛技术的实施过程中，应注意丙泊酚使用剂量及给药速度，以使患者的意识处于清醒、睡眠的"平衡状态"，可听从操作者的指令，配合治疗。在实施疼痛刺激较强烈的操作时，应适当增加给药剂量、加快给药速度，以加深麻醉深度，以达到完善的镇静、遗忘作用；而在疼痛刺激较轻时应减少丙泊酚用量、减慢给药速度，减浅麻醉深度，以使患者可听从操作者的指令配合治疗。静脉注射丙泊酚的无痛牙科技术亦可采用靶控输注的形式。一般成人患者丙泊酚的血药浓度维持在 1.5~4 μg/ml 即可达到满意的牙科治疗镇静深度，治疗过程中可根据牙科治疗的刺激程度调整靶控浓度来维持一定的麻醉深度。此方法安全、舒适、无痛，是较理想的牙科治疗无痛技术。

8. 牙科治疗后患者自控镇痛技术

超过 40% 的患者在接受牙科治疗后会出现治疗后疼痛，因此，牙科治疗后疼痛的处理也不容忽视。牙科医生对患者治疗后疼痛的处理仅仅是提供缓解疼痛的药物，很少重视镇痛效果。尤其是对小儿患者，许多牙科医生通常考虑到医疗安全问题，会放弃对牙科治疗后疼痛的处理。随着麻醉医生不断地参与到牙科诊疗的过程中，术后自控镇痛（PCA）的概念被引入牙科诊疗领域中。传统的单次或间断给药方法镇痛不灵活、镇痛不及时、血药浓度波动大，即使连续给药也不能达到按需镇痛的要求，PCA 则可以克服上述缺点。患者使用 PCA，除有适当背景剂量的持续输注外，当患者自觉疼痛时，可按压启动键，通过计算机控制的微量泵向体内注射一定剂量的药物，从而达到缓解甚至消除疼痛的目的。PCA 的特点是：在医生设置的剂量范围内，患者可根据不同的疼痛刺激强度，按需调控注射止痛药的时机和剂量，可达到安全、有效、按需给药及给药个体化的镇痛效果。牙科治疗后疼痛的 PCA 一般通过静脉给药，常用的药物包括非甾体抗炎药、麻醉性镇痛药以及抗呕吐药物等。

（四）牙科诊疗无痛技术的实施要点

1. 评估

麻醉医生必须对患者进行认真的麻醉前评估。牙科治疗的患者大部分是门诊患者，相关辅助检查项目少，麻醉医生应尽可能详细询问病史，全面评估患者对麻醉、牙科治疗的耐受情况。评估的内容包括患者的年龄、既往史、心肺功能、药物过敏史等一般情况及患者的情绪和精神状况等。由于牙科治疗在口内操作，给麻醉医生的气道管理带来一定的困难，因此，在无痛技术实施前应对患者呼吸道进行全面、仔细的评估，特别要重视肥胖、张口度小或患有睡眠呼吸暂停综合征等特殊病人，作好相应的准备措施，以便发生呼吸抑制、上呼吸道梗阻时可及时有效地控制气道，避免患者发生缺氧。对于有高血压、冠心病等心血管病史的患者，建议牙科治疗前行心电图、超声心动图等其他必要的辅助检查。

2. 麻醉前准备

牙科诊疗的无痛技术实施前，应向患者详细讲解治疗和麻醉可能出现的并发症及意外情况，征得患者和（或）患者家属的同意，并且签署知情同意书。同时，应耐心解答患者的疑问，解除其思想顾虑，消除恐惧心理，使患者能够主动配合并接受无痛技术的实施。

实施无痛技术前还应测量体重及身高，指导麻醉医生计算用药剂量、给药速度，或设置TCI靶控输注的相关药代参数。配备负压吸引装置，以便及时吸引口腔中的血液、分泌物等，减少其对咽喉部的刺激，防止喉痉挛等并发症的发生。常规经鼻导管吸氧，开放静脉通道。

3. 监护

牙科诊疗的无痛技术实施过程中，应严密观察患者的生命体征变化，包括血氧饱和度、血压、心率以及患者的呼吸和意识变化。当患者出现深快呼吸、屏气、血压升高、心率加快、体动等情况时，要立即加深麻醉深度，防止缺氧、二氧化碳蓄积及心脑血管并发症的发生。当患者脉搏血氧饱和度下降，应减浅麻醉深度，经调整体位、清理呼吸道、加大氧流量、面罩加压给氧等处理，应无大碍，如仍无缓解，应及时通知牙科治疗的操作医生立即停止操作，并行气管内插管机械控制呼吸。当患者出现低血压、心率过慢、心律失常等循环系统异常情况时，应及时给予对症处理。需要特别注意的是，牙科治疗过程中，患者的口腔内分泌物和血液较多，在无痛技术实施的过程中，以不抑制患者的咽喉反射为好，防止发生误吸。

4. 心理干预

心理干预在牙科诊疗期间的合理应用，不仅可以减少麻醉意外和牙科恐惧症的发生，而且可以使患者有信心完成拟实施的牙科治疗，还可避免医患关系的紧张和医疗纠纷的发生。无痛牙科的心理干预主要有以下几点。

（1）为患者提供一个舒适温馨的就诊环境。整洁清新的环境和轻松的音乐可以使患者放松，减轻患者在待诊和就诊时的焦虑不安。近年来，一项病例对照研究中发现，橙子味道的香薰精油可以减轻女性患者的焦虑程度，使患者心情变得愉快、平静。对于小儿患者，在室内布置一些玩具等可分散注意力的物件，能够减轻患儿的恐惧感。

（2）进行定期的口腔健康教育和定期的口腔检查，以增强患者对口腔知识的了解。有研究指出儿童从小就定期进行口腔检查对预防牙科焦虑症有一定预防作用。由于口腔保健程度的差异，非西方国家儿童的牙科焦虑症发病率明显高于西方国家的儿童。

（3）口腔认知行为治疗（CBT）对焦虑症患者的预防和治疗有一定作用。对患有多种焦虑症的青少年口腔认知重建中，运用DCQ（dental cognition questionnaire）可成功降低患者的牙科焦虑程度。在牙科治疗中，医生要加强与患者的沟通，如可向患者讲解，心慌、呼吸加快和颤抖等生理反应多是由紧张引起的，这种紧张的积累会造成心理和生理的恶性循环，影响诊疗的效果，同时，医生应告知患者一些自我放松的小技巧，例如，当不舒服时深呼吸，当感到无法控制局面或者有什么事情时，可以举手告诉医生。这样，可以减少患者内心的恐惧，形成一个以患者为中心的现代医患关系，患者在治疗中将会逐渐放松，焦虑程度也会慢慢减轻。

(4) 运用心理学分级暴露法。由于患者的紧张是治疗操作引起的，口腔医师在进行治疗前，应告诉患者治疗的程序并让患者闭上眼睛假想治疗的过程，使患者有心理准备。多项研究证实分级暴露治疗法对儿童、青少年和成人的牙科焦虑症是一种有效的治疗方法。

(5) 在口腔治疗的同时，与心理医师配合进行全面的心理治疗可以取得较为满意的结果，特别是对于内源型焦虑症患者，调节情绪和心理状态是一个切实可行的措施。

(6) 医生在治疗过程中的态度直接影响患者的情绪。口腔医师在进行牙科治疗时动作轻柔、态度和蔼、耐心解释，从而获得患者的信任，使患者在治疗过程中心情放松。尤其是儿童患者，医师要有更多的爱心和耐心才能取得他们的信任。

5. 并发症防治

(1) 过敏反应及过敏性休克：多为局麻药等药物的过敏反应。应在治疗前详细询问患者的过敏史，出现过敏反应时按照过敏反应的处理原则及时处理。患者一旦发生药物过敏性休克，立即停药，并按以下方法进行抢救：皮下或静脉注射肾上腺素，小儿酌减；及早使用抗过敏药物，如地塞米松、琥珀酸氢化可的松等；平卧、吸氧，保持呼吸道畅通，呼吸抑制时应辅以人工呼吸，必要时行气管插管；补充血容量，使用血管活性药物；发生心脏骤停时，立即进行心肺复苏。抢救期间密切观察患者意识、生命体征、尿量及其他临床症状变化。多数患者的过敏性休克在及时处理后可逐渐改善。

(2) 局麻药中毒：口腔、牙龈血运丰富，因此，诊疗过程中可能发生局麻药中毒，应对症处理。局麻药使用时避免单次用药过量，给药时应反复回吸，以防止局麻药误入血管，也可加入适量血管收缩剂以减慢局麻药吸收速度，防止发生局麻药中毒。当出现头晕、耳鸣等局麻药中毒症状时，可给予神经安定药物，如安定、咪唑安定；维持血流动力学的稳定；充分供氧；局麻药中毒反应严重影响呼吸时应行辅助通气，必要时行气管插管控制呼吸。

(3) 喉痉挛：多在使用吸入麻醉药物或全身麻醉药物情况下发生，局部浸润麻醉时较少发生。如不及时处理可危及患者生命。麻醉过浅时，患者喉头应激性增高。牙科治疗时口内的分泌物、血液、冲洗液可直接刺激咽喉部，诱发喉部肌群反射性收缩，发生喉痉挛。因此，牙科治疗的无痛技术实施时必须保证适当的麻醉深度，麻醉医生应与牙科医生密切配合，严密观察患者的生命体征，发现问题及时处理，以免造成严重后果。

(4) 呛咳和躁动：多为麻醉镇痛效果不佳造成，辅助局麻镇痛或加深麻醉一般可改善。

(5) 缺氧：多在使用吸入或静脉全身麻醉药物时出现。当血氧饱和度降到90%以下，应及时停止操作，减浅麻醉深度。牙科诊疗无痛技术中使用的全麻药物一般对呼吸抑制较小、代谢快，此类药物导致的舌后坠、呼吸抑制等，停药后多可很快改善。

(6) 心律失常：麻醉不完善或药物影响等因素均可诱发心律失常，尤其是有心脏病史的老年患者。一般较常见的心律失常有心动过缓、心动过速、房性或室性期前收缩（早搏）等。牙科治疗期间，麻醉医生需密切观察患者心电图改变，出现心律失常后对症处理。

(7) 血压过低或过高：牙科诊疗无痛技术使用的麻醉药物中，部分药物可对心血管系统有一定的抑制作用，另外，麻醉过浅也会引起患者心率增快、血压升高，应及时处理，以免诱发严重的心脑血管意外。

(8) 反流误吸：一般发生在使用丙泊酚或其他全麻药物时。当麻醉过深时，患者的咽喉反射被抑制。牙科治疗时患者口腔创面的渗血、口腔分泌物较多，有可能被吸入气管；胃贲门括约肌松弛，胃液或胃内容物也有可能反流到呼吸道，造成气管、支气管痉挛。误吸酸性胃液会引起严重的吸入性肺炎，而且反流误吸可引起严重缺氧，如果不能及时缓解，可危及生命。因此，应用牙科诊疗无痛技术时，必须严格禁食禁饮，防止麻醉期间发生反流误吸。

第二节 烧伤患者的无痛诊疗技术

烧伤是由火焰、蒸汽、沸水、强酸（碱）等理化因素作用于皮肤或黏膜及其他组织引起的局部损伤。此类患者不仅在烧伤早期伴有剧烈疼痛，而且会由于烧伤事件、多次手术、敷药、换药引起精神恐惧和痛觉过敏。理论上讲此类患者诊疗期间疼痛刺激强烈，而且这种长时期的疼痛也会影响到烧伤的治疗效果。因此，应该对此类患者进行疼痛治疗。但在临床上，对烧伤患者的疼痛治疗多年来一直未得到足够重视。随着建设"无痛医院"理念的普及，在烧伤患者长时期治疗过程中，医务工作者逐渐认识到了疼痛治疗的必要性和重要性。近年来对烧伤疼痛治疗的观念和方法已有明显改善。

本节主要介绍烧伤患者的无痛诊疗技术，包括各期烧伤患者的镇静、镇痛治疗；多次敷药、换药的烧伤患者的疼痛治疗；烧伤患者的术后镇痛。

一、烧伤程度与疼痛

（一）Ⅰ度烧伤是表皮的前四层发生损伤，基底层健存。皮肤烧伤处红肿、干燥，不形成创面，真皮浅层（乳头层）充血、水肿，有少数白细胞浸润。Ⅰ度烧伤因表皮层的神经末梢直接受损，对疼痛敏感，患者主要表现为局部感觉过敏，有烧灼感。

（二）浅Ⅱ度烧伤累及真皮乳头层，表皮全层坏死。由于乳头层血管壁通透性增高，体液渗出形成水泡，水泡顶为凝固坏死的表皮层，底为真皮乳头层，患者疼痛感明显。

（三）深Ⅱ度烧伤累及真皮乳头层，部分神经末梢毁损，因此，患者的疼痛感觉迟钝。

（四）Ⅲ度烧伤为全层皮肤烧伤。皮肤痛觉神经坏死，早期患者常无疼痛，但随着创面坏死组织的排斥和创面肉芽组织的修复，中后期患者仍会感到明显的疼痛，此时期患者以创缘疼痛为主，组织深部疼痛也会持续存在。

二、烧伤导致疼痛的原因

（一）烧伤创面疼痛：烧伤创面疼痛的主要原因是损失和暴露的痛觉神经末梢受到刺激，而H^+、K^+、组胺、5-羟色胺、缓激肽、前列腺素、乙酰胆碱和P物质等组织代谢产物和微生物是主要的致痛物质。此外，深Ⅱ度及Ⅲ度烧伤创面局部组织的微血栓形成和神经末梢的缺血、缺氧，也可引起顽固性创面疼痛。

（二）烧伤治疗过程中各种治疗性操作引起的疼痛：许多严重烧伤患者在整个治疗期间需频繁地清创、换药，局部使用烧伤药膏以及接受水疗等物理疗法。同时，由于烧伤患者多有外加的医疗物品对患处的制动，亦会因治疗时的体动引起疼痛。

（三）烧伤的手术后疼痛：许多严重烧伤患者需接受多次清创、削痂、取皮、植皮的手术治疗，如果不进行完善的术后镇痛，对烧伤患者来讲是极其痛苦的经历。

（四）烧伤后皮肤新生组织的再生和愈合：新生组织的再生虽无明显的刺痛，但是患处常有难以忍受的瘙痒和感觉异常，与急性疼痛一样，给患者带来痛苦的经历。

（五）烧伤患者的痛觉过敏：患者在遭遇了烧伤这种极大的刺激后，治疗期间多次换药、敷药、创面处理等疼痛刺激都有可能诱发患者出现痛觉过敏。多次手术治疗使用的麻醉药物也会使痛觉过敏的发生率增加。

三、烧伤痛对全身的影响

烧伤患者早期表现出精神兴奋、烦躁不安或出现强烈的疼痛性喊叫，过去曾认为是大脑缺血、缺氧的结果，其实不然。早期发生的上述表现应当归因于伤害性刺激引起的精神、心理症状，并非脑缺血、缺氧所造成。伴随烧伤时间的推移，大脑缺血、缺氧会参与上述发病过程。在急性烧伤疼痛的强烈刺激下，机体的神经-内分泌系统最易受到影响，中枢神经系统处于极度兴奋状态，其中创面的表面痛多引起交感神经兴奋，而深部痛则引起副交感神经兴奋。由于疼痛刺激兴奋交感神经和肾上腺髓质，机体的内分泌系统变化明显，主要表现为儿茶酚胺分泌增多，从而抑制胰岛素分泌，促进胰高血糖素分泌，增强糖原分解和异生，引起患者血糖升高。同时，垂体-肾上腺皮质激素分泌增加，皮质醇、醛固酮、抗利尿激素及甲状腺激素分泌增加。虽然烧伤疼痛引起的神经-内分泌系统改变是机体的一种自我防护功能，如抗利尿激素分泌增加有利于血容量的维持，但过度刺激亦会带来更多不利影响。

烧伤患者受到剧烈疼痛刺激时，心电图上可出现 T 波改变，特别易发生在有高血压、冠心病等基础病变的患者。脉搏的变化与疼痛的性质和程度有关，在浅表疼痛时增快，而深部疼痛时则可能减慢，强烈的内脏痛还会引起心搏停止。血压的改变一般与脉搏的变化相一致，高血压患者血压可因疼痛明显升高，而剧烈的深部疼痛则可使患者发生血压下降、虚脱，甚至休克。

头、面、颈、胸部烧伤患者有可能出现浅快呼吸，精神紧张、烦躁不安也可导致患者过度通气，无论患者呼吸发生何种变化，只要存在呼吸运动异常，均可能提示机体的氧供和酸碱平衡产生了明显的变化。烧伤患者精神紧张、疼痛均会导致体温上升，这也是临床使用冬眠合剂进行镇痛和降温的原因之一。剧烈疼痛还可引起严重的胃肠道反应，如恶心和呕吐等。这些症状大多与自主神经功能障碍有关，严重者可出现消化功能障碍，腺体分泌停止等。

四、烧伤患者的无痛诊疗技术

（一）临床意义

在烧伤创面疼痛引起全身各个系统发生改变的同时，这些受影响的系统或脏器又会对烧伤创面造成不利影响，如疼痛引起的交感神经兴奋和儿茶酚胺分泌增加可导致创面血管痉挛，加重创面组织缺血、缺氧。此种恶性循环不仅加重了疼痛症状，而且还会使创面愈合不良。因此，烧伤创面的疼痛治疗对烧伤创面的专科治疗也有一定辅助作用。

多年以来，烧伤科医护人员对烧伤患者的疼痛重视不够。烧伤病房中镇痛药物的使用有限，烧伤科医生对麻醉专业知识掌握不足，故烧伤患者在长期诊疗期间多需忍受巨大痛苦，特别是烧伤患者诊疗中需反复敷药、换药，烧伤创面的大量渗液造成换药期间产生强烈的创面撕裂感疼痛，给患者带来极大痛苦。随着无痛技术的广泛运用，临床医务工作者对烧伤患者的疼痛治疗日益重视。目前国内已有不少大中型医院能够进行无痛烧伤换药，取得了良好的临床疗效和社会效应。

（二）治疗特点

烧伤患者的疼痛治疗策略是减少致痛物质的产生，保护创面受损的神经末梢不受刺激，从而减轻或消除患者的疼痛。在烧伤早期及疼痛中后期的敷药、换药时，应采用镇痛药物结合物理疗法治疗疼痛。在Ⅰ度烧伤早期，采用冰水（-4℃）、冷水（4℃）或凉水（20℃）浸泡0.5~1h，不仅可明显减轻患者疼痛的程度，还可减轻烧伤的深度。浅Ⅱ度烧伤时，由于位于真皮层的痛觉神经末梢受损，疼痛可持续全病程，而且创面的神经末梢受到强烈刺激，患者的局部疼痛相当剧烈，故浅Ⅱ度烧伤是目前疼痛治疗的重点。深Ⅱ度及Ⅲ度烧伤组织深部疼痛会贯穿烧伤治疗的全过程，患者多需切痂、削痂手术治疗，随着创面坏死组织的排斥和创面肉芽组织的修复，患者在诊疗期间十分痛苦，因此无痛技术的应用显得尤为重要。

（三）常用无痛技术

1. 口服镇痛药物

对于轻、中度烧伤并且可以口服药物的患者，可以根据疼痛程度口服非甾体抗炎药或阿片类镇痛药物。

2. 烧伤创面局部镇痛

（1）利多卡因、普鲁卡因喷洒浸润镇痛：将0.25%~0.5%利多卡因或0.5%普鲁卡因按每1%体表面积3~5ml的剂量均匀喷洒在烧伤创面上，或者用利多卡因或普鲁卡因药液浸润无菌纱布，外敷在创面5~20min，对于浅Ⅱ度烧伤患者的创面痛有一定的镇痛效果。此种方法亦可用于浅Ⅱ度烧伤患者的清创、换药。

利多卡因具有较强的浸润麻醉作用，喷洒、浸润创面后，可直接作用于创面的神经末梢，提高神经纤维的兴奋阈，阻断痛觉神经纤维的神经冲动传入，从而产生镇痛效果。普鲁卡因虽然对黏膜的穿透力弱，但烧伤创面神经末梢失去"屏障"作用，所以仍可起到较好的镇痛效果，但在临床使用中需注意普鲁卡因的过敏反应。此种方法治疗烧伤患者的疼痛应预防局麻药中毒反应，而大量使用利多卡因或普鲁卡因也可产生快速耐药性。因此，尽管此方法操作简单、不受医疗条件限制、较安全，临床使用仍受到限制。

（2）湿润烧伤膏：烧伤疼痛源于局部创面，有专家遵照中医学活血化瘀镇痛理论，总结了烧伤创面湿润暴露疗法，研制了"湿润烧伤膏"。尽管学术界对其治疗烧伤的作用存在争议，但对于烧伤患者，使用湿润烧伤膏可明显减轻烧伤创面以及敷药、换药时疼痛，在临床中对于烧伤疼痛轻微及非急性疼痛的患者有一定应用价值。

3. 神经阻滞技术

上、下肢和会阴部烧伤可采用神经阻滞方法进行镇痛处理，尤其是因烧伤肿胀需行切开减压术或削痂植皮手术的患者，上肢可行臂丛神经阻滞，下肢、会阴部烧伤患者，背部条件允许可行硬膜外间隙神经阻滞，可使用连续硬膜外导管与镇痛泵连接行持续给药，自控镇痛，达到长期镇痛的目的。本方法安全、有效，对于有条件行神经阻滞的烧伤患者是比较理想的镇痛技术。

4. 吸入无痛技术

吸入无痛技术多应用于烧伤患者的治疗性操作，常用的吸入气体为笑气。笑气是无色、有甜味、不燃烧、无刺激性的气体，患者容易接受。虽然笑气麻醉效能低（最低肺泡有效浓度MAC为105%），但吸入35%～50%的笑气可产生较为确切的镇痛作用，不影响意识，对呼吸、循环系统生理功能影响小，临床使用较为安全。通常将笑气和氧气以1∶1比例混合配制，储存于瓶内。通过一套专用设备，将笑气吸入装置连接于面罩。使用时，患者手持面罩，扣住口、鼻或使用咬口塞，根据疼痛程度自己调整吸入时间，一般持续吸入10～20 s即可发挥止痛作用。此方法用于烧伤患者早期的镇痛、伤口清创、换药、敷药以及物理疗法时，可在一定程度上减轻患者的疼痛。笑气的镇痛效能低，可作为烧伤患者疼痛治疗的一种选择，但并不是非常理想的无痛技术。

5. 静脉无痛技术

（1）冬眠合剂：冬眠合剂可阻断烧伤疼痛及恐惧对中枢神经系统的刺激，防止烧伤患者疼痛性休克的发生，使中枢神经系统的反应保持在正常生理范围之内；冬眠合剂具有镇静、镇痛、安眠、降低基础代谢和降温作用，能使患者体内能量消耗减少，并使机体组织对氧的需要量相对减少，从而使中枢神经系统受到保护；冬眠合剂具有神经节阻滞作用，能抑制交感神经过度兴奋，使烧伤患者的痛阈降低，有效防止疼痛恐惧性休克的发生，从而防止心血管功能紊乱等其他并发症发生。

烧伤患者使用冬眠合剂的优点：①药物混合使用具有协同作用，避免单一药物剂量过大的副作用；②具有良好的镇静、镇痛作用，可防止疼痛性及恐惧性神经源性休克的发生，同时有降温作用，防止早期高热作用；③防止烧伤早期血管痉挛及晚期血管麻痹，使循环功能得以维持稳定，达到抗休克作用；④可预防尿闭和肺水肿的发生。其缺点主要为使血容量不足的患者出现血压下降和心率增快，药物剂量掌握不当会引起呼吸抑制，长期应用可产生耐药或成瘾。

应用冬眠合剂的注意事项：①补液量不足，应谨慎用冬眠合剂，以免循环衰竭；②烧伤后早期可应用冬眠合剂，烧伤3天后慎用；③用药期间严密观察患者生命体征；④常规给氧，注意保证患者呼吸道通畅，避免患者发生缺氧；⑤镇静深度以患者安静入睡、呼之能应为好，可根据患者一般情况调整静脉滴注速度；⑥搬动患者时，注意预防体位性低血压的发生；⑦老年患者、肝功能不全患者及心功能不全的患者应慎用；⑧冬眠合剂勿与碱性药物如硫喷妥钠、地西泮、碳酸氢钠等合用，以防止沉淀的发生。

目前冬眠合剂的药物主要成分是吩噻嗪类衍生物，如异丙嗪、氯丙嗪和乙酰丙嗪等，此类药物的药理作用主要是中枢性镇静、镇痛、降温、抗肾上腺素、抗乙酰胆碱及抗组胺中的一种或几种作用。此外，冬眠合剂常复合哌替啶等强效阿片类镇痛药物，既达到满意的镇静作用，又达到良好的镇痛作用。

下面介绍临床中常用的冬眠合剂配方和用法。①冬眠Ⅰ号合剂：哌替啶100 mg、氯丙嗪50 mg和异丙嗪50 mg，加入5%葡萄糖液500 ml中静脉滴注。小儿冬眠Ⅰ号合剂：哌替啶50 mg、氯丙嗪50 mg和异丙嗪50 mg，加入5%葡萄糖液500 ml中静脉滴注，适用于3岁以上的小儿。小儿亚冬眠Ⅰ号合剂：氯丙嗪50 mg和异丙嗪50 mg，加入5%葡萄糖液500 ml中静脉滴注，适用于3岁以下的婴幼儿。②冬眠Ⅱ号合剂：哌替啶100 mg、四氢麦角碱0.3～0.9 mg和异丙嗪50 mg，加入5%葡萄糖液500 ml中静脉滴注，适用于烧伤后心率过快的患者。小儿冬眠Ⅱ号合剂：哌替啶 50 mg、四氢麦角碱 0.3 mg 和异丙嗪 50 mg，加入 5% 葡萄糖液 500 ml 中静脉滴注，适用于 3 岁以上的小儿。小儿亚冬眠Ⅱ号合剂：四氢麦角碱 0.3 mg 和异丙嗪 25 mg，加入 5% 葡萄糖液 500 ml 中静脉滴注，适用于 3 岁以下的婴幼儿。③冬眠Ⅲ号合剂：司巴丁 0.2～0.3 g、普鲁卡因 3～5 g 和硫酸镁 5～6 g，加入生理盐水 1500 ml 内静脉滴注，适用于脱水伴疼痛性休克的患者，本合剂即可镇痛，又可补充电解质和水。④冬眠Ⅳ号合剂：哌替啶 100 mg、乙酰丙嗪 20 mg 和异丙嗪 50 mg，加入 5% 葡萄糖液 500 ml 中静脉滴注，适用于因烧伤惊怕而发生严重恐惧的患者，具有镇痛和深睡眠作用，但应防止发生血压骤降而导致的一系列问题。小儿冬眠Ⅳ号合剂：哌替啶 50 mg、乙酰丙嗪 20 mg 和异丙嗪 50 mg，加入 5% 葡萄糖液 500 ml 中静脉滴注，适用于 3 岁以上的小儿。小儿亚冬眠Ⅳ号合剂：乙酰丙嗪 10 mg 和异丙嗪 25 mg，加入 5% 葡萄糖液 500 ml 中静脉滴注，适用于 3 岁以下的婴幼儿。⑤冬眠Ⅴ号合剂：乙酰丙嗪 20 mg 和利多卡因 0.8 g，加入 25% 葡萄糖 250～500 ml 内静脉滴注，适用于有全身水肿、肺水肿、室性心律失常、心力衰竭患者的镇痛处理。⑥冬眠Ⅵ号合剂：司巴丁 50 mg、异丙嗪 50 mg、哌替啶 100 mg、普鲁卡因 300 mg 和地哌可 300 mg 加入 200 ml 生理盐水内静脉滴注，适用于水/电解质失衡、心律失常及心力衰竭患者的镇痛处理。⑦新冬眠Ⅲ号合剂：异丙嗪 50 mg 和哌替啶 100 mg，加入 5% 葡萄糖液 500 ml 内静脉滴注，是目前临床中烧伤患者疼痛治疗时应用最多的合剂。小儿新亚冬眠Ⅲ号合剂：异丙嗪 50 mg 和哌替啶 50 mg，加入 5% 葡萄糖液 500 ml 内静脉滴注，适用于 3 岁以上的小儿。

（2）全凭静脉麻醉：是目前较为理想的烧伤患者治疗操作时的无痛技术，不仅可以彻底解除烧伤患者治疗期间的身心痛苦，而且对患者的心理康复也有较好的辅助作用。临床常使用的药物为氯胺酮、丙泊酚和依托咪酯等。

氯胺酮虽然对体表疼痛有较好的镇痛效果，适合烧伤患者的疼痛治疗，但由于氯胺酮有一定的精神副作用，特别是成人患者容易产生精神症状，而且氯胺酮增加呼吸道分泌物，给危重烧伤患者的呼吸道管理带来一定的不便。

丙泊酚具有良好的镇静效果，起效、苏醒迅速，麻醉苏醒后也很少留下不良记忆。丙泊酚对呼吸影响轻微，呼吸抑制亦为一过性，故尤其适用于病房的无痛治疗。虽然丙泊酚对心血管系统有抑制作用，但用于烧伤患者非休克期一般是安全的。

依托咪酯对循环系统影响小，对于心功能差、严重血容量不足的患者，可使用依托咪酯实施无痛换药等操作。

烧伤换药等疼痛刺激本身并不剧烈，丙泊酚或依托咪酯单纯使用时患者意识消失后一般即可达到理想的无痛效果。佛山市第一人民医院近年来采用静脉无痛换药技术，取得良好的效果，现介绍如下：①丙泊酚静脉无痛技术：患者禁食、禁饮 4 小时以上，换药前开放静脉通路，鼻导管吸氧 3 L/min，常规监测无创血压、心电图、脉搏血氧饱和度。静脉诱导给予丙泊酚 1.5～2.5 mg/kg，患者睫毛反射消失后开始换药。治疗过程中静脉泵注丙泊酚 0.1～0.15 mg/(kg·min) 维持，根据操作刺激强度调节麻醉深度。也可以靶控输注模式输注丙泊酚。靶控输注时，丙泊酚的血浆靶浓度一般维持在 2～4 μg/ml，必要时丙泊酚靶浓度可逐渐递增或递减，以加深或减浅麻醉。换药结束时停药。丙泊酚麻醉时，可发生一过性舌后坠或呼吸抑制，可加大氧流量，如持续呼吸抑制或脉搏氧饱和度低于 95% 者，应面罩吸氧，必要时调整体位，面罩手控辅助呼吸。丙泊酚麻醉时，如收缩压低于

80 mmHg 或下降大于基础值的 30%者，予麻黄碱 5~15 mg 静脉注射；如心率低于 55 次/分则予阿托品 0.25~0.5 mg 静脉注射。②依托咪酯静脉无痛技术：患者换药等治疗前禁食、禁饮 4 小时以上，开放静脉通道，鼻导管吸氧 3 L/min，常规监测无创血压、心电图、脉搏血氧饱和度，静脉缓慢注射依托咪酯 0.1~0.3 mg/kg，患者入睡、睫毛反射消失后开始换药，治疗过程中持续静脉泵注依托咪酯 0.2~0.4 mg/(kg·h) 维持。必要时间断静脉推注依托咪酯 5~8 mg（每次）。治疗结束后停止用药。③联合用药的静脉无痛技术：有些单独使用丙泊酚或依托咪酯镇痛效果不佳的患者可联合使用氯胺酮，既可达到满意的镇痛效果，也可减少成人患者的精神症状。可将丙泊酚与氯胺酮采用 2:1 的剂量配伍混合后静脉泵注，根据患者疼痛程度调整配伍剂量和输注速度。

6. PCA 技术

临床中可使用经静脉 PCA（PCIA）或经硬膜外 PCA（PCEA）来缓解烧伤患者的术后疼痛。患者或家属可通过 PCA 按钮追加药物，增强镇痛药物效果来解决不同患者疼痛的个体差异问题，与单次给药相比，具有更好的镇痛效果，通过锁定剂量又可防止药物过量，临床使用较安全，但 PCA 仍需注意患者个体差异带来的麻醉风险。

（四）无痛技术应用要点

1. 无痛技术的实施条件

通常麻醉医生是在烧伤科病房为烧伤患者实施无痛技术的。由于病房内配备的医疗设备相对简单，麻醉医生必须熟悉烧伤病房的监护和抢救条件，同时，应自备必要的麻醉装备和药物等。烧伤病房应提供进行疼痛治疗的基本设备及抢救时使用的医疗设备，如心电监护仪、负压吸引装置、呼吸机、氧气源、除颤仪等。

2. 评估

实施无痛技术前，应对患者进行 ASA 评估，了解患者的一般情况、既往史、特殊疾病史，了解及评估烧伤患者的专科情况，尤其对中重度烧伤患者的休克程度、头面部烧伤患者的气道情况等进行详尽的了解。

治疗前与患者充分沟通，减少患者的焦虑和精神紧张，还应与病房治疗医生充分沟通患者的治疗程序、方案，根据情况制订个体化的无痛治疗方案，并对可能出现的并发症作出相应预防和应对措施。

3. 疼痛治疗前准备

拟使用静脉麻醉药的患者，疼痛治疗前应常规禁食、禁饮，给予抗胆碱药物减少呼吸道分泌物；给予镇静药物减少患者治疗前的紧张、焦虑；常规吸氧以避免围治疗期发生低氧血症；疼痛治疗前应纠正患者因大面积烧伤造成的休克状态，同时纠正酸碱平衡紊乱和电解质紊乱，以减少麻醉意外和并发症的发生。

烧伤患者的无痛治疗应常规监测心电图、无创或有创血压、脉搏血氧饱和度、体温，有条件的医疗单位尽可能在麻醉期间行呼气末二氧化碳监测，以及时发现麻醉药物对患者的呼吸抑制。应准备呼吸机，并保持与相关科室的通讯联系。所有无痛治疗应由麻醉专科医生完成。

4. 并发症

（1）镇静过度：多为忽视了患者的个体差异而使用镇静、镇痛药物过多引起。需密切观察患者生命体征，必要时给予呼吸、循环支持，可给予镇静、镇痛拮抗药物。

(2) 局麻药中毒：多在实施神经阻滞时局麻药物误入血管时发生，应注意规范神经阻滞操作，发生时对症处理即可。

(3) 喉痉挛：一些麻醉药物会使分泌物增加，诱发喉痉挛，多发生在小儿烧伤患者。治疗前应给予抗胆碱药物，备用吸引装置清理呼吸道，保持上呼吸道通畅的前提下充分供氧，严重、持续不能缓解的喉痉挛应紧急给予肌肉松弛药物后行气管插管。

(4) 上呼吸道梗阻：多在使用冬眠合剂或其他全身麻醉时出现，患者肥胖或头面部烧伤后水肿而镇静过深时尤易出现，需紧密观察患者生命体征及时处理。

(5) 心血管意外：麻醉不完善或药物影响等因素均可诱发心律失常、高血压、心搏骤停等心血管意外，麻醉过深亦会引起血压下降、心率减慢，而烧伤患者对麻醉或其他药物耐受力差，更容易发生。因此，烧伤患者疼痛治疗期间需密切观察、个体化用药、对症处理。

第三节　肿瘤消融治疗的无痛技术

近年来，恶性肿瘤已成为威胁人类健康最主要的疾病之一。目前，恶性肿瘤主要以手术切除治疗为主，但由于肿瘤部位、大小、数量、转移及恶病质等综合因素的影响，现在医学界更提倡对恶性肿瘤进行综合治疗。综合治疗可应用的技术从全身的放、化疗，逐步发展到局部、区域性的物理或化学疗法，如：放射介入、射频消融、微波、激光、超声聚焦（HIFU）等。目前应用较多的局部姑息治疗方法中，射频热消融、冷冻消融（CSA）及酒精化学消融（AA）效果确切，在临床中得到广泛应用。肿瘤消融治疗需借助B超、CT、MR等技术定位，确定穿刺位置正确，避免损伤正常组织。

肿瘤消融治疗时穿刺针穿刺时以及穿刺针头对内脏的冷、热温度刺激均可导致疼痛。治疗过程中疼痛刺激可引起患者烦躁、体动，有发生误穿重要脏器的风险。高血压、冠心病的患者接受肿瘤消融治疗时，镇痛效果不完善可诱发严重心脑血管意外。因此，国内许多医疗机构实施肿瘤消融治疗时，要求麻醉医生能够对患者进行适当的镇静、镇痛处理，以确保患者的安全。本节阐述了肿瘤消融治疗的相关无痛技术，为临床工作提供参考。

一、肿瘤消融治疗

(一) 肿瘤消融治疗方法

1. 化学消融治疗（AA）

AA通过向瘤体注入无水酒精等化学制剂，达到杀死癌细胞、使肿瘤减小或消失的目的。AA的主要缺点是酒精在肝等肿瘤内不能均匀分布，因此有肿瘤坏死不全的顾虑。AA的缺点还有酒精注入造成患者的中毒反应。AA的并发症不常见，包括脓肿形成、肿瘤种植、腹腔内出血、胸腔渗液等。

2. 射频热消融治疗

射频热消融术是一种微创性肿瘤原位治疗技术，即借助超声或CT等影像技术引导，将电极针直接插入肿瘤内，通过射频能量使病灶局部组织产生高温、干燥，最终凝固和灭活软组织及肿瘤。其工作原理为：当电子发生器产生射频电流（460 kHz）时，通过裸露的电极针使其周围组织产生高速离子振动和摩擦，继而转化为热能。其热能随时间逐渐向外周传导,从而使局部组织细胞发生热凝固性坏死和变性。射频热消融的目的是毁损所有的肿瘤组织及其周边1cm袖状正常组织而获得一个无肿瘤区域。小于3cm的肿瘤通常经1次或2次射频消融即可毁损,3~4cm的肿瘤需要至少6次重叠射频消融,大于4cm的肿瘤需要12次或更多次消融才可完全消融肿瘤。

3. 冷冻消融治疗(CSA)

CSA又称冷冻疗法、氩氦刀,由4~8支能单独控制的热绝缘超导刀组成。超导刀为直径2mm的中空管状刀具,可输出常温氩气(冷媒)或高压常温氦气(热媒)。温差电偶直接安装在刀的尖端,可连续监测刀尖温度。在CT、B超引导下将氩氦刀刀头经皮准确置入肿瘤中心,氩气超低温制冷技术在刀尖产生急速制冷效应,在几秒钟之内将肿瘤组织降至-100℃以下,而氦气又可在刀尖产生急速制热效应,快速将冰球解冻、升温至50℃。冷冻时在癌肿细胞内形成冰晶,快速升温使细胞内的冰晶爆裂,使癌细胞完全摧毁。氩氦刀降温及升温的速度、时间和温差,冰球尺寸与形状,完全可以控制和精确设定,靶区疗效确切。由于氩氦刀制冷或加热只限于超导刀尖端,刀杆有很好的热绝缘效果,不会对穿刺路径上的组织造成大的损伤。

(二)适应证及禁忌证

肿瘤消融治疗主要应用于各种实体肿瘤,包括对早期肿瘤的根治性治疗和对晚期肿瘤的姑息性治疗。

主要适应证有:呼吸系统肿瘤:肺癌、肺部良性肿瘤、咽喉部肿瘤、鼻咽癌;泌尿系统肿瘤:肾癌、膀胱癌;消化系统肿瘤:肝癌、胰腺癌、直肠癌、肝血管瘤;骨骼的良性、恶性肿瘤;内分泌系统肿瘤:甲状腺癌、肾上腺癌;神经系统肿瘤:脑膜瘤、神经胶质瘤、脊髓膜瘤;生殖系统疾病:前列腺增生、前列腺癌、子宫肌瘤、子宫癌、卵巢癌、阴茎癌;乳腺癌、乳腺纤维瘤;皮肤癌、黑色素瘤、血管瘤;其他应用包括神经纤维瘤、脂肪肉瘤、口腔癌以及癌症止痛等。

肿瘤的消融治疗还可用于以下情况:失去手术时机的晚期癌症;高龄、器官功能差、全身状态差难以耐受手术的癌症患者;多中心发生,难以完全切除的;放化疗效果欠佳的中晚期肿瘤;手术、放疗、化疗等治疗后复发的肿瘤;负荷大,累及大血管、重要器官的肿瘤;有较重局部症状的中晚期肿瘤。

肿瘤消融治疗的禁忌证:弥漫性癌肿;全身广泛转移伴大量胸腔积液及腹水患者;全身情况差,明显恶病质患者;有出凝血功能异常者。

二、肿瘤消融治疗引起疼痛的原因

肿瘤消融治疗引起疼痛的原因主要有以下三方面。一是单纯性内脏痛,传入途径为交感神经通路,脊神经基本不参与或较少参与。射频穿刺针穿刺脏器、腹膜时以及冷热刺激脏器时导致的疼痛均属内脏痛。疼痛的特点为深部的钝痛或灼痛,疼痛定位不清晰,通常感觉比较广泛,不伴有局部肌紧张与皮肤感觉过敏,常伴有恶心、呕吐、出汗等迷走神经兴奋症状。二是牵涉痛,其神经传导由交感神经与脊髓神经共同参与,分为牵涉性躯体痛和牵涉性内脏痛。牵涉性躯体痛主要由体神经参与,例如,当横膈中央部分受到刺激时,可放射到肩部,这是由于分布于横膈中部的膈神经接受伤害性刺激,并将伤害性刺激传入C_3至C_5节段脊髓水平,该节段脊髓神经沿着臂丛分布于肩部,机体误认为伤害性刺激来自肩部。牵涉性躯体痛的疼痛特点为：位置明确、单侧，多为程度较强的钝痛，局部可有肌紧张或皮肤感觉过敏。三是腹膜、皮肤的反射痛。腹膜壁层、皮肤仅仅有体神经或脊神经分布，因此，腹膜、皮肤的反射痛的疼痛传导仅仅由体神经或脊神经参与，而无内脏神经参与。消融治疗的穿刺针接近腹膜、皮肤的神经末梢时，疼痛就反映到该脊神经节段所支配的皮区。疼痛的特点为：有脊髓节段性神经分布，为锐痛、快痛，程度较剧烈，定位清晰，刺激腹膜还会产生牵涉痛。

三、肿瘤消融治疗的无痛技术

（一）实施无痛技术的意义

在实施肿瘤消融治疗过程中，肿瘤的准确定位特别重要。操作医生借助影像技术定位时，患者情绪紧张以及治疗过程中冷、热、化学的伤害性刺激，使许多患者无法在治疗过程中始终保持静止状态，从而影响了操作医生准确定位。肿瘤消融治疗的操作过程中可导致穿刺出血、不良神经反射等并发症。另外，许多接受肿瘤消融治疗的患者多为癌症晚期，一般情况差，对治疗耐受差。因此，肿瘤消融治疗时，由麻醉医生实施无痛技术，不仅可为操作者提供理想的治疗条件，而且可保证患者在接受治疗的过程中舒适、安全。

（二）理想的肿瘤消融治疗无痛技术

1. 不仅要消除体表痛，还应缓解甚至消除腹膜、脏器等的内脏疼痛、牵涉痛。
2. 无痛技术的实施应方便、简单，适合在病房、治疗室、影像室等各种功能科室实施。
3. 安全、舒适、苏醒迅速，能及时处理围治疗期发生的各种并发症。

（三）常用无痛技术

1. 局部浸润无痛技术

由于肿瘤消融治疗导致的疼痛不仅仅是由于体表皮肤损伤所产生的疼痛，因此，当患者接受肿瘤消融治疗时，仅仅实施局部浸润无法有效缓解内脏痛、牵涉痛，治疗过程中患者可出现烦躁、体动，影响操作者的操作，严重者可导致穿刺针误穿、出血等严重并发症。同时，局部浸润无法消除刺激内脏、腹膜引起的不良神经反射，引起严重的心血管反应。目前，该方法已较少使用，仅用于一些小肿瘤化学消融治疗。这类操作时间短，伤害性刺激对机体影响小。但治疗期间仍需严密观察患者的生命体征，询问患者的主观感受，防止严重的迷走神经反射或化学物质过敏等并发症的发生。

2. 局部浸润复合静脉无痛技术

在实施肿瘤消融治疗时，无论是射频热消融还是氩氦刀的冷消融，均可采用静脉全身麻醉复合局部浸润麻醉的无痛技术。佛山市第一人民医院近年来在肿瘤消融治疗时，采取此种无痛技术，取得了良好的效果。具体做法如下：患者治疗前禁食、禁饮4小时以上。患者入治疗室后，开放静脉通路，吸氧，监护患者的血压、血氧饱和度及心电图。单次给予丙泊酚 1.5~2.5 mg/kg 诱导，也可同时给予阿片类药物如芬太尼（0.05~0.1 mg）或舒芬太尼（5~10 μg），以减轻伤害性刺激引起的内脏痛。持续静脉泵注丙泊酚 0.1~0.15 mg/(kg·min) 维持。此时操作者在穿刺部位皮下注射局麻药，行局部浸润。根据患者的反应，调整丙泊酚输注速度。

阿片类药物与丙泊酚合用，可明显减少治疗期间的丙泊酚用量，但两类药物合用对患者呼吸影响明显大于单一用药,应密切观察患者的呼吸,必要时加大吸入氧流量或辅助通气。治疗前可给予抗胆碱药物,预防治疗时刺激腹膜、脏器引起的迷走神经反射。

局部浸润复合靶控输注丙泊酚是更理想的无痛技术。成人血浆靶控浓度一般为 3～6 μg/ml,可根据治疗刺激强度调整。治疗期间患者的呼吸、循环更平稳,建议有条件的医疗单位采用此种方法。

(四)并发症及其处理

1. 发热:发热多为冷消融治疗时冷冻范围较大,大块组织细胞坏死、周边组织水肿渗出,刺激机体产生发热。一般不严重者无需特殊处理。

2. 冻伤:氩氦刀冷消融治疗产生的超低温可使穿刺部位处于 -140℃,如不对穿刺部位皮肤进行保温措施,极易造成皮肤冻伤。主要表现为局部水泡,在治疗时多需在穿刺针的皮肤周围使用热水加温。

3. 寒战:冷冻范围相对过大或冷冻时间过长时患者会出现寒战,一般体温下降不明显,多可维持在正常范围内,但仍需注意给患者保暖。寒战在手术结束后一般可自行停止,无需其他特殊处理,严重寒战影响消融治疗时可静脉给予曲马朵 50～100 mg。

4. 心律失常:对于靠近大血管以及消融范围较大的肿瘤易发生,内脏刺激产生的神经反射亦可引起。心律失常多在治疗结束后自行消失,严重者应即刻停止治疗刺激并对症处理。

5. 出血:多为肿瘤消融时穿刺针误穿血管造成,可静脉给予止血药物。

6. 呼吸抑制:多为应用丙泊酚、阿片类药物导致的一过性呼吸抑制,停药后给予适当呼吸支持一般即可缓解。

7. 过敏反应:发生在酒精化学消融治疗时。治疗前应详细询问患者有无酒精等过敏史,出现过敏反应时即刻给予激素等抗过敏药物,严重过敏性休克可给予肾上腺素并积极抢救。

8. 心血管抑制:对于老年患者、恶病质或本身有心血管基础病变的患者,丙泊酚会对循环有一定抑制作用,需减少用药量,必要时给予心血管活性药物。

第四节 介入放射学治疗的无痛技术

介入放射学(interventional radiology)一词由 Margulis 于 1967 年首次提出,是 20 世纪 70 年代后期迅速发展起来的一门边缘性学科。20 世纪 80 年代初传入我国,目前国内已开展了涉及消化、呼吸、骨科、泌尿、神经、心血管等多个系统疾病的介入放射学诊断和治疗。在 1996 年 11 月国家科委、卫生部、国家医药管理局三大部委联合召开"中国介入医学战略问题研讨会"正式将介入治疗列为与内科、外科治疗学并驾齐驱的第三大治疗学科,称之为介入医学(interventional medicine)。在 X 线、超声、计算机断层成像(CT)、磁共振成像(MRI)等的引导下,通过经皮穿刺途径或通过人体原有孔道,将特制的导管或器械插至病变部位进行诊断性造影和治疗,也可采集组织行细胞学、细菌学及生化检查,为现代医学诊疗提供了新的给药途径和手术方法。由于其在疾病诊疗方面拥有传统内、外科所不具备的独有特点(微创性、可重复性强、定位准确、疗效高、见效快、并发症少、多种技术的联合应用、简便易行),在现代医疗诊治领域已迅速确立了重要地位。

随着介入放射学的发展与普及，越来越多的疾病可以经过这种微创、安全的方法治疗。介入放射学治疗已成为医生治疗相关疾病的首选方法，也备受患者的关注和欢迎。介入放射学治疗对机体的伤害性刺激小，但许多患者在接受此类治疗时，仍对穿刺引起的疼痛、治疗过程中的各种不适感到恐惧。许多有心血管基础疾病的患者会因此诱发心、脑血管意外。介入放射学治疗也存在一定的风险，因此，国内外许多医疗机构提倡在麻醉医生监护或实施麻醉下完成介入放射学治疗。为了使接受介入放射学治疗的患者更加安全、无痛、舒适，应用无痛技术有着重要的临床意义。

一、放射介入治疗

（一）应用范围

1. 血管性疾病：经皮经腔血管成形术（PTA）＋支架（Stent）治疗血管狭窄；溶栓＋PTA和（或）Stent治疗血管狭窄；应用栓塞材料、钢圈、内支架治疗动脉瘤、动静脉畸形（AVM）、动静脉瘘和血管性出血；应用穿刺术＋PTA＋Stent治疗门脉高压、布加氏综合征；应用栓塞术或血管加压素治疗胃肠道血管出血；应用下腔静脉滤器预防下肢、腹盆腔血栓脱落。

2. 心脏疾病：应用闭合伞治疗房间隔缺损（ASD）、室间隔缺损（VSD）；应用钢圈或黏堵剂治疗动脉导管未闭（PDA）；应用球囊扩张治疗肺动脉瓣、二尖瓣狭窄；应用PTA＋Stent治疗冠状动脉狭窄；射频消融治疗心动过速；心脏起搏器治疗各种心动过缓。

3. 肿瘤：选择性于肿瘤供血动脉内灌注化疗＋栓塞治疗恶性肿瘤；经皮穿刺注入无水酒精治疗恶性肿瘤；应用栓塞术治疗海绵状血管瘤、蔓状血管瘤、子宫肌瘤、骨肉瘤、鼻咽部纤维血管瘤等。

4. 其他体腔疾病：应用PTA＋Stent或单纯PTA治疗消化道、泌尿道、胆道、气道、鼻泪管狭窄；应用栓塞术或经输卵管注入硬化剂治疗宫外孕；应用扩张术治疗输尿管狭窄。

5. 穿刺活检术：应用特制穿刺针抽吸或取组织进行病理检查。

（二）分类

1. 根据临床学科分类

按照治疗部位目前在临床中已形成了神经介入放射学、心血管介入放射学、腹部介入放射学、妇产科介入放射学等亚学科。

2. 根据治疗范围分类

介入放射学治疗又可分为血管性和非血管性两类。血管性介入治疗是指将导管插入血管腔内，根据造影确定的病变部位、范围和性质，进行血管栓塞、血管成形、药物灌注、溶栓术、内支架放置和异物取出等治疗。

血管性介入放射学的主要治疗方式有以下几种。

（1）选择性动脉栓塞术，动脉栓塞术前应先进行选择性动脉造影以确定病变性质、部位和范围等，然后将导管置于拟栓塞的血管部位，经注入少量造影剂证实位置合适后，再经导管注入栓塞物。可用做栓塞物的有自体血凝块、明胶海绵、碘油乳剂、聚乙烯醇、不锈钢圈等。

（2）经皮血管腔内成形术及血管内支架管放置术，目前经皮血管腔内成形术主要是球囊导管扩张，其基本方法是经皮穿刺血管后插入诊断性导管先进行造影，明确狭窄的部位和范围后，引入导丝通过血管狭窄处，再沿导丝引入球囊导管，在监视下将导管的球囊置于血管狭窄病变部位，以适当的压力注入球囊以扩张血管。其主要适用于动脉粥样硬化引起的动脉狭窄、心脏瓣膜狭窄及 Budd-Chiari 综合征等。经皮血管腔内成形术后，近期和远期血管通畅率视不同血管而异。对于成形术失败或效果不满意者，可采取血管内支架放置术。临床的金属内支架有热形状记忆式、自膨式和球囊扩张式三类。近年来，经颈静脉肝内门体分流术（TIPSS）发展较快，主要用来治疗肝硬化门脉高压症、食管静脉曲张反复出血或伴顽固性腹水以及不能手术的急性大出血。

（3）灌注药物治疗：灌注的药物主要包括治疗消化道出血的常用药物如血管升压素、生长抑素等；恶性肿瘤的抗癌药物如氟尿嘧啶、丝裂霉素等；溶栓治疗常用药物如链激酶、尿激酶、蝮蛇抗栓酶等；治疗肠缺血如肠系膜血管闭塞及周围血管痉挛性疾病的常用药物如罂粟碱、妥拉唑啉等。

非血管性介入放射学治疗主要包括经皮穿刺活组织检查，经皮穿刺抽吸引流或造瘘术，胆道及泌尿道的介入性取石、碎石，尿道狭窄的扩张及支撑导管或内支架管放置，输卵管造影和疏通。

（三）介入放射学治疗并发症

介入放射学治疗主要的并发症有穿刺部位出血、血栓形成、假性动脉瘤及血管穿孔等；也可见腹痛、恶心、呕吐等胃肠道反应以及头痛、发热等全身反应；此外，异位栓塞、并发感染致脓毒血症等是较严重的并发症。

二、介入放射学治疗的无痛技术

（一）无痛技术要求

介入放射学诊疗的无痛技术要求具有理想的镇静、镇痛麻醉深度；患者无明显体动；无痛苦记忆；循环、呼吸平稳。同时，对患者的生命体征进行严密监护，预防和及时处理诊疗期间由于麻醉、介入放射学治疗引起的心脑血管意外、出血、过敏等严重并发症。

（二）实施条件

介入放射学诊疗的无痛技术需具备以下条件：

1. 可靠的供氧源（推荐使用中心供氧系统），并应有备用氧供（包括备用氧气钢瓶）。
2. 可靠的吸引装置（建议应达到手术室吸引装置标准）。
3. 可靠的废气排放系统（如使用吸入麻醉药）。
4. 在面罩正压通气的条件下能够提供至少90%的吸入氧浓度的简易手控呼吸气囊。
5. 适当的麻醉药物、器材及设备。
6. 充足的供电电源和照明设施。
7. 足够的空间放置麻醉机、监护仪等必要设备，不仅要利于操作人员操作，同时可使麻醉医生在必要时迅速靠近患者。
8. 麻醉专科医生。
9. 受过专业训练的医务人员以便辅助麻醉医生的工作，包括安全、合理的麻醉后处理并确保患者被安全转送至麻醉后恢复室。

10. 可靠的通讯联络设备以便寻求协助。

（三）常用的无痛技术

1. 监护麻醉（MAC）

美国麻醉医师协会（ASA）指出，MAC（monitored anesthesia care）是指在某些情况下，麻醉医生应对局部麻醉或无任何麻醉而进行计划性操作的特殊患者处理。在这种场合，麻醉医生利用麻醉药物或其他适当医疗手段，调控患者的生命体征，特别强调应与全麻一样管理，期间麻醉医生可使用镇静、镇痛、麻醉和心血管药物，为患者在舒适和安全之间提供一个最佳的平衡。介入放射学诊疗时的伤害性刺激并不严重，如果患者一般情况良好，生命体征平稳，清醒配合，大多患者可使用 MAC 顺利完成诊疗过程。

2. 静脉无痛技术

介入放射学诊疗患者多合并有心、脑血管基础疾病，而患者进入介入治疗室后紧张、焦虑可导致交感神经兴奋出现血压升高、心率增快，易诱发心、脑血管意外。介入放射学诊疗时，实施全身麻醉可减少心、脑血管意外发生的概率。早期常采用经气管插管机械控制通气的麻醉方法，可控制呼吸，治疗期间血流动力学较平稳，但缺点是气管插管及拔管时的刺激对循环系统影响明显，术后苏醒较慢，术后不良反应及并发症较多。介入放射学诊疗中，放置微细导管及钢丝时疼痛刺激并不强烈，全凭静脉麻醉在保留自主呼吸的同时，可达到镇痛、镇静的目的。全凭静脉麻醉可满足患者无痛、舒适的要求；可使患者安静、无体动，为操作者提供良好的治疗条件；同时也降低了全麻诱导、苏醒期血流动力学的剧烈波动，减少心、脑血管意外的发生；避免了使用长效全麻药、肌松药，有利于患者快速苏醒；因保留自主呼吸，不用行气管内插管，降低了术后咽喉痛、出血等不良反应的发生率。

丙泊酚具有起效快、作用时间短以及恢复快的特点，虽然存在镇痛作用弱、大剂量快速推注时对呼吸、循环功能抑制较大的缺点，但只要熟悉其药效动力学和药代动力学特点，仍可安全用于介入放射学诊疗的无痛技术中，并为首选用药。早期采用人工控制输注（manually controlled infusion，MCI）的方法持续静脉注射。手术前单次静脉注射丙泊酚 $2\sim2.5\,mg/kg$，待患者入睡后静脉持续输注丙泊酚 $2\sim10\,mg/(kg\cdot h)$，手术结束前停药。近年来随着靶控输注（target controlled infusion，TCI）的广泛应用，此方法已成为目前最理想的介入放射学诊疗的无痛技术。TCI 通过调节目标和靶位（血浆或效应室）的药物浓度来控制或维持适当的麻醉深度，主要设备是靶控输注泵。TCI 依靠软件来控制输注过程，各个时点输注的药量可根据药物代谢和分布需要来随时调整。使用 TCI 调控麻醉深度更简便、精确，优于微量泵的持续恒定的给药方式。佛山市第一人民医院近年在介入放射学诊疗中使用 TCI 静脉无痛技术，取得了良好的临床效果和社会效应。现介绍如下：手术前将患者年龄、身高、体重输入 TCI 系统，设定丙泊酚血浆靶浓度为 $3\sim6\,\mu g/ml$，手术结束前 $1\sim2\,min$ 停药。如手术过程中患者有体动，可提高靶浓度至 $5\sim8\,\mu g/ml$ 或者静脉单次追加 $0.5\,mg/kg$。

（四）神经介入放射治疗的无痛技术

神经介入放射技术在国外开展已有 30 多年，我国也有近 20 年的历史，是微侵袭神经外科的重要组成部分，与传统手术治疗相比具有安全、疗效确切、创伤小等优点，主要应用于脑血管疾病的诊疗。

1. 不良反应、并发症

不良反应多与造影剂的使用有关：①高张性造影剂影响血管内容量和渗透压，引起渗透性利尿和血流动力学变化。低血容量和氮质血症的病人应适当补液，肾功能障碍患者应注意补液的剂量及速度。②造影剂的非血容量原因也会影响心血管系统，包括健康病人的心律紊乱和心肌缺血，钙离子浓度降低产生负性肌力作用，影响心脏传导功能。③造影剂的毒性反应，包括低血压、心动过速或心律不齐。④过敏性休克和呼吸道水肿是严重的特异性反应表现，可迅速发展为气道梗阻和支气管痉挛，影响氧合和通气，严重者会导致死亡，应配备良好的急救和复苏设备。⑤有造影剂过敏病史的病人再次使用相同的造影剂发生严重反应的可能性更高，在手术前夜和术日清晨分别应用泼尼龙 50 mg，术前静脉注射苯海拉明 50 mg，过敏反应发生率和严重程度都可能减少。⑥肾衰竭是使用造影剂的并发症之一，尤其是术前患有肾病的病人或有糖尿病、黄疸以及伴有肾脏血流减少的心血管疾病和多发性骨髓瘤患者，应避免使用造影剂。

神经介入放射诊疗的主要并发症有急性脑水肿、脑血管破裂出血、脑缺血等。

2. 无痛技术特点

神经放射介入治疗的无痛技术不仅单指麻醉过程，还包括在治疗过程中对患者的神经及其他系统的管理以达到有效、安全的治疗效果。在无痛技术的实施期间，除了对患者进行镇痛、镇静、制动的麻醉管理，还可能需要进行控制性降压、控制高碳酸血症、避免大脑缺血等辅助管理。另外，麻醉深度的要求也较高，要求患者可在全身麻醉、深度镇静、清醒等状态之间较快地转换，以配合治疗医师完成相应的操作。麻醉医生还必须具备处理和治疗围治疗期相关并发症的技能。

（1）神经放射介入治疗的无痛技术实施前需全面评估患者。可参照 ASA 分级评估麻醉风险，结合神经专科麻醉及介入治疗的特点，了解麻醉、手术、过敏及高血压、心脏病等病史，评估患者气道以便治疗中保证患者的呼吸道安全。

（2）对麻醉深度的控制有更高要求。有些神经放射介入治疗的关键步骤操作时患者必须保持安静、无体动，但在进行神经学测试时的某个阶段需要患者很快清醒、对指令有反应。因此，此种类型的神经介入治疗的无痛技术需选择麻醉可控性强的药物。

（3）部分需要特殊处理的神经介入治疗需行气管插管全身麻醉。对于治疗中需进行控制性降压、避免高碳酸血症、避免大脑缺血等管理的患者，以及需严格控制体动、脑动脉瘤血管治疗的患者，气管插管全身麻醉更安全、有效。

（4）神经放射介入治疗有引起心血管意外的风险。行颈动脉血管成形和支架置入手术时，球囊充气会引起严重缓慢性心律失常，应在术前安置经静脉起搏导线或可连接起搏导线的肺动脉导管。

（5）有的治疗中需实施控制性降压和升压。脑血管畸形进行栓塞时或某些球囊闭塞试验时需控制性降压；脑缺血期间为增加侧支循环需控制性升高血压。实施期间麻醉医生需密切观察患者的血流动力学改变及心电图变化，避免发生心血管意外。麻醉方法和药物应避免增加颅内压，尤其是对于急性出血性脑血管疾病患者。

（6）治疗结束后的麻醉复苏需平稳、安全。麻醉复苏时应尽可能减少患者躁动、呛咳、呕吐及血压升高以避免治疗后颅内出血或介入装置移位。

（7）围脑动脉瘤治疗期间需保持血流动力学平稳，避免动脉瘤破裂。麻醉医生不仅要用药物控制避免动脉瘤的破裂，还需做好栓塞期间脑动脉瘤破裂的急救处理。

（8）造影剂、局麻药、肝素及鱼精蛋白等均可引起患者严重的不良反应。造影剂加压注入时，若实施的是 MAC，患者清醒时可明显感觉异常，包括发热感、头部轰鸣感、眼球后疼痛等，应给予药物镇静、镇痛，以免患者不适引起体动，导致拍片效果不佳。局麻药、肝素和鱼精蛋白均会引起严重过敏反应，需密切观察、及时处理。

（9）防治围治疗期的并发症。包括急性脑水肿、脑血管破裂出血、脑缺血等，应及时发现、对症处理。

（五）心血管介入放射治疗的无痛技术

近年来，随着介入治疗器材和工艺的改进，心血管介入放射学技术得到长足的发展，许多心血管疾病避免了剖胸手术的损伤和危险，显著缩短住院时间，成为一项极有发展前途的治疗方法。由于心导管术操作的疼痛刺激轻微，成人患者在穿刺部位局部浸润麻醉后一般都可较好地配合治疗，因此成人的心导管术大多只是需要麻醉医生实施 MAC。但是，拟实施心导管术的患者多为先心病患儿，操作刺激以及治疗环境，均能引起患儿疼痛、焦虑和不合作，故小儿实施心导管术前及操作过程中一般需镇静或进行全身麻醉，如何安全、有效地应用麻醉药物是保证治疗顺利完成的前提条件。另外，心血管放射介入治疗期间容易诱发心律失常，严重者甚至造成心跳、呼吸骤停，需要麻醉医生进行紧急气管插管控制呼吸，同时行心肺复苏。因此，麻醉医生在心血管神经介入治疗中实施无痛技术有重要的临床意义。

1. 麻醉药物选择

心导管术中应用镇静药还是麻醉药，目前尚无统一方案。原则上以镇静为主，让患儿在局麻下顺利接受心导管术，对新生儿和小婴儿可考虑采用全身麻醉。尽管镇静药和麻醉药种类很多，但既能使患儿很好配合又无药物副作用的理想药物尚未被发现。以往曾将水合氯醛用做心导管术的术前药，虽然镇静效果好，但起效时间及作用持续时间均较长，并可能引起剂量依赖性心肺功能抑制。哌替啶、异丙嗪、氯丙嗪合剂的临床应用已超过 40 年，但 29% 的患儿达不到满意的镇静程度，且恢复正常活动极慢。咪唑安定与芬太尼联合应用，92% 的患儿可出现缺氧，50% 出现窒息。因此，目前尚需探索一些更适用于小儿心导管术的镇静药或麻醉药用法和理想的麻醉方法。以下介绍心血管放射介入治疗中常用的几种麻醉药物。

（1）咪唑安定：咪唑安定适用于术前用药、麻醉诱导和麻醉维持，具有抗焦虑、镇静和抗惊厥作用，起效快、作用时间短、毒性低。静脉或肌内注射均可出现顺行性遗忘（即病人对用药后的经历无回忆），对心血管系统无明显影响，呼吸有短暂轻度抑制，注药部位不产生局部刺激，可与吗啡、阿托品或东莨菪碱配合使用。经鼻腔喷雾咪唑安定给药虽然更易被患儿接受，但效果不够确切。口服咪唑安定糖浆 $0.25\sim1.0\,mg/kg$，能产生有效的镇静和抗焦虑作用，起效快且安全，适用于 6 个月至 16 岁患儿，副作用有呃逆、低氧血症、恶心和呕吐。

（2）氯胺酮：氯胺酮具有阻断大脑联络路径和丘脑向新皮层投射的特点，因此，在意识尚存在时，痛觉即已明显消失，随着血药浓度升高，则选择性抑制大脑和丘脑。氯胺酮的作用快速但短暂，静脉注射后 30 s 或肌内注射后 $3\sim4\,min$ 即产生麻醉作用，但自主神经反射不被抑制，静脉注射用药的作用持续时间约 $5\sim10\,min$，肌内注射约 $12\sim25\,min$。氯胺酮会引起短暂的呼吸减慢和潮气量降低,以静脉注射较快时容易发生,过量时引起明显的呼吸抑制,应及时进行人工呼吸,不宜使用呼吸兴奋剂。氯胺酮还会引起一定程度的血压上升、脉率加快和喉痉挛。麻醉苏醒期少数病人出现恶心、呕吐,个别出现精神症状甚至幻觉,有时伴有谵妄和躁动。为减少此类不良反应,应避免外界环境刺激,必要时静注少量安定类药。氯胺酮可引起口腔分泌物增多,应常规应用抗胆碱类药。氯胺酮应避免用于上呼吸道感染病人。咪唑安定与氯胺酮联合静脉用药,起效快,效果稳定,可获得满意的镇静状态,适用于需时较长的侵入性检查,效果优于经鼻腔喷雾咪唑安定气雾剂。其不良反应有一过性血氧饱和度下降、口腔分泌物增多、一过性睡眠障碍和苏醒期躁动,可给予吸氧、吸除分泌物和注射苯海拉明等治疗。联合应用咪唑安定,不仅减少氯胺酮的剂量,也可明显减少幻觉等精神症状。有人建议在咪唑安定、氯胺酮联合麻醉进行房间隔缺损堵闭术时,选用气管内插管,可保持气道通畅和便于进行辅助通气,更加安全。口服氯胺酮与咪唑安定用于心导管术的效果,与肌内注射杜冷丁、异丙嗪、氯丙嗪合剂相比,前者起效快、镇静效果佳,患儿易于耐受,副作用明显减少,但仍有循环、呼吸抑制的危险,故仍需由麻醉科医师实施。

(3)丙泊酚:丙泊酚的优点在于半衰期短、起效快、苏醒迅速、恶心呕吐等副作用少。丙泊酚麻醉高效、安全,但可出现一过性低血压、呼吸抑制和肌阵挛副作用。低血压、呼吸抑制与丙泊酚的诱导剂量、给药速度、麻醉前禁食时间长短有关。肌阵挛无明显后遗症,均可自愈,婴幼儿更多见,与婴儿神经系统发育不完全、药代动力学差异和异丙酚剂量等有关。Williams等研究30例先心病患儿心导管术应用丙泊酚麻醉期间的血流动力学变化,证实应用丙泊酚后所有患儿的体循环平均动脉压和体循环血管阻力均明显下降,肺循环与体循环阻力比增加,对心脏有血液分流的患儿,可使右向左的分流量增加。其结论是:丙泊酚对先心病患儿的血流动力学影响主要是体循环血管阻力下降,使心脏分流患儿的肺循环与体循环血流比值下降,使发绀型先心病患儿的动脉血氧饱和度进一步下降。另一项心导管术中将静脉应用丙泊酚或氯胺酮进行对比的研究,证实丙泊酚麻醉诱导期有70%患儿出现一过性平均动脉压下降,下降幅度超过基础值的20%,40%患儿氧饱和度下降5%~10%,但应用丙泊酚麻醉的优点在于恢复时间明显短于氯胺酮。

对心血管放射介入治疗选择镇静药或麻醉药,不仅要考虑治疗的术式和术者的操作熟练程度,还要考虑患儿的病理生理、病史、年龄、紧张和焦虑程度,同时还必须熟练掌握各种麻醉药物的药效动力学和药代动力学。只有正确合理地用药、严密监护患者,才能保证治疗安全、有效地完成。

2. 无痛技术要点

(1)为保证对血流动力学和分流计算的准确性,在检查的过程中必须保持呼吸和心血管状态的相对稳定,动脉血氧分压和CO_2分压必须稳定,所以要求患者麻醉下生命体征平稳,对麻醉技术要求较高。

(2)小儿心导管检查麻醉特点:儿童能够耐受创伤性操作的镇静深度下常发生呼吸抑制,术中镇静、镇痛或全麻的深度必须恰当;既要预防心动过速、高血压和心功能改变,又要避免分流增大、高碳酸血症和低碳酸血症;氯胺酮会增加全身氧耗,但不会影响诊断的准确性,婴儿较常使用;除常规监测外,还需监测体温(必要的保温措施)和血气分析(代谢性酸中毒,新生儿可能会发生低钙血症和低血糖);严重发绀的病人红细胞增多,应充分补充液体,以减少造影剂造成的血液高渗和微栓塞的发生。

(3) 成人心导管检查时常同时行冠状动脉造影,通常在局麻下进行,但适当镇静和镇痛对病人有益,常用药物有芬太尼和咪唑安定,亦可使用丙泊酚等药物。

(4) 心导管检查的并发症包括心律失常、血管穿刺部位出血、导管造成心腔或大血管穿孔、血管断裂或血肿形成以及栓塞等。心律失常是最常见的并发症,常与导管尖端的位置有关,撤回导管心律失常大部分即可消失。偶尔需要静脉用药或电复律终止心律失常。检查期间也可见到第二度到第三度房室传导阻滞,窦性心动过缓可用阿托品治疗,严重的心动过缓影响血流动力学者需安装临时起搏器。发生室性或室上性心律失常,需密切监护并及时处理,防止心肌缺血。短时间心律失常可能无血流动力学显著改变,而心肌缺血或应用造影剂后可能继发严重室性心律失常或心室颤动,需备有除颤仪、硝酸甘油及血管活性药物。

(5) 心脏压塞是较严重的并发症。心脏压塞有特征性的血流动力学改变,心脏超声检查可确诊,而且其能指导心包穿刺,必要时需紧急进行外科手术治疗。

第五节 创伤后疼痛治疗

创伤后疼痛是指外伤、骨折、脱臼、烧伤等急诊患者伴随的疼痛,近年来日益受到临床医务人员的重视。除了严重创伤或诊断明确有手术指征的患者需立即进行麻醉和手术外,有些患者在事故现场、急诊室或手术前,麻醉医生可能不仅要针对呼吸、循环系统进行急救和生命支持,而且需要给予合适的镇静、镇痛治疗,尽可能减轻患者就诊时的痛苦并配合必要的检查和处理。同时,早期镇痛治疗也有助于减轻机体对严重创伤的应激反应,提高患者的治疗效果。创伤后疼痛的镇痛治疗不仅可能会影响对患者病情的正确诊断,而且镇痛措施的不当选择还会引起呼吸抑制、低血压等严重不良后果。因此,目前在临床中创伤性疼痛患者的治疗一直受到限制。随着人民生活水平和医疗要求的提高,越来越多的创伤后疼痛患者要求得到舒适的诊疗过程。本节主要介绍创伤后疼痛的特点以及各种常见创伤后疼痛的治疗技术。

一、急性创伤后的机体反应

急性创伤后机体反应分为四个阶段。

(一) 第一阶段:损伤相

一般为创伤后的 48~72 h 之内,患者表现为极度兴奋、焦虑或表现为平静、对外界事物漠然。强烈刺激激活机体的内分泌和代谢反应,尤其是肾上腺素和肾上腺皮质激素的激活。在该阶段内,血浆中的肾上腺素与去甲肾上腺素浓度升高,患者的临床表现为心动过速、血管收缩和大汗淋漓,同时肾上腺皮质本身的活动活跃,血浆 17-羟皮质类固醇明显升高,盐皮质激素(以醛固酮为代表)分泌增多,尿中醛固酮升高,机体的钠、钾代谢发生改变。机体的免疫反应也受到明显的抑制,尤其是特异性免疫功能中的细胞免疫随着内分泌系统紊乱、代谢和生化变化也发生相应变化,例如尿内氨排出增加,体内出现负氮平衡。创伤后垂体后叶大量释放抗利尿激素,导致尿量减少、渗透压明显升高。

（二）第二阶段：转折相

一般出现在创伤后 3~7 天，并可持续 1~3 天。患者自觉舒适，对周围事物发生兴趣，胃口转佳，伤口疼痛减轻，体温、脉搏也接近正常，但体力仍虚弱。此阶段的表现犹如突然停止使用促肾上腺皮质激素或肾上腺皮质激素而出现的征象，故又称做肾上腺皮质激素抽除相。转折相的内分泌反应及其影响逐渐消失，血、尿内 17-羟皮质类固醇浓度逐渐下降，嗜酸性粒细胞计数上升，随着合成代谢的开始，尿氮排泄减少，出现正氮平衡，尿量和钠的排泄增加。

（三）第三阶段：肌力恢复相

在转折相后可出现一个较长时间的康复阶段，持续大约 2~5 周。患者不再是心有余而力不足，心情舒畅，胃口增加，开始能胜任工作，体力逐渐恢复。它主要表现为合成代谢以及增长的正氮平衡，肌肉组织重新合成和肌力恢复。内分泌达到原有的平衡状态，活动协调。从能量转化到蛋白质合成是这个阶段的主要特征，伤口从愈合到纤维组织增殖。胶原合成代谢功能如果不受正常调节功能约束，将有瘢痕形成。组织张力恢复，肌肉恢复功能。

（四）第四阶段：肥胖相

此阶段表现为虚胖，增重的成分主要是脂肪沉积，出现正氮平衡和能量平衡。患者将从肥胖转入正常的肌肉发育和体重增加。

二、创伤后疼痛对机体的影响

（一）休克

严重创伤产生的局部刺激常伴有剧烈疼痛，通过周围神经系统和交感神经系统而引起一系列反应，导致中枢神经功能亢进或抑制，交感神经活动亢进，肾上腺素分泌增多，表现为原发性或神经源性休克。患者常出现兴奋、烦躁不安、惊恐、出汗、苍白、虚脱、呕吐、昏厥、低血压、心动缓慢或加速等，这种现象有时很快恢复，有时可持续很长一段时间。

（二）应激反应综合征

创伤性应激反应是机体防止突然应变的保护性功能，但这种防御措施过度也会对人体的生理功能造成严重损害。严重创伤不仅影响血液循环，其所致的惊恐、疼痛、出血和感染等均可诱发出反射弧，导致中枢神经的刺激反应，主要是神经丘脑下部至延髓内自主神经中枢兴奋，迷走神经过度兴奋导致脏器血管痉挛，局部缺血、坏死，黏膜形成溃疡或出血，创伤或交感神经-肾上腺髓质系统大量分泌儿茶酚胺，更进一步加重内脏血管的收缩，促进局部组织缺血、缺氧。应激反应综合征大多见于颅脑损伤患者，但其他部位创伤也不少见。创伤后常见的应激反应多见于胃部，临床表现为伤后几小时内反复呕吐、血便或胃管内抽出咖啡样液体，胃出血严重者可加重休克。创伤后的应激反应可引起肾缺血、缺氧，严重肾缺血将使近端和远端肾小管上皮细胞坏死。肾小球缺血，滤过率下降。创伤后肾小管也可被血红蛋白和肌红蛋白所阻塞。肾小球分泌减少、肾小管上皮坏死，将导致急性肾功能不全和肾衰竭。创伤后的应激反应也可明显减少肝血流量，使肝内血液淤滞，肝细胞缺血和缺氧。严重者可有肝中心小叶坏死现象，肝功能可能受损。

（三）对呼吸功能的影响

胸部创伤（如胸壁挫伤和肋骨骨折）患者，因疼痛不敢深呼吸和咳嗽，使呼吸运动受限，肺活量和功能残气量降低，呼吸道易为分泌物所阻塞，可引起肺炎、肺不张、低氧血症等。创伤后的严重应激反应可使肺毛细血管通透性增加、肺水肿、肺泡表面活性物质减少、肺膨胀不全甚至肺不张、氧交换障碍；患者的临床表现为呼吸困难、呼吸频率增快、口唇和指端发绀、肺部出现弥漫性浸润等，即呼吸窘迫综合征，应早期引起注意并及时抢救。

（四）机体代谢变化

急性创伤后的应激反应主要是促使分解代谢的激素如皮质激素和胰高血糖素等增加，而促进合成代谢的激素如胰岛素和睾酮等分泌减少，表现为蛋白质分解代谢增加。在神经源性休克和以后的数周内，尿氮排出增加达高峰，创伤越大，氮的消失量越多，患者处于负氮平衡状态。创伤后血糖升高，并产生暂时性糖尿。这种现象持续时间很短，它与创伤的严重程度和休克的程度呈正比。血糖的升高主要来源是肝糖原，还有一部分是来自肌肉和其他组织的蛋白质分解后所释放出的氨基酸，通过肝糖原异生途径产生。创伤后能量的主要来源是脂肪，并且与创伤的严重程度呈正比。因此，体内脂肪消耗增加，血浆内非脂化脂肪酸大量增加，即为脂血症。尤其是挤压伤、骨折休克或严重灼伤等引起的脂血症可能是创伤后脂肪栓塞症的重要原因之一。脂血症的发生可能与体内血浆渗透压的下降有关。创伤后，抗利尿活动增加，使尿量减少，因此将出现水潴留。血钠降低和血钾增高也是创伤或大手术后的常见现象。

（五）其他影响

严重创伤、烧伤及手术可使人体内免疫功能明显降低，结果机体容易遭受局部和全身性感染。严重创伤患者因疼痛剧烈常不能配合检查和治疗，甚至拒绝进行治疗。有时特殊体位检查和常规治疗引起的疼痛可加重患者原已存在的循环功能障碍，导致患者休克、虚脱、心肌缺血和心力衰竭，或出现对治疗的恐惧。另外，长时间的持续性疼痛也可严重影响患者的睡眠和精神状态，导致自主神经功能紊乱，如食欲不振、脉搏缓慢、低血压、焦虑和对治疗失去信心等，无疑增加了治疗上的困难和延缓了患者的康复过程。

三、创伤后疼痛的治疗意义

创伤后疼痛治疗不仅旨在减轻患者创伤后的痛苦，增强患者对检查和治疗的配合能力以及改善患者的精神状态，而且在于提高患者自身对抗创伤后并发症的能力，促进患者康复。

目前，对于急性创伤治疗的观点是把重点放在机体对创伤反应的处理上，使局部的创伤能够在有利的条件下迅速痊愈，减轻全身反应对人体的危害。疼痛治疗是调节和处理机体对创伤反应的重要措施之一。创伤患者早期给予合理镇痛治疗可以降低患者代谢率和内脏缺血的程度，改善患者对创伤的耐受性，提高了患者的安全性和出院率；在严重创伤患者的康复期，创伤性疼痛可使患者长期处于某种特殊体位，活动减少，易发生褥疮，肺部和泌尿系统感染等，影响患者的恢复；创伤后因疼痛所致的长期卧床和肌肉不活动也将改变中枢神经系统的敏感性，引起循环紊乱加重和肌肉蛋白的分解增加，此时的疼痛治疗对创伤后的恢复有重要意义。

四、创伤后疼痛的治疗

（一）治疗原则

1. 正确判断病情。
2. 根据病情选择镇痛方法。
3. 根据创伤部位、疼痛程度、患者全身情况、对镇痛药物的反应以及不同镇痛药物的药理特点选用镇痛药。
4. 镇痛治疗的同时，尽快去除致痛病因。

（二）治疗前评估

严重的创伤大多为复合伤，处理比较困难。据统计，头部损伤患者30%合并其他部位损伤；胸部损伤有80%合并头部损伤，44%合并腹部损伤，26%合并四肢损伤；四肢、脊柱损伤有23.1%合并胸、腹、颅脑损伤。这类患者往往伴有休克和呼吸功能障碍，必须早期重视循环和呼吸的复苏，在病情稳定和诊断明确的前提下，才可开始镇痛治疗。在腹部闭合性损伤患者，疼痛往往是帮助诊断和观察病情进展与否的主要征象，过早给予镇痛治疗有时可延误诊断或造成误诊。

（三）治疗要点

1. 注意病因治疗：在进行镇痛治疗的同时需尽快去除致痛的病因，才能收到良好的镇痛效果。不能延误诊断和原发疾病的治疗，尤其是在有复合伤的情况下。

2. 疼痛治疗的前提是安全：严重胸部损伤或颅脑损伤患者，病情发展迅速，可因缺氧、窒息而死亡；镇痛治疗中应慎用或禁用强效麻醉性镇痛药，以免造成中枢性呼吸抑制和昏迷；垂危、神志不清和昏迷患者禁用镇静、镇痛药。对于失血较多的四肢性损伤患者，在进行镇痛治疗的同时还应注意血容量的补充，并尽可能采用对心血管系统影响较轻的方法和药物，如局部神经阻滞、伤口局部麻醉药浸润、口服布桂嗪和二氢埃托啡等。

3. 不同创伤时相的镇痛方法：在损伤相，机体对疼痛处于高敏状态，疼痛剧烈，创口和组织移动、体位不当等均可使疼痛明显加重，患者精神和情绪常表现为兴奋焦虑状态，有防御反应，严重者伴有休克、虚脱、高热等全身症状，采用一般的镇痛药物治疗效果不佳，需应用强效镇痛药和神经阻滞等才能达到满意的治疗作用。在转折相，创口疼痛程度减轻，有内脏损伤的患者可表现出较为明显的牵涉性疼痛，活动后加剧。患者常有复杂的精神、情绪、心理变化，常表现为抑制状态。联合应用小剂量强效镇痛药、镇静药或非甾体抗炎药进行平衡镇痛，加上合适的体位和适当的组织固定常能达到满意的镇痛效果。在肌力恢复相和肥胖相，患者大多表现为深部组织疼痛，来源于肌腱、韧带、骨膜、关节、神经断端、内脏、浆膜等组织损伤部位。性质一般为持续性钝痛，不局限，患者只能笼统地诉说疼痛的部位，部分患者可表现为心理性疼痛，如幻肢痛。这段时期除需给予镇痛治疗措施外，其治疗往往需要包括病因去除和心理疗法。

4. 注意疼痛治疗药物的选择：需要根据创伤的部位、疼痛的程度、患者的全身状态、对镇痛药的反应以及不同镇痛药的药理学特点来选用镇痛药。剧烈疼痛的患者机体处于高度应激状态，患者可能因为焦虑、兴奋等因素而使一般镇痛药物效果不佳，一般需要使用强效的镇痛药物或者神经阻滞等才能奏效，应该早期、足量、多模式进行镇痛干预，减少中枢敏化和后遗神经病理痛，同时也可减少单一药物用量和副作用的发生率。镇痛药的使用宜从小剂量开始，根据患者的反应逐渐增加。给药途径宜先采用口服和肌内注射，效果不好可改用静脉注射，也可应用患者自控镇痛技术。

5. 注意药物的副作用及其不良反应：创伤患者往往需要较长时间应用镇痛药，需要考虑多次应用麻醉性镇痛药的毒性、耐药性和成瘾性，以及同一种药物多次应用可能产生变态反应的危险性。

6. 注意疼痛治疗时的病情本身变化和麻醉药物对患者的影响：在用药前后需要密切观察患者的神志、精神状态、血压、心率和呼吸以及患者主观阐述的镇痛效果，严格观察用药后的副作用，如恶心、呕吐、烦躁不安、出汗、心悸、头晕、头痛、嗜睡、欣快感和呼吸抑制的出现时间，并及时进行处理。创伤后疼痛的患者较少为空腹，如何防止呕吐误吸是极其重要的问题。疼痛、恐惧、休克和药物的应用均可使胃排空时间延长，许多麻醉性镇痛药不仅抑制消化道的活动亦具有呕吐作用，因此宜将麻醉性镇痛药与镇吐药联用。饱胃患者治疗期间应保持咽喉吞咽、咳嗽反射，同时应准备吸引装置、气管插管、简易人工呼吸器和面罩等抢救设备。

7. 注意对患者的心理干预和护理治疗：接诊医护人员的镇定、重视能在很大程度上减轻患者的恐惧、焦虑，医护人员态度和蔼能够获得患者更多的信任从而获得更详细的病史，应同情患者此时忍受的身心痛苦，迅速处理、诊治，动作需轻柔。

（四）各种常见创伤后疼痛的治疗

1. 头面部创伤后疼痛的治疗：颅脑损伤病情危重并且变化多端，在闭合性颅脑损伤明确诊断前，避免使用强效镇静、镇痛药；合并颅内血肿、严重脑挫裂伤、脑水肿或形成脑疝者需及早手术清除血肿与碎裂、液化、坏死的脑组织。眼部创伤的疼痛程度一般较轻，但仍需使患者安静，防止恶心、呕吐和眼内压增高。耳部创伤后疼痛的程度中等，对于外耳损伤的患者，可给予吲哚美辛、罗通痛和曲马朵等口服；疼痛较剧烈者，可根据损伤部位实施耳颞神经耳支、迷走神经耳支和耳大神经阻滞；对于中耳和内耳损伤的患者，如出现眩晕、恶心和呕吐，应同时给予治疗。鼻、咽、喉和颌面部处于呼吸道的上端，血运丰富，创伤后可因组织移位、肿胀、舌后坠、凝血块和分泌物堵塞而影响呼吸，抢救时应防止窒息。

2. 胸部创伤后疼痛的治疗：无肺组织损伤或伴有肺损伤但无明显呼吸功能障碍的胸部创伤后疼痛患者，可使用局部神经阻滞、非麻醉性镇痛药物及吗啡等阿片类药物，循环稳定亦可考虑硬膜外自控镇痛；对于伴有广泛的肺损伤患者，则应注意保持呼吸道通畅，适当镇痛；对于严重呼吸困难者则应尽早控制呼吸道，必要时行呼吸机辅助通气，可应用麻醉性镇痛药物。单纯肋骨骨折治疗以镇痛为主，多根、多段肋骨骨折患者如有休克、张力性气胸或大量血胸，应尽快作相应的急救处理，积极处理呼吸道梗阻和固定浮动的胸壁，这些措施是抢救成功的关键。胸骨骨折常合并内脏损伤，如心脏挫伤、气胸、血胸等，对于有胸骨移位和上述严重合并伤的患者，应尽快采取开胸手术进行处理。

3. 腹部创伤后疼痛的治疗：腹部创伤疼痛是判断脏器损伤部位、程度和病情发展的重要指标。在明确诊断前禁用麻醉性镇痛药物，以免掩盖症状和体征造成误诊，延误病情。确诊需要手术后，可以使用吗啡等进行镇痛处理。无恶心、呕吐等胃肠道症状的单纯腹部软组织挫伤，服用非甾体药物效果较佳。病情严重者可以采用局部神经阻滞。

4. 脊柱、四肢创伤后疼痛的治疗：脊柱损伤一般疼痛较轻，口服非甾体镇痛药物或局麻药物区域阻滞即可。如果伴有高位截瘫，则不应使用麻醉性镇痛药物或者对心血管有影响的药物。四肢、关节创伤后导致的剧烈疼痛和精神紧张、失血是造成严重休克的主要原因。这种情况下，要尽早、有效地进行镇痛处理。创伤范围较小的，口服非甾体药物或者曲马朵等即可，并根据患者精神状态，适当使用安定、异丙嗪等镇静剂，亦可对创伤部位行神经阻滞缓解疼痛。严重骨折、关节脱位、深部组织损伤伴有剧烈疼痛的患者，如果没有颅脑损伤、胸腹联合伤，可以给予吗啡或者其他强效麻醉性镇痛药。如果一般情况较差，则考虑进行周围神经阻滞或者神经丛阻滞。

总之，创伤后疼痛的治疗既要达到满意的镇痛效果，又要最大限度地维持正常的生理功能，以确保患者的生命安全。应根据患者的危重情况、创伤部位、疼痛程度、设备条件、实施麻醉的医务人员的经验等选择适当的镇痛药物和方法。

第六节　不配合患者的无痛诊疗

MRI、CT等辅助检查过程并无疼痛刺激，但婴幼儿、精神病等患者由于恐惧、不理解而不配合、不接受检查。另外，许多诊断性穿刺，如胸、腹、腰、骨、前列腺、鼓膜穿刺，肾活检等操作疼痛刺激轻微，正常成人在局部浸润麻醉下即可顺利完成操作，但婴幼儿、精神病及智障患者却不能配合完成诊断性穿刺。此类不配合患者的临床诊疗常需要麻醉医生实施麻醉及监护，确保顺利完成诊疗及患者安全。本节介绍了小儿和智障、精神病患者在诊疗过程中无痛技术的应用，主要包括小儿和智障、精神病等不配合患者行动静脉穿刺或诊断性穿刺、影像学检查等诊疗以及精神病患者电休克治疗时的无痛医疗方案。

一、小儿患者诊疗的无痛技术

（一）概述

小儿在进行临床诊疗过程中会对各种诊疗产生恐惧，由于小儿不能理解医疗行为，即使是接受一些无疼痛刺激的诊疗行为，也会感到恐惧，甚至不配合，而一些有疼痛刺激的诊疗手段更会引起患儿的极度恐惧和痛苦。我们应意识到，临床诊疗行为对患儿造成的生理和心理的不良影响。医务人员应充分意识到，诊疗行为带给患儿的恐惧和疼痛不只会影响到患儿的身心健康，还可能潜在地影响患儿的心理情感、活动能力的发育和成长。在过去的十多年，麻醉医生越来越多地参与了小儿临床诊疗过程，对小儿临床诊疗所采用的麻醉方案的理解逐步加深，小儿无痛苦诊疗技术逐渐普及起来。

（二）基础理论

1. 胎儿、新生儿与疼痛

在胎儿的生长发育过程中，怀孕第7周时，胎儿会形成皮肤感觉，开始在口周围、脸、面、手、足和躯干等处形成感觉。第15周后皮肤机体终末端出现感觉。第20周后所有皮肤及黏膜都有感觉。第10周时胎儿神经组织中出现P物质，到第22周可测到内源性阿片类物质，同时在外周感觉神经和脊髓后角细胞内形成突触。第22周时脊髓和脑干神经组织髓鞘形成，到第28周后逐渐完善，但外周神经直到出生也没有完全髓鞘化。现知伤害性信号是由两类感觉神经纤维向中枢传导，一类是无髓鞘纤维的C纤维，另一类是有髓鞘Aδ纤维。这两类都属于细纤维，而神经纤维传导动作电位速度的快慢和其直径呈正比，这就意味着伤害刺激信号的传导很慢。怀孕第 8 周时胎儿大脑皮层开始发育，到第 20 周时可含十万亿个神经细胞。胎儿的脑电图表现为间断性，且两个半球不同步，第 27 周后才同步，第 30 周后能测到诱发电位。到怀孕第 28 周后胎儿所有感受伤害性刺激的基本条件已具备。因此，人体对伤害性刺激的感受系统并不是出生后才建立，而是在出生前的 6 个月内就逐步形成，只是它处于一种抑制状态，新生儿一出生就能感知伤害性刺激的信号。

新生儿脊髓后角细胞的兴奋阈值比年长儿低，而其兴奋阈值也随着接受一些伤害而进一步降低，如新生儿的小手术或每天的足跟针刺采血等。因此，对一个伤害性刺激，新生儿感觉到的疼痛可能比儿童或成人更剧烈。以往的错误观点认为新生儿不能记忆疼痛的过程，因而没有不良后果。但新生儿感受到疼痛刺激时常表现为整体反应，伴随着新生儿疼痛的代谢和应激反应，新生儿的致病率和死亡率会明显增加，在疼痛之前给予局部麻醉、阿片类药物或全麻可以降低这些应激反应。尽管对新生儿疼痛的感知过程和大脑反应还缺乏认知，但有证据表明：新生儿的肾上腺皮质反应与伤害性刺激直接相关。新生儿接受伤害性刺激时，如包皮环切、足跟采血、静脉切开等，均可表现为哭闹增加、喂奶困难、睡眠异常等短时间的行为异常。婴儿早期的疼痛经历也可影响以后机体对疼痛的反应，有研究表明：与麻醉下包皮环切的新生儿相比，在出生时接受无麻醉的包皮环切的婴儿对疼痛刺激会出现"夸大"的反应。因此，新生儿可能不会理解或记忆疼痛，但是哪怕是早产儿，都有能力感觉伤害性刺激，从而引发许多生理学和行为学的反应，并可转化为对以后的疼痛表现出短期或长期的行为异常，而使用镇痛药可降低疼痛引起的应激反应和有害后果。

2. 小儿的疼痛心理学

不同年龄阶段心理因素对疼痛的反应不同：1 岁以内，尤其是 6 个月以内的小儿，由于智力、思维、自我保护意识刚刚开始发育，心理因素影响基本上反映的是机体的本能反应；3 岁的小儿开始出现心理因素的干扰，这种干扰主要是恐惧心理；学龄儿童大部分能如实但不一定能够准确地述说疼痛特点，虚假性、欺骗性随年龄的增长逐渐减少，但心理因素的影响仍很重要。当一个儿童正在经历一种疼痛时，他可能否认疼痛的存在或只表述为各种类型的不适，他们害怕一旦说出疼痛，就会有另一个更痛的干预或导致与父母分离，他们可能认为疼痛只是对他们的一种惩罚，是由自己的过错造成的。有些儿童对陌生的医护人员不信任也会认为不需要告诉医生和护士自己的疼痛。在临床上性格、心理的差异需要注意去伪存真，性格坚强的小儿恐惧心理轻、耐受性大，对刺激表现为感受疼痛较轻；娇气的小儿恐惧心理重、敏感、耐受性小，同等疼痛刺激表现出疼痛感较严重。

3. 小儿疼痛评价

疼痛的严重性总是主观的感受，如何对无法用语言表达清楚的儿童进行疼痛的评价，是小儿疼痛治疗的一个挑战。如同抗高血压治疗前一定要先测血压，适当的疼痛评价有助于疼痛的治疗，在没有评价疼痛的严重程度之前不应盲目进行疼痛治疗。能正确描述疼痛的部位、性质和严重程度的儿童，常用疼痛评分尺来对其进行疼痛的评价。3 岁以上的儿童有一定的语言能力，借助疼痛评分尺一般就能正确说出他们的疼痛程度；3 岁以下的儿童，必须结合行为暗示和生理体征的变化来作出判断，但有些变化并不都是疼痛引起的，如与父母分离、饥饿、恐惧和焦虑均可造成假象。

Piaget 分成四个发育阶段对儿童的疼痛进行评价。第一期为 0~2 岁，该阶段的婴儿很少或根本不能理解疼痛，完全没有语言能力表述疼痛，只能依靠婴儿的姿势、活动、哭闹、喂养和睡眠等行为以及心动过速、高血压、出汗和血氧饱和度等生理体征来判断婴儿的疼痛严重程度。这个阶段常用 ATTIA、CRIES、CHEOPS 评分法。第二期为 2~7 岁，此期的儿童有一定的语言能力，可对疼痛进行定位，并能用"多"与"少"来区别，能用简单的词汇描述疼痛，此时的儿童常以自我为中心，并把疼痛作为对自己过错的惩罚。此阶段常用 GHEOPS 和 Faces 评分法。第三期为 8~12 岁，此阶段的儿童思考问题比较有逻辑性，能与医生很好地沟通，常用 Faces、Numeric 和 VAS 评分法。第四期为大于 12 岁，此时的少年能准确地描述疼痛的性质，如灼痛、刺痛、抽痛、切割痛等，能正确地说出不同镇痛方法对疼痛缓解的程度。此期的儿童常用数字和视觉模糊评价尺（见表 11-1）。

表 11-1　儿童的疼痛评价

方法	类型	年龄组	注解
ATTIA	观察行为	<1 岁婴儿	10 项指标，得分：0 分、1 分和 2 分；无痛为 0 分，最痛为 20 分
CRIES	观察行为和生理	<1 岁婴儿	5 项指标，得分：0 分、1 分和 2 分；无痛为 0 分，最痛为 10 分
新生儿婴儿疼痛评估法（NIPS）	观察行为和生理	<1 个月婴儿	6 项指标，得分：0 分、1 分和 2 分；无痛为 0 分，最痛为 7 分
学龄前儿童术后疼痛评估法（TPPPS）	观察术后行为	1~5 岁儿童	7 项指标，得分：0 分和 1 分；无痛为 0 分，最痛为 7 分
东安大略儿童医院评分法（CHEOPS）	观察术后行为	1~7 岁儿童	6 项指标，无痛为 4 分，最痛为 13 分
客观疼痛不适评价尺（OPS）	观察术后行为	青春期儿童	6 项指标，得分：0 分、1 分和 2 分；无痛为 0 分，最痛为 12 分
Oucher 图片评价法	自我报告	1~3 岁儿童	6 张疼痛逐渐加剧的图片指示疼痛程度
面部表情评价法（Faces）	自我报告	3~12 岁儿童	各种不同的面部表情指示疼痛程度
数字评价尺（Numeric）	自我报告	>7 岁儿童	11 个点位的简易尺；无痛为 0 分，最痛为 10 分
视觉模糊评价尺（VAS）	自我报告	>7 岁儿童	10cm 长尺；无痛为 0 分，最痛为 10 分

（三）小儿诊疗的无痛技术

1. 诊疗现状

新生儿疼痛的治疗是一个较新的研究领域，实际临床中并未得到广泛的认可和推广。2000 年 2 月美国儿科学会与加拿大儿科协会联合出台的有关新生儿疼痛的政策宣言指出：新生儿感受疼痛的神经解剖和神经内分泌机制已经发育完全；较长时间或严重的疼痛会导致新生儿发病率增加；新生儿期经过疼痛刺激的幼儿对疼痛的反应明显增强；应开展新生儿的严重疼痛及止痛效果的评估性研究；疼痛引起新生儿极度不适；新生儿即使缺少疼痛行为反应（如哭闹和肢动）也并不说明无疼痛存在。这份政策宣言强调应着力避免新生儿的疼痛或伤害刺激，如果存在适应证，应尽可能全程治疗疼痛，包括动静脉穿刺、胸腔置管、导尿术、耻骨上膀胱穿刺、腰穿、包皮环切、臀部肌内注射、针刺足根和插管术等。但时至今日，大部分的医疗单位对新生儿的上述临床诊疗仍很少，甚至根本没有使用镇静、镇痛药物。

创伤性医疗操作引起的疼痛在儿童疼痛治疗中所占比例日益增大，并已成为儿童疼痛治疗的一个重要方面，如癌症患儿需要经常进行静脉穿刺、骨髓穿刺（骨穿）与活检、腰穿等有创诊断性操作。在国外，尽管医务人员认同创伤性操作引起的焦虑情绪影响患儿的药物治疗效果的观点，但多数儿童肿瘤中心对这类疼痛仍缺乏正规的治疗方案。1990年癌症儿童操作相关疼痛管理分会提出了一系列适用于较年长儿童接受创伤性操作期间的心理学治疗方法和镇静、镇痛药的使用指南，不仅成为国外绝大多数儿童肿瘤中心的工作常规，也作为儿童疼痛治疗的常规广泛应用于非癌症患儿的创伤性操作，如急诊室内的小伤口缝合、骨折复位，甚至烧伤、刀伤、关节冲洗、胸腔置管等住院病例的疼痛治疗。而国内，由于过去不仅对小儿应用镇静、镇痛药的安全存在顾虑，而且对小儿的疼痛也缺乏满意的判断方法。另外，对小儿的心理健康认识不足，因此许多小儿诊疗时的恐惧、疼痛未能得到合理的处理、治疗。近些年，随着"无痛医院"概念的推广，小儿临床诊疗中无创或有创操作对患儿带来的生理、心理的负面影响渐渐被国内医务工作者重视。

小儿无痛苦诊疗的应用范围主要包括小儿的影像学或脑电图等检查、小儿介入治疗、小儿无痛牙科、小儿无痛穿刺（各种疫苗、预防针注射，取血样本，胸、腹、腰、骨、鼓膜穿刺，肾活检）等。

2. 小儿诊疗无痛技术实施要点

（1）实施小儿无痛技术的医务人员应当熟知小儿特殊的生理、病理知识，通晓气道管理和心肺复苏知识，最好是由麻醉医生来实施，也可由经过培训的重症监护室（ICU）医生或小儿科医生完成。

（2）所有接受无痛技术的患儿应进行血氧饱和度、心电图和呼吸频率等监测。实施场所应备有抢救设施和药物，包括氧气、小儿简易呼吸囊、直接喉镜、气管导管、除颤仪等。

（3）麻醉医生对小儿疼痛的处理需去伪存真，辨明真相，而不能盲目相信患儿的主诉，以免发生麻醉药物过量。

（4）对小儿疼痛治疗应注意心理安抚的精神方法。

（5）按照小儿的药理特点给予镇痛药物，缓解症状。

3. 常用无痛技术

（1）肠道途径/口服及经皮给予麻醉药物

根据小儿不同的诊疗，常需要使用一些镇静、镇痛的麻醉药物达到不同的麻醉深度，肠道途径/口服镇静、镇痛药物是患儿容易接受的方式。10年前所使用水合氯醛由于不良反应发生率高、缺乏镇痛作用和起效时间不确定，已很少使用，现临床常用的药物有咪唑安定等催眠药物。对于年龄较大的儿童可选用芬太尼透皮制剂，芬太尼透皮制剂 $0.005 \sim 0.015$ mg/kg 于术前 $15 \sim 20$ 分钟贴于穿刺等小手术部位可提供满意的镇痛效果。

对于新生儿的轻度疼痛治疗对乙酰氨基酚（醋氨酚）是安全的药物选择，口服用量为 $10 \sim 15$ mg/kg，直肠用药 $20 \sim 25$ mg/kg，但其镇痛作用弱，单独使用时药效常不能令人满意。其他非甾体类镇痛药不推荐作为新生儿疼痛治疗药物。苯二氮䓬类中的咪唑安定由于半衰期短最常应用于新生儿。

(2) 表面麻醉

为了让婴幼儿或儿童在腰穿、骨穿等有创穿刺中达到完全无痛的目的，采用表面麻醉下的穿刺方法已被国外广泛使用。常用药物为恩纳镇痛药膏，可为腰穿、骨穿，甚至静脉、肌内或皮下注射的儿童提供良好的表面麻醉作用。恩纳是水溶性局麻药利多卡因和丙胺卡因的混合制剂药膏，贴于皮肤表面60~90 min，可达到最大镇痛效应。缺点是起效缓慢，也不适用于易致高铁血红蛋白血症的患儿。尽管恩纳用于新生儿有引发高铁血红蛋白血症的危险，对于动脉穿刺或胸腔置管这类操作，单次使用不超过2 mg的恩纳是安全的。如果新生儿已使用引起高铁血红蛋白血症状的药物如醋氨酚，则不应再应用恩纳。如果需要迅速局部止痛，可使用Numby Stuff技术。Numby Stuff技术是利用离子透入技术的低强度电流作用于神经末梢的系统。该系统使用两个电极，一个放置在已有1 cm利多卡因药膏的操作点上，另一电极放置在距操作点15 cm外的较大肌肉位置。该方法可使局麻药的表面麻醉作用的起效时间明显缩短。

(3) 吸入无痛技术

在某些情况下，吸入麻醉药如笑气、七氟醚可用于小儿急诊清创、缝合等操作的镇痛。吸入无痛技术的优点是无需静脉穿刺，起效迅速、作用短暂，同时具有镇静和镇痛作用。缺点是需要特殊的设备，对环境有污染的顾虑，患儿术后呕吐发生率较高。

(4) 静脉无痛技术

静脉无痛技术由于其明显的优势日益受到儿科临床医务人员的欢迎，越来越多的小儿诊疗可以在麻醉医生实施无痛技术后安全、顺利地完成。

氯胺酮是儿童疼痛治疗中广泛使用的静脉麻醉药物，具有镇痛作用强、使用方法多样（既可肌注、静注，也可口服）的优点。主要不良反应有腺体分泌增加、喉痉挛、升高血压和颅内压等。氯胺酮在苏醒期还可引起噩梦或幻觉，尽管较成年人少见，但儿童也有发生。氯胺酮常与阿托品合用，也常与咪唑安定、丙泊酚合用，以减少口腔分泌物的增加和幻觉的发生。氯胺酮肌注剂量为4~6 mg/kg，静注0.5 mg/kg可发挥镇静作用，静注1~2 mg/kg产生麻醉作用。

丙泊酚已成为目前国内外儿童临床诊疗中最受欢迎的麻醉药物，尤其适用于门诊的患儿。丙泊酚是一种新型静脉全身麻醉药，起效迅速，半衰期短，因而具有很好的可控性，此外丙泊酚还具有一定的镇吐作用。首剂2~5 mg/kg，推注速度不可过快，继之可给予丙泊酚0.05~0.3 mg/(kg·min)静脉持续泵注维持。多数患儿停药后15分钟内能够苏醒。丙泊酚的最大优点在于其镇静的高度安全性和有效性，其半衰期短，引起的呼吸抑制多可在停药后很快缓解。

麻醉性镇痛药在新生儿ICU病房广泛使用，但必须注意早产儿、足月儿和过期产儿在代谢、清除等方面不同的药理特点。最常使用的阿片类药物是吗啡和芬太尼。吗啡在新生儿的半衰期约是幼儿的7倍，血药浓度也较之高2~3倍，若早产儿则更长，故新生儿吗啡的首次剂量只有幼儿（0.05 mg/kg）的一半，连续用药剂量为每小时0.01~0.02 mg/kg，早产儿只需每小时0.005~0.01 mg/kg。芬太尼也是常用的新生儿镇痛药，芬太尼能降低患儿的肺血管张力，特别适用于肺动脉高压或体外转流的病儿，足月儿和早产儿芬太尼首次剂量相同（每小时0.001 mg/kg）。由于耐药性的存在，新生儿对芬太尼的需要量在使用数天后显著增加。较长时间使用芬太尼会引起药物的本身依赖性，突然停药可诱发戒断症状，如果使用超过数天，应逐渐减少药物用量，再停药。其他麻醉性镇痛药如瑞芬太尼由于镇痛效应强、起效迅速、半衰期短常用于新生儿手术期间。呼吸抑制是阿片类药物用于新生儿疼痛治疗的主要不良反应，必须加强新生儿疼痛治疗期间呼吸状态和血氧饱和度的监测。

（5）小儿心理干预

大量的研究表明，认知-行为治疗（CBT）对儿童医疗操作过程相关的焦虑和创伤的治疗行之有效。尽管CBT包含许多专门的治疗方法，但共同目的只有一个，即为儿童正确对待有创伤的医疗操作提供专门的系统化心理治疗，维持儿童对创伤疼痛的初始反应状态。

在众多帮助儿童正确对待预期创伤的心理治疗方法中，使用最广泛的方法是简单术前教育。术前教育即将操作过程有关的情况包括操作过程和操作前、中、后受检人员可能有的感受在操作前告之患儿。重点在于详细介绍操作步骤，而术中感受则强调是受检者的主观描述。术前教育过程中告诉患儿什么、告诉多少应根据儿童的认知能力、焦虑评分和患儿对待疼痛的态度而定。对于后者而言，如果患儿的注意力集中在创伤上，他就会寻找更多的信息以应对即将到来的挑战；如果患儿对即将到来的操作创伤漠不关心，设法转移患儿对操作性疼痛的注意力可能会更有效。

系统化"脱敏"可减轻儿童对预期的医疗性操作或急性创伤的恐惧感。所谓系统化"脱敏"即逐步分级地将患儿暴露于操作过程相关的刺激之中，接受强度由小到大，使儿童对创伤刺激的态度由焦虑、紧张过渡到平静、放松，最终达到平静接受医疗操作的目的。"脱敏"治疗问题的关键是寻找到能够替代伤害刺激的无创伤的同类刺激。

激励疗法是对儿童勇于面对疼痛挑战的勇气或行为给予一定的奖励。奖励目的在于鼓励儿童积极对待疼痛的挑战，并促使其改变不良行为，至少使儿童明白伤害性操作是对自我的一种挑战。应对所有儿童进行刺激疗法的强化训练，如鼓励患者平卧，这能显著减少医疗操作并发症的发生率；呼吸锻炼也有助于减少儿童对伤害性操作作出踢打或尖叫等反应的发生。

注意力分散疗法是设法将患者的注意力转移到伤害刺激之外的其他事情上的心理治疗方法。在某些情况下，可使用一些特殊的方法来分散患者的注意力，如涂色、看录像、做拼图等。催眠术是一种常用的分散注意力方法，患儿催眠后可以进入到一种虚幻状态，适用于可以配合、理解的较大儿童。催眠术可以改变患儿疼痛经历的主观感受，当催眠达到预期效果后，可鼓励患儿进行自我催眠，以淡化伤害性刺激引起的不适，帮助患儿平安经过操作过程。

放松疗法是指教育儿童学习遇到疼痛伤害时进行深呼吸、肌肉放松等简单的放松，这是减轻术后焦虑反应的有效方法。深呼吸指导方法应根据儿童的年龄来进行，通过开发儿童的想象力也有助于放松疗法的实现。术前或术中必要的模拟和排练在放松疗法的学习和强化训练中发挥着重要作用，如观看同龄人接受医疗操作过程中进行放松活动的录像或收听积极对待疼痛的语言录音。如果儿童以亲身经历讲述自己接受医疗操作的过程及其在此过程中的感受，更会收到意想不到的效果。

生物反馈的目的是使儿童反馈得到他的努力是有效的信息，已成功地应用于各种疼痛的治疗，如头痛、全身性肌肉紧张的治疗中。儿童能很快从听觉和（或）视觉的反馈疗法中受益，并学习独自在疼痛加重时应用。

总之，对疼痛的认知-行为进行积极心理干预有许多优点。这种干预有助于形成一种自己控制困难状态的感觉，影响儿童未来的发育；而且，不会对儿童产生任何的不良影响。然而，心理学治疗决非万能，并非所有的儿童均具备接受和应用心理治疗的认知能力和情感基础。将药物治疗和心理学治疗二者有机地结合起来将是最合理的选择。

二、精神病及智障患者的无痛苦诊疗

（一）概述

精神疾病涉及人的心理和行为障碍以及心理发育的障碍，轻度精神疾病包括焦虑症、抑郁症、强迫症、癔症、老年性痴呆等，重度的精神疾病主要指精神分裂症等难治性精神疾病。在临床中有许多患有精神疾患和智力障碍的患者需要接受诊疗，这些病人在精神状况、配合程度以及理解能力方面都与普通人存在差距，因此常常不能配合正常诊疗程序，甚至由于恐惧而出现过激行为，甚至造成医务人员的人身伤害。一般而言，轻度精神疾病和症状控制期的精神疾病以及智力发育较好的智障患者可常规接受临床诊疗，但精神病症状未控制期以及智力障碍严重的患者进行临床诊疗时，往往需要麻醉医生实施无痛技术。另外，精神病患者的现代电抽搐治疗（Modern ECT，MECT）也可归于无痛技术范畴。

（二）抗精神病药物与麻醉药物的相互作用

单胺氧化酶抑制剂、三环类抗抑郁药或碳酸锂、苯二氮䓬类等是许多精神疾病患者常服用的药物，这些药物与许多麻醉性镇静、镇痛药物存在相互作用，一起使用可增加药物的不良反应，甚至危及生命。

单胺氧化酶抑制剂可抑制单胺氧化酶的作用，阻断去甲肾上腺素、5-HT 和多巴胺的代谢，导致神经递质在神经末梢蓄积。其间接的拟交感作用能导致严重的高血压危象。单胺氧化酶抑制剂与巴比妥类有协同作用，应减少诱导剂量。单胺氧化酶抑制剂抑制肝微粒体酶的活性，能与阿片类药物发生相互作用产生过度的抑制。单胺氧化酶抑制剂与哌替啶配伍时可能会导致严重的兴奋现象，所以麻醉时禁用哌替啶。三环类抗抑郁药在神经末梢突触前阻断儿茶酚胺的吸收，导致体内儿茶酚胺升高，若同时应用拟交感神经药如麻黄碱可致病人血压急剧升高。另外，三环类药物有抗组胺、抗胆碱能和镇静作用，能使心脏的传导减慢，若与中枢性抗胆碱能药物阿托品等合用，会增加术后谵妄的发生率。锂剂多用于治疗躁狂型抑郁症及抑郁症复发患者，其作用是阻断细胞膜 Na^+-K^+ 泵，破坏神经膜电位，干扰 cAMP 的产生，因此可使心电图发生改变，肌松药作用时间延长，当锂浓度超过治疗浓度时，会延长苯二氮䓬类和巴比妥类药物的时效。

（三）精神病及智障患者的无痛苦诊疗技术

1. 常用无痛技术

（1）MAC

MAC 是在局部麻醉或未用麻醉进行操作时对患者进行监护，为克服由于诊疗引起的不适和心理的恐惧，根据患者的情况和需要辅用一些静脉镇静催眠药物，以抗焦虑、镇静及强化镇痛，进行适度的支持和处理的过程。

精神病或智障患者实施一些本身无痛苦的诊疗时，如 MRI、CT 检查，对于一些可配合指令的精神病患者和有一定理解能力的智障患者一般可在充分沟通并进行心理支持后顺利完成。但大部分精神病患者在这些诊疗过程中应行 MAC，以保证诊疗的顺利完成，减少患者的恐惧、痛苦，避免患者因恐惧、焦虑而加重精神疾病，诱发精神病急性发作引起过激行为。

(2) 全凭静脉麻醉

在对精神病患者或智障患者进行一些有一定疼痛刺激的检查和治疗时，比如胃肠镜检查、胸部穿刺、腹部穿刺等侵入性治疗，虽然这些刺激在正常患者可以通过局部麻醉来完成，但对于精神病患者和智力障碍的患者在不实施全身麻醉下完成诊疗则有一定风险。因为，此类患者可能会由于紧张、疼痛等不配合操作或引起精神病急性发作，甚至发生攻击性过激行为。因此，对此类患者实施上述侵入性诊疗时应实施全凭静脉麻醉的无痛技术。使患者在安静状态下完成检查和治疗过程。丙泊酚具有起效快、半衰期短、可控性强等药代动力学优点，尤其适用于精神病患者的侵入性诊疗，靶控输注的应用更可以减轻麻醉药物对循环、呼吸的抑制作用，使麻醉过程更平稳。对精神病患者使用全凭静脉麻醉的无痛技术应注意患者长期服用镇静药物致耐药性增强及麻醉药物协同性增加的特点。

电抽搐治疗（electric convulsive therapy，ECT）是一种治疗精神病的有效方法。ECT 通过电子计算机系统对大脑分析后释放出与大脑电波相一致的微电波，抑制大脑的异常活动，从而控制精神病患者的精神症状。同时，可通过增加血脑屏障的通透性来增加脑血氧含量，以达到营养脑细胞的目的。最近，美国一些精神科医生提出了现代电抽搐治疗（modern ECT，MECT）的概念，其含义不单指以往改良 ECT 的治疗技术，还包括新一代 ECT 治疗仪的使用、有关 ECT 疗效的数值化评定及依托咪酯、丙泊酚等现代麻醉药物使用技术和多功能、多参数监测技术等内容。进行 MECT 时需使用依托咪酯或丙泊酚等静脉全麻药物及短效的肌肉松弛剂，患者需辅助通气给氧，而 MECT 的刺激也会诱发一些严重的并发症，因此，MECT 治疗时需麻醉医生在场对患者进行生命支持，同时及时处理各种并发症的发生，保证患者安全。

2. 无痛技术应用要点

(1) 评估和监护

在精神病患者进行临床诊疗并实施无痛技术前，不仅应对患者进行全面的麻醉风险评估，包括心肺等主要系统功能的评估，还应对患者的精神病专科情况进行评估，了解患者的精神病控制情况、配合指令能力、治疗心情以及紧张情绪等。了解患者的专科用药史，避免药物相互作用。进行 MECT 治疗前，要详尽作好躯体和神经系统检查，如胸部 X 线透视、心电图、脑电图等，排除心血管和脑部疾病，有呼吸道系统基础病变如呼吸道感染、哮喘等应待其病情经治疗改善后再行 MECT 治疗。

(2) 管理要点

对于可以交流的轻度精神病患者态度要和蔼，诊疗前需解释诊疗目的和过程以消除患者的心理顾忌，使之能较好地配合诊疗。躁狂、精神分裂患者一般来说需要采取全身麻醉才能保证诊疗的顺利完成。大多数精神病患者都有长期服用镇静、催眠药物史，应向家属或监护人询问其用药史。精神病患者对麻醉精神类药物可能有一定的耐药性，部分患者可能伴有肝肾功能的损害。因此，在有创或无创诊疗时实施无痛技术之前应了解重要器官以及血液系统的情况。实施无痛技术前应仔细评估患者的精神状态，必要时请精神科医生会诊。操作过程之中要充分镇静镇痛，避免患者出现恐惧、紧张不安，从而引起躁动，甚至精神病发作。在进行诊疗操作时，精神疾病患者麻醉起效时间及苏醒时间一般均长于非精神病患者，与精神病患者长期服用镇静药物致耐药性增强以及麻醉药物协同性增加有关。

（3）MECT 并发症防治

MECT 治疗一般的并发症有肌痛、头痛、膈肌痉挛、可恢复的记忆障碍等。

心血管系统并发症包括高血压、低血压、心动过缓、急性心肌梗死、心室颤动、心搏骤停等，是 MECT 致死的主要原因。麻醉药丙泊酚对循环有一定抑制作用，可引起低血压，对于有心功能不全的患者可引起心搏骤停。MECT 在治疗中少数患者出现致命的心动过缓，其原因可能与通电后迷走神经紧张性增高抑制心脏活动有关。另外，MECT 本身抽搐发作增加了心脏的收缩强度，从而使心率增快、血压增高，对冠心病患者有可能诱发急性心肌梗死甚至心搏骤停。

呼吸系统并发症包括呼吸抑制、低氧血症、吸入性肺炎等。丙泊酚较大剂量对呼吸有抑制作用，而氯琥珀胆碱（司可林）使肌肉短时间松弛，如果无麻醉医生进行辅助通气和控制呼吸，即会缺氧引起死亡。另外，患者意识消失后呕吐、误吸也可引起吸入性肺炎。

MECT 会引起颅内出血等脑血管意外。MECT 致机体的抽搐增加了心脏的收缩强度，脑血流灌注、糖和氧的代谢会增加一倍，可引起血脑屏障一过性功能崩溃，脑血容积增加也会使颅内压明显增高。

第七节　无痛皮肤科诊疗

皮肤病是临床常见疾患，不仅影响了患者对外形美观的要求，而且多具有瘙痒、疼痛等症状。一些皮肤疾患，如疱疹病毒神经痛，患者长期遭受疼痛的折磨，不仅情绪低落、生活质量低下，而且工作和社交能力降低甚至丧失。另外，一些皮肤病的顽固性瘙痒反复发作，影响患者的情绪、心理，造成失眠、焦虑或抑郁，降低了患者的生活质量。随着生活水平和患者对医疗质量要求的提高，越来越多的疼痛科医生参与到皮肤科诊疗过程中，对上述在皮肤科诊疗中忍受着瘙痒、疼痛等身心折磨的患者进行"无痛治疗"。

一、应用范围

"无痛皮肤科诊疗"主要应用于疱疹病毒神经痛的止痛止痒、生殖器黏膜（尖锐湿疣、生殖器疱疹）的镇痛、皮肤瘢痕痛的治疗以及其他皮肤病的止痒等皮肤科诊疗中。

（一）急性带状疱疹

临床治愈后持续疼痛超过 1 个月定义为带状疱疹神经痛，6 个月以上者定义为带状疱疹后神经痛（postherpetic neuralgia，PHN）。带状疱疹后神经痛是困扰中、老年人群的顽固性疼痛症之一，其持续时间短则 1~2 年，长者甚至超过 10 年，如无有效的控制疼痛的方法，一般病史均长达 3~5 年。

（二）神经性皮炎

神经性皮炎又称为慢性单纯性苔藓，因反复发作、久治不愈，故又称为顽癣，是一种较为常见、反复发作的、以皮肤苔藓样变及剧烈瘙痒为特征的慢性炎症性皮肤病。本病多见于青少年，夏季加重，冬季减轻。其主要临床特征为剧烈瘙痒，局部皮肤肥厚、皮沟加深而形成苔藓样病变。神经性皮炎的病因目前尚不完全明确，但可以肯定的是该病不是由细菌或真菌感染引起，其发病机制可能与大脑皮层的功能失调有关，也可能由自主神经系统功能紊乱所致。精神因素、刺激性食物、局部摩擦刺激、消化系统疾病、内分泌障碍均与本病的发生有关。因刺激造成的局部过敏瘙痒而反复搔抓也是促使本病发生的因素，形成愈抓愈痒、愈痒愈抓、愈抓愈厚的恶性循环。

（三）皮肤瘙痒症

皮肤瘙痒症又称皮痒症，是一种自觉皮肤瘙痒而无原发性疾病的皮肤病。瘙痒是皮肤感觉功能异常的表现，可引起搔抓皮肤的欲望，严重的瘙痒是一种非常不愉快的感觉，明显干扰了人们的正常生活。临床上可分为全身性皮肤瘙痒症和局限性皮肤瘙痒症，后者多局限在肛门和外阴部。皮肤瘙痒症病因繁多，发病机制尚未完全明了，皮肤瘙痒可能反映一些个人的皮肤疾病和内在疾病，如内分泌失调、肝肾疾病、恶性肿瘤、大脑动脉硬化、贫血、糖尿病、习惯性便秘以及精神性因素等相关疾病。

（四）患区后遗症状

指后遗神经痛患者在支配区除了疼痛之外的症状，如感觉异常、蚁行感、痒、紧束感、麻木感或不定时抽动及其他不适的感觉等，临床上处理较麻烦，因为除了外周神经受损伤外，中枢异常整合机制也是此病症的主要因素。部分症状可终身存在，要彻底解决问题有赖于神经修复过程。

（五）生殖器黏膜（尖锐湿疣、生殖器疱疹）病变治疗痛

尖锐湿疣、生殖器疱疹等的治疗方法很多，最常用的主要有激光、微波、电灼三种，由于尿道口生理结构的特殊性，感觉敏感，传统的局部浸润麻醉，其注射部位常疼痛剧烈、易出血、吸收激光，而局部过度水肿也会明显影响手术操作和治疗效果。

（六）皮肤瘢痕痛

皮肤瘢痕是原发于皮肤创面愈合后瘢痕的各种性质疼痛，虽然发病率尚无明确报道，但在疼痛门诊中仍是一个不可忽视的病症。

二、皮肤疾病的瘙痒机制

皮肤的感觉可以分为两类：一类是单一感觉，皮肤内的多种感觉神经末梢将不同的刺激转换成神经动作电位，沿相应的神经纤维传入中枢，产生不同性质的感觉，如触觉、压觉、痛觉、冷觉和温觉；另一类是复合觉，即皮肤中不同类型感觉神经末梢将感受刺激共同传入中枢后，由大脑综合分析形成感觉，如干、湿、光、糙、硬、软等，还包括形体觉、两点辨别觉、定位觉、图形觉等。目前认为瘙痒没有特殊的感受器，推测瘙痒与疼痛类似，由非特异性的游离神经末梢来感受，疼痛的阈下刺激可产生瘙痒，搔抓又可致疼痛，亦可减轻或抑制瘙痒。但疼痛与瘙痒也有矛盾的情况，某些化学物质如吗啡可使疼痛消失，但却可诱发或使瘙痒加剧。中枢神经系统的功能状态对瘙痒也有一定的影响，精神安定或转移注意力时，可使瘙痒减轻；焦虑、烦恼或对瘙痒过度注意时，瘙痒加重。

三、皮肤科诊疗的常用无痛技术

（一）表面麻醉

对于局部皮肤激惹症状明显的患者，即激惹触痛型后遗神经痛，使用恩纳膏剂能取

得一定的治疗效果；另外，生殖器黏膜（尖锐湿疣、生殖器疱疹）病变的物理治疗也可使用恩纳软膏等局麻药物涂抹表面麻醉，由于此类药物对黏膜的渗透性远强于皮肤，因此用于此类患者的激光等治疗可取得较理想的镇痛效果。一般用法如下：在皮肤患处表面涂上一层乳膏，可上盖密封敷膜。成人与一岁以上的儿童大约 $1.5\,g/cm^2$，涂药时间至少 1 小时，最长 5 小时；在生殖器黏膜涂恩纳约 10～30 分钟后可接受生殖器黏膜的物理治疗。

（二）口服镇静、镇痛药

对于症状较轻的皮肤科疼痛、瘙痒的患者，可选用镇静药或解热镇痛类药，如地西泮、吲哚美辛、阿司匹林、布洛芬、芬布芬等。皮肤瘢痕痛等疼痛症状较重者，必要时可用阿片类药物如吗啡和哌替啶等，但阿片类药物尤其是吗啡本身又会引起皮肤瘙痒。

曲尼司特具有止痒和镇痛作用，长期服用尚可使皮肤瘢痕变薄，口服每次 200 mg，3 次/天。还可口服 H_1 或 H_2 受体拮抗剂，如氯苯那敏、西咪替丁等。麻醉镇痛药（弱阿片类）可以用于疱疹后神经痛患者的治疗，如奇曼丁 0.05～0.2 g 每次，2 次/天口服，临床上对部分患者有效。

（三）区域神经阻滞、交感神经阻滞和硬膜外腔注药

区域神经或神经根注药为主要手段，包括局部注药、神经干阻滞、椎旁神经根及颈、胸、腰交感神经节阻滞。联合使用镇痛、抗抑郁等药物是缓解后遗神经痛比较有效的方法，尤其对于病程小于 6 个月的患者效果比较理想。硬膜外腔注药可用于后遗神经痛的治疗，但许多患者仅能暂时缓解疼痛，其效果不如外周神经根注药或交感神经节阻滞，可作为一种辅助疗法，尤其是对顽固性瘙痒患者，具有一定临床治疗价值。神经阻滞虽然只有短暂的止痒效果，但其能阻断瘙痒的恶性循环，可促进和加强其他治疗的效果。对有严重瘙痒症状的皮炎，可用 0.25% 的普鲁卡因或利多卡因进行局部皮下浸润。

对顽固性肛门周围瘙痒可行连续骶管阻滞或在肛门周围先注射局麻药后，再注射 40% 乙醇溶液。如仍无效可考虑将 7% 酚甘油低位注入蛛网膜下腔，以达到选择性阻滞 S_5 神经的目的。采用连续硬膜外或骶管阻滞往往可以切断瘙痒的恶性循环，促进患者的康复。

神经性皮炎如仅限于颈部可行患侧颈浅丛神经注射。可沿胸锁乳突肌中点外缘上下浅筋膜处注射 0.5% 利多卡因 4 ml＋地塞米松 1～2 mg 或泼尼龙 0.25～12.5 mg 的混合液，也可选用罗哌卡因等长效局麻药物。病变位于躯干可行肋间神经阻滞，骶尾部病变可行骶管阻滞。

皮肤瘢痕痛亦可应用此类方法治疗，对于顽固性瘢痕疼痛具有较好疗效。

（四）心理治疗

心理治疗从广义上来说，包括患者所处的环境和生活条件的改善、周围人的语言作用、特殊布置和专业的心理治疗技术等。狭义的心理治疗则指专科医师对患者所实施的心理治疗技术和措施。后遗神经痛患者均伴有不同程度的心理障碍，如焦虑、紧张、抑郁、异常人格特性甚至自杀倾向，只有辅以有效的心理治疗才能达到临床目的。主要有心理暗示疗法（包括支持性暗示治疗和解释性暗示治疗）、行为疗法和生物反馈疗法。行为疗法又称为矫正疗法，是临床医师专门设计特殊的治疗程序来消除或纠正患者的异常行为或生理功能，常用的方法有系统脱敏、厌恶疗法、行为塑性法及自我调整法等。生物反馈指借

助于仪器使患者知道自己身体内部正在发生的功能变化并进行调控的方法,以达到改善机体内器官、系统的功能状态,矫正应激时的不良反应,维持身心健康的目的。

(周 俊)

参考文献

1. 黄倩,何立弘,巢永烈. 口腔焦虑症. 国外医学口腔医学分册,2003,30 (5):405-407.
2. 范小平,邓峰,宋锦璘,等. 正畸患者牙科畏惧症的调查分析. 重庆医科大学学报,2005,30 (5):700-703.
3. Mustola ST, Baer GA, Toivonen JK, et al. Electroencephalographic Burst Suppression Versus Loss of Reflexes Anesthesia with Propofol or Thiopental: Differences of Variance in the Catecholamine and Cardiovascular Response to Tracheal Intubation. Anesth. Analg, 2003, 97 (4): 1040-1045.
4. Naguib M, Hammond D L, Baker M T, et al. Pharmacological effects of intravenous melatonin: comparative studies with thiopental and propofol. Br J Anaesth, 2003, 90 (4): 504-507.
5. Smith I, Taylor E. Monitored anesthesia care. International Anesthsiology Clinics, 1994, 32 (3): 99.
6. Papoff P, Mancuso M, Caresta E, et al. Effectiveness and Safety of Propofol in Newborn Infants. Pediatrics, 2008, 121 (2): 448-448.
7. Acworth JP, Purdie D, Clark RC. Intravenous ketamine plus midazolam is superior to intranasal midazolam for emergency pediatric procedural sedation. Emerg Med J, 2001, 18 (1): 39.
8. Yuen VM, Hui TW, Irwin MG, et al. A Comparison of Intranasal Dexmedetomidine and Oral Midazolam for Premedication in Pediatric Anesthesia: A Double-Blinded Randomized Controlled Trial. Anesth Analg, 2008, 106 (6): 1715-1721.
9. Robert I, Parker, Rosemary A, et al. Efficacy and safety of intravenous midazolam and ketamine as sedation for therapeutic and diagnostic procedures in children. Pediatrics, 1997, 99 (3): 427-431.
10. Cravero GP, Blike GT. Review of Pediatric Sedation. Anesth Analg, 2004, 99 (5): 1355-1364.
11. Malagon I, Hogenbirk K, van Pelt J, et al. Effect of three different anaesthetic agents on the postoperative production of cardiac troponin T in paediatric cardiac surgery. Br J Anaesth, 2005, 94 (6): 805-809.
12. 庄心良,曾因明,陈伯鉴,等. 现代麻醉学. 第3版. 北京:人民卫生出版社,2005:1042-1073.
13. 沈渔邨. 精神病学. 第4版. 北京:人民卫生出版社,2005:734.
14. Bailey KM, Gottlieb EA, Miller-Hance WC, et al. Anesthetic Management of a Young Adult with Complex Congenital Heart Disease and Bronchopleural Fistula for Rigid Bronchoscopy. Anesth Analg, 2006, 103 (6): 1432-1435.
15. 吴树跃,吴民吉,陈惜如,等. 无抽搐电休克对急性期精神病干预的疗效分析. 神经疾病与精神卫生,2005,5 (1):49-51.
16. 吴强,李艳红. 无抽搐电休克治疗精神障碍疗效分析. 临床精神医学杂志,2006,16 (2):105.
17. 范俭雄,高小宁,徐敏,等. 无抽搐电休克治疗精神病的疗效总结. 中国民政医学杂志,2000,12 (6):329-331.
18. 肖晓山,徐世元,吴新文,等. 无痛舒适医疗. 郑州:郑州出版社,2009:275-276.
19. Cohen SP, Christo PJ, Moroz L. Pain management in trauma patients. Am J Phys Med Rehabil, 2004, 83 (2): 142-161.

20. 倪家骧, 樊碧发, 薛富贵, 等. 临床疼痛治疗技术. 北京: 科学技术文献出版社, 2005: 65-87.
21. Mantadakis E, Katzilakis N, Foundoulaki E, et al. Moderate Intravenous Sedation With Fentanyl and Midazolam for Invasive Procedures in Children With Acute Lymphoblastic Leukemia. Journal of Pediatric Oncology Nursing, 2009, 26 (4): 217-222.
22. Lubit R, Rovine D, Defrancisci L, et al. Impact of trauma on children. Psychiatric Practice, 2003, 9 (2): 28-38.
23. Jehel L, Patemiti S, Brunet A, et al. Prediction of the occurrence and intensity of post-traumatic stress disorder in victims 32 months after bomb attack. European Psychiatry, 2003, 18 (4): 172-176.
24. Noah CS, Kawasaki A, Spitznagel EL, et al. The course of PTSD, major depression, substance abuse, and somatization after a natural disaster. J Nerv Ment Dis, 2004, 192 (12): 823-829.
25. Ronald D Miller. 米勒麻醉学. 曾因明, 邓小明, 译. 北京: 北京大学医学出版社, 2006: 1671-1695.
26. 赵素真, 邓硕曾. 门诊手术麻醉进展. 临床麻醉学杂志, 2003, 19: 127-128.
27. 安刚. 婴幼儿麻醉学. 北京: 人民卫生出版社, 2002: 424-429.
28. 李仲廉, 安建雄, 倪家骧. 临床疼痛治疗学. 修订版. 天津: 天津科学技术出版社, 1999: 195-209.
29. Kearns GL, Abdel-Rahman SM, Alander SW, et al. Developmental Pharmacology—Drug Disposition, Action, and Therapy in Infants and Children. N Engl J Med, 2003, 349 (12): 1157-1167.
30. 岳云, 吴新民, 罗爱伦. 摩根临床麻醉学. 第4版. 北京: 人民卫生出版社, 2007: 253-281.
31. 丁晟, 朱亚琴. 口腔局部麻醉药物及注射技术的研究与应用现状. 口腔材料器械杂志, 2005, 14 (3): 153-156.
32. 王祥瑞, 俞卫锋, 杭燕南. 吸入麻醉药. 上海: 世界图书出版社, 2008: 1-7.

第十二章 慢性疼痛的治疗

随着医学的进步，疼痛已作为一门新兴的学科得到了深入的研究和蓬勃的发展。疼痛虽常与其他疾病并存，但也可单独出现，有研究表明，许多慢性疼痛本身就是一种疾病，而不仅仅是一种症状。疼痛对人的生理及心理都能产生较大的负面影响，所以必须要以专业的态度及专业的手段去对待和管理临床疼痛问题。

急性疼痛通常与损伤或疾病有关，如手术后疼痛、创伤、分娩、骨折等；但随着对疼痛的研究不断深入，逐渐认识到疼痛与损伤很少具有一对一的关系，尤其是慢性疼痛。国际疼痛研究协会（IASP）对慢性疼痛的定义为：一种急性疾病过程或一次损伤的疼痛持续超过正常所需的治愈时间，或间隔几个月至几年复发，持续达1个月者称为慢性疼痛。因此急性疾病或损伤在治愈后1个月仍存在疼痛，就考虑是慢性痛。慢性疼痛有可能为急性疼痛治疗效果不好，或损伤愈合后仍然持续存在的疼痛，病人常伴有焦虑、抑郁等精神心理改变。所以疼痛持续的时间并不是定义慢性疼痛的唯一因素，慢性疼痛是疼痛持续时间超过了预期的恢复时间或者是机体没有能力使其生理功能恢复到正常的稳定水平。

急性疼痛仅仅是一个症状，而慢性疼痛本身则是一种疾病，这个理念，已逐步得到专家的广泛认同。急、慢性疼痛在病因、病理、生理、心理、临床表现等方面有着显著的差异，两者的诊断和治疗也存在着明显的区别。急性疼痛以控制原发疾病为主，而慢性疼痛则要针对疼痛本身去治疗。慢性疼痛不仅对患者本人造成危害，而且影响到患者的家庭乃至社会；慢性疼痛患者多数同时还常合并有精神和心理方面的障碍，如抑郁、焦虑等，使慢性疼痛的诊断和治疗更加复杂和困难。

第一节 慢性疼痛诊断的技巧

慢性疼痛涉及的情况比较复杂，既有客观上的病理生理方面的因素，又有主观上的心理因素，门诊中要在较短的时间内对痛症患者作出一个明确的病因诊断通常是比较困难的。因此，在临床诊疗工作中，应严格按照卫生部出版的《临床诊疗指南·疼痛学分册》，全面、客观、有重点地采集与疼痛的发生、发展等有密切联系的部分，同时还要掌握一定的问诊技巧，使慢性疼痛的诊疗过程流程化，尽量避免漏诊、误诊。

一、疼痛评估

疼痛虽然有客观因素，但患者反馈给医生的是一种纯粹的主观感觉，目前尚没有一种仪器能科学地评价疼痛的性质和疼痛的强度，要对疼痛作出一个明确的诊断是非常困难的。因此，对疼痛进行全面客观的定性和定量评估是十分有必要的，因为它是疼痛治疗的前提和基础，是选择治疗手段的重要依据，更是评价疗效的重要标准。

疼痛评估是对疼痛的特征进行多参数测评的一种手段。疼痛的特征包括疼痛的部位、性质、程度、发作规律以及患者对疼痛的躯体、心理体验的相关情绪。疼痛因涉及患者的文化背景、宗教信仰和社会状况等多种因素，所以对疼痛的评估必须要做到个体化，才能对不同的患者采取相应不同的治疗方案。

（一）疼痛的部位

疼痛的诊断，首先应了解疼痛的部位。疼痛的部位和病变的部位有一定的相关性，对于多数疼痛性疾病，疼痛的部位就是病变的所在部位，如网球肘，肱骨外上髁既是疼痛部位亦是病变所在部位。对于浅表组织如皮肤及皮下组织的损伤、骨关节疼痛的部位，患者一般可自己描述出来并很容易准确地指出病变的所在部位。但有些疼痛定位不确切，如由某些内脏器官疾病所引起的疼痛，或因为发生牵涉痛及放射痛等原因，疼痛往往表现在远离病灶的某些部位，而实质上是支配该区的神经病变或该神经走行路径上的病变，如椎间盘突出症，病变部位在椎间盘，但疼痛表现部位却在上肢或下肢。因此，疼痛部位不一定与该器官的体表投影一致。确定了疼痛的部位和范围后，最好使用人体轮廓图，依据疼痛的部位、程度标记出来，如果还存在牵涉痛、放射痛，也要将其部位和范围标明。在诊断疼痛性疾病时，不能仅根据疼痛的部位即确诊。例如同为头痛，一般头部偏侧性、阵发性剧痛应考虑偏头痛，枕后部的伴有颞侧放射痛的应考虑枕神经痛。同样，在大腿部，坐骨神经痛的范围在下肢后外侧，股外侧皮神经痛的范围在臀及大腿外侧，而闭孔神经病变引起的疼痛在大腿内侧，所以诊断时还需结合疼痛的其他性质和特点，并配合其他检查，综合分析判断。

（二）疼痛的性质

疼痛是人体对伤害性刺激的一种主观感觉，如何描述患者所感受到的疼痛，是医生在临床工作中所面临的难题，因为疼痛的表现方式是多样的，而患者的文化素质参差不齐，语言表达能力也各有不同，因此经常会碰到患者常找不到恰当的词语来描述疼痛的情况。但是疼痛的性质对疼痛的分类和定性诊断有着非常重要的作用，所以应耐心、仔细且要富有技巧地询问清楚。实际工作中可以先允许患者使用自己的通俗语言来描述，再使用规范化的专业术语进行引导。一般可以将疼痛描述为酸痛、胀痛、钝痛、绞痛、撕裂痛、烧灼痛、刀割痛、电击样痛、麻刺痛等等，患者可以根据自己的主观感受选择相应的词汇。相似性质的疼痛多由相似的疾病所引起。例如烧灼痛、刀割痛、电击样痛、放射痛多见于神经病理性疼痛，如三叉神经痛、疱疹后神经痛等；腰腹部绞痛多见于空腔脏器的痉挛或梗阻，如肠梗阻、泌尿系统结石梗阻等；酸痛、胀痛、钝痛、沉重样痛常见于肌肉、骨关节疼痛等。有些疾病则有不明确或不同性质的疼痛，如心肌梗死有胸骨后闷痛或压榨性疼痛，需要仔细鉴别。

（三）疼痛的程度

不管疼痛的性质和特点如何，作为患者首先最关心的是疼痛的程度，尽管它对疼痛的诊断无太大的帮助。由于疼痛程度受个体的耐受性、体质、心理特点、精神状态、注意力等多种因素的影响，所以患者对疼痛强度的感受存在非常大的个体差异。疼痛的程度缺乏客观的测量指标，唯一可靠的方法就是听患者的陈诉，然后使用疼痛评价量表对疼痛程度进行评估。临床常用的疼痛程度量化的评测方法有：口述描绘评分法（VRS）、视觉模拟评分法（VAS）、数字评分法（NRS）、McGill 疼痛问卷（MPQ）和简化 McGill 疼痛问卷

(SF-MPQ)、45区体表面积评分法等。在评估疼痛程度时,还需注意要在不同的时间如日间、夜晚,不同的行为状态如静息、活动时进行评估;在不同的心理状态如喜悦、悲伤、焦虑、抑郁时进行的评估也可能得出完全不同的结果。对疼痛程度进行评估可以作为治疗效果的重要参考指标。

(四)疼痛的发作规律

很多慢性疼痛都有典型的发作规律。例如,发作时间的规律性,呈周期性或节律性发作。丛集性头痛多数在每年中固定月份的每天发生,且每天多在固定的时间段发生;类风湿关节炎多在早上起床时出现关节僵硬、酸痛,称为晨僵,晨僵持续的时间有助于判断炎症的活动性和治疗后的反应;而退行性骨关节炎多在每天的下午或晚些时候发生(因为长时间的承重)。疼痛发作的急缓和持续时间因疾病的不同差别也很大,发作急缓可由数秒至数天,例如,三叉神经痛可急骤发作,持续数秒或数分钟,心绞痛也常突然发生,持续5~15分钟,心肌梗死发作也比较急,但疼痛常持续数小时或更长时间。有些疾病则起病缓慢,如颈椎病、颈腰椎间盘突出症、肩周炎等。

(五)疼痛的伴随症状

疼痛性疾病除了共有的疼痛症状之外,还同时出现一系列其他的伴随症状,常可提示疾病的原因和性质,了解这些伴随症状有助于疾病的诊断和鉴别诊断。如疼痛伴有发热者考虑感染性疾病、肿瘤或风湿性疾病等;头痛剧烈且伴有自主神经功能紊乱的症状如患侧眼结膜充血、眼睑下垂、瞳孔缩小、流泪、流涕者考虑丛集性头痛;腰痛伴有发热、尿频、尿痛者考虑泌尿系统疾病;关节疼痛伴有肿胀、晨僵者考虑为类风湿关节炎等。

(六)疼痛加重或缓解的因素

许多疼痛性疾病有明显的加重或缓解因素。例如,丛集性头痛摄入酒精后疼痛会加重,而紧张性头痛却可能被酒精缓解;腰椎间盘突出症所致的下肢放射痛可在卧位休息时得到缓解,而梨状肌综合征所致的下肢放射痛在卧位休息时不能缓解或甚至加重;肌筋膜综合征在寒冷、潮湿的环境中易加重;神经血管性疼痛在精神紧张时易发病。许多疼痛的出现或加重也有明显的诱发条件及因素,如心绞痛常在劳累或情绪激动时诱发;腰骶部根性神经痛常在咳嗽、大便、憋气时出现;韧带损伤及炎症在某种体位时疼痛出现。了解疼痛的诱因和缓解因素,有助于对疼痛的诊断和鉴别诊断,如果多种因素是精神方面的,那么心理咨询更有助于疼痛的处理。

(七)疼痛的心理评估

患者的心理情况有助于明确感情因素和环境因素在患者疼痛主诉中的作用。应重点了解疼痛的环境因素、逃避行为和抑郁心境对患者疼痛行为的作用。既往心理疾病史、药物滥用史、职业问题、慢性疾病或疼痛家族史和近期受到的精神刺激,均有助于对患者疼痛疾病进行判断。

抑郁、焦虑情绪在慢性疼痛患者中十分常见,因此也是心理评估所要重点了解的内容之一。除询问患者的心情外,持续性易激惹、失眠、慢性倦怠、体重增加或降低、自杀倾向等也是患者心理抑郁的重要提示。抑郁症也常见于老年患者,但因老年人认知能力下降,其疼痛表现可能并不明显。

二、病史采集

疼痛病史的采集要全面、客观,要有重点地采集与疼痛的发生、发展等有密切联系的部分，但这需要有一定的程序和技巧。慢性疼痛患者在到疼痛门诊前可能已经到过多家医院诊治，常处于一种焦虑、抑郁、悲观、失望甚至愤怒的境况中，所以在询问病史前应尽量让患者保持轻松、舒适的状态，医生必须耐心、和蔼地倾听患者的叙述，逐步取得患者的信任，让患者觉得医生有能力为他解除痛苦，这样才能对疼痛作出详细、准确的评估。临床上大多数疼痛病例仅依据完整系统的病史资料即可得到明确的诊断。在了解病史的过程中，为避免遗漏和重复，要有规律、按一定顺序地询问患者，需注意以下几项：

（一）基本资料

疼痛性疾病常与性别、年龄及职业有密切的关系。如偏头痛、类风湿关节炎、骨质疏松症等，主要见于女性；强直性脊柱炎、劳损性疼痛多见于男性。同一部位的疼痛，不同年龄可由不同原因引起。例如，同是腰背痛，在老年，多见于脊柱骨关节退变性疾病、恶性肿瘤的骨转移等；在中年，多见于慢性劳损、椎间盘突出症、肌筋膜综合征等；在青少年，多见于外伤、畸形、强直性脊柱炎等。疼痛与职业也关系密切，如颈椎病好发于教师、会计、电脑工作者等需长期低头伏案工作的知识分子；腰椎间盘突出症常见于久坐的办公室职员、体力劳动者及汽车司机等；而工作或生活环境寒冷且湿度大的人易患风湿病等等，所以追问病史时还应仔细询问职业、工种，劳动时的体位、姿势、用力方式，工作环境等。

（二）疼痛起病的发生、发展过程及治疗史

问诊时应明确疼痛发生的时间、疼痛的部位及疼痛发生的原因，许多疼痛性疾病有明显的诱发因素，如肩周炎、肌筋膜综合征在潮湿、受凉和外伤时易发病，神经血管性疼痛在精神紧张时易发病。许多疼痛的出现和加重也有明显的诱发条件及因素，应注意发病开始的时间，最初疼痛的情况，如有无外伤、外伤时的体位及受伤的部位，疼痛程度是持续稳定的还是逐渐加重的等等。

疼痛出现后患者有无接受过治疗，效果如何，有无出现过并发症，这些既往医疗史在慢性疼痛患者的评估中对制订治疗方案和预测治疗效果非常重要。应询问并记录患者疼痛初次发作以前的一般健康状况和既往手术、事故或外伤史，以及每一种情况发生的确切日期、特征、功能障碍时间和后遗症等。如果患者在疼痛初次发生前处于健康状态，患者经治疗有希望恢复健康。如果患者在疼痛初次发作前有多种躯体或心理疾病并长期寻医求药，期望改善到以前最好的功能状态是不太可能的。这些都是询问的要点，这些信息既可以为明确诊断提供宝贵的线索，又可以为下一步治疗方案的选择提供参考标准。

（三）既往史和家族史

询问病史时不能忽略个人既往史，因为既往史对疼痛的病因诊断极有帮助。例如：糖尿病患者出现四肢末端的针刺样痛及袜套样改变多因糖尿病末梢神经炎所致；有恶性肿瘤史的病人出现的慢性疼痛，应考虑到肿瘤转移的可能；有结核性胸膜炎病史的病人出现的胸背部疼痛应考虑到胸膜粘连引起牵涉痛的可能；而有长期、大量应用激素史的病人，出现髋部疼痛时，应首先考虑股骨头缺血性坏死。

家族史也常被疼痛科医师忽视，其实获得患者父母及其兄妹的健康状况，并明确他们是否患有疼痛性疾病和功能障碍是非常重要的。有证据表明，模仿是慢性疼痛行为形成的一个重要因素。另外，还应询问患者在儿童时代是否曾受到过虐待，这一因素对慢性疼痛的形成也具有重要作用。某些疼痛性疾病如强直性脊柱炎等也有一定的家族倾向性。

三、体格检查

体格检查主要是通过体检验证从病史中得到的可疑症状,提出初步的诊断。对慢性疼痛患者行体格检查是一个耗费精力和时间的冗长过程,不仅包括一般的身体状况的检查,还要特别注意患者的神经系统和运动系统的情况,疼痛医师对疼痛患者这两个系统的检查要比其他疾病患者更为仔细。由于体格检查中不可避免地要采用一些加重患者疼痛的操作手法,所以取得患者的理解和配合非常重要。疼痛病因不一定就在疼痛的部位,全面系统的体格检查需结合疼痛临床的特点,突出运动系统与神经系统的检查,作出正确判断。

(一) 一般情况

应注意患者的一般表现,包括患者的精神及意识状态、表情、发育、营养、体位、姿势、运动功能等。任何疼痛的外在表现都应予以特别注意。较严重的疼痛,患者的面部表情常有痛苦状;由心理因素或精神因素所导致的疼痛,其表情往往复杂而多变。皮肤外观和颜色、脂肪和毛发的分布、消瘦、虚弱、肌肉弹性、挛缩或畸形、萎缩或增生、腺体增大、血管舒张功能和营养改变等均是检查的重点内容。应注意观察患者有无脊柱后凸、脊柱前凸、脊柱侧弯、方肩、扁平足和一侧肩部或臀部比对侧低等情况。

体位是指患者在休息状态下所处的位置,体位可分为自动体位、强迫体位、被动体位,强迫体位常常与疼痛有关。姿势是指举止状态而言,常态姿势主要靠骨骼结构和各部分肌肉的紧张度来保持;患者因疼痛难忍,常采取特殊姿势,如颈部活动受限提示颈椎疾病或颈部肌肉病变,腹部疼痛时患者可有躯干活动受限或蜷曲,腰痛时腰部挺直活动受限。

(二) 生命体征

包括呼吸、心率、体温、血压和疼痛。

(三) 疼痛部位检查

疼痛部位的检查包括视诊、触诊和叩诊,有时还包括听诊。

仔细观察疼痛部位的皮肤外观和颜色,记录疼痛部位的营养情况,有无多毛、多汗、发绀或潮红、起鸡皮现象、肌肉痉挛等。起鸡皮现象是脊神经根或脊神经损伤而致自主神经功能异常的一种常见临床表现。疼痛部位的触诊也可提供重要信息。用中指深压疼痛部位可诱发深部触痛。如果在患者的注意力不在疼痛部位上时,触摸同一疼痛部位仍能诱发疼痛,则表明存在器质性病变。在触摸疼痛部位时,可诱发疼痛的主观表现(症状)及客观表现(体征)。主观疼痛行为有皱眉、呻吟、喊叫、扭动等。需要注意的是,由于文化和种族背景的差异,同一疾病在不同患者中所表现出的主观疼痛行为可能并不相同。一个坚强的患者和一个性情懦弱的患者即使表现出同等程度的扭动、呻吟等主观疼痛行为,但对坚强的患者可能意味着患有更严重的疾病。同样,具有焦虑或抑郁心境的患者所表现出的这些主观疼痛行为可能比没有这些情感问题的患者更加明显。客观体征与器质性疾病相关,不受患者意愿的控制,如出汗、潮红、心动过速、血压升高、肌肉痉挛等。

(四) 神经系统检查

神经系统检查是体格检查中非常关键的一部分,包括对颅神经、自主神经、感觉神经、运动神经及神经反射等各个方面的检查。慢性疼痛患者多处于一种焦虑甚至神经质的状态，所以检查前必须清楚告知患者检查的目的，征得患者的同意及配合，耐心细致地进行。

1. 颅神经检查

神经系统检查应从对脑神经功能的评估开始，主要排除一些因颅内占位所致的器质性病变，如三叉神经痛、面瘫、面肌痉挛等，对患有颈及头面部疼痛的患者尤其要注意。

采用便携式视力表或让患者念报纸可容易地检查患者的视力情况。通过比较患者与医师的视野可粗略地对患者的视野作出评估（第二对颅神经）。观察患者上下、左右的凝视情况，注意有无眼球震颤，观察瞳孔是否等大等圆和瞳孔调节反射是否正常（第三对、第四对和第六对颅神经）。通过检查患者的角膜反射、面部轻触觉及针刺觉和张口时下颌的偏斜情况可迅速评估三叉神经的功能（第五对颅神经）。让患者皱眉闭眼，观察患者面部表情和对称性可评估面肌功能（第七对颅神经）。在患者耳旁放置一块手表或摩擦手指可评估患者的听力（第六对颅神经）。让患者耸肩和对抗阻力转头可评估患者斜方肌和胸锁乳突肌的肌力（第十一对颅神经）。让患者伸舌和舌侧向运动可评估最后一对颅神经（第十二对颅神经）的功能。

2. 自主神经检查

检查皮肤黏膜时应注意皮肤黏膜的外观、颜色、温度、连续性、质地和弹性等，观察皮肤及黏膜有无苍白、潮红、发绀、红斑、水肿、溃疡、皮疹及色素沉着等，表面是否光滑、变硬及脱屑等。对病史表明患有复杂性局部疼痛综合征（CRPS，也称反射性交感神经营养不良）的患者，应仔细检查患者的指甲，特别要注意指甲的质地、光滑性和有无裂隙。对这种患者的毛发也应进行检查，注意毛发的数量、分布、颜色，特别是质地，因为毛发质地的改变是这种患者常见的临床表现。

观察患者的发汗功能、立毛肌功能和血管平滑肌舒缩功能可评估交感神经功能。观察患者在温暖房间中的发汗方式，采用皮肤红外线探针或测量皮肤阻力（皮肤阻力降低的主要原因是发汗），可评估患者的发汗功能。轻触、刺痒或抓挠患者皮肤，观察患者皮肤有无起鸡皮（鹅皮）现象，可评估立毛肌的功能。采用热毛巾或冷毛巾给患者肢体加热或降温，观察血管舒张所致的皮肤潮红和血管收缩所致的皮肤苍白可评估血管的舒缩功能。

3. 感觉神经功能检查

包括痛、温、触觉等浅感觉及深感觉和本体感觉的检查。采用音叉可快速检查患者手、足的振动觉。采用棉签可检查患者四肢和胸腹部的轻触觉；采用安全别针可检查患者四肢近远端和胸腹部左右侧的针刺觉。注意感觉减退、感觉异常、感觉过敏及感觉分离障碍的鉴别。

4. 运动神经功能检查

肌肉骨骼系统的检查可确定患者是否有肌肉骨骼系统的损害，注意四肢肌力、肌张力的情况，以及有无瘫痪等随意运动功能丧失的情况。

注意从脊柱各个角度如前面、侧面和后面分别观察患者，观察有无脊柱后凸、脊柱前凸、脊柱侧弯。注意患者肩部的对称性，上臂、肘部、前臂和手的对称性以及骨盆、大腿、膝部、小腿和足的对称性。让患者在体格检查室内或体格检室内行走，观察患者在前行、倒退时有无异常步态。另外，还要观察和记录患者行走时上肢摆动的情况，有无推人、脚跟点地、异常摆动和其他异常情况。让患者用脚尖行走,可评估患者的 S_1 脊神经的运动功能。让患者用脚跟行走,可评估患者 L_5 脊神经的功能情况。

5. 神经反射的检查

反射是神经活动的基本形式,包括深浅反射和病理反射。深浅反射有角膜反射,腹壁反射,上肢的肱二、三头肌肌腱反射和下肢的膝腱、跟腱反射等;病理反射常用的检查方法有巴宾斯基(Babinski)征、霍夫曼(Hoffmann)征、髌阵挛、踝阵挛等。检查反射时要注意两侧对称,如果出现不对称的反射,常提示有器质性疾病存在。

（五）运动系统检查

慢性疼痛是运动系统中常见的疾病,这与脊柱、关节、肌肉、肌腱、韧带及滑囊等受到损伤或退变有关,所以进行运动系统的检查在疼痛性疾病诊断中十分重要。在门诊中,医生可从细微的观察中获得一些重要的信息,如患者进入诊室的步态,在诊疗椅上起坐的姿态,通过这些观察可基本了解疼痛的部位及活动受限的程度。

1. 脊柱的检查

脊柱包括颈、胸、腰、骶四段,都要分别检查并综合分析。首先应观察脊柱有无正常的生理曲度,有无脊柱侧弯的现象;在脊柱有负荷的时候如坐位、站位及前屈后伸时,有无功能受限并诱发出疼痛,在静止状态脊柱无负荷时（如仰卧、俯卧或侧卧时）疼痛的情况。触诊时检查脊柱柔韧度、弹性、脊柱附着肌肉的张力,重点寻找棘突间、棘旁小关节及肌肉有无压痛、放射痛及痉挛的现象。

2. 关节运动的检查

检查脊柱关节及四肢骨关节的活动情况,如颈、胸、腰椎小关节,肩关节,肘关节,腕关节,髋关节,膝关节,踝关节,要包括主动与被动活动、静态与动态检查,并要进行双侧对比检查,重点观察有无压痛点、关节畸形、肿胀,皮温,有无肌肉萎缩,了解各关节的正常活动范围。

3. 肌肉的检查

观察患者肌肉的肌力、紧张度、体积和外形,注意有无肌肉萎缩、肌肉肥大和易激惹的表现如原纤维性颤搐。可通过阻力对抗患者肌肉运动的方法,确定各肌肉的肌力。

（1）颈部肌肉　让患者充分低头、仰头、侧头和旋转头部,测量患者颈部的活动范围。颈部活动功能正常时,充分低头,下颌与胸部相接;充分仰头,医师的手可被卡在患者枕骨和 C_7 颈椎棘突之间;充分旋转头部,可在矢状面上旋转 70°。

（2）躯干部肌肉　让患者将上肢折叠放在胸前,从仰卧位变成坐位;让患者做躯干部屈曲、伸展和旋转动作,可评估患者躯干肌肉的功能。让患者膝部伸展,向前弯腰,试图触及地面,可明显显示患者有无脊柱侧凸。让患者尽可能伸展背部可进一步检查患者的腰椎功能。让患者进行旋转运动,检查患者胸椎的功能。为有效检查患者脊柱的旋转功能,医师可固定患者的骨盆,让患者尽可能地进行旋转运动。

（3）上肢　测量患者握力,观察患者耸肩,臂外展、屈曲、旋后和旋前,伸腕、屈腕,手指外展、内收,对掌等动作,可评估患者的上肢功能。让患者上肢平伸,手指伸开,可评估患者上肢的对称性。医师用力将患者的手指压在一块,然后让患者的手指做对抗活动,可评估患者的掌内肌功能。让患者上肢充分外展并将手掌置于头上,保持患者头部和颈椎呈垂直位,正常情况下患者上肢可触及自己的耳朵。该检查方法可检查患者肩部、肩锁关节、胸锁关节和肱骨侧向旋转功能。让患者把上肢放在身体的一侧，肱骨向中央旋转，把前臂抬起放在肩胛骨之间的背部。正常情况下，患者拇指应能达到肩胛骨下角水平。此检查方法也可同时检查肘部的活动范围，观察患者有无痛性粘连、畸形和肌无力。

(4) 下肢　让患者行走、抬腿和从蹲位站起，可评估患者的下肢肌肉功能。另外，还要检查患者下肢对抗阻力的外展功能和内收功能以及小腿、足部、脚趾的屈曲功能和伸展功能。让患者在地面上平放双足，下蹲，并让患者的膝部和臀部充分屈曲，可评估患者下肢所有关节的功能。观察患者下蹲和站起的方式，可评估患者下肢的肌力。

4. 特殊检查

(1) 压顶试验（Jackson）　患者端坐，检查者立于其后方，在病人头取中位，后仰位时，双手掌重叠按压其头顶部，若出现患侧上肢串痛、发麻则为阳性。

(2) 臂丛神经牵拉试验（Lasegue 征或 Eaten 试验）　目的是观察神经根受到牵拉后有无患侧上肢反射性串痛。患者端坐，颈部向健侧略前屈，检查者一手放于头部患侧，另一手握住患侧腕部，呈反方向牵拉，若患肢出现疼痛、麻木则为阳性。若在牵拉的同时使患肢做内旋动作，称为 Eaten 加强试验。

(3) 引颈试验　患者端坐，检查者用双手分别托住其下颌及枕部，或检查者站于患者背后而使前胸紧贴于患者枕部，以双手托住其下颌，然后用力向上进行颈部牵引，以使椎间孔增大，若患者感觉颈部及上肢疼痛减轻，或耳鸣、眩晕等症状减轻，则为阳性，可作为颈部牵引治疗的指征之一。

(4) 椎间孔挤压试验（Spurling）　患者端坐，头微向患侧弯，检查者站在患者后方，双手指交叉按住患者顶部向下压，若患侧上肢串痛、发麻即为阳性。

(5) 直腿抬高试验（Laseque 征）　患者仰卧位，两下肢伸直，检查者一手扶患者膝部使腿伸直，另一手握踝部徐徐上举，正常时可抬高 70°～90°；若达不到正常的高度，并出现腰痛和同侧下肢的放射痛，称之为直腿抬高试验阳性。记录阳性抬高时的度数，<40°为明显阳性，60°为阳性，>60°而<70°为弱阳性。倘若直腿抬高至 40°以前出现疼痛，则多与神经根周围的机械压迫因素有关，往往由后侧型椎间盘突出所引起。在直腿抬高出现疼痛后，屈髋度数不变，略屈膝关节，使坐骨神经放松，若疼痛消失，证明为坐骨神经病变，若疼痛无变化，则可能是由腰臀部肌肉、韧带或关节病变所致。

在直腿抬高到尚未引起疼痛的最大限度时，趁患者不注意，突然将足背屈，使坐骨神经突然受到牵拉，引起剧烈放射性疼痛，此称为直腿抬高加强试验阳性。此试验主要用来区别由于髂胫束、腘绳肌或膝关节囊紧张所造成的直腿抬高受限。

(6) 屈颈试验（Soto-Hall 征）　患者仰卧位，主动或被动屈颈，直至下颌抵达胸壁，可使脊髓上升 1～2 cm，同时向上牵拉神经根及硬膜。在腰骶神经有病变时，如腰椎间盘突出症，将因牵拉神经根而产生大腿后放射痛，严重者可引起患侧下肢屈起，此即为阳性。若椎间盘突出症的突出物在神经根内侧，该试验也可为阴性。

(7) 床旁试验（Gaenslen 征）　也称骶髂关节分离试验、分腿试验。患者仰卧位，患侧骶髂关节与床边相齐，两手紧抱健膝，使髋膝关节尽量屈曲，患侧下肢置于床下，检查者两手分别扶两膝，使其向相反方向分离，若骶髂关节痛为阳性，说明骶髂关节有病变。腰骶关节有病变者，此试验为阴性。

(8)"4"字试验（Patrick 试验）　患者仰卧位，健侧下肢伸直，患侧屈膝 90°，髋外展，患侧足放在健侧大腿上。检查者一手按压对侧髂骨，另一手下压膝部，若下压受限，髋关节痛为髋关节病变。若骶髂痛，则可能为骶髂关节病变；若耻骨联合部痛，可能为耻骨炎。

(9)浮髌试验　患者取仰卧位，膝关节伸直，股四头肌松弛，检查者一手虎口在髌骨上极挤压髌上囊，并用手指挤压髌骨两侧，使液体流入关节腔，另一手的食指轻轻按压髌骨中央，若感到髌骨撞击股骨前面，即为阳性，表明关节腔内有积液。

(10)骶髂关节压迫试验　患者侧卧，患侧向上，检查者两手重叠压迫大转子和髂骨处，如患者骶髂关节出现疼痛为阳性，常用于检查骶髂关节的疾病。

患者的病史和体格检查是慢性疼痛诊断的基础，对疼痛疾病的诊断和治疗均具有非常重要的作用。疼痛医师应该重视这方面的实践和锻炼，为临床疼痛治疗打下坚实的基础。

四、辅助检查

辅助检查在临床疼痛性疾病的诊断与鉴别诊断中占有重要地位，应全面、深入地了解各种常用辅助检查的特点和意义，有选择地运用。

（一）实验室检查

检验项目应从临床的实际需要出发，有目的、系统地选择。如怀疑风湿性疾病的患者应检查自身抗体、免疫球蛋白及补体、炎症指标，如抗核抗体（ANA）、抗环胍氨酸多肽（CCP）抗体、类风湿因子（RF）、C 反应蛋白（CRP）、血沉（ESR）等；对怀疑痛风的患者应查血浆尿酸浓度（UA）；怀疑细菌感染时应查血常规；腰背痛伴有脊肋角压痛或叩击痛时就进行尿常规及肾功能检查以排除肾病；末梢神经炎患者应检查血、尿糖浓度以排除糖尿病等。

（二）影像学检查

疼痛临床中常用的影像学检查方法有 X 线平片、椎管内造影、CT、MRI、单光子发射计算机断层成像（ECT）检查等，应全面了解各种影像检查的特点和长处，在工作中有目的、有选择地应用。

（三）其他检查

如肌电图、超声、诱发电位、骨密度等。

五、明确诊断

因为疼痛的多相性，多数疼痛性疾病的确诊比较困难。临床上通过仔细询问病史、体格检查、实验室检查以及特殊检查等间接方法，作出定性及定量的诊断不是很困难，但要明确病因学的诊断却不是件容易的工作。特别是慢性疼痛患者，就诊前大多已经过多方诊治，生理、心理都已极度痛苦，如经门诊首诊不能确诊，此时可采取对症治疗的办法，暂时控制或缓解疼痛。经过首诊的简单治疗后，复诊时再结合治疗后的反应及一些检验的复查，有必要时还可进行一些特殊的诊断性治疗，以得出明确诊断，如仍存在困难，可请上级医生或相关学科会诊，尽量求得明确的诊断。

第二节　慢性疼痛的治疗方法

慢性疼痛的总体诊治原则是：明确诊断，综合治疗。正确诊断是获得良好治疗效果的基础，切忌"轻诊断，重治疗"的医疗态度。慢性疼痛的病因复杂，表现各异，加上患者对疼痛的耐受程度和治疗的反应差异大，目前也缺乏一个统一的临床治疗标准，所以在治疗方案的选择上必须要个体化，以保证医疗质量和医疗安全。疼痛治疗最终目的是努力使慢性疼痛病人的身心经过治疗得以康复，恢复正常生理功能。治疗过程中应尽可能限制治疗操作及药物的不良反应，把疼痛及治疗带来的心理负担降到最低，全面提高患者的生活质量。疼痛治疗必须由训练有素的疼痛专科医师治疗，治疗前准备充分，严格执行操作规范，紧密观察病人，注意及防治治疗中可能出现的各种并发症，治疗宜遵循由简到繁、由易到难、先无创后有创的原则。作为一位疼痛临床工作者应熟悉各种疗法，知道它们的特点、适应证和副作用，在治疗上不能片面强调某一疗法的独特性，要采取多元化治疗，使治疗效果更迅速更完善。

一、药物治疗

药物治疗是疼痛治疗最基本、最常用的方法，是缓解疼痛的重要手段，使用得当时多数患者可获得良好的止痛效果。患者的有效镇痛量个体差异很大，应遵从用药个体化的原则，按符合药代动力学的固定时间间隔给药，做到"按时给药"而不是"按需给药"，可取得最好的镇痛效果并可避免用药间隙疼痛。还要注意正确预防和处理药物的副作用，如出现药物耐受或疗效不佳，可调整药物或追加剂量。

用于疼痛治疗的药物种类非常多，最常见的是非甾体抗炎药物，对轻至中度疼痛有较好的效果，对中度、重度疼痛可以选择阿片类镇痛药，其他还有抗惊厥药、抗抑郁药、神经安定药、维生素、激素等，都可用于不同类型疼痛的治疗。

药物治疗的给药方式有多种，可经口腔、直肠、肌肉、黏膜、静脉或椎管内等多种途径，需根据患者的不同情况加以选择。

二、物理治疗

（一）概述

物理疗法是临床治疗疼痛的常用方法，各种物理疗法的作用机制主要是利用物理因子对机体的刺激作用，引起各种反应，利用这些反应调节机体的生理功能，影响机体的病理过程，消除病因达到治疗作用。物理治疗是应用自然界和人工的各种物理因素作用于机体，主要包括两大类，第一类是利用大自然的物理能源，有日光疗法、大气疗法、气候疗法、海水浴疗法和矿泉疗法等；第二类是利用人工的物理因素，这类常用的物理疗法有：

1. 电疗法：直流电疗法、直流电离子导入疗法、低频电流疗法、中频电流疗法、静电疗法、长波电疗法、中波电疗法、短波电疗法、超短波电疗法和微波电疗法等；

2. 光疗法：红外线疗法、紫外线疗法和激光疗法、偏振光疗法等；

3. 声疗法：超声疗法、超声药物透入疗法等；

4. 磁疗法：静磁场疗法、脉动磁场疗法及磁化水疗法等；

5. 其他：如汽疗、温热疗法、冷冻疗法等。

为了提高疗效，缩短病程，可将几种物理疗法综合运用，有协同或相加，但要注意合理选择及施用的先后顺序。

（二）具体方法介绍

1. 韩氏经皮穴位神经电刺激

韩氏经皮穴位神经电刺激仪（HANS）是韩济生院士根据针刺能激活并释放机体内源性的阿片肽系统和其他镇痛物质，以及闸门控制学说的机制设计并研制的。

（1）治疗方法

1）预调机器：急性疼痛选用同步（Syn）频率输出方式，而慢性疼痛选用交替方式（Alt）。

2）将一对电极置于疼痛部位的皮肤上，相隔在 2 cm 以上。另一对置于穴位上，头面、肩和上肢痛可取合谷穴；下腰部、腰部和下肢疼痛选用足三里穴。尽可能透穴放置电极。

（2）适应证

凡针灸和电针可治疗的疾病均为适应证，特别是头痛、肩部疼痛和腰背痛尤为适合。

（3）禁忌证

心功能不全者，孕妇，神志不清者，植入心脏起搏器患者。

2. 汽化药热疗

汽化药热疗器是依据传统中医学中"百病外治"、"热治百病"、"热症治固疾"等基本原理，将现代的植化、生理、汽化、病理、电子程控、蒸汽力学等众多学科的理论合为一体的高科技产品，集温热效应、经络效应、中药局部直接渗透效应于一体，通过对人体患病部位、穴位、经络病变区，定时、定温实施的纯中草药热植汽波反复冲击给药，改变病变局部的血液循环和营养，起到活血化瘀、舒经通络、祛风除湿、消炎止痛的作用。达到彻底治愈的目的。本治疗仪有治疗过程中轻松舒适、标本兼治、无任何毒副作用等特点，总有效率达 93.3%。

主治痛症范围：

1）慢性劳损或损伤后疼痛、肌筋膜炎、软组织损伤；

2）早期风湿或类风湿关节炎、肩周炎、颈椎病；

3）慢性盆腔炎、附件炎、痛经；

4）骨质增生、腰椎间盘突出、慢性腰背痛、坐骨神经痛；

5）痔疮、前列腺炎等。

3. 超激光治疗

超激光疼痛治疗仪（super lizer）为使用点状极化光的光治疗仪，以高功率输出高波段光，透热组织深，其机制主要在于改善局部血液及淋巴循环，促进局部渗出物的吸收消散，调节物质代谢并改善组织器官营养，调节神经-内分泌功能，增强机体的适应能力，同时促进组织再生和修复。有较强的消炎、镇痛作用，此外具有无侵袭性、安全性及可控性高的特点，可用于多种疼痛的治疗。自 1997 年使用至今治疗患者近千例，疗效显著，总有效率达 90% 以上。

主要适应证：
1) 骨科适应证：各种慢性肌肉痛和关节痛、神经痛、肌腱炎、腱鞘炎、腰痛、肩周炎、关节炎等；
2) 康复科适应证：脑卒中后遗症、各种外伤后遗症；
3) 神经科适应证：颜面神经痛、三叉神经痛、血管神经性头痛；
4) 其他：鼻炎、颞下颌关节炎、失眠、自主神经功能紊乱。

4. 电脑中频治疗

（1）主要作用

1) 对神经系统的影响：可降低感觉神经的敏感性，提高感觉阈，并可通过反射作用影响整体，达到镇痛作用。

2) 对血管的影响：可使血管扩张，增强血液循环及淋巴循环，改善组织营养，使新陈代谢提高，由于血管通透性增强，细胞吞噬作用增强，因而本疗法对很多亚急性和慢性炎症有较好的疗效。

3) 对肌肉组织的影响：可用于治疗肢体肌痉挛和痉挛性瘫痪，血管痉挛以及各种脏器痉挛如胃肠痉挛等。

（2）适应证

1) 骨关节病：关节炎，肌炎和肌痛等；

2) 内脏疾病：如慢性胃炎，慢性肠炎，慢性胆囊炎，慢性咽喉炎，慢性肾炎，慢性前列腺炎，慢性盆腔炎或附件炎，脊髓和周围神经炎及胃肠痉挛；

3) 血管性疾病：闭塞性动脉内膜炎和雷诺病等。

三、心理治疗

心理治疗是运用心理学的原则和技巧，通过言语、态度、姿势、行为以及周围环境的作用，来影响改变患者的认识、情绪和行为，从而改善其心理状态、行为方式及躯体症状。这是一种有别于药物、手术和物理治疗的疗法。疼痛与心理因素有着密切的关系，采用心理疗法，都可收到明显效果。心理疗法包括行为疗法、心理动力学疗法、支持疗法、催眠暗示疗法、放松疗法等。对于疼痛患者，理论上讲，任何一种心理治疗方法只要能使患者的主观状态得到改善，都可以用于治疗疼痛，而不论患者的这种疼痛是由什么原因所引起的。在临床实践中，下述情况可以进行精神心理治疗：①如果患者的疼痛或大部分疼痛是随心理失调而发生，而且又没有严重的躯体原因；②某些长期患有慢性疼痛患者，可能会产生比其他人更为沉重的心理和社会负担，对于这些患者，缓解和消除疼痛并不是唯一需要处理的问题，他们还需要进行情绪和心理上的调整，要达到此目的，需对患者进行心理治疗；③长期患有慢性疼痛者会养成一些不良的行为模式，消除患者不良的行为模式，需对患者进行心理治疗。

四、传统中医疗法

中医是中国的传统医学，中医对疼痛的认识，最早可追溯到春秋战国时期，中医发展到现在已成为专门的学科，有丰富的理论基础和临床经验，用于痛症的治疗，方法颇多，如中药、针灸、针刀疗法、银质针、推拿按摩、气功及功能锻炼等，均是慢性疼痛病人综合治疗的重要措施，可根据实际情况加以选用。

（一）针刀疗法

针刀疗法是现在疼痛治疗的常用方法之一，它是在中医针灸理论和现代医学理论的基础上，根据生物力学的观点，用于治疗因慢性软组织损伤等原因所引起疼痛性疾病的一种方法，即针与刀相结合形成的一种闭合性微创伤性手术疗法。具有见效快、方法简单、经济实用等特点。不仅具有现代医学微创技术的特点，同时也是与中医治疗技术即中医针刺疗法的完美结合。针刀主要通过手术效应、针刺效应以及综合效应等来发挥功效。

1. 治疗原理

慢性软组织损伤性疾病的主要病理变化是粘连、挛缩、瘢痕、堵塞，可使肌肉、韧带、筋膜、腱鞘、滑囊的静态位置和运动时的方向以及范围发生变化，局部静态与动态平衡被破坏，卡压或牵拉血管、神经产生疼痛。对病灶行针刀切割松解，可解除压迫、松解紧张挛缩的肌肉、恢复力学的动静态平衡、改善局部血液循环、消除无菌性炎症。

2. 针刀的适应证和禁忌证

（1）针刀的适应证

滑囊炎、腱鞘炎、部分骨刺、部分神经卡压综合征、各种由软组织炎症引起的粘连、挛缩、瘢痕、结节、外伤性肌痉挛和肌紧张、骨干骨折畸形愈合、减压等。

（2）针刀的禁忌证

病变部位或全身有感染、发热、出血、凝血功能异常；病变部位有重要的血管、神经或脏器等难以避开；诊断不明确以及不能合作者；体质虚弱、高血压、冠心病、晚期肿瘤病人等。

3. 针刀实施方法

（1）常规物品准备：硬膜外包、针刀。

（2）药品准备：布比卡因或利多卡因、生理盐水、得宝松等。

（3）操作步骤

1) 定点：首先找准进针点，弄清病变层次及局部组织解剖关系。

2) 定向：使针刀的刃线与大血管、神经及肌纤维走向相平行，若肌纤维走向与神经、血管方向不一致，则应与神经、血管方向平行进针刀。

3) 加压分离：右手拇、示指捏住针柄，其余三指托住针体，稍加压力而不刺破皮肤，使进针点处形成一个长形凹陷，将刀口下的血管、神经分离到刀口两侧。

4) 刺入：继续垂直加压，有坚韧感时表明已接近骨质，再稍加压即可刺破皮肤至所需深度，进行各种操作措施。

5) 运针：针刀针的运行实际上是以中医针灸理论为基础，以针灸达到协调阴阳、扶正祛邪、疏通经络、调理气血等的作用，通过各种手法的运用，来达到止痛的目的。由于针刀相对于针灸针来说较粗，同样的手法作用，针刀的刺激强度也就大很多；因此针刀在发挥针灸针的功效作用时，效能也同样大很多。①提插法：针刀在穴位处由皮肤进入体内后，达到靶目标时由深层组织提到浅层，再由浅层插向深层，这样来回重复操作的手法被称为提插法。提插法所产生刺激强度的大小取决于提插的频率、幅度和力度；对于体质较好的实证病人，提插的频率、幅度和力度均应大一点，对于体质较差的虚症病人，提插的频率、幅度和力度均应小一点。②纵运法：在针刀进行提插的同时，按经络走行的方向平行运行针刀数次,这样可增强针感及刺激强度。③横运法:在针刀进行提插的同时,按经络走行的方向垂直运行针刀数次,常用于留针前和出针前,以增强刺激效果。④留针:在进行不同针法的运行后,将针刀留置于相应的穴位内,持续一段时间后再将针刀拔出,以加强治疗的效果。

4. 针刀治疗的并发症及注意事项

(1) 针刀治疗的并发症

晕针、断针、神经损伤、感染、出血。

(2) 针刀使用的注意事项

1) 严格掌握适应证、禁忌证。

2) 严防损伤神经、血管、内脏等重要组织和脏器。

3) 预防晕针,尽可能采用卧位,术后应仔细观察。

4) 避免空腹,治疗前可给予相关说明及心理暗示治疗。

5) 严格无菌操作,预防感染。

6) 注意针刀的消毒和保养,并及时更换。

(二) 银质针疗法

我国古代使用金针、银针治疗伤病历来已久,相传是从古代"九针"中的提针和长针发展而成的。中华民族祖先创立的中医药学体系(中医理论、中药学、针灸学),其中针灸学占有相对独特的地位。迄今针刺镇痛乃至治疗痛症家喻户晓,广为流传至世界各地。但是,银质针针刺疗法在治痛方面有独特的远期疗效却是鲜为人知,它仅在南方民间医生中单传沿用。20 世纪 70 年代,上海市静安区中心医院骨科主任宣蛰人在开创人体软组织松解手术治疗严重腰腿痛和腰椎间盘突出症失败病例的认识基础上,以软组织损害性压痛点分布规律,即严格按照人体软组织外科解剖,采用民间流传使用的银质针(白银制作)作密集型针刺疗法,取得了意想不到的疗效。该疗法既有较强的镇痛作用,又有远期的治痛效果。更令人惊奇的是,发现凡经针刺的部位均产生持久的肌肉松弛效应。这是传统的银质针针刺疗法在软组织外科学理论指导下取得的一次疗效上的突破。从某种意义上讲,银质针疗法看似行针,依然遵循"宁失其穴,毋循其经"原则,实为松解手术,已成为现代针刺疗法中的一个独特的分支,在慢性疼痛性疾病的治疗中发挥了不可替代的作用。

1. 治疗特点

(1) 肌筋膜在骨骼上的附着点非一般针刺的穴位概念,所以,银质针针刺要比普通针灸部位深在而且范围大。

(2) 针体较粗。直径为 1.0~1.1mm,不会因为肌肉的过度收缩而引起断针或滞针。普通不锈钢制成的毫针,因其直径细而质地硬,倘若向深层组织进针,一旦由于强烈的肌肉收缩反应,极易发生断针或滞针,造成意外。

(3) 质地较软。以白银为主体原料的银质针质地较柔软,此特点决定该针可以沿着骨膜的骨凹面弯曲推进而不折断,有利于较远距离的针刺,以扩大治疗面,且容易准确地刺到发痛部位。

(4) 传热作用快。银质针针刺也需用艾球燃烧加热,由于白银传导热能快,电阻小,而针体针尖温度并不很高,患者仅感觉局部温热比较舒适。这种热能传导到深层发痛部位且扩散到周围病变软组织，依据针数的多少、密集程度形成深层的穿透肌肉组织直达骨膜的热反应，这是一般物理疗法所不能比拟的。

2. 适应证及禁忌证

（1）适应证

1）由椎管外软组织损害所致的慢性痛症

①颈、肩、臂疼痛；②腰、臀、腿疼痛；③头部与面部疼痛；④肩周炎；⑤膝关节痛；⑥足跟底痛。

2）与软组织损害相关的血管神经受累的临床病症

①半身麻木、发凉、多汗或上下肢凉木；

②头晕、眩晕症、耳鸣、视物模糊；

③猝倒、头部发木、眼胀、张口困难。

3）与软组织损害相关的脏器功能障碍的征象

①痛经、阳痿、生殖器痛；

②胸闷、气短、失眠、心悸；

③腹胀、腹痛、便秘；

④尿频、尿急、排尿无力。

（2）禁忌证

①严重的心脑血管病、肾衰竭者；②月经期、妊娠或贫血衰弱者；③血小板减少等血液系统疾病或有出血倾向者。

3. 操作步骤及注意事项

（1）操作步骤

1）采取相应舒适的体位。如头颈背部病变时采用坐位，并取颈部前屈位；腰部或臀部病变时则采取俯卧、侧卧体位；股内侧部或膝踝关节部病变时取仰卧位，以利于操作而且可以避免晕针的发生。

2）确定针刺部位与范围。在软组织痛的特定病变组织中选取压痛点，一般压痛点之间的针距为 1.0～2.0 cm，故称为"密集型"针刺法。压痛点多为肌肉或肌筋膜与骨膜的连接处，具有严格的解剖学分布，同手术松解的部位和范围相一致。

3）在无菌操作下于每个进针点各进行 0.5% 利多卡因皮内注射形成直径约 5 mm 的皮丘，使进针时艾球燃烧时不会产生皮肤的刺痛与灼痛。对于较大部位的压痛区域如腰部、臀部或颈背部目前可采用局部麻醉药如利丙双卡因乳膏（恩纳）涂抹进针点，2 小时后即产生麻醉作用，进针区域皮肤、皮下肌肉可以达到无痛。

4）选择高压消毒的长度合适的银质针分别刺入皮丘，对准深层病变区域方向作直刺或斜刺。经皮下肌肉或筋膜直达骨膜附着处（压痛点），引出较强烈的酸沉胀麻针刺感为止。通常软组织病变严重，其针感愈强，往往合并有痛觉。每一枚针刺入到位后，不必提插捻针，这与一般针刺方法不同。

5）进针完毕后，在每一枚银质针的圆球形针尾上装一直径约 1.5 cm 的艾球，点燃后徐徐燃烧。此刻患者自觉治疗部位深层软组织出现舒适的温热感，由于皮丘的麻醉作用，针体的发热作用不会使皮肤产生灼痛。

6）艾火熄灭后针体的余热仍有治疗作用，应待冷却后方可起针。逐一起针后在每一针眼处涂 2% 碘酊，避免进针点感染。

（2）注意事项

1）在同一个病变区域通常仅作一次针刺治疗，多个病变区域的治疗，间隔时间以 2～3 周为宜。因银质针针刺后人体软组织会进行一次应力调整，特别是邻近部位表现为明显的肌紧张，而针刺部位则往往处于肌肉松弛状态。

2）对颈椎和胸椎病变伸肌群，尤其是肩胛骨脊柱缘附着的软组织针刺要特别谨慎，切勿刺伤胸膜或脊髓神经。颈椎、胸椎的其他部位及锁骨上窝软组织病变区域禁忌进行银质针治疗。

3）银质针治疗不需用针刺手法产生补泻作用，也不需用强刺激手法产生镇痛作用。因为密集型的针刺方法能够产生显著的镇痛作用和肌肉松弛效应。

4）若艾球燃烧加热至高峰时，因针体选择欠长会使针眼周围皮肤产生灼痛难忍，此时可用备好的装满凉水的 20 ml 注射器将水从针头喷出至高热的针柄，瞬间即可降温而消除灼痛。但切勿使用乙醇代替凉水，以免引燃乙醇发生烫伤。

五、神经阻滞或毁损治疗

神经阻滞是指在末梢的脑、脊神经（或神经节）、交感神经节等神经内或神经附近注入药物或以物理方法阻断神经传导功能。神经阻滞以往常用于外科手术的麻醉，而现在用于解除疼痛、改善血液循环、治疗疼痛性疾病者称为神经阻滞疗法。该疗法在一定程度上克服了全身药物治疗常带来的较大副作用，适合那些经其他各种保守治疗无效、而又不适合或不能耐受手术治疗的患者，成为现代疼痛治疗中的一个重要手段。

在急慢性疼痛患者，神经阻滞不但可以阻断接受伤害感受性冲动的外周神经纤维，还可以阻断与某些疼痛综合征的病理生理性反射机制有关的传入和传出神经纤维，特别是四肢的交感神经纤维常与躯体脊神经伴行，所以神经阻滞还可用于消除与某些疼痛性疾病有关的交感神经过度兴奋。低浓度的局麻药可以阻断无髓鞘的 C 和 β 纤维和细的有髓鞘的 Aδ 纤维，仅轻微阻断或不阻断躯体的运动功能，当然在某些情况下也需要阻断运动神经以减轻肌肉痉挛。

（一）在临床实践中，神经阻滞的目的主要包括

1. 治疗性神经阻滞：通过神经阻滞可以消除疼痛，改善血流，达到治疗的目的。
2. 诊断性神经阻滞：阻滞固有神经或节段性脊神经，根据疼痛消失的情况进行诊断。
3. 以判断预后为目的而进行的神经阻滞。

（二）神经阻滞疗法的作用机制

1. 阻断疼痛的神经传导通路，快速止痛。
2. 阻断疼痛的恶性循环：应用局部麻醉药治疗疼痛，阻滞局部神经传导通路并不是唯一的作用机制。一般认为这是由于神经阻滞疗法切断了"疼痛→肌紧张或小血管平滑肌痉挛→疼痛加剧"这一恶性循环所致。
3. 改善血液循环：施行交感神经阻滞可改善其支配区域的血流，从而有效地改善因末梢血液循环不畅所引起的疼痛，改善损伤神经的营养和修复。
4. 抗炎症作用：研究证实神经阻滞疗法，尤其是交感神经阻滞疗法，具有抗炎症作用，并由此产生良好的镇痛效果。

5. 阻断运动神经纤维，解除肌肉痉挛。

（三）神经阻滞的分类

1. 化学性阻滞

化学性神经阻滞疗法主要采用局部麻醉药阻滞传导功能，可用于手术中镇痛，而更多的是用于疼痛治疗。使用常规的局部麻醉药进行神经阻滞，一般是可逆性的。为了一定的治疗目的而使用高浓度的局部麻醉药或神经破坏药进行神经阻滞，可较长时间或永久性地（不可逆性）阻滞传导功能。

常用的药物有局部麻醉药、糖皮质激素、维生素和神经破坏药。局麻药具有诊断和治疗作用，注射神经破坏药之前，先给少量局麻药可判断穿刺针的位置是否正确，治疗性神经阻滞则以使用时效长的布比卡因和罗哌卡因为好。糖皮质激素对于炎症反应有明显的抑制作用，可改善病变组织的渗出和水肿，从而使疼痛症状减轻。局麻药中是否加入糖皮质激素的问题，一般认为在有慢性炎症的情况下适量应用有好处，否则无必要。此类药物中，得宝松、泼尼松龙、曲安奈德都是较好的选择，局部注射用，每1~2周一次。合并有高血压、糖尿病、溃疡病和急症化脓性炎症的患者忌用糖皮质激素。

2. 物理性阻滞

使用射频、冷冻、加热或加压等物理方法以阻断神经传导功能，称为物理性神经阻滞。

（四）神经阻滞疗法的特点

1. 镇痛效果确实可靠。
2. 对疾病的诊断和鉴别诊断具有重要的意义。
3. 治疗范围及时效可选择性强。
4. 不需要特殊的器材、装置。
5. 副作用小。
6. 疗效和操作技巧关系密切。

（五）神经阻滞疗法的适应证与禁忌证

随着对疼痛研究的深入和新药的出现及医疗仪器的改进，神经阻滞疗法在现代疼痛治疗中有了长足的进展。神经阻滞疗法不但适用于大多数急慢性疼痛患者，也可用于治疗许多非疼痛性症状和疾病。但它也不是万能的，它有严格的禁忌证，如阻滞部位有感染、炎症或全身重症感染的病人，有出血倾向者或对局部麻醉药有过敏史者均禁忌神经阻滞疗法。

六、微创介入治疗

所谓微创介入治疗，就是运用高科技的影像（X光、CT断层扫描或超声）定位技术进行的神经阻断或毁损术，是介于内科的药物疗法和外科的手术疗法之间的一种微创疗法。因此如能熟练掌握此技术，往往可使病人减轻药物疗法所带来的副作用，甚至还可使很多病人免除开刀之苦，可谓意义重大。特别是有些患者因年纪太大，或有其他严重疾病而使家属或外科医师认为不宜开刀，在此情况下介入性疼痛治疗就更有存在的价值，而且是最佳的治疗选择。介入性疼痛治疗因为有影像学的辅助定位，如无解剖上的变异，很多神经系统的目标靶位可精确地到达，不但并发症少，而且安全性高。除了治疗外，它还可以用来诊断疼痛的病因,推测疼痛的预后。更重要的是,介入性疼痛治疗因档案留存容易,事后可随时为再次治疗作参考,而且如遇到争议或医疗纠纷时,亦可供医疗鉴定之用。

利用介入性疼痛治疗,可以解决临床上很多疼痛问题,如慢性顽固性疼痛、神经源性疼痛、癌症引发的各类疼痛等。在正确诊断之后,找出诱发疼痛的病根所在,运用高科技的影像定位,在靶目标处注射药物,阻断疼痛的传导途径,打断疼痛的恶性循环,达到消炎镇痛的目的。特别是对一些顽固性、神经源性疼痛,还可在靶目标处使用神经破坏药物或利用激光、射频热凝器及冷冻探针等手段,对引起疼痛的病变神经进行阻断或毁损,以达到根治的目的,而不是如人们平常所说的"封闭治疗",治标不治本。

(一)脊柱关节的介入穿刺技术

颈、胸、腰部疼痛的病因是多方面的,其中小关节是一个可产生此类疼痛的重要结构。脊柱由33个椎体组成,通过椎间盘、前纵韧带及后面的小关节相联系。后侧小关节在提供中轴神经外出脊柱成为外周神经通道的同时,允许脊柱弯曲、伸展和旋转。小关节是富含滑液的关节,由椎体的下关节突和临近的下一椎体的上关节突构成。这些关节突从椎弓根和椎板发出,颈部和腰部脊柱的小关节在横突的后面,而胸部区域小关节位于横突的前面。在颈椎,关节面介于冠状面和轴面之间,而在腰部,关节与矢状面呈大约30°斜角。小关节的关节囊依其与关节的相对关系而变化,关节侧后面的关节囊比较坚韧,而关节的前内侧关节滑膜直接与黄韧带相连。

椎间小关节、关节囊及关节囊内的滑膜中有丰富的神经末梢和毛细血管,其神经支配来自重叠椎体的节段感觉神经。每个关节都有双重神经支配,分别来自同一椎体水平和下一椎体水平的节段神经。在腰部,节段神经的后支与前支在椎间孔处分开,后支通过椎间韧带的孔向后、向骶进入脊椎,几乎同时分为内侧支、外侧支和中间支。内侧支支配相同水平小关节的下极和下一水平小关节的上极。每个腰后支的内侧支同时也支配椎旁肌群,例如多裂肌和椎间肌,以及韧带和骨膜的神经弓。在颈部,内侧支主要支配小关节,而不支配椎旁肌,后支围绕相应关节脚的腰并通过一个包埋筋膜与骨膜相接,通过头半棘肌的肌腱影响关节脚。

随着年龄的增大、慢性劳损、椎间盘退变、椎间隙缩窄,小关节骨质增生、肥大、内聚,上下关节突不能正常对合,关节囊、韧带松弛导致小关节在正常活动时出现间隙。在腰椎用力不当时,出现椎小关节错位,造成关节囊皱襞、滑膜嵌顿于关节间隙,压迫神经末梢,出现剧烈的疼痛及活动明显受限。

适应证:小关节注射的选择常根据临床症状而定,对于小关节压痛明显,并有相应皮肤分布区域痛觉的患者,常可实施小关节阻滞。

1. 颈椎小关节

颈椎小关节位于相邻颈椎相对的小关节面之间。颈椎小关节与冠状或矢状面成45°角,并有头足方向的倾斜,因此,在轴位的解剖或影像断层上仅显示小关节的一部分(图12-1)。

操作方法:颈椎小关节阻滞主要有两种穿刺途径,既侧方直接途径和后外侧途径。前种路径时患者取患侧在上的侧卧位,头下垫薄枕以保持头部与床面平行。调整X光的角度,缓慢进针,并行正侧位双向透视观察进针的深度,避免穿刺针穿过关节腔而进入蛛网

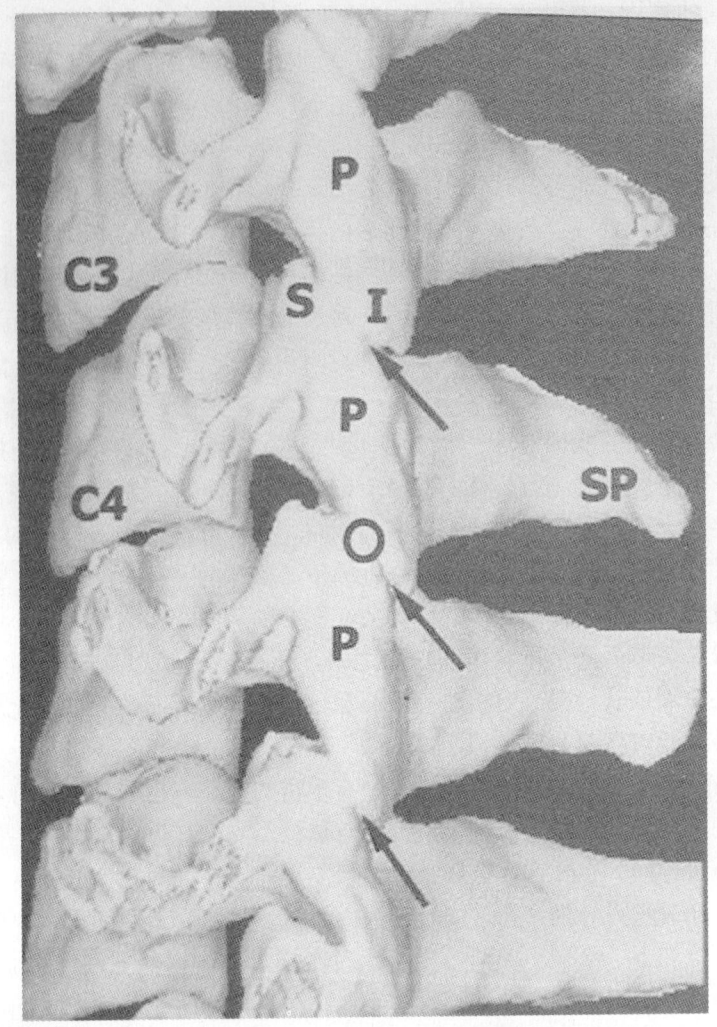

图 12-1　颈椎小关节 CT 三维图像侧面观

膜下腔，为防止进针过深，可在侧位透视下先让穿刺针抵达小关节的上或下关节面，随后退针少许重新调整针的方向以进入小关节。第二种路径为后外侧穿刺，穿刺时患者取俯卧位，前额和胸部垫枕，穿刺点应低于靶小关节 2~3 个节段水平，旋转 X 光机的放射球管，穿刺针沿头足方向倾斜进针，使其与小关节面平行而进入小关节内。

2. 胸椎小关节

胸椎小关节的方位接近冠状面，有助于保护脊柱免受剪切力的损害，因为椎板的重叠，不可能自后面直接穿刺进入小关节，肺组织又阻碍了侧位进针，而后外侧途径的小关节穿刺也难以实施，因此，胸椎小关节的方位使经皮穿刺直接进入小关节非常困难。

操作方法：需行胸椎小关节阻滞的情况远没有颈或腰椎小关节多，而且因为解剖关系，X 线引导下穿刺胸椎小关节较为困难，如在 CT 引导下则可精确定位针的位置，避开穿刺到肺、神经和脊髓的风险。穿刺路径多采用后外侧入路，可使穿刺针尖抵达下关节突下缘和上关节突的后方，有时也不必进入小关节腔内，将药注入关节下隐窝也同样有效。

3. 腰椎小关节

腰椎小关节面的后半部分多倾向于矢状面,而前半部分则倾向于冠状面,因为这种弓形结构,使得小关节的后半部分的矢状倾斜度对于穿刺进针相当重要;而且腰椎小关节后隐窝的下半部分比上半部分大,关节腔狭小,进针时容易损伤关节面软骨,因此进针时不必要深达小关节间隙,理想位置是关节后隐窝的下半部分,即关节突下外侧,针尖抵达下隐窝时针尖的透视投影正好位于"英格兰狗"的颈部(见图12-2)。

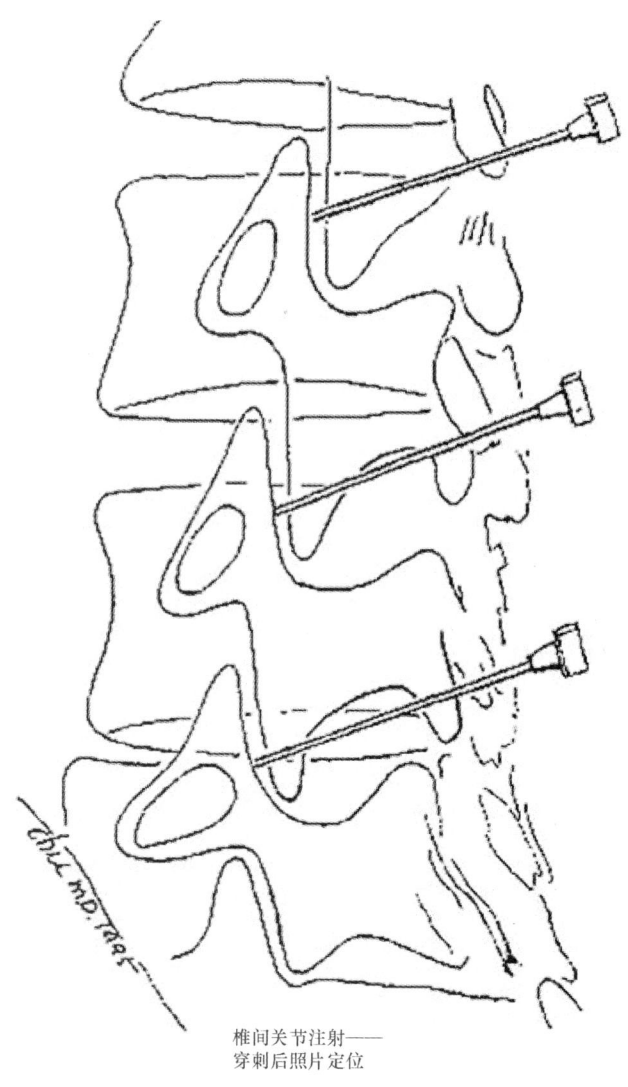

椎间关节注射——
穿刺后照片定位

图 12-2 腰椎小关节的解剖及最佳进针点

操作方法:患者取俯卧位,腹下垫枕。确定需阻滞的小关节平面后,行标准前后位X线透视以定位穿刺点,旋转X光机的放射球管与脊柱矢状面的角度,使X线投照光束倾斜约10°~45°,此时小关节常处于开放状态,更易于穿刺。理想的穿刺点位于下关节突的外下缘,此处关节隐窝最大(图12-3)。

注意事项:和其他神经阻滞一样,要严格掌握穿刺的适应证,如果穿刺部位有感染或患者有凝血功能障碍，应当尽量避免小关节穿刺；还要注意穿刺时有可能引起的并发症如出血、神经损伤、药物过敏等。

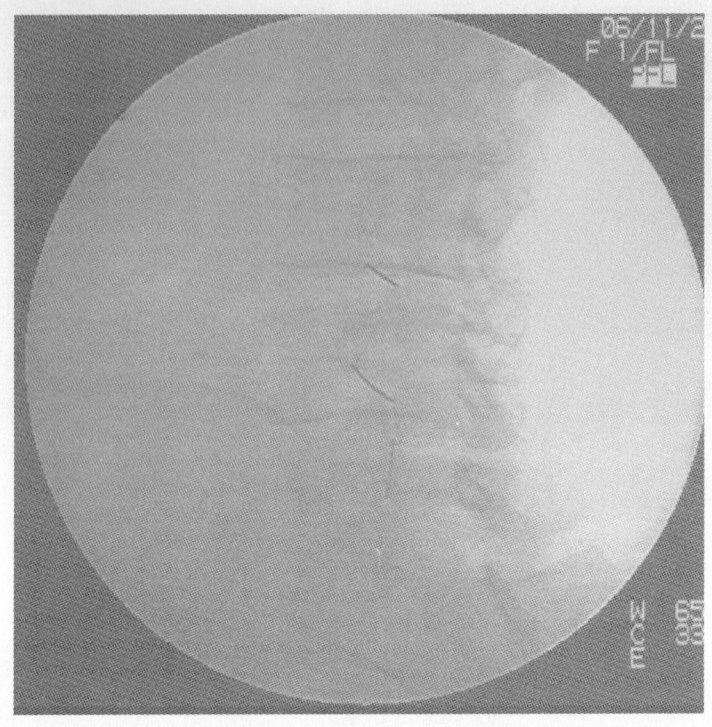

图 12-3　腰椎小关节的穿刺

4. 骶髂关节阻滞

骶髂关节阻滞常用于下腰背疼痛患者。下腰背痛的原因很多，其中骶髂关节的病变是一个很常见的致痛原因。这些患者常主诉单侧或双侧下腰背痛，并可向臀外侧、腹股沟或大腿放射，如查体发现骶髂关节加压阳性或骶髂关节运动激发试验阳性，常提示骶髂关节病变。如未能明确诊断，也可行骶髂关节阻滞，作为一个诊断性治疗方案。

骶髂关节是位于骶骨和髂骨之间的关节，包括真性滑膜软骨关节和纤维性关节两部分。关节的下半部分为滑膜部分，后上部分为髂骨翼与骶骨翼上部之间的一条裂隙。年轻无症状者骶髂关节可以转动 3°～5°，为骨盆提供弹性，并作为腰骶关节和髋关节的缓冲器。骶髂关节主要是由 S_1～S_4 神经根背侧支的神经支配，骶髂关节囊内和毗邻的韧带中也存在神经纤维。

操作方法：患者取俯卧位，对侧髋下垫薄枕略微抬高 20°～30°，患侧下肢伸直，健侧髋关节屈曲，这个体位可使关节下 1/3 的前后关节口充分暴露，可以更大程度地观察到关节，而且可以使得穿刺针垂直穿刺即可进入关节腔内。理想的位置是针尖位于关节下部，距关节下缘的上方约 1 cm 处（图 12-4）。

注意事项：穿刺到位注射药物时，因药液可循第五腰椎脊神经鞘膜在骶骨翼水平外渗至上隐窝及腰骶丛，所以治疗后有可能出现下肢无力、下肢皮肤感觉异常和短暂的排泄困难等，这种情况在注射大容量的局麻药后更容易发生。

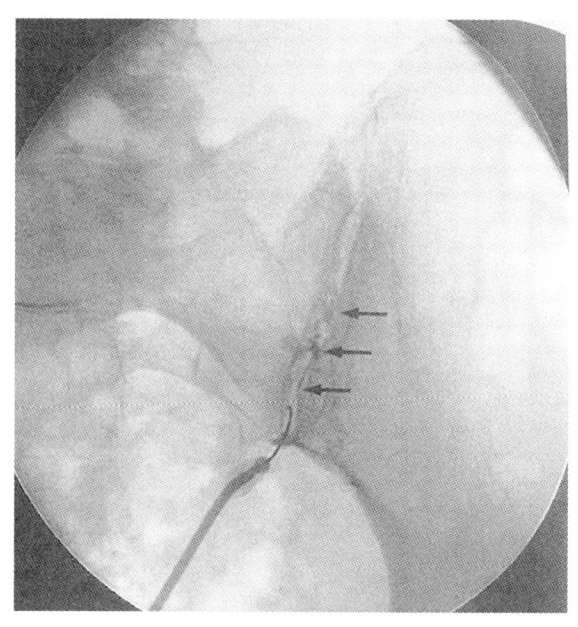

图 12-4 骶髂关节后前位 X 线片显示穿刺针位于关节间隙内

（二）选择性神经根的介入穿刺技术

选择性神经根阻滞（selective never root block，SNRB）是一种经皮穿刺的微创技术，适用于那些神经根性疼痛的患者。该技术可在 X 线或 CT 引导下进行，操作简便，常可作为诊断和治疗的手段。

造成根性疼痛的原因很多，如椎间盘突出、椎体后缘骨质增生、小关节增生或内聚等，有时一个节段，有时多个节段，影像学的检查可能发现一些特异性的改变，但有时这些检查与临床表现并不相符，如患者接受硬膜外腔的注射治疗，虽然可取得暂时的镇痛效果，但却不能准确提供疼痛来源的具体平面。SNRB 在影像学的帮助下可将穿刺针准确穿至责任神经根鞘内，少量高浓度的治疗药物即可取得重要的诊断和治疗作用。

1. $L_1 \sim L_4$ 神经根

调整 C 臂机 X 线投照光束方向，显示图 12-5（A）所示的"苏格兰狗"的影像及椎体上终板重叠呈线状，同时使上关节突（即狗耳）前部位于椎体上终板前后缘中点，需注射的神经根位于狗眼下方和狗耳的正上方数毫米处。

2. L_5 神经根

调整 C 臂机 X 线投照光束方向，L_5 横突的下缘、S_1 的上关节突及髂嵴内侧缘组成一个三角形窗，穿刺针沿球管方向朝三角形窗穿刺即到达 L_5 神经根。

3. S_1 神经根

调整 C 臂机 X 线投照光束呈垂直前后位投照，显示骶骨上方的圆形透亮影即 S_1 骶孔，保持穿刺针于轻度头尾方向即能容易穿过 S_1 骶孔到达 S_1 神经根，但要避免穿刺过深，防止穿刺针进入盆腔。

4. 颈神经根

患者取仰卧位，颈项部垫高少许，头稍向健侧偏斜，使椎间孔张开以利于穿刺针容易进入靶椎间孔。调整 C 臂机 X 光束方向，显示责任椎间孔，穿刺针尖应向上关节突方向缓慢进针，触及上关节突后退针少许，再调整针尖，向着椎间孔的后部小心缓慢推进，当针尖触及神经根时，患者能告诉医生所及神经根支配区域的异常感或疼痛，这时可通过穿刺针注射 0.2～0.3 ml 造影剂确认针尖位置，避免穿刺过深进入椎管内或蛛网膜下腔。

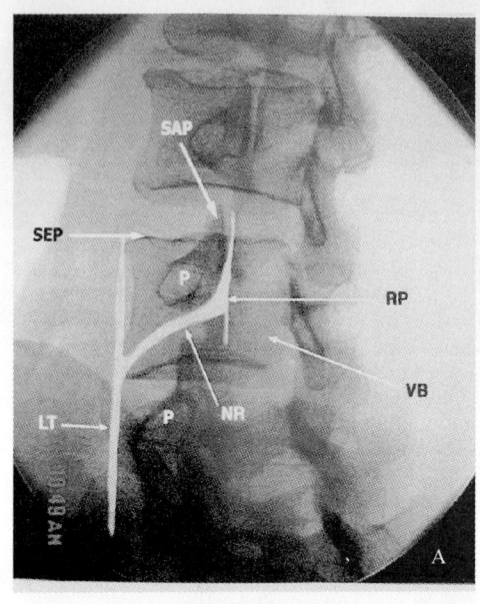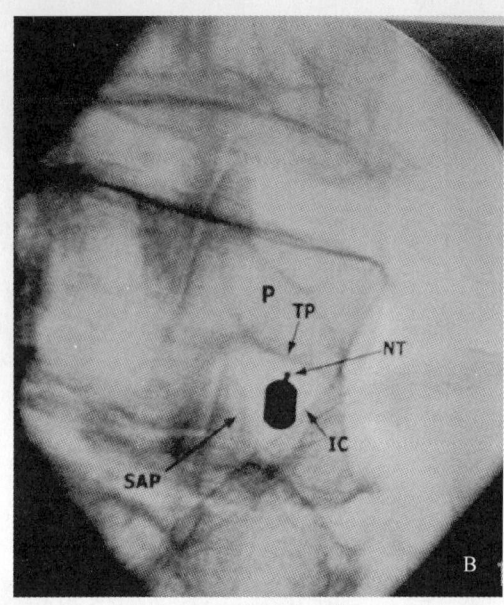

图 12-5 （A）右前斜位 X 线片显示左侧 L_4 神经根靶区（NR）正位于 L_4 椎弓根下方（P），（B）左前斜位 X 线片显示右侧 L_5 神经根的正确穿刺位置。

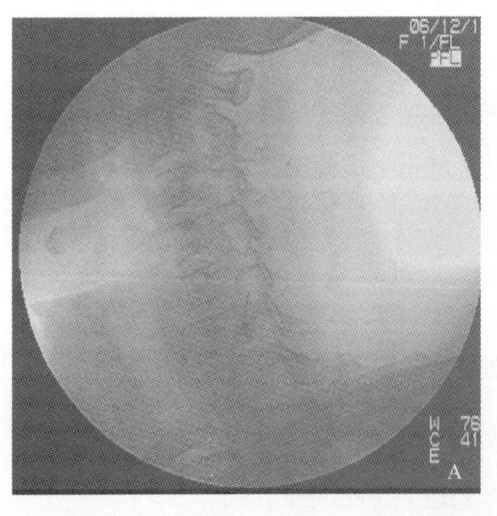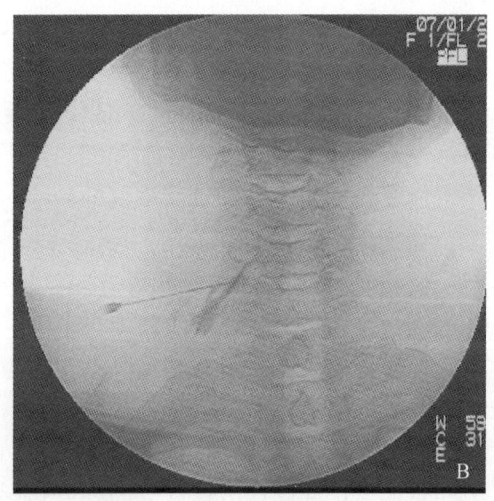

图 12-6 颈椎正侧位 X 线片显示右侧 C_6 神经根穿刺到位后的正确位置

（三）椎间盘及椎管内介入穿刺技术

颈、腰椎疼痛性疾病是临床上最常见的疼痛性疾病，每个成年人几乎都经历过颈或腰背部的疼痛，多数疼痛可自行缓解或通过药物、理疗等保守治疗后好转，但仍有约 10% 的患者需接受有创性的疼痛治疗。早在 1953 年，有报道行硬膜外腔激素注射可治疗神经根性疼痛。到目前为止，虽然有个别实验报道证明该法有效，但因这些实验的设计还欠合理，很难作出结论性意见。虽然这种方法治疗疼痛的有效机制存在较大的争议，但临床上硬膜外腔激素注射疗法还是被广泛应用。

以往因没有影像学的引导，硬膜外腔注射疗法多采用经椎板入路盲探穿刺，注射到位后在硬膜外腔注射大容量的局麻药和激素，虽然可取得暂时的镇痛效果，但患者必须忍受长时间的麻醉和承担更大的风险；近些年疼痛治疗在影像学的引导下，发展了多种穿刺路径，可以保证针尖精确到达责任神经根，仅需少量药物即可取得同样的镇痛效果，副作用更少，可适合门诊患者选用。

1. 经小关节内侧缘穿刺

患者取俯卧位，腹下垫枕。确定需阻滞的相应平面后，行标准前后位 X 线透视，找出棘间隙与小关节内侧缘的关系，以定位穿刺点。穿刺时，穿刺针经皮先稍向外侧抵至小关节突，再退针少许，调整针尖向内侧紧贴关节突内侧骨面继续进针，当有刺橡皮样韧感和明显阻力时，边加压边进针，一旦阻力消失有落空感时，说明已突破黄韧带进入侧隐窝（见图 12-7）。如再进针可诱发患者出现患肢放射痛或触电感，为避免损伤神经根袖，可不再继续进针，回抽无血及脑脊液后即可给药。此入路适用于 $L_{4\sim5}$，$L_5\sim S_1$ 椎间盘突出症的治疗，$L_{3\sim4}$ 及其以上小关节内侧缘间距与同水平硬膜囊横径差别较小，故不用此入路穿刺。

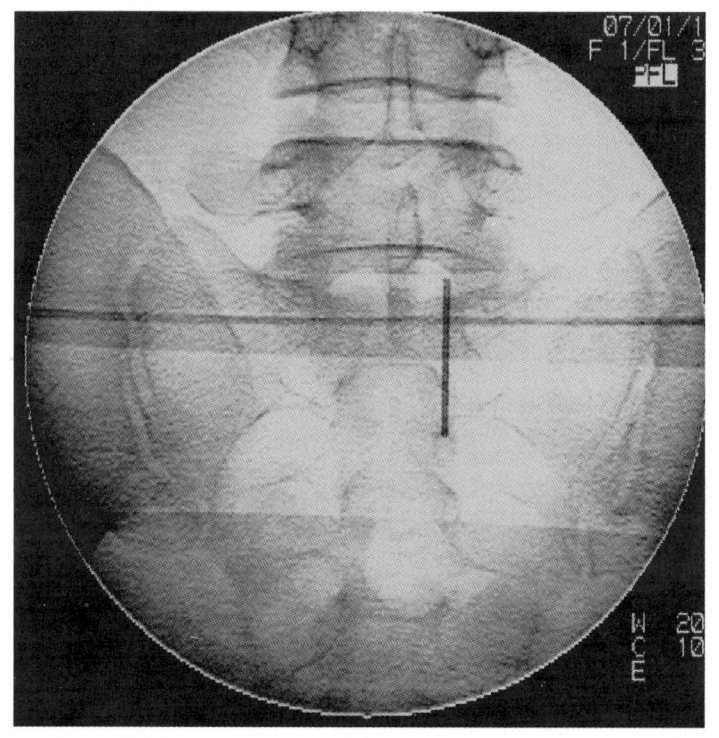

图 12-7　经 $L_5\sim S_1$ 右侧小关节内侧缘穿刺

2. 经椎板外切迹穿刺

患者取俯卧位，腹下垫枕。确定需阻滞的相应平面后，行标准前后位 X 线透视，确定病变棘间隙,定出上腰椎椎板外切迹中点。穿刺针按 X 线投影方向向椎板外切迹进针,过皮后使针尖略向后正中线内侧,针尖先抵至椎板,碰到骨面后针尖稍退少许,略向外侧后紧贴椎板骨面继续进针,有落空感后即可停止前进。

此入路适用于 $L_{4\sim5}$ 椎间盘突出部位偏上患者及 $L_{4\sim5}$ 以上间隙椎间盘突出症的治疗。因 $L_{4\sim5}$ 椎板外切迹间距与其椎体横径相近,故 $L_5\sim S_1$ 间隙穿刺不用此入路。

(四) 射频微创介入治疗

射频热凝损毁术(radiofrequency thermocoagulation lesion,简称 RF)是通过射频仪在温差电偶电极间产生一束高频电流,该电流通过一定阻抗的神经组织时,在高频电流作用下的离子发生振动,与周围质点相互摩擦在组织内产生热量。调节射频输出功率的大小,可使局部达到所需温度,在组织内形成一定范围的蛋白凝固灶,影响痛觉信号的传导,从而达到消除疼痛的目的。因高温效应由电流连续产生,故亦称为连续射频(continuing radiofrequency,CRF)。

本技术由于能极好地控制毁损灶与神经的关系、毁损灶的温度及范围,治疗后能消除或减轻疼痛而保持本体感觉、触觉和运动功能,并发症、死亡率极低,治疗后恢复比手术治疗快,疗效维持时间长,可重复进行。在注射药物破坏神经技术中,由于药液的流动性,药物扩散难以预测,破坏的范围不易控制,所以目前公认射频毁损技术比注射化学毁损药物优越而科学。经过数十年的不断改进和完善,射频温控热凝毁损术的临床适用范围也不断扩大,逐渐成为治疗各种顽固性疼痛的一种有效手段。近几年陆续出现的脉冲射频、双极射频、冷射频以及椎间盘射频等新技术,达到镇痛目的而不损伤神经,成为目前慢性疼痛治疗的研究热点。

射频治疗疼痛的作用机制:周围感觉神经存在两类不同直径的神经纤维,第一类是直径 $3\sim4\mu m$ 的有髓鞘的 $A\delta$ 纤维及直径 $0.5\sim2\mu m$ 的无髓鞘的 C 纤维,主管痛温觉的传递;第二类是直径 $6\sim17\mu m$ 的 $A\alpha$、$A\beta$ 纤维,主管触觉传递。有大量实验支持无髓鞘纤维容易受热损伤的理论,原因是无髓鞘纤维的表面积/体积比较大,而且没有髓鞘的隔绝和保护。温度 $41\sim45$℃时开始出现传导阻滞,60℃时较小的感受痛温觉的 $A\delta$ 和 C 纤维传导被阻滞,$70\sim75$℃时这些神经纤维被破坏,但传导触觉的 $A\alpha$、$A\beta$ 纤维的功能被保存,提出热损伤可能破坏传导痛觉的神经纤维而其他神经功能不受影响,这样治疗后病人既能缓解疼痛又能保留触觉。这一理论奠定了射频治疗疼痛的神经生理学基础。

1992 年 Hoogeveen 等发现,神经热损伤最严重的部位是离电极尖端最近处,在热损伤 30 分钟后伤害部位的病理组织学改变主要是血管内膜结构的松弛和肿胀变化,8 小时后一些轴突结构破裂和表现早期沃勒变性,24 小时后破坏现象更明显,1 周内发生完全脱髓鞘和轴突的沃勒变性,3 周后小纤维会再生,12 周后出现连续的髓鞘再生和轴突变大。在人体中发现,进行背根节射频治疗后有镇痛作用而无运动损伤,肌电图正常,表明射频损伤仅限于小纤维而未涉及大纤维。而另外的研究显示射频温度高于 85℃会无选择性地破坏所有神经纤维。

1. 射频治疗的优点

(1) 毁损的温度、范围和程度可精确选择和控制。

(2) 可在电刺激和电阻监测下进行神经定位。

(3) 可在静脉麻醉和镇静下进行治疗操作。

(4) 交感神经毁损时不出现明显低血压。腰交感神经节毁损时不出现尿失禁现象。

(5) 治疗后神经炎及血栓栓塞发生率低。

(6) 正确操作下，并发症和副作用发生率低，甚至可用于门诊病人。

(7) 射频治疗虽然不能一劳永逸地根除疼痛，但疼痛可持续缓解几个月甚至几年。疼痛复发时可重复射频治疗。

2. 射频治疗的适应证

(1) 慢性疼痛经保守治疗无效者。

(2) 对药物治疗不能产生良好疗效，或者因药物或治疗的副作用不能耐受或者不愿应用药物者。

(3) 疼痛已使病人产生心理异常，如焦虑、抑郁、愤怒等。

(4) 遵医嘱接受了全部镇痛治疗计划而无效果并要求射频治疗者。

(5) 诊断性阻滞有效者。

在临床疼痛治疗领域，射频热凝疗法除了用于治疗三叉神经痛以外，近年来已发展到几乎治疗所有的神经痛。射频疗法对于忍受难治性疼痛而对常规疗法无效的病人可能是非常有价值的治疗选择，它被用于治疗各种疼痛状态，甚至作为难治性疼痛的常规疗法。正确规范地使用射频治疗可作为多模式和多学科方法的一部分，可以避免使用更大损伤、更高花费的其他治疗选项。由于射频热凝是一种高选择性神经破坏方法，需要医生具有良好的神经阻滞技能和在X线透视下进行操作的经验，掌握神经组织的三维解剖知识。而对于一名技能不佳的医生，射频热凝固术会对病人造成损伤。具体方法介绍如下。

1. 颈、胸、腰椎小关节脊神经后支损毁

脊柱小关节综合征的疼痛可以表现为急性或慢性疼痛，与长期的退行性变、慢性劳损或急性损伤有关。病人的影像学检查正常，症状表现为在颈项、胸背和腰背的脊椎旁感觉有一种深部的疼痛，往往会牵涉到肩胛区、臀部、大腿后面以及膝部，特别是牵涉到髋部的疼痛。临床也有诊断为脊神经后支综合征，认为后者在病理生理上能更为贴切地表达此病。

小关节的神经支配类型不是一条神经和一个明确的平面，一个小关节通常接受多条脊神经后支支配，要处理多个节段的脊神经后支才能完全解除一个小关节的神经支配。脊神经后支的内侧支绕过上关节突内侧时覆盖有副乳突韧带的致密结缔组织，最后越过椎板并发出数条分支供应神经经过路途上的椎旁肌肉组织、棘间肌、棘间韧带和上下两个小关节，小关节腹侧还接受来自关节前面的脊神经后支的神经支配。因此，每个小关节接受的是多个来源的神经支配，具有丰富的神经纤维以提供本体感觉和疼痛讯号，要去除一个小关节的神经就需要进行多点的射频毁损。

小关节疼痛的病人常常是因为脊柱退行性变、椎骨骨质增生、骨质疏松、腰椎间盘变性或腰肌筋膜炎等导致小关节变形而牵拉压迫脊神经后支，即使原发病经过治疗而获得缓解也不能改变解剖上的变化，射频毁损是一种很好的解除腰腿痛症状的治疗方法，但解除了小关节疼痛后可能还需要继续治疗原发病。在治疗之前应该作好整体诊断和治疗计划，得到病人的理解和配合。

操作方法：病人俯卧在治疗床上，X线透视下在估计需要射频毁损的脊神经后支的相应节段的腰椎横突根部的内上缘注射2%利多卡因1ml。也可依据病人的近期X线腰椎前后位和侧位的照片测量定位进行试验性阻滞注射。方法是首先在 X 线前后位照片上标出预计阻滞的腰椎节段的上关节突的外缘与横突的基底部相交点为穿刺点，然后测量三条线的长度：①此点距棘突中线的长度；②该点距该棘突的上沿；③该点距该棘突的下沿。再在X 线侧位照片上测量从皮肤到椎板的长度作为穿刺深度参考。操作时在病人背上标出棘突中线、棘突上下沿线（棘突间隙），根据 X 线测量的三条线长度标志出横突根部上缘穿刺点。皮肤消毒后用 0.5％利多卡因作皮肤和皮下组织局部麻醉。应用 10 cm 长的腰穿针在此标志点垂直进针，在预计的深度遇到骨性物，将穿刺针尖往患侧倾斜和提插还是骨性时可判断为横突，改将穿刺针尖往中线侧倾斜和提插时还是骨性感觉可能遇到隆起的骨性（副乳突）组织，可以估计是上关节突，再将针尖在此点贴着骨面往头侧提插，出现落空感可估计为横突上沿（图 12-8）。针尖在此点贴着骨面往腹侧滑进 2 mm，即可注射 2%利多卡因 1 ml，如果能在此点引出病人的腰部酸痛感和臀部牵涉痛就可证实穿刺针尖位置正确。注意针尖在横突上缘滑下时要掌握好深度，不要过深，因为超过 5～10 mm，注入局麻药会溢到椎间孔引起前支或硬膜外腔或椎旁神经阻滞。阻滞后让病人起床活动体会痛觉变化情况，取注药后 20 分钟的病人感觉评分为该试验性阻断的结果，然后继续行下一支脊神经试验性阻滞。当阻滞效果满意而短暂时，与病人商量择期进行永久性阻滞。

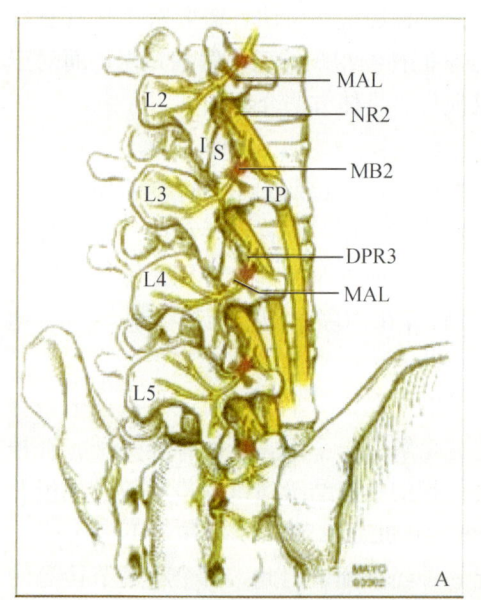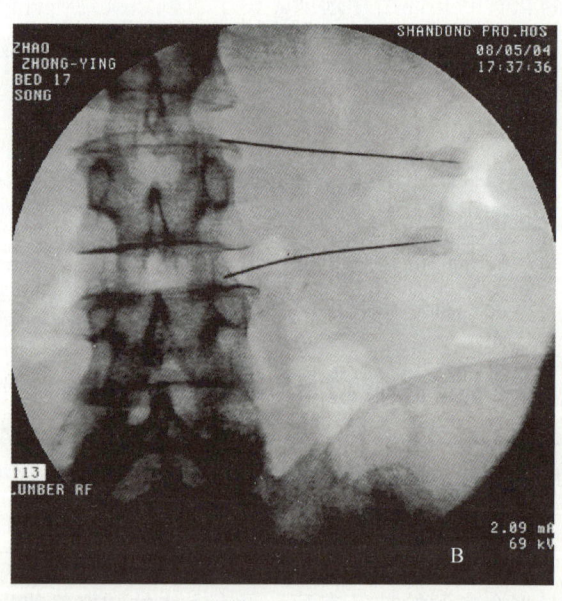

图 12-8　A 图中左前斜位红色圆点表示射频的靶点位，B 图示穿刺针位于上关节突和横突连接处的上缘

2. 椎间盘内电热凝疗法（intradiscal lesioning, IDL）

椎间盘内电热凝疗法（intradiscal electothermal therapy, IDET）是一种新的微创伤性疗法。20 世纪 90 年代末由美国加州的 Saal 医生所发明，在 X 线监视下，将一条金属热电极插入撕裂的椎间盘内，方法与椎间盘造影相似。在斜位 X 线监视下，将热电极通过引导针插入椎间盘，热电极经过专门设计，可以沿着椎间盘环内缘盘旋而行。热电极最后呈环形放置，其极端位于椎间盘的后内缘。电极最好从撕裂侧的对面插入，如果电极从对侧插入有困难，也可以从撕裂的同侧插入。经前后位和侧位 X 线证实热电极位置满意后，就

可以对热电极的远端进行加温（图12-9）。加热时，病人可能感到疼痛加剧，其性质和部位与平时相似。如疼痛性质与平时不同，或疼痛放射到膝盖以下，应警惕是否有神经根损伤，应立即停止加温，并重新放置电极，以避免神经系统并发症。

作用机制：①加热使胶原纤维的结构发生改变，胶原纤维内的氢键对热很敏感，加温后氢键断裂，导致胶原纤维收缩。椎间盘内温度达65℃时，胶原纤维可收缩约35%。纤维环收缩可能使已有退行性改变的椎间盘

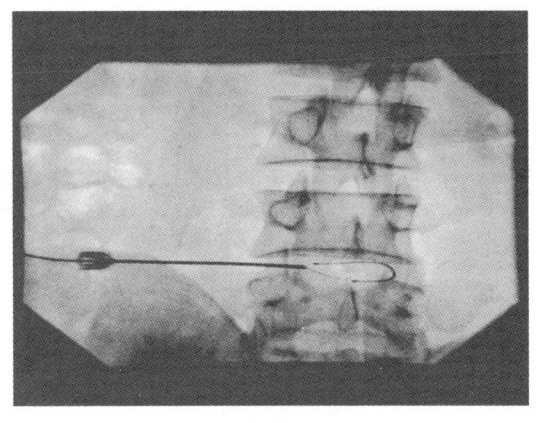

图 12-9 热电极穿刺针的正确位置

结构加强，修复撕裂的椎间盘。②加温摧毁了椎间盘内超敏的神经受体，加热去神经方法已广泛用于治疗各种中枢和周围性疼痛，椎间盘加热后痛觉神经末梢减少，可能与疼痛减轻有关。

病人选择：椎间盘性疼痛保守治疗超过6个月以上无效，可以考虑IDET治疗，但是，仍有例外，如病人有明显椎间盘突出或椎管狭窄，并伴有神经根刺激症状，IDET疗效不佳，椎间盘高度低于正常相邻椎间盘50%或椎间盘造影发现撕裂程度过于严重，IDET的效果也不好。如病人年龄大于50岁，由于椎间盘的修复能力下降，IDET的成功率也不高。吸烟可能影响椎间盘内胶原组织，对IDET后恢复不利，多个椎间盘同时病变，在临床上也很常见。如同时进行多个椎间盘IDET治疗，每个椎间盘都必须使用新的电极，因为电极一次使用后常出现折痕，反复使用会造成电极在椎间盘内导向和放置困难，甚至断裂。

并发症：神经根损伤、椎间盘感染、椎间盘内热电极断裂、尿失禁、出血。

椎间盘内电热凝疗法是治疗椎间盘性疼痛的有效而安全的方法，与经典的脊柱融合术相比，IDET费用低，远期副作用少。手术成功关键在于病人的合理选择。目前IDET的双盲、前瞻性研究正在进行之中，该研究的结果将对IDET的临床疗效作出更加确切和科学的评价。

3. 胸、腰交感神经切断术（thoracic and lumbar sympathectomy）

交感神经毁损技术最早由Royl在1924年提出，用来治疗下肢痉挛。此后，DeBakey、Creech、Woodhall等进一步改良了方法，用于改善外周血管疾病患者的血液循环。1970年，Reid、WaTT、Gray等开始用腰交感神经毁损来治疗疼痛患者。目前已有大量实验证实该技术能有效地用来治疗反射型交感神经萎缩症、血管阻塞性疾病、血管痉挛性疾病和各种交感神经疼痛综合征。

交感神经切断术通常用于促进外周血管疾病患者的血液流动。在有压力（紧张）的情况下，交感系统减少外周血流以增加重要组织器官的血流量。因此，对于外周血管疾病患者，减少交感输入将能增加外周血流。

颈、胸、腰椎水平都可以进行交感神经损毁。操作者应熟知交感神经链的解剖和其他周围结构，以避免毁损动脉、小静脉、输尿管及其他下腹脏器以及引起其他的并发症。在L_1和L_2平面，生殖股神经邻近交感神经链，其受损后会产生严重的术后疼痛问题。因

此，无论是腰部的试验性阻滞还是射频热毁损，都应在X线指导下进行。只有在用局部麻醉药进行试验性阻滞，并出现临床效应时才可以实施射频毁损。腰交感神经链的射频毁损可在第2～4腰椎之间进行（图12-10）。

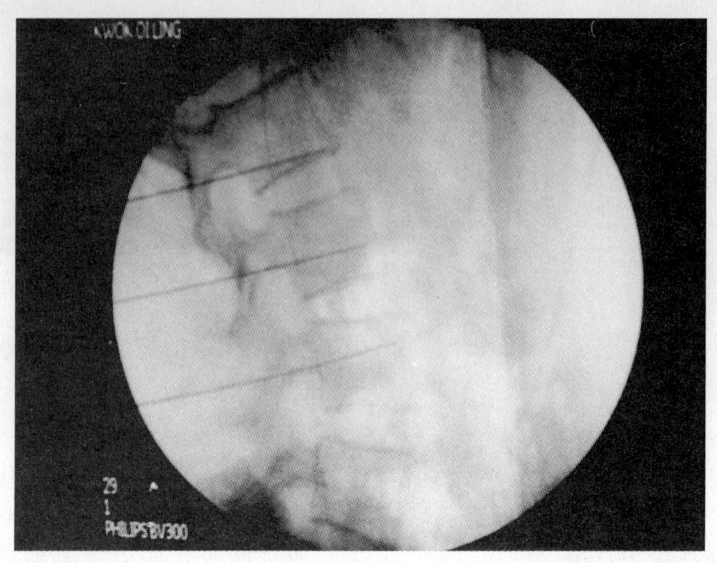

图12-10　腰椎侧位X线片显示了经L_2～L_4穿刺到达腰交感神经链的图像

胸交感神经链紧邻颈交感神经链之下，而T_1胸交感神经节和颈交感神经节的最下端融合成星状神经节。所以采用射频电毁损胸交感神经通常在T_2和T_3平面进行。T_2和T_3是到上肢的交感神经，影响其血管舒缩，这些部位的恶性疼痛也可通过前入路的星状神经节阻滞来治疗。虽然没有人将星状神经节阻滞与上胸部的交感神经链阻滞加以比较。但有趣的是，在星状神经节注入少量局部麻醉药，能够产生与在T_2和T_3水平进行交感神经阻滞相同的生理反应，即这两种方法都可以使上肢皮肤变热、发干。而前者经常出现霍纳综合征，后者则很少出现。因此，在进行上胸部交感神经损毁术前，可以在星状神经节进行试验性阻滞。

如果射频毁损针的位置正确，疼痛会迅速减轻。射频电毁损交感神经可以永久性干扰交感神经链。与外科交感神经切断术相比，此方法的明显优点是并发症的发生率很低。

4. 三叉神经节损毁术（trigeminal ganglionectomy）

三叉神经痛是一个在中老年人群中常见的间歇性脸部疼痛综合征。疼痛通常是单侧发作，在发作的间歇期一般没有疼痛，但常常会突然发作，可以由脸上的某些扳机点诱发疼痛。此病可以伴发其他疾病状况如多发性硬化症、后颅窝肿瘤、后颅窝血管畸形和带状疱疹。大多数的三叉神经痛的病人能够用药物治疗，当病人不能耐受药物治疗或对药物治疗无反应时，可以考虑用介入手术治疗。

三叉神经节位于中颅窝的内侧面，在卵圆孔内的后上方，其周围包裹有Meckel腔的硬脊膜，内侧面有海绵窦和颈内动脉。三叉神经节经过卵圆孔的内入口，卵圆孔孔口直径5～10mm，孔道长5～8mm。进行半月神经节射频毁损技术操作中最重要的部分是获得正确的卵圆孔影像学图像。从透视影像学观点看，卵圆孔的最内侧面是半月神经节的第一分支，中央部分是第二分支，外侧部分是第三分支。在进入卵圆孔和 Meckle 腔深部的末端部，应注意第三分支是最表浅的，第二分支居中，第一分支最深。因此在侧位透视中，毁损第三分支时针尖进入斜坡和岩突骨线的连结处下 1 mm，毁损第二分支时针尖恰好位于斜坡线上，毁损第一分支时针尖则需要非常靠近卵圆孔内侧，针尖一般推进到斜坡和岩突骨线的连结处以上 1 mm，不能超过该线 3 mm。

(1) 术前准备：确诊为三叉神经痛的患者，明确无出凝血功能障碍和上呼吸道的急性感染、心肺功能障碍。术中采用局部麻醉和静脉镇静及止痛药，因此需要一位麻醉医生协助监测。术前禁食 8 小时，治疗前开放静脉输液并静脉注射抗生素一次。常规给予鼻导管吸氧，监测心电图、无创血压监测（NIBP）和血氧饱和度（SpO_2），在患者背部或臀部连接射频仪的电极板，额部用宽胶布固定，四肢用约束带固定。

(2) 定位：首先在 X 线透视下确认卵圆孔的位置。病人仰卧在 C 臂 X 线透视机检查台上，肩后垫小枕使颈后伸和下颌抬高，用宽胶布固定额头。调节 C 臂，取颏斜透视位，投照器对着颧骨下边的方向并向患侧旋转约 15～25°，调节到能清楚地看见卵圆孔的图像，并将卵圆孔调节到恰好在下颌骨上 1/3 交界水平处的内侧。如果不能清楚辨认卵圆孔，再将 X 线投照仪向足侧倾斜直至从患者的颏骨底下对向颅底，即取颅底颏骨抬高透视位，辨认卵圆孔和破裂孔、颈静脉孔的关系，卵圆孔的形态，再操纵投照仪将卵圆孔逐渐调节到下颌弓内侧中上 1/3 处，记录 X 线球管角度的数值。然后在与 X 线投照光束中心的平行走向处，大约口角外约 2 cm，相当于第 2 磨牙处进针，可使针尖到达卵圆孔的中央，适合第二和第三分支的联合毁损治疗。但第一分支的进针点主张在口角外 3 cm，使电极针能插到卵圆孔的更内侧部位。第三分支毁损时建议在口角外侧 1.5 cm 进针，电极针进入卵圆孔的外侧部分。原则上进针的方向要与 X 线投照光束平行并对准卵圆孔，让穿刺针跟着 X 线投照的方向到达靶点，尽量减少病人在穿刺中的不适感和创伤。

(3) 穿刺与电刺激测试：消毒整个面部，铺无菌孔巾，连接射频电极线。一切准备就绪后，作穿刺点皮内及皮下组织局部麻醉，然后把穿刺针顺着投照仪的光束往头的方向平行推进，针尖直接到达卵圆孔开口。医生感觉穿刺针到达骨质或刚进入卵圆孔时将一个手指放进病人口内或在清醒的病人询问其有无口内异物感（穿刺针），以检测射频针是否穿透入口腔，如果发现射频针穿过了口内应将其拔出，换一根新的已消毒的射频针再穿刺以防针尖污染而引起颅内感染。射频针直接进入卵圆孔时会有一种从疏松皮下组织进入致密结缔组织和针尖似乎被致密组织吸住的感觉，穿刺针再向前推进大约 2 mm，清醒病人会有疼痛反应。针尖一旦进入卵圆孔，再往前推进要非常小心，病人会非常疼痛，常常突然发生心动过缓。如果是清醒的病人应给予静脉麻醉药，每分钟心跳次数低于 70 次时应静注阿托品 0.5 mg。将 X 线投照仪改为侧位，从侧位 X 线片上能辨认岩骨和斜坡影像，小心将针尖缓慢推进直至接近岩骨突与斜坡线相交点下 2 mm。三叉神经位于卵圆孔和 Meckle 腔深部的末端，第三分支最表浅，第二分支居中，第一分支最深。因此在侧位透视中，毁损第三分支时针尖进入斜坡和岩突骨线的连结处下 1 mm，毁损第二分支时针尖恰好位于斜坡线上，毁损第一分支时非常靠近卵圆孔内侧，针尖一般需推进到斜坡和岩突骨线的连结处上 1 mm，但不能超过该线 3 mm。一般针尖在蝶鞍底下方 5～10 mm 处进入神经节，最终的位置和定向因不同的靶分支而异（图 12-11）。

X 线透视下针尖到位，进行电刺激测试。如果把针芯拔出时可看到脑脊液缓慢滴出，

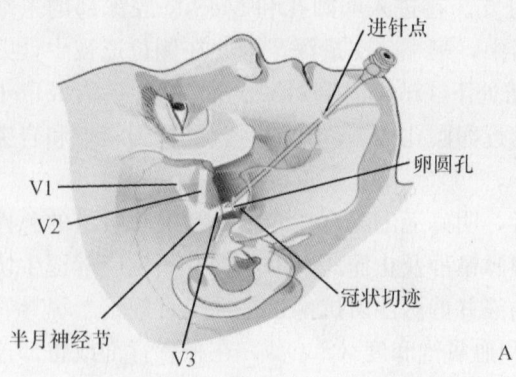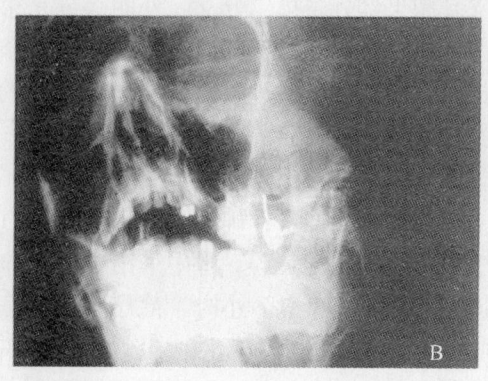

图 12-11　经卵圆孔穿刺的解剖示意图（A）及穿刺到位后的 X 线片图像（B）

表示已经穿过 Meckel 腔里的硬脊膜，这种现象是正常的，有些作者认为脑脊液可让热凝毁损更均匀。当射频套针穿进卵圆孔后，进行有关的电刺激。50Hz 低于 0.5V 的刺激能使三叉神经产生明显的酸麻感觉。如果进行三叉神经第一或第二分支毁损时，最好能确认将被毁损的神经分支在 2Hz、0.4～1.0V 的电刺激下没有产生咀嚼肌收缩。第三分支是混合神经，毁损时理想的针尖位置是在 2Hz、0.5V 左右的电流下引起下颌感觉刺激和咀嚼肌运动收缩，此支毁损后将不可避免地发生不同程度的咀嚼无力。没有诱发出有关神经刺激的疼痛或运动反应时，应将针尖稍向后退或向上进 1～2mm，穿刺针推进或拔出的操作可引起病人非常疼痛，最好能静注适量异丙酚，以使病人不感觉疼痛。一旦电刺激时病人出现明显的沿着靶目标的分支神经的酸麻感，则可在此位置进行第一次毁损。如果针尖到位后病人对电测试无反应，首先应将针尖后退 1mm 测试，直至退 3mm 都无反应者往前推进 1mm 再测试。如果作第二分支毁损但仅有或合并有第三分支反应时应将针向前稍推进，如仅出现第一分支反应则应稍往后退。均无阳性结果者需要重新按照进针前 X 线的参数调节投照球管为前后稍外下斜位，清楚看到卵圆孔，根据穿刺针在孔中的位置和本次毁损目标的三叉神经分支关系来重新评估穿刺角度，再退针重新穿刺。

不正确辨认卵圆孔可能是穿刺失败的主要原因，如果穿刺太向上方，可能会把电极针穿刺到眶下裂，位置太靠后靠内可能进入破裂孔，太向后太下则可能进入颈静脉孔或颈动脉管。应该保持穿刺针始终与 X 线投照仪中点的方向平行，直接对着卵圆孔进针以减少盲探进针引起的误穿并发症。大量出血说明穿刺了大血管，要终止操作和及时处理。如果刺激时有眼球转动异常或面部抽搐，就不能加温热凝，否则可能会破坏海绵窦或其他颅神经。

（4）毁损：确认了合适的电刺激参数后从穿刺针内推注 1% 的利多卡因 0.3ml（回抽无血及脑脊液的情况下）或静注异丙酚使病人意识消失，进行持续 60s 的毁损。一般主张用 65℃ 开始热凝毁损，因为使用太高的射频温度会产生明显的手术后并发症。如果有潜在的多发硬化病的病人，第一次毁损的温度要更低些。第二次的毁损通常是 67℃ 持续 60s。每一次毁损后都让病人清醒并用小棉片检查角膜反射以确认角膜的感觉功能还保留完好。第一分支毁损技术的关键是每次稍微提高热凝的温度以增加神经毁损的程度，直到该支的感觉明显减退而未消失，角膜反射仅仅非常轻微地减退即可。总而言之，为了使痛感觉和角膜反射减轻，热凝温度常常选择 65℃、67℃ 和 70℃ 各持续 60s，第二、第三分支则可加热至 75~80℃。无论如何都必须避免过高温度，否则容易导致去传入神经性痛，在第一分支则容易导致角膜反射丧失。正确的操作能使大多数病人的三叉神经疼痛得到极好的解除并保留充分的角膜反射或舌部、颊及面部的感觉和咀嚼肌力。进一步强调的是进行三叉神经穿刺操作和射频毁损时患者都极其疼痛和非常难受，不接受镇静麻醉的病人难以忍受和完成治疗。为了不要让患者在治疗中经历疼痛和不愉快，可应用现代的静脉麻醉药使患者在麻醉下进行穿刺和全部的热凝毁损。在相当舒适的方式下接受此技术操作的患者，当疼痛复发时才会愿意再次接受射频治疗。如果应用脉冲射频调节术，针尖到位并测试定位后，应用 4~8 Hz 调电电流至针尖温度为 42℃ 或者 60V 为止，加温时间为 2~30 min。射频时患者完全无痛苦，术后 75% 的人的疼痛能缓解。因此，三叉神经第一分支疼痛或第三分支疼痛并非很剧烈的人可使用脉冲射频治疗。

(5) 术后处理：术后患者应留院观察 1~3 天，并给予抗生素 3 天。如果患者在术前已服用了抗惊厥药物，应继续服用，术后在完全不痛后再逐渐停药。推荐在 2 周期间逐渐减量停药而不要突然停药，这段时间也可能需要加用合适的镇痛药。预计至少 80% 的病人能达到高水平的疼痛缓解。此外，术后部分患者有不舒服的酸麻感，应用神经营养药及抗抑郁药可缓解症状。术后有伴发其他神经症状者每天给予 2 次 20% 甘露醇 250 ml＋地塞米松 10 mg 并持续 2 天，以减轻穿刺或热凝导致的神经水肿反应。第一分支射频毁损者如果有角膜干燥症状，给予生理盐水滴眼以湿润角膜。术后第一年，约 15%~20% 的患者出现疼痛复发，可行第二次毁损治疗，操作与首次热凝治疗时同样有效和安全。

5. 蝶腭神经节损毁术（sphenopalatine ganglionectomy）

蝶腭神经痛又称翼腭神经痛或 Sluder 综合征，1908 年由 Sluder 首次发现并命名，是一种临床比较少见的非典型性面神经痛，发病机制尚不明确，临床表现复杂且不典型，诊断比较困难。

蝶腭神经痛实际上是源于蝶腭神经节的疼痛，亦称之为"蝶腭神经节神经痛"。蝶腭神经节是人体最大的副交感神经节，位于翼腭窝内，呈三角形，直径约 5 mm，位于蝶腭孔的外侧，翼管的前端。蝶腭神经节由感觉神经纤维、副交感神经根和交感神经根组成。蝶腭神经节大多数神经属于上颌神经感觉纤维（含蝶腭神经），蝶腭神经节的副交感根是翼管神经，蝶腭神经节的交感根也加入翼管神经，蝶腭神经节发出四大支即眶支、腭神经、鼻支和咽神经。节后神经分支分布于眼眶、鼻、咽和上腭等头面部区域。射频热凝蝶腭神经节可用于各种面部疼痛，尤其是非典型面部疼痛综合征；也可用于治疗非典型三叉神经痛或三叉神经第二分支疼痛；以及一些头痛，如偏头痛、丛集性头痛和其他疼痛综合征。

(1) 术前准备：按局部麻醉手术术前常规准备，术前口服镇静药，并发高血压者入室前舌下含服硝苯地平（心痛定）5 mg。手术前半小时静脉滴注抗生素以预防感染。

(2) 手术步骤：患者取患侧向上卧位，常规皮肤消毒铺巾后，在 X 线光或 DAS 透视下确定蝶腭窝位置，蝶腭窝定位影像学特点：①蝶腭窝是由蝶骨翼外板的前缘与中鼻甲的外侧壁及蝶窦的下壁组成的一个上宽下窄的细长型腔隙，在影像下像倒置的"小辣椒"；②在蝶腭窝的后上角为圆孔，上颌神经经圆孔出颅后在蝶腭窝的上端移行；③目标进针点位于蝶腭窝上端刚刚出圆孔的上颌神经主干，颧弓的前端为解剖阻挡点，为了避开骨性结构的阻挡，实际进针点应比目标点偏下偏后；④侧位投影"四重叠"即：蝶腭窝重叠、颅底线重叠、垂体窝重叠、斜坡线重叠（图12-12）。穿刺点位于患侧耳屏前3~4 cm、颧弓切迹下0.5~1 cm处，进针方向向蝶腭窝后上端，局部麻醉后由DSA引导逐步穿刺，侧位片确定穿刺针方向，正位片确定深度是否达蝶腭窝。穿刺成功后，在射频套管针的套管中插入射频针测试，转换感觉测试电流50 Hz、测试电压0.3~0.5 V时，患者述疼痛向上颌神经支配区放射，明确靶神经位置，注射2%利多卡因0.3 ml，开启标准射频毁损模式，分别给予60℃、60 s，70℃、60 s，80℃、60 s各一个射频周期过渡，温度逐渐升至80~85℃，对于并存丛集性头痛的病例，再旋转弯针方向180°，予80℃、90 s 2个射频周期，加强对蝶腭神经节的治疗。治疗结束患者无异常表现拔出射频针，按压穿刺点，消毒并贴无菌贴，观察15 min未出现异常可送回病房。

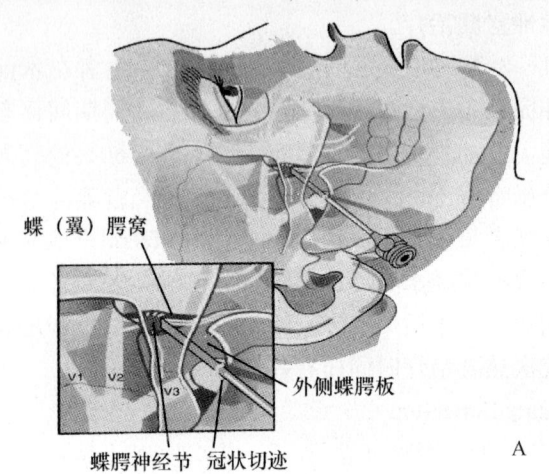 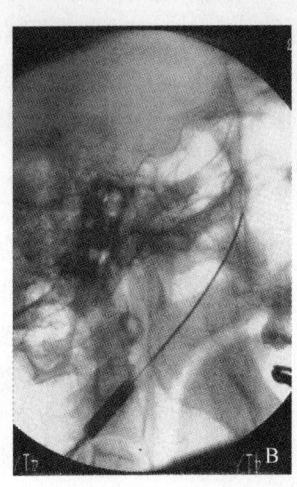

图12-12　经蝶腭窝穿刺的解剖示意图（A）及穿刺到位后的X线图像（B）

（3）术后处理：术后常规静脉滴注抗生素3天。三叉神经痛患者术后根据疼痛程度将卡马西平逐步撤药，2~7天调节一次，直至最后全停。

半月神经节热凝技术在难治性丛集性头痛病人的治疗中也有用，但应该首先进行蝶腭神经节毁损，在治疗无效时选择性进行三叉神经第一分支毁损常可以得到非常好的效果。半月神经节热凝对继发性恶性肿瘤的疼痛也有效。

（五）椎间盘的微创介入治疗：胶原酶、臭氧、激光、旋切、水刀

颈、腰椎间盘突出症是临床上最常见的疼痛性疾病。据美国国家健康中心统计，美国成年人中有80%遭受颈、肩痛或腰腿痛的困扰，颈、腰椎间盘突出症是最常见的病因，在美国每年有（70~100）万人因椎间盘突出症而住院，其中仅10万人适于手术治疗。青岛医学院附属医院1958—1981年的统计是，颈、肩痛和腰腿痛的病人约占骨科病人数的1/5~3/10，其中椎间盘突出症占78%。颈、腰椎间盘突出症近年来在人群中的发病率持续上升，目前已达15.2%，并有低龄化趋势。

以往椎间盘突出症经保守治疗无效后多采用外科手术摘除病变椎间盘。但经数十年来的事实证明，手术效果并不那么让人信服，手术后的诸多并发症不但让患者对手术疗法望而却步，而且让很多骨科医生也重新审视这种创伤巨大的治疗方法。随着医学科技的飞速发展，现代外科的重要发展趋势之一是治疗手段的局部化和微创化，椎间盘突出症的影像学引导神经介入微创治疗，避免了传统骨科手术的创伤和术后并发症，已成为当今发展的

热点和主要方向。

当前腰椎间盘突出症的微创手术治疗方法甚多,有胶原酶、臭氧等髓核化学溶解术、射频、等离子及激光等物理减压术和电动旋切及水刀等机械摘除术。在严格掌握这些手术适应证的前提下,每种方法均能取得一定的或令人鼓舞的治疗效果。但上述这些技术在我国的开展时间毕竟较短,有的仅一两年,长者多不过十余年。对一种治疗方法的确切评价,评价标准应采取严谨、客观和科学的态度,以长期随访结果为依据。当前有些腰椎间盘突出症治疗方法的效果评价难以经受时间的考验。作为一种良好的疾病治疗方法,应以最小的手术创伤、最少的并发症和最低的经济负担,获得优良的远期治疗效果。下面介绍近年来在临床上普遍采用的几种微创治疗技术,仅供参考。

1. 胶原酶溶盘术

胶原酶(collagenase)是胶原蛋白水解酶的简称,它能在生理 pH 和温度条件下特异性地水解天然胶原蛋白的三维螺旋结构,而不损伤其他蛋白质和组织。胶原酶的化学本质是一种蛋白质,因此,对温度、pH 值和导致蛋白质变性的各种因素均非常敏感,极易受到外界条件的影响而改变其本身的构象和性质。

人体椎间盘的主要组分就是胶原组织,利用胶原酶对胶原分子的特异溶解性,通过将胶原酶注射到椎间盘突出部位,使突出物中的胶原组分被破坏、溶解,完全可以达到使突出物变小、消失,从而解除神经压迫、改善临床症状的目的。

(1) 适应证

腰椎间盘突出症,经正规非手术治疗 6 个月无效者;反复发作症状严重者;突发性腰椎间盘突出症。

(2) 优点

1) 可以达到根治目的:胶原酶具有特异溶解性,可以溶解突出的椎间盘组织,解除对神经根的压迫,消除引起疼痛的炎症。

2) 安全性高:在 X 线透视或 CT 监控下,由专家操作可以避开神经、血管等重要结构,准确进入注射部位。

3) 不易复发:突出髓核被溶解、吸收,术后注意休息和康复锻炼,不易复发。

4) 损伤小:手术创口仅有针眼大小,可以很快愈合。不损伤骨质和韧带,保持了人体的原有结构,可以保持脊椎稳定。

5) 痛苦小:局麻下操作,几乎没有痛苦。

6) 住院时间短、费用低。

(3) 禁忌证

并发椎管狭窄者;椎间盘游离钙化者;伴马尾综合征者;腰椎滑脱者;突出大于 10 mm 者;过敏体质者。

2. 臭氧髓核消融术

臭氧(O_3)由三个氧原子组成,是一种强氧化剂,常温下半衰期约 20 分钟,易分解,易溶于水。腰椎间盘突出症的臭氧治疗最早出现在意大利。1988 年,意大利医生 Verga 首先将臭氧注入腰大肌及椎旁间隙治疗腰腿痛;20 世纪 90 年代中期,Muto 等将臭氧注入椎间盘及椎旁间隙治疗腰椎间盘突出,并于 1998 年报道 93 例,有效率为 78%～80.9%。除此以外,臭氧尚用于治疗关节痛、肩周炎、糖尿病溃疡、慢性溃疡性结肠炎及病毒性肝炎等。

(1) 作用机制

1) 氧化作用：臭氧具有不稳定特性和很强的氧化能力。臭氧浓度为 60 μg/ml 时能够充分氧化分解髓核内蛋白质、多糖大分子聚合物，髓核被氧化后体积逐渐缩小、固缩，对神经根的压迫消失；纤维环完全破裂时溢出的髓核可以引起神经根反应和免疫性炎症。神经根周围注射合适浓度的臭氧后可以氧化神经根表面及周围的髓核结构，消除其化学刺激性和免疫源性而对神经根及硬膜结构无任何损伤。在构成椎间盘的组织结构中，髓核中的蛋白多糖含量最高，达到髓核干重的 40%~60%，而臭氧可以特异性氧化蛋白多糖，对纤维环和软骨终板作用甚小。

2) 抗炎作用：通过拮抗炎症反应中的免疫因子释放、扩张血管、改善静脉回流、减轻神经根水肿及粘连，从而达到缓解疼痛的目的。

3) 抑制免疫反应：纤维环断裂后释放的糖蛋白和 $β_2$ 蛋白等作为抗原物质，使机体产生免疫反应，臭氧具有抑制免疫的作用。

4) 镇痛作用：神经末梢因被炎症因子和突出髓核所释放的化学物质激活而产生疼痛。臭氧的强氧化作用能迅速使上述炎性化学物质失活而达到镇痛作用。

5) 抑制无髓损伤感受器纤维，激活机体的抗损伤系统，并通过刺激抑制性中间神经元，释放脑啡肽而起作用，类似于"化学针灸"的作用。

(2) 适应证

经六个月保守治疗无效的腰椎间盘突出症、外科手术后出现腰背手术失败后综合征（FBSS）的患者。

(3) 优点

1) 安全系数高：在 CT 引导下细针穿刺，准确、安全，对其他组织无损伤。

2) 无痛苦、风险小：手术用直径约 1 mm 的针，创伤极其轻微。

3) 起效迅速：疼痛症状迅速缓解，一般一次即可治愈。

4) 无明显并发症：对其他组织无损伤，其本身的消毒作用使感染率极低。

5) 适用范围广，高龄患者也适用。

(4) 禁忌证

严重神经功能缺失者；非椎间盘性坐骨神经痛；严重退行性椎间盘病变；合并重要器官严重疾病；合并椎管狭窄、椎体滑脱及侧隐窝狭窄者；椎间盘突出伴钙化、髓核游离。

3. 经皮激光椎间盘汽化减压术（PLDD）

激光是由物质原子受到高能激发而产生的人造光，其具有高亮度、高单色性、高方向性、高相干性的特点。激光手术在医学领域中的应用主要利用强激光对生物组织产生的热效应、机械切割效应。PLDD 是近年来发展起来的治疗椎间盘突出症的微创手术。早在1987 年由 Choy 报导采用 ND：YAG 激光治疗椎间盘突出症取得成功，随后有关的报道逐渐增多，使用的激光类型亦多样。工作原理是选择不同能量汽化间盘组织，利用激光脉冲汽化烧灼髓核组织，直至使烧灼的间盘组织达到最大限度的回缩，激光打孔的直径应在1.0 cm 左右，从而降低间盘内的压力，缓解间盘对神经根和硬膜囊的压迫，达到治疗目的。此技术同样具有创伤小、出血少、痛苦轻、不破坏脊柱稳定性、并发症少、恢复快的优点，有效率在 70%~87% 左右。其适合于纤维环未破裂的包容性间盘突出，无合并侧隐窝狭窄、后纵韧带钙化或关节突畸形等患者。对于椎间盘破裂、脱出及突出物钙化或骨化者，不适合进行经皮激光椎间盘减压术。本方法存在激光辐射汽化引起周围神经组织热损伤及血管损伤等并发症发生的可能。

4. 髓核电动旋切术

髓核电动旋切术是利用专用的旋切钻头，对病变椎间盘髓核实施旋切、减压，使突出物变小、消失，从而解除对神经压迫，改善临床症状。旋切器最初由美国史赛克公司研制成功，于2005年引入国内。该技术同样具有损伤简便、创伤小、不影响脊柱稳定性、并发症少、恢复快的优点，有效率在70%～80%左右。

5. 椎间盘水刀治疗

椎间盘水刀治疗术是利用水刀系统主机产生并控制强大高速的切洗水能，经由水刀机头对椎间盘的髓核组织进行准确切洗并抽吸切洗下来的髓核内容物，从而达到良好的椎间盘减压治疗效果。该技术保证了椎间盘水刀应用于椎间盘微创手术的治疗效果，同时又具有以下优点：

(1) 高速切割的水柱不产生高温，避免了高温对脊神经及周围神经的热损伤。

(2) 水刀机头特殊设计的回转刀头避免了穿破椎间盘纤维环所带来的损伤。

(3) 可控水刀机头可切吸范围由医师控制，不受患者年龄、病变椎间盘形态的影响。

(六) 超声引导下的介入治疗

神经阻滞是疼痛治疗中常用的治疗手段。传统的神经阻滞穿刺技术虽具有操作简单、方便等优点，但毕竟是一种盲探式的操作，只能利用人体的解剖标志进行穿刺定位，并常以穿刺针触及神经时引发的异物感为成功标志，故成功率较低，且损伤神经、血管并导致严重并发症的可能性较大。对解剖标志不清或变异的患者，神经阻滞就更加困难，有研究报道其失败率可高达20%。近些年来，由于介入疼痛治疗的发展，很多穿刺可在影像学的引导下进行，使上述情况得到了很大的改善。虽然穿刺成功率能得到提高，但并不能完全避免神经损伤，而且血管在CT或X光的引导下也无法显影，所以治疗时损伤血管的情况也时有发生。

超声作为临床疾病诊断的一种影像学手段，已应用多年，作为一种影像定位方法，在疼痛治疗领域的应用还处于起步阶段。有报道，超声引导下行外周神经阻滞，如臂丛神经、坐骨神经阻滞，可以提高穿刺阻滞成功率，而且超声能明确显示神经周围的血管等重要结构，提高安全性，降低并发症的发生率。超声还可直观观察到穿刺针的部位、注射药物的分布情况。与MRI、CT、X线等影像定位方法相比，超声无放射污染性，对于患者和医务人员健康而言，这个优越性是X线、CT等不能比拟的。近些年来超声技术发展迅速，超声已被证实能有效探及肌腱、黏液囊、关节、肌肉、皮下组织和皮肤，但作为一种筛查技术在脊柱中的应用，成功率仍不高。超声引导下进行脊柱疼痛治疗已开始在临床上使用，应该说超声引导在疼痛介入治疗中的前景还是非常广阔的。

超声引导的外周神经阻滞

外周神经阻滞使用超声定位，可以有效地提高操作成功率和准确性，有时可缩短药物起效时间及药物使用量。1978年，LaGrange等首先报道，在经锁骨上臂丛神经阻滞中应用超声波辅助神经定位技术，阻滞成功率达98%，无并发症。此后超声定位技术开始应用在各类神经阻滞中。

外周神经的超声定位临床应用的超声频率一般为 2.5～20 mHz，频率越高空间分辨率越好，但穿透性越差；频率越低，穿透性越好，但空间分辨率会下降。一般浅表神经可采用 10 mHz 以上频率，而深部神经需用 7.5 mHz 以上频率。随着超声影像技术的不断发展，使用高频线阵超声探头已可清楚地显示外周神经的分布、走行及粗细。在人体，外周神经经常与肌腱、韧带及血管等软组织伴行，血管可通过彩色多普勒鉴别，而肌腱和韧带在二维声像图上易与外周神经混淆。但有学者研究发现，肌腱、韧带在声像图上表现为平行排列的多数细强回声带，较神经内结缔组织形成的强回声带排列更规则，且横切时无神经纤维束形成的小圆形低回声区，当肢体运动如屈或伸时，肌腱和韧带的位置和粗细会发生变化，而神经的大小和位置则相对固定。外周神经在二维声像图上纵切时为条索状、多数平行排列但不完全连续的低回声区及分隔其间的强回声带；横切时为类圆形、圆形或卵圆形的低回声区及包绕其四周的小强回声带。要取得良好的外周神经超声成像效果，必须合理运用超声技术。首先要根据神经类型和病人体型选择适当频率的探头，大部分神经阻滞一般选用 5～10 mHz 的探头就能取得良好的分辨力和穿透性。其次是通过组织器官的解剖形态和内部结构、组织器官的回声特性及四周脏器的毗邻关系等来识别外周神经的具体位置。

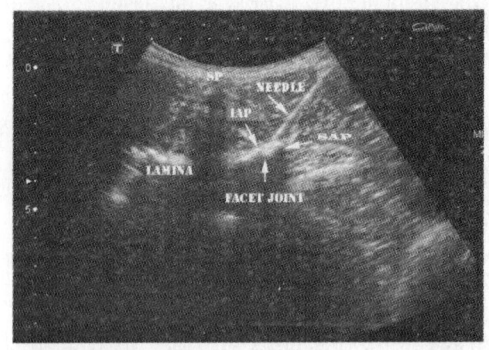

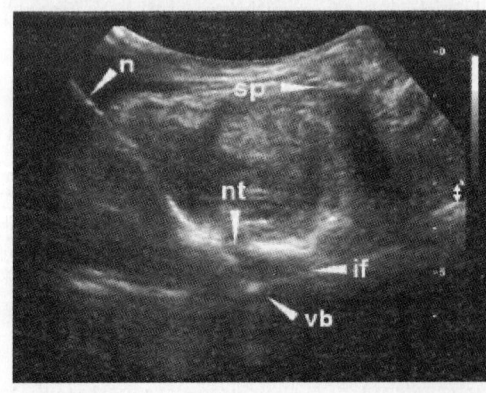
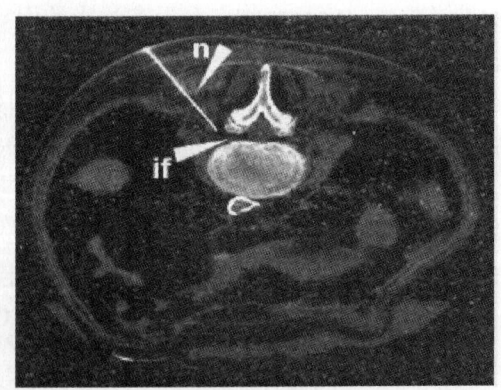

图 12-13　超声引导下的脊柱及关节注射

交感神经阻滞主要应用于临床疼痛疾病的治疗。由于交感神经节通常位于躯体深部且紧邻大血管，故给超声引导增加了较大难度，但仍可根据其邻近的解剖结构实施超声引导定位阻滞。Kirvela 等首先以超声多普勒引导穿刺针行腰交感神经阻滞，证实超声可精确定位腰交感神经干，阻滞有效率达 100%。汪涛等用彩色多普勒结合 3.5 MHz 凸阵探头根据腹主动脉声像位置辅助定位腹腔神经节行化学性毁损以治疗胰腺癌疼痛，取得了良好的效果。

七、神经刺激疗法

对神经系统的各个水平进行电或机械刺激,能通过内源性神经调控系统的相互作用机制,最后产生镇痛效果,这种镇痛技术的理论和实践依据是在脊髓闸门控制学说、我国针刺麻醉数百万例临床实践以及针刺麻醉原理研究的基础上发展形成的,该方法操作简便,既能避免损伤性手术带来的后遗症,又能减少患者对镇痛药物的依赖。

(一)经皮神经电刺激

经皮神经电刺激疗法(周围神经粗纤维电刺激疗法,TENS)是通过皮肤将特定的低频脉冲电流输入人体以治疗疼痛的电疗方法。这是20世纪70年代兴起的一种电疗法,能在止痛方面收到较好的效果,因而在临床上得到了广泛的应用。

1. 作用机制

(1) 闸门控制假说:认为TENS是一种兴奋粗纤维的刺激,粗纤维的兴奋,关闭了疼痛传入的闸门,从而缓解了疼痛症状。电生理实验证明,频率100 Hz左右、波宽0.1 ms的方波,是兴奋粗纤维较适宜的刺激。

(2) 内源性吗啡样物质释放假说:一定的低频脉冲电流刺激,可能激活了脑内的内源性吗啡多肽能神经元,引起内源性吗啡样多肽释放而产生镇痛效果。有实验证明:以极板面积24 cm^{2}置于右腿中1/3外侧面,用方波、宽度0.2 ms、频率40~60 Hz、电流强度40~80 mA的脉冲刺激20~45分钟时腰穿脑脊液内β-内啡肽含量显著增高,认为内啡肽由于电刺激而释放入脑脊液,导致疼痛一时性显著缓解。

(3) 促进局部血液循环:TENS除镇痛外,对局部血液循环也有促进作用,治疗后局部皮温上升1~2.5℃。

2. 治疗方法

(1) 频率选择多依病人感到能缓解症状为准。慢性痛宜用14~60 Hz;术后痛宜用50~150 Hz;疱疹性痛宜用15~180 Hz;周围神经损伤后痛用30~120 Hz等。一般主张由病人自己选择认为恰当的频率。大多数患者适宜采用频率100 Hz、宽0.1~0.3 ms的刺激。

(2) 电流强度:以引起明显的震颤感而不致痛为宜。一般15~30 mA,依病人耐受力而定。

(3) 治疗时间:治疗灼性神经痛2~3分钟。一般为20分钟,亦可长达1小时或数小时。

3. 适应证和禁忌证

(1) 适应证:TENS对急、慢性和神经性疼痛均有效果,如头痛、神经痛、幻肢痛、关节痛、肌肉痛、腹痛、术后痛、癌痛等,短期治疗的疗效较长期疗效好些。

(2) 禁忌证:带有心脏起搏器的病人、早孕妇女、局部感觉缺失和对电过敏患者。

(二)脊髓刺激疗法

脊髓电刺激疗法(CSC)是将电极植入脊柱椎管内硬膜外腔,以脉冲电流刺激脊髓神经,在神经通路上制造电场以产生感觉异常区域达到治疗疼痛的方法。最初由C. Norman Sheal等于1967年首次将刺激电极植入脊髓治疗疼痛获得成功。SCS方法发明后,在早期因出现严重的并发症，其应用受到了一些挫折。从 20 世纪 70 年代起，SCS 技术得到了迅速的发展。随着硬膜外永久性植入脊髓刺激系统的出现，硬膜外脊髓电刺激在疼痛临床受到广泛重视，尤其是最近 10 年，SCS 的应用范围已经超出了单纯针对疼痛的治疗。新近的研究认为，脊髓神经电刺激除镇痛外还可试用多种疾病的神经功能恢复，如多发性硬化、亚急性视神经脊髓病变等。也有学者试用于意识障碍、痉挛及末梢循环障碍性病变等。对顽固性心绞痛和周围血管病的治疗结果也是令人兴奋的，其镇痛效果难以置信且其他方法难以达到。近年来对腰椎手术失败和顽固性神经痛的研究明显增多，前景令人鼓舞。在全球每年约有 5 万以上病例进行脊髓电刺激治疗，总有效率约为 80%。SCS 治疗的成本较高，这是束缚其推广的主要因素，但对于其他方法治疗难以奏效的顽固疼痛，SCS 仍具有应用价值。与其他治疗方法一样，SCS 的治疗效果还不十分满意，而且它的长期效果尚难以确切评估。但无论如何 SCS 已经在慢性顽固性疼痛治疗领域确立了它独有的不可低估的重要地位。

1. 镇痛机制

关于脊髓刺激的作用机制有许多理论，包括门控机制的激活、脊髓丘脑通路的传导阻断、脊髓以上机制的激活以及某类神经递质的激活或释放等。

（1）门控机制

对脊髓后柱的 A 纤维进行电刺激可逆行抑制被刺激的脊髓节段细纤维痛觉信息的接收。外周神经对电刺激的反应，以及皮肤疼痛感受器对机械刺激的反应，均可产生类似这种对脊髓后柱刺激（dorsal column stimulation，DCS）的神经抑制。现在已知这种电刺激抑制痛觉的现象，不仅在脊髓后柱，在脊神经后根部以及脊髓的其他部位也有这种现象。故脊髓后柱刺激一词现已为"脊髓电刺激（SCS）"取代。

（2）脊髓丘脑通路的传导阻断

脊髓刺激阻断了脊髓丘脑通路上的电化学信号的传导。电流在通过脊髓局部时，受刺激的神经元可产生某些信息传导功能的改变，这种改变主要表现为痛觉的神经传导功能受阻。

（3）脊髓以上机制的激活

刺激脊髓可使脊髓上位神经元发生变化，影响痛觉的传导或调制。

（4）SCS 激活了影响交感传出神经的中枢抑制性机制。

（5）SCS 刺激导致中枢释放某些神经递质或神经递质，如脑脊液中的肾上腺素、P 物质、GABA、5-HT 及其代谢产物 5-羟吲哚乙酸（5-HIAA）增多，β-内啡肽和促脂解素含量增加。

2. 适应证

背部手术失败综合征；复杂性局灶性疼痛综合征（CRPS Ⅰ、Ⅱ）；末梢血液循环障碍性病变；粘连性蛛网膜炎；幻肢/残肢痛。

3. 手术操作

（1）筛选测试

首先进行测试刺激。患者取俯卧位，局麻下进行电极硬膜外置入。SCS 测试成功的关键是将刺激电极准确地植入到疼痛相应的脊髓阶段，寻找患者主诉整个疼痛区都出现异常感觉的电极位置。然后固定电极与体外刺激器相连进行临时测试。疼痛评估采用视觉模拟评分法(visual analogue scale,VAS),若疼痛缓解达50%以上、生活质量显著改善、镇痛药物用量明显减少的话,则表明测试成功,可进行永久性埋植神经刺激系统。刺激参数:刺激频率多在5~500Hz,电压0.3~15V,波宽0.1~1.0ms。以患者自觉疼痛缓解、感觉舒适为宜。

(2)具体步骤

1)患者准备:术前应进行较为全面的健康教育,尤其是疼痛学方面的相关知识,使患者一定要认识到疼痛的多样性,疼痛的本质是由感觉和情绪组成的。这一点在评价疼痛缓解度方面极为重要。术前检查方面,除一般外科术前检查外,要着重了解患者的椎管内情况,特别是拟定穿刺间隙及刺激电极走行方向是否通畅,相应脊髓节段有无病变等。

2)患者一般采取俯卧位,开放静脉,进行循环呼吸监测,常规消毒、铺巾。用C型臂X线透视法确定合适的穿刺椎间隙,并在皮肤上作出相应进针穿刺点标记。

3)麻醉:局部麻醉手术区域。

4)从标记的椎间隙穿刺,向头部进针,倾斜角度小于45°。在透视下确认进针位置。如果患者疼痛范围较大,可选择使用两个电极,这时需要两根穿刺针,两根穿刺针可以平行或者相差一个阶段。

5)应用阻力消失法及X线确认穿刺针进入硬膜外腔。

6)导入临时测试电极,并在透视下确认位置。若临时刺激电极置入困难,可小心使用硬膜外导丝,在X线引导下按预定方向探路,然后撤出导丝,再行电极植入。

7)电极置入成功后,将电极末端与体外临时延伸导线、体外刺激器连接。

8)进行测试:寻找患者主诉整个疼痛区都出现异常感觉的电极位置,即刺激所产生的麻刺感能完全或基本覆盖患者主诉疼痛范围。

9)测试成功后,固定临时电极,准备4~7天的连续体外测试。

10)永久植入:经过4~7天的连续体外测试,疼痛程度明显缓解(VAS评分降低50%以上),生活质量明显提高,可考虑进行永久电极植入。过程基本同上。

4. 禁忌证

SCS的绝对禁忌证包括:植入部位皮肤有感染者;带有心脏起搏器者;无法操纵系统者;多系统疾病或不适宜手术者;在试验治疗时没有取得预期疗效者。

此外在安装SCS之后还必须尽量避免一些可能发生伤害性结果的事件:

(1)避免透热治疗,不可进行任何短波、微波及超声波治疗,因为透热治疗的能量会穿透SCS植入系统并破坏其电极(无论此时系统是开启的还是关闭的),可能导致机体产生严重的损伤甚至死亡。

(2)避免操作机器、仪表、车辆:当植入系统开启时机体有时会产生"摇晃感",这可能导致所操纵仪器的失控。

(3)避免磁共振显像(URI):MRI的强烈磁场可能会使体内的电极移位,同时SCS也会影响MRI对周围组织图像的显示。

(4)避免植入心脏复律除颤器:SCS的电刺激会和心脏复律除颤器相互作用产生负面影响。

(5)避免突然的电极运动及姿势改变:这可能会改变电刺激的强度,产生不适感。现在最新的GenesisIPG(全植入式脉冲发生器脊髓刺激装置)会在不适感产生的同时自动关闭装置并发出警报。

(6) 避免接触安全检查仪或金属探测器：SCS 使用者在接受这类装置检查时会感到"不舒服"或"摇晃感"，因此若不得不接近此类装置应关闭操作系统。

(7) 避免孕妇或儿童使用：到目前为止还没有任何安全有效的 SCS 装置可供孕妇或儿童使用。

(8) 避免暴露于易燃易爆气体。

5. SCS 的并发症及处理

(1) 感染：Hammend（1999 年）的研究表明：SCS 最常见的并发症是局部感染，发生率约为 3%，感染通常累及置入的脉冲发生器和射频接收器以及连结电极的导线，偶尔亦可累及硬脊膜外腔。感染可发生于置入后数天至数年，表现为置入装置表面区域皮肤出现顽固性红肿及压痛。对于这种顽固性感染的最终处置为完全取出置入装置，并给予 6 周的抗生素静脉注射。Dejongste 等的研究也得到了类似的结论。

(2) 电极移位：通常发生于置入后数天内。目前，经皮电极的移位发生率明显高于板式电极。

(3) 继发性脊髓压迫损伤：SCS 的最致命的并发症是置入过程中的神经根或脊髓损伤，或椎管内血肿造成的继发性脊髓压迫损伤。

(4) 导线断裂：应尽量选用旁正中法进行硬膜外穿刺，以防棘间隙狭小损害电极。

(5) 置入刺激器部位异物感及疼痛：多数患者在植入早期会有异物感，程度严重者可用镇静药对症处理。也有极少数患者出现置入刺激器游走，需重新固定。

(6) 神经根刺激痛：多为电极直接压迫神经根引起。在电极植入时应注意避免进入椎间孔。

(7) 顽固性脑脊液漏：可发生于经皮或切开板式电极置入后，临床表现为头痛和脉冲发生器植入处的脑脊液积聚。简单的治疗方法是让患者使用有充分张力的腹带 2~3 周，以压迫脉冲发生器及导线所经过的路径。如果简单方法治疗无效，则可将少许自体血注入椎管硬脊膜外腔以促进粘连发生，或尽早行手术探查并修补漏口。

(8) 其他：软脊膜炎十分罕见。脊神经后根长期刺激后可出现神经炎。此外还可出现电极破裂、受刺激组织纤维化等。

总之，选择合适的病例对 SCS 至关重要，成功植入的关键是严格遵循无菌技术、术前应用抗生素及必要的外科支持等。

八、手术疗法

慢性顽固性疼痛处理是临床上非常棘手的问题，如经过各种保守治疗的方法仍未能解除疼痛，则可能要考虑针对疼痛进行外科手术治疗，但这仅仅是疼痛总范围内的一小部分。主要包括癌性痛（顽固性疼痛）和疼痛经非手术治疗无效、严重影响患者生活质量两个方面。应用手术治疗疼痛的理想要求是：①只切断（或切除）痛觉纤维，不损伤其他感觉纤维或运动纤维；②手术对周围正常组织无侵害；③术后疼痛不复发。然而迄今为止，尚无一种治疗疼痛的手术能同时满足上述三条要求。目前常用的手术方法包括外周神经切断术、脊髓神经前根或后根切断术、脊髓部分切断术、交感神经切除术、丘脑部分核破坏术、垂体破坏术、三叉神经感觉根切断术以及脑立体定向毁损手术等。

第三节 疼痛治疗效果的评估

疼痛是一种情绪上的主观体验,受到多种因素的影响。给予治疗后,如何评估疼痛缓解的程度是临床医生关心的问题,也是评价一种治疗方法优劣的参考标准。临床常见的评价疼痛缓解的方法有以下几种。

一、根据疗效评估法

(一)显效:根据 VAS 评分法,疼痛减轻 2 度以上。
(二)中效:根据 VAS 评分法,疼痛减轻 1 度。
(三)微效:疼痛稍有缓解。
(四)无效:疼痛无缓解。

二、疼痛缓解度的四级评估法

(一)完全缓解(CR):疼痛完全消失。
(二)部分缓解(PR):疼痛明显改善,正常生活、工作及睡眠不受影响。
(三)轻度缓解(MR):疼痛稍有缓解,仍影响正常生活、工作及休息。
(四)无效(NR):疼痛无任何改善。

三、疼痛缓解度的五级评估法

0 度:未缓解;1 度:轻度缓解;2 度:中度缓解;3 度:明显缓解;4 度:完全缓解。

四、VAS 加权计算方法

疼痛减轻的百分数(加权值)= $(A-B)/A \times 100\%$,其中 A 为治疗前 VAS 评分值,B 为治疗后 VAS 评分值

(一)临床治愈:加权值≥75%
(二)显效:加权值≥50%~75%
(三)有效:加权值≥25%~50%
(四)无效:加权值≤25%

临床上治疗慢性疼痛的方法虽然非常多,但想完全治愈疼痛目前看来似乎是一件不可能的事情,因为疼痛是一种纯粹的主观感觉,同样诊断的疼痛患者,对实施同样的治疗方案后可能会产生完全不同的治疗效果。对每一种治疗技术都要客观地对待,对不同文化背景的患者选择恰当的疗效评估方法,客观、严谨、科学地评价疼痛的治疗效果。

(李晓宏)

参考文献

1. 崔秀云,赵宝昌主译. 疼痛学. 第 3 版. 沈阳:辽宁教育出版社,2000.
2. 宋文阁,傅志俭主译. 临床疼痛学. 第 3 版. 济南:山东科学技术出版社,2004.

3. 陈伯銮，曾因明，庄心良. 现代麻醉学. 第3版. 北京：人民卫生出版社，2004.
4. 赵俊，李树人，宋文阁. 疼痛诊断治疗学. 石家庄：河南医科大学出版社，1999.
5. 张立生，刘小立. 现代疼痛学. 石家庄：河北科学技术出版社，2000.
6. 孙钢，郑召民主译. 影像引导下脊柱介入诊疗技术. 济南：山东科学技术出版社，2005.
7. 范志毅译. 局部麻醉图谱. 北京：科学出版社，2002.
8. 中华医学会. 临床诊疗指南疼痛学分册. 北京：人民卫生出版社，2007.
9. 傅洪，魏安宁. 超声与神经阻滞. 临床超声医学杂志，2005，7（4）：270-272.
10. Felisati G, Arnone F, Lozza P, et al. Sphenopalatine endoscopic ganglion block: a revision of a traditional technique for cluster headache. Laryngo-scope, 2006, 116 (8): 1447-1450.
11. 李仲廉，安建雄，倪家骧. 临床疼痛治疗学. 修订版. 天津：天津科学技术出版社，1999：195-209.
12. 薛富善主译. 周围神经阻滞原理与实践. 北京：人民卫生出版社，2006.
13. Galiano K, Obwegeser AA, Bodner G, et al. Ultrasound Guidance for Facet Joint injections in the Lumbar Spine: A computed Tomography-Controlled Feasibility Study. Anesth Analg, 2005, 101: 579-583.

第十三章 癌痛的治疗

癌症是最令人恐惧的疾病之一，不仅因为癌症与死亡相关，还因为癌症所致的疼痛及伴随的心理障碍使患者生活质量下降。尤其癌症发展至晚期时，绝大多数患者伴有严重的抑郁型精神病。世界卫生组织（WHO）在20世纪80年代就提出了癌痛三阶梯治疗原则，并在各个国家进行大力宣传和积极培训医务人员，使麻醉用药观念不断更新，阿片类药物"成瘾恐惧"的心理束缚逐渐消除，不合理的处方习惯也慢慢得到改变。但综合资料显示，规范化的癌痛治疗仍然未得到广泛的普及，各个国家癌症疼痛的管理、评估及治疗方法参差不齐，甚至千奇百怪。癌痛得不到充分治疗的现象仍然普遍，以致全球每天至少有上千万癌症患者遭受着疼痛的折磨。癌痛影响癌症患者机体功能，严重时甚至使患者丧失工作和生活自理的能力，给家庭和社会造成沉重负担。癌痛已经成为一个不容忽视的全球性公共健康问题。癌痛治疗的意义远远超出疼痛减轻本身，它可以提高患者的生活质量、工作能力，使患者在家庭和社会中发挥正常职能，享受人生乐趣。

第一节 癌痛的概述

一、癌症的流行病学

流行病学资料显示，目前全世界约1.7亿人患有癌症，每年新发癌症人数约1000万（中国约180万），每年死于癌症人数约700万（中国约140万）。据WHO统计，这些数字还会不断上升，到2020年，全世界每年新发癌症人数将会达到1500万。美国的统计数据显示，1/4的死亡由癌症相关因素所致，癌症目前已超过心血管疾病成为人类的头号杀手。

二、癌痛的流行病学

癌症的发病率逐年攀升，癌症的诊断和治疗方法也在不断完善，所以癌症患者的生存率也在逐年提高。对许多癌症患者来讲，疼痛是其所患疾病的首发症状。有研究指出，疼痛的发生率随着疾病的进展而增加，其强度、类型及部位也会因癌症的病程、进展和治疗的不同而变化。这增加了癌痛诊断和治疗上的复杂性，也使它成为广大临床医师难以解决的困难命题。国际流行病学资料指出，疼痛的发生率在积极接受治疗的患者中为30%～40%，在晚期癌症患者中则为70%～90%。美国东方肿瘤协作组治疗的1308例门诊肿瘤患者中，67%诉说近期有疼痛，36%诉说疼痛严重影响机体功能。法国的类似调查也显示，69%的癌症患者主诉有影响功能的严重疼痛。

有学者在进行前列腺、结肠、乳腺或卵巢癌积极治疗的患者中随机筛选出246例住院和门诊患者，发现其中63%诉有疼痛，43%诉有中重度疼痛。一项对拟行麻醉性镇痛治疗的2266例癌症患者的前瞻性疼痛评估研究发现，这些患者中有92%在入院前曾接受过镇痛治疗，但有98%的患者仍遭受疼痛折磨，其中有70%的患者疼痛程度平均达到重度以上。在入住姑息照顾或关怀病房的患者中，64%~80%诉说入院时疼痛均未得到恰当的控制。有学者对一组刚收入姑息治疗中心的极晚期癌症患者进行标准疼痛量表评估发现，尽管接受调查的患者大多诉说疼痛，仅有26%的患者会用疼痛量表进行评估，其他有认知损伤者却诉说无痛或不能表达有无疼痛。因此，对有认知损伤的晚期癌症患者进行疼痛评估较为困难，有时患者因不能表述自身症状，其疼痛的发病率可能会被低估。

由于采用的方法和受调查的人群不同，不同调查在癌痛的流行病学方面可能有所差异，但所有调查均显示癌痛是最常见的癌症相关症状之一。许多患者在病程的早期、癌症可望治愈的阶段就有局部的重度疼痛。如果在这一阶段患者的疼痛得不到有效治疗，则势必会降低其对化疗等方案的接受程度，进而影响癌症治疗的整体效果。在这种情况之下，患者更不可能接受其他试验性治疗方法。如果肿瘤发生转移，可能会进一步增加疼痛的发生率。在更晚期的癌症患者中，约60%~90%诉说有明显的疼痛，此时治愈的希望渺茫，治疗的重心也发生转移，癌痛治疗成为首要任务之一。

三、癌痛的负面影响

癌痛的负面影响不仅表现在其高发生率，还表现在其对机体功能的影响。无法控制的疼痛降低了患者的生活质量；持续疼痛会明显影响日常生活和社会交流。疼痛对情绪和心理方面的影响十分复杂，几乎所有的资料都指出疼痛增加了焦虑、抑郁和自杀意念的危险性。研究表明，在肺癌或结肠癌复发或转移的可自主活动患者中，90%在一天中有超过1/4的时间遭受着疼痛的折磨；过半的患者诉说疼痛为中度或重度并影响日常生活和工作；半数以上患者诉说疼痛影响睡眠、情绪和娱乐。总之，疼痛在身体功能良好的、可自行活动的癌症患者中十分常见。这些遭受疼痛的患者中，大约50%患者的身体功能都会受到一定限制。

对于不可控制的癌症疼痛，社会层面的影响是非常重要的。在许多癌症患者中，疼痛成为他们及家庭在生活中应对的重点，许多癌症患者因疾病进展停止工作，这不仅造成经济上的损失，还增加精神上的压力、情感上的依赖。患者因疼痛所出现身体和行为的改变，还会不断加重家属精神方面的压力，从而进一步加重患者的自身痛苦。有些患者会因严重且难以处理的疼痛而丧失生活信心。

癌症患者的家属除了要分担患者躯体和精神上的痛苦，同时还要承受着照护患者等方面的多重压力。照顾患者的家属可能会因繁重的看护工作而影响工作和收入，甚至出现经济方面的困难。即使没有经济上的压力，家属在看护癌痛患者时会因满足患者的多种需要而感到身心疲惫（他们要不断帮助患者评估疼痛，按时用药，并观察处理用药后的副作用等）。

总之，目前普遍认为癌痛不仅对患者的身体、心理和社会精神等方面造成严重的打击，而且对患者家属及看护人员也产生直接或间接的负面影响，对社会和经济更是造成难以估量的损失。癌痛得不到有效治疗，已被认为是一个不容忽视的全球性公共健康问题。因此，WHO把癌痛控制作为癌症治疗的四个重点之一（早期诊断，早期治疗，根治治疗，癌痛控制）。

四、癌痛的治疗现状

癌症疼痛是一个世界性的问题，解除癌症患者的疼痛是一种道义上的需求。世界卫生组织于1982年在意大利组织专家会议，成立了世界卫生组织癌症疼痛治疗专家委员会，探讨使用现有的、有限的镇痛药物解除癌症疼痛问题。经讨论一致认为，利用现有的镇痛药物和对癌症疼痛的认识，可以使大多数的肿瘤疼痛患者达到无痛，并提出了三阶梯止痛疗法。在会议上提出到2000年达到在全世界范围内"使癌症患者无痛"的目标。此后三阶梯方案成为治疗癌症疼痛的基本方法，被WHO在全世界进行推广。1984年WHO在日内瓦召开癌症疼痛综合征治疗会议，进一步讨论了这一问题，并组织专家编写《癌症疼痛治疗》（Cancer Pain Relief）和《为何不解除疼痛》（Why No Freedom From Cancer Pain?）两本书，于1986年出版，其中《癌症疼痛治疗》被翻译成23种文字出版。此外，WHO 1990年出版的专家报告《解除疼痛和姑息治疗》、美国公共卫生署1994年出版的《癌症疼痛治疗临床实践指南》、欧洲肿瘤学会1996年编写的《癌症疼痛手册》、英国1997年出版的《期待所有患者的癌痛都得以缓解》均起到了很好的指导作用。主要由英国和加拿大学者编写的《姑息医学》（Palliative Medicine）已经于1998年出版了第2版。澳大利亚为全科医生出版了参考书《姑息医疗，全科医生的指南》（Palliative Care, A Guide for General Pactioners），标志着癌症疼痛和姑息医学受到广泛重视。此外，1993年美国癌症协会首次将癌痛列入国家课题，公开支持癌痛研究工作。美国临床肿瘤研究协会开始癌痛培训课程，培养相关人才。有相关协会提出了急慢性疼痛的治疗指南，其中部分协会还提出癌痛治疗原则和指南。癌症疼痛是全球性问题，WHO主张每个国家都应给予高度重视，目前很多国家都在大力推广癌症止痛工作。

我国于1990年12月在广州召开了第一届WHO和卫生部组织的癌症疼痛和姑息治疗会议，标志着我国癌症疼痛治疗走向正规化。同时举办了癌症疼痛治疗学习班，主要讲解三阶梯治疗方案，将《癌症疼痛治疗》一书翻译成中文，制作了关于癌症疼痛的幻灯片和录影片。卫生部于1991年4月，以文件的形式下发了"癌症患者三阶梯止痛疗法的指导原则"，并决定每年举办培训班3~8次。积极生产吗啡片供临床使用，在主要医院建立疼痛门诊。1992年在北京、合肥组织举办了第二届学习班和国际学术会议。1993年参考WHO的方案，制定出版了适合我国国情的癌症疼痛治疗指导原则，对中西药物、针灸及其他给药途径和方法进行研究，并开展了癌症疼痛患者生活质量的试点工作。1994年国家药品监督管理局发布了"麻醉药品由限量供应改为计划供应的管理规定"，同时修订了"申请麻醉药品专用卡"的规定。从行政管理上减少了使用麻醉药品治疗癌症疼痛的限制，有力推动了癌症疼痛治疗在我国的发展。1993—1995年间举办了七次全国性的"癌症疼痛姑息治疗研讨班"，大力推行三阶梯止痛治疗培训工作，各地也纷纷举办各种类型的"癌症止痛姑息治疗培训班"，对广大医生、护士、药学工作人员进行在岗培训。1997年，开展了第二次全国性的癌症疼痛调查，进一步明确了存在的问题。《癌症疼痛治疗临床实践指南》被翻译出版，该书对我国的癌症疼痛治疗的规范和普及起到了重要的作用。1998年8月中华医学会疼痛学会、北京医科大学（现北京大学医学部）中法疼痛治疗中心在广西北海举办了癌症疼痛治疗问题高级研讨班，对癌症疼痛未能有效控制和缓解的原因进行了探讨，提出了以三阶梯止痛方案为基础的综合治疗癌症疼痛治疗模式。1999年北京市卫生局组织了全市临床医生的麻醉处方学习，积极推广癌症疼痛治疗三阶梯原则。2000年10月由卫生部国家药品监督管理局主办、天津医科大学肿瘤医院协办的"全国麻醉药品管理及疼痛治疗研讨会"在天津召开。此会的主要目的是对麻醉药品的行政管理人员进行有关政策的培训，并了解与麻醉药品管理密切相关的世界卫生组织推行的三阶梯止痛方案在中国的执行情况。世界卫生组织官员Tokuo Yoshida到会，并带来了WHO最新出版的有关麻醉药品管理政策的指南《Achieving Balance In National Opioids Control Policy》。通过十余年的努力，我国的癌症疼痛治疗逐渐向国际先进水平靠拢，从药物使用的管理、对癌症疼痛治疗的观念、癌症疼痛治疗知识的普及均进行了大量的工作，已大大改善了癌症患者的用药情况。我国麻醉药品用量在20世纪90年代较80年代有了明显的增长，吗啡年消耗量从不足10千克增长到108千克，从另一个侧面反映了我国癌症疼痛治疗事业的进步。

五、癌痛治疗面临的挑战

应该清醒地认识到，癌症疼痛治疗在我国的发展是不均衡的。受到多种因素的影响，肿瘤患者的疼痛仅有41%得到有效的缓解，而在晚期癌症疼痛患者中仅有25%可以得到有效的缓解。现在我们已经进入了21世纪，WHO在1982年提出的2000年使癌症患者无痛的目标并未能够达到。其中的原因很多，但重要的是癌症疼痛是非常复杂的问题，涉及的医学范围和学科领域非常广泛，关于疼痛的机制和疼痛心理方面仍有许多未知领域，需要进一步的研究。另外，常用的麻醉镇痛药物存在管理和使用的问题，控制过严影响患者的足量药物供应，需要从行政管理方面进行改进和提高。同时，从临床体会分析，合理使用药物治疗可以使大部分的癌症疼痛得到满意的缓解，但仍有部分顽固性剧烈疼痛不能得到有效的控制，患者非常痛苦。虽然吗啡"无封顶效应"，但某些因素造成的疼痛对吗啡并不敏感，采用其他的治疗方法可能更有益于患者。虽然三阶梯治疗方案是用药的基本原则，仍有必要对其进行深化研究。由美国州立综合癌症网络协会（NCCN）制定的《临床癌症疼痛治疗指南》提出更实用、更符合临床需要的治疗方法。指南每年都要进行更新，这反映目前癌痛评估与治疗的方法仍需不断完善和发展，而且将其在临床中推广和普及更是一个漫长的过程。为了达到世界卫生组织提出的"让癌症患者不痛"的目标，医学界仍然任重而道远。

第二节　癌痛的原因与类型

一、癌痛的原因

（一）癌症浸润性原因

1. 神经受癌瘤压迫和浸润

这是癌症疼痛的主要原因，癌细胞通过神经鞘周围淋巴管或沿神经周围抵抗力较弱的部位浸润，而后再浸入轴索引起疼痛。此时引起疼痛的原因有三种解释：一是神经鞘内的神经纤维绞窄所致；二是某种致痛物质的生成介导疼痛；三是神经营养血管被癌细胞所闭塞，神经纤维处于缺血状态而致疼痛。但确切的机制尚待研究。

癌症转移到椎骨或肋骨，压迫神经根或肋间神经，临床上常以神经痛形式表现，疼痛性质为锐痛，患者描述为刀割样、针刺样剧痛，通常向体表神经分布范围放射。当癌症浸润进一步加剧，则产生感觉障碍，表现为弥漫性痛觉过敏及局限性感觉缺失；如果病变影响到运动神经则表现为肌无力及肌萎缩；如果神经损害进展迅速，特别是出现运动障碍及大小便失禁，表明硬膜外压迫呈加重趋势，应给予紧急处理，可以行 MRI（首选）、CT 进一步明确，必要时给予放疗或手术治疗。

癌细胞浸润于腹腔神经丛、肠系膜神经丛，则发生 C 纤维性疼痛，疼痛性质为钝痛，疼痛部位不明确，有周期性反复的持续性疼痛。如果癌症细胞浸润于臂丛和腰骶丛，则会引起相应的癌痛综合征。

臂丛神经受累（Pancoast 综合征）最多见于肺（原发性或转移性）或乳腺、淋巴结的恶性肿瘤。由于临床表现相似，有时很难区别臂丛病变是由肿瘤侵犯引起还是由放射性纤维化所致。在 $C_8 \sim T_1$（臂丛）分布区内出现的重度疼痛、肌无力及霍纳综合征通常由肿瘤侵犯引起，而肩外展肌及上臂屈肌的乏力及淋巴结病变则常发生于放射损伤之后。确诊臂丛病变要靠 MRI 和神经传导检查，如怀疑硬膜外腔有侵犯，可考虑行 MRI 或椎管造影等检查以明确。

肿瘤淋巴结病变侵及周围软组织进而累及腰骶丛，或者骨转移瘤的直接压迫均可导致腰骶丛损伤。此类病变常发生于直肠、子宫颈、乳腺的肿瘤及淋巴瘤患者。腰丛受累的特点是产生根性下肢痛，通常表现为酸痛或压迫样疼痛。多数患者以疼痛为主要症状，其中约半数会在疼痛出现后数周至数月内发展为明显的下肢肌无力和麻木。跟腱反射不对称及轻微的感觉运动障碍通常为相对早期的体征，而阳痿和大小便失禁则很少出现。怀疑神经丛病变时必须与脊髓压迫、马尾综合征及脑脊膜转移瘤相鉴别，可以行腰椎和骨盆的 CT 检查及诊断性神经阻滞明确诊断。肿瘤累及骶丛多伴有持续性重度下背部疼痛，而且随着病程的进展会出现会阴部感觉缺失及大小便功能障碍。此时可进行 X 线平片、CT 及放射性骨扫描等明确是否存在骶骨肿瘤浸润。

2. 管腔脏器受癌瘤的浸润

恶性肿瘤如果浸润或压迫管腔脏器使其管腔变窄时，即可产生疼痛。其特点是无明确的定位，具有周期性和反复发作的疼痛，常伴有恶心、呕吐、冷汗，在管腔平滑肌痛觉神经纤维末梢与平滑肌保持并列的位置，当管腔壁伸展或平滑肌痉挛性收缩时，神经末梢处于伸展状态而致疼痛。当癌症累及腹腔内管腔脏器平滑肌时，不管致痛的脏器在何处，其疼痛表现在腹部正中线的某部位。胆道、胰腺管狭窄或阻塞可引起剧烈的疼痛，子宫癌压迫输尿管时也会引起疼痛。

3. 脉管系统受癌瘤浸润

癌瘤的直接压迫、闭塞或癌细胞浸润于动脉、静脉、淋巴管时可以引起疼痛。间歇性跛行症时所发生的缺血性疼痛，也属于此类。静脉或淋巴回流障碍致肿胀时，可因致痛物质聚积而发生疼痛。当动脉闭塞致局部缺血或坏死时，可引起剧痛，如果合并感染，发生炎症时疼痛更加剧烈。

4. 骨骼受癌瘤浸润

原发性骨肿瘤或转移性肿瘤均产生难忍的疼痛。骨膜内存在与痛觉有关的感觉神经末梢,骨髓和中央管(哈弗斯管)中也有感觉神经,但骨实质内并不存在。随着肿瘤体积增大,骨髓内压发生变化,骨膜受到牵拉,产生疼痛并使疼痛加重,疼痛性质为钝痛,定位不准确,伴有深部压痛。另外,骨转移瘤可产生前列腺素 E_2 (PGE_2),从而使外周的伤害感受器敏感化,引起疼痛。如发生病理性骨折和(或)侵及周围神经均使疼痛性质改变引起疼痛加重,患者对强效镇痛药物的需求增加。研究表明疼痛与骨损伤扩展的速度密切相关,而与骨损伤本身的绝对尺寸无关。颅骨、胸骨及上部肋骨的转移瘤一般不产生疼痛。当考虑疼痛是否为疼痛部位骨肿瘤引起时,临床医师应注意排除是否为临近组织的牵扯痛,如患者的膝部疼痛可能是髋部转移瘤引起的。

(二) 癌症治疗性原因

发生于癌症患者身上的疼痛不仅是癌症浸润本身造成的,而且会在对癌症患者积极抗癌治疗过程中进行诊断性操作时产生。诊断性操作引起的疼痛一般是急性短暂的。此外,在成人通常视为"无痛"的某些"常规"操作(如静脉穿刺、腰椎穿刺、骨髓穿刺抽取活检),在儿童患者身上可能常成为疼痛的主要来源;因而,从操作开始之前就应在家长协助下给予有效的镇痛治疗,特别是需要重复进行致痛性诊断操作时。

另外,积极的抗癌治疗过程也会产生疼痛。对癌症进行根治性手术后,由于体表神经和自主神经受损伤,导致新的疼痛。手术后可能发生胸痛、上肢或下肢痛(反射性交感神经萎缩症)。放射疗法后常有周围血管、淋巴管受侵害而肿胀、炎症,可成为疼痛的原因。放射疗法及抗癌药物所致的神经炎也是癌痛的一个重要组成部分。另外,手术疗法、放射疗法、抗癌药物疗法后致食欲不振、全身倦怠等一系列不良反应,也是加重疼痛的因素。

(三) 心理性原因

癌症一经诊断,心理因素就会对疼痛产生影响,使疼痛加重。在癌症早期,疼痛的程度和疾病的进展关系不大,疼痛可能是心理和身体因素共同作用的结果。心理因素如沮丧、焦虑、抑郁及害怕死亡等均会加重疼痛。对许多患者而言,疼痛是疾病进展的信号,所以当癌症患者新出现疼痛时,其沮丧情绪就会增加,这种现象要较良性疾病所致的疼痛严重得多。例如患有转移性乳腺癌的妇女认为疼痛是疾病进展的结果,其沮丧情绪会增加,以致她们的疼痛加剧。当然,疼痛加重而难以控制会进一步产生更大的沮丧感。疼痛和心理存在十分重要的联系,当不能确定两者之间具有单一因果关系时,它们的关系十分复杂,多是相互作用的。

心理因素能明显改善或加重疼痛,但不是主要的疼痛原因,如果简单机械地用心理变化来解释治疗效果不佳,难免会忽略其他医学因素的影响,所以对癌痛患者心理焦虑进行评估之前,首先应想到是否已对疼痛进行了适当的治疗。同样,病态性格或个性可因疼痛而强化,也常随着疼痛的治疗而慢慢消退。

(四) 社会性原因

社会性原因主要包括社会精神性及社会宗教性两方面。

1. 社会精神性原因 主要包括焦虑、愤怒、抑郁三种状态。

(1) 焦虑 在诊断和治疗癌症的过程中,焦虑问题十分常见。尽管焦虑的严重程度因人而异,但焦虑能够使人丧失正常的行为能力,干扰人与人之间的关系,损伤患者理解及坚持治疗的能力。癌痛患者的焦虑状态可以加重其疼痛,主要通过以下的机制:①焦虑通过一系列的生理变化而引起疼痛的感觉。应激则通过加强中枢神经系统的传导能力引起肌肉痉挛、血管收缩或内脏功能紊乱从而产生疼痛。②焦虑改变个体感知有害刺激的能力，降低了患者区别有害刺激的能力，生理激活兴奋性升高后，可导致机体把感受到的刺激转化为疼痛的感觉而不是情绪低落的感觉。③由于害怕引起的焦虑，如对医疗过程的焦虑，会使患者对疼痛敏感。患者知道自己患的是癌症这样的绝症，对死亡产生恐惧心理，这是引起焦虑的主要因素。除此之外，还有人性的丧失以及对手术、社会地位丧失的恐惧，也是引起焦虑的原因。

（2）愤怒：愤怒是患者对癌症作出诊断时的一种短暂的情绪反应，但是持续的愤怒便是一个问题。如果愤怒转移到家庭成员或医务人员身上，会使患者与照护他（她）的人之间的关系变得疏远。愤怒也可能会干扰接受的限度，同时可能会妨碍患者对躯体的功能进行积极的调整。如果愤怒被压制，患者可能会变得孤独、不合作或抑郁。是否告诉患者所患的疾病诊断名称，至今尚有不同意见，但多数倾向于应提前告诉病名，但也应综合权衡患者的接受能力、家属意见和患者的希望等方面的因素。

（3）抑郁：在癌症患者中，大约20%～25%存在抑郁症。由于症状与濒死患者的悲痛有重叠，而且与癌症的某些躯体症状（例如厌食、便秘、体重减轻等症状）有重叠，因此，抑郁经常被漏诊。而且许多患者也企图隐藏他们的消极情绪。抑郁症的发病率随着癌痛出现、疾病进展、功能障碍增加而升高。有学者认为癌痛患者的抑郁有两种情况：一是反应性抑郁，一是准备性抑郁。反应性抑郁，是指工薪阶层工作人员因失去自己的职业而失望造成的抑郁，应进行前瞻性的鼓励。准备性抑郁，是指因为与自己所喜爱的人和事告别所致的准备性悲痛，即迎接和容纳死亡的准备阶段，对此类患者应进行"不要悲伤，要鼓起勇气"、"想尽方法活下去"等言谈鼓励和安慰，其基础首先是倾听患者的诉说，否则虽然给予镇痛治疗，也难以收到满意的效果。

2. 宗教方面原因 不同地区、国家、民族存在着不同的宗教信仰，即使同一地区、国家、民族的宗教信仰也可能不同。比如在中国就有佛教、道教、儒教等多种教派，这些不同的教派对疼痛有着各自不同的认识和处理观念。佛教认为疼痛是前世的罪孽对今世的处罚，倡导默默承受以换取下一世的舒适；而道教则认为疼痛是经络不通所致，倡导采用通经活络的方法来达到整个人体乃至宇宙的和谐；儒教认为疼痛为生命的基本要素，倡导能忍则忍，非到不得已才寻求医生的帮助。由此可见，分析患者疼痛原因及评估患者的疼痛状态时应切实结合患者的宗教信仰。

二、癌痛的分类

癌症患者会出现各种不同类型的疼痛。人们一直不断地尝试根据不同标准对其进行分类。目前医学上对癌痛的分类有很多方法，常用的有按癌痛的病因、病理生理机制、强度、时间来分类，还有按癌痛的部位、癌症患者特异的疼痛综合征分类。癌痛分类的多样性折射了疼痛的多维性特点，具有实用价值。

（一）按病因分类

1. 由于肿瘤生长的直接效应引起的疼痛，如痛敏结构受压迫或缺血。
2. 抗癌治疗引起的疼痛，如放射性骨坏死、化疗引起的神经病变、乳腺切除术后综合征。
3. 诊疗操作引起的疼痛，如静脉穿刺、腰椎穿刺、骨髓活检。

4. 慢性疾病及虚弱引起的疼痛，如长期卧床所致肌痉挛、褥疮。

5. 癌症病变之前的慢性疼痛，如慢性神经根炎、骨关节炎。

（二）按病理生理机制分类

1. 伤害性感受性疼痛

是由躯体和内脏结构受到伤害并最终激活伤害感受器所引起的，伤害感受器分布于皮肤、内脏、肌肉和结缔组织中。伤害感受性疼痛可进一步分为躯体痛和内脏痛。躯体伤害感受性疼痛能精确定位，主诉为刀割样、搏动性和压迫样疼痛，常由手术或骨转移引起。内脏伤害感受性疼痛常常更加弥散，表现为酸痛和痉挛性痛，常发生于胸腹部内脏器官受到挤压、侵犯或牵拉后。伤害感受性疼痛对阿片类药和解除神经损伤等疗法反应较好，尤以躯体性疼痛最为明显。

2. 神经病理性疼痛

是由外周或中枢神经系统遭受伤害导致的，这种类型的疼痛可表现为灼痛、刀割样痛或电击样疼痛。神经病理性疼痛的范围包括椎管狭窄或糖尿病神经病变引起的疼痛、化疗（例如长春新碱）或放疗所致的神经炎。阿片类药对此类疼痛的治疗效果比对伤害性感受性疼痛差。疗效较好的治疗方法是使用辅助镇痛药及神经阻滞。

3. 特发性疼痛

特发性疼痛指的是一种目前尚不清楚的疼痛状态。特发性疼痛的实例是肌筋膜疼痛综合征和躯体形式疼痛障碍。在一些患者中，没有找到相关器质性病因的证据，或在其他一些患者中，疼痛和相关症状与可识别的器质性病变程度非常不呈比例。癌症患者中虽然罕见此类疼痛，但其仍为影响生活质量的重要心理因素。

（三）按强度分类

评价癌痛患者的疼痛强度对决定治疗方案至关重要。镇痛药种类、给药途径和用药剂量都需要据此作出选择。根据患者的主诉、镇痛药服用情况、睡眠状况及某些客观体征，将癌痛分为4级三度。

1. 0级 无痛。

2. 1级 （轻度疼痛）虽有疼痛但可忍受，要求服用镇痛药物，睡眠不受干扰。

3. 2级 （中度疼痛）疼痛明显，不能忍受，要求服用镇痛药物，睡眠受干扰。

4. 3级 （重度疼痛）疼痛剧烈，不能忍受，需要服用镇痛药物治疗，睡眠受到严重干扰，可伴有自主神经功能紊乱表现或被动体位。

（四）按时间分类

癌症疼痛包括与疾病进展、诊断、治疗以及并发症有关的疼痛，按时间分类是指以症状持续时间为基础，通常可分为急性和慢性疼痛。亦有学者指出这种癌痛分类方法的主要缺点在于急性和慢性疼痛之间的分界比较武断。

急性疼痛发生时间短、呈一过性，发生时间明确，发生原因也易于确定。比如，化疗后的胃炎、腰穿后的头痛，可能伴或不伴呻吟、痛苦面容等疼痛表现及广泛性交感神经亢进症状如出汗、血压升高、心动过速。

慢性疼痛是指持续1个月以上的疼痛，时间超过急性病或损伤过程，可间断反复发作，持续几个月、几年，时轻时重，随肿瘤生长而加重，经抗癌治疗肿瘤缩小时疼痛减轻。慢性癌痛与情感紊乱（焦虑、抑郁）、自主神经症状也有关系。

另外，在癌痛患者中常见的另一种疼痛类型是爆发痛（breakthrough pain）。调查资料显示，有部分即使应用镇痛物控制很好的癌痛患者，在患病进展过程中仍会感受到一种突然发作的、强度达到中重度的短暂性疼痛加重，这种突发性加重的疼痛，有学者称之为爆发痛。典型的爆发痛多为一种突发的中到重度疼痛，平均每天发生4次以下，疼痛强度一般在出现后3～5分钟内达到疼痛峰点并且持续大约15～30分钟。引起爆发痛的原因可能与产生持续的基础性疼痛的原因相同，可能是肿瘤引起，也可能与抗肿瘤治疗相关。一些患者可在特定的动作诸如吃东西、社交活动、散步、穿衣服或解大便时出现爆发痛；另一部分患者，则在没有明确的诱发因素的情况下出现爆发痛。爆发痛是癌痛治疗中最为棘手的问题之一，本章第六节将对其进行专门阐述。

（五）按部位分类

按部位分类即严格按照解剖部位分类，无任何病理生理学或病因学含义。它是根据受累的身体部位来定义的。

（六）按癌痛综合征的分类

在癌症患者疾病发展过程中，具有一定特点的各种疼痛症状与体征的暂时性聚合形成了癌痛综合征。这种综合征常提示特定的病因、病理、预后及应采取的治疗方案。身体各部位的疼痛综合征，绝大多数为癌相关性慢性痛，多是直接由肿瘤造成的，主要是因为骨骼、神经组织受压所致，部分是由癌症诊治时产生的。按其发作的时相及本身的特点可作如下分类。

1. 与癌症相关的急性疼痛综合征

与癌症相关的急性疼痛综合征最常见的原因是由于诊断或治疗干预所引起的。癌症引起的疼痛一般具有慢性发作和反复发作的特点，但一些与肿瘤相关的疼痛却是急性开始，比如转移性骨癌所致的骨折所产生的疼痛。控制这类急性疼痛的常用方法是对潜在的损伤进行有效的治疗。

（1）与诊断干预相关的急性疼痛

常见的急性疼痛综合征包括骨髓穿刺后疼痛。腰椎穿刺后头痛常是由垂直立位引起的突发的急性疼痛综合征。头痛的发生与腰穿针的口径及脑脊液流出量相关。持久的腰穿后头痛应考虑有无持续脑脊液溢漏和脑脊液量减少引起的脑膜牵拉。头痛常发生于穿刺后数小时至数天，最常见的是钝痛伴颈部及肩部疼痛。持久的头痛需行硬膜外血斑修补术，平卧位可迅速减轻疼痛。

（2）与有创性治疗干预相关的急性疼痛

这些疼痛包括与肿瘤栓塞、化学性胸膜固定术有关的疼痛及常见的急性疼痛（术后疼痛）。每个疼痛综合征都有一个已知病因，以缓慢缓解的短时疼痛为特征；也包括持续数天至一周的术后镇痛。与镇痛技术有关的疼痛综合征，包括肌内注射或皮下注射引起的疼痛或对组胺释放敏感患者的疼痛。阿片类药诱发的头痛是阿片药物少见的并发症，仅发生于特定人群。有时将吗啡更换为释放组胺少的药物，如羟吗啡酮或芬太尼，常可使这种急性疼痛综合征缓解。

（3）与癌症治疗相关的急性疼痛

①化学治疗相关的急性疼痛综合征：与静脉使用化疗药物及与化疗毒性相关的急性疼痛。

②肝动脉输注性疼痛。

③腹膜内化疗相关的疼痛。

④与免疫治疗相关的急性疼痛：如有些癌症患者在使用干扰素时所诱发的急性疼痛。

⑤皮质激素诱发的会阴烧灼痛。

⑥类固醇性假风湿病：这是与使用皮质激素有关的另一种疼痛综合征。

⑦疼痛性神经病和单发性神经病：许多化疗药物能引起中毒性周围神经病。

⑧药物所致的弥散性骨痛：患急性早幼粒细胞白血病的患者，用反视磺酸治疗可致急性骨痛。

⑨5-氟尿嘧啶诱发的绞痛性胸部疼痛：连续输注 5-氟尿嘧啶可能造成缺血性胸部疼痛。

⑩与放疗治疗相关的急性疼痛：口咽部黏膜炎、胃炎和（或）咽喉炎，是放疗引起的口腔黏膜疼痛综合征。这种综合征常于放疗结束后数天至数月开始，一般在 3~6 个月好转。

（4）与感染相关的急性疼痛

癌症患者患病毒感染的概率很高，最常见的是水痘病毒感染所致的急性带状疱疹。急性带状疱疹的典型特征为受累神经支配区域先出现红色丘斑疹，随之在相应部位出现疼痛或瘙痒。疼痛开始多为阵发性的针刺样痛，呈进行性持续加重，并常伴急性、撕裂样疼痛。一些年老体弱的患者仍然会在皮损痊愈后长期存在带状疱疹后神经痛。急性带状疱疹发病后 72 小时内应积极进行抗病毒治疗，可减少继发于这种病毒感染的慢性疼痛综合征的发生率。急性带状疱疹常发生于肿瘤区域，受过辐照部位的发生率为未辐照部位的 2 倍。

2. 与癌症相关的慢性疼痛综合征

（1）癌症直接浸润引起的慢性疼痛综合征

这一类疼痛包括肿瘤浸润累及骨骼、空腔器官和神经等部位引起的综合征。原发性或继发性骨癌是癌痛最常见的原因。可通过直接浸润，激活局部伤害性感受器或压迫邻近神经、软组织或内脏器官产生疼痛。肿瘤浸润空腔脏器引起的疼痛（无论是否涉及胸、腹膜），是癌症患者疼痛的第二大原因。肿瘤浸润神经是直接肿瘤侵袭性疼痛的第三大常见原因。

①肝大综合征　整个肝大或肝内转移性扩散可能引起右肋下疼痛，偶尔可引起右侧中背部或肾区疼痛。疼痛放射至右颈部、肩部或肩胛骨。疼痛常为钝痛和酸痛，因运动、腹部受压和深吸气而加剧。有时可能伴有厌食、恶心等症状。疼痛是因为肝包膜扩张和胆管膨胀或受压所致。对肝及腹膜后区域进行适当的影像检查可确定疼痛的原因，皮质激素可有效治疗肿瘤诱发的肝大。

②腹膜后综合征　肿瘤浸润胰腺、脊柱旁或腹膜后淋巴结，是疼痛放射至后腹壁和双侧肾区的最常见原因。

③慢性肠道梗阻　弥散性腹痛是慢性胃肠道梗阻常见的并发症，需要请胃肠专科医师进行处理。

④腹膜性癌痛　这种综合征最常见并发于结肠癌和卵巢癌，以及腹膜炎症、恶性粘连和腹水。CT、MRI 扫描可发现肠浸润和腹膜结节的证据。

⑤恶性会阴部疼痛　消化道、泌尿生殖器和生殖道肿瘤常引起会阴部疼痛。常为持续性酸痛，坐位或站立位加重，可伴有里急后重或膀胱痉挛。

⑥尿路梗阻所致的疼痛　消化道、泌尿生殖道和妇产科的癌症最常发生进展性尿路梗阻。疼痛常为单侧，从肾区前面放射至腹股沟，站立位加重，坐位可部分缓解。

(2) 癌症治疗引起的慢性疼痛综合征

①手术后疼痛综合征　评估术后疼痛综合征要与肿瘤复发所致的疼痛区分。术后疼痛综合征的特点是术后持续疼痛，如果原有手术后疼痛消失后又出现，则应排除肿瘤复发的可能。

②乳房切除术后疼痛综合征　乳房手术的患者，无论是局部病灶还是放射状切除，约10%的患者存在发生这种疼痛综合征的风险。疼痛的性质和临床症状应与肿瘤浸润臂丛相鉴别，必要时进行相应部位的 MRI 检查以明确诊断。处理措施包括物理治疗、局部痛点注射、交感神经阻滞、局部用辣椒素，少数患者需要进行疼痛部位手术探查等。

③颈神经根切除后疼痛综合征　这种疼痛是颈部神经或神经丛在手术中受伤所致。特征性症状是在感觉缺失区域出现紧张、烧灼样疼痛。诊断有赖于疼痛区域反复的 MRI 扫描及多次的颈部检查，以排除肿瘤复发。颈部神经根切除后疼痛的治疗包括物理治疗、痛点注射、神经根阻滞及药物治疗。

④胸廓切开术后疼痛综合征　这种疼痛的特征常为胸廓切开术分布区域内的酸痛、烧灼样感觉，常伴感觉丧失，偶有自主神经功能改变。患者常说在最痛点和瘢痕尖端有细小的触痛。疼痛是由于胸壁手术的肋间神经受牵拉或损伤所致。肋间神经血管束（静脉、动脉和神经）都在肋沟内沿着肋骨下缘走行。肋骨受牵拉及肋骨切除是胸外科手术中神经损伤的常见原因。

⑤单肢切除术后疼痛综合征　单肢切除术后疼痛有幻想性肢体疼痛（幻肢痛）和残肢疼痛两种类型。肢体切除前的疼痛可引起患者术后幻肢痛。术后腰部硬膜外阻滞可减少截肢后早期幻肢痛的发生，术前出现疼痛时立即进行止痛治疗也可降低术后幻肢痛的发生率，治疗方法包括应用抗抑郁药、阿片类药、抗惊厥药、交感神经阻滞剂及经皮电神经刺激（TENS）等。残肢疼痛在截肢后数月至数年发生于手术瘢痕处。残肢疼痛复发是不好的征兆，提醒医生重新评估有无邻近部位的肿瘤复发，最好综合患者的病情来衡量。

⑥放射性脊髓病　疼痛可能是脊髓受损区域最早的局部症状，呈典型的中枢性疼痛，表现为烧灼样疼痛及伴有体温下降。

⑦放射治疗后疼痛综合征　疼痛是外周神经或脊髓因放疗时受到损伤所致，或外周神经的周围结缔组织的微血管变化所引起（如结缔组织纤维化、慢性炎症），或由脊髓白质和灰质脱髓鞘及坏死引起。这种疼痛综合征发生于癌痛晚期，这些特征性的诊断常意味着肿瘤复发。

⑧臂丛神经放射性纤维化　放疗后臂丛分布区域的疼痛原因是包裹神经的结缔组织纤维化及继发性神经损伤。有18%的患者出现疼痛，常伴有皮肤改变、淋巴水肿及 C_5、C_6 神经分布区域感觉减退。尽管有资料显示 CT、MRI 扫描常显示有广泛浸润，不易与肿瘤浸润区别；但采集详细的病史，了解放射的部位及放射治疗的总量，评估患者的疾病程度及进行相关的影像学检查有助于诊断。

⑨腰骶神经丛放射性纤维化　多为骨盆肿瘤放疗后所致，临床症状包括下肢乏力、感

觉麻木和感觉异常。仅 10% 的患者发生疼痛。症状和体征常为双侧性，感觉受损从 L_5、S_1 节段开始，向远处缓慢进展。骨盆放射性坏死常伴有这种综合征，有助于进一步诊断。

⑩放射性外周神经瘤　恶性外周神经瘤和未照射部位的继发性肿瘤多表现为以前接受过抗癌治疗的患者出现疼痛性、膨胀性包块。神经纤维瘤患者在放疗后发生恶性周围神经纤维瘤的风险性更高。恶性疾病伴有进行性疼痛，可能触不到神经丛的包块，有时会误认为肿瘤已经被治愈，加大诊断的难度。MRI 检查和同位素钆吸收增加均有助于诊断，但最终的诊断常依靠手术探查和病理学结果。

第三节　癌痛的评估

癌痛的评估是正确治疗癌痛的基础，它包括评估癌痛的特点（强度、性质、分布、时相、诱因、促发和缓解因素、伴随症状、当前治疗反应），评估患者的精神心理状态和生活质量，评估癌痛治疗效果。通过评估，明确疼痛的特点和原因，最终使临床医师对癌痛患者有全方位的了解并根据治疗目标制订个体化的疼痛治疗计划。临床上常见由于评估不认真、治疗草率所致的癌痛治疗效果欠佳。

一、癌痛特点的评估

（一）疼痛强度

如果癌症患者出现疼痛，必须对疼痛强度进行量化。由于疼痛具有主观性，因此患者的主诉是疼痛评估的标准方法。目前可以使用的量化方法主要有疼痛强度简易描述量表、视觉模拟评分、0~10 数字疼痛强度量表、McGill 疼痛问卷和分类量表或图示量表（例如面部表情疼痛分级量表）。这些疼痛强度评估方法在前面第九章有详细介绍，这里就不再重复。面部表情疼痛分级量表对于难以使用其他评估方法的患者可能更加有效（例如：儿童、老年人以及存在语言或文化差异或交流障碍的患者）。如患者无语言交流能力，则应通过多种途径进行疼痛评估，包括：直接观察、家属或护理员描述、对止痛药物和非药物治疗反应的评估。

评估癌症患者疼痛强度对制订治疗方针和计划有非常关键的意义。患者向医生反映的疼痛强度，足以影响镇痛药种类的选择、给药途径、用药次数；此外，疼痛的强度还可以帮助确定疼痛的发生机制、存在的综合征，例如放射治疗所导致的神经损伤性疼痛一般不严重，如果放疗部位出现严重疼痛，则提示该部位存在未发现的肿瘤。

（二）疼痛性质

除了疼痛强度，还应该要求患者描述疼痛的性质。疼痛性质可提示其病理生理改变情况。躯体伤害感受性疼痛定位准确，是锐痛、跳痛、压迫样疼痛。内脏伤害感受性疼痛则较弥散，空腔脏器所致时为绞痛或痉挛痛，脏器包膜、肠系膜所致时为钝痛、胀痛。神经病理性疼痛为灼痛、刺痛、电击样疼痛。如果患者暂时未出现疼痛，则应该在每次随访时或必要时再次进行疼痛筛查。这种通过反复的筛查来发现疼痛的方法对实施有效的疼痛治疗非常重要。

（三）疼痛分布

癌痛一般不仅局限于某一局部，在转移癌患者中，痛处数量是决定疼痛对情绪、功能状态影响的重要因素，因此在评估疼痛时必须问清楚。有些特定疼痛部位的分布对诊断和治疗颇有帮助。比方说，区别局灶性、多发性、广泛性疼痛对治疗方法（神经阻滞、放疗、外科治疗）的选择非常重要。

疼痛分布可提示疼痛与器质性损伤之间的关系。"局灶性疼痛"指一处的疼痛，又指损伤部位的疼痛。"牵涉痛"指痛处离损伤部位较远，其类型可分为伤害感觉性疼痛和神经源性疼痛，对此必须要区别，以便评估器质性原因。

（四）疼痛时相

对疼痛发生的时间要掌握清楚，包括疼痛的具体发作时间、持续时间、过程、持续性还是间断性。

癌痛有急性、慢性之分。急性疼痛的特征是突然发作，常伴有自主神经系统活动增强的主观或客观体征，发生原因也易于确定，对止痛剂有反应。慢性疼痛一般是指持续1个月以上的疼痛；慢性疼痛的患者可有自主神经系统的反应，没有急性疼痛常见的客观体征。慢性疼痛常伴有机体功能、生活方式、人格和心理方面的改变。所以在评估疼痛时应加以注意，以免影响癌痛的治疗效果。

另外，在原有轻、中度疼痛的基础上，又发生一过性剧烈疼痛，称为爆发痛（breakthrough pain）。爆发痛可发生在急、慢性疼痛状态。慢性癌痛中约1/3的患者可发生爆发痛，可因患者的随意行为（运动、排尿、排便及咳嗽等）而诱发，也可因非随意状态（肠胀气等）而诱发。

（五）疼痛的加重和缓解因素

如前面所提到的爆发痛一样，许多癌症患者所出现疼痛有明显的加重或缓解因素。了解疼痛的诱因和缓解因素，有助于对癌痛的评估，如果多种因素是精神方面的，那么心理咨询更有助于疼痛的处理。

（六）伴随症状

癌痛患者除了共有的疼痛症状之外，还同时出现一系列其他的伴随症状，常可提示疾病的原因和性质，了解这些伴随症状有助于对癌痛进行诊断和鉴别诊断。

二、对患者的社会心理因素的评估

心理评估和治疗不应该在传统的治疗方法效果欠佳后才进行。心理干预的延迟会增加癌痛患者的痛苦，增大癌痛治疗的难度，引起患者强烈情绪反应从而降低患者的依从性。在特定的心理因素和环境条件下急性疼痛有可能转为慢性，临床医生应对此类因素早期认识并作出相应的处理。临床医生在诊疗过程中应该充分与患者沟通，深入了解患者的工作问题、家庭压力、社会经济状况、抑郁以及其他的心理障碍；注意患者一些诸如吸烟、肥胖和失眠等与疼痛有关的行为；识别患者现有的焦虑、愤怒和抑郁等情感状态；了解患者既往精神病史及精神病类药物使用史。另外，患者有无目睹他人痛苦死亡的经历对其心理影响很大。根据经验，有这种经历者特别惧怕自己死亡。而且，每个患者对疼痛有不同的理解，了解患者对疼痛的理解可以帮助准确评估患者的心理状态。例如，患者认为疼痛代表癌症复发，还是将其假想成只是一种简单的关节炎。有证据表明，如果患者清楚地认识到疼痛代表癌症复发，那么心理痛苦就会增加。

临床上常用忧郁自评表（SDS）和Harmilton焦虑量表（HAMA）来评估癌痛患者的

心理状态。有研究显示，大约 91.3% 的肿瘤患者在知道自己患了癌症以后，会发生不同程度的心理障碍，焦虑评分和抑郁评分均高于常人。

三、病史资料的采集

详细询问患者的既往史、癌症进展及治疗过程，包括目前和既往的化疗、放疗和外科手术史，有无合并其他明确的疾病，既往所患的慢性疼痛病史。病史资料记录中应说明前面所述的疼痛特点，原发病治疗和疼痛治疗的反应。存在多种疼痛主诉时，应按照先后次序进行分类排序并加以评估。疼痛的影响应给予评估，包括对生活能力、心理、家庭、职业的影响，并结合睡眠、食欲以及经济方面的考虑等。

四、体格检查

详细的内科和神经病学检查有助于证实病史和信息的可靠性。躯体及神经系统检查可提供相关的躯体及神经系统体征以帮助确定疼痛的性质。区别运动和感觉障碍的程度，可帮助找到神经系统中具体的受累部位。感觉缺失伴异常性疼痛及痛觉过敏，有助于界定感觉障碍的性质。肌肉痉挛、步态不稳及协调受损的程度，都只能通过这种检查作出评估。

五、相关实验室和影像学检查

在有恶性转移的患者中，诊断性检查可以证实临床诊断，并确定肿瘤浸润的部位及程度。在评估疼痛和肿瘤时，CT 和 MRI 是最有用的诊断方法。CT 扫描提供骨和软组织的清晰二维图像，在确定早期的骨骼变化时最有用；另外，它可指导活检针刺部位和麻醉性操作（如腹腔神经阻滞）。MRI 在评估脊髓神经受侵犯、压迫及实质性脑转移时特别有用。

放射性核素扫描（骨扫描）也是癌痛诊疗中常用且重要的筛选方法，它能比较敏感地发现骨骼异常（在 X 线平片上未出现改变时就能显示异常）。骨扫描检查存在假阴性或假阳性结果，有学者评估了大量先前被证实为骨转移性癌症的患者，发现肺癌和恶性黑色素瘤患者的骨扫描多呈阴性结果。另外，一些有转移性疾病的骨质疏松和椎体压缩性骨折患者的骨扫描也可以出现阳性结果；感染和废用性萎缩的患者也可以出现阳性结果。为了制订恰当的诊断方案，医生应该与放射专家一起个体化评估这些检查结果，以发现疼痛部位的任何病理变化。

对癌症转移程度的评估可帮助鉴别疼痛与癌症复发之间的关系。继发于肋间、臂丛神经损害的乳房切除术后的疼痛综合征与疾病复发毫无关系。相反，在肺癌患者行胸廓切开术后，如果开始已控制住了术后疼痛，后期出现的类似胸部术后疼痛综合征，很可能是疾病复发。肿瘤标记物、癌胚抗原（CEA）、CA-125 和 CA-153 及前列腺特异性抗原（PSA），在诊断消化道、肺、卵巢、乳腺及前列腺癌中都非常有用。

患者的疼痛疾病不断变化发展，动态评估患者疼痛特点和患者对疼痛治疗的反应，是验证最初诊断正确与否的最好方法。对疗效欠佳或疼痛加重的患者，应考虑重新评估疼痛特点、找出疼痛的病因并适当调整治疗方法。另外，对有明显疼痛的患者应进行正确的评估，在寻找病因的同时应尽早对其疼痛进行治疗，这样可以显著改善患者参与诊断过程的能力。对患者的评估必须与其功能状态、参与诊断检查的能力、接受必要诊断检查的意愿、预期寿命及治疗方法疗效的客观证据等相结合，力求通过评估为患者制订出个体化的治疗方案。

第四节 癌痛的药物治疗

癌痛的治疗以往主要是指以"三阶梯镇痛方案"为主的药物治疗，但随着人类对癌痛认识的深入和现代疼痛医学技术的发展，特别是近期一些与传统药物治疗差别较大的镇痛技术和镇痛方法的出现，使疼痛学界目前普遍将癌痛的治疗分为药物治疗和非药物治疗两大部分。癌痛的药物治疗指的是以"三阶梯镇痛方案"为主的药物治疗，将会在本节中重点介绍；癌痛的非药物治疗包括椎管内镇痛技术、神经毁损术、心理治疗、放射治疗、化学治疗、外科手术治疗、物理治疗等，这些治疗方法将会在本章第五节详细阐述。

一、治疗癌痛的药物

治疗癌痛的药物一般分为三大类：①非阿片类镇痛药（主要包括解热抗炎止痛药）；②阿片类镇痛药；③辅助性镇痛药。

（一）非阿片类药

非阿片类药包括：①对乙酰氨基酚；②非甾体抗炎药（NSAID）。

1. 对乙酰氨基酚

对乙酰氨基酚（扑热息痛）的作用机制尚未完全明确。它抑制大脑的环氧化酶（COX）。虽然有外周止痛作用，但对感染的关节无抗炎作用。对乙酰氨基酚也与中枢的L-精氨酸氮氧化物、血清素和阿片类药相互作用。

对乙酰氨基酚与 NSAID 的区别如下：①不良反应较少；②不损伤胃肠黏膜，尽管会引起非特异性消化不良；③有消化性溃疡者也能良好地耐受；④不影响血浆尿酸浓度。

对乙酰氨基酚不影响血小板的功能。对阿司匹林过敏的患者有 2/3 可服用对乙酰氨基酚。NSAID 可与对乙酰氨基酚联合使用，而且有相加作用。对乙酰氨基酚的主要缺点是给药次数多，一般为每 6 小时一次。

2. 非甾体抗炎药（NSAID）

炎症可刺激外周神经末梢产生疼痛，也介导中枢敏感化从而加重疼痛。NSAID 对癌浸润软组织或骨转移癌引起炎症相关的疼痛特别有效；它也可缓解癌症相关的神经病理性疼痛。

布洛芬、双氯芬酸和萘普生等 NSAID 都是非特异性环氧化酶（包括环氧化酶-1 和环氧化酶-2）抑制剂，在疼痛医学领域中广泛使用，但其胃肠道副作用较大，最近有被新上市的选择性环氧化酶-2 抑制剂所替代的趋势。NSAID 的中枢止痛作用目前尚未被完全证实。

NSAID 抑制环氧化酶（COX）。COX 是花生四烯酸链中的一种重要酶，它引起组织的炎性前列腺素（PG）的生成。虽然 PG 合成受到抑制可用于解释 NSAID 大部分治疗作用，但它不能说明 NSAID 的所有止痛作用。例如，对拔牙后疼痛，大多数弱 COX 抑制剂止痛效果明显优于阿司匹林，而大多数强 COX 抑制剂的止痛效果较差。

COX 有 COX-1 和 COX-2 两种亚型，COX-1 存在于所有的正常组织中（称做"原生质"），COX-2 在正常情况下在大多数组织中不能检出，当炎症出现时会大量生成。应用选择性 COX-2 抑制剂可以减轻胃肠道损害。COX-1 的抑制不能单独用于解释 NSAID 对胃肠道的不同影响，氧化磷酸化的解偶联可能是较为重要的。COX-2 正常存在于肾，选择性 COX-2 抑制剂（与非选择性 NSAID 一样）可引起肾功能障碍，应引起注意。

不同 NSAID 对血小板功能的影响不同。对化疗或由其他原因引起的血小板减少的患者，最好应用对血小板功能无影响的 NSAID。大多数的 NSAID 和扑热息痛可引起某些患者支气管痉挛。水杨酸胆碱、三水杨酸胆碱镁、阿托品和尼美舒利无此不良反应。美洛昔康（首选 COX-2 抑制剂）、塞来昔布和罗非昔布（COX-2 抑制剂）对血小板和支气管一般都较安全。

NSAID 选择取决于多种因素，如有效性、剂型、地方用药指南、价格、给药次数、个体毒性和反应。另外，临床上使用 NSAID 时应特别注意：

①阿司匹林引起耳鸣和耳聋，特别是应用于低血浆蛋白的患者。

②阿司匹林和水杨酸盐有降低血糖的作用，尤其是在阿司匹林的用量≥1200 mg/24 h 后；对糖尿病患者有必要减少胰岛素的剂量，或减少口服降糖药的用量。

③阿司匹林可拮抗排尿酸的制剂。

④所有的 NSAID 均可引起一定程度的水钠潴留，可致踝部水肿，有拮抗利尿剂的作用。

⑤NSAID 引起肾衰竭（急性或慢性发作），特别是对任何原因引起的血容量减少患者，如利尿剂、发烧、脱水、呕吐、腹泻、出血及手术等。

⑥NSAID 也可引起间质性肾炎（可能会引起肾病综合征或肾乳头坏死），这是偶发的和不可预测的。

（二）阿片类镇痛药

1. 弱阿片类药

几乎所有的弱阿片类药都可通过肌内注射产生与 10 mg 吗啡相当或相近的镇痛效果，所以将阿片类药分为"弱"和"强"有一定程度的武断性。从药理学角度讲，使用弱阿片类药并不是绝对必要的，可用小剂量吗啡或别的强阿片类药替代。所以，从某种程度上讲，WHO 止痛阶梯中的第二阶梯药物在药理学上没有存在的必要性。然而，吗啡等强阿片类药的供应在许多国家都受到很大限制，而弱阿片类药却相对较易于获得，所以就全球临床应用而言，第二阶梯镇痛方案的药物仍有存在的现实意义。

弱阿片类药中常用的有可待因、双氢可待因和右旋丙氧酚，都不常作为胃肠外用药。可待因是吗啡的药物前体，它的作用强度大约是吗啡的 1/10，但大约 10% 的人群不能将可待因转换成吗啡。可待因的常用剂量是 30～60 mg，每 4 小时一次。在一些西方国家，临床医生常用双氢可待因代替可待因。可待因和双氢可待因比右旋丙氧酚和曲马朵更易引起便秘。使用弱阿片类药时一般遵循以下的原则。

①弱阿片类药应该与一种非阿片类药物联合使用。

②如果按时使用弱阿片类药达不到充分的镇痛效果，一般不建议采用另一种弱阿片类药来替代，应直接使用吗啡等强阿片类药。

③如果一种弱阿片类药止痛效果欠佳时，有时加用适当的辅助药或联合应用适当的非药物治疗方法可能会收到较满意的治疗效果。

2. 曲马朵

曲马朵是合成的中枢性镇痛药，兼有阿片类药和非阿片类药的特性，曲马朵是弱阿片类药与强阿片类药之间的一个桥梁药物。有学者认为应将它划入第二阶梯镇痛方案的范畴，但是由于其独特的药理学特性，所以本节将其单独列出来阐述。曲马朵能刺激神经元释放5-羟色胺，并抑制突触前去甲肾上腺素和5-羟色胺的再摄取。在动物模型中，曲马朵不依赖对前列腺素的抑制而产生抗炎作用。纳洛酮仅能部分逆转曲马朵的止痛作用。曲马朵在肝转换为O-去甲基曲马朵（M1），后者是个活性物质，作用比曲马朵强2～4倍。曲马朵的进一步生物转化产生无活性的代谢产物，从肾排出。有研究显示其代谢物金雀花碱/异奎胍很少，这说明了它的作用很强。代谢缺陷者（7%的高加索人）缺乏异物酶（CYP2D6）；曲马朵对这类人群很少甚至没有止痛作用。曲马朵比等效止痛剂量吗啡引起的便秘和呼吸抑制作用更少。该药对胆管和胰导管的压力无影响；其药物依赖性也明显减少。采用注射途径使用曲马朵时，其作用是吗啡的1/10。曲马朵口服的生物利用率高，其作用为吗啡的1/5，故可以认为它的作用强度是可待因的2倍。

有报道指出，快速静脉注射曲马朵后患者可出现癫痫发作。对癫痫患者和服用降低癫痫阈药物（如三环类抗抑郁药或5-羟色胺再摄取抑制剂）的患者，使用曲马朵时要特别小心。对颅内压升高、严重肝肾功能损害者也要慎用。另外，卡马西平可降低曲马朵的作用。

3. 强阿片类药

吗啡仍然是强阿片类药的首要选择，其他强阿片类药主要是在没有吗啡或者患者不能忍受吗啡的不良反应时才应用。阿片类药的药物作用差别与各药的受体亲和力、脂溶性和血浆半衰期不同有关。强阿片类药的不良反应基本相同，只是程度上有差异。正如上面所提到的，随着癌痛治疗的个体化，应用强阿片类药一般不会引起疼痛患者的呼吸抑制。但是，由于强阿片类药有过度镇静作用，当其与有拟精神反应的药物同时使用时应谨慎，与一些药物合用时会发生严重的交叉作用。例如，西咪替丁抑制美沙酮的代谢，从而可能引起嗜睡甚至昏迷；利福平可加速美沙酮的代谢，偶尔还会促发阿片类药的撤药症状（利福平还可降低吗啡的止痛作用）。

从阿片类药起效的作用时间方面看，在各种药物间很难作出选择。大多数药物均在口服之后约20～30分钟开始起效。如果需要药物快速起效，可以使用静脉注射途径给药。肌内注射后的吸收速度视肌肉的血供情况而异，女性臀部肌肉的药物吸收较男性为慢，三角肌的药物吸收较臀部肌肉的药物吸收快。但对于接受有规律按时给药的患者，"快速起效"的临床意义不大。

许多药物的作用时间较长意味着每日所需的剂量小。但是，由于出现了吗啡的缓释剂型，使得现在基本不需要使用其他阿片类药去取代吗啡来达到更长的作用时间。比吗啡作用时间长的强阿片类药有丁丙诺啡和美沙酮。

哌替啶的作用时间较短，故不推荐作为按时治疗疼痛的常规药物。临床上也不推荐使用喷他佐辛，它是口服阿片类药，常会引起拟精神反应（烦躁不安、人格解体、噩梦、幻觉）。当从别的强阿片类药转为口服吗啡时，初始剂量应视两种药物的相对效价比而定。不同阿片类药物口服及肠外给药的等效剂量（单次剂量）以及与吗啡的相对效价换算表见表13-1。

表 13-1

阿片类药物	肠外给药	口服给药	转换系数（静脉：口服）	镇痛持续时间[1]
可待因	130 mg	200 mg	1.5	3~4 小时
芬太尼[2]	100 μg	—	—	1~3 小时
氢可酮[3]	—	30~200 mg		3~5 小时
氢吗啡酮	1.5 mg	7.5 mg	5	2~3 小时
左啡诺（左吗喃）[4]	2 mg	4 mg	2	3~6 小时
美沙酮[4]	10 mg	3~20 mg[5]	2	4~8 小时
吗啡[6]	10 mg	30 mg	3	3~4 小时
羟考酮	—	15~20 mg		3~5 小时
羟吗啡酮	1 mg	10 mg	10	3~6 小时
曲马朵[7]	—	50~100 mg		3~7 小时

不推荐
哌替啶[8]
丙氧酚[8]
部分激动剂（丁丙诺啡）[9]
混合激动-拮抗剂（喷他佐辛、纳布菲、布托啡诺、地佐辛）[9]

特别注意：部分激动剂和混合激动-拮抗剂治疗癌痛作用有限。不应把它们和阿片类药激动剂联合应用。对药物成瘾患者，将一种激动剂换为一种混合激动-拮抗剂时容易引发戒断危象。

表中标注注释：

[1] 持续时间较短一般指肠外应用的阿片类药（除外有一定波动范围的控释剂），持续时间较长一般指口服阿片类药。

[2] 目前有经皮的持续给药系统和可用于爆发痛的口含片。

[3] 等效剂量还未确认。临床经验提示，该药作用温和，可作为起始治疗的阿片类药，但有效剂量差异较大。经常和乙酰水杨酸或对乙酰水杨酸或对乙酰氨基酚联合使用，剂量为 325~750 mg。用药时需测乙酰水杨酸和对乙酰氨基酚使用的安全范围。所列出的剂量仅指阿片类药物的剂量。

[4] 半衰期长，2~5 天后注意观察药物的积蓄和副作用。开始时可能需要每 4 小时口服一次，达稳态后（1~2 周）改为每 6~8 小时一次。

[5] 使用较大剂量的吗啡时，口服吗啡与美沙酮的等效剂量换算比可能接近 10∶1 而不是 3∶2。建议不熟悉美沙酮用药的医生咨询疼痛医师该药的用法。

[6] 列出转换系数适用于长期给药时。肾衰竭的患者因为容易引起吗啡-6-葡萄糖苷酸代谢物积聚，应避免使用吗啡。

[7] 具有弱阿片受体激动作用及部分抗抑郁作用，用于治疗轻中度疼痛。为避免发生中枢神经系统毒性，推荐剂量是 100 mg，每天 4 次（最大剂量 400 mg）。即使在最大剂量下，曲马朵的止痛效能仍低于其他阿片类药（如吗啡）。

[8] 因为代谢物的中枢神经系统毒性，不推荐长期或大剂量使用（去甲哌替啶、去甲丙氧酚）。

[9] 对阿片类药物成瘾的患者，部分激动剂和混合激动-拮抗剂可诱发戒断反应。

上述所推荐的强阿片类药的等效剂量只是一个大概的指南，不能完全套用于每个患者。这些推荐剂量是依据吗啡的常用剂量而定。随着吗啡的用量升高，如＞2 g/24 h，推荐的等效剂量的出入也就越大。因此，当需要在高剂量水平转换时，最好采用 1/2~1/4 的效价比作为计算等效剂量的方法，转换后应再次进行恰当镇痛剂量的滴定。另外，对长效药美沙酮的算法还需分开列出。

（1）吗啡

吗啡是阿片类药的一个主要的药理学活性成分，其作用受中枢神经系统（CNS）和外周特异性阿片受体所调节。它是一个重要的 μ 阿片受体激动剂，外周作用主要是针对平滑肌，但在有炎症存在的情况下，平时静止的外周受体也会被激活。肝是吗啡代谢的主要部位，其他器官也可进行吗啡代谢，包括中枢神经系统。除了有严重的肝功能衰竭外，葡萄糖醛酸化的功能极少受损。有轻、中度肝损害的患者对吗啡都能很好耐受。然而，如果肝功能损害严重致使凝血酶原时间受损，则吗啡的血浆半衰期可能会增加，这时就需要减少吗啡的剂量或减少给药次数，即改为每 6～8 小时一次。吗啡的主要代谢产物是吗啡-3-葡萄糖醛酸（M-3-G）和吗啡 6-葡萄糖醛酸（M-6-G）；M-6-G 可与阿片受体结合，而 M-3-G 则不能。实质上，M-6-G 是吗啡止痛作用的成分，它可引起恶心、呕吐、镇静和呼吸抑制。肾衰竭者的 M-6-G 血浆半衰期从 2.5 h 增加至 7.5 h，如果不减少给药次数和（或）给药剂量，就容易引起蓄积毒性。如果按时给药，吗啡从口服到皮下注射的作用效价比为 1∶3 至 1∶2，从肌内注射到静脉注射的效价比相同（见表 13-2）。

表 13-2　口服吗啡的应用指南

1. 口服吗啡用于癌痛的患者，这类患者必须是对先前使用一种非阿片类药和一种弱阿片类药的联合治疗无反应。

2. 计算出吗啡的初始剂量，然后给予比已经用过的止痛药物作用强得多的吗啡剂量：

（1）如果患者先前接受过弱阿片类药治疗，给予吗啡 10 mg 每 4 小时一次或缓（控）释片 20～30 mg 每 12 小时一次。

（2）如果由一种其他的强阿片类药（如芬太尼、美沙酮）改换成吗啡，所需要的吗啡剂量可能会高得多。

（3）对于年老体弱的患者，则较低的剂量有助于减轻初期的嗜睡、精神错乱和蹒跚，例如只用 5 mg，每 4 小时一次。

（4）因为活性代谢产物的蓄积，对肾衰竭的患者宁愿应用较低剂量和（或）较少次数的按时剂量（例如，5～10 mg，每 6 小时一次）。

3. 如果患者在 24 小时内需要服用 2 次或 2 次以上的解救药（癌痛加重时临时额外给予的镇痛药），应该增加按时剂量，其方法按原有剂量的 30%～50%，每隔 2～3 天增加一次。

4. 当患者疼痛缓解或出现意想不到的且不耐受的副作用，则停止上调滴定吗啡剂量，一般无必要改变目前用药方案，目的是让患者的疼痛缓解和情绪改善。

5. 如果药物吸收不良，缓（控）释吗啡疗效不会满意，特别是对频繁呕吐或腹泻、进行了回肠造口术的患者，如果肾功能受损害，应该慎用缓（控）释吗啡。

6. 使用止吐药物预防患者的恶心、呕吐，如必要时即刻给予或睡前给予氟哌啶醇 1.5 mg。

7. 给予轻泻剂如复方二氢蒽醌（co-danthrusate），必要时调整剂量，大约 1/3 的患者必须继续使用栓剂和灌肠，便秘可能比疼痛本身更难处理。

8. 使用前应告知患者服药初期可能会出现嗜睡。

9. 如果出现吞咽困难或顽固性呕吐，可以采用吗啡栓剂直肠给药，剂量与口服相同。如更换为肌内注射，其剂量为口服的 1/2，如更换为连续皮下输注（csci）二乙酰吗啡，其剂量只用口服吗啡的 1/3。

10. 对门诊患者制订出详细的药物治疗方案，包括写清药物名称、用药次数和服药时间、服用剂量，并且要追踪观察。

方案 1　普通（即释）吗啡片剂或溶液

（1）按钟点定时给予吗啡每 4 小时一次，必要时按每 1 小时一次给予，其总剂量与每 4 小时一次相同。

（2）1～2 天后，如果患者仍有疼痛或每天使用 2 次或 2 次以上的解救药，则上调每天吗啡剂量。

（3）继续按时给药，每 4 小时一次，必要时每 1 小时一次给予，其总量与每 4 小时一次时剂量相同。

(4) 每隔 2~3 天，按定时剂量的 30%~50% 增加剂量，直至每剂每 4 小时一次的间隔时间都获得有效的疼痛缓解。

(5) 睡前使用双倍剂量，可避免夜间唤醒患者服药。

方案 2　普通（即释）吗啡和缓释（m/r）吗啡

(1) 从方案 1 开始。

(2) 当每 4 小时一次剂量稳定时，替换为缓释吗啡每 12 小时一次，如果给予 24h 的剂型应改为每日一次。

(3) 每 12 小时一次的剂量应为先前每 4 小时一次剂量的 3 倍，每日一次剂量应为先前每 4 小时一次剂量的 6 倍，因为每 4 小时一次剂量是日总剂量的 1/6。

方案 3　缓释吗啡和普通（即释）吗啡

(1) 一般初始剂量为缓释吗啡 20~30 mg，每 12 小时一次，或 40~60 mg，每日一次。

(2) 使用普通吗啡片剂或溶液者按需要剂量，给予缓释剂型全日总剂量的 1/6。

(3) 每 2~3 天，按 30%~50% 增加缓释吗啡的剂量，直至 24 h 全程有效缓解。

(2) 芬太尼

像吗啡一样，芬太尼是一种强 μ 阿片受体激动剂。该药广泛用于围术期经静脉途径镇痛。癌痛患者可使用芬太尼特有的透皮贴剂治疗。芬太尼在使用后 36~48 h 达到稳态的血浆浓度。达到最小有效血药浓度的时间为 3~23 h。在撕除贴剂后，药物清除的半衰期约为 24 h。在最初 24 h 内，止痛效果欠佳时可给予解救药。如果芬太尼的有效止痛作用不能持续 3 天，应该增加芬太尼的剂量。有部分患者采用每隔两天换一次贴剂的做法也可收到良好的镇痛效果。厂商推荐的芬太尼与吗啡效价比为 1：150，但有的临床中心采用的是 1：100。透皮芬太尼比吗啡更少引发便秘的副作用，将镇痛药从吗啡转换为芬太尼时，导泻药物的剂量就应该减半，然后再按需调整。有的患者从口服吗啡转用芬太尼透皮贴剂时，尽管疼痛得到满意的控制，但仍然有可能出现撤药症状，如肠绞痛、腹泻、恶心、出汗及紧张等，此时可以酌情应用吗啡来减轻这些症状，吗啡应用到症状消除为止，一般需要几天时间。

芬太尼可持续应用至患者死亡，剂量可根据病情调整。如果患者使用芬太尼期间出现爆发痛，必要时可给予吗啡口服制剂或芬太尼含化剂等药物（见表 13-3 中指南及第六节癌性爆发痛的诊治）。

表 13-3　芬太尼透皮贴剂的应用指南

1. 经皮（transdermal, td）芬太尼是一种强阿片类药，可应用在适用于吗啡治疗癌痛的患者。
2. 应用芬太尼透皮贴剂的指征：
(1) 用吗啡产生不能耐受的副作用，如恶心、呕吐、便秘和幻觉。
(2) 肾衰竭（无活性代谢产物）。
(3) 吞咽困难。
(4) "片剂恐惧症"或口服药物依从性差者。
3. 芬太尼透皮贴剂不用于严重的难治性疼痛且需要药物快速滴定止痛的患者。
4. 用吗啡不能缓解的疼痛，用芬太尼也不能缓解；如有疑问，在使用芬太尼透皮贴剂之前询问专家意见。
5. 芬太尼透皮贴剂有 4 种强度效价的制剂，即分别为 25 μg/h、50 μg/h、75 μg/h、100 μg/h，每贴使用 3 天。

续表

(1) 使用可待因、右丙氧酚或双氢可待因≥240 mg/d 治疗仍未缓解疼痛的患者,应该从 25 μg/h 的剂量开始。

(2) 口服吗啡的患者:将 24 h 的吗啡毫克数(mg)总量除以 3,选择最接近透皮贴剂强度效价(μg/h)的剂量(注:一般都使用比制造商推荐剂量高一些的剂量)。

6. 将芬太尼透皮贴剂贴在上臂或躯干的干燥、无炎症、未放疗过和无毛发的皮肤上,体毛可以修剪,但不要剃刮,确保芬太尼透皮贴剂牢固。

7. 全身性的止痛浓度一般在 12 h 才能达到,因此,要从以下方法转换:

(1) 当口服吗啡缓释片每 12 小时一次时,在使用透皮贴剂的同时给予最后一次每 12 小时一次的剂量。

(2) 自动注射泵,在使用透皮贴剂后继续使用自动注射泵 12 小时。

8. 只有在 36~48 小时后才能获得芬太尼的稳态血浆浓度;在使用透皮贴剂的头 3 天内,患者应该使用按需剂量,特别是头 24 小时内,给予正常释放的吗啡(mg)的剂量大约是芬太尼透皮贴剂强度的 1/2,或皮下注射吗啡的剂量相当于透皮贴剂强度的 1/4(例如:使用芬太尼透皮贴剂 50 μg/h,则用吗啡 20~30 mg 口服,或必要时 10~15 mg 皮下注射)。

9. 48 小时后,如果患者继续需要一天 2 次或 2 次以上解救药,芬太尼透皮贴剂的强度应该增加 25 μg/h,当其使用制造商推荐的初始剂量时,大约 50% 的患者在头 3 天之后需要增加芬太尼透皮贴剂的强度。

10. 当由吗啡更换为芬太尼透皮贴剂时,大约 10% 的患者出现阿片类药的戒断症状;这些症状的表现以胃肠反应为主,持续几天时间,可以酌情应用吗啡来缓解这类不适症状。

11. 芬太尼透皮贴剂引起的便秘比吗啡轻,当开始使用芬太尼和根据需要进行滴定时,导泻剂的剂量应该减量;有些患者出现腹泻,如果腹泻加重,应用吗啡的解救药来控制,同时停用轻泻剂。

12. 芬太尼透皮贴剂可能比吗啡更少引起恶心和呕吐,如果必要时,应即刻或睡前给予氟哌啶醇 1~1.5 mg。

13. 对发热的患者,芬太尼透皮贴剂的吸收率增加,偶尔引起中毒,主要是嗜睡;芬太尼的吸收可能因透皮贴剂外部受热而增加,使用时应该告诫患者在贴剂处避免使用电热毯或热水袋等热源;患者在使用芬太尼透皮贴剂时可以沐浴,但不应该在热水浴时使用肥皂。

14. 72 小时之后撕除贴剂;应用新贴剂时要改变贴剂部位,以便让黏贴过的皮肤休息 3~6 天。

15. 芬太尼可蓄积在贴片下的皮肤里,血药浓度的高峰维持 24 小时,有时在撕除贴片后仍有较高浓度的药物残留。对此,唯一的措施是停止使用芬太尼透皮贴剂。

16. 对濒死的患者连续给予芬太尼透皮贴剂,并按需追加吗啡。皮下注射吗啡的剂量可以参照"被 5 除"的原则,即芬太尼的剂量除以 5,获得所要给予吗啡的毫克(mg)数(例如,用芬太尼 100 μg/h,则应用吗啡 20 mg);如 24 小时要求≥2 次按需剂量,则继续给予吗啡皮下注射,初始剂量相当于先前 24 h 按需剂量的总和,计算出总的阿片类药物剂量(即芬太尼和吗啡的剂量),必要时调整按需剂量。

17. <5% 的患者不满意使用芬太尼透皮贴剂,一般都是因为不能保持牢固的黏贴或对硅黏合剂过敏。

18. 用过的贴剂仍然含有芬太尼;撕下贴剂之后,将黏剂面朝内折叠贴片,然后扔入医院的垃圾箱或家庭的垃圾桶内,洗手;最后任何未用过的透皮贴剂都应该送回到药房。

决定初始透皮贴剂强度的另一种方法是应用"口服吗啡剂量除以 100"的效价比,且下调至最接近的方便透皮贴剂的大小强度:

口服吗啡的每日剂量	芬太尼的每日剂量
240 mg/100	2.4 mg(100 μg/h)
180 mg/100	1.8 mg(75 μg/h)
120 mg/100	1.2 mg(50 μg/h)
60 mg/100	0.6 mg(25 μg/h)

(3) 哌替啶

哌替啶是一种合成的阿片类镇痛药,在全球范围内仍在广泛使用。但是,它对癌痛只属于第三类可供选择的止痛药,不应该鼓励应用。哌替啶除了表现出有抗毒蕈碱效应外,还有许多方面与吗啡不同。哌替啶口服效能仅为皮下注射或肌内注射的 1/3,用药后 1~2 小时即可达到峰值血浆浓度,其消化道吸收优于吗啡。

与吗啡相比较,哌替啶有以下的特性:作用时间较短,抗毒蕈碱样作用,不会缩小瞳孔,无止咳作用,较少引起便秘,较少引起平滑肌痉挛(如胆道、Oddi 括约肌),较多致呕吐作用,代谢为去甲哌替啶(可引起震颤、多灶性肌阵挛、激越性焦虑、惊厥)。与下面药物可发生交叉反应:①苯巴比妥:增加去甲哌替啶的生成,②氯丙嗪:增加去甲哌替啶的生成,③甲胺氯化酶抑制:可出现 5-羟色胺综合征。

哌替啶首先水解为哌替啶酸,然后部分再结合。也可通过 N-去甲基化作用后生成去甲哌替啶,而后水解为去甲哌替啶酸。去甲哌替啶是一个中枢神经兴奋剂,可引起激动、震颤、多发性肌阵挛和惊厥,多在给药剂量大及反复应用时出现。吸收入血的哌替啶约 1/3 在尿中以 N-去甲基衍生物形式从尿中排出,一般很少以原形排泄,但在尿偏酸时以原形排泄增多。哌替啶的效价约为吗啡的 1/8,尽管哌替啶的血浆半衰期为 3~4 h,但它的作用时间通常还是比吗啡短,能有效止痛的持续时间一般为 2~4 h。

哌替啶与单胺氧化酶抑制剂合用时会相互作用并产生一种致命的 5-羟色胺综合征,可能与颅内 5-羟色胺浓度增高有关。使用吗啡及其他强阿片类药时,不会观察到 5-羟色胺综合征的发生。

(4) 纳洛酮

纳洛酮是一种纯的、强有力的阿片类拮抗剂。它对所有阿片类受体的亲和力都强,通过剂量相关方式进行置换,逆转阿片类药的作用。用较小剂量就可达到拮抗作用。口服给药的效力较小,仅为相同注射剂量的 1/5。纳洛酮在肝快速代谢,主要生成纳洛酮葡萄糖醛酸,由肾排泄。纳洛酮最重要的临床特性就是,对于阿片类药过量(包括可待因和右旋丙氧酚)或对常规阿片类药剂量反应过大所诱发的呼吸抑制(和其他阿片类药的不良反应)有逆转作用。纳洛酮还可纠正由喷他佐辛(镇痛新)和其他激动-拮抗剂所引起的阿片反应。对丁丙诺啡的拮抗不太完全,这是因为丁丙诺啡对受体的亲和力很高。纳洛酮对非阿片类药物(如巴比妥酸盐)所致的呼吸抑制没有拮抗作用。纳洛酮对慢性自发性便秘、脓毒性休克、吗啡引发的周围血管舒张、缺血性中枢神经系统缺陷和脑卒中后中枢性疼痛也有效。

纳洛酮不应用于对生命无威胁的嗜睡和(或)谵妄,因为它有完全逆转阿片类镇痛药作用的危险性,可激发严重的疼痛和诱导典型的撤药综合征。

(三)辅助性镇痛药

辅助性镇痛药物简称辅助药,是多种不同类药物的组合,它们缓解特殊病情的疼痛。这类药包括:①皮质激素,②抗抑郁药,③抗癫痫药,④N-甲基-D-天冬氨酸(NMDA)受体阻滞剂,⑤抗痉挛药,⑥肌肉松弛药。这些药物(主要是抗抑郁药、抗惊厥药和局麻药)多用于神经病理性疼痛的协同治疗。它们在癌痛治疗中应用一般遵循以下使用原则:抗抑郁药和抗惊厥药是治疗癌症相关神经病理性疼痛的一线协同镇痛药;这类药物对使用阿片类药仅能部分缓解或无效的疼痛有效;肿瘤患者应用辅助药治疗常依据个人经验或以非癌痛人群制定的指南进行；在应用之前，评估并明确疼痛的性质是取得良好治疗效果的前提；伍用阿片类药时，辅助药对不同类型的神经病理性疼痛效果不同，也存在个体差异；一些非疼痛症状和伴随疾病会影响辅助药的选择，如镇静剂对癌痛患者的失眠有治疗作用；进行患者宣教时，应该强调治疗的过程需要不断摸索，以免患者失去信心；应用辅助药治疗宜从小剂量开始，然后渐渐加量，直到达到满意的镇痛效果，或出现无法控制的副作用，或已达到其常规最大用量。

1. 皮质激素

皮质激素半衰期长，一天只用一次，但长期使用副作用明显。这类药物一般用于神经或骨骼受侵犯引起的疼痛，对于下列相关性疼痛和肌无力也有效：

（1）神经根、神经干的压迫，使用地塞米松 4～8 mg，每日一次。

（2）脊髓压迫，使用地塞米松 12～13 mg，每日一次，有时可用更大的剂量。

全身应用皮质激素对慢性术后瘢痕疼痛、疱疹后神经痛等单纯性非癌性神经性疼痛效果不佳。但是，癌症相关的神经性疼痛如果伴有肢体虚弱无力，应用地塞米松 5～7 天会收到较好的效果。另外，临床上还有一种常见的用法，将它与局麻药混合用于神经阻滞来治疗神经性疼痛。

2. 抗抑郁药和抗癫痫药

NSAID 和强阿片类药并不是对所有类型的疼痛都有效，有些疼痛如神经病理性疼痛用抗抑郁药和抗癫痫药治疗效果较好。

抗抑郁药和抗癫痫药可以通过以下途径产生镇痛作用：①增强下行抑制通路；②下调损伤性外周神经的过度兴奋性；③抑制背角内的谷氨酸兴奋系统；④增强背角内的 GABA 抑制系统。

抗抑郁药的止痛作用还可能与阻滞突触前去甲肾上腺素和 5-羟色胺（5-HT）的重吸收有关。镇痛效果和抗抑郁无关，镇痛剂量常低于治疗抑郁所需的剂量，镇痛作用通常更早出现，常作为辅助镇痛药和阿片类药联合来治疗神经病理性疼痛。常用的是三环类抗抑郁药，如阿米替林、丙咪嗪、去甲替林和地昔帕明。一般从小剂量开始，如果能够耐受，每 3～5 天增加一次剂量（如去甲替林和地昔帕明初始剂量每晚 10～25 mg 渐增加到每晚 50～150 mg，注意观察抗胆碱副作用如镇静、口干和尿潴留）。其他的抗抑郁药，如文拉法辛，初始剂量每天 50～75 mg，可增加到每天 75～225 mg；安非他酮，初始剂量每天 100～150 mg，可增加到每天 140～450 mg；度洛西汀，每天 60 mg。

抗惊厥药常作为辅助镇痛药和阿片类药联合治疗神经病理性疼痛。常用的抗惊厥药有加巴喷丁，它的初始剂量每晚 100～300 mg，可增加到每天 900～3600 mg，每日分 2 次或 3 次口服，每 3 天剂量增加 50%～100%。老年人、体弱者和肾功能不全者剂量需缓慢调整。卡马西平也是常用的抗惊厥药，口服开始每日 2 次，以后可每日 3 次。每日 0.2～0.6 g，分 2～3 次服用，每日极量 1.2 g，服药 24～48 小时后即有镇痛效果。其副作用是厌食、头晕、顽固性失眠、皮疹等，久服大剂量亦可引起肝、肾及造血系统损伤，剥脱性皮炎等，甚或死亡。另一种抗惊厥药是普瑞巴林，初始剂量 50 mg，每日 3 次，可增加到 100 mg，每日 3 次，老年人和肾功能不全者减量；普瑞巴林比加巴喷丁更容易在消化道吸收。拉莫三嗪：初始剂量每天 25～50 mg，可增加到每天 200～400 mg，分两次口服。

3. NMDA 受体阻滞剂

NMDA 受体阻滞剂是常用的辅助镇痛药，尤其在神经病理性疼痛对阿片类药、抗抑郁药和抗癫痫药等联合治疗效果欠佳时使用。这类药物包括美沙酮、氯胺酮和金刚烷胺。其中，氯胺酮在临床上比较常用。

氯胺酮是一种静脉麻醉药，血浆半衰期大约为 3 h，亚麻醉剂量下能产生良好的镇痛作用。口服剂量的氯胺酮能产生较低的血浆氯胺酮浓度和较高血浆去甲氯胺酮浓度；去甲氯胺酮的活性代谢产物，半衰期为 12 h，能产生长效的镇痛作用。氯胺酮用做止痛剂时，可经静脉注射、皮下注射或口服给药。氯胺酮在临床上推荐的剂量差异很大，但氯胺酮常从低剂量口服或舌下含化开始，氯胺酮的口服剂量比皮下注射的剂量低得多。谵妄等精神病症状是氯胺酮常见的副作用，必要时可用氟哌啶酸、安定和咪唑安定联合治疗。氯胺酮与芬太尼、咪唑安定联合静脉输注，可用于控制难治性疼痛和激越。

4. 解痉药

解痉药指的是抗毒蕈碱类药物，主要用于缓解内脏的紧张性疼痛和绞痛，对晚期癌症患者几乎不用"弱"的解痉药（双环胺和美贝弗林等）。在英国，丁溴酸与东莨菪碱被广泛用做解痉药。经皮下注射，如 20 mg 立即给予和必要时给予，及 40～160 mg/24 h 持续皮下注射。在美国没有丁溴酸和东莨菪碱出售，可用格隆溴铵（胃长宁）替代，如 200～400 μg/24 h 持续皮下注射。

5. 肌肉松弛剂

肌肉松弛剂（如复方氯唑沙腙等）对疼痛性肌肉痉挛和阵挛性疼痛有效，而吗啡对缓解痉挛和扳机点疼痛效果欠佳。另外，在临床出现疼痛性肌肉痉挛和阵挛性疼痛，一般可以采用的治疗方法有：①解释；②物理治疗（局部热疗和按摩）；③安定和松弛治疗；④采用局部麻醉药和一种皮质激素（如 0.25% 布比卡因和泼尼松龙 80 mg）进行扳机点注射。

二、癌痛药物治疗的总原则

（一）口服给药

有规律地口服吗啡已成为治疗慢性癌症疼痛的主要方法。如果患者的病情允许，一般推荐按时口服药物治疗癌痛，这样可以使患者自己动手、较方便、较便宜、无痛苦及有效地治疗疼痛。虽然口服用药生物利用度较低，但这一缺点可通过增加剂量来克服。能够口服用药的患者采用胃肠道外用药的唯一优点是到达药物作用部位迅速，起效相对比较快。口服用药与肌内或皮下注射的镇痛起效时间虽然不同，但它们在体内达到血药浓度峰值的差异在临床上有时可以忽略不计（特别是在长期持续用药的情况下）。当阿片用药计划方案安排恰当时，可避免癌痛的反复发作。

目前，仍有不少患者和临床医生在胃肠道外和口服用药的效果和方案上持有错误观点。静脉用药虽然迅速起效，但不增加效能。另外，口服用药有着有创给药方法所无法比拟的心理优势。在慢性晚期癌痛的患者中，对失去控制能力（需要依赖他人应用止痛剂）的恐惧是导致患者沮丧的主要原因。

（二）按阶梯给药

按阶梯给药也就是按世界卫生组织制定的"三阶梯镇痛方案"治疗癌痛。当患者出现轻度疼痛（VAS 评分＜3 分）时给予消炎止痛药，中度疼痛（VAS 评分≥3 分且＜7 分）时给予可待因和曲马朵等弱阿片类镇痛药，重度疼痛时（VAS 评分≥7 分）给予吗啡等强阿片类镇痛药。如果在轻度疼痛的患者身上应用阿片类药，有时不单会出现比较明显的药物不良反应，而且会使后期出现用药量增加的情况提前，这些都不利于患者的癌痛治疗。所以，在没有特殊情况下，一般不建议跨阶梯给药，以充分使癌痛患者的药物治疗方案达到最优化。

（三）按时与按需给药结合

为了避免血浆的镇痛药浓度下降到有效浓度以下而出现疼痛，以前一直都是参照按时给药的方式；后来，临床上发现即使按时给予足量的镇痛药，仍有部分癌痛患者出现爆发痛，所以越来越多的临床医生认同按时与按需相结合的给药方式，即在按时给药的基础上，如果还是出现爆发痛，应即刻依爆发痛的特点给予起效快、作用时间短的镇痛药。关于爆发痛的治疗可以参照本章第六节。

（四）个体化给药

阿片类止痛药的应用需考虑许多因素，如年龄、性别、全身情况、癌症类型及疼痛严重程度和广泛程度。阿片药物本身也有很大的个体差异，通常根据临床经验由小剂量开始，根据患者的治疗反应调节到恰当的剂量。

镇痛药用量因人而异，不同患者的有效止痛剂量有很大差别，即使是同一种药物也是如此。所以，对于每个患者的具体治疗药物类型、剂量和给药方案都符合该患者的本身情况特点，即实施个体化药物治疗。适宜的镇痛药剂量应能保证在一定时间内达到满意的镇痛效果，并维持 4 h 以上，根据每一次给药后的效果和不良反应，适当调整用药种类和剂量。强效阿片类药（吗啡、盐酸羟考酮等）的剂量可根据患者的疼痛强度不受限制地增加。多数患者每 4 h 只需要 30 mg 或更少剂量的吗啡，少数患者每天需要 200 mg 以上的吗啡。如果患者在使用某种阿片类镇痛药过程中出现不可以接受的不良反应，就应该考虑更换阿类药的类型，必要时可以考虑采用椎管内给药系统镇痛或神经毁损等方法来治疗。

（五）注意用药的细节

"三阶梯镇痛方案"中每一阶梯的药物都有其不良反应，而且个别不良反应（如过敏、消化道大出血、呼吸抑制等）出现时较凶险、严重，甚至危及生命。所以对使用镇痛药的患者在用药后要注意监护，特别是对某些高危人群或者是更换药物种类时，应密切观察其疼痛缓解程度和身体各种反应（包括心理和精神等方面），并及时采取必要措施，尽可能减少药物的不良反应，提高止痛治疗效果。在药物治疗期间应与患者及其家属、看护人员等充分沟通，做好相关的解释工作，在用药种类和用药方式上也应根据患者的情况充分尊重患者的意愿。只有这些药物治疗中的细节问题得到充分重视，药物治疗方案才会得到充分优化。

三、WHO 三阶梯镇痛方案

（一）第一阶梯药物镇痛方案

对于轻度疼痛的癌痛患者应用非甾体抗炎止痛药治疗，这些患者虽有疼痛但可忍受，可不服用或仅临时服用少量镇痛药，并能正常生活，睡眠不受干扰。持续使用非甾体抗炎药可延长使用第一阶梯镇痛药的时间，正在使用其他阶梯镇痛药的患者合用非甾体抗炎药有时也能改善止痛效果，避免增加阿片类药物的剂量。

轻度癌痛一般可以忍受，能正常生活，睡眠基本不受干扰，应按照第一阶梯治疗。第一阶梯治疗原则上是口服非甾体抗炎药。该类镇痛药作用于神经末梢感受器，具有解热镇痛抗炎的效果，能抑制下丘脑前列腺素合成酶的生成，减少前列腺素 E 的合成与释放，对减轻前列腺素含量较高的骨转移癌患者的疼痛非常有效。

非甾体抗炎药的用药方法：应在充分注意到防止出现并发症的前提下，最大限度地合理使用非甾体抗炎药。该类药物为非处方药，且对轻度疼痛有肯定疗效，并能增强第二和第三阶梯用药的效果，所以要适时与其他药物伍用，扬长避短，各显其能。但该类药有"天花板"效应，即"封顶效应"，即当药物增加到一定剂量后，疼痛仍不能控制时，再增加剂量也不会提高疗效而只能增加不良反应。因此当使用一种非甾体抗炎药（NSAID）而疼痛得不到缓解时，不宜再换用其他同类药物（除非是因为副作用而换药），而应直接使用第二阶梯方案药物。NSAID 的药效发挥一般均在口服 1 小时起效，5 小时药效达最佳。NSAID 具有器官选择性作用，炎症组织血管对其的通透性会增加，NSAID 与血浆蛋白结合后漏出至血管外；NSAID 属弱酸性，它在炎症组织的酸性环境中可以被转移至细胞内。所以，当 NSAID 的血药浓度降低时，其作用部位仍保持着较高的药物浓度而产生良好的镇痛作用。常用的药物用法如下。

1. 对乙酰氨基酚 属于第一阶梯方案药物，但它不是 NSAID。每次 0.5 g，每日 3 次口服。严重疼痛患者可加至 1.0 g，每日 3 次口服。

2. 贝诺酯（扑炎痛） 为阿司匹林与扑热息痛的酯化产物。每片 0.5 g。每次口服 0.5～1.5 g，每日 3～4 次。注意此药服用剂量过大时可致耳鸣、耳聋。肝肾功能障碍及对阿司匹林过敏者禁用。

3. 双氯芬酸钠 口服每日 3 次，每次 25 mg；栓剂 50 mg，直肠塞入；也可使用注射制剂，每次 75 mg，每日 4 次深部肌内注射。妊娠前 3 个月禁用，肝肾功能障碍及有溃疡病史者慎用。

4. 塞来昔布 是特异性的 COX-2 抑制剂，安全长效，对胃肠道刺激较小，但对磺胺过敏者禁用。每次口服 0.2 g，每日 1～2 次。

（二）第二阶梯镇痛方案

癌症疼痛的第二阶梯镇痛药物为弱阿片类镇痛药。弱阿片类镇痛药处方方便，比吗啡等强阿片类药物更容易被患者接受。首次使用阿片类药的患者联用阿片类镇痛药和 NSAID 可以产生良好的止痛效果。

中度的癌痛常为持续性疼痛，睡眠已受到干扰，食欲有所减退。此类疼痛患者需应用弱阿片类镇痛药物，但用药应采取逐步向第二阶梯过渡的原则，即在给予非甾体抗炎药的同时，辅助给予镇痛药，如曲马朵或弱效阿片类镇痛药（如可待因、右旋丙氧酚等）。晚间可辅助应用安定药和催眠药等。常用的药物用法如下。

1. 曲马朵 临床使用的剂型有胶囊、滴剂、栓剂和注射针剂。曲马朵胶囊，每次 100 mg，每日 3 次，口服。静注或肌内注射每次 50 mg。曲马朵栓剂，每次 50～100 mg，每日 3 次。

2. 可待因 30～130 mg，与阿司匹林 250～500 mg 或扑热息痛 500 mg 合用，每 4～

6 h 口服一次，可明显增强可待因的止痛作用。

（三）第三阶梯镇痛方案

世界卫生组织推荐对于重度的癌痛患者应用强效阿片类镇痛药。

重度或难以忍受的剧烈癌痛使患者的睡眠和饮食受到严重干扰，晚间入睡困难，疼痛加剧。此时用一般镇痛药已基本无效，用其他镇痛药或弱阿片类镇痛药已起不到充分止痛作用。重度的剧烈疼痛迫使治疗用药方案由第二阶梯向第三阶梯治疗过渡，需要正规使用强效阿片类镇痛药。另外，与第二阶梯用药方案一样，在应用第三阶梯用药方案时可适当应用辅助用药及其他一些药物的治疗措施（或方法），一方面可增强阿片类药的镇痛作用，另一方面可减少阿片类药的不良反应。

1. 硫酸吗啡片（美施康定） 有即释与控释两种类型，即释每片含吗啡 30 mg，持续时间为 4～6 小时；硫酸吗啡控释片每片含吗啡 30 mg，每次 30～60 mg，每 12 小时口服一次，若不能口服时，可经肛门给药。盐酸吗啡直肠栓剂 20 mg，每 12 小时一次。没有封顶效应，到癌痛晚期有时每天可用到上千毫克。

2. 盐酸羟考酮（奥施康定） 为阿片 μ 受体纯激动剂，对 κ-受体也有一定的亲和力，无封顶效应。每片有 5 mg、10 mg、20 mg 和 40 mg 不同剂型，也有即释与控释两种类型，控释型采用特殊 AcroContin® 制备，1 小时内快速起效，持续 12 小时强效，每次 5～60 mg，每 12 小时口服一次。与美施康定相比，剂量更灵活，可控性更强，更容易滴定。经国家食品药品监督管理局（SFDA）批准可用于癌痛和非癌痛的中到重度疼痛治疗，也可在第二阶梯镇痛方案中止痛，临床上有替代美施康定之势。

3. 芬太尼 芬太尼缓释透皮贴剂（trans dermal fentanyl，TDF，商品名为多瑞吉，durogesic）是唯一的目前可以经皮应用的阿片类药。芬太尼透皮贴剂适用于治疗慢性疼痛且能耐受阿片类药引起呼吸抑制的患者。在大多数患者它可提供 72 小时临床有效的镇痛，但是一些患者应用贴剂仅有约 48 小时的疼痛减轻。尽管贴剂比口服剂型昂贵，但它方便且较其他胃肠道外用药的性价比高。芬太尼透皮贴剂可用于不能或不愿意口服或直肠应用阿片类药物的患者。贴剂也常用于依从性差，例如忘记服用镇痛药的患者。正如前面提到的，这一剂型不适合用于需要迅速止痛的患者。芬太尼透皮贴剂的具体使用方法参见本节前面内容。

4. 哌替啶（杜冷丁） 其药理的局限性正如本节前面所述，临床上越来越不主张将其用于癌痛治疗。

（四）美国州立综合癌症网络协会（NCCN）制定的成人癌痛治疗指南

从临床经验分析，在三阶梯治疗方案用药基本原则下合理使用药物治疗可以使大部分的癌症疼痛得到满意的缓解，但仍有部分顽固性剧烈疼痛不能得到有效控制，使患者非常痛苦。我们知道虽然吗啡无"封顶效应"，但有些因素造成的疼痛对吗啡并不敏感，采用其他的治疗方法可能更有效。三阶梯治疗方案虽然是用药的基本原则，但仍有必要对其进行进一步深化研究。由美国州立综合癌症网络协会（NCCN）制定的临床癌症疼痛治疗指南每年都进行更新，它在三阶梯治疗方案用药的基本原则基础上提出更实用、更符合临床需要的药物治疗方法。下面将 NCCN 的《成人癌痛治疗指南（2008 版）》中关于阿片类药的使用原则、处方、滴定和维持列出供临床医生参考。

1. 阿片类药物使用的一般原则

（1）恰当的止痛剂量是指在作用时间内既能充分镇痛又无不可耐受的副作用的剂量。

（2）根据前 24 小时内使用阿片类药的总剂量（按时给药以及按需给药的剂量）计算增加剂量。

（3）增加按时以及按需给药的剂量。剂量增加的速度应参照症状的严重程度。

（4）当非阿片类药达到最大量时，如对乙酰氨基酚剂量＞4000 mg/d，将阿片类药的应用由复合剂型更换为单一制剂。

（5）如果患者出现难治的副作用，VAS 评分又小于 4 分，考虑阿片类止痛药减量 25%，然后再评估止痛效果。并且对患者进行密切随访以确保疼痛不再加剧。

（6）经过 5 个半衰期可以达到稳态。

（7）从一种阿片类药换成另一种阿片类药的原则

①计算目前有效控制疼痛所需服用阿片类药的 24 小时总量。

②计算出新阿片类药的等效剂量。

③如果疼痛得到有效控制，减量 25%～50% 以减少不同阿片类药之间的不完全性交叉耐药。第一个 24 小时内，充分、快速地滴定剂量以达到镇痛效果。如果之前的剂量无效，可给予 100% 的等效镇痛剂量或增加 25% 剂量。

④最后，将每天需要的新阿片类药物剂量按所需的给药次数平分（如常规口服吗啡需 4 小时服用一次，即分为 6 份，吗啡控释剂每 12 小时用药一次，即分为 2 份）。

2. 阿片类药物维持治疗原则

（1）对于持续性疼痛，最好按时给予阿片类药，必要时给予短效镇痛药治疗爆发痛。

（2）当 24 小时阿片类药的止痛剂量比较稳定时，考虑将短效阿片类药更换为缓释阿片类药来控制慢性持续性疼痛。

（3）对于无法通过缓释阿片类药缓解的疼痛，包括爆发痛或急性加重的疼痛，与活动或体位相关的疼痛，或在给药间期出现的疼痛，给予解救剂量的短效阿片类药进行治疗，尽量使用短效的即释阿片类药。即释药物的解救剂量为 24 小时口服剂量的 10%～20%，按需给药，间隔不短于 1 小时。某些短暂性的急性疼痛加重不是因为按时给药的阿片类药剂量的不足所致，在这种情况下可考虑给予芬太尼口含片，尚无数据支持芬太尼口含片的确切剂量，应从最低剂量开始用起，逐渐滴定至有效剂量。

（4）如果患者经常需要按需给予阿片类药，或按时给药的阿片类药剂量在峰效应或给药结束时仍无法缓解疼痛，可增加缓释阿片类药的剂量。

四、癌痛治疗药物副作用的防治

阿片类药的常见副作用有便秘、恶心、瘙痒、谵妄、过度镇静、运动及认知功能受损等；呼吸抑制是阿片类药的严重副作用，但是在癌痛患者极少发生。对便秘以外的常见副作用，患者都会随着时间的推移而逐渐耐受；如果副作用持续存在，临床上一般可采用优化药物治疗方案以减少阿片类药的剂量相关副作用，必要时可考虑更换阿片类药物种类。在癌痛治疗过程中，临床医生应充分认识到疼痛很难独立于癌症之外进行单独治疗，应将治疗癌痛措施整合到患者的整体治疗中。下面参考美国 NCCN《成人癌痛治疗指南（2008版）》针对在癌痛患者应用阿片类药治疗时常见的副作用进行阐述。

(一) 便秘

1. 预防措施

可以预防性用药，刺激性泻药＋大便软化剂（例如，番泻叶＋多库酯钠，每日晨起2片，每天最多8~12片）；如果阿片类药物剂量加大，泻药剂量也应增加；增加液体摄入；增加膳食纤维；如果条件允许，适当参加体育锻炼。

2. 出现便秘时

评估便秘原因和严重程度；排除梗阻性原因（例如肠梗阻等），同时治疗其他引起便秘的病因；根据需要调整泻药剂量，以保证每1~2天有1次肠道非强制通便；或者可以应用辅助药协同镇痛治疗以减少阿片类药的用量。

3. 便秘持续存在时

重新评估便秘的原因和严重程度，检查是否存在粪便嵌塞，再考虑增加其他药物，例如氢氧化镁，30~60 ml，每日1次；比沙可啶，2~3片口服，每日1次，或每日1次直肠栓剂；乳果糖，30~60 ml，每日1次；山梨醇30 ml，每2小时1次，共3次，然后必要时给药，或柠檬酸镁，236.5 ml（8盎司）口服，每日1次；聚乙烯乙二醇［1瓶盖（88.7 ml）口服，每日2次］；用磷酸钠溶液、盐水或自来水灌肠；增加一些胃肠动力药（例如甲氧氯普胺，10~20 mg 口服，每日4次）；或者通过神经阻滞或神经毁损术来尽可能降低阿片类药的剂量。

(二) 恶心

1. 预防措施

在给予阿片类药物的同时给予止呕药。

2. 出现恶心时

首先要评估是否存在引起恶心的其他原因（例如便秘、CNS病变、化疗、放疗及高钙血症等）。考虑使用必要时给药方式（prn）来治疗恶心，如：丙氯拉嗪，10 mg 口服，每6小时 prn；硫乙拉嗪，10 mg 口服，每6小时 prn；氟哌啶醇，0.5~1.0 mg 口服，每6~8小时；或甲氧氯普胺，10~20 mg 口服，每6小时 prn。如果应用 prn 方式恶心症状仍不好转，则应按时给予止吐药，1周后待症状缓解后改为 prn 方式给药。另外可考虑加用 5-羟色胺拮抗剂（例如格拉司琼，2 mg 口服，每日1次，或昂丹司琼，8 mg 口服，每日3次，或多拉司琼 100~200 mg 口服，或帕洛诺司琼 300 $\mu g/kg$ 静滴）。由于有些 5-羟色胺拮抗剂可引起便秘，所以在临床应用时应慎重。

3. 恶心持续1周以上时

重新评估恶心的原因和严重程度；可以考虑更换阿片类药物种类和给药方式。

4. 更换几种阿片类药物并采取上述措施后，恶心仍存在时

重新评估恶心的原因和严重程度；考虑通过神经阻滞或神经毁损术来尽可能减少阿片类药物的用量。

(三) 瘙痒

评估是否存在引起瘙痒的其他原因（例如使用其他药物）；同时给予抗组胺类药如苯海拉明，每次 25~50 mg/kg 静脉注射或口服，每6小时1次，或是异丙嗪每次 12.5~25 mg/kg 静脉注射或是口服，每6小时1次，或纳布啡每次 0.5~1.0 mg/kg 静脉注射，每6~8小时 prn。如果症状仍无法控制，则考虑更换另一种阿片类药。另外，可考虑持续滴注纳洛酮每小时 0.25 $\mu g/kg$，最大可调整至每小时 1 $\mu g/kg$，以减轻瘙痒且不减弱镇痛效果。

(四)谵妄

评估是否存在引起谵妄的其他原因(例如高钙血症、CNS病变、肿瘤转移、其他作用于精神系统的药物);如果确认是阿片类药物引起的,则可考虑使用非阿片类镇痛药以减少阿片类药物的剂量,再者则可考虑更换阿片类药物。另外,考虑使用氟哌啶醇,每4~6小时口服0.5~2mg或选择其他镇静剂。

(五)运动和认知功能损害

研究表明,稳定剂量的阿片类药物(>2周)不太可能对精神运动和认知功能产生影响,但是在止痛和滴定过程中应监测这些功能。一旦出现,要评估运动和认知损害的原因和严重程度;考虑通过神经阻滞或神经毁损术来尽可能减少阿片类药物。

(六)呼吸抑制

谨慎使用解救药,如需纠正半衰期长的阿片类药(如美沙酮)导致的呼吸抑制,考虑静脉注射纳洛酮。出现呼吸异常或急性意识障碍,亦考虑应用纳洛酮。用9ml生理盐水稀释1安瓿纳洛酮(0.4mg/ml),稀释后总体积为10ml,每30~60秒给药1~2ml(0.04~0.08mg),直到症状明显改善。作好重复给药的准备(阿片类药的半衰期通常比纳洛酮长)。如果10分钟内无效且纳洛酮总量达到1mg,则需进一步排除其他导致神志改变的原因。

(七)过度镇静

1. 初次使用阿片类药后发生的过度镇静,并持续1周时

评估是否存在导致过度镇静的其他原因(例如CNS病变、高钙血症、脱水、败血症和缺氧等);如果疼痛可以在较低剂量情况下得到控制,尽量减少阿片类药的用量;可以通过减少每次给药的剂量、增加给药频率以降低阿片类药物峰浓度;或者使用非阿片类药以降低阿片类药物的剂量;或者更换阿片类药物;加用咖啡因,每6小时口服100~200mg;或者哌甲酯,每次5~10mg,每日1~3次;右旋安非他明,5~10mg口服,每日1~3次;或莫达非尼每日100~200mg。如果使用中枢神经兴奋剂,仅在早晨和午后使用可以避免夜间失眠。

2. 更换了阿片类药物治疗方案及采取上述措施后,镇静仍然存在

重新评估过度镇静的原因和严重程度;再考虑通过神经阻滞或神经毁损术来尽量减少阿片类药的用量。

第五节 癌痛的非药物治疗

一、椎管内镇痛在癌痛治疗中的应用

疼痛缓解且功能恢复应该成为所有镇痛技术的目标。在本章前面提到,当癌痛患者确定应用阿片类药和辅助药物进行治疗时,阿片类药的应用会因耐受性而使给药量逐渐增大,到癌症后期即使给予很大药量仍不能达到有效镇痛的目标。阿片类药的副作用也会随用药量的增大而逐渐明显,此时应常规给予对症处理后再考虑更换阿片类药的种类。如果在这些处理措施都不奏效后,就应该考虑更换其他给药方式。椎管内镇痛是指采用植入椎管内给药系统给予镇痛药以达到功能性镇痛的一种方法，是除口服、经皮、静脉镇痛以外的另一有效镇痛方法。与口服、经皮、静脉应用阿片类药物镇痛相比，椎管内镇痛（无论是单个药物还是多种药物联合应用）能有效缓解患者的顽固性癌痛，但需要经验丰富的麻醉科（疼痛科）医师进行操作。

椎管内镇痛是在患者体内植入椎管内给药系统，在椎管内给予阿片类物质、生物肽等药物进行长时间镇痛。目前，这一技术在癌痛患者身上的应用已逐渐成熟。椎管内镇痛常用的药物包括阿片类药、$α_2$-受体拮抗剂、局部麻醉药，将来还会有其他药物加入。临床医师经常会面对选择何时、何处和如何使用椎管内镇痛为患者治疗的问题。患者适应证、给药装置和药物的选择仍然是关键所在。

（一）患者适应证的选择

选择恰当的椎管内镇痛患者，是获得成功的椎管内镇痛治疗效果的最重要一步。癌痛治疗一般情况都应当严格遵循"三阶梯治疗方案"与"癌痛治疗的总原则"，只有在优化口服、经皮、静脉镇痛等方法后仍然不能达到有效镇痛效果和（或）患者不能耐受止痛药物的不良反应后方考虑实施植入椎管内给药系统治疗疼痛。

患者选择的主要目的是确定植入的适应证。在植入之前应充分对患者的疼痛病史进行全面评估，包括患者既往口服阿片类药和相关治疗的详细方案和不良反应，患者以往的药物治疗方案是否得到充分优化等。与口服阿片类药物相比，椎管内给予阿片类药物作为阿片类药物另外一种给药途径，获得的镇痛效果可能相同，但它具有很多优点。其中一个明显的优点是，对出现顽固性剂量相关性阿片类药物副作用的患者，给予未产生副作用的小剂量阿片类镇痛药即可达到满意的镇痛效果。吗啡和非亲脂性类阿片类药物在蛛网膜下腔给药的应用研究中表现出明显的剂量-反应优点，一般可应用于躯体疼痛的治疗。对严重神经损伤、骨破坏和神经病理性疼痛的患者，需要加用局部麻醉药或可乐定才能获得比较有效的镇痛效果。另外，将导管尖端放置到特定脊髓水平，可以在引起疼痛的脊髓水平精确给予局部麻醉药和可乐定以优化疼痛治疗。

实施椎管内镇痛的患者必须是在病因治疗已经耗尽且达到最优化后，而且其药物的副作用仍持续存在并影响其生活质量、躯体功能。在实施前必须征得患者知情同意；实施后要有足够的支持系统。

（二）椎管内镇痛在癌痛治疗中应用的禁忌证

(1) 血小板计数减少，小于 $2×10^9/L$。
(2) 正在应用抗凝药物治疗或凝血功能障碍。
(3) 拟植入部位感染，合并菌血症或败血症。
(4) 硬脊膜外间隙或蛛网膜下隙被肿瘤闭塞。
(5) 患者不接受。
(6) 前期治疗出现变态反应或无法处理的副作用。

（三）椎管内给药装置的选择

椎管内给药装置一般分为临时性和永久性两种。临时性的椎管内给药装置主要是椎管内穿刺后将置入椎管内的导管连接至椎管外进行给药，椎管外的导管端可以连接类似PCA泵给药装置进行持续给药，亦可以单独分次给药。临时性的椎管内给药装置，因为感染或导管脱落等因素，放置时间一般不会太长，大部分在1~2周内取出，所以适用于短期的镇痛或永久性椎管内给药装置正式植入前的测试。另外，临时椎管内给药装置的价格相对便宜。有临床医生将临时椎管内给药装置进行改良，使导管不直接从穿刺点导出体外，而是用穿刺针从穿刺点部分穿一条皮下隧道（约10～20 cm）至附近皮肤，将导管导出体外并在导出处作适当的固定。有研究认为此方法可以防止导管脱落、减少感染从而延长放置时间。植入永久性椎管内给药装置主要是指皮下埋置蛛网膜下隙吗啡泵。这种吗啡泵花费昂贵（整套费用在中国大陆需要十万元），主要适用于慢性恶性疼痛患者，其希望生存期及需要输注期超过3～6个月，而且其疼痛常为躯体源性。在植入之前，都要通过硬脊膜外镇痛试验2～12周，观察患者对阿片类药物的反应情况。另外还需要评价患者的心理情况，并将泵体埋置的部位告知患者，因为泵体植入后可能影响患者穿衣、运动或性生活等。

（四）植入操作前准备

进行椎管内给药系统植入前应常规进行血常规、凝血功能及相应穿刺部位的X线检查（主要了解相关椎体情况）。另外，有临床医生认为植入之前应该进行神经学检查，主要为了确认是否存在脊髓系统病变和是否需要行相应部位的CT、MRI、脊髓造影以进一步明确有无硬脊膜外间隙损伤。当存在硬脊膜外间隙受累时，硬脊膜外输注的效果会因药物在硬脊膜外间隙扩散不佳而受到影响，但可能并不影响蛛网膜下隙输注，这就需要相应的影像学检查来鉴别。

（五）植入操作

临时椎管内给药系统的植入在操作上与常规的椎管内（硬膜外腔或蛛网膜下腔）穿刺没有什么本质的差别。但植入永久性椎管内给药系统一般在全身麻醉或硬膜外麻醉下进行，操作时应使用手术衣和全套手术设备，并在X线引导下进行。患者取侧卧位，以暴露蛛网膜下隙导管植入的脊柱区域和注药泵埋置的外侧髂嵴。一个熟练的操作者必须做到进入任何水平的蛛网膜下隙均无困难。通常在L_4～L_5水平做2.54 cm（1英寸）的横向小切口，这样可使穿刺针在L_3～L_4或L_2～L_3间隙进入蛛网膜下腔。穿刺针的角度可减小导管植入过程中被损坏的危险，还可以防止脑脊液沿着导管的外壁反流。如果在穿刺针进入蛛网膜下隙时出现困难，可抬高床头以扩张硬脊膜。蛛网膜下隙导管应旋转进入蛛网膜下隙。操作时在X线引导下进行，以保证导管位于中心位置且位于脊髓背侧间隙。目前提供椎管内给药植入系统的两个公司均有许多设备可以固定蛛网膜下隙导管。但有学者建议用丝线将导管缝到棘间韧带上，并且确保两个导管之间的连接紧密。这种"狗卡"（dog leash）式缝合可以使导管具有一个轻微的弧度，但不要使泵的重量全部施加在导管上。

泵袋的位置可根据需要选择，以使患者舒适为准。切口通常位于脐下2.54 cm（1英寸），向外侧延伸至10.16 cm（4英寸）。泵袋的深度约为1.5 cm，但可根据患者的情况调整。准确地说，注药泵应固定在筋膜上。有的患者的皮下脂肪层很厚，以致无法在不影响充液的情况下，把注药泵固定在筋膜上。应用隧道装置可以将导管从注药泵上连接到后部切口处。在导管连接完毕且固定后，就可将导管拉至隧道内，但要注意防止导管打结。关闭伤口后，必须保证不漏水，因为泵的周围可能会有液体聚集，任何开口都将会发生持续性"泄漏"。

植入技术是建立在椎管内穿刺技术的基础上，具体的操作方法在不同的操作者之间各有差异，没有特定的标准。目前只有单个操作技术的报告，但尚无对不同操作技术效果的对比研究。另外，植入操作过程还需要考虑许多问题，如穿刺针位置、切口部位、抗生素冲洗、缝合技术、泵袋的分离以及植入后的并发症等。

操作技术的选择主要取决于操作者的技术和经验。内置式泵和接口需要其他的操作技巧。在植入前，操作者必须了解和选择植入的部位、深度及如何固定等。这些技术上的差异可影响放置的时间、术后护理的难易度、患者的舒适和方便程度等。

（六）椎管内给药系统植入后的注意事项

每个公司均有初次充液和后续充液的特定方法。目前生产此种泵的两个公司均阐明了其对浓缩的药液直接注入蛛网膜下隙的具体操作方法。Medtronic 泵有一个接口过滤器装置，而 Arrow 泵呈双室结构，都配备专门的间断注射和充液的穿刺针。

两种注药泵的伤口护理相同。在最初的 5~7 天，由于缝线还未拆除，因此患者不能洗浴。拆线以后，患者可以随便洗澡。在最初 3 周可采用腹带对注液泵进行支持，一直持续到瘢痕组织长成，装置固定为止。

（七）椎管内镇痛的并发症

出血、脊椎内脓肿、脑膜炎以及泵袋感染是导管植入过程中可能发生的最严重的并发症。如果管理妥善，很少会发生脊髓内感染。脑脊髓囊瘤和泵袋内皮下出血可能会在泵植入过程中发生，但通常具有自限性。导管移位和堵塞很少发生，尤其在药物持续输注时。全身感染、血小板减少以及凝血因子减少时必须在导管植入后加以治疗。

通过椎管内给药系统可以减少阿片类药的总使用量，从而减少其不良反应。由于大部分阿片类药的不良反应是经中枢神经系统所产生，椎管内药物给药仍然会产生相应的药物副作用，而且吗啡等阿片类药通过脑脊液从脊椎逐渐扩散至头部往往需要一定的时间，这样很有可能出现延迟性呼吸抑制，所以在椎管内给药系统植入后的使用初期一定要进行严密的监测。另外，许多药物在脊髓背角内是协同起效的，小剂量的两种药物可以在恰当的脊髓节段混合。利用药物间的协同作用，可以减少感觉和运动功能障碍、尿潴留、瘙痒症、恶心和呼吸抑制的发生率。

局麻药和可乐定可以同时用于脊椎内麻醉及镇痛，不会加重阿片类药物的副作用，而且对神经性疼痛和间歇性躯体性疼痛的疗效较好。有学者已证实这种联合应用方法在顽固性癌痛的患者中安全有效。可乐定的椎管内注入，偶尔会引起高血压和心动过缓，而感觉和运动功能障碍、呼吸抑制、瘙痒症、恶心和尿潴留等并发症极少出现。

采用椎管内给药系统技术解除癌痛患者顽固性疼痛可以使临床医生在专业和自身价值方面获得极大满足。但是，实施的临床医生必须掌握脊髓药理学方面的知识，植入前必须严格把握好植入的适应证，制订好详细的治疗计划，植入后使用的初期必须进行 24 小时持续监护，做好随访并耐心接受患者的反复评价。目前不断发展的基础研究也为椎管内给药系统镇痛的美好前景奠定了基础。

二、癌痛的神经毁损治疗

一些患者虽然接受"三阶梯方案"药物治疗，但是疼痛未得到充分控制，或由于不能进食、有药物禁忌、不能耐受药物副作用，甚至拒绝接受长期的药物治疗方案而无法实施"三阶梯方案"。上述患者都迫切需要其他方法缓解癌痛。这些无法接受"三阶梯方案"，或用"三阶梯方案"治疗无效的癌痛称为顽固性癌痛或难治性癌痛，约占癌痛患者的

10%～20%。近年来，顽固性疼痛治疗有了多方面的进展，如癌症疼痛的三阶梯治疗方案的推广，口服阿片类药剂型的改进，椎管内止痛和脊髓止痛技术的应用等，现在需要神经破毁损治疗的病例已减少。对止痛药反应相当好的患者中，一般都没有必要考虑进行神经毁损治疗。

神经毁损治疗包括在神经（大脑、脊髓或外周神经系统）或神经丛附近置管，注射破坏性化学药物或利用低温（冰冻疗法）或热能（射频或激光切除）物理方法达到阻断疼痛传导通路的效果。常用的化学性神经毁损制剂包括50%～100%乙醇，6%～12%苯酚，6%铵盐，50%甘油，阿霉素和丝裂霉素溶液，10%高渗盐类以及氨基苯甲酸酯（已经发现几十年但未经美国食品与药品监督管理局证实的氨基苯甲酸衍生物）。苯酚和乙醇是最常用的化学性神经毁损剂。这两种制剂都能使神经产生大面积破坏从而阻断疼痛的传导。但随后发生的神经炎和神经及周围组织的纤维化可能会导致再生性的神经性疼痛。神经的射频毁损术可以通过加热针状探头周围的小块组织来热凝毁损神经。射频探头形成的损伤较局限，边缘清楚。与化学性神经毁损相比，病灶的大小和形状都能更好控制，因而降低了破坏邻近组织的可能性。射频探头通过电极顶端的温度监测损伤的大小并可重复定量。温度监测消除了许多副作用如过热、炭化和黏附。刺激和阻抗监测可定位目标。射频探头有不同的深度，不同的电极构造符合不同的解剖形状。冷冻神经毁损术产生的是一种不完全的破坏，产生的治疗效果与射频相当，但冷冻探针的大小（直径大于3 mm），可能限制其应用范围。冷冻神经毁损术的作用时效较短，一般是数周至几个月。激光也可用于破坏神经，但其损伤的范围和速度很难确定，与组织的一些参数有关（如血流和导热性），而且缺少温度监测，其效果难以确定。

神经毁损治疗所产生的神经损伤并不是永久性的。神经再生把这种镇痛方法的效果限制在几周至几个月内。神经破坏后会导致运动、感觉和自主神经功能紊乱。这些神经毁损方法只限于其他方法无法缓解疼痛的患者。而且，使用化学性和（或）物理性神经毁损术都可能导致感觉和运动功能丧失，所以临床医师应尽早与患者沟通，争取得到患者的充分理解，在进行神经毁损术前一般应该预先用局麻药进行测试，一方面确认镇痛效果是否显著，另一方面让患者确认是否能接受因神经毁损所带来的功能缺失。另外，有些毁损的神经周围有许多重要的器官及组织，为了治疗安全、准确并避免一些不必要的损伤，一般需要具有丰富经验的临床医师进行操作，而且尽可能在影像学技术（X线、CT）监视下进行操作。整个治疗过程都必须进行严格无菌操作，操作期间及之后都要进行呼吸及循环功能的监护以防止并发症出现。

治疗顽固性癌痛所使用的神经毁损治疗方法主要有周围神经毁损、神经根毁损、蛛网膜下腔毁损、交感神经毁损、腹腔神经丛毁损、脑垂体毁损、神经外科手术毁损控制癌痛等方法，基本上可满足顽固性癌痛患者的镇痛需求。在行神经毁损治疗之前应进行彻底的体格检查，包括各项实验室检查和影像学检查。活动性感染、置管部位的肿瘤、凝血功能障碍或伴随的抗凝治疗是神经毁损治疗的相对禁忌证。临床上应在准确评估的基础上，合理选择好适应证和治疗方法。

（一）周围神经破坏性毁损

癌症疼痛较局限，应用药物治疗效果不佳时，使用不同浓度的酚、乙醇、阿霉素和丝裂霉素溶液毁损周围神经，主要用于疼痛较局限或用其他方法阻滞后残留局部疼痛者。常用的神经毁损包括上颌神经、下颌神经、耳颞神经、枕大神经、肩胛上神经、股神经、闭孔神经、坐骨神经和腓神经等。在局麻药试验性阻滞后,确定部位及阻滞的范围,给予适当剂量的神经破坏性药物,可获得长时间的周围神经支配区域的疼痛缓解。

(二)神经根破坏性毁损

注射药物的部位主要在颈、胸、腰椎的椎间孔附近。多在X光透视或CT引导下穿刺并造影,确认椎间孔位置,进行局麻药试验性阻滞,确认无异常情况,再注入药液。在椎旁注射的造影剂,可经椎间孔进入硬膜腔,一个点注药可能同时阻滞同侧3~5条神经根;注射的剂量可根据之前给予局麻药的阻滞范围来决定。部分患者在颈或腰神经毁损后出现肢体乏力、活动不灵活及麻木。最近,有临床医生用射频热凝毁损替代注射化学性药物,能达到更精确地选择需要毁损的神经而且减少并发症的效果。

(三)蛛网膜下腔神经破坏性毁损

蛛网膜下腔酚或乙醇毁损的镇痛效果和持续时间都优于周围神经毁损和神经根毁损。此种方法控制癌痛有效,但需要有经验的麻醉医师操作。酚甘油阻滞是目前比较常用的,可用于蛛网膜下腔注射,方法基本与无水乙醇阻滞相同,只是体位完全相反。毁损的并发症主要是非痛觉神经受损害,治疗均应在手术室内进行。双侧阻滞的并发症包括尿潴留、直肠功能障碍和肌肉瘫痪,多在一周内减轻或消失。一过性头晕、头痛多在数日内消失。

当采用蛛网膜下腔神经毁损治疗腰神经支配区域的疼痛时,需注意将化学性神经毁损剂滴注在阻滞神经所发出的脊髓水平,而不是神经穿出椎间孔的水平,注射部位越靠近侧端,化学性神经毁损剂毁损作用的范围越大。更重要的是,因为化学性神经毁损剂很少能够到达远端神经终末部位,也就更能实现神经毁损精确和减少并发症的目的。在操作前应仔细检查,可在低位胸椎硬膜外间隙穿刺而到达腰神经根,采取有效措施可达到最大效果并减少并发症的发生。这些措施包括进行手术台准备、注意保持患者姿势、选择保守的注射量及注射速度、注意最大建议用量、与患者充分沟通,有助于达到理想的毁损部位和范围。为了保证安全,最好是多次重复操作或多点穿刺少量给药,一般不要超过安全标准用量。穿刺和注射的过程只有轻微不适,并发症实际发生率及严重程度是很低的,但注药后需要患者保持体位15~30分钟。

双侧疼痛时一般是先进行一侧毁损,2日后待毁损平面固定、病情稳定后再毁损对侧。若需两侧同时毁损,在穿刺成功后,可将患者置于俯卧位,使疼痛节段处于最高点,注入的乙醇便散布到两侧的后根。

(四)硬膜外腔神经破坏性毁损

硬膜外腔毁损是将神经破坏药注入硬膜外腔,阻滞脊神经传导,产生节段性镇痛的方法。与周围神经末梢毁损相比,硬膜外腔毁损可同时毁损躯体和自主神经,毁损范围较大,且效果确切;与蛛网膜下腔毁损相比,则可避免脑膜刺激与脊髓或脊神经损伤。另外,神经破坏药不直接接触神经根,只在硬膜外腔发挥作用,故膀胱与直肠括约肌受累的可能性较蛛网膜下腔毁损少,但其效果也不如蛛网膜下腔毁损。临床上一般先用局麻药测试好毁损的节段后可按每对脊神经根需要用2 ml计算,一次注入3~6 ml苯酚甘油或乙醇。此外,还可以经硬膜外导管分次注入化学性神经毁损剂。

此法适合双侧的广泛性疼痛。由于在硬膜外腔不容易控制药物的流向,难以准确控制毁损范围,不适合局限性疼痛。脊神经的前、后根通过硬膜外腔,在椎间孔处汇合,故硬膜外腔注药不能单纯破坏后根。但采用适宜浓度的神经毁损药，例如5%～10%酚甘油，可阻滞感觉神经的传导，而运动神经功能不受或很少受到影响。与蛛网膜下腔神经毁损相比，硬膜外腔神经破坏性毁损在临床上应用较少。

（五）腹腔神经丛毁损

目前在癌痛治疗中对腹腔神经丛进行毁损主要有化学性毁损和热凝，由于射频热凝电极针形成的损伤范围较局限，产生效果没有化学神经毁损理想。腹腔神经丛毁损适用于上腹部内脏癌痛、慢性胰腺炎原因不明的内脏神经痛。对年老体弱的晚期癌症患者，腹腔神经丛毁损的效果优于外科手术。与腰交感神经毁损并用，可治疗腹腔或下肢因血管疾病引起的缺血性疼痛、幻肢痛与灼痛。腹腔神经丛化学性毁损主要是于腹腔神经丛注射乙醇治疗，这种方法对腹部肿瘤引起的疼痛，特别是胰腺癌疼痛非常有效，约60%～85%的患者可获得彻底缓解。腹腔神经丛毁损一般需在X线透视或CT监视下进行，CT监视下更能精确判定针尖与神经的位置关系。在注射造影剂确认位置准确后注入局麻药，待腹部产生温暖感时疼痛消失后再注入50%～100%乙醇等毁损液10～20ml。腹腔神经丛毁损有3种路径，即后入路、前入路与开腹后在直视下注药。由于腹腔神经丛系双侧后腹壁的弥漫性组织，故应注射大剂量神经破坏药毁损双侧，以获得最佳效果。另一种方法是在开腹后直接在腹腔神经丛注药，即前入路法，较为准确，但无法重复注药。疼痛缓解时间长达5周至4个月，可能与腹腔神经丛的受毁损程度有关。

腹腔神经丛毁损的严重并发症发生率非常低。但在治疗前必须严格检查患者的生命体征，术中和术后密切观察。医生应该掌握腹主动脉、肾以及其他腹部器官之间的正常解剖关系，以及有关该神经毁损的操作技术和经验。

（六）交感神经节毁损

交感神经节毁损包括颈、胸和腰交感神经节毁损，化学性或物理性（冰冻、射频或激光）均能用于交感神经节毁损。

颈交感神经节毁损的作用涉及自主神经系统、内分泌系统和免疫系统，对上述系统的功能有调解作用。该毁损方法有助于维持机体内环境的稳定，使许多自主神经失调性疾病得到纠正。颈交感神经节毁损的作用主要有中枢作用和外周作用两方面，其通过调节下丘脑的维护内环境稳定功能而使机体的自主神经功能、内分泌功能和免疫功能保持正常；其周围作用是由于毁损部位的节前和节后纤维的功能受到抑制，交感神经纤维支配区内的心血管运动、腺体分泌、肌肉紧张、支气管收缩及痛觉传导也因此而受到抑制，此周围作用一直被用来治疗头颈部、上肢、肩部、心脏和肺部的癌症疼痛和非癌症疼痛。

胸部交感神经毁损若能避免刺破胸膜，危险性较小。神经破坏药与造影剂混合后注入有助于减少剂量。

腰部交感神经毁损可用于盆腔及下肢肿瘤疼痛、血栓闭塞性脉管炎、下肢雷诺病、难治性下肢缺血性溃疡、下肢多汗症、灼性神经病、断肢痛、幻肢痛、损伤性神经炎、外伤及手术后肿胀及疼痛、冻伤、冻疮、红斑性肢痛、肢端发绀症、网状青斑症、无脉症、静脉血栓形成、血栓性静脉炎等。

（七）中枢神经的外科手术毁损

神经松解术、经皮或开放脊髓前侧柱切断术以及立体定向中枢神经的烧灼术等，也提供了癌痛止痛的一种方法。必须由有经验的神经外科专家实施。由于晚期患者大多身体状况不佳，常难以接受手术。这类神经破坏性疗法应严格掌握适应证，主要用于顽固性癌痛患者。

（八）三叉神经毁损

三叉神经及其分支的破坏性毁损对控制三叉神经痛很有效，下颌支与上颌支神经毁损常用于治疗其分布区的癌痛。除酚甘油、乙醇外，单纯甘油亦有较好效果。半月神经节注射乙醇的方法曾广泛应用，近年亦有注射阿霉素、丝裂霉素等方法，在毁损神经镇痛的同时也破坏局部的肿瘤组织。注射神经破坏药前应先注射局麻药2ml，以判定感觉丧失的范围。三叉神经节注射乙醇的效果优良率约为70%，其余30%为差或无效，有效期为数周至一年以上。注射甘油的疼痛缓解率为86%，与乙醇相比，副作用少。面部癌痛进行神经毁损前应作CT排除颅底侵犯，若颅底受累则效果不理想。

另外，射频毁损术可以通过加热针状探头周围组织来热凝毁损神经。射频探头形成的损伤较局限，边缘清楚。与化学神经毁损相比，毁损的范围更好控制，因而降低了破坏邻近组织的可能性。所以，三叉神经毁损治疗中（特别是半月神经节毁损治疗），射频毁损有逐渐替代化学性毁损的趋势。但后来有报道射频毁损术治疗原发性三叉神经痛的复发率较高，至于它在癌痛治疗中的复发率文献报道甚少。

（九）垂体破坏性毁损

垂体破坏性毁损法是在乳腺癌患者行垂体摘除术后，无论肿瘤是否消失均能使疼痛消除这一事实的启发下提出的。虽然此法的镇痛机制尚未明确，但已被各国医生采用。1981年曾召开了以垂体乙醇毁损为专题的国际专题研讨会。很多研究认为是乙醇激活了垂体的疼痛抑制系统，从而实现镇痛。垂体破坏术也称为脑下垂体神经腺体溶解术或化学性垂体切除术。主要用于治疗癌广泛转移与扩散时的疼痛，尤其对乳腺癌与前列腺癌效果好。

临终前的患者、近期内可能死亡者、蝶窦出血者、鼻腔或蝶窦内有感染的患者不能使用垂体破坏性毁损。需要注意的是，由于晚期癌症患者体质较差，毁损前后应用皮质激素，一旦操作中带入细菌易发生感染，故应严格无菌操作。如果垂体毁损合并眼外肌麻痹，多在数日后好转，这是由穿刺针损伤动眼神经所致。在正中线穿刺可防止穿刺针引起的机械损伤。视交叉部受乙醇浸润而发生的视野不全发生率约为7.6%，一旦发生则难以治愈。

三、癌痛的心理治疗

大多数癌痛患者存在心理问题，随着疼痛的持续和疼痛的加重，患者的心理问题更为突出。严重的疼痛是导致患者产生自杀倾向的主要因素之一，而心理治疗可以调整患者的心理障碍，有助于缓解疼痛，改善患者的生命质量。因此在癌症疼痛治疗中，要重视患者的心理问题，尤其是严重疼痛的患者，在给予镇痛处理的同时进行心理治疗，会减轻心理问题对疼痛的影响，明显提高镇痛效果和患者的生活质量。

临床经验与相关文献资料均提示，癌痛的心理治疗并非独立于癌痛的其他治疗方法。所有治疗癌痛的方法结合得越好，患者的健康状况和生活质量改善得越大，这需要多学科医务人员（肿瘤科医师、疼痛专科医师、放射科医师、神经科医师及康复理疗师）的共同协作。只有涉及的团队都在发挥各自的专业特长的同时又紧密合作，才能真正成功地对癌痛患者实施心理治疗。当然，其中涉及的内容广泛，难以在此一一展开。对于一般的临床医师来说,关键是要了解并掌握有关癌痛临床心理学治疗的基本原则与方法,对患者进行必要的治疗,至于复杂的心理学问题,必须请相关学科人员协助共同解决。

在对癌痛患者进行心理治疗之前,首先应对患者的心理状况进行必要的评估。一般来说,几乎所有的癌痛患者都存在某种类型及某种程度的心理障碍,但是并非所有癌痛患者都适合进行心理治疗。如果患者处于谵妄状态、精神异常、病情迅速恶化、呕吐或者正忍受难以控制的重度疼痛,则不适于用心理干预进行治疗。是否适用心理干预取决于经治医师与经过专门培训的心理干预专家(行为学专家或心理学家)的会诊意见。

(一)心理疗法的治疗原则

1. 接受原则 即倾听原则,要求医师应以同情及关爱的态度认真听取患者的症状描述,切忌表露不耐烦的态度,或主观解释否定对方,或武断中止,或自行改变话题,否则会引起患者的不满和失望,产生心理抗拒,致使治疗失败。临床医师在治疗过程中也应主动注意患者内心感受的变化,灵活把握交流引导,避免使之偏离主题,并适当帮助患者进行"疏泄"。

2. 支持原则 指在对患者有了基本了解之后,医师应以明确积极的态度给予鼓励与支持;同时,应为患者提供合理的归纳与解释,目的在于尽可能使之由消极转为积极,最大程度地调动其成熟的心理防御机制及主观能动作用。在心理治疗过程中,医患的同盟关系以及情感作用均是提高治疗效果的基本保障。

3. 保证原则 为了促进疾病向良性转化,医师对患者的疾病征象、个性倾向、不良应激因素、疗程中变化及种种相关问题均应随时给予指导,其目的是通过心理上的交流与包容使治疗的效果得以巩固及提高。

(二)癌痛心理治疗的方法

在癌痛的治疗中,可以根据患者的具体情况介入心理学治疗。实际上许多心理治疗的方法或概念就贯穿于临床工作之中,只不过未以心理学的原则给予解释与提炼。癌痛心理治疗的方法包括支持性心理治疗、技能训练及精神药物治疗。

1. 支持性心理治疗 我们把对患者的指导、劝解、疏导、鼓励、安慰、心理保证等均作为支持性心理治疗的内容,应用范围极广,具体内容如下:

(1)告知患者和家属,对疼痛的情绪反应是正常的,而且这将作为疼痛评估和治疗的一部分。

(2)对患者和家属提供情感支持,让他们认识到疼痛是一个需要重视的问题。

(3)需要时帮助患者获得治疗。

(4)申明自己将与患者及家属携手并肩来处理疼痛问题。

(5)讲解要采用的止痛措施及预期疗效出现的时间。

(6)承诺你会一直关注患者直至疼痛得到较好的控制。

(7)重申你对患者的关心以及计划采取的止痛措施。

(8)告知患者及其家属总会有可行的办法来充分控制疼痛和其他令人烦恼的症状。

2. 技能训练 是指通过操作式行为治疗和认知-行为治疗使患者改变错误的想法、态度和信念,并寻求新的应对技巧和技能,从而达到引导患者改变对疼痛的不良反应。这包括教授患者应对技能,以缓解疼痛,增强个人控制能力,重新将精力集中在优化生活质量上;教会患者应对急性疼痛的技能,包括 Lamaze 型呼吸训练,分散注意力的技巧,鼓励患者阐述自我感受，鼓励患者寻找保持最佳舒适状态的方式；教会患者应对慢性疼痛（非疼痛急症）的能力，包括所有上述措施以及放松技巧、引导患者自我想象、按照患者自身能力分配相应任务、催眠等以达到最理想的功能恢复目的；同时，教育患者及家属"疼痛的治疗需要团队努力"。团队成员应该包括：肿瘤科医师、护士、疼痛专科医师、姑息治疗医师、物理康复科医师、神经科医师、心理学医师、社会工作者、精神科医师、理疗师和神职人员。

3. 药物治疗

（1）三环类抗抑郁药（TCA） TCA的治疗剂量范围受镇静、抗胆碱能和心血管毒副作用限制，一般常用量为50～100 mg/d，TCA必须从小剂量起步，一般从12.5 mg开始，根据患者的耐受情况、症状改善情况，以后酌情每隔2～3天增加12.5～25 mg。直至病情好转，最高日量一般不超过100 mg。

镇静作用大的阿米替林、多虑平可在午、晚服用，适用于焦虑、激越、失眠明显的患者，多数TCA在体内半衰期长，故可每天1次服用，以睡前2～3小时为宜，可避免白天患者有过度镇静和抗胆碱能不良反应。如剂量大可分为2～3次服用。取得满意疗效后，治疗剂量应维持4周左右，然后逐渐减量，用最低维持量继续给药。

（2）选择性5-羟色胺再摄取抑制剂（SSRI）

1）帕罗西汀

适应证：内源性抑郁、症状性抑郁者可以使用。用法与用量：用量为20～50 mg/d，大多数患者用20 mg/d即可取得满意疗效，由于该药半衰期长达24小时，每天可一次给药。

常见不良反应：恶心、呕吐，往往继续服用时会减轻。此外，可见性功能障碍、荨麻疹等。

禁忌证：禁用于对帕罗西汀过敏者，禁止与单胺氧化酶抑制剂合用。

2）舍曲林

适应证：舍曲林可用于治疗各种原因所致的抑郁。用法与用量：成人每日服药一次，与食物同服或不同服均可，早或晚均可。通常治疗抑郁的有效剂量为50 mg/d。少数患者疗效不佳而对药物耐受性较好时，可在几周内根据疗效逐渐增加药物剂量，每次增加50 mg，最大可增加100 mg/d，每日一次。服药7天左右可见疗效，完全的疗效则在服药的第2～4周才显现。少数特别敏感的患者在每日25 mg时，也有一定的疗效。长期用药应根据疗效调整剂量，并维持在最低有效治疗剂量。老年患者用药量应控制在每日50 mg以内。

不良反应：治疗抑郁的多个药物剂量研究中，与安慰剂组相比，舍曲林可能引起的反应有：恶心、腹泻、稀便、厌食、消化不良、震颤、头晕、失眠、瞌睡、多汗、口干及性功能障碍。

禁忌证：舍曲林禁用于对舍曲林过敏者，舍曲林禁止与单胺氧化酶抑制剂合用。

3）万拉法新

适应证：适用于各种抑郁状态。

用法与用量：起始剂量为25 mg/d，分2次或3次，进餐时服用。根据病情和耐受性可以逐渐增加剂量，一般情况最高剂量为100 mg/d，分3次口服。

不良反应：通常在治疗早期发生，部分存在剂量相关性，常见不良反应有恶心、呕吐、头痛、虚弱、出汗、嗜睡、失眠、头晕、神经质、口干、焦虑、厌食、体重下降、皮疹、男性射精异常或阳痿。较少发生的不良反应有心动过速、血压升高、肾功能异常、血清胆固醇轻度升高、视物模糊、可逆性骨髓抑制及性功能障碍。

禁忌证：对本品过敏者及正在服用单胺氧化酶抑制剂患者禁用。

（3）抗焦虑药

常用的药物有安定、硝西泮（硝基安定）、氯硝西泮（氯硝安定）。安定 2.5～5 mg/d，硝基安定 5～10 mg/d，氯硝安定 1～2 mg/d。丁螺环酮是近年发现的一种新药，其药理性质与苯二氮䓬类药（BZ）完全不同。有很多对照研究表明对焦虑症丁螺环酮和 BZ 一样有效，优点是无耐受性，无滥用危险，抗焦虑的同时无明显镇静作用，因此一般不影响患者日常生活功能。

心理干预在癌痛治疗方面的正确应用还存在一些其他方面的挑战，特别是当没有专门医师进行评估和治疗时。在此种情况下，医务人员只能依靠教育材料等替代方式进行治疗。若患者生活在偏远的乡村或者不能去城市肿瘤中心接受治疗，尤其需要这些替代方式来辅助。

对癌痛患者进行心理治疗的目的不只是为了减轻疼痛，更重要的是实现功能的重建，进一步改善患者的生活质量，癌痛患者经常会受到许多限制，而帮助他们成功调整和适应自身状况是心理治疗的宗旨。成功地实施心理治疗不仅涉及多学科方法，还包括各学科之间的合作，力求参与治疗的工作人员都能够起到心理治疗作用，并对其他合作者的治疗效果起到加强作用。

四、放射疗法

放射线照射疗法是对药物治疗的辅助性治疗。常常用于早期癌症的治疗，它在骨转移性疼痛治疗中起了重要的作用。神经压迫和软组织转移引起的疼痛对它也有反应，但肝和肾不能进行照射。放射疗法镇痛的生物学机制还不是很清楚。尽管对放射线敏感的肿瘤所引起的疼痛常常有所反应，但放疗仍有其不良反应，主要包括：黏膜炎、肠炎、皮炎以及骨髓抑制。长期放疗还会引起组织纤维化，包括对神经系统的痛性损伤。

姑息性外部照射应根据患者的一般情况、疼痛的部位、肿瘤的类型和照射的前曝光情况而进行。对骨骼的重复照射可以将毒性伤害限制在周围的软组织之内。多次的小剂量照射可以允许有更大的总剂量，并且迟发毒性反应发生率更小。例如，转移性的神经丛病变常常用更长的照射疗程来治疗，以减少迟发的神经纤维症。然而，单次的治疗和短期的疗程，剧烈毒性更少，并常对骨痛有同样的疗效。

对于 35%～100% 骨转移病例，局部照射疗法可以产生有效的镇痛效果。放疗的镇痛效果与肿瘤类型和治疗方法没有直接关系。由此可见，如果肾癌和非小细胞肺癌扩散反应不是很强，也应该予以放射治疗。在一项回顾性的研究中，用放射疗法治疗了 57 个先前有反应的脊柱外骨转移部位的疼痛，其中 48 个部位的疼痛得以减轻。对于有扩散性骨转移疼痛的患者，75%～100% 对于大剂量的半身照射治疗有反应。放疗的镇痛效果一般在半身照射后的 24 小时内出现，也会引起一些相关的并发症，如：恶心、腹泻、骨髓抑制以及肺炎等，后者更常见。

当长骨转移瘤到达一定的范围和部位时，无论有没有疼痛，都应该行照射治疗以防止病理性骨折的出现。外科固定可以减轻疼痛，并有利于病理性骨折后的骨愈合。单独用姑息性照射疗法对不宜手术的骨折患者和身体极度虚弱的患者仍可有效缓解疼痛。对脊柱转移癌的照射可以防止压缩性骨折以及脊髓抑制，不过对预防性脊柱照射的标准还没有建立。但对已经有压缩性骨折和椎体不稳的患者来说，最好进行外科手术固定。姑息性照射疗法还可以用于手术治疗风险太大的患者。照射同样可以用来治疗由颅底转移引起的头部神经瘫痪。颅底照射后，50%～78%的患者出现了疼痛减轻和神经损伤的好转。

放射性药物局部应用于造骨活跃的区域或特定的肿瘤类型。由于其作用范围广泛，治疗和效果大体上与半身照射相似。全身性放射性药物治疗会引起中度的骨髓抑制，通常在治疗后4～6周内发生。碘^{131}被用于治疗已分化的甲状腺癌；磷^{32}的磷酸盐（P32）和锶^{89}（Sr89）被用于治疗因显著的成骨功能障碍引发的骨痛，如前列腺癌、部分乳腺癌和肺癌的骨转移癌。P32被正常的和病变的骨骼吸收，可能会引起全血细胞减少症。Sr89类似于钙，会被成骨作用增强的区域选择性吸收，并停留在这些部位长达数周。有学者发现，在375名患有前列腺癌或乳腺癌的患者中，77%的患者对Sr89有反应。另外有学者对126名有骨痛的前列腺癌患者进行了前瞻性的随机和可控的研究发现，高剂量的Sr89增强并延长了外部束照射的镇痛效果。在用Sr89治疗的患者身上很少出现新的疼痛部位。有32%用Sr89治疗的患者出现血小板减少症，但其中只有7.5%需要输血小板治疗，另外10%的用Sr89治疗的患者出现了白细胞减少症。铼^{186}-二磷酸盐和钐^{153}-乙二胺四甲撑磷酸（EDTMP）与Sr89效用相同，但在美国还未得到证实。

五、化学疗法

癌症疼痛的化学治疗，即应用抗癌药治疗肿瘤，广义的化疗还包括内分泌治疗、生物治疗及中药治疗，是一种抗癌止痛疗法，对于癌痛患者，经过有效的化学治疗，在肿瘤得到控制的同时，疼痛也得到缓解。

化疗始自1964年氮芥的临床应用。但作为一系统学科，直到1968年才由Karnofsky提出肿瘤内科学（medical oncology）这一学科概念。化疗后的肿瘤缩小与疼痛缓解有相关性。个别报道认为化疗虽然没有明显的肿瘤缩小效果也有镇痛效果。但对疼痛的作用，一般与肿瘤反应相关。因此，化疗缓解疼痛的期望寄托于对化疗有反应的肿瘤（例如淋巴瘤、小细胞肺癌、胚胎细胞瘤及没有治疗过的乳腺癌）。仅仅为治疗疼痛而决定化疗不太妥当，应重新考虑其适应证，在减轻疼痛与不良反应之间权衡，以明显有利于患者的前提下采用化疗为宜。化疗的发展与抗癌药物的开发研制密切相关，目前临床上所使用的抗癌药物，多是干扰或阻断细胞增殖的过程，一般称为细胞毒药物。化疗药物根据其作用机制大致可分为以下几类：抑制DNA合成；直接破坏DNA结构或DNA结合；抑制蛋白的合成；抑制有丝分裂。化疗是一把双刃剑，虽然它对肿瘤本身及癌痛都有很好的治疗作用，但是化疗药物的应用亦会对机体产生严重的不良反应。因此，化疗必须在有经验的专科医师指导下进行，以免引起不良反应。治疗中还应根据病情变化和药物毒副作用随时调整用药及进行必要的处理。如果这些不良反应得不到及时的处理，不但会降低患者的舒适度，甚至增加患者的痛苦，这样会严重影响患者进一步治疗的依从性。

六、姑息性外科手术

尽管根治性外科手术不能实施，还是有一些手术能够减轻疼痛和其他症状的。接下来将介绍一些常见的姑息性手术。

病理性骨折稳定术对超过80%的患者可以有效地增强功能和减轻疼痛。由于晚期癌症存活率的提高，患者完全可以接受对长骨、盆骨和脊柱骨折以及即将发生的骨折进行积极的外科手术治疗。转移性的神经丛病变可以通过肿瘤和周围组织的整体切除并结合放疗和化疗来治疗。90%的合并肠梗阻患者有持续性疼痛，肿瘤切除术、造瘘术和胃肠旁路吻合术可以用于保守治疗无效的患者，并供给肠内营养、疏通梗阻。胰腺癌患者很少可以治愈，并且很多患者在濒临死亡时都存在腹痛。尽管如此，积极的外科治疗（包括肿瘤切除、胆道改道以及减压）应该实施，以提高成活率并减轻疼痛。慢性的照射后肠疾病，常常伴有顽固性腹痛，可以通过近端空肠造口术、回肠造口术和结肠造口术得到有效的缓解。局部的照射后坏死区域应予以切除或改道旁路。

椎管减压和稳定术可以减轻由硬膜外脊髓压迫引起的疼痛，并可以防止即将发生的肢体麻痹。转移性的脊髓破坏可能会引起脊柱不稳，其位置的移动会引发疼痛。外科手术固定可以使超过80%的类似患者获得完全的疼痛缓解。

七、物理疗法

多种非侵入性的物理刺激方法被用来减轻疼痛，但它们在癌痛治疗中并未得到充分重视。理疗可以由患者、家属以及健康护理人员来实施，它包括热、冷物理疗法，经皮电刺激（TENS）疗法以及针灸。它们的应用是为了增强镇痛剂治疗的效果而不是取而代之。物理疗法作为辅助方法治疗轻度和中度的疼痛时尤其有用，而且应该及早使用，以使癌痛所致的机体功能障碍最小化。采用何种物理方法多是经验指导的，在一种方法被发现无效时还可以尝试其他不同物理治疗方法。尽管物理疗法得到了癌痛专家的支持，但物理疗法不足以单独处理中重度的癌痛，而且很少有这方面的严格临床对照试验以进一步明确。

（一）热疗法

各种表面的和深度的热疗法几乎都可应用于疼痛治疗，并受到癌痛患者的喜爱。热敷通过增进血液流动和减轻关节僵硬而能局部镇痛，还可以产生一种精神放松的状态。使用热水袋、加热垫和洗热水澡，增进了皮肤血液流动，放松了深达5 cm的肌肉和韧带。深度热敷（透热疗法）3～5 cm可以把电磁能和声能转化为热能。应注意避免烫伤皮肤，而且深度热敷时应该避免靠近肿瘤区域，因为这样会增进血液流动而促进其生长。

（二）冷冻疗法

冷冻疗法 使用冰袋、延展性的化学凝胶袋以及冷气喷雾，可以减少神经传导、肌肉痉挛、发炎及水肿。血管舒张后紧接着是血管收缩。当热敷不能减轻痉挛时，冷敷可以在急性炎症情况下处理癌痛和筋肌膜触发点疼痛。冰块按摩，即用一小块冰摩擦敏感组织局部的一小块皮肤，会在几分钟后产生镇痛效果。冷敷同样应该避免应用于萎缩或受照射过的组织。

（三）功能锻炼

功能锻炼是防止关节僵硬和肌肉痉挛的最理想的方法。物理康复功能锻炼可以在乳房切除术和颈部淋巴结全部清除术后维持肩带的活动性，它对减轻剧烈疼痛可能也有效。然而，晚期癌症患者可能无法主动进行锻炼，被动按摩、机械振动和重新定位可以用来替代功能锻炼以减轻肌肉紧张及缓解疼痛。当手术后运动引起剧痛时，患者需要适当制动，但不宜长期制动。

（四）经皮电刺激

经皮电刺激（TENS）以及针灸是对癌症患者有效的感官刺激技术。TENS 可能通过刺激 Aα 神经纤维使 C 和 A 神经纤维传入的疼痛神经信号"关闭闸门"。一项针对 60 名癌症患者的受控研究发现，TENS 对于 65% 的患者在治疗后两周有效，但 3 个月后有效的只有 33%。有躯干和肢体疼痛的患者对 TENS 的反应最好。临床经验提示，TENS 对于幻肢痛和胸廓切开术后疼痛综合征特别有效。

（五）针灸

针灸可能由闸门机制或激活阿片类受体、血清素或去甲肾上腺素调节而起作用。临床上对这项技术在癌痛应用中的经验很有限。但这项技术没有不良反应，容易被有意愿使用的患者所接受。

八、癌痛的其他非药物治疗方法

脊髓电刺激（SCS）被用来治疗难治性、区域性的神经性疼痛。在硬膜外腔隙植入一组电极，对脊髓的适当节段传递电刺激。与起搏器类似，电极植入后与一个可移植的脉冲发生器相连。SCS 只是初期用于治疗脊柱病变引起的疼痛，而很少用于晚期癌症患者。然而，它可能对术后疼痛有效，如幻肢痛。由于其价格昂贵，并不适用于濒临死亡的衰弱癌症患者。此外在中国，中医药治疗癌痛也有自身的特点和优势，应用也很广泛，但因为涉及的理论体系不同，所以在这里不作详细阐述。

第六节　癌性爆发痛的诊疗

统计资料显示，有 20%～65% 的癌症患者出现过癌痛，而在晚期癌症患者身上，癌痛的发生率则高达 90%。癌痛增加患者的痛苦，影响患者的生活质量，给社会带来负担。对于癌痛的基础性治疗是服用长效的镇痛药，随着对癌痛认识的深入及三阶梯镇痛方案的普及，越来越多的癌痛得到很好控制。然而，调查资料显示，有部分即使用镇痛药物控制很好的癌痛患者，在疾病进展过程中仍会感受到一种突然发作的、强度达到中重度的短暂性加重的疼痛；这种突发性加重的疼痛，有学者称之为爆发痛（breakthrough pain）。对于爆发痛的诊疗，医学界认识不深，临床上可用的方法不多，治疗比较棘手。

一、爆发痛的诊断

（一）爆发痛的定义和其流行病学

爆发痛的概念临床上比较难以界定。1990 年，Portenoy 等学者提出：在持续基础性疼痛被阿片类药控制稳定的癌痛患者身上，出现短暂疼痛加重的现象，称之为爆发痛。不同国家和地区的学者对于基础性疼痛的认定持有不同的观点；因此，人们对爆发痛的定义、诊断和治疗也不尽相同。而且有些学者认为，爆发痛可以是任何急性的、短暂的疼痛加重，并不考虑镇痛药是否已充分缓解了基础性疼痛。虽然国际上对爆发痛仍然没有统一的定义，但较多的学者倾向于认同 Portenoy 的观点。为了区分爆发痛与未控制好的基础性疼痛，有学者设计了三个问题的问卷：①患者有无持续的基础性疼痛？②患者持续的基础性疼痛是否已被控制？③患者持续的基础性疼痛被控制后有无出现短暂加重的疼痛？如果患者对以上三个问题的答案都是肯定的，则认为其存在爆发痛。由于爆发痛没有国际上统一的定义，所以爆发痛的发病率在不同国家差别很大。综合资料显示，爆发痛的发病率为22%～90%。爆发痛不单是在癌痛患者中常见，而且在一些慢性疼痛患者身上也会出现。

（二）爆发痛的分类

国际上目前普遍将爆发痛分为偶发性疼痛、自发性疼痛和剂末效应疼痛三种类型：

1. 偶发性疼痛（incident pain） 在爆发痛中占34%～94%。有学者根据疼痛在发作前是否可以预知，又将偶发性疼痛分可预知和不可预知两种亚型。可预知的偶发性疼痛是指与患者自身意识控制活动相关的疼痛，一般由自主的活动所诱发，如吞咽、咳嗽、排大便、床上活动等。不可预知的偶发性疼痛是由一些非意志可以控制的因素所导致的，如缺血性疼痛、膀胱挛缩等内脏活动等。对于后一种亚型，临床上的治疗比较棘手，一般采用起效快、作用时间短的镇痛药。

2. 自发性疼痛（idiopathic pain） 在爆发痛中占28%～45%，指的是疼痛突然加重，可以在没有明确诱因情况下自发出现，多由外周或中枢神经系统遭受伤害而导致。这种类型的疼痛可形容为灼痛、刀割样痛或电击样疼痛。自发性疼痛包括椎管狭窄或糖尿病神经病变引起的疼痛，或化疗药（如长春新碱）或放疗所致的神经炎。阿片类药对此类疼痛的治疗效果比伤害感受性疼痛差。疗效较好的治疗方法是辅助镇痛药及神经阻滞。对于此类爆发痛需要仔细评估，以便给予合理的治疗。

3. 剂末效应疼痛（end-of-dose pain） 此类疼痛与24小时给药（ACT）方案有关（后期失效），通常固定地发生于一次给药间隔的后期（下一次给药之前），开始后逐渐加重，且多演变为持续性。镇痛药后期失效所致的疼痛发生率及严重程度通常与治疗基础性疼痛的ACT方案的给药时间和剂量有关。此类疼痛可以通过调整长效阿片类药的剂量或给药时间得到有效的控制。亦有学者认为剂末效应疼痛实际是基础性疼痛未得到控制，不能归入爆发痛的分类。

（三）爆发痛的特点

爆发痛的临床表现呈多样性，即使是同一患者同一天也可能出现不同特点的爆发痛。典型的爆发痛多为一种突发的中到重度疼痛，平均每天发生4次以下，疼痛强度一般在出现后3～5分钟内达到峰点并且持续大约15～30分钟。引起爆发痛的原因可能与产生持续的基础性疼痛的原因相同，可能是肿瘤引起，也可能与抗肿瘤治疗相关。一些患者可由特定的动作诸如吃东西、社交活动、散步、穿衣服或排大便产生爆发痛；另一部分患者，则在没有明确诱因的情况下出现爆发痛。剂末效应疼痛的临床表现与基础性疼痛相似，并不像其他典型的爆发痛表现出快速加重、持续时间短的特点，这也是有学者质疑其作为爆发痛中一种类型的原因。

（四）爆发痛的评估

爆发痛的评估是正确治疗爆发痛的前提，它包括评估爆发痛的特点（强度、性质、分布、时相、诱因、促发和缓解因素、伴随症状、当前治疗反应）、患者的精神心理状态和生活质量、爆发痛治疗效果等。对爆发痛的评估应该整合到对癌症患者的疾病诊断中去。因此，完整的评估包括病史采集、体格检查及必要的影像学及实验室检查。

目前国际上尚没有统一的评估爆发痛的方法，通常根据爆发痛发生的部位、严重程度、发作特点、与镇痛方案的关系、参与因素、是否可以预测、病理生理机制、病因学及姑息治疗学的因素来评估。评估爆发痛时，最重要的是确定其病因及特点。此外，还要将爆发痛与基础性疼痛进行区分，特别是一些未控制的基础性疼痛。评估不充分将会导致采用一些无效或不恰当的治疗措施。

具体做法可以先让患者用 VAS 评分法、疼痛问卷等方法将疼痛量化，同时让患者回答一些区别疼痛类型与描述疼痛特点的问题，然后再由其家属或看护人员补充。评估爆发痛时还应考虑一些重要参考因素，如爆发痛的发作频率、爆发痛是否可以预测、爆发痛从发作到强度达峰值的时间、持续时间、伴随症状、当前有什么措施可以用来治疗（包括药物和其他方法）等。

二、爆发痛的治疗

爆发痛的治疗目的在于减少爆发痛的发作次数、降低其疼痛程度及其产生的负面影响（机体功能、心理方面和社会方面）。爆发痛的本身特性使其治疗也没有统一的标准。如果掌握清楚爆发痛的特性，临床上可以通过充分评估、良好医患沟通、恰当的治疗达到有效的治疗目的，而且这些针对爆发痛的治疗措施应整合到患者疾病的整体治疗中，并与患者目前的疾病状况相一致。目前对于爆发痛的治疗措施包括非药物治疗和药物治疗两大方面。

（一）爆发痛的非药物治疗

改变患者的体位，减少活动，治疗患者伴有的咳嗽、便秘能够有效缓解患者的爆发痛；有些资料显示物理治疗、放松疗法、分散疗法及心理治疗可减轻爆发痛的程度，而且这些治疗措施应贯穿于爆发痛及癌痛治疗的整个过程。

（二）爆发痛的药物治疗

治疗爆发痛的药物与治疗持续基础性疼痛的药物是不同的。治疗基础性疼痛通常要求定时给予长效的镇痛药；而缓解爆发痛则使用起效快、作用持续时间短的镇痛药，当疼痛突然出现时即刻使用。当爆发痛初次出现时，应及时使用短效镇痛药缓解疼痛，不应使疼痛逐渐加重至难以控制时才处理。如果不断调整镇痛药仍不能有效缓解爆发痛或其发作的次数仍过多时（爆发痛每日出现超过 4 次），则可以增加治疗基础性疼痛的药物剂量来缓解疼痛。

患者可联合使用长效镇痛药物和短效镇痛药物控制癌痛。如果爆发痛是有明确诱因及可以预先知晓的（与躯体活动相关的爆发痛），可以预先增加镇痛的剂量，通常提前 30 分钟用药。

1. 增加治疗基础性疼痛的镇痛药剂量

增加治疗基础性疼痛的镇痛药剂量，包括增大定时给药的剂量或者缩短给药的间隔时间。剂末效应所致的爆发痛是由于用于治疗基础性疼痛的镇痛药在血浆中的浓度下降至有效浓度以下，而原先设定的下一次给药产生的血药浓度又未能及时达到有效浓度时产生疼痛。增加治疗基础性疼痛的镇痛药剂量对于剂末效应类型疼痛非常有效，至于是增大定时给药的剂量还是缩短给药的间隔时间应视患者具体疼痛情况及所用的基础性镇痛药而定。

2. 给予短效的阿片类药

爆发痛中不可预知的偶发性疼痛及自发性疼痛在治疗上比较棘手；就其发作特性而言，最好使用起效快、作用时间短的镇痛药；目前比较理想的做法是静脉使用芬太尼、舒芬太尼及阿芬太尼这些短效的镇痛药。而临床指南推荐不应常规使用有创方法控制疼痛，只有其他方法（如口服给药、经皮贴剂等）不能有效缓解爆发痛的情况下才考虑使用注射方法缓解爆发痛。目前，国内临床上最常用的方法是口服短效阿片类药。

（1）口服短效阿片类镇痛药

对一些可预知的偶发类型的爆发痛一般采用口服短效的阿片类镇痛药（硫酸吗啡即释片）。在爆发痛出现30分钟前让患者口服镇痛药，这是因为口服阿片类药通常要30分钟后才起效，持续约3~4小时。口服药物的药代动力学特性与爆发痛的发作特点在时间上不相吻合，对于一些不可预知的爆发痛疗效欠佳。另外，如果一日内出现多次爆发痛发作，必然增加阿片类药的每日药量，从而使阿片类药的不良反应日渐明显。

最有效的口服解救剂量仍未清楚，临床上一般建议给予24小时给药量（ACT）的10%~15%，但这个剂量仍不是对照试验的结果。最近有研究调查发现，用于爆发痛的解救剂量为整天基础性镇痛药量的1%~72%，而且似乎与治疗基础性疼痛药24小时给药量（ACT）无关，所以10%~15%这个数值不恰当，但总体来说比较安全。因为爆发痛的无规律性，目前越来越多的学者认同，最有效救治剂量应根据爆发痛发作原因、强度、持续时间而定，随时根据患者用药后的利弊来权衡调节。

（2）芬太尼口腔黏膜吸收剂

芬太尼口腔黏膜吸收剂（oral transmucosal fentanyl citrate，OTFC）是一种由芬太尼制成的带有手柄的口腔黏膜制剂，可通过口腔黏膜吸收迅速进入体内，在5~10分钟内产生作用。这种制剂已经通过美国FDA认证并在美国用于爆发痛的治疗。对于已经接受强阿片类药治疗仍未能控制爆发痛的患者或已经对阿片类药的不良反应有一定耐受的患者，可以考虑使用该制剂。多中心随机双盲临床试验显示，OTFC比安慰剂或常用口服吗啡用于治疗爆发痛效果好，而且无严重的不良反应；接受过多种药物治疗的癌性爆发痛患者更乐意应用OTFC治疗爆发痛。另有研究发现，OTFC对一些非癌性自发性疼痛类型的爆发痛也比其他药物有效。

OTFC应用后25%从口腔黏膜迅速吸收入血，约75%吞咽入胃肠道后吸收，再经肝的首关效应后约不足1/3（给药总量的25%）吸收入血。这部分吸收较缓慢，总体的吸收量不会超过给药量的50%。吸收入血的芬太尼80%与血浆蛋白结合，未结合的部分才有药物活性。OTFC给药后的芬太尼血药浓度达峰时间为91分钟，消除半衰期为7小时，临床上镇痛时间约半小时。

OTFC有200 μg、400 μg、800 μg、1200 μg和1600 μg五个剂量型。OTFC的用法特点：临床上用于治疗爆发痛的OTFC初始剂量为200 μg，给药15分钟后如果镇痛效果不理想，可以给予另一个200 μg剂量，治疗每一次爆发痛解救剂量的用药次数一般不超过2次。如果前一次爆发痛需要使用镇痛药的次数超过一次，那么下一次出现爆发痛时就应考虑增加镇痛药剂量。每例患者都应该精确记录有效的镇痛剂量，此剂量一旦确定后即应维持好，以避免阿片类药的滥用及其不良反应。如果患者一天内出现4次以上的爆发痛，需要调整用于基础性疼痛治疗的24小时给药量（ACT）或给药时间。从理论上讲，这种用药方案不一定合理，因为疼痛患者病程进入晚期所出现的疼痛可能都是一个混合性疼痛，每一次爆发痛的性质、类型、程度及发作时间可能都不一样，如果机械地搬用此种给药方案来治疗爆发痛，不一定能达到理想的效果。学者还是建议根据爆发痛的具体发作情况来用药。另外，有研究发现 OTFC 的解救剂量因人而异，不能机械地参照用于治疗基础性疼痛的镇痛药剂量。

OTFC 的不良反应包括一些阿片类药常见的不良反应，如恶心、呕吐、头晕、便秘、过度镇静、尿潴留及呼吸抑制等等。上述不良反应临床上发生概率较低，也有报道在错用大剂量的 OTFC 或选择适应证不恰当（用于未曾用过阿片类药或未出现阿片类药耐受的患者）时出现严重的呼吸抑制，但给予吸氧等对症处理后患者症状可以缓解。长期应用 OTFC 可能会出现口干以及口腔黏膜方面损伤的不良反应（例如给药部位疼痛、刺激、局部溃疡和水泡样损伤等）。另外，有学者认为 OTFC 给药麻烦，带手柄显得不雅观且会影响患者的隐私。后来，有人研究出使用更方便、效果更好的爆发痛治疗药物——芬太尼口腔黏膜泡腾片（fentanyl effervescent buccal tablets，FBT）。

（3）芬太尼口腔黏膜泡腾片（FBT）

芬太尼口腔黏膜泡腾片（FBT）是 2006 年美国 FDA 正式批准可以用于临床上治疗爆发痛的芬太尼制剂。它用药方便，将其置于口颊部黏膜与牙齿之间即可，它会在口腔黏膜产生一种特有的泡腾现象引起黏膜局部的 pH 值改变而使芬太尼脂溶性增加，更易渗透过口腔黏膜进入血液。研究发现，FBT 有 48% 从口腔黏膜渗透入血，52% 从口腔吞咽进入胃肠再吸收入血；而 OTFC 则约 25% 从口腔黏膜吸收入血，75% 吞咽入胃肠再吸收入血。所以，FBT 比 OTFC 生物利用率高、起效快、镇痛效果好。有研究显示：轻微的口腔黏膜炎不会影响 FBT 的吸收，FBT 也可用于重度口腔黏膜炎的患者。但有时候在口腔黏膜停留时间过长不会增加 FBT 的吸收，而且留在口腔未被吸收的药也产生不了药理作用，所以临床上建议 FBT 给药后 30 分钟可用水冲服，将其吞咽入胃再吸收。FBT 给药后体内芬太尼血药浓度达峰时间为 47 分钟，消除半衰期则因给药剂量不同而不同，有研究者认为 3~14 小时（100~800 μg），亦有研究者认为在 6.5~13.1 小时（200~1300 μg）。

FBT 有 100 μg、200 μg、400 μg、600 μg 和 800 μg 五个剂量型，临床上应根据爆发痛具体发作情况来滴定，FBT 的有效镇痛剂量与 OTFC 一样，与用于治疗基础性疼痛的镇痛药 24 小时给药量（ACT）无关。FBT 用药后 30 分钟疼痛未能控制可以重复应用。有多中心随机双盲临床试验显示：FBT 比安慰剂或常用口服吗啡用于治疗爆发痛效果好，而未出现严重的不良反应。到目前为止，仍没有文献报道 FBT 与 OTFC 的对照研究，但接受多种药物（包括 FBT 与 OTFC）治疗爆发痛的患者更愿意选用 FBT 治疗。因为 FBT 的生物利用度高，在更换治疗爆发痛药物时，FBT 不能等剂量替代 OTFC。

FBT 的不良反应与 OTFC 相似，在选择好适应证并在正常范围使用剂量下很少出现严重的不良反应，长期使用时可能会出现口腔黏膜方面的不良反应（疼痛、刺激、水泡性损伤）。

OTFC 与 FBT 的使用适应证和注意事项：OTFC 与 FBT 仅适用于有癌痛的爆发痛、已经接受阿片类镇痛药物治疗，且对阿片类药物已经发生了耐受的持续慢性癌痛患者。在未使用过阿片类镇痛药物的患者，任何剂量下都有可能出现危及生命的通气不足。因此，此两药禁忌用于未曾使用过阿片类镇痛药的急性疼痛和术后疼痛患者。使用者必须接受 OTFC 与 FBT 的使用培训。后来，有临床医生在慢性腰背痛和神经病理性痛的患者身上证实这两种药也是安全有效的，所以它们的适应证也应随着其在临床使用的成熟而不断得到扩展。

3. 其他用于治疗爆发痛的给药途径

一般推荐使用与控制基础性疼痛相同的给药途径，口服给药是最便利的给药方法，但即刻释放的口服阿片类药片剂的时效与爆发痛的发作特点不相适应，现时临床上更倾向采用口腔黏膜含化法给药来治疗爆发痛。除此以外，临床上还有很多有效的给药途径来治疗爆发痛，包括注射给药、直肠给药（rectal）、吸入给药（inhaled）、鼻内给药（intranasal），舌下给药（sublingual），口服转化黏液给药（oral transmucosal）。

（1）注射给药：注射用阿片类药对于不能口服、舌下含服和经直肠给药，或需要迅速摄入以及通过其他途经不能大剂量给药的患者很有用。皮下注射比肌内注射效果好，且后者更痛。大部分静脉注射用阿片类药的达峰值效应时间是5~15分钟，如果给予短效的药，更符合爆发痛的发展特点。但如果阿片类药血药浓度升高过快，一过性呼吸抑制等严重不良反应发生率相对增高，给药后有必要进行监护，以防意外事件的发生。所以这种给药方式只适用于住院患者，而且这种方法为侵入性的，不方便为广大非住院患者使用。

（2）直肠给药：在患者不能口服给药，不能耐受口服给药的副作用，或因出血性疾病或全身水肿不能采用注射给药途径止痛时，可用直肠给药。国外有几种药物（例如吗啡、脱氧吗啡和氢化吗啡）都有直肠给药的剂型，直肠给药与口服给药剂量基本相同。虽然直肠给药吸收快、起效快，但吸收差异很大，疼痛减轻程度也可能存在很大差异，这样增加了这种方法治疗爆发痛的难度。另外，经直肠途径给药存在腹泻、血小板减少和中性粒细胞减少等不良反应。

（3）吸入给药：人体肺提供了一个很大的吸入药吸收场所。这种给药方法吸收快、起效快，多用于术后急性疼痛治疗。这方面的文献报道不少，但有学者认为目前市场用的给药喷雾器噪声大，使用麻烦、耗时，而且使用时计算给药量欠精确，所以用于爆发痛治疗也不太适合。

（4）鼻内给药：有研究报道过使用鼻内给予阿片类药镇痛，认为其优点是起效快，但重要缺点是鼻内吸入空间容量小，高浓度的药物有待研发。

（5）舌下给药：前面提到的OTFC和FBT都是通过舌下给药、由口腔黏膜吸收的，具有使用方便，起效快，易为患者接受的优点。除了上述两种药外，丁丙诺啡也有这一给药途径的剂型，但该药由于自身的药理特性（起效快、作用时间长）不适用于爆发痛的治疗。美沙酮（methadone）也有舌下含服制剂，给药后5分钟可起效，但在广泛应用之前还需要有待进一步研究。

4. 治疗爆发痛的常见药物不良反应的处理

目前爆发痛治疗的常用药物基本都是阿片类药，其常见的药物不良反应也就是阿片类药的不良反应（如恶心、呕吐、便秘、尿潴留、过度镇静、呼吸抑制、谵妄、运动和认知受损等）。恶心、呕吐、便秘在临床上最为常见，会随时间因患者逐渐适应而减轻。其他的不良反应在临床上不常见，具体的处理方法可以参考本章第四节中癌痛治疗药物不良反应的防治。

（赵伟成）

参考文献

1. Carol A. Warfield, Zahid H. Bajwa. 疼痛医学原理与实践. 樊碧发, 译. 第2版. 北京: 人民卫生出版社, 2009.
2. C. David Tollsion, John R. Waite, Joseph W. Tollison. 临床疼痛学. 宋文阁, 傅志俭, 译. 第3版. 济南: 山东科学技术出版社, 2004.
3. 李金祥, Robert G. Twycross, Mellar P. Davis. 姑息医学. 北京: 人民卫生出版社, 2005.
4. 韩济生, 倪家骧. 临床诊疗指南疼痛学分册. 北京: 人民卫生出版社, 2007.
5. 庄心良, 曾因明, 孙大金. 现代麻醉学. 第3版. 北京: 人民卫生出版社, 2005.
6. 倪家骧, 薛富善. 疼痛治疗技术. 北京: 科学技术出版社, 2007.
7. 李同度. 中国癌痛控制战略的实施现状与展望. 肿瘤防治杂志, 2003, 10 (01): 1-5.
8. Portenoy RK, Hagen NA. Breakthrough pain: definition, prevalence and characteristics. Pain, 1990, 41: 273-281.
9. Caraceni A, Portenoy RK. An international survey of cancer pain characteristics and syndromes: IASP Task Force on Cancer Pain. International Association for the Study of Pain. Pain, 1999, 82: 263-274.
10. Zeppetella G, Ribeiro MDC. Pharmacotherapy of cancer-related episodic pain. Expert Opin Pharmacother, 2003, 4: 493-502.
11. Hagen NA, Fisher K, Victorino C, et al. A titration strategy is needed to manage breakthrough cancer pain effectively: observations from data pooled from three clinical trials. J Palliat Med, 2007, 10: 47-55.
12. Portenoy RK, Messina J, Xie F, et al. Fentanyl buccal tablet (FBT) for relief of breakthrough pain in opioidtreated patients with chronic low back pain: a randomized, placebo-controlled study. Curr Med Res Opin, 2007, 23: 223-233.
13. Simpson DM, Messina J, Xie F, et al. Fentanyl buccal tablet for the relief of breakthrough pain in opioid-tolerant adult patients with chronic neuropathic pain: a multicenter, randomized, double-blind, placebo-controlled study. Clin Ther, 2007, 29: 588-601.
14. Taylor DR, Webster LR, Chun SY, et al. Impact of breakthrough pain on quality of life in patients with chronic, noncancer pain: patient perceptions and effect of treatment with oral transmucosal fentanyl citrate (OTFC, ACTIQ). Pain Med, 2007, 8: 281-288.
15. Landy SH: Oral transmucosal fentanyl citrate for the treatment of migraine headache pain in outpatients: a case series. Headache, 2004, 44: 762-766.
16. Zeppetella G. Opioids for cancer breakthrough pain: a pilot study reporting patient assessment of time to meaningful pain relief. J Pain Symptom Manage, 2008, 35: 563-567.
17. Hagen NA, Fisher K, Stiles C. Sublingual methadone for the management of cancer-related breakthrough pain: a pilot study. J Palliat Med, 2007, 10: 331-337.
18. Hagen NA, Biondo P, Stiles C, et al. Assessment and management of breakthrough pain in cancer patients: current approaches and emerging research [J]. Curr Pain Headache Rep, 2008, 12 (4): 241-248.
19. William L, Macleod R. Management of breakthrough pain in patients with cancer. Drugs, 2008, 68 (7): 913-924.
20. Hjermstad MJ, Fainsinger R, Kaasa S, et al. Assessment and classification of cancer pain. Curr Opin Support Palliat Care, 2009, 3 (1): 24-30.
21. Mantyh PW. Cancer pain and its impact on diagnosis, survival and quality of life. Nat Rev Neurosci, 2006, 7 (10): 797-809.
22. Chen LM, Miaskowski C, Dodd M, et al. Concepts within the Chinese culture that influence the cancer

pain experience. Cancer Nurs, 2008, 31 (2): 103-108.

23. Dy SM, Asch SM, Naeim A, et al. Evidence-based standards for cancer pain management. J Clin Oncol, 2008, 26 (23): 3879-3885.

24. Brennan F, Carr DB, Cousins M, et al. Pain management: a fundamental human right. Anesth Analg, 2007, 105 (1): 205-221.

25. Deandrea S, Montanari M, Moja L, et al. Prevalence of undertreatment in cancer pain. A review of published literature. Ann Oncol, 2008, 19 (12): 1985-1991.

26. Delaney A, Fleetwood Walker SM, Colvin LA, et al. Translational medicine: cancer pain mechanisms and management. Br J Anaesth, 2008, 101 (1): 87-94.

27. Rhiner M, Palos G, Termini M, et al. Managing breakthrough pain: a clinical review with three case studies using oral transmucosal fentanyl citrate. Clin J Oncol Nurs, 2004, 8 (5): 507-512.

28. Rhiner M, Palos G, Termini M, et al. Managing breakthrough pain: a clinical review with three case studies using oral transmucosal fentanyl citrate. Clin J Oncol Nurs, 2004, 8 (5): 507-512.

29. Zeppetella G. Impact and management of breakthrough pain in cancer. Curr Opin Support Palliat Care, 2009, 3 (1): 1-6.

30. Fishbain DA. Pharmacotherapeutic management of breakthrough pain in patients with chronic persistent pain. Am J Manag Care, 2008, 14 (5S1): S123-S128.

31. William L, Macleod R. Management of breakthrough pain in patients with cancer. Drugs, 2008, 68 (7): 913-924.

32. Webster LR. Breakthrough pain in the management of chronic persistent pain syndromes. Am J Manag Care, 2008, 14 (5S1): S116-S122.

33. Abernethy AP, Wheeler JL, Fortner BV, et al. A health economic model of breakthrough pain. Am J Manag Care, 2008, 14 (5S1): S129-S140.

34. McCarberg BH. The treatment of breakthrough pain. Pain Med, 2007, 8 (S1): S8-13.

35. Nauck F, Eulitz N. Cancer pain management. Basic therapy and treatment of breakthrough pain. Schmerz, 2007, 21 (4): 359-370.

36. Payne R. Recognition and diagnosis of breakthrough pain. Pain Med, 2007, 8 (S1): S3-S7.

37. Taylor DR. Fentanyl buccal tablet: rapid relief from breakthrough pain. Expert Opin Pharmacother, 2007, 8 (17): 3043-3051.

38. Rhiner M, Palos G, Termini M, et al. Managing breakthrough pain: a clinical review with three case studies using oral transmucosal fentanyl citrate. Clin J Oncol Nurs, 2004, 8 (5): 507-512.